赴美医疗指南

——肿瘤篇 上册

主编　田石榴　吴勇

副主编　Gilbert Bush　Chien-shing Chen

上海科学技术文献出版社
Shanghai Scientific and Technological Literature Press

图书在版编目（CIP）数据

赴美医疗指南—肿瘤篇/田石榴　吴　勇主编. —上海：
上海科学技术文献出版社，2014.5
ISBN 978-7-5439-6232-3

Ⅰ.①赴… Ⅱ.①田… Ⅲ.①肿瘤-诊疗 – 美国 – 指南 Ⅳ.①R199.712-62

中国版本图书馆CIP数据核字（2014）第079965号

责任编辑：张　树
封面设计：许　菲
出版发行：上海科学技术文献出版社
地　　址：上海市长乐路746号
邮政编码：200040
经　　销：全国新华书店
印　　刷：常熟市人民印刷有限公司
开　　本：170mm×240mm　1/16
印　　张：57
字　　数：1050千字
版　　次：2014年5月第1版　2014年5月第1次印刷
书　　号：ISBN 978-7-5439-6232-3
定　　价：188.00元
http://www.sstlp.com

编写者名单

田石榴	MD. Ph.D.	上海体育学院 美国加州大学河滨分校 UCR
吴 勇	MD. Ph.D.	美国加州大学大卫 葛芬医学院
		美国查尔斯 德鲁医科大学
Dr. Gilbert Bush MD		美国卫生部康复中心
Chien-shing Chen	MD. Ph.D.	美国罗马琳达大学癌症中心
Kun Tcai	MD. Ph.D.	美国加州大学圣地亚哥分校
Guohua Yin	Ph.D.	美国罗格斯大学
Fei Yang	MD. Ph.D.	美国 MD 安德森肿瘤中心
		复旦大学附属肿瘤医院
邵敏华	MD.	上海交通大学附属上海市胸科医院
胡四龙	MD.	复旦大学附属肿瘤医院
乔 彤	MD. Ph.D.	上海市儿童医院
吴 珂	MD. Ph.D.	武汉大学动物实验中心 /ABSL-3 实验室
王姝玉	MD.	广州体育学院
杨化冰	MD. Ph.D.	湖北中医药大学
王亚秋	MD. Ph.D.	湖北省肿瘤医院
肖创映	MD. Ph.D.	湖北省肿瘤医院
杨勇军	MD.	湖北鄂州中山口腔医院
杨 剑	Ph.D.	华东师范大学

作者简介

田石榴，女，教育学博士。美国加州大学，上海体育学院。

Email: tshiliu@gmail.com.

2009 年获上海体育学院教育学博士学位。2000 年开始在上海体育学院从事运动生理学教学与研究工作，研究方向为运动与健康。包括运动对心血管的影响，力量训练器材的研发及神经生理学理论探讨和运动员训练的机能监控和运动减肥。作为上海市散打队的科研教练，为 2013 年上海市散打队在全运会比赛中获团体金牌作出了贡献。2012~2014 年赴美国加州大学访学及从事癌症专业博士后研究。在国内外杂志上发表学术论文多篇。社会兼职主要有中国生理学会会员、中国生物力学学会会员、上海市生理协会会员、美国生化学会会员。到美国以后，利用自身的医学和生理学研究背景，进行高脂高糖等现代生活方式病与肿瘤之间的相关研究，查阅大量资料，参观美国各大医院，掌握肿瘤癌症研究和临床治疗的最新进展。

吴勇，男，医学博士。美国加州大学大卫·葛芬医学院副教授，查尔斯·德鲁医科大学副教授。

Email: dr.yongwu@gmail.com

2005 年获武汉大学医学博士学位。随后在美国俄克拉荷马州健康科学中心、加州大学以及查尔斯德鲁医科大学从事心血管以及肿瘤研究。在国际著名期刊发表 40 多篇相关研究论文。2004 和 2012 年分别于美国华盛顿和新奥尔良荣获美国药理学会和实验治疗学会（American Society for Pharmacology and Experimental Therapeutics, ASPET）以及心血管协会 (BCVS) 青年科学家奖。先后担任 Biochemistry and Analytical Biochemistry 国际期刊编委，JBC, APS, Biochem Pharmacol 等国际期刊特邀评审专家。主要研究方向有糖尿病、肥胖、心血管疾病、肿瘤。主要致力于肿瘤机制和治疗研究以及高脂高糖等现代生活病与肿瘤的相关研究工作，掌握肿瘤癌症研究的最新进展。

Dr. Gilbert Bush MD（吉尔伯特·布什 博士）

Dr. Gilbert Bush received his MD degree from University of New York, Buffalo and completed advanced trainings at King-Drew University, UCLA and Stanford

University. He has been the Chief Medical Consultant to the State Department of Rehabilitation, Inland Empire District for over 30 years. On regular basis, Dr. Bush assists Rehabilitation Counselors to make critical decision on difficult cases by reviewing medical records of both physical and psychiatric disabilities, and collaborating with a panel of local physicians, psychologists and psychiatrists for appropriate evaluations. Dr. Bush also offers continuing education on various medical issues to the Rehabilitation Professionals.

Dr. Bush is actively serving in the community by mentoring the potential medical students at University of California, Riverside and leading a Christian Men's Group in Riverside, California.

C.S. Chen, M.D., Ph.D

陈健行（C.S. CHEN），教授，博士研究生。博士生导师。美国 Loma Linda 大学医学院教授。血液肿瘤科主任。

在台湾完成医学课程学习后赴美深造，获得美国明尼苏达大学博士学位并在其癌症中心进行博士后研究。在密苏里州圣路易斯华盛顿大学医学中心，Barnes Hospital 完成住院医师和内科医师培训。在西雅图华盛顿大学和 Fred Hutchinson 癌症研究中心完成肿瘤专科医师培训。随后在美国 Loma Linda 大学医学中心建立了造血干细胞移植中心，并积极参与了包括血液恶性肿瘤、肝癌和肺癌的多中心临床试验基地的建设。2003 年到新加坡国立大学医院 (NUS and NUH) 进行恶性血液肿瘤治疗和造血干细胞移植，继续临床和科研工作。在新加坡干细胞治疗和试验性治疗基金领域获得多项课题资助。陈教授在非清髓性干细胞移植和肿瘤靶向治疗方面都积累了丰富的经验。2007 年被 Loma Linda 大学医学院聘为血液肿瘤科主任回院主持工作，同时兼任肿瘤实验室主任及生物标本库的主任。

陈健行教授多年坚持医学转化相关性研究，并取得多项突破性成果，获得美国和新加坡注册专利 2 项，在 *Blood, PNAS, Cancer Research, Leukemia,* and *Journal of Clinical Oncology* 等高端杂志上发表多篇文章。担任一系列专业杂志的审稿人。作为 PI 承担了多项恶性血液病和实体瘤的临床试验研究。

目　　录

第一部分　癌症简介

第二部分　美国医疗制度现状简介

第三部分　美国的医疗体系简介

第六部分　常见多发癌症美国治疗与进展

赴美医疗指南
——肿瘤篇

自序

半个世纪前，在中国，人们听到癌症这个词，恐怕还有些许陌生。半个世纪过去了，现在在中国，人们对癌症早已不再陌生，因为癌症已成为和人们关系最为密切的疾病之一，癌症的发病率和病死率在所有疾病中位居前列。

《赴美医疗指南——肿瘤篇》一书，介绍了当今美国的医疗制度现状、美国治疗肿瘤的著名医院，以及相关癌症的治疗情况；以大量篇幅为读者详细介绍了癌症的相关知识、常见多发肿瘤疾病在美国的治疗和研究进展；告诉读者在美国如何选择合适的治疗方法，以及美国癌症医疗的概况和就医的优势、海外患者如何赴美医疗、癌症患者的居家护理知识、美国人如何面对癌症等相关问题。

本书的编委均在相关领域工作，有相关的医疗专业背景和跨文化领域背景。他们有的是长期在美国生活、工作、学习的专家、教授；有的是长期工作在中国肿瘤相关领域第一线的医生、学者；还有一直活跃在中国营养学界和肿瘤康复治疗服务的专家、教授。面对当前癌症治疗康复这一世界性难题，我们希望能利用自己的专业知识，为广大癌症患者尽一点绵薄之力，仅以此书为癌症患者提供一些关于癌症的科普知识和前沿信息，为患者家属提供一些海外资讯和相关的看护知识，同时为中国癌症患者赴美医疗提供信息。

本书的主体中，我们从科普的角度，简要介绍了各种常见多发癌症的致病原因、预防措施、常见症状、美国肿瘤协会推荐的癌症诊断方法和治疗方法，包括癌症的手术治疗、放疗、化疗等有关方法，并介绍了癌症治疗后的复诊、康复及饮食治疗方法。在相关癌症的章节中，还同时告诉患者在发现身患癌症后，如何较好地处理家庭、生活和工作的关系，如何面对治疗，如何与医生沟通，以及癌症的姑息治疗及如何面对死亡等。本书最后还为读者讲解如何办理赴美医疗签证、购买机票，以及美国住宿、租房、饮食和出行等相关知识。

本书所讲知识实用、全面，语言通俗易懂，针对性强。它既是一本介绍中国人如何赴美就诊医疗的工具书，也是一本介绍美国医疗制度和医疗现状的参考书，同时还是一本介绍美国最新癌症研究成果、描述癌症及其最先进治疗方法的参考书。

本书供有兴趣了解肿瘤相关常识的各类人员阅读，包括肿瘤患者以及他们的家属，尤其是有赴美医疗意向的患者和家属们阅读。本书同时为肿瘤研究的临床和科研人员提供参考。

吴勇

On Becoming The Captain of Your Ship

Almost everyone has been affected in some way by cancer. If not oneself, maybe a loved one. There are many cases where a member of the family got cancer and everyone else in the family was afraid to inform the patient of their disease. It might be too painful for the patient to bear. Then the stereotype of cancer created by movies or talk shows made it an unbeatable foe.

You can't watch the news without hearing about the rising rates of cancer and questionable treatment options. As the Shanghai cancer specialists Guo Xiaomao and Long Jiang recently wrote in The Xinmin Evening News, rates are rising. There are many important reasons for rising rates, such as aging population, air pollution and changing diet and lifestyles.

Many Chinese complain about the treatment of cancer and other serious illnesses in China because of the lack of trust between patient/families and their practitioners and because of the short time doctors spend with their patients.

The cancer rate in China is still below that in the United States. The Zhejiang Science and Technology News Net reported, about 3.5 million people are diagnosed with cancer annually, citing a 2012 report by the National Cancer Registry. (Other news accounts put the figure at 3.12 million. Statistics in China often vary.) In the United States, with a population less than a quarter of China's 1.35 billion, more than 1.6 million people are expected to receive a diagnosis of cancer in 2013, according to the American Cancer Society.

But cancer rates in the United States are falling, whereas in China they are rising, doctors and officials say. The death rate from cancer in China is much higher — about 2.5 million people each year, compared to 580, 350 expected to die in the United States this year. Complicating things further, some doctors are wondering: Is China facing a double health whammy as rising disease rates challenges a troubled medical system?

Cancer is a group of diseases not just one disease. For this reason there are many treatments for cancer depending on the type of cancer. Now multiply this by treatments in Western Medicine, and Eastern Medicine, Acupuncture, Spiritual Medicine, Herbal

Medicine, Radio Medicine and Surgical Medicine, and now we have a plethora of treatments.

If you are holding this book it is most likely that you or a loved one has been facing serious challenges as you face this life changing disease. I congratulate you for choosing this book because it means you or your loved one has chosen to take an active role in the treatment and want to be "the Captain of your Ship". You have chosen to surround yourself with a crew made up of the finest experts in the cancer field, who have chosen to serve others with love and compassion. Physicians and staff realize that it is the treatment beyond the mere physical disease that cures the spirits and souls. The treatment of family and loved ones is what makes the difference. They are here to help you to navigate the stormy seas of disease. No matter how stormy the course will be, no matter how difficult the journey will be···there is a hope. You, as the captain of the ship, are now learning to take control of the course by using this book as your guide for a smooth sailing ahead.

Many of you are now wondering, what if I could not get better? One of my heroes in life has taught me that nothing is impossible, let me say it again, "nothing is impossible", I mean "nothing". If it were impossible, it is only because we have not figured out a solution. Yes, it is true we don't always find a solution. But, could you forgive yourself for not trying? It is easier to find a solution when there are many brilliant minds working together from different walks of life, different cultures, different trainings, different specialties, and different schools of medicine. The same is true for the variety of cancers. If you were told that your cancer was not treatable, it is perhaps that your team has not figured out what would work or how to combine different treatments that work together to maximize your treatment outcome.

Here in the U.S., much of the treatment is done by a crew of several teams, with the patient as the captain. The crew is made up of several teams of specialties and you may request even more to join the crew. The crew will explore all options together; how to manage side effects, how to boost your energy and how to keep your strength during the treatment. The crew will look for clinical studies that are going on at universities and private clinics to see what is available in your best interest. Your input is expected and respected because only you know how you feel. Your family is encouraged to be a part of this crew. Working together with the crew will get us all through the process. The crew works as a team to help one another to lighten the burdens of treatment, to build confidence during the treatment, to share hope and understanding. With hope and understanding, it comes with faith and healing, the healing of the body, the mind and the spirit.

Again, I congratulate you for choosing this comprehensive book that will guide you through the process on "Becoming the Captain of the Ship". And I look forward to working with you and to take the journey with you and your family towards healing.

Gilbert A. Bush MD

Chief Medical Consultant to Department of Rehabilitation
State of California, USA

序

癌症无可置疑已成为欧美国家最重要的医疗项目，也在近年逐渐超过心血管病。在亚洲国家，随着人均寿命的增加及生活条件的改善，癌症也逐渐成为最重要的医疗问题。

癌症是最复杂及最令患者及家属、朋友焦虑的疾病。癌症患者在面对诊断之后的震惊，同时又需要了解不同治疗的选择及不良反应，还存在着对性命的担忧。面对重大躯体和心灵的变化及家庭工作的需要，癌症病患常感到焦虑及无助。这一切都造成个人、家庭和社会的重大冲击。

然而，癌症绝大多数不是绝症。因为近年来，分子生物学及基因学技术的突飞猛进，癌症的机转也逐渐明朗化，新的疗法也逐年增加。癌症的靶向治疗不断在癌症治疗上创造奇迹，无数患者因此受惠。

我个人曾在亚洲国家和地区包括中国台湾、新加坡大学行医，也在美国教学医院从事多年的癌症研究、教学及行医治疗。个人观察认为，无疑地，美国仍是癌症医学最先进的国家，也是拥有最愿意分享资源心态的国家。我的结论可以包括下列三项：

一、美国有最雄厚的癌症研究资源

多年来，美国在癌症研究上的巨额投资吸引了无数国内外的科研精英，带领了世界癌症研究及治疗的突破。近年来，在美学有所成的世界精英很多也回流祖国，也进一步带动了各国医学研究及发展。这些多年的研究成果是近年来癌症靶向治疗（Target therapy）及免疫疗法成功的主要原因之一。

二、医学知识的分享

无可厚非，美国癌症医学成立主流资讯分享全球是促进现代癌症医学进步的重要动力。因此，不论是研究成果还是临床医学标准的设立、知识的传播，都大大改变了全球医疗的标准。比如，美国血液及肿瘤学会（ASH，ASCO）、NCCN和美国许多大学癌症中心都成立了资源网，完全不谋利。如今全球的医生很多都会参考这些网站的综合治疗原则及建议。不仅如此，患者及任何需要找寻癌症治疗资料的人都可以看到这些信息，而且完全不用担心资料的可信度。

三、全人性化的癌症治疗理念

癌症患者常常需要长期"抗战"，不但患者本人心力交瘁，家人也面对着挑战。诚如这本书第一部分十分细致地分析癌症患者的疾病及心理变化，也非常恰当地描述辅助支持疗法的重要性。

美国是一个人道主义为本、尊重人权及独立权利为中心的国家。美国医疗系统复杂昂贵是不争事实，然而依个人多年在美国及亚洲治疗癌症患者的经验，只要患者有医疗保险，不论是政府支付的，还是自付或者工作提供的，美国医疗系统可以提供最多资源及人性化，全盘考虑最周到的癌症治疗。

美国训练的癌症治疗医生，不论是肿瘤外科、血液肿瘤内科及放疗科都强调专业化及团队合作精神。因此，区域或地方性治疗差异不大，再加上全人性化支持疗法的普及，一流癌症的治疗水平随处可见。

在这资讯发达的时代，知识就是力量，对于癌症病患如何在最短时间内找寻到最可靠又实际的资料，将会对个人疾病的了解及治疗有非常关键性的作用。

诚如主编田石榴及吴勇博士在这本非常详尽的赴美医疗指南中指出，美国癌症医疗高水平普及，这本书提供了非常重要的赴美医疗的资讯及贴切的建议。我相信，这本书对患者、患者家人及关心癌症医学的人士都会受益匪浅。

陈健行（C.S. Chen） MD. Ph.D
教授，医学博士，博士生导师
美国 Loma Linda 大学医学院教授，血液肿瘤科主任

第一部分 癌症简介

在被诊断为癌症以后，本人和其家庭的生活都会发生改变。人们也许会问很多的问题，比如：

◇ 我的病能治愈吗？

◇ 最好的治疗方法是什么？

◇ 治疗方法会有不良反应吗？

◇ 治疗要花多长时间？

◇ 我需要住院吗？

◇ 得花多少钱？

简单来说，有些回答可能能帮助患者感觉好一些，担心少一些。因此，我们尽可能地用简单朴实的语言讲解癌症的治疗方法。我们也会告诉人们需要哪些帮助，帮助你如何与医生沟通，有哪些问题可能问医生。我们希望这些信息对癌症患者及其家属有用，在选择医生和治疗方法时，帮助他们尽可能选择最好的医生和最合适的治疗方法，让他们知道怎么样控制疾病。

一、什么是癌症

癌症不是一个疾病，而是一组超过100多种疾病的通用名称。虽然癌症有许多种，每种癌症开始的部位也不同，有的开始于肺，有的开始于胸、结肠，甚至血液，但这些疾病都有一个共同点，就是异常细胞的生长失控。各种癌症有不同的生长和转移方式。癌症未经治疗，可以导致严重疾病和死亡。

不是所有的肿瘤都是癌症，不是癌症的肿瘤被称为良性肿瘤。良性肿瘤可以压迫其他健康组织，但不会侵入它们，所以也不会扩散到身体其他部位（转移）。这些肿瘤几乎没有生命危险。

人体由亿万个细胞组成。在生长发育早期，正常细胞分裂快，使人正常生长发育。成年以后，人体大多数细胞的分裂只是为了更换原来或垂死的细胞，或者是为了修复损伤。

身体发生癌症的部分细胞分裂失去控制。癌细胞的生长不同于正常细胞，癌细胞不死亡，而是持续生长，形成新的异常细胞。癌细胞可以入侵（长大）其他组织，正常细胞不会。生长失控和侵入其他组织是癌细胞的两大特点。

脱氧核糖核酸（DNA）的破坏损伤会使正常细胞变成癌细胞。DNA 存在于每一个细胞中并控制细胞的生长。正常细胞的 DNA 受到损伤时，细胞要么修复损伤，要么死亡。但在癌细胞中，损伤的 DNA 不会修复，细胞也不会死亡。相反，细胞会不断生成人体不需要的新的细胞，这些新细胞中都有相同的变异 DNA。变异 DNA 可以遗传，但大多数 DNA 的损伤是由于在正常细胞繁殖过程中发生错误，或者由环境因素导致变异。经常吸烟或阳光照射也可引起 DNA 损伤。但癌症发生的确切机制目前并不清楚。

在大多数情况下，癌细胞形成瘤块。某些癌症，如白血病，很少形成瘤块，这些血液和造血器官中的癌细胞通过其他组织传播和生成。

在癌细胞进入人体的血液和淋巴管时，癌细胞常通过循环系统扩散到身体的其他部位并长成新的肿瘤，慢慢取代正常组织，这种癌细胞扩散的过程称为转移。

癌症以原发部位命名。乳腺癌转移到肝脏被称为转移性乳腺癌，不是肝癌；前列腺癌骨转移被称为转移性前列腺癌，不是骨癌。

不同类型的癌症表现形式迥然不同。如肺癌和皮肤癌是两种完全不同的疾病，他们以不同的速度生长，因此需要采用不同的治疗方法。这就是为什么不同类型的癌症患者需要不同的治疗方法。一些癌症往往生长和传播得非常迅速，但有些长得慢，对治疗的反应也不同。对于某些类型的癌症，手术治疗最好，而某些类型的癌症，药物治疗更好。通常治疗可以选用 2 种或 2 种以上的治疗方法，以达到最佳的治疗效果。

在美国，将有一半的男性和三分之一的女性在其一生中会患上癌症。

癌症可以发生在任何年龄阶段，但超过 3/4 的癌症发生在 55 岁以上的人。所有种族和族裔群体都会患癌症。现在，在美国有将近 1400 万人罹患癌症并幸存。多种癌症的发生会帮助改变一个人的生活方式，例如远离烟草、限制阳光照射时间、锻炼身体和健康饮食。

某些类型的癌症还可以通过筛查尽早发现——在它们转移之前发现。一般来说，癌症越早发现和治疗，患者存活率越高。

二、我的癌症是由于我引起的吗

不，不是你。

我们还不知道是什么原因导致癌症。我们知道，有些因素称为危险因素会影响你患病的概率，但是这些危险因素有的可以改变（如生活方式），而有的不能，如年龄、性别和家庭史。生活方式代表人们处事的方式，如吸烟和饮酒、饮食和阳光照射。

但危险因素不能告诉我们一切。有一个危险因素，甚至很多危险因素，并不意味着你会患癌症。而有些人患上癌症，却可能没有任何已知的风险因素。即使有一个与患癌有关的风险因素，也很难知道这种风险因素到底对癌症有多大影响。

三、癌症可以遗传吗

尽管许多人认为癌症可以遗传，但癌症的遗传不会像身高和眼睛颜色一样，从父母遗传给孩子。虽然有些癌症有遗传性的危险因素，但大多数癌症患者并没有遗传这种疾病，也不会把这种疾病遗传给自己的孩子。

四、为什么是我

许多人被告知他们有癌症时，第一个问题就会问，"我做错什么了？"或"为什么是我？"

医生并不能确定每种病例是什么原因导致癌症，许多人就会想些理由，想知道他们为什么会患这种癌症。

有些人认为是因为过去做了或者没能做什么而受到惩罚。大多数人还是想知道是不是因为他们的什么行为而导致他们患上了癌症。有些人认为如果他们做的是另外的事情，也许可以预防疾病。

你有这些想法一点也不奇怪，因为不止一个人有这种想法。所有这些想法在癌症患者中都很常见，但患上癌症不是因为你过去做了或没做的事情而对你进行惩罚。不要责怪自己，不要寻找防止疾病的方法，癌症不是你的错，几乎不可能找到患癌的确切病因。我们要把重点放在现在，无论是在生理上还是心理上，都要好好照顾自己。

五、我要死了吗

如果你刚刚得知自己患上癌症了，想到死亡是正常的。你可能感觉还不错，因为有很多人诊断出癌症，但预后良好。尽管仍然有许多人认为"癌症等于死亡"，但实际上，大多数癌症是可以治疗的。在美国，有近1400万癌症患者仍然活着。

不同癌症的存活率有很大不同，因此，重要的是如何处理你患的这种癌。虽然统计数字可以让我们知道整个的状态，但要明白，每个人都是独特的，统计数据不能准确预测到你将会发生什么。与你的癌症治疗医生讨论你疾病的治愈概率有多大，或者你可能还会活多久。他们最了解你的情况。

有时，被发现患上了恶性程度很高的癌，医生告诉你预后不好，存活时间不长，这种情形任何人都是难以接受的。

六、我要怎么处理

1. 焦虑、恐惧和抑郁

焦虑和恐惧是患者和家属在面对癌症的诊断和治疗时，常会产生的一种情绪反应。这些情绪是对癌症所带来压力的正常反应，而且可能会在首次确诊为癌症时更明显。

很多人第一次得知他们身患癌症时，会经过一段时间的痛苦和悲伤。他们难过自己失去健康，失去生活的确定性。这种悲伤可能看起来像抑郁症，但这跟抑郁症是不一样的。悲伤——感觉悲伤、恐惧、愤怒或哭泣是很正常的，诅咒有时是一种遇到严重的健康问题时的直接反应，但这通常不会持续很长时间，是一种常见的反应，但是能够深刻地改变一个人的生活。

面对承担家庭责任能力的改变、无法控制生命中事件的发生、外貌或身体外观的变化，或仅对诊断出癌症而有的震惊，都可能会导致恐惧和焦虑感。这都来自于对未来的不确定性，对痛苦、疼痛和不可知而感到担忧。因害怕失去独立生活的能力、与挚爱的家人关系改变和成为他人的负担而产生恐惧感，这些都可能会让患者惊惶失措并使家庭生活复杂化。

大约有 1/4 的癌症患者会真正患上忧郁症，往往这些患者的心理承受力很低，不能作出正确决定，感觉自己无用或无助，这使他们很难遵循治疗方案。如果患者有抑郁症的问题，要跟医生沟通，并取得帮助。

抑郁症会导致压力加重、运作能力失常以及服从治疗方案的能力下降。曾患有单发性或多发性重度抑郁症的人，在诊断出癌症后，出现抑郁症的可能性较高。

抑郁症状有：

◇ 你可能沮丧，一直处于悲伤中

◇ 持续几周和似乎并没有任何好转

◇ 觉得自己没出息，无望

◇ 产生日常活动的问题（比如太伤心离开家或离开床）

◇ 对曾经喜欢的活动失去兴趣或愉快感

◇ 进食问题（食欲缺乏或暴饮暴食），包括体重减少或增加

◇ 睡眠改变（失眠、早醒或嗜睡）

◇ 几乎每天都感觉疲劳或精力下降

◇ 其他人注意到患者几乎每天都焦躁不安或情绪低落

◇ 有罪恶感、感到无价值和无助感

◇ 注意力难以集中、记忆力衰退或难做决定

◇ 想过死亡或自杀，或试图自杀

◇ 情绪大起大落，时而忧郁，时而激动和精力过剩

如果出现上述症状中五种或以上的症状，且持续超过两周或以上，或严重程度足以阻碍正常生活，建议去看医生。

有些抑郁患者可能会觉得尴尬，害怕承认自己有抑郁症。身患癌症时伴发抑郁会导致身体产生某些化学变化。抑郁不是软弱的表现，也不是任何人的错。抑郁症能够用药物、咨询或两者的结合来治疗。抑郁症的治疗可以帮助你感觉更好和恢复控制的感觉和对未来的希望。

在开始服用抗抑郁药之前，确保依照指示用药。一般来说，预计要服用抗抑郁药至少2~4周，以改善抑郁症状。在此期间，间或以兴奋剂药物来缓解抑郁症状。如果在开始服用抗抑郁症药后出现不良反应，应告知医生。服用抗抑郁药期间，避免饮酒。了解抗抑郁药是否会产生昏昏欲睡症状，如果有，开车前不能服用。不要突然停止服用抗抑郁药。

家人和照顾患者的人应常常与癌症患者谈他的恐惧和担忧，但如果他不想谈，不要强求，一同决定如何相互支持。如果患者情绪低落，避免劝告他要"振作"，而是尽可能谈论高兴的事情。如果患者出现严重的恐惧、焦虑或忧郁，不要与他讲道理，要鼓励带动患者参加他喜欢的活动。如果患者开始服用抗抑郁药，鼓励其坚持接受治疗直至症状改善，如果症状未得到改善，就尝试不同的治疗方法。

照顾患者的人也会出现抑郁症状，所以，家人和照顾者也要多留时间照顾自己，要常与朋友聚聚，缓解情绪，多参加自己喜欢的活动。

如果患者出现持续的忧郁症状，如：

◇ 有自杀的念头，或不能停止地想死亡

◇ 癌症患者的行为举止让你担心他的安全

◇ 持续几天不能进食或入睡，对日常起居活动不感兴趣

◇ 呼吸困难、出汗，或焦躁不安

此时，应看医生，让医生给予相应治疗。

2. 面对事实

首先，大多数人需要一些时间来适应自己身患癌症这个事实。他们需要时间去思考什么是他们生活中最重要的，从所爱的人那里得到支持。对许多人来说，这是一个情感上很难接受的时刻，难以置信、震惊、恐惧和愤怒都是正常的。这些感觉会用掉大量的心理能量，很难去接受和理解所有的医疗信息。你需要一些时间去消化和理解你的诊断和治疗选择，无论是身体上还是心理上，这些诊断和治疗对你和你爱的人意味着什么。

3. 处理技巧

人们应对癌症就像他们应付生活中许多其他问题——每个人以他们自己的方式处理。随着时间的推移和实际生活，大多数人都能找到方法来继续他们的工作、爱好和社会关系。他们发现了一些新的或不同于以往的生活，这种生活其实还是完整的。当你找到对你有效的处理方法时，你也可以尝试这些方法：

◇ 尽可能多了解癌症及其治疗方法。有些人认为他们了解相关的诊断和治疗以后，可以让他们有一种控制的感觉。

◇ 宣泄你的情感。有些人发现，适当宣泄情感能对自己有所帮助。许多人认为表达悲伤、恐惧或愤怒是弱者的标志。但事实上，表达强烈感情比试图隐藏他们更难。隐藏你的感情会让你很难找到一个积极的办法来对付困难。有很多方法来表达你的情感而不仅仅是聊天，找到一个适合你的办法。你可以尝试跟信任的朋友或亲戚谈话，收藏私人杂志，甚至通过音乐、绘画来表达自己的感情。

◇ 照顾好你自己。每一天都要花时间做你喜欢的事情。准备你最喜欢的饮食，花时间和一个有爱心的朋友在一起，看电影、冥想、听听你喜欢的音乐，或者做任何你觉得最令人愉快的事情。

◇ 锻炼。如果你有此想法，而且你的医生也同意，那么就开始一个温和的运动项目，如散步、瑜伽、游泳或伸展运动。锻炼可以帮助你感觉更好。

◇ 与人接触。当你发现身体很软弱和感情很脆弱的时候，有时候很难找到可以诉说的人。对于任何一个患有癌症的患者来说独自处理这些事情都是十分困难的。主动向朋友、家人或支持组织寻求帮助，尽量扩大你的交际圈。这些人可以帮助你在治疗过程中感到不孤单，他们会分享你的恐惧、希望和成功。

◇ 保持一种积极的态度工作。虽然积极的态度并不能保证你会战胜癌症，但是希望可以在你治疗过程中改善你的生活质量。癌症是一种复杂的疾病，人们的态度不会引起或治愈它。但是请谨记，保持积极乐观的态度并不意味着你和你爱的人永远都不应该感到悲伤、压力。你也会感到沮丧。当你觉得郁闷的时候，多谈谈你的感情可以帮助你更好地控制自己的情绪，而不是被这一切压倒。

七、我怎么跟人谈论我的病

1. 你的家庭

癌症诊断会影响你在家庭中的角色和你的日常生活。例如，你的家人可能需要帮助你处理你以前曾经独自处理的工作。你和你的亲人应该谈论哪些日常生活会改变。你可以让大家成为一个团队，一起努力，每个人都尽可能参与改变了的家庭生活。你可能不能够做所有你原来的事情，而且担心你会变成一个负担。

但如果没有疾病原因，继续尽可能多做。你和你的家人也应该继续做原来你一起在做的事情，就像玩游戏、爱好或锻炼。这样做将会保持一个健康和有趣的生活。

2. "保护"和分享

癌症会影响到整个家庭，而不只是患者本人。

家庭成员可能也会因为对未来没有把握，或因挚爱的家人患上癌症而感到愤怒。他们可能还会因未能做好而内疚和沮丧。有时候他们对现在必须做的每一件事都感到不堪重负。

许多家人因为要照顾患者，现在增加了更多的家庭责任，可能既要工作，又要照顾孩子和自我照顾，还必须关心和照护癌症患者，因此感到压力倍增。在这种情况下，家人可能会变得过度焦虑、恐惧或忧郁，有的甚至不能面对日常生活。有时候家人可能会试图"保护"你或其他家庭成员接触到灾难新闻或事件。即使在孩子已经长大成人的家庭，这种情形也会发生。但是你不能保护一个人的一生，因此需要有更好的方法来解决这个问题。

如果你的家人心烦意乱，你要温柔地告诉他们采用一个更好的办法来支持你，照顾好他们自己。你要让你的家人知道你的感受，无论是情感上和身体上，这样他们将能够更好地理解你正在经历什么，给你支持并帮助你做出明智的决定。

3. 处理意想不到的感觉

即使在最充满爱的家庭，当一个人生病了，家庭其他成员有时也会感到不满或愤怒，而当病情持续很长时间后，这个情况就更常见了。所谓"久病床前无孝子"，这都是可以理解的。无论如何，你和你的家人的生活都被你的疾病所改变了。虽然你可能是他们愤怒的目标，但是，请记住，这不是你的错。尝试着去理解这愤怒并不是针对你个人的。

虽然每个人对这种愤怒都会感到难过，但其实这种反应是正常的。你所能做的最好的事情是相互信任，共同面对你的感受。对未来的恐惧和罪恶感，以及内心的沮丧和困惑往往令人苦恼，但是当你与他人一起，以一种平静的、诚实的方式分享时，你可以感受到自由，帮助你摆脱那种不可言状的恐惧和担忧。而且你们可以一起开始建立对未来的希望。

有时你和你的亲人的感觉会不一样。你可能感到的是希望，而你的配偶感到的是害怕，或者也许正好相反。尽管人们对压力的反应不同，但无疑都想从压力中释放出来。有些家庭成员可能会变得更加专注于工作，有些人可能会变得过多地参与你的治疗或个人生活，而其他人也可能会想摆脱这种压力，在外活动的时间增加。所以，面对疾病，尽可能地讨论病情，有助于增进你们彼此的理解和尊重，最后一起去解决问题。

你需要做的是，开口谈谈你或家人可能存在的情绪反应和恐惧感，感到难过和无助是正常的，与家人或照顾你的人一同决定该如何互相支持。当你感觉焦虑和害怕时，不要自责或责怪他人，相反地，要正视自己对生活现状所产生的情绪反应、担忧和信念，并跟他们谈谈这些问题。

4. 新的关系

身患癌症时，你可能无法确定何时及如何告诉你的男女朋友这个消息。如果你了解这个人，可能更容易知道什么时候谈合适。相信自己，决定何时告知对方这个消息。也许你想在你们刚刚建立关系的时候告诉他，或者想等到以后再说。记住，这是你个人的决定。无论反应如何，你都不要在一个"坏时间"告诉他。可能你会发现与别的朋友先沟通会有所帮助。

5. 与孩子们谈论癌症

如果你的家里还有孩子，你可能会担心如何对孩子说你患了癌症。一个孩子如何面对悲伤的消息往往取决于成年人如何处理它。很多时候成年人自己坚强，承担事实，想保护孩子们，不让他们恐惧和担忧。家庭成员应该提前决定如何更好地跟孩子们讨论癌症。

如果孩子们得不到真实的回答而让他们自己去想象，结果可能更糟，甚至抑郁。成年人应该和孩子们一起学会如何面对癌症及其治疗。与孩子讨论癌症时，你应该给他们真实的信息，让他们可以理解。最好是告诉一些符合他们年龄和水平的信息。一定要给孩子提问的机会并回答他们的问题。

6. 你的朋友和成年亲属

决定和朋友或亲戚讨论你的诊断是一个私人问题。

你可能会发现，一开始你只是想告诉你的配偶或伴侣以及1位或2位朋友或家庭成员。随着时间的推移，你会告诉更多朋友关于你患有癌症的消息，通常是真诚的，而保密会让你产生压力。同时，请记住，你的朋友将最有可能在某种程度上了解你的病情。有时，如果你没有告诉他们，他们可能会觉得是一种伤害，这可能使你难以在未来得到他们的支持。

在你告诉别人你的病情时，你要考虑如何表达你自己的感觉，你要告诉他们的理由，以及你对他们的期望。人们对不幸的消息有不同的反应，因此你要做好准备。很多时候人们不知道该说什么，他们只是感到尴尬和不舒服，他们也可能感到悲伤或害怕惹恼你。他们可能会和你保持距离但不解释为什么，这是因为他们感到悲伤。有些人可能会变得过于礼貌和谨慎，有些人则会问太多私人问题。

人们并不是故意要这样做，因为他们也在恐惧，如果你不理解他们的表现，你会感觉受到了伤害。例如，有人可能会说"我知道你的感受"，但他们没有得过癌症。这可能让你觉得不舒服，因为你知道他们不了解你的感觉。或者有人会告诉你一个悲伤的结局和令人沮丧的故事，这是你最不想也最不需要听到的事！有时候人们只是因为他们觉得需要回应，但他们不知道说什么好。你可以告诉他们，你需要的是倾听，而不需要说什么。

很可能你的朋友真心想帮助你，但他们不知道怎么做才有用，所以可以直接告诉他们，你需要什么样的帮助。

一旦人们有时间，就会去尝试理解在你身上发生了什么，告诉他们你患的是什么癌症，需要什么样的治疗，给他们一个明确的答案。告诉你的朋友，癌症不是宣判了死刑，癌症不会打败你，尽可能地回答他们的问题，坦诚相待，直接表达你的需求和感受。不要隐藏你的情感，宣泄出来会更好。与你的好朋友们分享你的感情对病情的恢复是有帮助的。

八、检查方法介绍

1. 全上消化道内镜检查

该检查融合了喉镜检查、食管镜和支气管镜检查，利用该检查医生可彻底观察喉部和喉咽部，包括食管和气管周围的整个区域。

该检查需要在手术室进行全麻，医生采用钢性喉镜在口腔、鼻、喉及其他部位查找肿瘤迹象，并可以进入气管进行观察，同时还可以看到食管或支气管。医生还可能从任何肿瘤或其他异常部位使用特殊仪器切出小的组织样本。

2. 穿刺活检

（1）细针穿刺（FNA）

细针穿刺采用细空心针通过皮肤穿刺，抽取肿瘤细胞，然后在显微镜下观察，如果发现有癌细胞，病理学家会辨别并报告是哪种类型的癌。

（2）针芯穿刺活检

先局部麻醉，医生用超声或 CT、MRI 观察肿瘤，然后引导活检针进入病灶。针芯活检针比细针穿刺活检针要大，便于取出更多的样本。通过显微镜下观察是否存在癌细胞。

3. 影像学检查

影像学检查利用 X 线、磁场、声波以及放射性物质对身体内部进行检查。常用的影像学检查有：

（1）计算机断层扫描（CT）

CT 扫描（也称为 CAT 扫描）使用 X 线对人体断层面进行扫描，经计算机处理而获得人体结构的重建图像，它显示的是人体横断面的解剖图像，其密度分辨率明显优于 X 线图像，从而显著扩大了检查范围，提高了病变的检出率和诊断的准确率。与常规 X 线片不同的是，CT 能显示身体软组织的图像。

有时候在进行 CT 扫描前，患者需要喝 500~1000 毫升造影剂，帮助显示肠道的外形，不至于与肿瘤混淆，但该方法在喉或喉咽癌中用得很少。有时候还会通过静脉注射注入其他造影剂到患者体内，以更好地显现患者的身体有关部位的形态。

注射造影剂有时会引起面部发红潮热的感觉，持续数小时到数天时间。还有些人对造影剂过敏，会出现荨麻疹。极少数情况下，有些人可能会发生类似呼吸困难、低血压等特别严重的反应。过敏性反应可通过药物预防和治疗，所以检查前你需要告诉医生，是否曾经对任何一种造影剂有过敏反应。

（2）磁共振成像（MRI）扫描

磁共振成像（MRI）扫描是将原子核在磁场内共振所产生信号重建成像的一种技术。MRI 扫描所使用的不是 X 线，而是电磁波，它是一种发射断层成像，发出的电磁波能量首先被人体吸收，然后再以某种形式释放出来，释放的形式因不同的组织和不同的疾病有所区别，计算机收集身体不同部位的反射信号形成人体精细的结构图像。跟 CT 扫描一样，MRI 有时需要注射造影剂到血管，但这种情况并不常见。由于扫描设备使用的是磁场，因此，安装心脏起搏器、心脏瓣膜更换以及有其他医用植入物的人不能做该项检查。

（3）钡餐

患者在检查前吞服钡剂，钡剂是一种浓稠的白石灰状的液体，吞服后，该液体会覆盖在消化道内壁，钡就会包被在食管、胃和小肠的内壁，然后拍摄 X 线片。由于 X 线不能通过钡涂层，可大致看出这些器官的内壁是否异常。

钡餐检查显示通常表面光滑的食管内壁上有任何不规则，还可检查食管癌的严重的并发症气管食管瘘，也用于观察食管、胃和小肠的十二指肠内壁，还可用双对比技术寻找早期胃癌。喝钡餐后，将一个细管插入胃中并泵入空气，使钡涂层在胃内壁变很薄，这样可以发现很小的异常。

（4）胸片

可用来检查癌细胞是否扩散到肺部。如果胸部 X 线片上有任何可疑点，那么要进一步进行胸部 CT 扫描，以获得更详细的图片。

（5）正电子发射断层扫描（PET）

PET 扫描是一种非创伤性的，用于探测体内放射性核分布的影像技术。传统医学影像技术显示的是疾病引起的解剖和结构变化，而 PET 显示的则是人体的功能变化。换言之，如果人体的解剖结构没有发生改变，传统的影像技术对于疾病的诊断是无能为力的。实际上，疾病的发生都伴随着生化过程的功能改变，这些改变往往要早于解剖结构的改变。

利用发射正电子的同位素，如一个放射性原子的葡萄糖作为标记物，将其引入体内某一局部地区，参与已知的生化代谢过程，癌细胞会吸收大量的放射性糖，因为它们代谢率很高。利用现代化计算机断层扫描技术将标记物所参与的特定代谢过程的代谢率以立体成像的形式表达出来，可测定到组织对葡萄糖的利用和局部血流量（灵敏度高达皮摩尔）。

PET 检查有助于在全身寻找癌症，传统的医学影像就无法显示这些功能方面的变化。而且因为它可以进行全身扫描，还能进行三维立体动态及全身显像，可发现其他检查所不能发现的问题，常用于癌症可能会扩散但又不知道扩散在哪里的情况，它有时也可以帮助判断肿瘤是良性还是恶性，但 PET 的图像不如 CT 或 MRI 扫描那么精密。

有些机器可以同时做 PET 和 CT 两个扫描（PET/CT 扫描），医生可以对比高放射性的 PET 图像和有详细外观的 CT 图像。将 PET 与 CT 扫描结合起来，可以更清楚地诊断某些类型的癌症。

九、作出治疗决定

选择治疗方案取决于癌症的类型、分期和其他一些因素如年龄、目前健康状况和个人需要。你自己是你的癌症治疗组中最关键的——你应该知道什么样的治疗是最适合你的。不要害怕问问题，尽可能多地提问题，保证你理解了你的选择。癌症诊断后，几乎总会让人感觉到必须尽快得到治疗。其实你通常有足够的时间来思考所有的治疗方案，这样你才能作出最好的选择。

1.治疗方案

癌症治疗的方法主要有四大类：外科手术、放疗、化疗和生物治疗。你也可能听说过激素疗法如 tamoxifen 他莫昔芬疗法，可能还听说过移植如骨髓移植等新疗法。

2.选择最佳治疗方案

癌症的治疗方法的选择决定你以后的生活状况。有些类型的癌症对某类治疗反应好，所以知道癌症的类型在治疗工作中是重要的一步。还要考虑的因素是癌症的分期（是否转移及转移范围多大）。

在选择治疗方案时要考虑健康状况、生活方式和个人偏好。并不是所有类型的治疗方法都适合你，所以要确保你理解你的选择。不要害怕问问题。了解治疗方案和它们的不良反应是你的权利。

治疗开始前可以询问治疗的目的是什么。治疗的目的是治愈癌症，还是控制癌症的发展，抑或是缓解症状？这些都可以询问清楚。有时治疗目的可能会随时间改变而改变。

3.复发

一些人认为缓解就意味着癌症已经治愈，但其实并非完全如此。缓解是一段时间内癌症对治疗起反应或得到控制。在完全缓解期，疾病的所有症状和体征都消失，任何检查都没有发现癌症细胞。也有部分缓解期，癌症缩小但不会完全消失。

完全缓解随时可能发生，可以持续数周或许多年，随着时间的推移，可被认为是治愈。如果癌症复发，进行强化治疗会进入另一个缓解期。癌症复发可以选择使用不同的治疗方法，如不同药物组合的化疗或放疗和手术。

4. 癌症分期

分期是一个了解癌症是否已经扩散的一个标准。了解癌症分期的关键是学习如何选择治疗方法，也可以让你的健康护理团队更好地了解你的恢复情况。但分期是需要时间的，而患者通常渴望马上能开始治疗。不要担心分期过程占用了治疗时间，请记住，通过给癌症分期，你和你的治疗小组将在一开始就选择最合适的治疗方法。

癌症的分期方法不止一种系统，最常用的是 TNM 系统。它包含 3 个关键信息：

◇ T 描述肿瘤的大小和是否癌症已经扩散到邻近的组织和器官。

◇ N 描述目前癌症已经扩散到邻近的淋巴结。

◇ M 显示是否癌症已经扩散（转移）到身体的其他器官。

T、N 和 M 后的数字代表更多的细节。例如 T1、N0、M0 表示肿瘤很小，没有扩散到淋巴结，也没有转移到远处的身体其他器官。

使用 TNM 系统，可以形成一套更简单的分期，如 0 期、Ⅰ期、Ⅱ期、Ⅲ期和Ⅳ期。数字越小，说明癌症没有扩散。数字越大，如Ⅳ期说明癌症更严重，恶性程度更高。

一般在看了您的检查结果后，你的医生会告诉你癌症的分期。此时要问问你的医生，这个分期的含义是什么，如何选择治疗方法。

5. 手术

许多癌症患者会接受手术治疗。如果癌症局限在一个区域（局部），手术可将肿瘤切除，并切除可能含有癌细胞的附近组织。但有时在手术前很难知道实际要切除多少，医生只在手术过程中才能看到癌症严重的程度。最适宜采用手术治疗的是那些没有扩散到其他部位的癌症。现在，手术为许多类型的癌症治疗提供了最大的治疗机会。其他治疗，如放疗和化疗，可以在手术治疗前后使用。

6. 放射治疗

像外科手术一样，放疗可用于局部癌症的治疗。

放射线可以杀死或破坏癌细胞，导致癌细胞不能继续生长。放疗可以单独使用，也可以与手术或化疗同时使用。有一半以上的癌症患者会在某个阶段使用放疗。

放疗有两种方式：外部放射治疗和近距离放射治疗。

（1）**外部放射治疗**

外部放射治疗无痛，就像进行一次 X 线摄片一样。通常是在门诊治疗，治疗时间短。根据癌症的大小、位置和癌症类型，进行治疗，一周 5 天，每天一次，连续治疗 5~8 周。

（2）**辐射植入物（近距离放射治疗）**

近距离放射治疗（也称为种子植入或间质放疗），使用较小的放射性颗粒或"种子"，大小与米粒差不多，在全身麻醉或局部麻醉情况下把颗粒直接植入病灶。该治疗的优点是比外照射的治疗时间更短，在小范围内可获得更高的放射剂量。这个植入可以在门诊中心做，有些患者需要留院观察。植入可以是永久的，也可以是临时安置。

（3）**不良反应**

放疗的不良反应因人因病而异，还跟治疗的部位和所用的辐射量有关。最常见的不良反应是疲劳、皮肤变化和食欲缺乏，其他不良反应通常与治疗的部位有关，如头部放疗后会有脱发。大多数放疗不良反应会慢慢消失。不过如果你有任何不适的感觉，要与你的医生沟通，他们会帮助你缓解症状。

7. 化学治疗

手术和放射治疗主要用于治疗局限型癌症，化疗主要用来治疗已经扩散到身体其他部位的癌症。根据癌症的分类和分期，化疗可用于治愈癌症和控制癌症扩散，减缓癌症的生长，杀死可能已经扩散到身体其他部位的癌细胞，或缓解由癌症引起的症状。

化疗是通过口服或注射药物。化疗药物可以治疗已通过血液传遍全身的癌症。大多数情况下，可使用不同的化疗药物进行组合治疗。

化疗是周期性给药，中间有休息期。一个化疗周期包括一次治疗剂量药物治疗，以及数天或数周的休息期。休息期可以使正常细胞在体内有足够的时间来抵抗药物的不良反应。

给药的时间和剂量可能是几天一次，也可以数天一次，或者隔日进行一次，然后休息一段时间。有些药物需要连续几天给药以达到最佳治疗效果。不同的药物有不同的作用时间，如果用两种以上的药物进行治疗，治疗计划将标示每种药物隔多久或者什么时候给药。根据癌症的类型和分期，提前制定治疗周期，也可以边治疗边观察。化疗用于在癌症进行手术切除前，一方面可以降低癌症复发的风险，另一方面还可以缩小肿瘤。

不同的药物有不同的不良反应，并与治疗剂量和时间有关。最常见的不良反应是恶心、呕吐、短期脱发、易感染和疲劳。大部分不良反应可以用药物控制，也可以使用支持治疗和改变治疗计划。如果你有不良反应，请告诉你的医生或护士，让他们帮助你缓解，但有些不良反应，可能需要立刻治疗。

进行化疗时，患者有时会对其治疗效果和产生的不良反应感到灰心。想办法减少和控制不良反应很重要，化疗的治疗效果相比较不良反应来说，治疗还是主要的。

8. 生物治疗

人体的自然防御系统——免疫系统在癌症发生过程中发挥了重要作用。有些癌症形成时，免疫系统不会破坏癌细胞或不能阻止其生长。生物治疗只用于某些特殊的癌症，有时也被称为免疫治疗或生物反应调节剂治疗，它利用人体的免疫系统来对抗癌症或减轻一些癌症治疗的不良反应。

生物疗法的主要作用是，阻止或减缓癌细胞的生长，帮助正常健康的免疫细胞控制癌细胞，并协助其他癌症疗法修复受损的正常细胞。

目前有几种生物治疗方法正在使用，一般来说，多种生物疗法常同时使用，也常与化疗或放疗结合使用。

9. 补充和替代疗法

当患者得知患了癌症，他们都有从朋友和家庭，网络和网站上得到点什么帮助的想法，这些方法可能包括维生素、草药、特殊饮食或其他方法如针刺或者按摩等。补充疗法是指与治疗一起使用的疗法，替代疗法是指取代医生的治疗方法。

补充疗法：补充疗法不提供治疗作用，而只是用来帮助患者感觉更好。某些方法和正规治疗一样使用，如冥想可以减轻应力，针灸缓解痛苦，薄荷茶减轻恶心。需要注意的是有些方法已经证明不是有益的，有几个甚至被发现是有害的方法。

替代疗法：可能治愈癌症。这些方法目前还没有被安全、有效的临床试验证明。这些方法可能会构成危险，或有危及生命的不良反应。但最大的危险是在大多数情况下，可能会失去通过标准治疗的机会，延迟或中断标准的医疗计划，可能使癌症延迟治疗，而导致不治。

10. 临床试验

在美国，临床试验都是经过研究者精心设计的在患者中进行的研究。它测试一种新的治疗方法是否安全，并观察其治疗效果如何。临床试验也可能测试新的方法来发现或预防疾病。这些研究已经用于癌症的预防、诊断和治疗。参与临床试验不会使用其他的任何治疗方法，你可以在任何时候选择离开临床实验而不需要任何理由。

十、如何拟定治疗计划

制定癌症治疗计划需要一定的时间。大多数人都希望马上开始治疗，他们担心检查或者测试会占用可以用于治疗癌症的宝贵时间。

1. 治疗前等待时间

不同类型的癌症以不同的速率增长。某些类型的白血病和淋巴瘤往往比固体肿瘤的增长速度要快，但大多数癌症并不是增长得很快。所以，通常有足够的时间让你去获得有关癌症的资料。

咨询专家，并决定哪些是最适合你的治疗。请记住，在这段时间内收集信息，规划最好的治疗方案是关键。如果你担心治疗不能马上开始，请与你的癌症治疗团队讨论，并确保这种延误不会造成更多的问题。

2. 我的医生如何知道治疗我的癌症？

影响治疗方法选择的因素很多，如癌症的种类（包括位置和细胞类型）、分期和严重程度、个人的整体健康程度等，还要考虑其他因素，如个人情况、对每次治疗的反应、各种治疗方法可能出现的不良反应和风险等。医生会先收集有关癌症的资料，这些资料包括活检报告、其他实验室检查、物理检查、影像学检查和你的症状和体征，它们用于为你选择最适合的治疗方案。你的医生会就治疗方案提出建议，还可能跟其他专家讨论你的治疗方案。

3. 我应该问医生什么问题？

你与你的医生的关系是康复的关键组成部分。

这位医生应该会让你感觉很舒服，而且会聆听你的问题，帮你解答所有问题。你的医生会为你解释你的诊断、健康状况、治疗方案及整个治疗过程。

经过特殊培训的护士将与你的医生一起工作。这些护士帮助你处理你可能有的任何不良反应。在许多情况下，护士可以回答你的问题，也可以帮助你从健康护理团队的其他成员得到你需要的答案。

医生给癌症患者或者其家庭的信息可能会有所不同。新诊断出的癌症患者也可能会得到不同的信息。如果你的医生给你太多或太少的信息，你要主动去问，并让他们知道你需要什么。

以下是你可能想问的问题：

✧ 我是什么类型的癌症？我的癌症是什么阶段或程度？

✧ 我的预后怎么样？

✧ 关于治疗方案，你的建议是什么，为什么？

✧ 治疗的目的是什么——是治愈还是控制症状？

✧ 可能存在什么风险或治疗有什么不良反应？

✧ 所推荐的治疗方案的利弊是什么？

✧ 有需要考虑的其他治疗选择吗？

✧ 我会经常需要来治疗或检测吗？

✧ 治疗效果会持续多长时间？

✧ 如果我错过了某个治疗，结果会如何？

✧ 我的疾病会给我的工作、家庭生活和休闲时间带来什么样的变化？

✧ 我要带的药物名字是什么？它们有什么作用？

✧ 我可能还有其他药物或治疗吗？

✧ 我如何才能知道我的治疗是有效的？

✧ 我为什么需要验血，会经常需要验血吗？

✧ 如果有其他专家参加我的治疗，谁主要负责我的治疗？

✧ 出现什么症状或问题时，我应该马上报告？

✧ 如果我不觉得恶心，是否意味着治疗无效？

✧ 如果采用我们讨论好了的治疗计划，那么我癌症复发的可能概率是多少？

✧ 我能为治疗做些什么？

✧ 治疗后我仍然能要孩子吗？

✧ 有什么特殊的食物我应该或不应该吃？

✧ 我可以喝含酒精的饮品吗？

✧ 治疗多少钱？我的保险能支付它吗？

✧ 如果我有问题，什么时间给你打电话最方便？

要保证你担心的所有问题都能得到医生的回答。有些人觉得记笔记有用，有的人带家人或朋友来，将谈话录音，或带来一系列问题的清单，并记下医生的答案。

请记住，关于你的诊断和治疗，你有权提出任何意见，而这并不意味着你不喜欢或不信任医生。医生了解你需要知道的所有信息，并将探讨你治疗的最好方法。你也可以问你的医生，他们是否跟其他专家讨论过你的病情。

4. 我会疼痛吗？

疼痛是人们害怕癌症的其中一个原因。如果你感到痛，担心疼痛不会缓解。有癌症并不意味着你就会有疼痛，有些癌症并不会感到疼痛，即使是在癌症晚期，也并不总是感到疼痛。而且即使感到疼痛，也有很多方法可以减轻。除了药物控制外，还可以用其他方法来减轻和控制疼痛，如图像（心理练习旨在让心灵影响身体）、生物反馈（使用监控设备来帮助人们有意识地控制某些物理过程，如心率、血压、温度、出汗、肌肉张力）、放松、注意力分散、外科手术和神经阻滞。如果有需要，人们可以选择与疼痛控制相结合的方法。

有些人不想采取药物来治疗疼痛是因为他们害怕会上瘾。研究表明，止疼药上瘾并不是问题。

5. 可以在治疗中工作吗？

这个很难回答。这取决于治疗的方法、癌症的分期、健康状态、工作类型等因素。你能做多少工作，取决于你治疗期间的感觉。有些癌症患者能够在治疗过程中工作，并能继续他们大部分正常的日常活动。而有些患者则认为他们需要比平时多休息，不能做太多。你的医生可能会建议你减少一些活动，许多人能够在治疗过程中继续工作。你可以推迟一周中安排治疗的时间，如果治疗让你觉得很累，就要考虑改变你的工作时间。

6. 是否能在治疗中锻炼？

在癌症治疗期间，你的日常锻炼将取决于你的身体条件和癌症被发现之前你的健康情况。医生能告诉你是否可以锻炼，以及需要什么样的锻炼。锻炼和睡眠休息同样重要。锻炼可以提高你的能量水平、缓解压力、减轻焦虑和抑郁以及让你感觉饥饿。你可以单独锻炼，也可以和一群朋友一起锻炼。

如果你在发现癌症之前喜欢有规律的锻炼，那么在癌症治疗期间，保持锻炼可能有助于你觉得你的生活还是"正常"的。手术如果是治疗的一部分，医生可能会建议你改变锻炼方法，以充分运用关节和肌肉。

7. 癌症如何影响性生活？

性情感和态度因人而异，在患病期间也是这样。有些人基本没有改变他们的性欲和能量水平，有的人则认为他们的性趣下降是由于生理和心理压力。压力可能包括担心外貌上的变化、担心健康、家庭或金钱，或者由于治疗的不良反应，包括疲劳和激素的变化。即使在癌症治疗期间，也有可能怀孕，但这并不明智。因为有些治疗可能导致孩子的出生缺陷。许多医生告诫患者在癌症治疗期间要避孕。

如果你的癌症手术是在盆腔或胃区，可能会导致性问题。女性表现为阴道干涩，男性表现为勃起问题（勃起功能障碍）。

在癌症治疗前，你有一个健康的性生活，那么在治疗后，你仍有机会找到乐趣。你会发现亲密就有了新的含义：拥抱、抚摸。拥抱可能会变得更加重要，而性可能会变得不那么重要。良好的沟通是保持性活跃，或恢复你和伴侣的性生活的关键。你的爱人有担忧或恐惧是正常的，但可能会影响你的性生活。

有些人会担心身体接触会不会对癌症患者造成伤害。还有人担心他们会不会被传染，会不会受到放疗或化疗的影响。癌症不会传染，你们应该对这些问题进行讨论，这会解决很多问题，帮助你的性生活多些乐趣。

8. 生育

女性可能会发现在化疗或放疗后，他们的月经变得不规则或停止了。这并不意味着她们不能怀孕，因此在治疗期间仍然需要避孕。治疗可以减少或破坏男性的精子细胞，治疗后，很多男性的精子细胞又重新恢复活力。

你担心治疗会影响你的生育能力，因此，在治疗一开始时跟你的医生就生育和癌症治疗的问题进行讨论，这将帮助你作出最适合你的治疗决定。

十、治疗后的康复

对于一些癌症患者而言，治疗可能会清除或消灭癌细胞。完成治疗后，你可能既紧张又兴奋，一方面治疗终于结束了，可以长舒一口气；另一方面发现很难彻底放松，因为担心癌症会复发，这对于得过癌症的人来说是一个普遍关心的问题。

你可能需要一段时间才能减少担心，但有一点可以肯定的是，许多癌症的治愈者已经学会接受这种不确定性，并且过上全新的生活。对于另一些人来说，癌症可能永远不会完全消失，他们会接受定期的化疗、放疗或其他治疗，试图抑制癌症生长。学会接受癌症不会消失这个事实，可能对某些人来说非常困难。

1. 后续治疗

当治疗结束以后，医生仍会告诉你需要回访。回访十分重要。医生会密切观察治疗后的情况。医生会根据情况询问你有关的任何问题，还可能进行各种检查，包括 MRI 和 CT 扫描。

第一次治疗后的 2 年内，建议每几个月看一次医生，以后第 4~8 个月看一次医生。如果没有复发，间隔时间会延长。

2. 看新医生

在你进行癌症的诊断和治疗以后，有时会找另外的医生继续看病。而这个新医生不了解你以前的病史，此时就需要给新医生提供有关病情诊断和治疗的详细情形。在治疗的同时收集这些资料更容易些。因此，请保存以下资料：

◇ 活检或手术病理报告

◇ 手术报告

◇ 放疗治疗摘要

◇ 出院小结

◇ 化疗或靶向治疗的药物名称、剂量明细表，以及服用时间表

◇ X线和其他影像学检查（这些可以放在 CD 或 DVD 里）

医生会需要用这些资料的复印件来做记录，但始终要保管好自己的资料。

3. 治疗后生活方式的改变

你不能改变得过癌症这一事实，但是可以改变自己以后的生活方式，有助于保持健康。这是以一种全新的方式看待自己的人生的时候了。也许人们正在考虑怎样在很长的一段时间里改善健康，有些人甚至在癌症治疗期间已经开始考虑了。

（1）选择有益健康的生活方式

对很多人来说，癌症的诊断结果，能帮助你以新的方式关注自己的健康，这一点你以前可能从来没有想过。做哪些事情可以让人更健康？也许可以尝试吃得更健康，或更好地锻炼，也许可以趁机少喝酒，戒烟，控制情绪等。此时是一个让你思考的十分好的时机，哪些改变可以为你的后半生带来积极的影响，让你感觉更好，更健康。

你可以从那些他们最担心的事情开始，但也许很困难，比如戒烟。

（2）吃得更健康

对任何人来说，正确的饮食都很困难。在癌症治疗期间和治疗之后，饮食要求会更严。治疗可能会改变你的味觉，恶心感也是一个问题，可能不想吃东西，眼看着自己体重减轻，或者可能已经发胖了，怎么也减不下来，所有这些事情都很让人沮丧。

如果某种治疗方法导致你的体重改变，或饮食口味出现问题，你需要尽力去做得更好些。这些问题通常会随着时间的推移而改善。有时候你会发现每2~3 小时吃点东西很有帮助，直到病情改善。也许可以通过营养师来解决这些

治疗的不良反应。

癌症治疗后，你最好要坚持健康的饮食习惯。一些最简单的改变，比如增加健康食品的种类等，可以给你带来长远利益。达到并保持正常体重、吃健康食品、控制饮酒等好习惯都可能降低患某些癌症的风险，同时还有其他健康益处。

癌症患者对营养素的需求因人而异，但总体来说，营养在癌症治疗中作用重大，无论是在治疗前、治疗中、治疗后，保持适当的饮食有助于患者改善感觉，保持体力和精力，增强抵抗力，保证身体储备充足的营养，耐受与治疗有关的不良反应，抗感染，能使机体康复和复原。

人体所需要的营养素为：蛋白质、碳水化合物、脂肪、水、维生素、矿物质。蛋白质是构成身体的重要组成部分，用以修复组织，保持健康的免疫系统。如果蛋白质摄入不足，对感染的抵抗力降低。癌症患者所需要的营养比一般人要多，因为癌症患者需要应对手术、化疗和放疗等治疗，因此需要更多的蛋白质帮助重建人体组织，帮助机体恢复，增强免疫力。良好的蛋白质来源有：蛋类、鱼类、虾类、瘦肉类、乳类、坚果类和植物蛋白质如豆类等。

碳水化合物是提供人体热量和正常器官所需要的能源物质。碳水化合物包括糖和纤维素。糖的来源有单糖、双糖和多糖。单糖就是葡萄糖，双糖有蔗糖和果糖，多糖是糖原。碳水化合物的主要品种有：米、面、水果、蔬菜、各种豆类等。甜食虽然也是碳水化合物来源，但其他营养素较少。

脂肪是重要的营养来源，脂类为身体提供浓缩的热量来源，脂肪的作用是保护身体组织，储存能量。水和液体是人体健康至关重要。维生素和矿物质是人体的必备物质。

均衡饮食对人体健康很重要，但癌症患者要保持健康均衡饮食很困难。因此，医生可能会建议患者服用大量维生素药物以均衡维生素。患者所需要的足够的营养素通常通过吃来解决。患者吃营养丰富的食物，从食物中摄取所需要的营养素，预防和改善营养不足，减轻治疗的不良反应，改善生活质量。不能吃的患者，可以考虑鼻饲，还可以用胃造口或肠造口插入管进行辅助营养。对于有严重消化道问题的人，还可以使用全静脉营养输入。

患者自己应该将食疗视为治疗必不可少的一部分，从早餐开始，选择最喜欢的食物，少食多餐，想吃多少就吃多少，不强迫自己进食。日常生活中要注意营养合理，食物尽量做到多样化，多吃高蛋白质、多维生素、低动物脂肪、易消化的食物及新鲜水果、蔬菜，不吃陈旧变质或刺激性的食物，少吃薰、烤、腌泡、油炸、过咸的食物，主食粗细粮搭配，以保证营养平衡。还可以尝试选择些高热量食物，采用不同的进餐策略，如搭配酱汁和肉汁，并将肉切成小块以易于吞食等。

在家里吃饭时，尽可能营造愉悦的进餐氛围，与家人一起吃。如果患者觉得胃口好，优先进食高营养食物，少量多餐，食物最好容易消化、色、香、味俱全，避免刺激性食物。患者在用餐前可以使用一些能帮助控制症状的药物，例如止痛药或止吐药，也可食用少许开胃食物，包括酸梅汤、洛神茶等，提升患者胃口。如果实在不想进食，可以选择些营养补充剂，如绿色营养素补充剂、蛋白质补充剂等。口腔疼痛、吞咽困难时选择流质食物，使用吸管等。

（3）休息、疲乏和运动

极度疲劳称为疲乏，这在你的癌症治疗过程中很普遍。这不是一般意义上的疲劳，而是一种"骨疲乏"，这种疲劳休息后也不能缓解。对一些人来说，疲乏会在治疗后持续很长一段时间，使他们很难去锻炼或做他们想做的其他事情。锻炼可以帮助消除疲乏。有研究表明，根据自己的个人需要，制订一个锻炼计划，并遵循和实施这个计划，你无论是肉体还是精神上都感觉更好，并能更好地与人相处。

在治疗过程中，你往往很虚弱，表现出不活跃，这是很正常的表现。因为治疗过程中，你的体力、耐力和肌肉力量都会下降。根据自身状态制订体力活动计划。一个从来没有锻炼过的老年人，不能像20岁的年轻人那样，去进行每周打两次网球这样的运动。如果几年都没有锻炼过的人，可以慢慢地从短距离散步开始进行锻炼。

在进行任何锻炼以前，可以跟医生谈谈，就自身的锻炼计划征求医生的意见。然后试着找一个锻炼伙伴，这样不至于孤单。也可以开始一个新的锻炼计划，请家人或朋友们参与，当你自己信心和动力不足时，他们会给予支持，并让你坚持下去。

如果你感觉很累，就需要休息一会儿。当你已经习惯了整天工作或照顾家庭，有时候让自己休息一会儿都很困难。但是考虑到现在不是让自己太辛苦的时候，人们需要服从自己身体的需要，在身体需要休息时休息。

锻炼可以改善人们的体质，使情绪更健康。锻炼有很多好处：

◇ 改善心血管的适应能力

◇ 结合良好的饮食习惯，帮助达到并保持一个合理体重

◇ 肌肉更强壮

◇ 减少疲劳，精力充沛

◇ 减轻焦虑和抑郁

◇ 感觉更快乐

◇ 自我感觉更好

我们都知道，从长远来看，规律的身体锻炼能降低患癌症的风险，对健康有益。

4. 情绪健康

当治疗结束时，人们会发现自己已经克服了许多不同类型的情绪，这是个普遍现象。在治疗过程中，你要做的事情很多，只需要关注如何度过每一天。现在治疗结束了，很多问题就摆在你的面前。

你常常思考死亡以及即将死亡，或者也许更在意癌症对家人、朋友和事业的影响。你往往对自身和周围人的关系有了一个新的看法。意外的问题也会引起担心。比如，当你感觉越来越好，去看医生的次数越来越少，你有更多属于自己的时间了，这些变化可以会让你感到某些忧虑。

几乎每个得过癌症的人都可以得到某些支持，并从中获益。人们需要给我们力量并安慰我们。这些支持有多种来源：家庭、朋友、癌症患者俱乐部、癌症支持团体、宗教团体或精神团队、网上支持团队等。选择哪些是最适合你自己的，取决于每个人的具体情况和个性。有些人在癌症俱乐部或某些教育团体感到安全，也有些人宁愿在非正式场合如教堂感觉更好，还有些人觉得与闺蜜或其他人在一起时更轻松。不管给你力量和安慰的来源是什么，一定要有一个这样的地方和人群，让人们能够释放内心的压力，感觉到轻轻松松。

5. 停止治疗

如果选择一种治疗方案治疗癌症后，肿瘤仍不断长大或复发，可能还有机会选择另一种治疗方案来治愈它，或至少使肿瘤缩小，延长寿命，而让人感觉更好。但是，当一个人尝试了很多种不同的治疗方法后，病情还没有得到改善，癌肿似乎对所有治疗产生了耐受性。如果这种情况发生，最重要的是权衡新的治疗方法可能带来的利和弊，尽管每个人都有自己的看法。

这可能是人们在与癌症斗争过程中最艰难的部分。当你经历过很多种医学治疗，什么都不再起效了，医生可能会为你提供新的选择。但是，在这个时候，你可能需要考虑：治疗已经不太可能改善健康状况，改变预后或挽留生命。

如果你希望继续进行治疗，需要去思考，治疗对人有哪些好处，然后再将这些好处与可能出现的风险和不良反应进行比较。有时医生可以帮助参考正在考虑的治疗方法的效果。例如，医生可能会说，进一步化疗或放疗产生效果的机会大约1%，有些人仍然很想尝试。不管如何，重要的是，你去思考并理解选择这一治疗的理由。

不管你决定做什么，你需要尽可能让自己感觉良好，明确自己的要求，尽可能地使某些症状得到缓解，如恶心或疼痛等症状，这种治疗方法叫姑息治疗。

姑息治疗有助于缓解症状，但可能不会有什么治疗效果。它可以和癌症治疗同时进行，甚至可以就是癌症治疗。姑息治疗的主要目的是为了提高生活质量，或者帮助你感觉好一点。有时候，这只是意味着用药来帮助缓解疼痛或恶心等症状。虽然有时用来控制症状的方法和用来治疗癌症的方法是一样的，例如放疗可能会用来缓解骨痛，这时癌细胞已经扩散到骨；化疗用来帮助缩小肿瘤，使肿块不要阻塞肠道，但是，这和试图去治愈癌症是不一样的。

有时人们需要临终关怀。临终关怀是对人的特殊关怀，而不是针对疾病，它着重于生命的品质，而不是生命的长短。多数情况下临终关怀是在家里进行的。身患癌症的你可能会遇到各种问题，临终关怀会使你得到一些安慰，会感觉舒适。你应该了解的是，临终关怀往往意味着治疗的结束，如化疗和放疗结束，但它并不意味着不能对由癌症导致的问题或其他健康状况进行治疗。在临终关怀中，我们关注的核心是在这个困难时刻，尽可能地生活得充实和有滋味。

在此时保持充满希望的状态很重要。也许此时你对疾病治愈的信心可能已经不大了，但仍希望与家人和朋友共度美好时光，那是充满幸福的、有意义的时光。暂时停留在癌症治疗的这个时候，给自己一个机会来关注生命中最重要的事，做自己一直想做的事，停止想那些不再想做的事。虽然癌症不受我们控制，但我们仍然可以选择自己想要的生活。

十二、癌症患者的居家护理

癌症治疗的进步和医疗体制的改革使住院时间缩短，患者可以在家中得到照顾。非医疗专业的护理者发现，他们所做的工作就是在之前由受过专业训练的医疗专业人员来执行的。

本节为你提供关于如何居家照顾癌症患者的一般信息。本文列举癌症患者经常出现的问题；如何观察症状；当这些症状出现时可以采取的一些措施；什么情况下应该叫救护车；什么情况下应该送医院等。本节所提供的信息一方面能让癌症患者了解自身身体状况，一方面也为照顾患者的人提供相关信息，以方便他们更好地照顾患者。

本节将从以下方面重点介绍癌症患者可能出现的问题与照顾方法。

1. 切口处理

伤口是指对身体造成的物理性损伤，可破坏身体组织的结构。伤口可能只在皮下层或皮肤表面,或两者兼而有之。手术切口属于伤口,另外,摔倒或意外事故,肿瘤生长,对骨骼部位施压,或放射治疗的不良反应等皆会造成伤口。为防止伤口感染,促进伤口快速愈合,需要对伤口进行精心照护,伤口愈合后会结疤。

根据颜色不同,伤口分红色、黄色、黑色及混合伤口;根据伤口的层次分为浅层伤口和全层伤口;根据伤口的时间分为急性伤口和慢性伤口。

一般来说,红色伤口的处理原则是,保护伤口及周围组织,保持清洁;黄色伤口是感染伤口,需要清洁伤口和消炎,清除脓性分泌物和局部感染;黑色伤口是伤口周围有坏死组织,这种伤口要清创,尽早清除坏死组织,然后再与黄色伤口一样处理;混合伤口的处理原则和黑色伤口基本相同。

浅层伤口是指伤口只在上皮组织层,处理原则是防止和减轻感染,保护残存的上皮组织;全层伤口是伤口可能到达结缔组织层,处理原则同黑色伤口。

癌症患者的伤口一般是手术切口。以手术切口为例,介绍伤口的处理步骤。

手术切口分为三类:Ⅰ类为清洁切口,是指非外伤性的、未感染的伤口;手术未进入呼吸道、消化道、泌尿生殖道及口咽部位;缝合的无菌切口,如甲状腺次全切除术等。Ⅱ类为可能污染的切口,指手术时可能带有污染的缝合切口,如胃大部切除术等。皮肤不容易彻底灭菌的部位、6 小时内伤口经过清创术缝合、新缝合的切口又再度切开者属此类。Ⅲ类为污染切口,是指临近感染区或组织直接暴露于感染物的切口,如化脓性阑尾炎手术、肠梗阻坏死的手术、局部含有坏死组织的陈旧性创伤伤口等。癌症患者的切口多属于Ⅰ类或Ⅱ类切口。

（1）居家护理

居家护理的原则是保持清洁,预防感染,让伤口愈合。有些患者由于身患其他疾病,如糖尿病等,导致伤口愈合慢,有时会从急性伤口转为慢性伤口,这时的处理依然是保持清洁,等待伤口愈合。最近有人提出伤口调理的概念,即使用合适的敷料,保持伤口长期湿润,促进新鲜肉芽组织的生长,直到缺损被填至皮肤水平并且肉芽表面新鲜健康、清洁,为自发性上皮形成提供良好的伤口条件。

不管采用何种方式,伤口护理都不应给患者带来或加重疼痛,应采取减少疼痛的方法,尽可能使患者感到舒适。因此,居家照顾只需要小换药,保证切口干净无感染,观察是否有感染征象即可。

（2）观察症状

主要是感染症状,主要有:

◇ 皮肤发红或出现青紫淤伤

◇ 皮肤呈鳞片状、破损

◇ 皮肤出现硬痂、结疤或伤痕

◇ 流脓或溢液

◇ 出血

◇ 肿胀

◇ 受伤部位发热或发烫

◇ 疼痛

如果出现感染症状，及时去医院处理。感染症状包括：伤口出血时间超过15分钟、伤口边缘发红、发热或肿胀、伤口部位较平日疼痛加剧、伤口散发出难闻气味、从伤口渗出黄脓或浅绿色液体、发热。

居家照顾处理手术切口的措施，根据医生所嘱咐的频率对伤口的敷料进行更换，俗称换药。

（3）换药的基本步骤

◇ 更换新纱布时应尽量戴上未用过的一次性塑料手套。即使戴着手套，也要在更换纱布前后清洗双手。

◇ 打开敷料，去除所有切口上的敷料，用75%乙醇（酒精）或碘附消毒切口，换新的无菌无黏性的敷料，使用纸胶带包扎。

◇ 保持敷料的清洁干爽。若纱布变湿或变脏，应立即更换。

◇ 在伤口生长到上皮层，会出现切口处瘙痒，避免抓或揉搓伤口或揭除硬痂。

2. 个人形象

癌症患者往往因为治疗很难注意自身形象，但相对优雅的形象能让你对自己更有信心。因此，在生病期间，尽可能保持清洁，展示最佳风采，让自己充满信心。癌症患者有时会长期卧床休息，充分休息是十分必要的。最好能坚持每天运动，只是运动量宜小，轻松平缓即可。

（1）保持日常的梳洗习惯

保持日常梳洗习惯，如剃须、化妆和整理头发。关爱自己，保持仪容端正，修剪指甲和趾甲。癌症患者尽可能使用电动剃须刀进行日常剃须，避免刮伤。化疗患者常有脱发，因此，也可考虑使用假发。也可以选购自己喜欢的化妆品、护肤品和梳洗用品。如果你的体重增加了或者下降了，尽可能选择适合你现在体形的衣服，保持正常形态。

正常头皮上有约10万根头发，它们不断生长，在新旧更替中保持平衡。在有些癌症的治疗中，患者的头发会出现部分或全部脱落，这通常是由于化疗药物在杀死癌细胞的同时也对高速分裂的细胞产生影响而引起。有些药物还会破坏毛囊导致脱发。掉发无法预防。服用相同的药物患者，有些人脱发，有些人不会。有些药物使头发和阴毛、手毛、腿毛、眉毛和睫毛全部脱落，有些药物只导致头发脱落。头部的放射治疗通常会导致脱发，有时，重新长出的头发也和以前不一样，这和头部放疗的剂量有关。

（2）脱发处理

通常在治疗两周后会再次开始出现脱发，并在治疗后的1~2个月加重。头发开始脱落时，头皮在短期内可能会对洗头或梳理出现敏感。一般在治疗结束之前头发会重新长出来。

脱发时，梳头和洗头应该轻柔些。避免用力梳头，不要用电动卷发筒、吹风机和电卷发器，这可在一定程度上减少掉发。睡觉时戴发网或用绸缎枕套，可以避免头发大把掉落。避免给头发做造型，如编辫或扎马尾辫。使用宽齿木梳。碰触睫毛和眉毛要轻，这些毛发也会因治疗而脱落。化疗时可以选择剪短头发和剃光头，新长出的头发易断，避免烫发。

如果你觉得自己可能需要假发，在治疗之前或治疗开始时选择买一顶假发。有的假发可以调整大小，可根据脱发程度来调节松紧。选择自己喜欢并适合自己的假发会增加很多自信。可以考虑购买两顶假发，一项日常使用，一项用于特殊场合。一般来说，合成纤维假发需要造型的功夫比人发制成的假发为少，易于打理，所以建议癌症患者选择合成纤维假发。有些人感觉戴假发很热或头皮痒，此时可用头巾或丝巾代替假发。棉质材料戴在光滑的头皮上比尼龙或聚酯纤维要好，且不易滑落。脱发后在寒冷天气外出时要戴上帽子或围巾，以减少身体热量的流失。使用防晒油、防晒霜或帽子，以保护头皮不受阳光的辐射。

（3）发热

发热是机体在致热源或各种原因影响下引起体温调节中枢功能障碍，导致体温升高，高于正常范围。体温是人体的核心温度，可以用腋温、口温和肛温表示。人体正常腋测体温为36~37℃。发热分为低热、中热、高热和超高热。低热为37.3~38℃，中等度热为38.1~39℃，高热为39.1~41℃，超高热为41℃以上。

一般来说，发热的原因主要有：

◇ 感染性发热：病毒、细菌、支原体、立克次体、螺旋体、真菌、寄生虫等原因，细菌是引起发热最常见和最直接的物质。

◇ 非感染性发热：无菌性坏死物质的吸收、抗原—抗体反应、内分泌代谢障碍、皮肤散热减少、体温调节中枢功能失常和自主神经功能紊乱。

◇ 原因不明性发热。

癌症患者的发热原因通常因感染性发热引起，可能是病毒感染，也可能是细菌和真菌感染。其他原因有炎症、药物不良反应或肿瘤生长。化疗期间的发热多由感染引起，因为此时白细胞数量偏低。

体温表是测量体温最简单的方法，患者应长期准备一个易读易用的体温计，可以选择电子体温计、红外体温计，也可以用最简单的口腔体温计和肛温计等。一般来说，体温每升高 1℃，脉搏增加 10~20 次 / 分，呼吸增加 3~4 次 / 分。也可由此推断发热的程度。

发热时还会有伴随症状，根据观察这些伴随症状，有时候可以判断发热的原因。发热的伴随症状有：疲劳、头痛、畏寒、全身疼痛、起皮疹、任何部位发红或肿胀、伤处或其他部位流脓（或脓液呈淡黄色）、寒战、咳嗽、咳痰、腹泻、尿路感染、结膜充血、肝脾肿大、排尿时有灼热感或疼痛、喉咙痛等，有时高热可能出现意识障碍。

发热时患者可以多喝水和汤。如果你感觉发热，可每 2~3 小时进行一次口腔或腋下测温。充分休息。发热时可冷敷额头。在医生允许的情况下，服用对乙酰氨基酚（acetaminophen）（Tylenol）或其他退热药。

居家照顾时注意：每 2~3 小时测一次体温。若患者出现高热，持续发热超过 24 小时，寒战高热，无法喝水以补充水分和脱水时，应联系医生。

3. 体虚无力

患者有行动困难时，可能会出现身体无力和行走障碍的问题，会感觉很难从一地方走到另一个地方。若长期卧病在床，肌肉会变得软弱无力。

体虚无力的主要原因是治疗方法所带来的不良反应，也有可能是关节或腿部疼痛的原因。缺乏运动可能导致食欲缺乏、便秘、皮肤溃疡、呼吸问题、关节僵直以及情绪变化等新的问题。

患者依照医生、护士或物理治疗师的指示，可以做一些主动或被动的伸展运动。休息时，至少每两小时变换一次姿势。走路或站立时要穿鞋，不要穿拖鞋。还可使用支架、拐杖、助行器或其他支撑物帮助行走，在可能的情况下，可做短程步行。即使长期卧床，也应尝试在用餐时坐在椅子上，并自己走到卫生间或床头便器位置。若行走时需要帮助，可以让家人帮助，在患者感觉最弱的一侧搀扶。

居家照顾注意事项：

常帮助患者翻身，翻身时应将患者往自己站的方向翻身。

搀扶起患者时，首先保持自己的背部挺直，靠膝盖和臀部的弯曲用力。尽量靠近患者站好，双脚分开，这样容易保持平衡稳定。随时保持床轮或轮椅的轮子处于锁住状态。清理地板，使患者坐到椅子上或上厕所时，不会被杂物绊倒，也不会因踩到液体而滑倒。

如果患者已经出现站立不稳，有些意识不清，此时很有可能出现在试图下床时跌倒，或从马桶或轮椅式的便盆上摔倒，在浴缸或淋浴间滑倒，或在行走时晕倒。如果觉得虚弱无力或平衡失调，可以请他人协助起床或行走。如果患者要下床，可在床边坐1分钟，下床后在床边站1分钟，这样有助于缓解因位置改变而引起的头晕或不稳。

居家照顾时，一定要告知患者在卧床时要寻求帮助，在行走时要有人协助。如果患者觉得头晕，在上厕所时应该在旁照应。清理地板，保持干净无杂物。尽可能将便盆或尿壶放在患者伸手可及之处，将床安放在卫生间附近，在床边装栏杆、扶手棍、淋浴椅及其他工具，以帮助保护患者，防止跌倒。

4.疼痛

疼痛是癌症患者最常遇到的问题。患者在述说疼痛时，有时可以明确指出疼痛部位，有时只会说感觉全身不适。由于疼痛，患者常同时伴有焦虑、悲伤或抑郁等情绪，又会导致疼痛感加剧。

癌症患者中有些疼痛极其剧烈，有些则完全不痛。疼痛的原因很多，最常见的是肿瘤本身导致的疼痛。有些患者因担心上瘾，而不想服用止痛药。但对于癌症患者来说，提高生活质量、控制疼痛最重要，因此剧烈疼痛时可采用口服药物来控制。

鸦片类制剂（opioids），如吗啡（morphine）或可待因（codeine），是常用的药物组合。一般对从未滥用药物的癌症患者来说，不会轻易药物上瘾，也不会使用鸦片类止痛药以寻求精神快乐。癌症患者的身体在一段时间之后会对止痛药产生耐药性，可能需要加量来达到相同的止痛效果，这是鸦片类药物出现耐受性时的常见表现，而且当癌症引起疼痛使药量增加时，也不是上瘾。

一般来说，止痛药的服药时间应该在疼痛加剧之前，采用定时服用，可达到最佳疗效。剧烈疼痛时需要服用更大量的药物来控制，因此，控制疼痛应该从疼痛初发时就开始用药物有效控制，以后定时服用。疼痛如果得到了控制，药量可逐渐减少，甚或停药。

如果患者的疼痛是由于癌症扩散或长期癌症引发的，这种慢性长期的病痛会打乱人们正常的生活，患者会感觉异常痛苦，即使连续不停地服用止痛药物，疼痛也会在服药的间歇期间突然发生。对于突发性疼痛，除常规止痛药外，还需要服用第二种止痛药。如需服用超过两种药物来控制疼痛，不必担心，一定要控制好疼痛，保证生命过程中的无痛很重要。及时与医生联系，汇报疼痛的程度，包括疼痛的部位、开始时间、持续时间、具体感觉、缓解疼痛的方式、加剧疼痛的原因，以及对生活产生的影响等。如果止痛药未达到预期效果，应该告知医生。

服用止痛药注意事项：

◇ 一定不要等到疼痛加剧后才服用止痛药。

◇ 严格根据医生处方服用止痛药，特别是对于慢性疼痛，必须按时间表连续用药，而不要当疼痛加剧时才服药。如果该时间表需要调整，需要和医生讨论。

◇ 在按时服药的情况下，如果疼痛趋于缓解，可以逐渐增加身体的活动量。

◇ 避免突然停止服用任何止痛药。应随着疼痛的逐渐缓解，慢慢减少药物剂量。

◇ 有些止痛药有不良反应，如恶心、眩晕等，如果出现以上症状，应告知医生，医生会作出相应调整或配合服用一些控制恶心的药物。服用止痛药出现眩晕时，注意避免跌倒，起床和走路动作要缓慢，也可以找人协助或搀扶。但要注意，出现眩晕时不能开车。

◇ 鸦片类止痛药物的常见不良反应是便秘。患者出现便秘时，可能需要服用泻药和大便软化剂。

◇ 遵照医嘱进行服药，不要改变服药的方式，如那些需要舌下含服的药，一定不要口服。对于片剂药，一定不要将药压碎或切开，有些药是缓释型，切开后会带来危险。除非医生同意这样做。

◇ 如果止痛药无法控制疼痛，要与医生商量，改变治疗方法。

居家护理：

◇ 观察患者的疼痛症状是否得到缓解。如果患者愁眉苦脸、呻吟、紧张或在床上不愿翻身，应及时询问其疼痛情况。

◇ 尝试洗温水浴或用温热毛巾敷在疼痛部位（避开进行放射治疗的部位）。如果用这种方法未能缓解疼痛，则可尝试使用冰袋或冷敷袋。轻柔地按摩或按压可能会对某些类型的疼痛有效。

◇ 观察患者是否有意识模糊和眩晕现象，尤其当开始服用新药或所服药物剂量发生改变时，更要注意观察。在确定患者可以自行安全行走之前，在其行走时，务必给予搀扶。

◇ 鼓励患者参加自己喜欢的娱乐活动。当患者清醒且身体状态良好时，可适当安排一些活动。尽量让患者多饮水，多吃富含纤维的食物。

◇ 协助患者按时按量服用止痛药和其他药物，避免出现服药过量或剂量不足的情况，并防止患者出现便秘。

◇ 若患者无法服用药丸，应与医生商议，改用液体制剂、栓剂、皮肤贴剂或其他类型的制剂。但不能擅自将止痛药丸压碎或溶解服用。鸦片类止痛药物必须安全存放于他人，尤其是儿童和宠物，不能触及的地方。

5. 食欲缺乏和吞咽困难

癌症患者常因为肿瘤等原因导致食欲缺乏。导致患者食欲缺乏的因素有很多，许多患者在得知自己患癌症后，会变得很消极，消极态度会让患者失去自信，变得孤单易怒，这除了会导致心理问题外，还会导致食欲缺乏。

肿瘤会导致癌症患者的味觉或嗅觉异常、出现饱腹感，从而引起食欲缺乏。另外，治疗的不良反应也可能引起食欲缺乏，如放疗或者化疗会产生吞咽困难、疼痛、恶心或呕吐等。食欲缺乏一般为短期症状。

食欲缺乏表现为：体重减轻、对食物缺乏兴趣、拒绝食用最喜欢的食物。

吞咽困难指患者由于生病而无法吞咽食物或液体，当试图吞咽时，可能会出现窒息、咳嗽、吐痰或感觉疼痛。癌症患者吞咽困难的原因可能是由肿瘤本身造成的，或是喉咙或胸部化疗或放疗的短期不良反应造成，还可能由于口腔或食管感染等问题造成。

肿瘤属于消耗性疾病，肿瘤患者中常出现营养不均衡、营养不良情形。然而，营养对于癌症患者来说又相当重要，所以增进食欲、加强营养对肿瘤患者的康复十分重要。患者应该在身体感到较舒适时尽可能多摄食，比如在接受化疗之前与两次化疗之间，以及在控制症状的药物发挥作用时。有时候患者放松心情，积极调整面对疾病的心态，从容生活，有助于更好地加强营养摄入。

如果发生吞咽困难，患者在用餐时可采用小口吃，在完全咽下之后再吃另一口。多用吸管吮吸流质食物和软烂食物，尝试饮用浓稠的液体，它比稀薄液体更易于吞咽，也可以食用糊状或泥状食物（如肉类、谷物和新鲜的水果）。服药时可将药丸或药片压碎，混入到果汁中服用。由于某些药物被压碎或切开后服用非常危险，因此要注意服药事项，注意服用之前和药剂师确认服药方式。有些药物与某些食物会产生不良反应，必须空腹服用。

居家照顾：

照顾患者前应了解患者食欲缺乏的原因，然后针对性进行辅助护理。针对心理调适能力不够的患者，应少讲病情，多讲些开心的事情，特别是在进餐时，不说刺激性的话语。

如果患者不想吃饭时，可给予水果、奶昔或流质食物。如果患者拒绝或无法进食时，不用自责，可以静静地陪着他们，或者读些什么给他们听，或者跟他们聊聊天，甚至给他们按摩放松。

患者如果能吃东西，觉得胃口好，居家照顾时，应该提供充足的营养丰富的食物。选择食物的原则是：饮食要求为低脂肪、高碳水化合物、高热量、高维生素、少量优质蛋白质的清淡饮食。每天饮食以谷类、蔬菜、水果为主，配以容易消化的鸡肉、鱼肉和鸡蛋等，可以适当补充蛋白质粉（大豆或蛋清）。注意增加口味，如甜、酸味等可刺激食欲，缓解患者的恶心、呕吐、食欲缺乏等症状。

　　◇ 营造愉悦的进餐氛围，并与患者一起进餐。

　　◇ 每天准备 6~8 餐食物和点心。原则上可制订进食时间表。

　　◇ 把水和饮料等放在患者伸手可及的位置，如患者口渴，可用果汁代替白开水，以提高热量摄入，可用肉汤代替水来煮粥和面等。

　　◇ 优先供应患者喜欢的食物。

　　◇ 更换食谱，改变烹调方法。不要食用太热、太油、太辣、调味重的食物，常吃猪肉类食物的患者可更换吃鱼、虾、蟹、鸡、猪牛肉、蛋类、牛奶、豆腐、坚果、龟和甲鱼等食物。改变烹调方法使食物具有不同的色、香、味，也可以增加患者的食欲。无论哪一种食物，烹调时一定要达到让食物比较熟烂的程度，方能有利于患者顺利地消化吸收。

　　◇ 多吃维生素含量高的新鲜蔬菜和水果，不但可以增加患者的抵抗力，而且还可增加患者食欲。术后初期可以吃菜汁和少量易消化的水果，少量多餐。胃肠道功能基本恢复后，可以吃一些清淡爽口的生拌凉菜和水果，具有明显的开胃作用。

　　◇ 可试用糖或柠檬以增强甜味和酸味，选用香菇、洋葱等味道独特的食物。尽量不用或少用苦瓜、芥菜等苦味重的食物，根据患者对咸淡的感觉调节食盐的用量。采用凉拌菜，加以适量的调味品，对味觉改变较大的癌症患者有吸引力。这样的食物搭配虽不能提供足够的营养，但往往可改善癌症患者的胃口。

　　◇ 对吞咽困难的患者，所用食物应柔软、清润，避免咀嚼食物或生脆蔬菜。

因为癌症患者的食欲缺乏常与肿瘤有关，因此，若患者出现较为严重的症状，应及时看医生：

　　◇ 感觉恶心且持续一天或多天无法进食

　　◇ 体重减轻 2kg 或 2kg 以上；进食时感到疼痛

　　◇ 24 小时没有排尿或超过 2 天没有排便

　　◇ 不常排尿，即便排尿，尿量少且气味很重，或尿液呈深暗色

　　◇ 持续呕吐超过 24 小时

　　◇ 无法喝水或咽下流食；疼痛无法控制

　　◇ 窒息、咳嗽或噎住的次数多于往常，尤其在吃饭或饮水时

　　◇ 喉咙剧痛

　　◇ 口腔发红、有光泽，口腔或舌尖出现溃疡面

◇ 发热

◇ 呼吸困难

◇ 胸闷

◇ 无法吞咽食物，感觉食物在吞咽过程中不动

◇ 无法吞咽药物

6. 口干、口疮和口腔出血

口腔内缺少足够的唾液时会出现口干症状。癌症患者出现口干的原因包括用嘴呼吸，以及药物、头颈部放疗、化疗等不良反应。患者口干时可观察到的症状包括：口腔内部或周围发干、呈鳞屑状；唾液发白、黏稠，并在张口时黏着嘴唇；很难吞咽食物或浓稠液体；舌头有灼痛感；食物常黏附在牙齿、舌头和牙龈上；舌头表面起皱或有裂纹。

口疮即口腔溃疡，口腔黏膜剥落，溃疡一般呈红色，有的中间有白色的小斑点，可能会出血或感染。导致口疮的原因有：化疗（化疗后 1~2 周出现）、头颈部放疗、感染、脱水、口腔护理不好、氧疗、喝酒或吸烟、缺乏维生素或蛋白质。患者有口疮溃疡时，会出现以下症状：口腔内和牙龈发红肿胀；口腔内、牙龈上或舌上下出现小面积溃疡；口腔内或舌头上覆有白色或黄色的薄膜；口腔内或喉咙疼痛；吃冷热食物时感觉口干，有轻微的灼热感或疼痛感；口腔内有软软的白色小斑点或脓液等。

口腔出血指口腔或牙龈出血，原因包括口疮、牙龈疾病、放疗或化疗导致口干和口疮以及血小板数量偏低等。造血系统的癌症，如白血病会导致血小板下降，血小板低的人容易出血。刷牙或清洁牙齿等日常行为可导致口腔出血，出血症状包括牙龈上或舌头上有淤伤，舌上、舌下、上腭或脸颊内侧起疹子或有红色的小斑点、口腔有渗血等。

禁忌：忌食用过烫、太辛辣或酸的食物；避免吃生蔬果和其他干、硬或皮脆的食物，如炸马铃薯条或脆椒盐卷饼；忌高盐或高糖食物；忌酸味水果及果汁，如西红柿、橘子、葡萄柚、酸橙或柠檬；忌碳酸饮料、各种漱口剂、酒和烟。

常用处理方法：

◇ 检查

每天检查两次，用小手电筒和加垫的冰棍棒检查口腔。如果戴有义齿，应在检查口腔前摘下。如果有口腔外观或感觉异常，或味觉发生变化，应告知医生或护士。

◇ 涂抹凡士林油、可可油或温和唇膏来保持双唇湿润。

◇ 漱口

每 2 小时用盐与苏打混合溶液漱口。有口腔溃疡时用冰水漱口。常备冰块以在必要时吸吮。

◇ 进餐

口腔疼痛严重或影响进食时，可要求医生开药，饭前 15~20 分钟用药物漱口，或吃饭前用棉花棒将药物涂抹在疼痛的溃疡处。处理后，若依然感觉疼痛，可能需要服用强效止痛药。

吃饭时喝些水，以润湿食物，利于吞咽。

饭后 30 分钟以及醒时每 4 小时，要漱口或用软毛牙刷刷牙。若使用软毛牙刷刷牙引起出血，则可使用软质口腔海绵棒或缠上纱布的棒冰棍或压舌板，来清洁牙齿。用温水冲洗牙刷，会使牙刷更加柔软。使用含氟化物但没有磨损性成分的牙膏。注意，美白牙膏可能含有过氧化氢，会刺激口腔溃疡。如果有义齿，应定期在两餐之间摘下义齿并清洗干净。若义齿下方某部位出现溃疡，应在进餐后及夜间摘下义齿。不戴义齿时，应将义齿清洗干净后，浸泡在抗菌液中。如果佩戴义齿感觉不适，可在治疗期间不要佩戴，使用后，用热水和牙刷将义齿冲洗干净，放在阴凉干爽的地方。尝试含冰块、无糖硬糖果和无糖口香糖。若口腔出血，避免吃硬糖。

如通常用牙线清洁牙齿，则应保持每天至少清洁一次，除非有医嘱。但若因此导致出血或其他病症，应告知医生。

◇ 食物

吃柔软顺滑的高热量、高蛋白质食物,可在固体食物中加些流质食物（如肉汁、酱汁、牛奶和酸奶）。吃柔软且易于吞咽的糊状食物。

◇ 液体

若医生同意，每天至少喝 2~3 大杯液体，比如慢慢啜饮温热茶水。

居家护理

观察症状：每天两次用手电筒检查患者口腔内，观察是否有发红部位或白色小斑点，这通常是溃疡的征兆。在检查前需摘下义齿。

护理：

◇ 平时多为患者提供小份量的附带调味汁或沾酱的柔软食物。

◇ 帮助患者记录液体摄取量，经医生批准，鼓励患者多喝液体，每天最好 2~3 大杯，多给予流质食物，如豆浆、牛奶等。

◇ 让患者用吸管饮用液体，这样有助于使液体绕过口腔内的溃疡处。

◇ 用搅拌机将硬质食物搅拌成糊状，以易于食用。

◇ 饭前半小时给患者服用止痛药。

◇ 饭前让患者用凉水漱口。

◇ 平时将水放在患者身边。

◇ 若口腔渗血，在患者旁边放一个碗，用来装患者吐出的漱口水。

◇ 准备冰冻浸湿的茶包，必要时让患者用它按压出血部位。

观察以下必要症状，如出现以下所描述的情况，请及时联系医生。

口干：

口干超过 3 天；无法服药或吞咽药丸；无法饮食；嘴唇干裂或口疮呼吸困难。

口疮：

口腔内发红或发亮症状持续超过 48 小时；牙龈出血；发现口腔内有疮口；发热；舌头上或口腔内有白色小斑点；连续 2 天饭量或饮水量减少；因口腔溃疡无法服药。

口腔出血：

第一次出现口腔出血症状；持续出血超过半小时；呕吐物中带血或咖啡渣样物质；感觉头晕或眩晕。

7. 恶心和呕吐

恶心（nausea）常为呕吐的前驱症状，可单独出现，主要表现为上腹部的特殊不适感，常伴有头晕、流涎、脉搏缓慢、血压降低等迷走神经兴奋症状。

呕吐（vomiting）是指胃内容物或一部分小肠内容物，通过食管逆流出口腔的一种复杂的反射动作。呕吐可将食入胃内的有害物质吐出，从而起反射性的保护作用。然而，实际上呕吐往往并非由此引起。

频繁而剧烈的呕吐可引起失水、电解质紊乱、酸碱平衡失调、营养障碍等情况。

恶心是指胃部出现不适或反胃的感觉，而呕吐则指将食物或液体从胃内吐出。有的人即使未想到食物时，也会产生恶心现象。有的人会在未进食任何食物和未产生任何恶心症状时，发生呕吐。

导致恶心或呕吐的原因有多种，如吃的食物让患者感觉不适；食物中有细菌；感染；癌症的放射治疗或化学疗法等。实际上，癌症本身也可引起恶心和呕吐，肿瘤坏死组织等可诱发或加重呕吐。

化疗药物经血循环直接作用于呕吐中枢，产生 5- 羟色胺、多巴胺等致吐神经递质，引起恶心呕吐。其严重程度因个人耐药差异、精神类型、药物毒性及药量大小等而不同。对某类治疗方法，多数人很少或不会产生恶心和呕吐，但有少数人，只要想到其中一种治疗方法便会产生恶心或呕吐。放疗杀伤肿瘤细胞的同时对正常组织也会造成不同程度的损害，引起恶心、呕吐、疲乏等。

部分患者由于过度焦虑、恐惧，刺激高级神经活动中枢导致机体神经内分泌、代谢功能紊乱，导致恶心呕吐、失眠等。

由于肿瘤或其他原因造成的消化道梗阻可导致恶心和呕吐。

控制癌痛的主要手段是药物治疗，但鸦片类药物可刺激大脑的中枢化学感受器，使胃排空迟缓而出现恶心呕吐。

癌症患者由于化疗、消化道梗阻、机体新陈代谢异常改变等原因出现反复的严重呕吐，使水和营养物质大量丢失，从而导致体内水电解质紊乱，还有可能吸入食物或液体出现窒息。这种状况非常危险。

进餐时：

◇ 选择清淡食物。

◇ 如果仅在两餐之间感觉恶心，应遵从少食多餐原则。

◇ 选择自己喜欢的食物。

◇ 待食物冷却或室温时进食，以减轻其气味和味道的刺激。避免食用油腻、油炸、辛辣或非常甜的食物。

◇ 酸涩或酸味食物可抑制呕吐，如果患者有口疮，则这些食物可能刺激口腔，导致疼痛。

◇ 每餐后尽量休息至少 1 小时。

◇ 感觉恶心时，应尽量放松，然后慢慢地深呼吸。

◇ 若在化疗或看诊之前发生恶心，可采用药物、催眠、放松或行为治疗等方法来缓解症状。

◇ 呕吐时，采用侧卧姿势，这样就不会吸入呕吐物。

◇ 如有可能，在初发恶心时使用止吐药物。

居家护理：

◇ 不良的环境条件，包括油烟味、呕吐物、排泄物等。当患者感觉恶心时，应将这些带有刺鼻或令人不适气味的食物盖好或移走。应合理调整床位，为患者创造安静、整洁、舒适的治疗环境。

◇ 若患者开始出现呕吐时，应注意观察患者是否有脱水，或者脱水是否加剧。

◇ 医生给予的止吐药，在恶心时开始服用，或者在吃东西以前服用。

◇ 观察患者是否出现头晕、乏力或意识模糊等症状，特别是在 γ 刀治疗后。

◇ 尽量帮助患者避免出现便秘和脱水现象，任何这些症状均可使恶心加剧。

◇ 放疗后应嘱患者多饮水，或通过输液增加尿量，以迅速排出体内毒素，减轻反应。

◇ 创面及造口尽量遮挡并保持清洁。呕吐时应帮助患者把头侧向一边，准备不透明的容器，及时处理呕吐物，更换清洁衣裤及整理床铺，呕吐后立即漱口，保持口腔清洁。

◇ 在床边放置不透明的容器和温水，保证患者随时能够取用。

因为癌症患者的恶心呕吐常与肿瘤有关，因此，若患者出现较为严重的症状时，应及时请教医生：

◇ 可能吸入了一些呕吐的秽物。

◇ 在 3 小时或更长时间内，每小时的呕吐次数超过 3 次。

◇ 吐血或呕吐物看上去像咖啡渣（即呕血）。

◇ 一天内无法饮入超过 4 杯水或冰块，或已超过两天无法正常进食。

◇ 无法服药。

◇ 呕吐伴有头晕、头痛、视物模糊、血压升高，使用止吐剂效果不明显。

◇ 体重在 1~2 天内减轻 1kg 以上，意味着患者正大量脱水。

◇ 尿液呈深黄色，且小便次数比正常情况下减少。

判断脱水：脱水是指体内水分不足或体内缺水部位未摄入足够的水分。

脱水的症状包括：口干、口渴；头晕、无力、便秘；很难吞咽干燥食物；皮肤干燥，用手轻轻捏起有皱折，不易恢复原状；舌体肿胀、干燥少津，伴有裂纹；发热；尿量少或无尿；疲倦；眼眶凹陷等。

8. 腹泻

腹泻是指一天泻稀便或水样便超过 3 次以上，可伴有或不伴有不适的感觉。在临床上，常发现许多癌症患者容易出现腹泻，医学上把这种腹泻称为"癌相关腹泻"。癌相关腹泻通常可发生在不同类型的癌症患者，可以是癌本身所致，也可能是各种治疗所引起。

引起癌症患者腹泻的原因主要有：肿瘤本身因素、化疗、腹部放疗、感染、手术、焦虑、肠运动功能障碍因素、肿瘤生长等。由化疗或放射治疗引起的腹泻可能会持续至治疗结束后 3 周。

恰当的饮食调节或肠道休息可减轻某些患者的腹泻症状。饮食的选择易消化、高蛋白质、高糖、低脂肪的食品，坚持少量多餐，避免食用刺激性、过敏性、高渗性食物以及过冷、过热、产气性食物。避免食用辛辣、油腻食物、生蔬果（含纤维素多的蔬菜水果刺激肠蠕动使腹泻加重）、糕点、糖果、高热量甜点、坚果、酒和吸烟的食物。牛奶会使腹泻加重，也应避免。吃流质或半流质等少渣食物，如牛奶、粥、细挂面等。为防止由此引起的体内维生素 C 缺乏，可让患者饮果汁及西红柿汁等。

癌症本身会导致腹泻，腹泻又会加重患者的苦恼，增加他们的精神负担。患者要保持良好的心态，尽可能乐观面对疾病；可卧床休息，多饮水，保持良好的生活习惯，选择合适的食物；记录排便量和频率；注意保持肛周清洁干燥，进行肛门护理。

居家照顾的人要常与癌症患者进行沟通，要关心和耐心照顾患者。有些患者由于卧床会有羞耻感，避免过多谈论病情。从生活细节上创造一个良好的环境，以利于患者有良好干净的生活质量。

◇ 给予患者少量多次的饮水，保证患者有足够量的饮水，可用淡盐水或医生提供的口服补液盐水。

◇ 记录排便情况，帮助决定应在何时联络医生。

◇ 根据医嘱，给予患者止泻剂。在服用任何非处方止泻药之前，应询问医生。

◇ 肛周皮肤护理：患者肛门周围皮肤常因粪便刺激而发生炎症，出现肛门或肛周区皮肤损害，呈现糜烂、溃疡等。因腹泻的程度不同，肛周皮肤损害亦不同。有些患者因腹泻严重，导致肛周皮肤损害并伴有疼痛感。观察患者肛门区域是否有发红、鳞状脱皮、皮肤破损症状。在患者每次排便后用温和型香皂清洗肛门，并用温水冲洗干净，在肛门处擦防水四环素软膏或凡士林油。

◇ 帮助患者便后温水坐浴，以减轻肛周不适感。

◇ 在患者躺卧的床垫的位置垫上塑料衬里的护垫，以免弄脏床垫和床单，增加患者的不适。

因为癌症患者的腹泻常与肿瘤有关，因此，若出现较为严重的症状，及时请教医生，这些症状有：

◇ 一天排稀便超过 6 次以上，且 2 天未好转

◇ 肛门内或肛门处出血，或大便带血

◇ 开始出现腹泻后，体重减少超过 3kg 以上

◇ 出现腹部疼痛或绞痛，持续超过 2 天以上

◇ 12 小时没有排尿

◇ 48 小时没有饮用液体

◇ 发热

◇ 腹部肿胀

◇ 便秘数日后，开始少量腹泻或大便失禁，这可能是嵌塞（严重便秘）症状。

9. 便秘

便秘正好和腹泻相反，指粪便过硬，很久不排便或很难排出粪便，常引起疼痛和不适。起因是粪便中水分过少或肠道蠕动不足引起。癌症患者会由于虚弱、

缺乏运动、忍便、服用止痛药、或饮食不佳、水分摄入不足等造成便秘。患者应注意多喝水，保证在早餐时多饮用些低温灭菌的果汁或温热的流质食物，在日常生活中增加纤维素的摄入，可食用带有果皮和籽的生鲜水果及各种水果，如枣子、杏、葡萄干、李子脯、李子汁和坚果等，还可食用生鲜蔬菜。避免食用后会排气的食物和饮品，如卷心菜、花椰菜和碳酸饮料等，避免或减少食用会导致便秘的食物，如奶酪或蛋类等。有便意时，赶快去厕所。最好是每天在相同时间排便，形成良好的排便规律。

照顾患者的人，应保证给患者供应充足的水和高纤维素食物，在使用轻泻剂之前，应咨询医生。

如果患者出现以下症状，请联系医生：

◇ 已经 48 小时未排便

◇ 肛门内或附近出血或者大便带血

◇ 服用轻泻剂后的 1 天或 2 天内未排便

◇ 持续痉挛或呕吐

10. 造口管理

造口是指透过手术在身体上的某个部位开口，用于替代正常的开口。患者需要"造口"可由呼吸系统、消化系统或泌尿系统疾病引起。当正常的身体开口被肿瘤阻断，或由于癌症治疗而被更改时，此时就需要人工造口。人工造口作为一个新的功能部位，发挥基本的身体功能。

癌症患者的造口有三种：位于气管或喉部的气管造口、位于膀胱或泌尿系统的尿道造口（Urostomy）和结肠部位的结肠造口（Colostomy）。

气管造口的管理：

与他人说话时要使用纸和笔来写字沟通。在进行气管造口防感染处理之前和之后，请认真清洗双手。一般来说，每天至少清洁一次气管造口管。必要时，需抽吸造口管的痰液，或遵照护士和医生的指示进行抽吸。不要游泳。洗澡时，注意切勿让水进入患者气管造口，这样水可直接进入肺部。空气潮湿有助于避免黏液过于黏稠。在卧室内放一台加湿器。出门时选择面料轻薄透气的围巾或衬衫来遮挡造口处，防止灰尘和细小的纤维进入造口。

尿道造口和直肠造口：

直肠癌会切除直肠、肛管，膀胱癌会切除膀胱，在患者的腹部左侧或者右侧开一个口。大小便通过该造口排出体外。由于患者排泄物不能随意控制，因此会造成社交问题，还要注意饮食、异味处理和造口袋的使用问题，包括如何进行心理调节等。

尿道造口和结肠造口管理：在进行造口处理之前和之后，请认真清洗双手。一般来说，每天至少清洁一次造口。步骤如下：

◇ 用温水轻轻清洗造口周围的皮肤。有时会有少量出血，属于正常现象。

◇ 按医嘱冲洗造口。

◇ 自然风干皮肤。

◇ 在戴上袋囊之前，在造口周围的皮肤上涂抹防护乳。

◇ 沐浴或洗澡时可戴着袋囊，也可取下。

◇ 当囊袋中填充物达到 1/3 时，清空袋囊。结肠造口囊袋的更换频率每天不超过一次，或者根据情况每 3~4 天一次。每 3~5 天更换一次尿道口囊袋。

居家照顾的人应帮助患者护理气管造口，学会从上呼吸道吸出黏液。护理尿道口造口和直肠造口，护理造口周围的皮肤。观察是否存在尿液引流不畅或漏尿，注意造瘘管是否堵塞，需要时调整造瘘管的位置。

11. 骨髓或干细胞移植

干细胞存在于骨髓内，不断为身体制造血细胞。当骨髓的造血细胞因化疗、放射治疗或疾病被破坏时，要进行干细胞移植来重新输入骨髓细胞。干细胞可从骨髓或血液中提取。干细胞可能是患者自己的（自体）干细胞，或取自他人（异体）。骨髓移植（BMT）是最早用于取代干细胞移植的治疗方法，现在外周血液干细胞移植（SCT）是最常见的治疗方法。采集前，捐赠者必须服用特殊药物促进骨髓干细胞生长并进入血液循环。干细胞从捐赠者的外周循环血液中采集。

曾经接受骨髓移植（BMT）外周血液干细胞移植（SCT）的患者，要注意观察是否有以下症状，以了解骨髓在体内的状态，以及是否存在排异反应，这些症状包括：皮疹（尤其在手掌或足底）、食欲缺乏、体重减轻、呼吸急促或咳嗽、疲倦或乏力、疼痛或酸痛、胃痉挛、恶心或呕吐、口疮或口干、腹泻、皮肤或眼白部分开始泛黄、头晕、脸色苍白或低血红蛋白的其他症状、发热、颤抖发冷或其他低白细胞计数的感染症状、血便或血尿及任何部位出血的低血小板计数症状。

患者居家其间，应该按时复诊；了解干细胞移植的不良反应及应对方法；按照医嘱用药；清楚身体出现什么变化时需要立即告知医生。如果对干细胞或骨髓移植存有疑问，即使是担心，也可以及时与医生沟通。

居家照顾的人需注意事项包括：陪同患者就医；帮助患者一起观察干细胞移植后的不良反应；有无其他伴随症状。

若患者出现上述任何症状或引起关注的其他症状时请及时联系医生。

12. 血细胞计数：贫血、感染和出血

血细胞计数的目的是检查血液中的三大主要组成部分：红细胞、白细胞和血小板。红细胞的主要成分是血红蛋白，血红蛋白的值反应红细胞的携氧能力。血红蛋白正常值，男性为140~180克/升，而女性为120~160克/升。只要血红蛋白百分比维持在100以上，大多数人不会出现任何不适症状。如果血红蛋白值过低，就被称为贫血。白细胞计数主要反映人体抵抗感染的能力，其正常值是5000~10000/ml。白细胞计数过低人体感染风险会增加，其计数增加可能是感染征兆或是由于某种疾病引起的。血小板计数是血小板的数量，其正常值为150000~300000/ml。血小板的功能是止血和凝血，其数量为100000时仍可保持正常凝血，一旦数量低于20000，就会有出血危险。因此，血细胞计数主要反映贫血、感染和出血症状。

观察贫血症状

◇ 皮肤、嘴唇、甲床或牙龈发白

◇ 疲倦感或疲倦感日益加重，难以从事日常活动

◇ 头晕

◇ 无力

◇ 胸痛或呼吸急促

患者首先要注意饮食摄入的质和量，保证均衡饮食，保证摄取足够量的蛋白质（肉类、蛋、奶酪及豌豆和豆子等豆类蔬菜），因为血红蛋白的生成需要大量蛋白质，并保证每天饮用8~10杯水，除非有医生明确指示。同时要注意劳逸结合，注意保持休息和运动的平衡，在精力好时计划及实施重要的事情，其他时间以休息为主。

居家照顾注意事项：

尽可能让患者休息，卧床休息的同时注意运动的节奏，特别是在改变体位时，注意做好保护措施，谨防摔倒。安排朋友和家人为患者准备膳食、打扫屋子和处理琐事。随时注意观察有严重贫血导致的意识不清、软弱无力或头晕等症状，如果出现严重症状，应联系医生。严重症状主要是严重贫血导致的胸痛、休息时呼吸急促、感到头晕或软弱无力、意识不清或无法集中注意力、卧床不起长达24小时以上、便血和呕血等症状。

观察低白细胞计数时的感染症状，包括：

◇ 发热

◇ 身体某些部位出现红、肿、热、痛等症状

◇ 伤处或其他部位流脓（或脓液呈淡黄色）

◇ 咳嗽或呼吸急促

◇ 腹痛

◇ 排尿时有灼热感或疼痛

◇ 喉咙痛

◇ 口腔溃疡等各种感染症状

患者自己可采取的措施：测体温（腋温和口温）；经医生同意，服用退热药物、抗生素和或其他药物；多喝水，但不要超过身体的承受能力，以防止出现水肿等其他问题；避免接触任何可能割伤皮肤的物品；注意伤口护理，每天刷牙，保持口腔清洁；避免到拥挤的公共场所，不要接触已受到感染、咳嗽或发热的人。

居家照顾者注意事项：注意观察是否有颤抖发冷症状，并在冷战停止后给患者测量体温，一般寒战后会有高热。协助患者测体温，一般不用肛温。提醒患者多喝水，并按时服药。如有感冒或发热的探访者，在康复之前可以采用电话方式问候患者。如果患者体温超过 39℃，患者看上去异于常人，无法饮水及其他流质，此时要及时联系医生，或看医生。

低血小板计数的主要症状是各个部位的出血，包括：

◇ 任何部位的出血（如口、鼻或直肠）

◇ 皮肤的出血：淤青，脚部和腿部的点状出血

◇ 头痛欲裂、头晕，或视力模糊：眼底出血可能

◇ 关节或肌肉酸痛

◇ 呕吐物呈红色或像咖啡渣：胃出血

◇ 血便（大便呈红色、暗红色或黑色）：肠道出血

◇ 经期阴道出血超出正常月经量

患者在知道自己有可能出现血小板数量降低时，应注意保护自己，尽可能避免碰撞，如不使用刀片，仅使用电动除毛刀修面；避免碰撞性运动和可能会造成受伤的其他活动；避免皮肤被割伤、擦伤，远离尖锐物品；保护口腔，使用软毛牙刷；若口腔出血，可用冷水漱口。擤鼻涕或咳嗽时注意不要用力过猛；保持直立；头部位置保持心脏高度以上。如果出现出血，要保持冷静。坐下或躺下并寻求帮助。

居家照顾者注意事项：如果患者出现外部出血，应用洁净干燥的毛巾按住出血部位，直至血止；如果鼻出血，应让患者坐直，头部前倾，以免血液倒流到喉咙，用冰块敷在鼻根部，捏紧鼻孔 5 分钟后松手，也可用冰毛巾敷鼻部和面部，颈后冰敷也有效；如果患者症状加重，出现出血不止的情况，或出现说

话困难或行动困难等症状，应及时看医生。

13. 临终关怀

临终关怀计划是为疾病末期（生命的最后几天、几周或几月）的患者及家属提供的照顾计划。患者可以在家中及设有临终关怀的医院获得临终关怀服务，其宗旨是尽量减少患者的痛苦；缓解患者症状，帮助患者及家属享受最好的生活质量。有些人希望在家中去世，有些人觉得在医院更舒适一些。选择哪一种都没有对错之分，这只是最适合自己和家人的个人选择。

癌症患者和家人知道死亡即将到来，因此这时候的情绪很难说明白，也很难去谈论它，但有些问题必须解决。了解可能会发生的情绪，有助于患者和家人应付这些情绪和问题。

最常见的情绪是恐惧。人们最常说的是他们不怕死，但其实他们内心是害怕的，到底是害怕独自垂死吗？还是感到痛苦？他们可能害怕会死，超越尘世生活会有什么呢？内心恐惧，生活还有没有目的或意义？这些都是一些比较常见的害怕的原因。人们担心死亡跟担心疼痛一样，或抽象，或担忧，但都是十分真实的。

你可以想办法弄清楚内心怕的是什么，有什么可以帮助你面对它，还可以让家人更好地支持和关心你。如果你害怕孤独，告诉你的家人和亲人，让他们能够计划有专人随时陪伴你。给亲人一个机会，让他们能同你一起想办法来对付和缓解你的恐惧，并有机会纠正任何错误的想法，同时也给自己一个机会看待恐惧，用自己的方式处理恐惧。

还有一种情绪是内疚和后悔。在你的最后几个月的生活，你可能会后悔，会对很多事情感到内疚。很遗憾，当我们认为我们应该做一些不同的事情。或者，也许有什么事情我们希望做却没有做。令人担忧的是，如果你不放弃内疚或后悔，并不会让你感觉更好，你与家庭成员之间的关系也不会因此得到改善，家人的负担也不会因此得到缓解，你也不会因此活得更长。它只会让你感觉更不好。有时，最好的事情是决定"让自己摆脱困境"，让你在最后的日子里不感到内疚，所有事情都让它过去，顺其自然。但有一些事情你可能今天能做到，比如为你后悔的事情道歉，并请求宽恕，原谅他人和自己，尝试放手不能改变的事情。利用这段时间，加强和亲人的关系，好好享受人生的最后时光。

在你生命的最后几个月中，自然会感到强烈的悲伤。你悲伤，发现生活中原有的很多计划不能实现了；失去了很多东西，包括走路的力气；可能会觉得远离朋友，因为他们要接受你将不久于人世的事实，也会悲痛；你爱的和爱你的人都会悲伤，他们知道即将失去你。尝试和你的亲人谈谈你的悲伤和你失落的梦想，有助于在你走后他们能面对失去你的悲痛。

还有很多的情绪，如焦虑、忧郁等。

居家照顾：如果选择了居家安宁照护，应了解如何照顾患者。在此过程中，某些跟癌症无关的病痛，只要治疗会帮助患者感觉更舒适，那么仍然需要采取治疗。

当你在照顾一位你深爱的人，而他患有末期癌症时，那么在他离世时，你很有可能会陪在他身边。因此，如果有可能，在这段时间里，召集亲朋好友来与患者道别。他们可以轮流与患者见面、谈话或仅仅安静地坐一会。也可利用这段时间来进行任何宗教仪式和患者临终前希望看到的其他活动。对家人和朋友来说，这也是对患者表达爱和感激的机会。

另外，重要的是，要做好患者去世的准备。首先要观察患者离世的症状，它们可能包括：

◇ 深度虚弱。通常无法下床，甚至无法在床上移动

◇ 几乎做每一件事都需要协助

◇ 毫无食欲，通常在几天内仅吃一点食物，液体的摄入量也是少之又少

◇ 昏睡的时间更长。当疼痛缓解后，大部分时间可能会打盹或昏睡，或很难被唤醒或叫醒

◇ 情绪不安、焦虑、恐惧、不安及感觉孤独，这种情况在夜间尤为严重

◇ 短暂的注意力涣散，对时间、地点、人混淆不清

◇ 无法吞咽药物

◇ 任何部位的肌肉痉挛。双手、手臂、双腿或面部发生抽搐

居家照顾者应注意事项：1~2 小时帮助翻一次身和变换姿势，避免突然的声响或动作，以减轻惊吓，尽量以平静柔和的声音讲话。若患者无法吞咽，应避免喂食固体食物，可让其用吸管吮吸液体，但不要强迫他饮用任何液体。临终时，通常会发生脱水，这对他们来说感觉更舒服一些。

用凉爽、湿润的毛巾轻轻擦拭患者头部、面部和身体，使其感觉舒适。你可能会发现患者白天的睡眠时间更长，也很难从熟睡中被唤醒，可能会说些与当前时间或人物不相关的话，在一段时间的熟睡和意识模糊后，可能会出现短暂的意识清醒，而后又会重新进入半清醒状态，对时间、地点或人物混淆不清。

照顾的人在患者临终前可能需要在夜间陪伴患者，因为夜间患者可能会感觉更加焦虑、不安、恐惧或孤独，若患者情绪非常不安，应查看患者是否感觉疼痛，是否持续服用止痛药，直至他们离世。

抚摸、爱抚、拥抱和轻摇都可以使患者感到抚慰。如果患者出现食欲缺乏、口干舌燥，他们可能不再需要服用某些药物或接受某些治疗（如维生素、化疗、激素替代疗法、血压药和利尿剂等），除非这些药物或治疗能缓解痛苦，可让他们继续服用治疗疼痛、恶心、发热、痉挛或焦虑的药物，以减轻痛苦。

在嘴唇上涂抹润滑剂或凡士林，防止患者嘴唇过度干裂。用吸管小口喂食水或果汁，如果患者不需要，也不必强求。应保持平静心态，安静陪伴他们。患者可能会出现血液循环变慢，以至于手脚摸上去很凉。他们体温会变低，身体其他部位的颜色也会变得更深或更苍白，心跳可能会加速、变得微弱或不规律，血压可能更低，乃至检测不到。患者的视力和听力可能下降。由于血液循环减少和体内废物的堆积，患者的呼吸节奏可能会加快或放慢，喉咙内的黏液可能会导致他们每次呼吸发出剧烈声响，可能不时还会停止呼吸 10~30 秒。患者排尿量极少，临终前可能出现大小便失禁。

生命终结时的症状

◇ 呼吸停止

◇ 测不到血压

◇ 大动脉搏动消失，脉搏停止跳动

◇ 眼睛停止转动，但有可能会睁着，瞳孔放大，即使是明亮的光线下也如此

◇ 由于肌肉松弛而导致大小便失禁

第二部分 美国医疗制度现状简介

一、医疗保险制度

医疗保险制度是指一个国家或地区按照保险原则为解决居民防病治病问题而筹集、分配和使用医疗保险基金的制度。它是居民医疗保健事业的有效筹资机制，是构成社会保险制度的一种比较进步的制度，也是目前世界上应用相当普遍的一种卫生费用管理模式。

西方国家社会保险制度的建立，大多是从医疗保险起步的。医疗保险始于1883年德国颁布的《劳工疾病保险法》，其中规定某些行业中工资少于限额的工人应强制加入医疗保险基金会，基金会强制性征收工人和雇主应缴纳的基金。这一法令标志着医疗保险作为一种强制性社会保险制度的产生。特别是1929~1933年世界性经济危机后，医疗保险立法进入全面发展时期，这个时期的立法，不仅规定了医疗保险的对象、范围、待遇项目，而且对与医疗保险相关的医疗服务也进行了立法规范。目前，所有发达国家和许多发展中国家都建立了医疗保险制度。

二、购买医疗保险的原因

在你或你的家庭成员生病或受伤的情况下，医疗保险可以帮助你免受或少受经济损失。许多在美国留学的国际学生在他们国内从未办理过医疗保险，因此认为花钱购买昂贵的保险是一种浪费。然而，美国的医疗费用真的很高。有时，高额的医疗费可能出其不意地降临到你头上，治疗普通疾病和诸如腿骨折、阑尾炎手术等伤害，都可能会花上你几千美元，而且如果没有保险证明，医院和医生可能还会拒绝对你进行治疗。

美国医疗费用昂贵，住院一天平均4700美元，看一次医生75~100美元，一次化验检查平均150美元，在美国生活，如果没有医疗保险，你会难以承担巨额医疗费用，所以每个人都需要参加各种各样的医疗保险，这样可以节省80%的昂贵医疗费用。医疗保险的原则和汽车或房屋保险一样，大部分买保险的人都会是健康的，只有一小部分人会生病，这部分人的医疗费，由所有买保险的人来分担。

在美国，如果没有医疗保险，无论是对美国人，还是对外国人来说，就医看病都是一笔不菲的开销。美国法律规定国际学生必须购买医疗保险，各州对医疗保险覆盖范围的具体法律法规要求不同，各所大学也对国际学生的医疗保障设定了最低要求。一般大学在入学时，就要求国际学生购买保险，并且将保险费涵盖在学校收费内。通常，为了寻求更完备的健康保障，还会建议学生购买补充医疗保险。国际学生医疗保险的支出则很大程度上取决于个人的健康状况、所在城区、保障程度要求、购买机构等，金额为每月 30~200 多美元。

三、美国的医疗体系介绍

一个国家医疗体系的运作太复杂了。

一些专家用来解释这个体系的图示看起来像一团乱麻，无从下手。这个体系中的三个基本组成部分及相互关系如下：需要医疗服务的患者、提供医疗服务的医护人员和医疗保险机构（私营的保险公司或国家保险）。保险公司从客户（患者和健康的人）那里根据条件（financing rules）收取保险金（premium），提供保险覆盖面（coverage），再根据付款规则（payment rules）付给医护人员；医护人员根据一定的就医原则（access rules）接纳患者。

一个理想的医疗体系应该既平等高效、又鼓励发明和使用先进医疗技术。"平等"意味着所有人只要有病，就应该受到同等质量的治疗；"高效"意味着没有过多或不足或错误地使用医疗资源；但"平均主义"的医疗体系往往不利于发明创造最新技术。

高效率与保护隐私权有时也不能兼得。例如，把所有患者的病历都放在网络上，让所有人随时都可以查询，这虽然高效，但却侵犯了患者的隐私权。正因为医疗体系的理想目标本身就是相互矛盾的，所以没有任何一个国家的医疗体系是完美无缺的。我们都生活在矛盾中，而在这些矛盾中的不同选择体现了一个社会的价值趋向。

四、西方医疗体系之间的横向比较

美国医疗体系与加拿大、日本、西欧国家相比而言，市场化和不平等。加拿大、法国和英国都是国家通过税收，垄断医疗，成为唯一支付医疗费用的主体(single payer)，这样，所有公民无一例外，都平等地纳入国家医疗体系。

在加拿大，各个州政府充当这一角色，医生的收入大约只是美国医生收入的一半。这样做的问题是医疗供给受到限制，出现挂号难、排长队，有的重大病情等不及排队只能到美国来动手术。医生下意识地"节约用"（rationing）手术，手术成为医生不得已而为之的最后手段。其结果是，在加拿大，患者动手术的概率小，手术患者总数少，但根据各种指数比较，加拿大人的健康程度却比美国人高。

相比之下，美国人动不动就手术治疗。现在，美国在医疗方面的花费占 GDP 的 16%，而加拿大在医疗方面的花费只占 GDP 的 11%。

就来美国看病的地理条件来说，英国人没有加拿大人那么便利。有经济能力的英国人通过付高价，可以迅速看医生，不用排队或者少排队。

加拿大没有这个合法渠道，有钱没钱都一样，医疗体系一视同仁。

日本也非常注重平等就医，把患者承担的成本部分（co-pay）压缩得很小，医生的利润很薄。日本医生的对策是一方面提高周转率，几分钟就看一个患者，紧接着就看下一个；另一方面多开药，以药补医。结果是，日本是患者吃药最多、做各种检查测试最多的国家，所以也有人说，日本的人均寿命最高与日本医疗体系毫无关系。

相对于其他主要发达国家，美国医疗的优势在于医疗技术更新快，发明创造多。美国的医疗费用在 20 世纪 60 年代只占 GDP 的 2%，而现在已占到 GDP 的 16%，这其中部分原因是因为现代治疗思想和手段与 50 年前截然不同。

五、美国医疗体系的演变

任何重大体系的改革都有自己的发展历史。美国医疗改革并不是最近两三年才引人注目的，它大约已经有一个世纪的历史。

1912 年，泰德·罗斯福总统（Teddy Roosevolt）就承诺要建立国家医疗保险，但他在竞选中输给民主党候选人威尔逊。20 世纪 30 年代美国经济出现大萧条，失业率达到 20% 以上，当时，富兰克林·罗斯福总统（FDR）考虑建立国家医疗保险，但没敢向国会正式提出议案，因为他在 1935 年已经提倡并签署了《社会安全保障法案》（Social Security Act），成为"罗斯福新政"（New Deal）的一部分，该法案通过设立专门税收（payroll tax），发放退休金、失业金、残疾保险等。

1954 年，美国税务局（Internal Revenue Services）规定，雇主为雇员购买的医疗保险可以作为营业成本，从利润中扣除，然后计算营业税的基数（《哈佛笔记》中《美国医疗体系现状》和费尔德斯坦系列对此均有论述），于是医疗保险和给职工的其他福利都变成可以减税的花费（tax deductible）。这个规定使雇人单位纷纷采取"增加职工福利，降低职工工资"的雇人策略，私有医疗保险也随之迅速扩张。

以至于到了现在，当公司主管与工会讨价还价时，公司主管还会公开地说：
"我们明年只能给你们的收入增加3%，你们自己决定在福利和工资之间如何分配
这3%"。言下之意，羊毛出在羊身上，反正公司利益不能损害。正是因为这个税
收政策，大公司的医疗保险（和其他福利）待遇变得愈加宽厚，有些甚至还包括
每年两次或三次的例行洗牙。

1962年，肯尼迪总统在国家医疗保险方面的努力遭到了和杜鲁门总统一样的
阻击。20世纪60年代，大约1/3的美国老年人的收入在贫困线以下，这一现象
与现在截然相反。现在，生活在贫困线以下的主要是儿童。1965年，医疗保险
（Medicare）和医疗补助（Medicaid）这些国家项目应运而生——医疗保险承担65
岁以上老年人的医疗花费，医疗补助承担收入在一定程度以下的穷人的医疗花费。

美国的左派抱怨，这些项目的覆盖面还不够大，而右派则抱怨支出太大，导
致国家负担沉重。这是一个永远的矛盾。

1976年，卡特总统再次主张国家医疗，又再次遭到挫败。在最近的公开讲话
中，他指责当时的马萨诸塞州参议员Ted Kennedy（太德·肯尼迪）煽动国会反对
他的主张。

八九十年代，美国社会福利的覆盖面逐渐扩大，不但老人有社会退休金（Social
Security）和医疗保险，穷人有医疗补助，而且孩子、孕妇和其他有困难群体也都
被纳入到社会保障体系之中。

只要发现一类值得同情的人，国会政客就有理由把他们加进来，某类人一旦
享有国家福利，政治家们就休想再减少这些福利。如果政治家们在国会倡议要减
少某类人的福利，等他们回到自己州的时候，不但会遭到选民的强烈指责，还会
受到一定程度的迫害，如他们会遭到鸡蛋砸到汽车门窗上等，类似新闻屡见不鲜。

1993年，第一夫人希拉里·克林顿牵头再次起草国家医疗保险的议案，卡特
勒作为经济顾问委员会（CEA）成员也参与其中，随着各种反对声震耳欲聋，最
后克林顿夫人意识到国会投票无望，不得不撤回长达24万字的议案。

1997年，国会通过《国家儿童医疗保险项目》（State Children's Health
Insurance Program，缩写SCHIP），使税收承担的（tax backed）儿童医疗保险的覆
盖面扩大到几乎涵盖了所有儿童。

2003年，医疗保险也负担患者处方药（prescription drug）的费用。这样，国
家承担医疗保险的比例越来越大。

2009年12月，参议院以60∶39的多数票通过《保护患者和经济适用医疗法案》
（Patient Protection and Affordable Care Act，缩写PPACA）。2010年3月21日，众
议院以219∶212票的微弱优势通过这个法案，两天后奥巴马总统正式签署该法

案为法律。这部法律要在今后四年中逐步实施，意在继续扩大国家保险的覆盖面，让人们生活得更健康，在经济上有更多的安全感，同时该法律可以通过提高运作效率减少长期国债。国会预算办公室（CBO）预计，该法律会使 3000 万没有医疗保险的美国人纳入保险；在今后 10 年国家要承担 9380 亿美元的医疗费用，但同时会减少 1380 亿美元的国债。

六、美国医疗保险的种类

美国最早的医疗保险来源于收费服务（Fee For Service），也叫 FFS 方式，即患者看病后直接付费给医生或医院。这个制度只是在消费者（患者）与供应者（医生或医院）之间发生关系，这种 FFS 方式虽然简单，但无法控制医疗费用的增长，因此，就出现了以下三种医疗保险：

1. 损害赔偿型医疗保险（IHI）

被保险人支付保险金给保险公司，当他们生病时，可以去找任何医生或是到任何一家医院看病，医疗费用由保险公司支付。由于医疗费用是完全由保险公司来支付，患者不仅要求最好的服务，而且大病小病都要保险公司付款，这样不仅导致医疗费用增加很快，而且个人交纳的保险金也跟着上涨。为了有效地控制医疗费用，保险公司对损害赔偿型保险做了如下限制：第一，不卖保险给已经有病的人。第二，自付制。买保险的人要支付小病的钱，即自付费，然后保险公司才开始支付医疗费用。自付费的多少是由保险金的高低来决定，保险金高，患者的自付费少；保险金低的话，患者自付费用高。第三，共付制。保险公司要求患者分担一部分医疗费用，分担的比例为 20% 左右。但这个比例不是固定的，保险金高，患者负担的部分就会减少；保险金低，患者的分担部分就高。一般分担费有一个最高额，患者的分担费超过这个数目后，保险公司会全部付费。第四，终身保险最高额。超过限制额以上的医疗费，保险公司不负责。理想的保险没有终身最高额的限制，便宜的保险不仅有终身保险最高额的限制，而且最高额很低。

损害赔偿型医疗保险的优点：

◇ 投保人可以自由选择医生、诊所和医院，也可以直接找专科医生看病。

◇ 医生可以建议被保险人到最适合的诊所或医院作检查。

损害赔偿型医疗保险的缺陷：

◇ 保险金高，不包括正常的体格检查，只包括生病时的检查和住院费用，不包括门诊费，需要再买额外保险项目 Major Medical 来付门诊费用。

◇ 因为有自付费和分担费用，投保人生小病怕花钱，往往一拖再拖，等病情变得很严重时才要找医生，结果导致有时会错过治疗时机。

◇ 保险复杂，每个医生和医院的收费标准都不一样，投保人不知道如何才能找到质量好费用又便宜的医生和医院。

◇ 保险公司不愿意公开他们付给医生与医院的最高额，为此，保险公司为争夺更多的患者而拼命涨价。

2. 优先提供者组织型医疗保险（PPO）

为避免保险公司之间的拼命涨价，保险公司开始提供优先提供者组织型医疗保险（PPO）。保险公司公开他们付给医生和医院诊疗费用的最高额，假如医生与医院愿意接受保险公司设定的诊疗费用，他们就与保险公司签合同，成为保险公司指定的优先提供者。这些优先提供者组成一个网络，即优先提供者组织（PPO），投保人可以找优先提供者网络内的医生看病，可以到网络内的医院住院，医疗费用除了自己承担自付费用与分担费外，其他费用都由保险公司支付。保险公司用这种方式鼓励患者去找网络内的医生与医院。这种保险对投保人、医生、医院都有好处：一方面，医生、医院可以拥有较多的患者；另一方面，患者又可以省钱，同时保险公司账单处理也方便。

这种保险也可让投保人找网络外的医生，也可住网络外的医院，这就是PPO。用网络外的医生和医院时，患者的负担较大，患者除了负担较高的自付费与分担费之外，还要承担保险公司本身不负担的医疗费用。

投保人到外州出差生病时，一般很难找到网络内的医生和医院，有此选择权时，就可以在外州看病。不管选择哪一个医生服务网络，保险公司不可能向投保人提供所有满意的医生。假如有疑难杂症时，最有经验的医生不一定在联网内，有此选择权时，只要多付一些自付费与分担费，患者就可以找到最适合的医生并接受自己认为最适合的治疗。若没有此选择权，患者则要承担全部的费用。

优先提供者组织保险方式的优点：

◇ 保险公司若与优先提供者谈妥诊疗费用的价格，投保人支付金额就低。

◇ 投保人在网络内有选择医生的权利，可以直接找任何专科医生；也可以在网络外选择医生。

◇ 大部分的保险包括保健检查的费用。

◇ 网络内的医生和医院先向患者收取指定的分担费，然后由医生或医院向保险公司申请诊疗费用，医生根据保险公司的通知再通知患者，要求他们付保险公司指定的差额（一般是患者的自付费）。

优先提供者组织型医疗保险的缺陷:

◇ 如果保险公司规模小,优先提供者组织的网络就小。网络内的医生数目少且医院规模小,患者看病选择的范围就要受到限制。

◇ 优先提供者组织的网络是区域性而不是全国性的,经常出差或在外地工作、上学的人看病不方便。

3. 健康维护组织型医疗保险(HMO)

为了更节省医疗费用,保险公司开始提供第三种保险,健康维护组织型医疗保险(HMO)。HMO 节省医疗费的原因是限制投保人只能在网络内找医生;患者若找网络外的医生或医院,保险公司不付医疗费用。保险公司规定每个投保人都要有一个指定的医生,未经指定医生建议或同意的诊疗费用,保险公司一般不付。

HMO 把医生分两种,初级保健医生(Primary Care Physicians,PCP)和专科医生(Specialists)。初级保健医生当做保险公司的守门者(Gate Keeper),发挥控制医疗费用的作用。所有的诊断检查、会诊、住院都要经过初级保健医生的批准,患者不准用联网外的医生,也不准直接挂联网内的专科医生,专科医生建议的一切检查,一定要再经过初级保健医生的同意与安排,才能到指定的地方作检查。

HMO 用包工的方式与分红制度来鼓励初级保健医生减少医疗费用。保险公司用包工方式雇用初级保健医生,投保人一旦确定了初级保健医生,不管投保人看不看病,保险公司根据人数. 每个月定期付给初级保健医生固定的费用,即人头费(Captivation)。费用一般是 7~15 美元。接受了人头费后,初级保健医生要对投保人所有的健康问题负责。投保人每次看医生时,只要付很少的分担费(Co-payment),一般每次门诊付费为 2~20 美元。

保险公司用包工制度来鼓励初级保健医生减少医疗费用。检查项目越少、会诊次数越少、患者住院日越少,保险公司就越省钱;保险公司将省下的一少部分用作红利分给初级保健医生;而初级保健医生使用的医疗费用越少,他们的分红就越多。实际上,这种分红制度是鼓励初级保健医生给投保者少作检查,少送专科会诊。否则,初级保健医生不但拿不到分红,还会被扣钱。况且初级保健医生不想办法降低医疗费用的话,保险公司有可能解雇医疗开销过多的初级保健医生。

健康维护组织型保险的优点:

◇ 样样皆包,每个投保人都有一个初级保健医生来协助他疾病的诊断与治疗。

◇ 注重预防保健检查。

健康维护组织型保险的缺陷:

◇ 限制投保人的选择,患者只能选择网络内的医生作初级保健医生,没有初级保健医生的同意，患者不能直接找网络内的专科医生。

♦ 保险公司用包工方式雇用初级保健医生，医生做得越多、越仔细，医生的收入不会增加反而还会减少；HMO 的投保人看病时与医生接触的时间很短。

♦ 分红制度鼓励初级保健医生少作检查、少会诊、少住院，选样必然会影响患者检查的质量。

♦ 投保人若与初级保健医生意见不同，未经初级保健医生的同意，不能随意寻求其他医生意见。

♦ 专科医生只能向投保人提建议，由初级保健医生来安排指定的医院。

由以上三种保险方式可以看出，不论在哪一种方式中，保险公司与患者、医生、医院都有着十分密切的关系，保险公司在这四个关联因素中处于核心地位，它通过经济杠杆控制患者的流向和费用的支出，控制医生选择患者的范围和数量，控制医院医疗费用的上涨，控制医院、患者和医生的数量，从而真正达到保险公司少付钱多收钱的目的，医院达到付出成本低收入高的目的，患者达到少花钱看好病的目的，医生达到多增收少风险的目的。

以上进三种形式虽然是美国医疗保险业的主要形式，但仍然不能够满足美国人的需要，因此美国总统克林顿于 1997 年 1 月 1 日又推出了一种"兰盾保险计划"，凡加入了兰盾保险计划的投保家庭，只要夫妻都加入这个公司的保险. 除不同种类的险种可以选择之外，其子女可免费在指定医院、指定医生那里就诊、看病，而所需费用由美国政府拨专款给公司。

4. 如何选择适合自己的保险种类

由于现存医疗保险种类繁多，如何选择最适合自己的保险计划尤为重要。著名的 Blue Cross and Blue Shield 保险公司以问卷调查的方式来帮助客户作出选择，问卷一共有 8 个问题，每个问题根据：是 =1，不确定 =2，否 =3，最后计算总分。

这 8 个问题是：

(1) 你是否经常旅游？你是否希望保险计划能确保你和你的家人出门在外的安全，如上大学、长途旅行等？

(2) 你以前是否患病？

(3) 能够使用一种特殊的处方药对你来说是否重要？

(4) 能够在不需要医生推荐的情况下就得到专家就诊，你觉得这是否重要？

(5) 是否希望自己选择医生或医院？但可能需要更多的花费。

(6) 是否希望能为你提供日常保健和预防保健计划？

(7) 是否希望每次能为你承担大部分的医疗费用？

(8) 你是否愿意为了省钱而更换家庭医生?

客户可以根据做题得分选择合适的保险计划:

(1) 得分: 8~11　　　　可以选择 HMO 医疗保险

(2) 得分: 12~16　　　　可以选择 POS 医疗保险

(3) 得分: 17~20　　　　可以选择 PPO 医疗保险

(4) 得分: 21~24　　　　可以选择一次一付医疗保险

　　HMO 是美国常见的医疗保险形式之一,属于管理型医疗保健(Managed Care)的一种。据估计,目前在美国大约有 1.25 亿人使用 HMO 或类似的医疗保险计划。HMO 的前身是 20 世纪初出现的预付费保险计划。1910 年,华盛顿州的一个诊所承诺向当地的伐木场老板及工人提供医疗服务,条件是每人每月收取 50 美分的费用,一些研究人员认为这是美国现代 HMO 的雏形。

　　1973 年,在美国卫生部的推动下,国会通过“健康维护组织法”,从而在制度上确保了这一医疗保险形式的发展。这一法律规定: 政府以赠款或贷款方式为 HMO 的筹建、开张或扩大提供资金支持;得到联邦批准的 HMO 计划将不再需要遵守各州自行制订的各项限制规定;任何拥有 25 名以上雇员的企业,除了为雇员投保传统的补偿性医疗保险计划之外,还有义务向雇员提供加入 HMO 保险计划的选择。其中最后一项规定,即所谓的“双重选择”规定具有划时代的意义,它使 HMO 计划得以冲破阻力进入十分重要的企业员工保险市场。在随后几年里,美国政府相继推出了有关 HMO 计划的许多指导性法规,从而在政策上促成了这种管理型医疗保健形式的迅速发展。

　　相对于其他保险计划,HMO 的好处是费用便宜。参加者在缴纳保险费后,看病时只需支付少量挂号费,基本不用承担其他费用。

　　HMO 保险计划通过与保险公司专门签约的特定医疗机构提供医疗服务,并制订一系列的规则来控制开支。医疗机构为了保证获得更多患者,也愿意以折扣价与保险公司签约。这种模式使得 HMO 可以将医疗保险费用控制在较低的水平,因此在推出后受到中低收入人群的欢迎。

　　除此之外,HMO 还主动参与医疗过程,通过管理患者的医疗来降低不必要的费用。为此,大多数的 HMO 计划要求参加者选择一名初诊医生,来为患者的就医进行把关。这些初诊医生通常是内科、儿科或全科医生,他们在患者需要专科医疗服务时为患者出具转诊证明,但急诊的情况可以例外。

　　病例管理也是 HMO 计划为降低开支而参与医疗过程的常用做法。对于被诊断患有绝症的患者,HMO 计划有专门的经理负责就患者的治疗与医疗机构进行协调,对于糖尿病、哮喘以及癌症等需要长期就医的慢性病患者,HMO 计划也有专人负责管理，以避免重复提供医疗服务，以及确保患者得到合理治疗。

HMO 计划通常按患者人数向医疗机构支付固定费用，例如每人每月 10~15 美元，换取医疗机构的某些免费服务以及相对低廉的收费服务，从而与医疗机构分担财务风险，这种包干式的安排也能防止医疗机构为患者提供不必要的服务，患者每次就诊通常只需承担几美元到几十美元的费用。一些 HMO 计划还利用发放红利的方式鼓励医疗服务质量达到预设标准的医生和医疗机构。

HMO 出现的初衷是为了解决医疗保险收费过高的问题，它实际上是针对中低收入人群的一种医疗保险。然而 HMO 廉价的优点也正是导致它存在局限性的弊源，因为它收取低廉保费的条件也给投保者的医疗设下了条条框框。为了控制成本，HMO 计划规定投保者就诊的医生或医疗机构必须由保险公司指定，并严格限制医疗服务范围，因此经常发生医疗延误而引起的争议，有的甚至引起法律诉讼。

1998 年，加州妇女泽瓦特·耶达连死于乳腺癌，她的儿子认为其母之死完全是由于她投保的 HMO 组织 Kaiser Permanente（凯泽永久）不适当地拒绝为她进行骨髓移植手术所致，随后开始了对凯泽的法律诉讼。而凯泽的律师称，凯泽按照当初的保险合同条款，对于耶达连女士已经做到了仁至义尽。但她儿子却不依不饶，为了打赢官司，专门上了法学院，毕业后发誓要利用自己的专业知识与保险公司斗争到底。

对于耶达连一案，凯泽自然不敢怠慢，已经聘请了三家知名律师事务所应诉此案，担心一旦此案判决对自己不利，将引来无数效尤者。此案最终于 2004 年 6 月庭外和解，凯泽向原告支付了数额不详的赔偿。

POS 全名 Point-of-service，即指定服务计划。指定服务计划的成员能自由选择他们所需要的医疗服务，然后决定他们是否在网络内或网络外约定一个提供商。

目前，有 400 多万人从蓝十字蓝盾协会接受 POS 的保险范围。当选择指定优先计划时，被保险人可以在网络内选择一个优先的提供商作为他们的基层护理医师。然后所有的医疗需要、问题、处方以及护理都可以通过全科医生（PCP）实现。

如果需要专门的医师，PCP 可以让患者求助于网络内或网络外的其他医生。

如果被保险人没有通过这些渠道，保险总额可能将花费更多。POS 的管理类似于 HMO 计划，但给予被保险人更多选择的自由。卫生维护组织的被保险人没有任何在外部网络选择的权利，而在正确程序允许的情况下，POS 可以在网络外部提供某些类型的保险。

PPO 代表投保人的利益，就服务收费与医院或医生进行谈判和讨价还价，最终选择同意降低收费价格，并愿意接受监督的医院或医生签订合同。PPO 同医院和合同医生按服务项目付费，一般压低价格15%左右。由于PPO保险费较低，并且可以自由选择医院和医生（一般保险公司提供3家医院供选择），因此比较受欢迎。目前，PPO已经成为美国商业医疗保险市场中最流行的方式。

在美国，普通医疗险指的是所有人都必须有的医疗险，也叫基本医疗保险。是以年龄和家庭人员来确定保险额度的。

比如年满18岁的年轻人每个月付40美元左右，看病主要是内科病为主。门诊费和药费的自付额一般为40%左右，即诊费和药费加起来100美元的话，自己要付40美元。这种基本医疗保险含住院费用，但是自付额为2000美元左右，超过2000美元部分才由保险公司支付。

从25岁以后，每5年算一档，即18岁以下、18~24岁、25~29岁、30~34岁、35~39岁、40~45岁、45~49岁、50~54岁、55~59岁、60~64岁等10个年龄档次，基本上每一档上调50%的保费，而在年满65岁以后，则由政府支付所有的医疗保险费用。

家庭医疗保险以夫妻双方年龄小的一方为保险费档起算，第二位以上的家庭人员的保费，大概每人只需多加20%，其孩子未满18岁可以单保，也可以算入家庭成员合保。一些年轻的父母愿意和孩子合保，因为起价保费低，而父母年龄大的却愿意分开保。

专科医疗保险分项很细，譬如牙医保险就有分：洗牙、补牙、植牙、拔牙、矫正、牙周病、X线检查等，每多保一项必须多加一笔费用。

妇科医疗保险同样复杂，包括检验费、治疗费、检查费、孕检费、产检费等。

保险公司对医疗支付的费用审核很严格，并且是分项支付。就拿诊断费用来说，保险公司给付初诊费、复诊费时不但数额不同，而且时间要求也不同，一般初诊时间为40分钟，保险公司支付给医师40元初诊费；复诊时间为25分钟，保险公司支付给医师25元复诊费。如果时间延长，医师可以申请追加诊费，但是申请手续很繁杂。

在美国，每个人都可以根据自己的家族史、病史和身体状况购买不同的保险，也可以选择不同的专科。

突发病时，根据你购买的不同的医疗保险项，保险公司支付保险项内部分，你自己则需承担未买保险的部分。

在美国，当自己承担不了医疗费用时，可以申请贷款，医院也会根据每个人的不同情况减免部分医疗费用，政府也会给一部分资助，而很多社团或公益组织都会伸出援手，所以没有医院会因为患者付不出医疗费用而拒绝施救的，因为社会舆论和对这家医院的负面报道，会让这家医院关门的。

七、美国最新一轮的医疗改革

最新一轮的医疗改革主要有三个目的：

◇ 让"几乎"所有人都有医疗保险。这里"几乎"这个词的意思主要是指把非法移民排除在外。从人道主义说，他们也应该被包括进来，但是"让所有人都有医疗保险"这个议题本身就已经非常有争议了。如果移民问题再夹杂进来，问题就会更复杂，更不可能让国会通过。

◇ 改变人们的就医规则（access rules），让人们知道去哪里看医生（accessibility），并且价格合理，可以承受（affordability）。

◇ 改革付账系统，真正使公共医疗体系运作通畅。

如果看病价格太高，政府就要给予穷人补贴。

美国有两个州基本实现了全民医疗的体制，它们是东部的马萨诸塞州和中部的犹他州。

一般来说，美国家庭平均医疗保险价格是每年 13 000 美元，占平均家庭收入的 1/4。如果雇主不提供保险，一般家庭很难承受。美国平均个人医疗保险价格是 5 000 美元，很多没有正式工作的年轻人，或者在不提供保险的小公司打工的人即使买得起身体保险，也选择不买，他们宁肯扛着，赌"自己身体永远健康"，或者赌"自己每年省下的保险金足够自己在大病中的医疗费"。数据显示，有些年收入在 75 000 美元以上的美国人也属于这个类别。

美国医疗成本高昂有多方面原因：

◇ 美国医疗中高科技含量大，手术频率高

◇ 目前付款规则是医生按程序收费（pay for service）。这种规则鼓励医生给患者多检查、多化验、多手术。表面上看，多多益善，患者接受很多治疗。实际上，除了浪费以外，治疗效果并不佳。如果医生按工资拿钱，那么医生就有消极怠工的嫌疑

◇ 临终前医疗成本直线上升。人一生中医疗花费的绝大部分都在临终前的最后几个月，甚至最后几天

◇ 美国医疗体系中行政工作量太大，行政成本远远大于加拿大等其他发达国家

2010 年正式通过的《保护患者和经济适用医疗法案》为了增加医疗保险覆盖面，降低了符合 医疗补助（Medicaid）项目的条件，同时继续缩小"面包圈中间的漏洞"（donut hole）。所谓"面包圈中间漏洞的问题"是指这样一种现象，穷人的花费由国家承担，富人自己有钱，只有中间阶层的人感觉力不从心；或者从保险公司的角度说，小费用覆盖了，巨额费用也覆盖了，但中间级别的花费还没有着落。这种中间区域没有被政府或保险公司覆盖的现象被称为"面包圈中间的漏洞问题"。

这部法律鼓励企业为职工提供医疗保险，鼓励医药研究及创新，建立医疗保险交易市场（establish health insurance exchanges，卡特勒在网上即席位演示的马萨诸塞州保险交易市场就属于这一类）；要求保险公司不能因为入保申请人的已有病情（pre-existing conditions）而把他们拒之门外；根据入保险计划的人群的健康程度对保险公司提供不同程度的补贴。为了减少美国联邦政府的财政负担，这部法律还包括各种增收节流的措施：增加高收入人群的边际税率，增加医药公司和医疗设备公司为国家交纳的各种费用；所有公民都必须有医疗保险，否则就要罚款，除非他们收入极低或有其他特殊原因。

人一旦有病，就要面对高昂的医疗费用，一般人难以承受。为了保证在有病和没病时的医疗花费差不多（也就是把巨额医疗费用平均摊在每个月上），于是人们购买医疗保险。保险公司通过对健康人和患者都征收保险金（premium）来分散风险，把人们不可预计的不确定性变为可预计的已知的月供保险金，从而提供有价值的服务。

买保险与买其他商品不同，有逆向选择的问题。生产一辆汽车的成本与谁买这辆汽车无关，但医疗保险的成本与谁买保险息息相关，因为这个区别，一些看起来是常识的结论不适用于医疗保险领域。

把想买医疗保险的人简单地分为患者和健康人两个客户群，保险公司的基本运作模式是用健康人的保险金（premium）来补贴患者的巨额花费。保险公司根据预计的医疗费用、行政成本和 5% 左右的利润，计算出所有加入保险的人每人应该付的保险金，这样计算出来，健康人的比例越大，患者的比例越小，保险公司的月供就越低。Medicare 和 Medicaid 因为是国家主导的医疗保险，属于非营利性质，不需要市场宣传等成本，所以比私营保险公司的运营成本低，从税收中征收的保险金也相对低廉。

因为这个运作模式，健康人不愿意与患者买同样的保险产品，他们愿意买保险金价格低（月供低）的产品，这是情理之中的。保险公司为了迎合健康人的需求就设计保险价格低的产品，但他们仍然要保证一定的利润，于是只能减少医疗覆盖面，也就是采取允许报销内容少、严格控制报销程序等办法。不愿意购买覆盖面少的医疗保险的患者就只能购买价格较高的保险产品，价格较高的产品又因为购买的患者比例高、健康人比例小，导致该产品入不敷出，不得不提高对每个客户的保险金价格，导致比较健康的人再次流出，去买便宜的保险，久而久之，这个价格高、覆盖面广的产品就只剩下最严重的患者，经过恶性循环，这个保险产品最终关闭。这样竞争的结果是，市场上只剩下保险价格最低、覆盖面最小、只适合健康人的保险产品，而最需要保险的患者却无处可去。

那么，政府该怎么办呢？一种办法是通过立法，制定规章制度，不允许保险公司这样或那样做，一旦违反就要接受罚款或其他处罚。另一种办法是由克鲁格曼（Paul Krugman）为代表的左派经济学家倡导的国家大包大揽的全民保险和全民医疗。克鲁格曼说"自由竞争的市场在医疗保险领域中根本行不通。"这次立法（PPACA）采取了一种折中的办法，即政府根据某个医疗保险产品的客户群的健康程度（依据如年龄、性别等数据）对这个产品给予补贴，这样保险公司就没有甩掉患者这个包袱的动力了。同样，对心理医生（mental health）的需求也很特殊，很多保险产品因为人们对心理健康的需求量大，效果不明显而不愿意覆盖这方面的花销，政府就把这一项单列出来，专门补贴。客户的其他医疗需求由正常的保险产品负责。

在左派经济学家的策划下，为避免保险公司"逆向选择"问题，这次立法（PPACA）采取"三管齐下"的措施：一方面降低私有医营保险的门槛（降低保险价格），一方面扩大国家医疗保险（Medicare and Medicaid）的覆盖面，另一方面要求所有人（贫困线以下等特例除外）都有医疗保险。如果国家不能要求"所有人都有保险"，那么前两方面都会导致经济损失，无法持续，所以第三方面至关重要。但是极右派指责，这个硬性规定是限制人身自由，违反美国宪法。佛罗里达州的检察长已经把联邦政府告上法庭，结果如何还需拭目以待。

任何保险都有两个问题：道德风险（moral hazard）和逆向选择（adverse selection）。

道德风险在医疗保险上体现在两方面：

◇ 买保险的人可以不那么注重保持健康，疏忽大意。他们会想，生病了，反正会有保险公司付钱看病。

◇ 医生对有保险的患者也可能会做过多的检测和治疗（over treatment）。他们会想"反正患者不介意价格，都由保险公司承担。"这导致了医护人员做很多无用功。例如，让可住院也可不住院的患者住院治疗，没完没了地让患者拍片子、做化验，过多咨询等——导致医疗资源浪费，而医疗效果并不明显。保险公司的付账原则使医护人员没有动力去做有价值且低成本的治疗方案。

大约 15 年前，美国联邦政府立法，要求所有医院的急诊室接纳所有患者——无论有没有保险都来者不拒、一视同仁。这样做使社会保障体系看起来更宽厚仁慈，但也使道德风险问题更加突出，人们主动掏腰包买保险的动力随之减小。那些时有工作，时没工作，或者只有非正式工作，或者雇主不负责医疗保险的年轻人就更愿意扛着不买保险。反正有紧急情况，他们就可以进急诊室得到治疗。急诊室的成本要被社会化，也就是说，从纳保险的人的身上出。这就是没有医疗保险的人"搭便车"的道德风险。

有保险既有好处，又有成本，那么就有一个最佳保险程度的问题。理论上说，当分散风险的边际好处等于道德风险的边际成本时，这个保险程度最好，不多也不少。以费尔德斯坦为代表的右派经济学家担心过度保险带来的道德风险，主张取消公司通过购买医疗保险、为员工提供福利，而在税收上享受的优惠政策（tax advantage）。这不但使大公司员工、小公司员工、个体户和临时工在劳动力市场上不平等，扭曲了劳动力市场的供需平衡，而且还导致了一部分有保险的人过渡消费医疗资源，一部分没有保险的人根本消费不起的医疗方面的不平等。右派经济学家建议，提高患者看病付账的比例（higher co-pay）或者保险公司的报销门槛（higher deductibles），保险公司不报销低于一定额度的医疗费用，也就是由患者自己承担小额花销。

任何重大体系的改革都有自己的发展历史。美国医疗改革并非最近两三年才引人注目，它已有近一个世纪的历史。

第三部分 美国的医疗体系简介

美国医疗的体制是基于美国的医疗保险制度，美国医生的培训过程相对严格，精英式的医疗教育，培养出的医生医疗技术精湛，继续教育培训的过程要求医生不断进步，美国已经形成一系列的规范的治疗操作过程，在医生的培训过程中贯穿始终，每年进行医疗技术的指南更新，形成在世界上领先的医疗技术，大医院的科研攻关和新药的研发，形成系统的创新治疗手段。医药公司的研发技术和设备在临床的广泛应用，医生的不断进取的科研精神，形成了美国医疗水平高、操作流程规范、医疗技术先进、医学理念创新、治疗方法合理的美国医疗优势。

一、美国医生的培养机制

严格的医生教育体制造就技术精湛的医生。

美国的国土面积是 936 万平方千米，人口 3.5 亿。有东西两条海岸线，得天独厚的资源；它有三权鼎立的国家制度，较为自由的发展空间；不断领先的科技创新，众多高科技的人才，因此，可以说，美国有相对多的资源、相对好的环境、相对高的收入、相对低的物价。但是，其医疗系统算得上全球最昂贵的。医疗费用占美国 GDP 的 1/4，逐年上升。医生在美国属于高收入、高社会地位、高工作稳定性的职业。

美国医生的教育属于精英教育，学费高昂。医学院每年学费 3 万 ~4 万美元，很少有奖学金。美国的医学院是各种专业研究生录取竞争最激烈的。

从美国医学史来看，美国的现代医学教育培训体制从 Flexner 报告开始。美国医学史上十分有名 Flexner 报告发表于 1910 年，当时是为卡内基基金会而做的。在报告中，Flexner 将 Osler 影响下的 Johns Hopkins University （MD） 约翰霍普金斯医学院作为医学教育的典范。JHU 最早建立医生的培训和查房制度的医院。

Flexner 报告认为，美国的医学院多而缺乏应有的标准。当时，美国和加拿大共有 155 所医学院，其中有 16 所录取时要求有至少 2 年的大学教育。Flexner 提出医学教育课程的规范：2 年基础教育课程和 2 的临床教育课程。他还认为医学院录取新生时必须包括高中毕业证和至少 2 年的大学教育。Flexner 报告直接导致许多不附属于大学的医学院关门。Flexner 报告促使医学研究（基础和临床）、临床医学和医学教育与大学教育进行整合。

到 1935 年，只有 66 所医学院能授予 MD（医学博士学位），其中 57 所附属于大学。拥有一所医学院是件非常昂贵的事情，不是每所大学都有能力拥有医学院。美国有 3000 多所大学，有能力授予博士学位的大学大约共有 250 所。不是每所名牌大学都有医学院。

美国的医学院大概有 140 多家，分为两种：Allopathic 和 Osteopathic, 4 年的医学院教育相当于研究生教育，分别授予 MD（Doctor of Medicine）和 DO（Doctor of Osteopathic Medicine）学位。

截止到 2011 年，Allopathic 医学院较多，有 125 个，占全美医学院总数的 84%，授予 M.D. 学位。近年来，美国的 Osteopathic 医学院发展速度很快，从 1977 年的 10 所增加到了目前的 29 所，其中 23 所公立，6 所私立。位于亚利桑那州的 A.T. Still 大学（ATSU）是美国第一所 Osteopathic 医学院，由 Andrew Taylor Still 于 1892 年创办。

北美的医学院每年招收新生的数量差不多都不到 200 人，美国每年毕业的医学生大概在 15 000 人。

医学院的招生需要经过完整的 4 年大学教育，然后才能申请医学院。医学院招收的新生中，有相当大的比例是工作过的，很多人在本科毕业后，为了进入医学院不得不奋斗好几年。

申请医学院的考试是标准化考试，广泛采用 MCAT（Medical College Admission Test）进行入学测试，这个测试自 1928 年开始，沿用至今。医学院录取的时候不仅需要 MCAT 成绩，而且需要本科的 GPA 即本科的平均成绩，通常要求在 3.8 左右即几乎门门优秀。同时还需要个人称述、推荐信、工作经验和社区服务等条件。医学院的竞争非常激烈，只有学习优秀、综合条件比较好的学生才有可能申请医学院。即使在这些优秀学生中，医学院的招生比例往往也在 1% 左右。

两种医学院的申请要求和培养方式很相似。

Allopathic 医学院的课程安排是学制 4 年，前 2 年学基础，后 2 年学临床，4 年之后授 MD 医学博士学位。

osteopathic 医学院的课程与 Allopathic 医学院课程非常相似。学制 4 年，前 2 年医疗学校的课程主要是生物医学和临床科学，后 2 年以临床专科为核心的临床培训。美国的医学生中有 1/5 是 DO 学生。DO 学生需要额外花费 300~500 小时去学习 osteopathic manipulative medicine，即药品说明书和人体肌肉骨骼系统的学习，这是 MD 课程中没有的。

DO 学位的持有人被称为骨科医师，与持有 MD 学位的医师一样享有相同的权利和责任。

2014 年，美国新闻对医学院进行了排名，其中排名靠前的医学院有：

✧ Harvard University 哈佛大学

✧ Stanford University 斯坦福大学

✧ Johns Hopkins University 约翰霍普金斯大学

✧ University of California San Francisco 加州大学旧金山分校

✧ University of Pennsylvania 宾夕法尼亚大学（Perelman）

✧ Washington University in St. Louis 圣路易斯华盛顿大学

✧ Yale University 耶鲁大学

✧ Columbia University 哥伦比亚大学

✧ Duke University 杜克大学

✧ The University of Chicago 芝加哥大学（Pritzker）

✧ University of Michigan- Ann Arbor 密西根大学安娜堡分校

✧ University of Washington 华盛顿大学

✧ University of California -Los Angeles 加州大学洛杉矶分校（Geffen）

✧ Vanderbilt University 范德堡大学

✧ University of California San Diego 加利福尼亚大学圣地亚哥分校学校

✧ Cornell University 康奈尔大学（Weill）

✧ The University of Pittsburgh 匹兹堡大学

✧ Baylor College of Medicine 贝勒医学院

✧ Mount Sinai School of Medicine 西奈医学院

✧ Northwestern University 西北大学（Feinberg）

✧ New York University（NYU）纽约大学

美国的医学院毕业生，得到的学位一般是 Doctor of Medicine，通称 MD，中文常常将其翻译成"医学博士"，其实 MD 只是一个专业学位——医生学位，与博士 Ph.D 完全不一样。MD 和 DO 并不需要写博士论文，也不必通过论文答辩，医学生在读完本科以后在医学院的 4 年主要是进行临床专业的学习，与其他专业获得博士学位的人所做的学术研究并不一样。因为医生是从本科毕业以后进入医学院的，因此，医学生等于研究生，但医学院学生主要注重专业技术的培养。

二、美国医生的培训机制

医学院毕业以后的学生进入住院医生训练阶段。这个基于医院的住院医生培训制度始于 20 世纪 30 年代，作为毕业后的医学教育已经是成为医生的必经之路。

毕业后医学教育 Graduate Medical Education 包括住院医生（resident）和专科医生（fellow）训练阶段。美国的 ACGME（美国毕业后医学教育鉴定委员会）负责监督医院的住院医师培训开展情况，有数千家住院医师和专科医师培训。倘若医院提供的住院医培训不符合标准，该院的住院医师培训项目将会被取消。因此在美国，即使是小医院培训能力不够，可以联合其他医院一起对住院医师和主治医师进行培训，从而保证每一个接受培训的医师能有足够多的患者量、门诊量和手术量，使之获得与该培训阶段所要求的水平。若连续数年培训的住院医师或 Fellow 对其接受的培训项目不满意，其接受的培训项目也将被取消，得不到政府的资助。除保证培训医师充分培训外，ACGME 还承担了保证住院医师其他权利的职责，包括拥有充足的休息时间，不被老板或上司虐待等。

美国医学毕业生到哪家医院接受住院医师培训，是通过 Match 系统和面试最终确定。Match 系统是根据毕业生的志愿和医院招生排名情况将两者进行匹配。住院医师只有在培训阶段表现足够好，才能在 Fellow 阶段选择更好的医院和更好的专业接受培训。

骨科医生从医学院毕业后，进入实习或住院医师培训计划，有很多 DO 医师与 MD 一样，参加相同的毕业后医学教育计划，再参加 MD 专业委员会的考试。其他的 DO 毕业生则进入骨科培训计划，参加 DO 专业委员会的考试。

为了在美国行医，必须参加美国的执业医师执照考试。

美国医师执照考试主要有两个，一是 United States Medical Licensing Examination（USMLE）是美国医师执照考试，由 Educational Commission for Foreign Medical Graduates（ECFMG）负责办理。

USMLE（任何国籍的人只要符合报名资格均可报考）。MD 学位持有者可以参加 USMLE 考试，通过后可以申请 MD 行医执照。

USMLE 共分三步：

Step 1：Basic Sciences（基础医学），一般在医学院 2 年级时进行。

Step 2：Clinical Sciences（临床科学）临床医学考试，以案例为主，题量非常大，一般在医学院毕业、申请住院医师之前参加这一考试。

Step2 之后要找医院做住院医师，住院医师一般要做 3 年，在主治医师指导下行医。

Step 3：在 1 年的实习医师之后进行，除了医学知识外，还要考临床工作中的伦理、法律等问题。评估考生是否能够运用医学知识以及对生物和临床医学的理解，从而能够在无上级医师监督指导下独立行医，考试尤其强调对非住院患者的处理。

Step3 考试由 FSMB 负责，必须取得 ECFMG 证书（通过 step1，step2，学历认证后取得的）后才能考 Step3 考试。

美国对医学生和医生的考核注重综合思维能力和临床实践能力，相关考试均与临床实践密切相关，考生需看过大量患者后才能通过。

DO 医学生在医院实习结束后参加并通过 COMLEX（综合骨科医师资格考试）。通过后申请 DO 行医执照。DO 学生也可以参加美国医师执照考试（USMLE）。因此，MD 或 DO 的医学生都有资格参加 USMLE。但是只有 DO 的医学生才有资格参加 COMLEX 考试。

完成考试后，医学生根据他们所选择的医疗专业实习和住院医师要求，并根据医学教育认证委员会（ACGME）的方案，选择由一个专业委员会（美国医学协会的美国医疗专业委员会 American Medical Association's American Board of Medical Specialties）或骨科专业委员会（American Osteopathic Association Bureau of Osteopathic Specialists certifying boards）认证。

美国州政府是行医执照的最终发放权力机构。无论 USMLE 还是 COMLEX，通过考试后就可以向州政府申请行医执照。各个州的行医执照不通用，一个州的执照只能在该州行医。美国牙科医师和药剂师是分别由牙医学院和药学院单独培训，并由不同渠道获得行医执照。

住院医师出来以后叫 primary care doctor，称为全科医生，可以开业做社区医生。

主治医师需要先在医院里找到一个 fellow 的位置，进行 3 年的专科医师的训练。然后申请在该医院工作的行医权（privilege）。需要向医院递交所有文件（医学院毕业证书、医学执照考试、住院医师培训的证书和行医执照）。

美国的行医执照有时间限制，即使完成整个医师训练过程的医生，也得每年参加培训，获得继续教育学分，每隔十几年需要重新参加一次专科再认证考试，才能继续行医。美国还会根据医生平时实践、导师的评价等加以考核。以美国的 Fellow 考核为例，每一个阶段，每位与其接触过的医生和护士都要对其进行评价，这些评估包括交流能力、技术水平、工作态度、写病历的能力、问诊能力等，采取匿名形式，每月考核一次。

因此，基于以上的美国医生教育培训制度，一个执业医师从本科开始需要进行 11 年的学习，在医院进行专科医师培训 3 年，才能做医生。

美国临床医生的等级比较简单，只有两个级别：住院医师（正在接受培训，没有资格独立行医）和主治医师（完成培训，独立行医），没有评职称的过程。主治医生是医师的最高级别。美国是主治医生负责制，所有的主治医师都是平等的。

在这样严格的医学教育制度下，有优秀的学生来源，精英式严格的医学教育体系，因此，美国培训了一批有高超医疗水平的医生，在基础和临床工作阶段，不断进行医疗技术的创新。

三、医疗规范的养成

美国的医疗管理非常严格，医疗过程中每一个步骤都需要严格按照标准的流程和操作进行，这种严格透明的管理把治疗的过程标准化、规范化、透明化，极大地减少了医疗过程中的不规范操作。

美国的医院有医生，但只是看急诊的医生，比如车祸、急腹痛、紧急外伤等威胁生命的急诊。美国不允许医院见死不救。患者到达医院，看病的先后次序也并不按到达医院的先后进行医治，而是以疾病的危重程度进行诊治。

美国人生病，比如内科、儿科、妇科、消化科、呼吸科疾病，一般先看家庭医生，家庭医生如果处理不了，会建议去看专科医生，专科医生在诊所看普通疾病，而不是在医院。医生诊所独立于医院，在医院之外。医师诊所和医院有联系，但又不属于医院。医生在诊所看患者，如果要做化验或手术，由医生提前和医院联系，然后通知患者。如果患者需要做化验检查，由专科医生诊所抽血，由诊所的护士送血样到医院做化验。如果患者需要做手术，由诊所医生和医院约好手术时间，医院手术室护士做好准备工作，由预约医生亲自到医院手术室给自己的患者做手术。

在美国，患者可以选择医生而医生不能选择患者。美国的诊所和医院非常重视个体化的治疗，根据患者的个体差异和疾病的不同情况，制订全方位的个体化治疗方案。每月有专业的调查机构会向患者发出调查表格统计对医生及整个诊所的评价。患者满意度与医生的收入联系，不达标的医生也会下岗。患者满意度差的诊所在医疗行业激烈的竞争中将被淘汰。

因此各个医疗诊所和医院都会积极促进医生和整个诊所的患者满意度。患者来就医，一方面是寻求对疾病的医治，另一方面也是得到服务。美国私人诊所间竞争激烈，医生为了留住患者服务态度好。医疗重点在患者而不是医生。

美国是世界上医疗产业高度发达的国家之一，在药品研发和诊疗设备研发上不断涌现各种治疗新技术和新手段。最新推出的机器人遥控操作系统，将传统的外科手术在机器人手臂的协助进行微创手术，与传统外科手术相比，创伤小、效果好、安全性高，目前主要用于成人和儿童的普外科、胸外科、泌尿外科、妇产科、头颈外科以及心血管外科等手术领域。

先进的医疗研发能力让美国医疗体系稳定而规范。以抗癌药物为例，美国的抗癌药物的研发就让现在中国的癌症患者愿意远赴美国接受更好、更新的药物治疗。

一般来说，美国和中国的同一品牌的药物价格，定价基本差不多。但某些药物，中国比美国贵 5~10 倍。

同一种新药，在中国的上市时间会比美国慢 3~10 年。新药一般先在美国研发出来，在美国和欧洲上市，然后再投放中国市场。之前由于没有在中国患者身上进行临床实验，所以在没有临床实验数据的情况下，不会获得在中国的销售批号，不能在中国销售。而上市前在中国找患者做实验，实验时间长短不一，有可能三年五载，而中国患者很有可能等不了那么长时间。

在美国不可能买到假药。美国的药物管理局 FDA 的监管十分严格。抗癌药物属于处方药，没有美国医生的专门处方，个人无法去药店和网上购买药物包括抗癌药物。如果有医生处方，即使上网订购，也不可能买到假药，因为美国没有假药。造假药比造毒品的罪名大，处罚很重，美国人绝不敢造假药。

1. 在美国看门诊

在美国，看病是预约制度。看门诊需要医疗保险。

每个有医疗保险的患者都有一个家庭医生。这个家庭医生可以看做是美国门诊医疗就诊制度的基础。它面向广大患者的需求，是诊治患者的起点，一般小病如咳嗽发热或者慢性病的随访治疗，家庭医生足以应付。患者联系医生看病，需要预约。如果预约时间患者没有到，只能再预约。

在门诊预约制度以外，大多数诊所也有 Walk in 门诊或 Urgent Care 门诊，不需要预约，直接挂号看病，大大的方便患者的急需。

在美国，医院和诊所都在大力推广电子病历。医疗的全面电子化无纸化增强患者与医生间的联系，避免医疗差错的发生。

从 2014 年开始，没有实行电脑化的诊所和医院将受到经济上的惩罚。全面电脑化方便医生，同时方便患者。一般来说，系统里的医院有统一的电脑系统联网。患者可以免费注册到医院系统，注册后患者有自己的网页。可以查看到各个门诊的时间表，选择最佳适合时间预约就诊，可在网上反复取消再预约。患者所有的检查结果都会直接显示在患者的网页上。通过网页患者也可以给自己的医生留言或要求咨询，医生都会在最短时间回复或回电。

医生可在网上查看所有患者的信息，即使患者不在该医院系统的诊所看病，只要其他医院系统使用的是同一医疗操作系统，经过患者同意，就可以将患者所有的信息传输到医生的电脑上。医生可以用智能手机查看相关资料。医生所开具的所有检查结果都会传输到医生的电脑系统。

患者在看完医生后，如果需要服药，医生会开处方，患者凭医生处方直接去外面药店购买药。

在美国没有乱开药的现象，医师不知道患者去哪家药店买药，医生和药店之间没有直接关系。医药彻底分离从而杜绝了回扣现象。

如果医生观察到患者有专科方面的特殊疾病，家庭医生会把患者转诊给相关的专科医师会诊。在美国，根据医疗保险的不同，很多患者可以跨过家庭医生直接看专科。但是HMO的患者必须经过家庭医生转诊。

患者去专科医师诊所看病，找哪位医生，需要看医生的名气和资历以及医生的口碑，医生越有经验，患者就越多。在美国专科医师看的患者相对有限，一天只预约几个患者。一般来说，新患者30分钟，老患者20分钟。医生如果有患者的病历记录，患者自己不需要带病历。

每次门诊患者根据各自不同的保险负担一定的COPAY，一般在20~40美元。专科医师诊所的挂号费，一般10~40美元，具体要看病种和医生的知名度。医疗保险公司会根据保险进行付费，挂号费保险公司不出。抽血化验做检查费用另付。美国的化验检查费很高，一次一般需要700美元左右，买了医疗保险，则保险公司只要出150美元，而患者只需要自己掏很少的钱，甚至不掏钱。

美国不会发生不需要转诊而转诊的情况，如果出现这种过度治疗，医生和转诊的医疗机构将会受到重罚。美国的《斯塔克法案》明令禁止医生将低收入保险和老年保险的患者转诊给予其有着合作关系或者经济利益的医疗机构接受进一步治疗。如果违反该法律，将会受到严厉的惩罚：患者不仅可以拒付转诊后的所有治疗费用，即使已付清也可以将其拿回，对于转去的医疗机构，每项医疗服务的罚款可达15 000美元。如果该医疗机构已经向政府老年保险领取了医疗报酬，它将面临3倍的罚金，且该医疗机构将被老年保险和低收入保险及其他政府健康保险除名。如另外有民事诉讼，还可能面临每项高达10万美元罚金的指控。

2. 在美国看急诊

美国的急诊室是真正抢救患者、挽救患者生命的地方，而不诊断治疗"非紧急"的疾病。

美国的急诊室的建筑模式统一规范。不论是上千张床位的大医院还是一百来张床位的小医院，急诊室的设施都类同。

急诊室设置在一楼。根据创伤的处理能力，美国将急诊室进行分级，分为Trauma Center Level Ⅰ，Ⅱ，Ⅲ， Level Ⅰ是最高级，还有一个单独的Critical

Care 的抢救中心。

急诊室都有两个门，前门是给 Walking 的患者，后门是 Ambulance 的患者。前后门都有相应的 Triage 护士（预诊）。

进门后是候诊室。候诊室与急诊室之间有门卫把守，每位进医院的患者必须经过安检，而且是开包仔细检查，不可以携带危险物品，比机场安全严格得多。患者在候诊室等候，被叫到名字后才能进入急诊室。

急诊治疗室包括医生护士区域和病床区域，医生护士区域是在中央区，四周是急诊床位,抢救床位和隔离床位若干,一个房间一张病床。每个床位旁有器具柜，内置针管、针头、纱布、生理盐水等，用密码锁定，每个床位旁还有各种监控设备如心电图仪器等。

患者来急诊室就诊，先填个人资料表格，经验丰富的预诊护士进行预诊，将患者根据 Emergency Severity Index（ESI）分为 1~5 级。

1 级为有生命危险的疾病，一般由 Ambulance 进入，直接上抢救床位。

2 级为有高风险的疾病，如心绞痛、胸痛或中风。

3 级为生命体征平稳的患者，但需要动用两种急诊资源，如孕妇待产。

4 级为不是很急，需处理，只需要动用一种急诊资源，如一般性骨折。

5 级为轻微疾病，无需动用急诊资源，如发热或感冒症状。

所有患者的资料和 ESI 分级都会显示在急诊室医生的电脑上。

医生按照疾病的严重程度叫患者，而不是按先来后到的次序。有时候一个发热的患者定位为 5 级，在急诊室等上 4~5 小时也未必能看到医生，因为在急诊室总有人比他更急。有些轻症的发热，医生可能并不处理，直接打发回家，叫患者第二天去看家庭医生。因此，一般疾病的诊治在家庭医生那里就可以得到很好的处理。小毛病去急诊既增加急诊的负担，又不解决自身的问题,还会等待很长时间。

在美国对疾病的处理很规范。以急诊为例，急诊科的医生培训是全国统一的，属于规范性操作流程。医生对各种疾病的诊断和治疗也是遵循全国统一的指南（Guideline）。因此，对于同一种疾病，无论是在最好的约翰霍普金斯医院，还是在新墨西哥州的乡村医院，诊断和治疗方法都一致。

美国的医院不如中国的医院分级清楚，不同的医院能力有所不同。医院的评级主要根据美国新闻评出的全国排名，评级的指标很多，如医生的数量、手术的数量和质量等。一般来说，常见的疾病小医院可以诊治，但如果小医院诊治不了的患者，小医院会把患者转到大医院医治。

大医院的优势是有更多的资源，它有医疗团队对疑难杂症进行研究，也有众多的新型药物临床试验和新技术的研发。美国每年修订的指南（Guideline）都是从大医院的科研中出来的经验。疑难杂症在大医院进行医治十分必要，称为会诊（Second Opinion）。

在这样的制度下，保持了全美的平均医疗质量，避免对大医院的盲目崇拜，造成大医院超负荷。新的医疗技术的广泛应用可以减少不必要的医院费用。

3. 在美国住院

美国的医院是处理急性发病，住院周期很短。主要是进行迅速救治，对症下药，很多疾病在 2~3 天后就出院回家。像中国住院两三个月的情况，在美国几乎是不可想象的。美国医疗费昂贵，比如，美国心电监护病房一天的费用为 2000~3000 美元，还不包括诊疗费及药费。

为了避免院内感染和保险公司承担昂贵的医疗费用，医院通常会缩短住院时间以降低保险公司和患者的负担。医院可以加快患者周转，让有限的资源得到充分利用。患者在家中康复，家属照顾更方便。如果家属觉得不专业，有家庭护士协助照顾，费用比住院低很多。

出院后门诊预约随访是主要的监护方法。

4. 收费

在美国，急诊和住院都是先服务后收费。

1986 年美国通过一项联邦法律，EMTALA 即 Emergency Medical Treatment and Active Labor Act。它要求医院不论患者的移民身份，不论患者是否有钱，都要为患者提供所需的急诊医疗服务。这项法律是所有住院医师及治疗医师上岗培训的必修课。

诊治结束以后，医院有特定的财政部门会负责向患者收取急诊或住院费用。患者出院后会在 1 个月内陆续收到医院的各种账单。

有医疗保险的患者，一般只要支付急诊或住院的 COPAY，比门诊的 COPAY 会高一些，为 100~200 美元。然后根据不同的医疗保险协议缴费一定的比例，比如有些保险有免赔的额度。患者在接受治疗后，所产生的费用就会由诊所或医疗机构上报给保险公司，然后等待保险公司批钱，再打给医疗机构。保险公司和政府会经常派人到诊所和医院监察，检查患者病历和上报的治疗方案。

没有医疗保险的美国公民或绿卡持有者，根据经济收入支付。医院的社会工作者会帮低收入家庭成员申请 Medicaid 或 Medicare 的资助。没有医疗保险的美国公民或绿卡持有者可以尝试与医院谈判，看是否符合相应的条件，适当减免费用。美国人不会赖账，因为如果赖账，美国人的信用分数就会归 0，没有了信用的美国人，寸步难行。

没有医疗保险，也不是美国公民和绿卡持有者，在合法身份的情况下，如 J-1，J-2, B-2 等，可以出具低收入证明，让医院的社会工作者申请相应的 Emergency Medicaid 来支付医疗费。美国各州作法不一样，加州和纽约州相对宽松。

四、海外患者到美国看病

近年来，中国的医疗技术取得了长足进步和飞跃发展，在某些领域已经接近、达到或者超过国际领先水平，但中国的总体医疗水平与美国相比，还是有很大的距离，特别是在药物的使用和医疗理念上，存在相当大的差距。

先进的医疗理念和医疗资源的共享，在美国和中东包括韩国、日本等国家已经很普遍，大量的海外患者赴美医疗。在中国，特别是在部分富裕地区，越来越多的人认识和接受，赴美医疗已经逐渐开始形成趋势。

先进的医疗理念是提高患者生存寿命和生活质量的保证。美国已经逐渐改变癌症患者的过度化疗，提倡适度治疗、靶向治疗、个体化治疗等新的治疗思想。2005 年美国癌症患者的死亡数量第一次开始下降，特别是肺癌的病死率逐年下降。

在中国，情况正好相反。过度化疗是中国癌症患者生存率低、生活质量差的主要原因。上海和北京是目前国内医疗水平最高的城市，但相比美国而言，就医疗理念差距仍然很大。

因此，中国患者到美国医疗不是遥不可及，而是近在咫尺。

美国的医院已经开始意识到这一点，从各方面为各国患者赴美医疗打开通路。美国很多医院从门急诊开始，已经有各国的翻译服务：日本语、韩语、阿拉伯语、普通话、广东话等。从签证开始，直到医疗结束。具体的安排可详见赴美医疗。

一般的医院都有国际部，专门负责国际患者赴美医疗。有很多的医院已经开始配备中文翻译，在门急诊时配合患者进行医疗翻译。还有些医院有专门的中文服务网站，患者可以用中文进行注册、预约、查看检查结果等。接受国际患者的程序基本差不多，以斯坦福医学院为例，接受国际患者的主要服务包括：

◇ 咨询：前期、规划和 医师

◇ 医疗费用估算和账单整理

◇ 鉴别医师来满足每个患者的独特需求

◇ 预约日程安排，包括协商和照顾

◇ 促进医生、家人、朋友之间的联系

◇ 用多种语言解释

◇ 接送和住宿服务

患者可以直接到斯坦福医学院的网站上查询相关信息：

http://stanfordhospital.org/forPatients/patientServices/internationalmedicalservices/programs-services/

网站上列出斯坦福大学医学院国际部的服务信息，地址、电话如下：

International Medical Services：300 Pasteur Drive Room H-1111 Stanford, CA 94305 Phone: +1（650）723.8561 fax: +1（650）723.5704

Email: ims@stanfordmed.org

基本步骤如下：

◇ 患者注册：国际患者注册

◇ 资料收集：通过传真或电子邮件提交后患者信息后，如果有必要，医院会为患者提供快速通道，上传任何相关的医疗记录、医师报告（英文）和照片（X线、磁共振、CT扫描、超声波）

◇ 确认预约

◇ 协助办理签证

现在在中国的北京和上海，已经有相关的机构可以协助办理中国患者的赴美医疗事宜。中国患者可以从美国的远程会诊开始，然后在相关机构的协助下，选择合适的医生和医院，与医院接洽，让中国的患者赴美医疗。这些机构可以协助患者及家属从签证开始直到回国，在美国的衣食住行等事务，配备家庭护士和翻译都可以协助解决。

第四部分 到美国治疗的步骤

本章主要介绍外国人如何到美国的相关医院就医的步骤，包括签证、机票、饮食和出行。

一、申请签证

你的签证类型是 B-2 签证。如果申请亲属陪同，亲属也是申请 B-2 签证。B-2 签证是签发给来美国作短期旅游活动的申请人。活动包括：观光、探亲、访友、就医、参加社交活动及非专业性会议、出席特别典礼、婚礼或大学毕业典礼等。

B-2 签证基本流程：

1. 填表

登录美国领事馆官方网站，在线填写 DS-160 表，提交表格之后，将无法进行任何更改。请牢记 DS-160 编号以便预约面谈时间。

护照有效期至少 6 个月，必须超过你在美国逗留期间。

照片的上传，上传照片，完成在线表格 DS-160。

美国签证照片有特殊要求，2 寸照片 51*51，白背景，穿带领深色衣服。如果照片上传失败，面签时必须带来印刷格式的美签照片。

https://ceac.state.gov/genniv/

2. 预约面谈时间和交费

登录预约网站个人资料页面，注册一个新的帐号。

网站地址是：http://www.ustraveldocs.com/

进入网站后，选择亚洲——中国。

进入页面，然后选择左上角的登录，进行注册和登录。

点击左手侧菜单上的"安排面谈时间"（Schedule Appointment），此操作将启动预约安排流程。按要求填写信息，主要需要：

◇ 护照号码

◇DS-160 确认页上的 10 位条形码编号

在接下来的流程中，需要依次选择签证类型、输入个人信息、选择文件送达地址。

在此页面上获得一个 CGI 参考号（CGI, Reference Number）。打印这个美国签证收费单。

3. 缴费

（1）银行缴费

在中信银行中国区域内的任一网点柜台现金缴纳。需要护照原件和 CGI 参考号打印件。

（2）ATM 机缴费

中信银行 ATM 机。需要带"银联"标志的芯片银行借记卡和 CGI 参考号。

（3）网上支付

中信银行金融商城网站在线支付。

缴费后，返回网站 www.ustraveldocs.com 进行面谈预约，并打印确认信 2 份（领取护照时需要一份）。

4. 签证地点

请按照约定的时间到美国大使馆进行面谈。美国驻华大使馆和领事馆地址和联系方式：

（1）美国驻华大使馆（北京）

签证面谈在两个地点进行，请查看预约信，确定面谈地点。

新馆地址： 北京市安家楼路 55 号，邮编：100600，电话：010-5679-4700

日坛分部： 北京市建国门外秀水东街 2 号，邮编：100600

http：//beijing.usembassy-china.org.cn/index.html

（2）美国驻华总领事馆（成都）

四川省成都市领事馆路 4 号，邮编：610041，电话：028-6273-6100

http：//chengdu.usembassy-china.org.cn/

（3）美国驻华总领事馆（广州）

广州市天河区珠江新城华夏路，电话：020-8390-9000

http：//guangzhou.usembassy-china.org.cn/index.html

（4）美国驻华总领事馆（上海）

上海市南京西路 1038 号梅龙镇广场 8 楼，邮编：200041，电话：021-5191-5200

http：//shanghai.usembassy-china.org.cn/index.html

（5）美国驻华总领事馆（沈阳）

沈阳市和平区十四纬路 52 号，邮编：110003，电话：024-3163-3400

http：//shenyang.usembassy-china.org.cn/index.html

5.签证资料准备

面签目的：详述前往美国的目的和理由，证明此行只作短暂逗留。因此提供的材料主要证明自己会离开美国返回本国，并不会放弃本国的居住权。主要包括以下内容：

（1）美国邀请方材料

当地医生的医疗诊断证明，解释疾病的性质和原因，需要在美治疗。

美国医生或医疗机构的邀请函，说明他们愿意治疗你的特定疾病，并详细介绍了治疗的时间和治疗费用（包括医生的费用、住院费用和所有医疗相关费用）。

（2）被邀请方材料

具备足够的经费支付和维持在美期间所需要的费用。

如费用是由申请人本人或家人出资担保，应出具证明，说明申请人有足够的资金维持在美停留期间所需要的生活费用。例如：旅行支票、银行存款等，可以是银行账户的复印件，也可以是其他形式的收入／储蓄证明，所得税纳税申报表（无论是你或支付你治疗的人或组织）。

证明申请人个人状况的文件，例如：公司准假函、具有外国签证及出入境记录、曾去过国外的旧护照、个人的工资或收入证明、在职证明及任职时间、职业执照证书及学历证明、结婚证书及家庭合影、个人的银行存款及资产证明、信用卡、车主证、证券以及房产证等。

6.面签基本流程

◇ 领事馆不代为保管任何物品，只能携带签证文件材料入内。因此，需要将手机、钱包等物品寄存在寄存处，也可以由陪同人员保管。陪同人员不能进入签证大厅，只能在外面等待

◇ 到领事馆，排队，交预约单

◇ 过安检，到窗口，交收据，交材料

◇ 数字指纹采集是面签的重要部分，先四指，后拇指，在与领事官员会谈前采集。如有表格中的任何问题，工作人员会告知面签人员，补充材料

◇ 等待面签，工作人员会告诉你在几号窗口，保持安静等待

◇ 签证官面签。在签证面谈中，领事官员将决定你是否有资格获得签证。美国签证相对困难，着装应与身份相对应，保持不卑不亢的态度，去美国是为了医疗，是消费，不为移民目的

◇ 签证无论是否获批，签证官都会当时告知签证结果，也有需要进行

CHECK。如果需要审查，会在 30~60 天内给予答复

如果签证获批，护照会寄送至你在预约面谈时选择的指定地点。

不能保证每个人都会获得签证。因此，拿到签证后再购买机票。如果签证到期，可以使用一个新的有效的旅游护照和有效签证过期的护照，要求进入美国。

持有 B-2 旅游签证者入境获得期限：入境时可获得 3~6 个月的停留期限。一般情况下，入境移民官会给你 6 个月停留期。

在入境时，移民官会在"停留期限"（Admitted Until）写上你在美国的最迟"离境日期"，并注明你入境后在美国的"身份代号"（B-2）旅游身份。

有关 I-94 电子表：

CBP 在你入境时，电子生成一个号码，作为入境的记录，这一记录将自动进入 CBP 的数据库。CBP 会继续在入境人员护照上面盖章及手写签证类别。

持非移民签证的人员入境时将会收到一张纸质单子，上面会给出 CBP 有关 I-94 页面的官方链接。这份单子将会有不同语言说明，如果有需要，可以自己上网站，查到自己的入境记录，并可以打印出来。不过，通常还是以护照上 CBP 盖的章更为直观和有效来证明入境记录。

I-94 出入境记录卡目前是在网上打印生成。

网站是：https：//i94.cbp.dhs.gov/I94/request.

由于目前美国联邦和许多州的移民规定仍需要 I-94 表格，持非移民签证进入美国的人员还需要使用 I-94 表格。比如各州的 DMV 部门核发或更新驾驶执照之前，要求出示有效的身份证明，驾照到期日也和 I-94 表格到期日一致。

二、机票购买

拿到签证后就可以预订机票。一般来说，机票的预订根据个人情况选择网上预订即可。

买机票的原则是越早买越便宜，尽量买中国直飞美国的机票。一般东西海岸均有，纽约、洛杉矶是最常到达的城市，也可到旧金山。如果要去美国其他城市，需要在这些城市转机。

买了需转机机票的人，一定要计划好时间，留够充裕的转机时间，一般以 3 小时为最低限。

订票有多种途径，可以通过航空公司网站直接预订或通过一些中介机构购买机票，注意钓鱼网站，防止被骗。

常用的网站有：

携程网：www.ctrip.com

艺龙网：www.elong.com

中国国航：www.airchina.com.cn

海南航空：www.hnair.com

南方航空：www.csair.com

东方航空：www.ce-air.com

厦门航空：www.xiamenair.com.cn

四川航空：www.scal.com.cn

深圳航空：www.shenzhenair.com

美国网站：

http：//www.orbitz.com/

http：//www.cheapoair.com/

http：//www.expedia.com/

http：//www.yayak.com

北美网站：

Jetblue：http：//www.jetblue.com/（美国境内廉价机票）

Airtran：http：//www.airtran.com（美国境内廉价机票以美东为主）

Southwest：http：//www.southwest.com/（美国境内最大最知名的廉价航空公司）

Frontier Airlines：http：//www.frontierairlines.com（美国境内廉价机票）

Flyted：http：//www.flyted.com（美国境内廉价机票）

ATA：http：//www.ata.com（美国境内及夏威夷廉价机票）

Spirit Airlines：http：//www.spiritair.com（美国境内廉价机票）

Sun Country：http：//www.suncountry.com（美国境内廉价机票）

三、行前准备

1. 座位选择

在购买到机票后，绝大多数的航空公司都可以打电话或在网上直接预订座位。

一般来说，如果觉得自己总要走动的话，选择靠过道的位置尤其是中间靠过道的位置比较好。这样既不用打扰别人也不会像在两侧有两个人要进出。如果不喜欢人打搅或是准备睡一路的话，靠窗的位置是个不错的选择。Seatguru 网站上可以查询到所有航空公司各个飞机的座位图，方便大家更好地选座位。

2. 到美国的行李准备

一般来说，美国什么都有。带上钱比什么都好。

美国当地人也需要生活，生活必需品都能够买到。我们带的东西要托运半个地球，因此，主要是为了方便和个人喜好。有了这个原则，因此少带行李就好，根据你要去的城市的地理环境、气候及个人的喜好来选择相应的托运行李的内容。出门以前称好行李重量，一般一个包是50磅，约合23kg。不要超重。另一个需要注意的是，不要带违禁品。尽量不要带食物，禁止携带陆地生的动植物种子类和肉类等。各种做饭用的调料在各地的华人超市均可买到，价格不算贵，质量上乘。管制物质、淫秽物品和有毒物质禁止入境。农业产品限制入境。

如果有兴趣，可参看以下建议携带的物品清单：

（1）纸和笔

带几张纸和几杆笔，刚开始的时候用得着。

（2）衣物

因为干洗费太贵，需要干洗的衣服如真丝的和纯毛的，建议不要带或者少带。如果是到加州，因为很热，要多准备夏装。T恤，穿的机会很多，考虑多带，也可选择过来之后购买，方便实惠。牛仔裤美国卖得便宜。秋衣要带1~2套备用，特别是东部。内裤考虑多带。外衣随便带些，在美国买很便宜，防水运动的短风衣四季都很实用，美国也便宜。羽绒衣或皮衣在东北部需要，在美国买不贵质量还好。不嫌麻烦的可以带。拖鞋应该带，特别是棉质的，在美国买稍贵，而且偏大。凉鞋根据个人喜好，美国有很多选择。袜子在美国买稍贵，但是质量好。美国要考虑防晒防暑，太阳帽、墨镜等一定要带，到美国再买也可以。

（3）床上用品

根据个人喜欢，可带薄棉被一床。美国没有被套，只有床单，其他如枕头、枕头套都有。美国人不用被套，如果不带就买不着。纯棉的这些东西美国比较贵。

（4）日用品

近视镜和老花镜带上2~3副，美国配镜贵，可以带上足够用的。指甲剪、挖耳勺等带1套（指甲剪容易丢，可带两个）。伞是必需品，可以考虑带，美国较贵。美国电池非常贵，多带点干电池。电源转换器要带，在中国超市买美标的就可以。针线盒最好还是备一小个。洗漱卫生用品如牙膏牙刷等要随身带，美国旅馆不提供。保温杯应该带一个。美国杯子不能装热水，中国超市也有保温杯卖，质量很好，以后可以买。毛巾带两条。如果没有特别的喜好的话，女士的护肤品类带一套旅行装，够头两周用的就好，后面的可以在美国买，价格比国内便宜很多。

（5）药品

美国的药比较贵，平常小病需用的药要带，带中成药为主，西药不用带太多。喜欢云南白药的创可贴可以带点儿。消化不良的如泻痢停和小檗碱（黄连素）可以考虑带点，包括预防水土不服和过敏的阿司咪唑（息斯敏）和扑尔敏等。感冒药带点银翘片。考虑带支体温表。

（6）厨房用品

美国都有，中国城有卖各种调料、各种干货。花椒属于违禁品。

（7）现金

家庭总共可以带现金1万美金。可带各种小面值钞票，硬币用于付小费，打电话，行李搬运等。国内双币卡可带。可用VISA、万事达和银联。现在银联网点也很普遍，所以，银联卡更方便，不存在还款问题。如使用信用卡，在国内的时候就应该将信用卡绑定到银行卡，不需要打电话还款，还可以临时调整信用卡额度，以便在美国使用。

（8）电器

不要带，美国便宜，而且电压不一样，不能工作。

四、飞行旅途

1.飞机上的穿着

美国飞机上空调温度低，中国人普遍感觉比较冷，建议穿长裤。尽管有毛毯，可以随身多带一件衣服。很多人在飞机上都穿上了外套，甚至毛衣。可以根据自己的情况看。建议穿拖鞋，这样坐飞机可以让双脚放松，有利于飞机上的休息。另外，建议携带颈枕、眼罩和耳塞，保证飞机上休息。

2.飞机提供的食物

各航空公司提供的食物不一样，国航从北京到美国的飞机上会在一上飞机提供一顿主食，快到时提供一顿主食。对于十几个小时的飞机来说可能有点儿不够，尤其到了机场后还有很长时间才能到住处，建议适量的带些能吃饱肚子的东西，但注意味道不要太大，特别是韭菜类。不过要注意如果吃不了的话要留在飞机上，绝对不能把吃的，尤其是肉类带入美国。

长途飞机上比较干燥，尽量多喝点儿水。旅行途中如果有任何不清楚的，一定要问乘务人员。

3. 需要填写的表格

在飞机即将抵达美国时，空乘人员会发给大家一张蓝色的报关单（Form 6059B），一个家庭只用填一份，出关时会有工作人员收走。

报关单上除了个人信息外，还会问是否带有违禁品，最好都填无。在入关时有垃圾筒，违禁品都扔里面就好了，否则填了也是拿出来被扔了，还有可能要走 X 线检查以及并开箱检查，非常耽误时间。

I-94 现在是网上打印，在你入关后上网打印。

网站是：https：//i94.cbp.dhs.gov/I94/request.

有关 I-94 电子表：

CBP 在你入境时，电子生成一个号码，作为入境的记录，这一记录将自动进入 CBP 的数据库。CBP 会继续在入境人员护照上面盖章及手写签证类别。

持非移民签证的人员入境时将会收到一张纸质单子，上面会给出 CBP 有关 I-94 页面的官方链接。这份单子将会有不同语言说明，如果有需要，可以自己上网站，查到自己的入境记录，并可以打印出来。不过，通常还是以护照上 CBP 盖的章更为直观和有效来证明入境记录。

当飞机到达美国后，如果所乘坐的是需要转乘的飞机，那么你需要在此机场办理入关手续。到了机场的航站楼后，跟着人群走到入关的地方（路上有厕所，最好去一下），人多的一侧是非美国公民的队，排队等入关。

4. 入境所需文件

证件：护照、美国 B-2 旅游签证

表格：海关申报单

相应文件：美方邀请信以及申请签证时的相关文件

辅助材料：回程或离境机票

准备好护照，轮到你时，先在摄像头前照相，按指纹，然后海关人员会问你一些简单的问题，例如到美国干啥来了之类的。等他们在你的护照上盖好章后，恭喜你，你就正式踏入美国的领土了。但还是要注意检查东西是否齐全。

之后就是行李检查了，先在出口处有工作人员决定你是否需要 X 线检查。如果被抽中行李检查，会另有工作人员来进行检查。这时如果你有违禁品，一定要说实话，否则被罚款不说还会上黑名单，以后次次都要查。

5. 应急小纸条

上面应该有的信息：

姓名 Name：年龄 Age： 血型 Blood Type：电子邮件 Email：

家庭地址 Home Address：酒店地址 Hotel Address：

紧急联系人 Emergency Contact：疾病信息：还可以添加一些其他重要信息。这样如果发生任何不测，其他人可以帮助你。

6. 计量单位换算

美国使用的计量单位跟中国不一样，要进行换算：

长度单位：

1mile（mi, 英里）= 1.61 km（kilometer, 公里）

1yard（yd, 码）= 0.91 m（meter, 米）

1feet（ft, 英尺）= 0.30 m（meter, 米）=12 in（inch, 英寸）

1inch（in, 英寸）= 2.54 cm（centimeter, 厘米）

重量单位：

1pound（lb, 磅）= 0.454 kg（kilogram, 千克）

1ounce（oz, 盎司）= 28.35 g（gram, 克）

1pound = 16 ounce

体积（液体）：

1gallon（gal, 加仑）= 3.79 L（liter, 升）

1ounce（oz, 盎司）= 29.6 ml（milliliter, 毫升）

1gallon = 128 ounce

温度：

$℃ = 5/9 × （℉-32）$

7. 中国领事馆

踏上美国领土，请记住：中国使领馆 China Embassy 是我们最强大的后盾。

中华人民共和国驻美利坚合众国大使馆

地址：3505, International Place, N.W.,WASHINGTON D.C. 20008

工作时间：9：00-18：00（周一至周五，节假日除外）

电子信箱：CHINAEMBASSY_US@FMPRC.GOV.CN

电话：202-495-2266 传真：202-495-2138

值班手机：202-669-8024（非工作时间及公共假日期间，仅供紧急联络使用）

www.china-embassy.org/chn

中华人民共和国驻纽约总领事馆

护照和签证办公地址：520 12th ave., new york, NY 10036

语音咨询中心：212-868-2078

（上午 09：30-12：00 和下午 13：00-15：30，拨通后按 8 可转人工接听）

www.nyconsulate.prchina.org

中华人民共和国驻旧金山总领事馆

地址：1450 Laguna Street,San Francisco, CA 94115

总机：415-852-5900

签证组电话：415-852-5941（有专人接听 , 15：30-16：30）

领事保护热线：415-852-5924（工作时间）；415-216-8525（非工作时间）

www.chinaconsulatesf.org

中华人民共和国驻洛杉矶总领事馆

地址：443 Shatto Place, Los Angeles, CA 90020

证件组办公地点：3rd Floor, 500 Shatto Place, Los Angeles, CA 90020

领事保护联系电话：213-807-8008

www.losangeles.china-consulate.org

中华人民共和国驻芝加哥总领事馆

地址：100 west Erie Street,Chicago,IL60654,USA .

电话：312-803-0095

www.chinaconsulatechicago.org

签证组（办理签证、护照、公证、认证业务）

地址：1 East Erie Street,Suite 500,Chicago,IL 6061,USA.

电话：312-453-0210

领事保护：紧急情况如车祸、自然灾害、重大伤亡等，请拨打 24 小时应急电话 312-805-9838。

中华人民共和国驻休斯顿总领事馆

地址：3417 Montrose Blvd., Houston, TX 77006

总机：713-520-1462

值班电话：713-521-9996

签证咨询自动语音电话：713-521-7459

houston.china-consulate.org/chn/

五、住宿

美国的房子一般可分为下列几种：

House 是独栋的房子，有产权。通常有卧室、车库、起居室、厨房、洗衣房，还有前院和后院。前院是草坪，需要打理，后院可以自由支配。在美国，衣被都需要烘干，不能在外晾晒，特别是前院。如果被邻居举报或者被市政管理查到，会被处很高罚金。

Condominium（常简称 condo），一栋楼里分属不同的住户，可以有几层。住户通常拥有房子的产权。

Townhouse 是相连的透天住户，院子很小，房子本身都有二到三层楼，以充分利用空间。可以有小区，有物业管理。如果有小区的这种房子，通常配备游泳池、健身房等设备。

Apartment 即公寓房。美国的 Apartment 通常是由专门的租赁公司来经营管理，所以常常是整个小区的 Apartments 都是用来出租的。住户一般并没有产权。小区内一般都规划有网球场、游泳池、健身房跟洗衣房等设施，住户通常不允许私购洗衣机。

Apartment 的房型有几种，studio 或称 efficiency，为套房， one-bedroom（一房一厅）跟 two-bedroom apartment（二房一厅）。差别在于 studio 的客厅厨房和卧房是连在一起，它除了浴室之外没有其他任何隔间。

了解了美国房型就可以考虑租房。

可交给中介，也可自己在网上租。

在美国租房子前还有一个必须问清楚的就是这间房子是空屋租给还是有附家具，有些公寓是所谓的 furnished apartment，所以基本的家具像炉子、桌椅、床、柜子（closet）等都有。

因为每个地方的规定不同，例如有些地方水是免费但电要自己负担，还有些地方法律规定房东冬天一定要供应暖气。

还需注意到的是炉子（range）和热水器 water heater）烧的是煤气还是电热装置。因为一般电比煤气便宜，如果用的是煤气，可能一个月的账单又会多出好几十块。

在美国租房通常会需要提供信用，信用不好的人很难租到房子。这也是美国租房比较特殊的地方。所以初到美国，有时需要跟房东提供自己的信用材料，由于中国人没有在美国的信用，所以只能通过提供些材料来表明自己是个有信用的人，会按时付租金。

一般房东和租赁公司经理都会跟租房子的你面谈，看看你这个人将来会不会变成恶意不付房租的房客，再决定要不要把房子租给你。如果决定租给你，就签订租约。签订好租约后，不能随便毁约，特别是 Apartment，会有高额的违约金。

在离开公寓时，往往会检查地毯、厨房、玻璃等物品是否干净，如果有问题，还会扣押金，也可能要求付清洗地毯、物品损坏的费用等。

六、饮食

在美国饮食，完全不用担心吃不惯。

大家都觉得美国人吃的是超高热量超容易发胖的快餐，其实并不完全正确。美国本身没有个性鲜明的饮食文化，美国的快餐品种多，但基本上是平衡膳食，每份餐食包括有：面包类、肉类、蔬菜类、水果类加饮料。

美国是世界上最国际化的地方。有来自世界各地的人民，带来了他们各自的饮食文化。美国本身能够有容乃大，很容易让异国的文化发扬光大。而各国许多身手不凡的厨师也移民美国，喜欢享用故土美食的各国新老移民，就有了自己的去处。

因此，在美国能轻而易举地享受到世界各地的正宗美食。

想吃中餐，实在是容易，在美国各地的中餐馆十分值得去。在美国吃饭花不了多少钱，而且正宗地道的各地美食应有尽有。

特别是在东西海岸，纽约有百万中国人，洛杉矶有 20 万中国人，中国城遍布整个美国。中国超市像大华超市也是遍布美国。在美国据说有 288 万华人华侨，因此，中国美食在美国发扬光大。也有很多美国人喜欢中国美食。现在在美国，能使用筷子吃饭的人大约有 1/4，能吃中国特产臭豆腐和皮蛋的据说也有 5%。所以，到美国，不用担心吃的问题。美国中餐馆的中华美食十分地道，还比国内便宜。

而且各国美食在美国也应有尽有，法国的，意大利的，西班牙的，土耳其的，日本的，韩国的，墨西哥的，泰国的，越南的，印度的。

美国有丰富的饮食和深入民心的平衡膳食的概念。即使是美国餐，也能让你觉得不错，只是盘子都比较大，吃不完。美国西部的近邻墨西哥，他们的饮食跟中国人十分相似。

如果是自己做饭，那就更不用担心饮食问题。所有的材料都可以在大华超市买到，所有的调料都有，食材新鲜，调料齐全，价格也并不贵。

七、出行

美国是一个装在车轮子上的国家，绝大多数人以车代步。

在美国买车应该是为了生活方便而不是为了炫耀。如果是住在纽约这样的大城市，公共汽车和地铁通到每一个角落，买不买车都无所谓。美国的车都很便宜，但买完车以后要继续花费，如汽油、保险、正常的维护、故障维修、大城市的停车费用及罚款等。

1. 交通法规

在美国，交通规则不是由联邦政府制订的，而是由各个州和哥伦比亚特区各自制定的。除了州的交通规则外，县、区及市政府也还有当地的规则，但是大体规则差不多，各区车辆管理部门 DMV 都备有交通规则小册子，可以免费索取。

大多数美国人守法观念比较强，遵守公共秩序，无论驾车还是走路，都会注重对方的路权。而且美国道路基础建设也比较完善，各主要路口除了安装红绿灯，还安装行人信号灯，一些道路上为方便行人还划有斑马线和明显的警示标志。

（1）在过街人行道上，行人有先行权

行人和车辆一律靠右走。美国政府将"行人优先、汽车让人"作为交通规则的基本原则。行人只要一走上人行横道，一切大小车辆必须停下来让路。不少汽车司机在碰到行人要过马路时，常常善意地停下来，挥手示意，请他们先走。

这当然不是说，这边绿灯了，行人还要通过。基本在各个十字路口，都有指示行人的红绿灯，行人也都按照这个红绿灯的指示行动。有时候，由于行人比较少，这种红绿灯不是次次都变绿。

因此，当你要过马路的时候，会发现路边的柱子上有一个按钮，按一下，控制中心就知道有人要过马路，过一会儿绿灯就会亮。

如果你开车过十字路口，有行人过马路，无论何种情况，行人都有先行权。这在美国是起码的常识，也是一个讲文明公民的标志。

（2）永远系好安全带

各个州都要求司机和普通轿车的所有乘客都要系安全带。如加州，如果司机没有告知后座乘客也要系安全带，若被警察拦检，司机与乘客都要受罚，罚款最高可到 200 美元。

（3）校车和学校优先，行经学校要慢慢开

在街上看到接送学生的黄色校车时应格外谨慎，如果校车停下，校车伸出STOP 标志和红色信号灯在闪烁，相当于红灯，所有与校车同方向的车辆必须停下。表示有学生上下车，需要停车等候。如果道路中间不设有实体隔离带，双向都不得继续行驶。只有校车收起 STOP 标志灯双侧车辆才可以行进。

（4）孩子优先

把孩子放在后座上！美国法律规定，12 岁以及 12 岁以下的儿童一律要坐在后座上，而且 4 岁以下的婴幼儿要使用特殊的座位装置或安全座椅。

（5）警车、消防车、救护车优先

听到紧急公务车辆鸣笛的警告音响，或看到警车或消防车闪亮的红光，驾车者必须尽快驶到右边停车，如果没有办法驶到右边，只能停着，不能行进。即使驾驶者享有前行的绿灯，必须停车让警车、消防车或救护车安全地驶过。

（6）禁止酒驾

各州对于酒后驾驶的处罚也非常严厉，除了罚款、扣分，视情形还要坐牢。

（7）STOP 停车标志，停 3 秒

STOP 标识，停车标志，通常设置在较小的路口，作用类似红绿灯。因为这些路口车辆来往少，没有必要设置红绿灯，但是为了安全起见，设置 STOP 标识。

STOP 标识是美国驾车中最常见也是最重要的标识。美国交通规则规定，凡行驶至立有 STOP 标识的地方的车辆，需要在此标识前刹车停住，左右观察后方可通行。一般时间为 3 秒，最方便的是，用英文数：one thousand，two thousand，three thousand。无论你的前车停下再启动时，你依然必须停下 3 秒，不可以跟着走，也需要停下来观察后才能通行。如果各方向均有车，按照到路口的次序交替通过。

STOP 标识除了在支路上干路时常见以外，还有一些其他情况，在不设红绿灯的路口各个方向都立有 STOP 标识，大牌子下有小字 4-WAY 或 ALL WAY、对面没有 STOP（Opposite traffic does not stop）、右转免 STOP（STOP except right turn）等提示语句。所以必须停车观察其他方向的通行权限，按顺序通过。实际开车中一定要停下 3 秒，否则警察会以危险驾驶，罚款至少 500 美元。也可以用中国驾照，减轻些罚款。但一定要注意当地人的驾驶习惯。

（8）禁止鸣笛

多数城市还规定，汽车只有在必要时才能鸣喇叭，而不得为开快车鸣喇叭。另外在大多数城市不准按喇叭，如果准许，只限必要时。例如，向横过马路、向也许没有意识到挡住你去路的人示警鸣笛。你不能为了要车辆快驶而按喇叭。

变道一定要打信号灯。驾车者不但转弯要打信号，转换车道也要打信号。时常，在公路中间，你会看到一条条实线和虚线。最靠近驾驶者的实线，表示你越过前面的车不安全；要是靠近驾驶者的线是虚线，你就可以随意越过了。公路沿途往往也有"不得超车"或"超车应小心"等标志，来提醒你注意这些规则。在双线行车的公路上超车，由左侧超车。

（9）高速行驶规则

高速公路和快车道上不可停车。如果有任何紧急事件需要停车，应该开紧急灯即打双闪，离开快速路，停应急车道。司机需严格按照高速公路的指示牌行驶，不要超速。在车流中不要频繁在几个行车道之间换来换去，尽量不要在车流中领头或殿后，除超车以外不得长时间占用左侧车道。在加州，有 carpools 车道，仅供车里人数超过 2 人包括 2 人使用。一个人开车不可以占用此道。

如果行驶超速，看到后面警车闪亮，在高速路要让出左车道，普通路要靠边让行。如果警察是冲你而来，则要靠边在安全的地方停车，留在车内，放下车窗，手放方向盘上等候警察。

警察会要求你出示驾照（License）、注册（Registration）和保险（Insurance）。你须注意动作缓慢，不要情绪激昂，尤其在危险地区，不要让警察误认为你在掏枪，否则警察可以直接开枪击毙你。可以陈述犯错的主客观原因，可以说是旅游者，道路和规则不熟，请求宽大处理。但万不可做出敬烟、送礼或暗示任何贿赂行为。

（10）开车只开近光灯，禁止开远光灯

在美国有很多车，只要开车，车头灯就是亮的。有关汽车信号灯的规则，世界各地互不相同。不过，在美国，夜间开车，不论是否在市区之内，必须亮着车头灯。只有在对方向没有车时才可以开远光灯。在高速上只能开近光灯。开远光违反交通规则，会被罚。

（11）停车，细心看标志

每个城市的停车规则略有不同。这些规则如在同一城市的不同地区，一天的不同时间，一周的不同日子，都有变更。

残疾人车位

停车违章处罚最狠的是停占残疾人车位。残疾人车位标志有时有牌子，有时画在地上可能已经褪色了，离门口最近的位置多为残疾人车位，停车时一定要看清，否则就可能需要缴纳 100~400 美元罚款。

消防标志

马路牙子上刷红色标志的油漆是标明该处不能停车。马路边停车需要离消火栓有一定的距离，否则会被拖走。过于靠近公共汽车站、十字路口、影响交通或路边画有黄线的地段是不允许停车的，否则会被拖走。被拖车时如果及时赶到，可要求他们把车归还，但要缴纳相应的罚款。如果车被拖到停车场，需要去交纳罚款后取车，费用更高，在 300 美元以上。

市区街道

有些路段每天高峰期间禁停，要仔细读懂警示牌。注意停车方向。如果停车方向不对，警察一样会罚，约 41 美元。斜坡停车时如果车头朝下坡方向，需要将前轮向右，如果头朝上坡方向，应将前轮向左，目的是万一汽车自行滑动时可

以靠上马路牙子。停车还应拉起手闸。

停车付费

在美国市区一般停车楼和路边停车都需要付费。

停车楼：通常驾车驶入的时候会在入口处领取停车卡，在出口处会有管理员进行收费。可以支付现金。

咪表停车：这种停车计费的方式最便宜，可惜有时间限制。超时罚款最轻，也不会被拖，注意高峰时间禁停区除外。预先估计停车时间，事先在咪表中投入足够的硬币，多投的硬币不予退还。如果咪表超时，开罚单的交警尚未走开，还可及时补款或将车辆开走，请他免除罚单。停咪表车位，只要人在就不用交钱，不会被罚，也不会被赶走。

2. 加油服务

美国绝大对数车是汽油车，汽车或加油站没有特殊标识的都是汽油，汽油有三种：87号、89号和91号。一般是87号普通油，91号油品最好。

柴油车会有醒目的 Diesel 字样。

大多数地区加油站都是自助服务（Self），也有服务（Full），在每个泵上方有标识。在有自助的加油站使用 Full 会有差价。有些州没有 Self，全部是 Full。

如果是自助服务，可以直接刷卡加油，也可以进屋对店主说"Number 2, Regular, Fill up, please。"即：2号泵，普通油，加满。

通常加油站会提供免费的洗车的简单工具。刷子是用来刷车窗的，不要擦车身，可以自取，简单清洗车辆，使用完后请自觉放回原处。

3. 中国驾照，美国开车

新版中国驾照上是标有英文注解的，无需另行公证。持旧版中国驾照的游客，建议对自己的驾照做一份翻译件公证后随身携带。

翻译件公证的作用有两个：一是在不能提供原件的情况下证明副本和原件相符合；二是在本人不能出席的情况下证明确实是亲笔签字。但中国出具的公证也不能证明原文件的真实性及合法性。

美国各州法律不同，比如在新泽西地区，光持有中国驾照是不行的，自备翻译件也不行，必须持有国际驾照。而在加州在官网公告上表示如外国访客年满18岁，且持有原国籍所在州或国家已持有驾驶执照，在加州驾驶不用申请加州驾驶执照。

4. 申请美国驾照

以加州为例。中国驾照在加州可以开车 3 个月，但 3 个月以后需要申请加州临时驾照，旅游签证不能申请正式驾照。申请临时驾照，携带中国驾照，然后只需要通过笔试即可获得临时加州驾照，可以在加州全境开车。

申请流程：

✧ 预约考试

上网预约：www.dmv.ca.gov

电话预约：1-800-777-0133（California Driver Handbook）

直接去 DMV 排队申请。

✧ 视力测试、照相

✧ 笔试。

可选择中文或英文两种语言考试。参考美国交规，并有复习题在网上可查阅。笔试允许错 6 道题，如果超过 6 题，会被要求重新再考一次，免费。直到考试合格为止。

✧ 笔试结束，考试合格，凭中国驾照，可当场换取临时驾照。

✧ 临时驾照两个月内，可要求路考。路考过关，可换取加州正式驾照。

✧ 路考如果不足 80 分，不能继续换领临时驾照，而是得到一个 permit，意味着你在开车的时候，旁边副驾驶位置上必须坐着一个持加州驾照的人，而且不能搭乘别的乘客。因此，很多中国人很慎重要求路考。

临时驾照可每隔两个月换一次。

5. 租车

美国租车的公司很多，总体信誉良好，服务网点多，机场附近都有网点，但机场店相对价格偏高。选择几家大型的租车公司，仅供参考。

（1）Hertz

该公司在北美洲、欧洲、亚洲等多国以及澳大利亚设有租车门店。提供国际租车、包车、事故救援、接送机等各类服务。

从官方网站直接预订车型、取还车地点，有中文界面服务。

官网地址：www.hertz.com

（2）Avis

安飞士租车提供国际租车、事故救援、接送机服务等，连锁店多。一般机场均有车免费接送至机场店取车，还完车坐机场车到机场。

官网地址：www.avis.com

（3）Enterprise

该公司在美国、加拿大、英国、爱尔兰和德国等国家的大型城市和机场设有租车网点。

官网地址：www.enterprise.com

（4）Budget

廉价租车公司，遍布全美。机场店提供免费交通巴士接送。

官网地址：www.budget.com

（5）Dollar

提供美国租车和国际租车、旅游租车、自驾租车等汽车租赁服务。

官网地址：www.dollar.com

（6）Zipcar

一切手续都可在网上办理，然后在指定地点取还车。

官网地址：www.zipcar.com

6. 买车

有条件买新车当然不错，美国新车比中国便宜很多。

如果觉得时间不长，买二手车也不错。

美国的二手汽车市场应该是全世界最发达、最成熟的二手汽车市场，其汽车种类繁多，买卖规则简单方便。

二手车的价格比新车便宜很多，二手车的保险很便宜，开车出个小磕磕碰碰，修起来便宜，或者可以不修。日常的小剐蹭的处理，美国的保险公司之间对客户的索赔信息、事故信息共享。

在美国，通常可以从如下途径买到二手车：二手车商（Used Car Dealers）、倒腾车的（就是个人的，或者小型的 Car Dealers）、拍卖、个人手中以及修车厂。

车子分日系车、美系车、韩系车、德系车和其他欧系车这几种。其他欧系车如 SAAB 和 Volvo 等，市场上数量不多，不好挑，而且价格高、维护贵。德系二手车中的 BMW 和 Benz 也是不错的选择，但加油和维修都贵。大多数中国人都很喜欢日系和美系车。日系车的特点是机械可靠、耐用、省油、保值，操控性好。美国车通常马力大、内部宽大、空调效果快，价格便宜和零配件便宜。

在美国最好选择自动挡车，因为美国绝大多数车都是自动挡的，维修方便；碰到堵车时候，就更能显示出自排的优越性。当然手动挡车有驾驶乐趣，但卖的时候相对困难，因为很多美国人不会开手动挡车。

对于不懂车的大部分人来说，从二手车行购车更有保障。车况好，有时候还会附加保养服务。同样是 10 000 美元左右的预算，完全可以买结实舒适的宝马或奔驰。也有人会买便宜点的二手车。

在 www.kbb.com 网站上可以查任何的新车、二手车的合理价格，这是美国权威的汽车报价网站。

八、回国和签证延期

治疗结束，回国就很简单，买机票，坐飞机，回国。

但如果为了治疗的需要，需要在美国多停留一点时间，也可以申请延期停留。

需在 I-94 出入境记录卡上日期到期之前至少 30~45 天，向移民局提出延期申请，可以就近向地方移民支局提出申请。

通常 B-2 商务签证每次申请延期不得超过 6 个月，根据需要 B-2 商务签证最长只可停留一年期限。

延期申请所需材料：

延期申请费用：120 美元。

申请表格：I-539 非移民身份延期 / 转换申请表。

出入境记录卡：I-94 卡网上打印件。

美国出具的公司信函：说明申请人延期停留的理由。

经济证明：有足够资金维持延期停留期间所需的生活费用，例如：银行证明信或经济担保书（I-134 表）。

离境安排证明：回程或离境机票（可交复印件，不须交机票原件）。

第五部分 美国肿瘤医院（21所）

由于美国的医疗体制与中国医疗体制不一样，因此，在医院的管理上也有很多的不同。

美国的医院与医生是独立的关系，但也有一些医院自己雇用医生，进行研究和治疗。在美国，类似这样的管理机构有的是在医学院，有的是在肿瘤医院，也有的是医学院的合作医院。

在这样的医院中，主要的工作是研究，有大量的 PHD 学生和研究人员进行肿瘤药物、治疗方法等各个环节的研究工作，并首先在临床进行试验。因此，在科研上，肿瘤医院占了很大的优势。

美国的医疗信息十分公开，所有的相关医生都会得到这类研究新进展。在医疗过程中的严格的标准流程，每年进行的知识更新，使得在美国的医疗治疗过程极大地标准化、透明化和规范化。

我们根据地区划分将美国的各大肿瘤医院分为西部、东部、北部和中部。

西部的肿瘤医院主要有：UCLA medical center, UCSF medical center, City of Hope, Usc Norris Cancer Hospital, Loma Linda University Medical Center, Cedars-sinai Medical Center, UCSD Medical Center 和 Stanford Hospital and Clinics.

东部的肿瘤医院主要有：Memorial Sloan-kettering Cancer Center, Johns Hopkins Hospital, Dana-farber/brigham and Women's Hospital, Massachusetts General Hospital, Hospital of the University of Pennsylvania, New York University Langone Medical Center 和 New York Prebyterian University Hospital of Columbia and Cornell.

北部的肿瘤医院主要有：University of Texas MD Anderson Cancer Center, Mayo Clinic。

中部的肿瘤医院主要有 Cleveland clinic, Wake Forest Baptist Medical Center 和 Northwestern Memorial Hospital.

西部

一、UCLA Medical Center

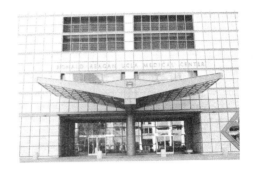

UCLA 医学中心

UCLA Medical Center 加州大学洛杉矶分校医疗中心，位于加州的洛杉矶地区，是一所有多个有特色的医学研究中心和医院，是集科研、教学和临床于一体非营利的综合性服务机构。

UCLA 的 Jonsson Comprehensive Cancer Center（JCCC）（琼森综合癌症中心）是一所专业的肿瘤研究机构，致力于癌症的预防、检测、诊断、控制和教育。作为国内最大的广泛的肿瘤研究机构，JCCC 将前沿研究和临床实验有机结合，建立了国际通用的癌症新疗法，提供传统疗法和新疗法的比较研究。目前靶向治疗最成功的药物，如 Herceptin（赫赛汀），Gleevec（格列卫）和 Sprycel（达沙替尼）（dasatinib）的基础应用和临床实践都来自于 JCCC。

1. 医院简介

UCLA Medical Center 医学中心是一家非营利医院，属于综合性和外科医院。目前拥有病床数 466 张。2012 年，接待患者总数约 778 173 人，允许年接待量 23 388 例，外科医生们实施住院手术 10 726 例。急诊 44 466 例。

UCLA Medical Center 医学中心的工作人员分为全职和兼职两种，其中注册护士 1221 名，实习护士 83 名。兼职注册护士 1079 名，实习护士 38 名。该院的医师和牙医师的编制不同，由不同的机构进行管理。

UCLA 医学中心有 16 个全国排名的成人专业，10 个儿科专业。

表5-1　UCLA医学中心成人和儿科专业排名表

成人专业	排名	儿科专业	排名
癌症	11	癌症	39
心脏内科和外科	17	心脏内科和外科	26
糖尿病和内分泌	13	糖尿病和内分泌科	12
胃肠和GI外科	8	胃肠和GI外科	11
耳鼻喉科	11	新生儿	33
老年医学科	3	肾脏病科	8
妇科	38	神经内科和神经外科	24
肾脏病科	8	眼科学	17
神经内科和神经外科	9	肺科学	44
眼科学	5	泌尿科	40
整形外科	19		
精神病学	9		
肺科学	24		
风湿病学	8		
泌尿科	4		

　　UCLA的癌症中心下设13个分部，分别位于洛杉矶地区和南加州地区（westwood, santa monica, Alhambra, Irvine, Pasadena, Porter Ranch, Santa Clarita, Simi Valley, Westlake Village），包括临床和医院服务，可进行住院和门诊治疗。分别是：

1. UCLA Oncology Center Westwood

2. UCLA Hemaotology and Oncology Westwood

3. UCLA Radiation Oncology Westwood

4. UCLA Hematology and Oncology Santa Monica-Parkside

5. UCLA Hematology and Oncology Santa Monica-2020Santa Monica

6. UCLA Hematology and Oncology Alhambra

7. UCLA Hematology and Oncology Irvine

8. UCLA Hematology and Oncology Pasadena

9. UCLA Hematology and Oncology Porter Ranch

10. UCLA Hematology and Oncology Santa Clarita

11. UCLA Hematology and Oncology Simi Valley

12. UCLA Hematology and Oncology Westlake Village

13. Olive View-UCLA Medical Center Sylmar

（1）提供的服务

◇ 住院患者服务：[分娩服务、心导管介入成人科诊断、心导管介入儿童科诊断、老年人看护中心、临终关怀服务（疼痛控制和姑息治疗）、心脏外科成人科、心脏外科儿科、住院医生、感染隔离室、心脏介入成人科治疗科、心脏介入儿童科、新生儿看护中心、癌症服务、精神卫生服务]

◇ 门诊患者：[阿尔茨海默、关节炎中心、肥胖症治疗科、乳腺癌筛查/乳房造影摄片、认证创伤中心、化疗、按摩服务、补充和替代疗法、牙科服务、心脏介入成人诊断科、心导管介入儿童科诊断、体外震波碎石、健身中心、基因检测/咨询、老年病学服务、HIV-AIDS服务、肾透析、身体康复、精神服务（儿童/青少年、会诊、老年人和门诊保健服务）、心脏介入成人科治疗、心导管介入儿童科治疗、诊断戒烟项目、睡眠中心、运动医学、紧急照顾中心、女性健康中心、切口管理中心]

◇ 患者和家庭支持服务

◇ 影像学服务（诊断和治疗）（CT、诊断性放射同位素、MRI、多层螺旋CT、单光子CT、超声）

（2）医院具体信息

UCLA Medical Center

757 Westwood Plaza, Los Angeles, CA, 90095

联系电话：310-825-9111

网站：www.uclahealth.org

（3）合作医院

UCLA Oncology Center Westwood

200 UCLA Medical Plaza, suite 120, Los Angeles, CA, 90095

联系电话：310-206-6745

UCLA Medical Center Santa Monica

1250 16th Street, Santa Monica, CA, 90404

联系电话：310-319-4000

网站：www.healthcare.ucla.edu

Resnick Neuropsychiatric hospital

760 Westwood Plaza, Los Angeles, CA, 90095

联系电话：310-825-9989

Jules Stein Eye Institute, UCLA medical center

Mattle Children's hospital UCLA

UCLA jonsson comprehensive cancer center JCCC 癌症服务中心

电话：800-662-8252

网站：www.cancer.ucla.edu.

UCLA Hematology and Oncology Westwood

757 Westwood Plaza, Los Angeles, CA, 90095

联系电话：310-206-6909（新患者），310-206-6931（老患者）

网站：www.cancer.med.ucla.edu.

UCLA Radiation Oncology Westwood

200 UCLA Medical Plaza, suite B265, Los Angeles, CA, 90095

联系电话：310-825-9775

网站：www.radonc.ucla.edu

UCLA Hematology and Oncology Santa Monica

2236 Santa Monica Blvd, suite 301, Santa Monica, CA, 90404

联系电话：310-825-5471, 888-662-8252

UCLA Hematology and Oncology Santa Monica-2020Santa Monica

2020Santa Monica Blvd, suite 550, Santa Monica, CA, 90404

联系电话：310-829-5471, 888-662-8252

UCLA Hematology and Oncology Alhambra

707 S. Garfield Avenue Suite 304, Alhambra, CA, 91801

联系电话：626-588-2825, 626-588-2850

网站：www.uclahealth.org/alhambra

UCLA Hematology and Oncology Irvine

4746 Barranca Parkway, Irvine, CA, 92504

联系电话：949-653-2959, 949-653-5589

网站：www.uclahealth.org/irvine

UCLA Hematology and Oncology Pasadena

55 east California st. suite 100, Pasadena, CA, 91105

联系电话：626-396-2999, 888-662-8252

网站：www.uclahealth.org/pasadena

UCLA Hematology and Oncology Porter Ranch

19950 Rinaldi Street, Suite 300-310, Porter Ranch, CA, 91326

联系电话：818-271-2500, 818-271-2500

网站：www.uclahealth.org/porterranch

UCLA Hematology and Oncology Santa Clarita

23929 McBean Parkway, Suite 215, Valencia, CA, 91355

联系电话：661-255-5350

UCLA Hematology and Oncology Simi Valley

2750 North Sycamore Drive, Simi Valley, CA, 93065

联系电话：805-583-0110

UCLA Hematology and Oncology Westlake Village

1250 La Venta Dr., Suite 202, Westlake Village, CA, 91361

联系电话：805-496-5153

Olive View-UCLA Medical Center Sylmar

14445 Olive View Dr., Sylmar, CA, 91342

联系电话：818-364-3562

2.UCLA Medical Center 主治癌症类型

表5-2　**UCLA Medical Center主治癌症类型**

分类	中文名称	对应英文名称
骨与软组织 Bone and Soft Tissue	骨癌	Bone cancer
	尤因肉瘤	Ewing's sarcoma
	软组织肉瘤	Soft tissue sarcoma
	横纹肌肉瘤	Rhabdomyosarcoma
	间皮瘤	Mesothelioma
神经系统 Brain	脑瘤	Brain tumors
	脊柱肿瘤	Spine tumors
	神经母细胞瘤	Neuroblastoma
	希-林二氏病	von Hippel Lindau Disease
乳腺 Breast	乳腺癌	Breast cancer
	胸腔肿瘤	Thoracic oncology
消化系统 Gastrointestinal	食管癌	Esophageal cancer
	胃癌	Stomach cancer
	小肠癌	Small intestine cancer
	阑尾肿瘤	Appendix cancer
	结肠癌	Colon cancer
	直肠癌	Rectal cancer
	肛门癌	Anal cancer
	肝癌	Liver cancer
	胰腺癌	Pancreatic cancer
	胆管肿瘤	Gallbladder and Bile Duct Cancers
	类癌瘤	Carcinoid tumors
	胃肠道间皮肿瘤	Gastrointestinal Stromal （GIST）

分类	中文名称	对应英文名称
泌尿生殖系统 Genitourinary	肾癌	Kidney cancer
	输尿管肿瘤	Ureter Cancer
	膀胱癌	Bladder cancer
	阴茎癌	Penile cancer
	前列腺癌	Prostate cancer
	睾丸癌症	Testicular cancer
	尿道肿瘤	Urethral Cancer
	肾母细胞瘤	Wilms' Tumor
妇科 Gynecologic	子宫癌	Uterine cancer
	子宫内膜癌	Endometrial Cancer
	宫颈癌	Cervical cancer
	卵巢癌	Ovarian cancer
	输卵管肿瘤	Fallopian tube cancer
	阴道癌症	Vaginal cancer
	外阴癌	Vulvar cancer
头颈部 Head and Neck	口癌	Oral cancer
	唇癌	Lip Cancer
	鼻及鼻咽癌	Paranasal and Nasopharyngeal Cancer
	眼癌	Eye cancer
	喉癌	Throat cancer
	甲状腺癌症	Thyroid cancer
	甲状旁腺疾病	Parathyroid disease
血液和淋巴系统 Hematologic/ Blood Cancers	白血病	Leukemia
	霍奇金淋巴瘤	Hodgkin's Lymphoma
	非霍奇金淋巴瘤	Non-Hodgkin's lymphoma
	骨髓增殖性疾病	Myeloproliferative Disorders
	骨髓增生异常综合征	Myelodysplastic Syndrome
	多发性骨髓瘤	Multiple Myeloma
	髓母细胞瘤	Medulloblastoma
	巨球蛋白血症	Waldenström's Macroglobulinemia
	骨髓移植	Bone morrow transplantation
肺癌 Lung 皮肤 Skin Cancers	肺癌	Lung cancer
	儿童黑色素瘤	Childhood Melanoma
	黑色素瘤	Melanoma
	皮肤癌	Skin cancer
儿童	儿童肿瘤	Pediatric cancer

二、UCSF Medical Center

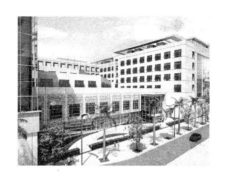

加州大学旧金山医疗中心

University of California San Francisco（UCSF）（加州大学旧金山分校的医疗中心）是一所教学医院，也是位于旧金山的一所世界著名的研究型医院。它是美国最好的医院之一，它的医学院也已经成为各种有重大突破的医学项目的研究基地。

UCSF 校园坐落在 Parnassus Heights（帕纳塞斯高地）和 Mount Zion（锡安山），UCSF 医疗中心的帕纳塞斯校区，拥有 600 张病床，是主校区，下有兰利波特精神病学研究所和 180 床位的 UCSF 儿童医院，拥有大量科研实验室以及牙科和护理大楼。它也是美国排名第一的移植医院。Mount Zion 锡安山校区有 UCSF 的癌症综合医疗中心和妇女健康中心。

加州大学旧金山医疗中心（UCSF 医疗中心）附属于 UCSF，它已被《美国新闻》评为全美综合排名第七的医疗中心。

1. 医院简介

加州大学旧金山医疗中心（UCSF 医疗中心）是一所非营利机构，属于综合性医院和外科医院。

UCSF 医疗中心拥有病床数 660 张，接收住院患者的年总接纳量是 26 935 例。2012 年，外科医生们实施住院手术 13 158 例，接待门诊患者数约 107 万人，急诊 36 051 例，妇产科接生 1 858 人。

UCSF 医疗中心的工作人员分为全职和兼职两种，其中注册护士 1 500 名，实习护士 48 名，兼职注册护士 1 021 名，实习护士 8 名。该院的全职和兼职医师和牙医师是医学院教师教授等编制，不由医院管理而由专业机构管理。

UCSF 医疗中心有 16 个全国排名的成人专业，10 个儿科专业。

表5-3　UCSF医疗中心成人专业和儿科专业排名表

成人专业	排名	儿科专业	排名
癌症	7	癌症	17
糖尿病和内分泌科	5	心脏内科和外科	18
耳鼻喉科	12	糖尿病和内分泌科	14
胃肠科和GI外科	27	胃肠科和GI外科	19
老年医学	8	新生儿科	26
肾脏病科	7	肾脏病学	15
神经内科和神经外科	5	神经内科和神经外科	22
眼科	14	泌尿科	28
整形外科	14		
肺科学	24		
风湿病学	10		
泌尿外科	7		

（1）提供的服务

◇ 住院患者服务：[分娩服务、心导管介入成人科诊断、心导管介入儿童科诊断、老年服务、临终关怀服务（疼痛控制和姑息治疗）、心脏外科成人科、心脏外科儿科、住院医生、感染隔离室、心脏介入成人科治疗科、心脏介入儿童治疗科、新生儿科、癌症服务、精神卫生服务]

◇ 门诊患者：[阿尔茨海默、关节炎中心、肥胖症治疗科、乳腺癌筛查 / 乳房造影摄片、认证创伤中心、化疗、按摩服务、补充和替代疗法、牙科服务、心脏介入成人诊断科、心脏介入儿童诊断科、体外震波碎石、健身中心、基因检测 / 咨询、老年病学服务、HIV-AIDS 服务、肾透析、身体康复、精神服务（儿童 / 青少年、会诊、老年人和门诊保健服务）、心脏介入成人科治疗、心脏介入儿童治疗、戒烟项目、睡眠中心、运动医学、紧急照顾中心、生殖中心、物质滥用中心、女性健康中心、切口管理中心]

◇ 患者和家庭支持服务

◇ 影像学服务（诊断和治疗）（CT、诊断性放射同位素、MRI、电子束 CT、多层螺旋 CT、单光子 CT、超声）

（2）医院具体信息

UCSF Medican Center

500 Parnassue Avenue, San Francisco, CA, 94143

联系电话：415-476-1000

网站：www.ucsfhealth.org

2.UCSF 医学中心主治癌症类型

表5-4　UCSF医学中心主治癌症类型

分类	中文名称	对应英文名称
骨与软组织 Bone and Soft Tissue	骨癌	Bone cancer
	尤因肉瘤	Ewing's sarcoma
	儿童骨肉瘤	Childhood osteosarcoma
	软组织肉瘤	Soft tissue sarcoma
	横纹肌肉瘤	Rhabdomyosarcoma
	间皮瘤	Mesothelioma
神经系统 Brain	脑瘤	Brain tumors
	儿童脑瘤	Childhood brain tumors
	颅底肿瘤	Skull base tumors
	垂体瘤	Pituitary tumors
	脊柱肿瘤	Spine tumors
	神经母细胞瘤	Neuroblastoma
	神经纤维瘤病	Neurofibromatosis
	听神经瘤	Acoustic neuroma
	视网膜母细胞瘤	Retinoblastoma
	希-林二氏病	von Hippel Lindau Disease
乳腺 Breast	乳腺癌	Breast cancer
	炎性乳腺癌	Inflammatory breast cancer
消化系统 Gastrointestinal	食管癌	Esophageal cancer
	胃癌	Stomach cancer
	阑尾肿瘤	Appendix cancer
	结肠癌	Colon cancer
	直肠癌	Rectal cancer
	肛门癌	Anal cancer
	肝癌	Liver cancer
	胰腺癌	Pancreatic cancer
	胆管肿瘤	Gallbladder and Bile Duct Cancers
	类癌瘤	Carcinoid tumors
	胃肠道间皮肿瘤	Gastrointestinal Stromal （GIST）
泌尿生殖系统 Genitourinary	肾癌	Kidney cancer
	输尿管肿瘤	Ureter Cancer
	膀胱癌	Bladder cancer
	阴茎癌	Penile cancer
	前列腺癌	Prostate cancer

分类	中文名称	对应英文名称
	睾丸癌症	Testicular cancer
	尿道肿瘤	Urethral Cancer
	儿童生殖细胞肿瘤	Childhood germ cell tumors
	肾母细胞瘤	Wilms' Tumor
妇科 Gynecologic	子宫癌	Uterine cancer
	子宫内膜癌	Endometrial Cancer
	宫颈癌	Cervical cancer
	卵巢癌	Ovarian cancer
	输卵管肿瘤	Fallopian tube cancer
	阴道癌症	Vaginal cancer
	外阴癌	Vulvar cancer
	妊娠期肿瘤	Gestational Trophoblastic Tumor
头颈部 Head and Neck	口癌	Oral cancer
	唇癌	Lip Cancer
	鼻及鼻咽癌	Paranasal and Nasopharyngeal Cancer
	眼癌	Eye cancer
	喉癌	Throat cancer
	甲状腺癌症	Thyroid cancer
	甲状旁腺疾病	Parathyroid disease
血液和淋巴系统 Hematologic/ Blood Cancers	白血病	Leukemia
	霍奇金淋巴瘤	Hodgkin's Lymphoma
	非霍奇金淋巴瘤	Non-Hodgkin's lymphoma
	骨髓增殖性疾病	Myeloproliferative Disorders
	骨髓增生异常综合征	Myelodysplastic Syndrome
	多发性骨髓瘤	Multiple Myeloma
	髓母细胞瘤	Medulloblastoma
	巨球蛋白血症	Waldenström's Macroglobulinemia
	儿童白血病	Childhood Leukemia
	儿童血液病	Childhood hematology disorders
	儿童淋巴瘤	Childhood Lymphoma
肺癌 Lung	肺癌	Lung cancer
皮肤 Skin	儿童黑色素瘤	Childhood Melanoma
	黑色素瘤	Melanoma
	皮肤癌	Skin cancer
内分泌 Endocrine	儿童内分泌肿瘤	Childhood endocrine tumors
	肾上腺疾病	Adrenal disease
	多内分泌性腺瘤	Multiple Endocrine Neoplasia
	原发性不明原因癌	Cancer of Unknown Primary（CUP）

三、USC Norris Cancer Hospital

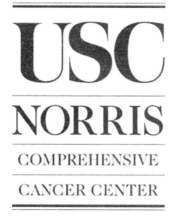

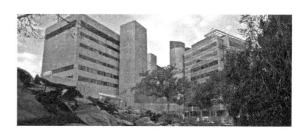

南加州大学诺里斯肿瘤医院

USC Norris Cancer Hospital（南加州大学诺里斯肿瘤医院）位于加州洛杉矶，是一所非营利机构，其肿瘤治疗在加州地区排名第 3 位。

1. 医院简介

南加州大学诺里斯肿瘤医院目前拥有病床数 60 张。2012 年，接待患者总数约 70 184 人，允许年接待量 1164 例，外科医生们实施住院手术 516 例。

该医院的工作人员分为全职和兼职两种，其中注册护士 31 名，实习护士 6 名，兼职注册护士 7 名。该院的医师和牙医师的编制不同，由不同的机构进行管理。

医院的肿瘤全国排名第 48 位。特色专科有泌尿科。

（1）提供的服务

◇ 住院患者服务：临终关怀服务（疼痛控制和姑息治疗）、感染隔离室、癌症服务

◇ 门诊患者：乳腺癌筛查 / 乳房造影摄片、化疗、HIV-AIDS 服务、女性健康中心、切口管理中心

◇ 患者和家庭支持服务

◇ 影像学服务（诊断和治疗）（CT、诊断性放射同位素、MRI、电子束 CT、多层螺旋 CT、单光子 CT、超声）

（2）医院具体信息

USC Norris Cancer Hospital

1441 Eastlake Avenue, Los Angeles, CA, 90033

联系电话：323-865-3000

网站：www.uscnorriscancerhospital.org

2.USC Norris Cancer Hospital 主治癌症类型

表5-5　南加州大学诺里斯肿瘤医院主治癌症类型

分类	英文名称
肉瘤	Sarcoma
神经系统	Nerval oncology
乳腺	Breast cancer
直肠结肠	Colorectal cancer
泌尿系统	Urologic Oncology
妇科	Gynecologic cancers
头颈部	Head and neck cancers
血液系统	Hematology cancer
肺	Lung cancer
皮肤	Skin cancer
基因遗传	Genetic Counseling
放射肿瘤学	Radiation oncology

四、City of Hope

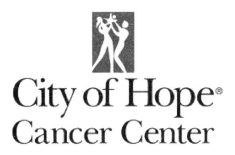
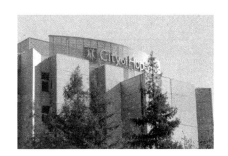

希望之城

City of Hope（希望之城）医院位于加州的洛杉矶地区，是一所非营利机构，以肿瘤治疗闻名全加州，也是一所集科研、教学、临床于一体的综合性服务机构。

作为一个国家癌症研究所（NCI）指定的综合癌症中心，希望之城在许多方面有突出表现，如在癌症治疗、基础研究、临床研究、预防、控制癌症、人口研究、宣传（支持团体和社区活动）、癌症教育（专业人士和公众）等方面。希望之城医院提供全套的服务，旨在解决所有的癌症，从了解起源、开发新疗法、在患者的临床试验中检验新疗法，提供卓越的患者护理，提供患者、患者家属和公众的支持教育，在社区和地区中也发挥着重要作用。

让希望之城引以为自豪的是，它是国家综合癌症网络 NCCN 的创始成员之一。NCCN 成员机构均为世界知名医院组成，这些医院在治疗复杂而罕见的有侵略性的癌症治疗方法的研究方面有独到的研究和治疗方法。

1. 医院简介

希望之城是一家非营利医院，属于综合性和外科医院。目前拥有病床数185张。2012 年接待门诊患者总数约 171 521 人，允许年接待量 6 020 例，外科医生们实施住院手术 3 387 例，门诊手术 3 460 例。

希望之城医学中心的工作人员分为全职和兼职两种，其中注册护士 555 名，实习护士 22 名。兼职注册护士 228 名，实习护士 3 名。该院的医师和牙医师的编制不同，由不同的机构进行管理。

希望之城有 2 个全国排名的成人专业，6 个特色专业。

表5-6　City of Hope成人专业排名表

排名	专科	排名
全美排名专业	癌症	15
	妇科	36
重点专业	糖尿病和内分泌科	
	胃肠和GI外科	
	耳鼻喉科	
	老年医学	
	肾脏学	
	泌尿科	

（1）提供的服务

◇ 住院患者服务：临终关怀服务（疼痛控制和姑息治疗）、住院医生、感染隔离室、癌症服务、精神卫生服务）

◇ 门诊患者：[乳腺癌筛查 / 乳房造影摄片、化疗、补充和替代疗法、基因检测 / 咨询、HIV-AIDS 服务、身体康复、精神服务（儿童 / 青少年、会诊、老年人和门诊保健服务）、紧急照顾中心、女性健康中心、切口管理中心]

◇ 患者和家庭支持服务

◇ 影像学服务（诊断和治疗）（CT、诊断性放射同位素、MRI、多层螺旋CT、单光子 CT、超声）

（2）医院具体信息

City of Hope 希望之城

1500 East Duarte Road, Duarte, CA, 91010

联系电话：626-256-4673

预约电话：800-826-HOPE（4673）

网站：www.cityofhope.org

（3）希望之城综合癌症中心

希望之城综合癌症中心以辉煌的历史、卓越的生物医学研究成果，以患者为中心的先进的医疗护理和社区宣传理念，使它成为美国国家癌症研究所（NCI）指定的 41 所综合癌症中心之一，在全国，它是获得这项殊荣的少数癌症精英机构中心之一。

希望之城综合癌症中心作为 NCI 美国国立卫生研究院的一个部门，同时也是美国联邦政府的主要癌症研究和培训机构。NCI 的癌症中心认为希望之城癌症中心的卓越的科学研究，为癌症的治疗带来不同的研究方法，获得"综合癌症中心"

称号当之无愧。希望之城已经经过 NCI 严格的审查程序，并在这些领域已达到或超过 NCI 标准。

癌症中心领导行政总裁是 Michael A. Friedman 迈克尔·弗里德曼。

希望之城综合癌症中心的研究人员致力于开发创新性的疾病战略以对抗癌症。希望之城综合癌症中心的研究采用了最新的调查进展，以改善所有癌症患者的治疗效果。它提供了一个多学科的互动的环境，让基础研究、临床和转化以及预防和控制的科学家们能紧密合作。这种激励性的知识产权环境，有利于综合癌症中心生产力的转化研究，目前已有 5 个项目正在进行中。

基础科学研究计划：综合癌症中心同时提供优秀的基础科学研究的基础设施和环境。基础研究有助于了解癌症的遗传分子和生物基础，称为分子肿瘤学（MONC）。

临床和转化研究计划专注于新颖的实验室观察到治疗的患者（及其家属），并最终在世界各地的传播。中心的 I 期和 I/II 期的临床试验逐年增加。临床和转化科学的研究计划是：癌症治疗的发展（DCT）、癌症免疫疗法（CI）和恶性血液病（HM）。

癌症控制和人口科学（CCPS）的项目是进行预防和控制癌症的研究，这项研究计划涵盖多个学科，能进一步扩大医师研究成果，最大限度地提高生产力的互动。该计划的重点集中在四个重要领域：机体和癌症的环境因素、与卫生相关的成果和癌症后的生活质量、介入研究，以降低癌症的发病率和教育举措。

综合癌症中心的这五个研究计划是一个连续的计划，基础和转化研究起源于基础科学计划：MO 或 DCT 计划。这些研究可以在所有三个临床方案的 DCT，CI 和 HM，然后链接到 I 期和 II 期临床试验方案。他们还可以集成到后续研究存活和症状管理 CCPS 计划。在这个统一体中，CI 横跨转化和临床研究，而 HM 是主要但不仅限于临床。每个项目的主要研究者之间频繁互动，以确保最大程度共享见解。所有这些活动都可以通过希望之城的支持。

希望之城致力于许多不同类型的癌症的预防、治疗和康复。它有一个世界级的癌症研究所，不断开发新方法来治疗癌症，其前沿研究，利用基因工程 T 细胞识别和攻击神经胶质瘤这种极具杀伤力（不幸相当普遍）的脑癌，治疗十分有效。

经过艰苦的努力和多年的研究，科学家已经能够识别的癌症原因很多。如今，大约有 75% 的癌症病例被认为与生活方式有关。由于了解人们的生活方式确实有助于预计癌症的风险，而预防往往取决于和自己有关的风险因素，因此，人们要尽可能了解这些风险因素，重要的是还要记住，预防癌症是一个持续的过程。

（续上表）

2.希望之城主治癌症类型

表5-7　希望之城主治癌症类型

分类	中文名称	对应英文名称
骨与软组织 Bone and Soft Tissue	骨癌	Bone cancer
	尤因肉瘤	Ewing's sarcoma
	软组织肉瘤	Soft tissue sarcoma
	横纹肌肉瘤	Rhabdomyosarcoma
	间皮瘤	Mesothelioma
神经系统 Brain	脑瘤	Brain tumors
	颅底肿瘤	Skull base tumors
	垂体瘤	Pituitary tumors
	脊柱肿瘤	Spine tumors
乳腺	乳腺癌	Breast cancer
消化系统 Gastrointestinal	食管癌	Esophageal cancer
	胃癌	Stomach cancer
	阑尾肿瘤	Appendix cancer
	结肠癌	Colon cancer
	直肠癌	Rectal cancer
	肛门癌	Anal cancer
	肝癌	Liver cancer
	胰腺癌	Pancreatic cancer
	胆管肿瘤	Gallbladder and Bile Duct Cancers
泌尿生殖系统 Genitourinary	肾癌	Kidney cancer
	输尿管肿瘤	Ureter Cancer
	膀胱癌	Bladder cancer
	阴茎癌	Penile cancer
	前列腺癌	Prostate cancer
	睾丸癌症	Testicular cancer
	尿道肿瘤	Urethral Cancer
	肾母细胞瘤	Wilms' Tumor

分类	中文名称	对应英文名称
妇科 Gynecologic	子宫癌	Uterine cancer
	子宫内膜癌	Endometrial Cancer
	宫颈癌	Cervical cancer
	卵巢癌	Ovarian cancer
	输卵管肿瘤	Fallopian tube cancer
	阴道癌症	Vaginal cancer
	外阴癌	Vulvar cancer
	妊娠期肿瘤	Gestational Trophoblastic Tumor
头颈部 Head and Neck	口癌	Oral cancer
	唇癌	Lip Cancer
	鼻及鼻咽癌	Paranasal and Nasopharyngeal Cancer
	眼癌	Eye cancer
	喉癌	Throat cancer
	甲状腺癌症	Thyroid cancer
	甲状旁腺疾病	Parathyroid disease
血液和淋巴系统 Hematologic/ Blood Cancers	白血病	Leukemia
	霍奇金淋巴瘤	Hodgkin's Lymphoma
	非霍奇金淋巴瘤	Non-Hodgkin's lymphoma
	骨髓增殖性疾病	Myeloproliferative Disorders
	骨髓增生异常综合征	Myelodysplastic Syndrome
	多发性骨髓瘤	Multiple Myeloma
	髓母细胞瘤	Medulloblastoma
肺 Lung	肺癌	Lung cancer
皮肤 Skin	儿童黑色素瘤	Childhood Melanoma
	黑色素瘤	Melanoma
	皮肤癌	Skin cancer
内分泌 Endocrine	儿童内分泌肿瘤	Childhood endocrine tumors
	肾上腺疾病	Adrenal disease
	多内分泌性腺瘤	Multiple Endocrine Neoplasia
	原发性不明原因癌	Cancer of Unknown Primary （CUP）
癌症的筛查与预防	筛查与预防	Cancer Screening and Prevention
儿童	儿童肿瘤	Pediatric Cancers

五、Loma Linda University Medical Center

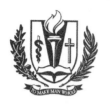

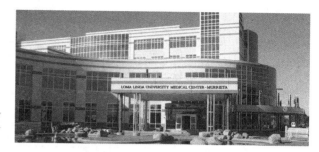

Loma Linda 大学医疗中心（LLUMC）由 Seventh-day Adventist 教会创建于 1905 年，它一直致力于为世界服务。LLUMC 是一家兼有教学功能的医院，是美国最大私人医疗教育中心之一。

该医疗中心也是 4 个南加州内陆区的唯一一个一级区创伤中心，也是质子刀放射治疗癌症和婴儿心脏移植的国际领导者。它拥有美国领先的临床项目如门诊手术和新生儿护理技术，有 72 张新生儿重症监护病床，可以为早产儿或婴儿服务，其医疗设备是世界最先进的。

1. 医院简介

LLUMC 是一家非营利医院，属于综合型医院和外科医院，有病床 815 张，2012 年，年接待量为 28 066 例，住院患者 11 560 例，门诊 539 253 人，急诊 57 499 人，接生 2 654 人。该医疗中心有 550 名医生，其中大多数医生在医学院里兼作教授，注册护士 1 907 名，实习护士 70 人，兼职注册护士 488 人，实习护士 108 人。

LLUMC 的妇科在全国排名第 47 位。重点专业有癌症、心脏内科和外科、糖尿病和内分泌、耳鼻喉科、胃肠和 GI 外科、老年医学、肾脏病科、整形外科、肺科学和泌尿科。特色专业有：神经内科和神经外科、康复科。

（1）提供的服务

✧ 住院患者服务：[分娩服务、心导管介入成人科诊断、心导管介入儿童科诊断，老年人看护中心、临终关怀服务（疼痛控制和姑息治疗）、心脏外科成人科、心脏外科儿科、住院医生、感染隔离室、心脏介入成人科治疗科、心脏介入儿童科、新生儿看护中心、癌症服务、精神卫生服务]

✧ 门诊患者: [阿尔茨海默、乳腺癌筛查 / 乳房造影摄片、认证创伤中心、化疗按摩服务、补充和替代疗法、牙科服务、心脏介入成人诊断科、心导管介入儿童科诊断、体外震波碎石、基因检测 / 咨询、老年病学服务、HIV-AIDS 服务、肾透析、身体康复、精神服务（儿童 / 青少年、会诊、老年人和门诊保健服务）、心脏介入成人科治疗、心导管介入儿童科治疗、诊断戒烟项目、睡眠中心、运动医学、紧急照顾中心、女性健康中心、切口管理中心]

◇ 患者和家庭支持服务

◇ 影像学服务（诊断和治疗）（CT、诊断性放射同位素、MRI、多层螺旋CT、单光子 CT、超声）

（2）医院具体信息

Loma Linda 大学医疗中心

11234 Anderson Street, Loma Linda, CA, 92354

联系电话：909-558-4000

网站：www.llumc.edu

2.Loma Linda 大学医疗中心主治癌症类型

表5-8　**Loma Linda大学医疗中心主治癌症类型**

分类	中文名称	对应英文名称
骨与软组织 Bone and Soft Tissue	骨癌	Bone cancer
	尤因肉瘤	Ewing's sarcoma
	儿童骨肉瘤	Childhood osteosarcoma
	软组织肉瘤	Soft tissue sarcoma
	横纹肌肉瘤	Rhabdomyosarcoma
	间皮瘤	Mesothelioma
神经系统 Brain	脑瘤	Brain tumors
	儿童脑瘤	Childhood brain tumors
	颅底肿瘤	Skull base tumors
	垂体瘤	Pituitary tumors
	脊柱肿瘤	Spine tumors
	神经母细胞瘤	Neuroblastoma
	神经纤维瘤病	Neurofibromatosis
	视网膜母细胞瘤	Retinoblastoma
乳腺癌 Breast	乳腺癌	Breast cancer
	炎性乳腺癌	Inflammatory breast cancer

分类	中文名称	对应英文名称
消化系统 Gastrointestinal	食管癌	Esophageal cancer
	胃癌	Stomach cancer
	阑尾肿瘤	Appendix cancer
	结肠癌	Colon cancer
	直肠癌	Rectal cancer
	肛门癌	Anal cancer
	肝癌	Liver cancer
	胰腺癌	Pancreatic cancer
	胆管肿瘤	Gallbladder and Bile Duct Cancers
	类癌瘤	Carcinoid tumors
	胃肠道间皮肿瘤	Gastrointestinal Stromal（GIST）
泌尿生殖系统 Genitourinary	肾癌	Kidney cancer
	输尿管肿瘤	Ureter Cancer
	膀胱癌	Bladder cancer
	阴茎癌	Penile cancer
	前列腺癌	Prostate cancer
	睾丸癌症	Testicular cancer
	尿道肿瘤	Urethral Cancer
	儿童生殖细胞肿瘤	Childhood germ cell tumors
	肾母细胞瘤	Wilms' Tumor
妇科 Gynecologic	子宫癌	Uterine cancer
	子宫内膜癌	Endometrial Cancer
	宫颈癌	Cervical cancer
	卵巢癌	Ovarian cancer
	输卵管肿瘤	Fallopian tube cancer
	阴道癌症	Vaginal cancer
	外阴癌	Vulvar cancer
	妊娠期肿瘤	Gestational Trophoblastic Tumor
头颈部 Head and Neck	口癌	Oral cancer
	唇癌	Lip Cancer
	鼻及鼻咽癌	Paranasal and Nasopharyngeal Cancer
	眼癌	Eye cancer
	喉癌	Throat cancer
	甲状腺癌症	Thyroid cancer
	甲状旁腺疾病	Parathyroid disease

分类	中文名称	对应英文名称
血液和淋巴系统 Hematologic/ Blood Cancers	白血病	Leukemia
	霍奇金淋巴瘤	Hodgkin's Lymphoma
	非霍奇金淋巴瘤	Non-Hodgkin's lymphoma
	骨髓增殖性疾病	Myeloproliferative Disorders
	骨髓增生异常综合征	Myelodysplastic Syndrome
	多发性骨髓瘤	Multiple Myeloma
	髓母细胞瘤	Medulloblastoma
	巨球蛋白血症	Waldenström's Macroglobulinemia
	儿童白血病	Childhood Leukemia
	儿童血液病	Childhood hematology disorders
	儿童淋巴瘤	Childhood Lymphoma
肺 Lung	肺癌	Lung cancer
皮肤 Skin	儿童黑色素瘤	Childhood Melanoma
	黑色素瘤	Melanoma
	皮肤癌	Skin cancer
内分泌 Endocrine	儿童内分泌肿瘤	Childhood endocrine tumors
	肾上腺疾病	Adrenal disease
	多内分泌性腺瘤	Multiple Endocrine Neoplasia
	原发性不明原因癌	Cancer of Unknown Primary（CUP）
AIDS相关	AIDS相关肿瘤	AIDS – Associated cancers
儿科	儿科肿瘤	Pediatric cancer
肿瘤放射学	光子刀中心	Photon radiation cancer treatment
	质子刀中心	Proton radiation cancer treatment
微创伤手术	微创伤手术	Minimally invasive surgery

3.Loma Linda 质子刀治疗中心

James M. Slater Proton 质子刀治疗研究中心创建于 1990 年，目前是质子刀治疗领域的权威。它是第一家以医院而且仅以医院为基础的治疗中心，并进行质子刀治疗的研究中心。直到 2003 年，它仍然是唯一的质子刀治疗中心。质子刀治疗中心由 James M. Slater 博士富有远见地提出设想并创建。20 多年来，Dr. Slater 作为放射医学系的前系主任倾入了他的卓越的领导才能和精心的规划。给予相当支持的还有 LLUMC（loma linda 医学中心）的管理机构和许多重要的领导：David B. Hinshaw Sr.（Loma Linda 大学医疗中心前院长）、大学和医疗中心的校董会，特别是校董会前董事长、牧师 Neal Wilson、教会的前院长、部分政府首脑，特别是 Jerry Lewis（加利福尼亚州前总统）。

质子刀研究中心的历史进程：

1990 年 研究中心成立，开始接收患者。

1991 年 开始治疗脑癌和头颈肿瘤，完成第一例前列腺癌治疗。

1993 年 完成 500 例患者治疗

1994 年 美国航空航天局和 Loma Linda 大学医疗中心签署协议向保护宇航员免受太空辐射的研究方法

1996 年 完成 2000 例患者治疗

1997 年 完成 3000 例患者治疗

为医学和太空旅行的应用项目的放射生物学研究在新的实验室展开。

1998 年 放射科每天能进行 100 例患者质子治疗和 100 例患者的光子治疗。

2000 年 完成 5 000 例患者治疗

2002 年 每天可以治疗的病例数达到 150 例。完成 7 500 例患者治疗。

2005 年 完成 10 000 例患者治疗

2007 年 完成 11 000 例患者治疗

2008 年 机器人辅助定位装置安装，提高了质子束定位的精度。这个系统目前也是所有质子治疗中心中唯一的。

2010 年 James M.Slater 质子治疗中心 20 周年，开始治疗特殊类型的乳腺癌

2011 年 完成 15 000 例患者治疗

（1）质子刀（质子治疗）

首先要明确"刀"的含义，这里的刀并不是传统意义上的刀，这种刀其实是

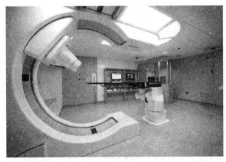

一种放疗治疗方法。质子刀治疗方法也称为质子放射治疗或质子束治疗，是当前最精确、最先进的放射治疗形式。质子刀的功能是将射线束投向肿瘤，杀伤杀死肿瘤细胞。它是一种无痛、无创的治疗，质子治疗是医生使用治疗剂量的质子束摧毁主要肿瘤部位而不伤害到周围的健康组织或器官，允许患者维持他们的生活质量和快速恢复正常活动。

目前常用的主要有质子刀和中子刀。另外特殊定向的治疗方法还有粒子刀。

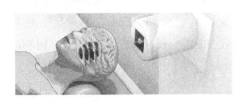

我们知道，原子是由原子核和电子组成的，而原子核是由质子和中子构成的，属于基本粒子。当这些粒子与我们身体的原子碰撞时，产生巨大的能量，

这些能量足以使人体内的分子失去活性，因此起到杀死细胞的作用。

传统的放疗使用光子、X 射线攻击癌细胞和肿瘤。光子束带低辐射电荷和比质子束低得多的质量。因此，很多光子束能量进入人体，通过健康组织时会沉积大量辐射，甚至有时达到肿瘤时已经没有足够的辐射剂量，产生不良反应，导致不必要的损伤肿瘤周围的健康组织。

相比标准放射治疗，质子治疗癌症更精确，对患者身体造成的损伤也较少。相比光子而言，质子带电荷，有更大的质量，这使得他们能够被激发到特定的速度。当质子通过身体时，与机体的电子发生交互作用，从而使运行速度变慢，当速度减慢到一定程度时，质子释放能量。通过调节质子的速度，医师们可以设计质子放射治疗所需的爆裂发生的精确点，只针对癌症或良性肿瘤作用，这样可以尽量减少对健康组织的损害。

质子刀的优势还在于治疗后恢复时间更快，治疗不良反应最小。虽然质子疗法无痛、无创，但仍有一些潜在的不良反应，如恶心、呕吐或腹泻等。

（2）质子治疗历史

1946 年，高能质子治疗首次被提出。10 年后，质子首先被用于治疗某些癌症患者。接下来的 30 年中，质子的研究和实验室应用迅速增加。直到 John M. Slater 质子治疗和研究中心成立，人们才开始意识到对所有类型的癌症患者提供质子治疗的全部好处。

美国能源部的费米国家加速器实验室（Fermilab）物理学家和工程师所建的 LLUMC 的加速器是世界上最小的质子同步加速器。它旨在提供高能光束到达患者肿瘤最深部。质子放射治疗对于那些可能会扩散到身体其他部位的局部的、孤立的固体肿瘤尤其有价值。

（3）质子治疗的工作原理

每个质子开始时位于加速器电场里。在电场里，氢原子是分为带负电荷的电子和带正电荷的质子。质子在加速器里通过真空玻璃管发射。这个过程中，他们的能量提高到 200 万电伏。

质子继续在真空玻璃管前行，开始在同步回旋加速器中加速到每秒 10 万次。回旋的高频腔提供给质子高能。质子的能量增加到 70 万~2 亿电子伏。获得的电压足以将它们放在人体内任何深度。

质子离开同步加速器后，通过光束传输系统在真空玻璃管移动，到达质子治疗中心的四个治疗室。

一个治疗室有一个固定的臂，臂上有两个分支，一个分支用来治疗眼肿瘤和中枢神经系统肿瘤，另一个分支用来治疗头颈部肿瘤。

其他三个治疗室各有一个架子，直径 35 英尺，呈轮状，围绕着患者，可以确定光束到达肿瘤的部位。从患者的角度来看，能看到的是一个旋转的、圆锥形的瞄准器。第五个房间不仅用于光束校准和基础研究，还包含了三个附加的光束。

每间治疗室配备制导系统，直接控制用来治疗患者的光束。制导系统监控光束直到它进入患者体内的大小和形状符合。

光束传输系统，也称为喷嘴，是质子进入人体前的最后一个设备。质子束在三维方向上展开。放射肿瘤学家首先必须确定目标肿瘤的位置、形状和组织密度，然后计算进入机体的质子数量和质子到达的深度，从而推算光束的速度和形状。因此，质子治疗必须是高度准确的光束，几乎是定制的治疗方法。质子离开后喷嘴就进入到患者体内。

（4）质子治疗的优势和适应证、禁忌证

质子刀的优势在于，首先，其利用普通物理高能加速器或医用质子加速器发射的质子束，质子能在一个很窄的组织深度范围内释放它们能量的能力，即"博拉格（Bragg）峰"，而"博拉格峰"在组织的深度可以被控制。质子与肿瘤组织的相互作用，主要通过与原子核外的电子碰撞传递能量。因此，放射肿瘤学家们调节质子射线束的能量来控制射程深度、辐射方向和部位，将使高剂量射线区与肿瘤形状的适形度更佳。另外，质子射线束的穿越速度极快，在穿越的路径上只会释放出少数的能量，只有在达到治疗深度时才会突然降低并停止，释出大量能量，能量骤然释放骤然衰减。同时还因为质子射线束散射少，因此减少了对周围正常组织的照射。放射线对通过健康组织时沉积的辐射量很少，散射到周围正常组织的量也很少，这样能将放射治疗的急性及慢性不良反应降到最低。因此，质子刀能定向快速地使肿瘤细胞受到高剂量照射，对肿瘤周围健康组织辐射量的减少能降低放射治疗所带来的急性和慢性不良反应。另外，放射线束进出人体时对健康组织辐射量的减少可降低儿童患者可能面临的生长发育异常的风险，还可以降低由辐射诱发其他疾病的风险。

另外质子刀的优点还在于，当肿瘤直接与重要器官或结构如脊髓、视神经、心脏等相邻时，质子治疗能在有效治疗肿瘤的同时保护这些重要器官或结构的功能，这在常规辐射治疗中是不可能的。

其次，控制进入人体的质子射线束，能对正常组织的保护更大、使更强剂量的射线进入所选择的肿瘤区域，提高治疗效果。

质子刀的禁忌证是正常组织活动度较大、病变与正常组织分界不清晰或病变较为广泛的肿瘤。

传统放射治疗仍然是大部分肿瘤的常规治疗手段。在临床工作中，每一个患者都必须接受放射肿瘤学家的专业评估，才能确定哪种治疗手段是适合肿瘤患者的最佳的和最有效的治疗方法。

质子刀适用于病变范围较为局限、周围正常组织比较敏感需要特殊保护、病变及周围组织活动度较小、病变范围清晰的病变。因此，质子刀对脑部肿瘤的治疗非常有效。质子刀还对胸腹部的肿瘤和盆腔肿瘤有用。同时，质子刀还可以适用于肿瘤复发的治疗。肿瘤之前经过放射治疗后复发，可以再次接受质子刀治疗，只需要控制质子束的剂量和浓度，这在传统放射治疗中是不可能的。另外，儿童癌症患者适合于接受质子刀治疗。因为儿童癌症患者正常组织受到辐射可能会导致儿童的生长发育出现异常，甚至会因辐射而诱发新的癌症。因此，质子刀的正常组织低辐射特性对儿童特别有利。

通常，最适宜接受质子刀治疗的癌症有：儿童癌症、脑、眼眶和颅底肿瘤、前列腺癌（早期）、消化道肿瘤、胸腔癌、肉瘤等。

六、Cedars-Sinai Medical Center

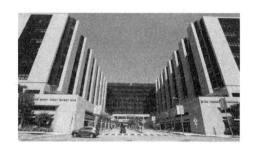

雪松-西奈医疗中心

Cedars-Sinai Medical Center（雪松-西奈医疗中心）位于加州的洛杉矶地区，是一所非营利机构，是集科研、教学和临床于一体的综合性服务机构。是加州地区排名第4，洛杉矶地区排名第2的大型综合型医院。

雪松-西奈医疗中心是一家独立的蜚声中外的非营利机构，可提供高质量的医疗护理服务。该医院拥有2000多名医生和2500名护士以及其他健康护理人员，是一家国家级的医疗卫生中心，有着优质的患者服务水平、世界级的研究水平，是健康护理的倡导者。

雪松-西奈医疗中心的医疗水平有10个专业被美国新闻评进全美排名，连续四年被美国护理协会ANCC认证。医疗中心有最新的癌症治疗方法如脑癌的疫苗治疗、心脏干细胞疗法治疗心肌梗死和冷冻脑治疗休克等都居于世界先进水平。

医疗中心是一所教学医院，有50个优秀的专业和领域，是美国最大的医疗中心之一，并拥有生物医学和翻译医学专业的博士学位授予权。

1. 医院简介

雪松-西奈医疗中心属综合性和外科医院。目前拥有病床数892张。2012年，接待患者总数约681 119人，允许年接待量50 453例，外科医生们实施住院手术17 401例，急诊79 707例，接生6 678人。

医疗中心的工作人员分为全职和兼职两种，其中医师和牙医师240名，注册护士2 289名，实习护士25名。兼职医师和牙医师72名，注册护士4 259名，实习护士9名。他的医师和牙医师的编制不同，由不同的机构进行管理。

医疗中心有12个全国排名的成人专业，1个重点专业。

表5-9 **Cedars-Sinai Medical Center医院成人专业排名表**

	专科	排名
全国排名	癌症	26
	心脏内科和外科	9
	糖尿病和内分泌	14
	耳鼻喉科	29
	胃肠和GI外科	5
	老年医学科	23
	妇科	12
	肾脏病科	22
	神经内科和神经外科	14
	整形外科	9
	肺科学	20
	泌尿科	10
重点专业	精神病学	
特色专业	眼科学	
	康复学	
	风湿病学	

（1）提供的服务

◇ 住院患者服务：[分娩服务、心导管介入成人科诊断、心导管介入儿童科诊断、老年人看护中心、临终关怀服务（疼痛控制和姑息治疗）、心脏外科成人科、心脏外科儿科、住院医生、感染隔离室、心脏介入成人科治疗科、心脏介入儿童科、新生儿看护中心、癌症服务、精神卫生服务]

◇ 门诊患者：[阿尔茨海默、关节炎中心、肥胖症治疗科、乳腺癌筛查 / 乳房造影摄片、认证创伤中心、化疗、按摩服务、补充和替代疗法、牙科服务、心脏介入成人诊断科、心导管介入儿童科诊断、体外震波碎石、健身中心、基因检测 / 咨询、老年病学服务、HIV-AIDS 服务、肾透析、身体康复、精神服务（儿童 / 青少年、会诊、老年人和门诊保健服务）、心脏介入成人科治疗、心导管介入儿童科治疗、诊断戒烟项目、睡眠中心、运动医学、紧急照顾中心、女性健康中心、切口管理中心]

◇ 患者和家庭支持服务

◇ 影像学服务（诊断和治疗）（CT、诊断性放射同位素、MRI、电子束 CT、多层螺旋 CT、单光子 CT、超声）

（2）医院具体信息

Cedars-Sinai Medical Center 雪松 - 西奈医疗中心

8700 Beverly Boulevard, Los Angeles, CA, 90048

联系电话：310-423-5000

预约电话：1-800-233-2771

网站：www.cedars-sinai.edu.

2.雪松-西奈医疗中心主治癌症类型

表5-10　**Cedars-Sinai Medical Center医院主治癌症类型成人专业排名表**

分类	中文名称	对应英文名称
骨与软组织	骨癌	Bone cancer
	肉瘤	sarcoma
	间皮瘤	Mesothelioma cancer
神经系统	脑瘤	Brain tumors
	垂体肿瘤	Pituitary cancer
乳腺	乳腺癌	Breast cancer
	炎性乳腺癌	Inflammatory Breast cancer
消化系统 Gastrointestinal	食管癌	Esophageal cancer
	胃癌	Stomach cancer
	结肠癌	Colon cancer
	直肠癌	Rectal cancer
	肝癌	Liver cancer
泌尿生殖系统 Genitourinary	肾癌	Kidney cancer
	输尿管肿瘤	Ureter Cancer
	膀胱癌	Bladder cancer
	前列腺癌	Prostate cancer
	尿道肿瘤	Urethral Cancer
	睾丸癌症	Testicular cancer
妇科 Gynecologic	子宫癌	Uterine cancer
	子宫内膜癌	Endometrial Cancer
	宫颈癌	Cervical cancer
头颈部 Head and Neck	颊黏膜癌	Buccal Mucosa cancer
	耳和颞骨癌	Ear and Temporal Bone Cancer
	口腔癌	Mouth cancer
	腭癌	Palate cancer
	鼻及鼻咽癌	Paranasal and Nasopharyngeal Cancer
	咽癌	Pharyngeal cancer
	喉癌	Throat cancer
	下咽癌	Hypopharyngeal cancer
	甲状腺癌症	Thyroid cancer
	甲状旁腺疾病	Parathyroid disease
血液系统	多发性骨髓瘤	Multiple Myeloma
肺	肺癌	Lung cancer
皮肤	皮肤癌	Skin cancer
神经内分泌	肾上腺癌	Adrenal cancer

七、UCSD Medical Center

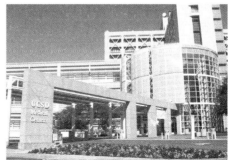

UCSD 医疗中心

UCSD Medical Center（加州大学圣地亚哥分校医学中心）位于加州的圣地亚哥地区，是一所非营利机构，有多个有特色的医学研究中心和医院，是集科研、教学和临床于一体的综合性服务机构，也是加州排名第5的综合型医院。

1. 医院简介

UCSD 医学中心是一家非营利医院，属于综合性和外科医院。目前拥有病床数 530 张。2012 年，接待患者总数约 63 3084 人，允许年接待量 26 722 例，外科医生们实施住院手术 9 472 例。急诊 61 446 例，接生 2 609 人。

医学中心的工作人员分为全职和兼职两种，其中注册护士 1 318 名，实习护士 43 名。医师和牙医师的编制不同，由不同的机构进行管理。

医学中心有 10 个全国排名的成人专业，4 个重点专业是：妇科、整形外科、精神病学和风湿病学，1 个特色专业是眼科学。

表5-11　UCSD Medical Center医院成人专业排名表

专科	排名
癌症	42
心脏内科和外科	42
糖尿病和内分泌	29
耳鼻喉科	48
胃肠和GI外科	31
老年医学科	20
肾脏病科	17
神经内科和神经外科	42
肺科学	9
泌尿科	22

（1）提供的服务

◇ 住院患者服务：[分娩服务、心导管介入成人科诊断、临终关怀服务（疼痛控制和姑息治疗）、心脏外科成人科、住院医生、感染隔离室、心脏介入成人治疗科、新生儿看护中心、癌症服务、精神卫生服务]

◇ 门诊患者：[阿尔茨海默、关节炎中心、肥胖症治疗科、乳腺癌筛查/乳房造影摄片、认证创伤中心、化疗、按摩服务、补充和替代疗法、心脏介入成人诊断科、体外震波碎石、健身中心、基因检测/咨询、老年病学服务、HIV-AIDS 服务、肾透析、身体康复、精神服务（儿童/青少年、会诊、老年人和门诊保健服务）、睡眠中心、心脏介入成人科治疗、诊断戒烟项目、运动医学、紧急照顾中心、女性健康中心、切口管理中心]

◇ 患者和家庭支持服务

◇ 影像学服务（诊断和治疗）（CT、诊断性放射同位素、MRI、多层螺旋CT、单光子 CT、超声）

（2）医院具体信息

UCSD Medical Center

200 West Arbor Drive, San Diego, CA, 92103

联系电话：619-543-6222

网站：www.health.ucsd.edu

（3）合作医院

University of California, Irvine Medical Center

101 The City Drive, Orange, CA, 92868

联系电话：714-456-6011

网站：www.ucihealth.com

2.UCSD Medical Center 主治癌症类型

表5-12　UCSD Medical Center主治癌症类型

分类	中文名称	对应英文名称
骨与软组织	骨癌	Bone cancer
	软组织肿瘤	sarcoma
神经系统	脑瘤	Brain tumors
乳腺 Breast	乳腺癌	Breast cancer
	炎性乳腺癌	Inflammatory breast cancer
消化系统 Gastrointestinal	食管癌	Esophageal cancer
	胃癌	Stomach cancer

分类	中文名称	对应英文名称
	阑尾肿瘤	Appendix cancer
	结肠癌	Colon cancer
	直肠癌	Rectal cancer
	肛门癌	Anal cancer
	肝癌	Liver cancer
	胰腺癌	Pancreatic cancer
	胆管肿瘤	Gallbladder and Bile Duct Cancers
	类癌瘤	Carcinoid tumors
	胃肠道间皮肿瘤	Gastrointestinal Stromal （GIST）
泌尿生殖系统 Genitourinary	肾癌	Kidney cancer
	输尿管肿瘤	Ureter Cancer
	膀胱癌	Bladder cancer
	阴茎癌	Penile cancer
	前列腺癌	Prostate cancer
	睾丸癌症	Testicular cancer
	尿道肿瘤	Urethral Cancer
妇科 Gynecologic	子宫癌	Uterine cancer
	子宫内膜癌	Endometrial Cancer
	宫颈癌	Cervical cancer
	卵巢癌	Ovarian cancer
	输卵管肿瘤	Fallopian tube cancer
	阴道癌症	Vaginal cancer
	外阴癌	Vulvar cancer
	妊娠期肿瘤	Gestational Trophoblastic Tumor
头颈部 Head and Neck	口癌	Oral cancer
	唇癌	Lip Cancer
	鼻及鼻咽癌	Paranasal and Nasopharyngeal Cancer
	喉癌	Throat cancer
	甲状腺癌症	Thyroid cancer
	甲状旁腺疾病	Parathyroid disease
血液和淋巴系统 Hematologic/ Blood Cancers	白血病	Leukemia
	淋巴瘤	Lymphoma
	骨髓增生异常综合征	Myelodysplastic Syndrome
	多发性骨髓瘤	Multiple Myeloma
肺	肺癌	Lung cancer
皮肤 Skin	黑色素瘤	Melanoma
	皮肤癌	Skin cancer
AIDS相关	AIDS相关肿瘤	AIDS – Associated cancers

八、Stanford Hospital and Clinics

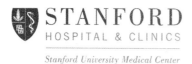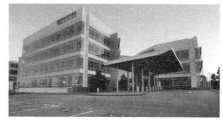

斯坦福医院

Stanford Hospital and Clinics（斯坦福医院）位于加州的 Palo Alto，是一所非营利机构，有多个有特色的医学研究中心和医院，是集科研、教学和临床于一体的综合性服务机构。

1. 医院简介

斯坦福医院是一家非营利医院，属于综合性医院和外科医院。目前拥有病床数 477 张。2012 年，医院接待患者总数约 902 975 人，允许年接待量 24 970 例，外科医生们实施住院手术 12 093 例。急诊 51 221 例。

斯坦福医院的工作人员分为全职和兼职两种，其中医师和牙医师有 2 名，注册护士 1 318 名，实习护士 5 名。兼职注册护士 704 名，实习护士 9 名。他的医师和牙医师的编制不同，由不同的机构进行管理。

斯坦福医院有 16 个全国排名的成人专业。重点专业有糖尿病和内分泌科，特色专业有眼科学，9 个儿科专业全国排名前 50 名。

表5-13　Stanford Hospital and Clinics成人和儿科专业排名表

成人专业	排名	儿科专业	排名
癌症	10	癌症	21
心脏内科和外科	16	心脏内科和外科	9
耳鼻喉科	9	糖尿病和内分泌科	15
胃肠和GI外科	29	胃肠和GI外科	12
老年医学	47	新生儿	7
妇科	23	肾脏病科	5
肾脏病科	26	神经内科和神经外科	33
神经内科和神经外科	28	肺科学	12
整形外科	18	泌尿科	24
精神病学	15		
肺科学	29		
风湿病学	16		
泌尿科	22		

（1）提供的服务

◇ 住院患者服务：[分娩服务、心导管介入成人科诊断、心导管介入儿童科诊断、老年人看护中心、临终关怀服务（疼痛控制和姑息治疗）、心脏外科成人科、心脏外科儿科、住院医生、感染隔离室、心脏介入成人科治疗科、心脏介入儿童科、新生儿看护中心、新生儿专科、癌症服务、精神卫生服务]

◇ 门诊患者：[阿尔茨海默、关节炎中心、肥胖症治疗科、乳腺癌筛查/乳房造影摄片、认证创伤中心、化疗、按摩服务、补充和替代疗法、牙科服务、心脏介入成人诊断科、心导管介入儿童科诊断、体外震波碎石、健身中心、基因检测/咨询、老年病学服务、HIV-AIDS服务、肾透析、身体康复、精神服务（儿童/青少年、会诊、老年人和门诊保健服务）、心脏介入成人科治疗、心导管介入儿童科治疗、诊断戒烟项目、睡眠中心、运动医学、紧急照顾中心、女性健康中心、切口管理中心]

◇ 患者和家庭支持服务

◇ 影像学服务（诊断和治疗）（CT、诊断性放射同位素、MRI、多层螺旋CT、单光子CT、超声）

（2）医院具体信息

Stanford hospital and Clinics

1520 Page Mill Road, Palo Alto, CA, 94304

联系电话：650-723-4000

网站：www.stanfordhospital.com.

（3）合作医院

Euclie Salter Packard Children's hospital at Stanford

725 Welch Road, Palo Alto, CA, 94304

联系电话：650-497-8000

网站：www.ipch.org.

斯坦福癌症中心 Stanford cancer center

875 Blake Wilbur Dr. Stanford, CA, 94305.

联系电话：650-498-6000。

2.斯坦福医院主治癌症类型

表5-14　斯坦福医院主治癌症类型

分类	中文名称	对应英文名称
骨与软组织 Bone and Soft Tissue	骨癌	Bone cancer
	尤因肉瘤	Ewing's sarcoma
	软组织肉瘤	Soft tissue sarcoma
	横纹肌肉瘤	Rhabdomyosarcoma
	间皮瘤	Mesothelioma
神经系统 Brain	脑瘤	Brain tumors
	脊柱肿瘤	Spine tumors
	神经母细胞瘤	Neuroblastoma
	希-林二氏病	von Hippel Lindau Disease
乳腺 Breast	乳腺癌	Breast cancer
	炎性乳腺癌	Inflammatory breast cancer
消化系统 Gastrointestinal	食管癌	Esophageal cancer
	胃癌	Stomach cancer
	小肠癌	Small intestine cancer
	阑尾肿瘤	Appendix cancer
	结肠癌	Colon cancer
	直肠癌	Rectal cancer
	肛门癌	Anal cancer
	肝癌	Liver cancer
	胰腺癌	Pancreatic cancer
	胆管肿瘤	Gallbladder and Bile Duct Cancers
	类癌瘤	Carcinoid tumors
	胃肠道间皮肿瘤	Gastrointestinal Stromal （GIST）
泌尿生殖系统 Genitourinary	肾癌	Kidney cancer
	输尿管肿瘤	Ureter Cancer
	膀胱癌	Bladder cancer
	阴茎癌	Penile cancer
	前列腺癌	Prostate cancer
	睾丸癌症	Testicular cancer
	尿道肿瘤	Urethral Cancer
	肾母细胞瘤	Wilms' Tumor

妇科 Gynecologic	子宫癌	Uterine cancer
	子宫内膜癌	Endometrial Cancer
	宫颈癌	Cervical cancer
	卵巢癌	Ovarian cancer
	输卵管肿瘤	Fallopian tube cancer
	阴道癌症	Vaginal cancer
	外阴癌	Vulvar cancer
头颈部 Head and Neck	口癌	Oral cancer
	唇癌	Lip Cancer
	鼻及鼻咽癌	Paranasal and Nasopharyngeal Cancer
	眼癌	Eye cancer
	喉癌	Throat cancer
	甲状腺癌症	Thyroid cancer
	甲状旁腺疾病	Parathyroid disease
血液和淋巴系统 Hematologic/ Blood Cancers	白血病	Leukemia
	霍奇金淋巴瘤	Hodgkin's Lymphoma
	非霍奇金淋巴瘤	Non-Hodgkin's lymphoma
	骨髓增殖性疾病	Myeloproliferative Disorders
	骨髓增生异常综合征	Myelodysplastic Syndrome
	多发性骨髓瘤	Multiple Myeloma
	髓母细胞瘤	Medulloblastoma
	巨球蛋白血症	Waldenström's Macroglobulinemia
	血液良性病变	Benign Hemotology
肺 Lung	肺癌	Lung cancer
皮肤 Skin	儿童黑色素瘤	Childhood Melanoma
	黑色素瘤	Melanoma
	皮肤癌	Skin cancer
内分泌 Endocrine	儿童内分泌肿瘤	Childhood endocrine tumors
	肾上腺疾病	Adrenal disease
	多内分泌性腺瘤	Multiple Endocrine Neoplasia
	原发性不明原因癌	Cancer of Unknown Primary （CUP）
放射肿瘤学	放射肿瘤学	Radiation oncology
肿瘤遗传学	肿瘤遗传学	Cancer Genetics
儿童	儿童肿瘤	Childhood cancers

九、University of Washington Medical Center

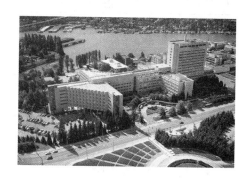

华盛顿大学医疗中心

华盛顿大学医疗中心位于华盛顿州的西雅图,是一所世界著名的研究型医院,也是一所教学医院。

1. 医院简介

华盛顿大学医疗中心(UWMC 医疗中心)是一家州医院,属于综合性和外科医院,也是一所教学医院。

UWMC 医疗中心拥有病床数 396 张,接收住院患者的年总接纳量是 18 919 例。2012 年,外科医生们实施住院手术 7 272 例,接待门诊患者约 470 998 人。急诊 25 602 例。妇产科 2012 年接生 1 948 人。

UWMC 医疗中心的工作人员分为全职和兼职两种,其中注册护士 826 名,兼职注册护士 608 名。该院的全职和兼职医师和牙医师不是工作人员,他们是医学院编制,由其他机构管理。

UWMC 医疗中心有 10 个全国排名的成人专业,重点专业有心脏内科和外科、胃肠和 GI 外科、整形外科。特色专业有:眼科、精神病学和风湿病科。

表5-15 UWMC医疗中心成人专业排名表

专业	排名
癌症	7
糖尿病和内分泌科	8
耳鼻喉科	32
老年医学	25
妇科	43
肾脏病科	24
神经内科和神经外科	27
肺科学	48
康复医学	4
泌尿科	38

（1）提供的服务

◇住院患者服务：[分娩服务、心导管介入成人科诊断、临终关怀服务（疼痛控制和姑息治疗）、心脏外科成人科、心脏外科儿科、住院医生、感染隔离室、心脏介入成人科治疗科、新生儿科、癌症服务、精神卫生服务]

◇门诊患者：[阿尔茨海默、关节炎中心、肥胖症治疗科、乳腺癌筛查 / 乳房造影摄片、认证创伤中心、化疗、按摩服务、补充和替代疗法、牙科服务、心脏介入成人诊断科、体外震波碎石、健身中心、基因检测 / 咨询、老年病学服务、HIV-AIDS 服务、肾透析、身体康复、精神服务（儿童 / 青少年、会诊、老年人和门诊保健服务）、心脏介入成人科治疗、戒烟项目、睡眠中心、运动医学、紧急照顾中心、女性健康中心、切口管理中心]

◇患者和家庭支持服务

◇影像学服务（诊断和治疗）（CT、诊断性放射同位素、MRI、多层螺旋CT、单光子 CT、超声）

（2）医院具体信息

University of Washington Medical Center

1959 NE Pacific Street, Seattle, WA, 98195

联系电话：206-598-3300

网站：http：//www.uwmedicine.org

（3）合作医院

Harborview Medical Center

325 Ninth Avenue, Seattle, WA, 98104

联系电话：206-714-3000

网站：www.uwmedicine.washington.edu/page/default.aspx.

Northwest Hospital and Medical Center

1550 North 115th Street, Seattle, WA, 98133

联系电话：206-364-0500

网站：www.uwhospital.org.

Valley Medical Center

400 South 43rd street, Renton, WA, 98055

联系电话：425-228-3450

网站：www.valleymed.org

2.UWMC 医学中心历史

1946 年，华盛顿大学（西雅图）建立医学院，该医学院当时是美国西北地区唯一的医学院。后来，随着医学院的不断发展，西雅图当地的医院已经越来越不能满足医学生的临床教学需要。

1951 年，华盛顿州议会批准建立医学院的附属医院。1959 年 5 月 4 日，华盛顿大学医院正式开业，即华盛顿大学医学中心（UWMC）的前身。

1960 年，世界上最早的长期肾透析技术在 UWMC 诞生。

1961 年，UWMC 创建世界上第一个多学科疼痛门诊，现已成为诊断、研究、治疗急、慢性疼痛的标准模式。

1963 年，心脏科医生 Robert Arthur Bruce 建立评价心脏功能的 "Bruce 运动方案"（Bruce Protocol），该方案现已成为心功能评价的金标准。Robert Arthur Bruce 是一名心脏科医生，被誉为 "运动心脏病学之父"。1963 年，评价心脏功能的 "Bruce 运动方案" 被正式发表。1971 年，医学院主持大规模的 "西雅图心脏观察" 研究，证明 "Bruce 运动方案" 的可行性和安全性。

1994 年，UWMC 成为美国第一家获得美国护理认证中心（ANCC）Magnet 认证的医院。

UWMC 是美国西北地区最早开展肾移植（1968 年）、全肠外营养（1970 年）、门诊心脏导管置入（1980 年）、心脏移植（1985 年）、成人肝移植（1990 年）的医院。

UWMC 除了位于 Montlake Cut 的主院区，还包括 Roosevelt 院区（主要提供初级保健和专科门诊）、运动医学门诊和 Eastside 专科门诊等院区。此外，华盛顿大学医学地方心脏中心位于 UWMC 的 Alderwood 院区。

目前，华盛顿大学医学卫生保健系统目前包括 UWMC、Harborview 医学中心、华盛顿大学医学院、华盛顿大学 Neighborhood 诊所，以及专门提供急救运输服务的 "西北空运"（Airlift Northwest）。华盛顿大学 Neighborhood 诊所项目成立于 1996 年，主要为社区提供卫生保健服务。

1998 年，UWMC 与 Fred Hutchinson 癌症研究所、西雅图儿童医院共同组成 "西雅图癌症护理联盟"（SCCA），以便更好地为肿瘤患者提供优质服务。2001 年，SCCA 在 UWMC 内建立 "院中院"，承担 Fred Hutchinson 癌症研究所血液病和骨髓移植的临床和科研服务。

3.UWMC 医学中心主治癌症类型

表5-16　UWMC医学中心主治癌症类型

分类	中文名称	对应英文名称
骨与软组织 Bone and Soft	骨癌	Bone cancer
	尤因肉瘤	Ewing's sarcoma
	软组织肉瘤	Soft tissue sarcoma
	横纹肌肉瘤	Rhabdomyosarcoma
	间皮瘤	Mesothelioma
神经系统 Brain	脑瘤	Brain tumors
	颅底肿瘤	Skull base tumors
	垂体瘤	Pituitary tumors
	脊柱肿瘤	Spine tumors
	神经母细胞瘤	Neuroblastoma
	神经纤维瘤病	Neurofibromatosis
	听神经瘤	Acoustic neuroma
	视网膜母细胞瘤	Retinoblastoma
乳腺 Breast	乳腺癌	Breast cancer
	炎性乳腺癌	Inflammatory breast cancer
消化系统 Gastrointestinal	食管癌	Esophageal cancer
	胃癌	Stomach cancer
	阑尾肿瘤	Appendix cancer
	结肠癌	Colon cancer
	直肠癌	Rectal cancer
	肛门癌	Anal cancer
	肝癌	Liver cancer
	胰腺癌	Pancreatic cancer
	胆管肿瘤	Gallbladder and Bile Duct Cancers
	类癌瘤	Carcinoid tumors
	胃肠道间皮肿瘤	Gastrointestinal Stromal （GIST）
泌尿生殖系统 Genitourinary	肾癌	Kidney cancer
	输尿管肿瘤	Ureter Cancer
	膀胱癌	Bladder cancer
	阴茎癌	Penile cancer
	前列腺癌	Prostate cancer
	睾丸癌症	Testicular cancer

分类	中文名称	对应英文名称
	尿道肿瘤	Urethral Cancer
	儿童生殖细胞肿瘤	Childhood germ cell tumors
	肾母细胞瘤	Wilms' Tumor
妇科 Gynecologic	子宫癌	Uterine cancer
	子宫内膜癌	Endometrial Cancer
	宫颈癌	Cervical cancer
	卵巢癌	Ovarian cancer
	输卵管肿瘤	Fallopian tube cancer
	阴道癌症	Vaginal cancer
	外阴癌	Vulvar cancer
	妊娠期肿瘤	Gestational Trophoblastic Tumor
头颈部 Head and Neck	口癌	Oral cancer
	唇癌	Lip Cancer
	鼻及鼻咽癌	Paranasal and Nasopharyngeal Cancer
	眼癌	Eye cancer
	喉癌	Throat cancer
	甲状腺癌症	Thyroid cancer
	甲状旁腺疾病	Parathyroid disease
血液和淋巴系统 Hematologic/ Blood Cancers	白血病	Leukemia
	霍奇金淋巴瘤	Hodgkin's Lymphoma
	非霍奇金淋巴瘤	Non-Hodgkin's lymphoma
	骨髓增殖性疾病	Myeloproliferative Disorders
	骨髓增生异常综合征	Myelodysplastic Syndrome
	多发性骨髓瘤	Multiple Myeloma
	髓母细胞瘤	Medulloblastoma
	巨球蛋白血症	Waldenström's Macroglobulinemia
肺 Lung	肺癌	Lung cancer
皮肤 Skin	黑色素瘤	Melanoma
	皮肤癌	Skin cancer
内分泌 Endocrine	肾上腺疾病	Adrenal disease
	多内分泌性腺瘤	Multiple Endocrine Neoplasia

东部

十、Massachusetts General Hospital

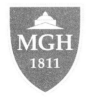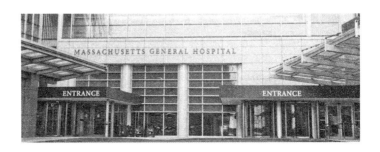

麻省综合医院

麻省综合医院（Massachusetts General Hospital）（简称麻省总院或者 MGH）坐落在马萨诸塞州波士顿的西区附近，是隶属于哈佛医学院的教学医院和生物医学研究基地。它是美国历史第三悠久的综合性医院，同时也是新英格兰第二大的医院。它还被《美国新闻》评为综合排名全美第二，肿瘤排名第六的医院。

1. 医院简介

麻省综合医院位于马萨诸塞州波士顿的西区，毗邻查尔斯河和笔架山，是一所非营利机构，属于综合性医院和外科医院。

2012 年,麻省综合医院被《美国新闻》评为综合排名全美第一的医院。2011 年,麻省综合医院被《美国新闻》评为综合排名全美第二的医院。在《美国新闻》中,麻省综合医院一贯被认为是在全美名列前茅的医院。

2003 年，麻省综合医院被美国国家护士认证中心（美国护士协会的子公司）评为全美第一家磁力医院。"磁力医院认证"代表了被授予优秀护理奖励的最高荣誉。

麻省综合医院每年在主校区处理超过 100 万例门诊患者，它还有 7 个分中心，分别位于 Back Bay, Charlestown, Chelsea, Everett, Revere, Waltham 和 Danvers。

麻省综合医院拥有病床数 945 张，接收住院患者的年总接纳量是 47 118 例，2012 年，外科医生们实施住院手术 18 972 例，接待门诊患者约 933 412 人，急诊

89 475 例。妇产科每年接生超过 3 500 个新生儿，2012 年出生 3 657 人。麻省综合医院创伤中心是新英格兰历史最悠久也是规模最大的美国外科医生验证的一级创伤中心，每年要评估和治疗超过 2 600 名外伤患者。

麻省综合医院的工作人员分为全职和兼职两种，其中全职医师和牙医师有 1 851 名，注册护士 2 597 名。实习护士 32 名，兼职医师和牙医师 509 人，注册护士 1592 名，实习护士 12 名。

麻省综合医院有 16 个全国排名的成人专业，10 个儿科专业。

表5-17　Brigham and Women's Hospital医院成人专业和儿科专业排名表

成人专业	排名	儿科专业	排名
癌症	6	糖尿病和内分泌科	38
心脏内科和胸外科	7	胃肠科和GI外科	17
糖尿病和内分泌科	3	新生儿科	24
耳鼻喉科	7	神经内科和神经外科	48
胃肠科和GI外科	4	整形外科	32
老年医学	6	肺科学	31
妇科	7		
肾脏病科	5		
神经内科和神经外科	4		
眼科	4		
整形外科	4		
精神病学	3		
肺科学	5		
康复医学	6		
风湿病学	6		
泌尿外科	12		

（1）提供的服务

◇ 住院患者服务：[分娩服务、心导管介入成人科、老年服务、临终关怀服务（疼痛控制和姑息治疗）、心脏外科成人科、心脏外科儿科、住院医生、感染隔离室、心脏介入成人科、新生儿科、新生儿护理、癌症服务、精神卫生服务]

◇门诊患者：[阿尔茨海默、关节炎中心、肥胖症治疗科、乳腺癌筛查 / 乳房造影摄片、认证创伤中心、化疗、按摩服务、补充和替代疗法、牙科服务、心脏介入成人科、体外震波碎石、健身中心、基因检测 / 咨询、老年病学服务、HIV-AIDS 服务、肾透析、身体康复、精神服务（儿童 / 青少年、会诊、老年人和门诊保健服务）、戒烟项目、睡眠中心、运动医学、紧急照顾中心、生殖中心、物质

滥用中心、女性健康中心、切口管理中心]

　　◇ 患者和家庭支持服务

　　◇ 影像学服务（诊断和治疗）（CT、诊断性放射同位素、MRI、电子束 CT、多层螺旋 CT、单光子 CT、超声）

　　（2）医院具体信息

Massacusetts General Hospital

55 Fruit Street, Boston, MA, 02114

联系电话：617-726-2000

网站：www.massgeneral.org

　　（3）合作医院

Dana-Farber cancer institute

地址：44 Binney Street, Boston, MA, 02115

联系电话：617-632-3000

网站：www.dana-farber.org

Dana-Farber/brigham and women's cancer center

地址：75 Francis Street, Boston, MA, 02115

联系电话：617-732-5500

预约电话：800-294-9999（新患者），800-638-6294（复诊患者）

网站：www.brigramandwomens.org

Brigham and women's Faulkner hospital

1153 Centre Street, Boston, MA, 02130

联系电话：617-983-7000

网站：www.faulknerhospital.org

McLean Hospital

115 Mill Street, Belmont, MA, 02478

联系电话：617-855-2000

网站：www.mclean.harvard.edu

Newton- Wellesley Hospital

2014 Washington Street, Newton Lower Falls, MA, 02462

联系电话：617-243-6000

网站：www.uwh.org

North Shore Medical Center

81 Highland Avenue,Salem, MA, 01970

联系电话：978-741-1200

网站：www.nsmc.partners.org

Spaulding Rehabilitation Hospital

125 Nashua Street, Boston, MA, 02114

联系电话：617-573-7000

网站：www.spauldingrehab.org

2. 历史

麻省综合医院于 1811 年建成，是全美历史第三悠久的医院，比它的历史更久远的只有宾夕法尼亚州立医院（1751）和纽约长老会医院（1771）。

John Warren 约翰·沃伦是哈佛医学院解剖学与外科学的教授，把哈佛医学院带到了波士顿。他和他的儿子 John Collins Warren 约翰·科林斯·沃伦及 James Jackson 詹姆斯·杰克逊一起建立了麻省综合医院。麻省综合医院在 19 世纪主要针对穷人提供治疗。整个 19 世纪中期至晚期，哈佛医学院与麻省综合医院毗邻。

医院创建了第一个美国医院社会工作者系统。

医院利用专业的电脑软件在 20 世纪 60 年代写成了 MUMPS（麻省综合医院实用多程序设计系统）的数据库编程语言，用来记录患者病例记录和费用支付。后来的患者数据库系统就是通过这种编程语言编写出来的。

麻省综合医院是第一个使用乙醚麻醉技术的医院，1846 年 10 月 16 日 William Thomas Green Morton（威廉·托马斯·格林·莫顿）的牙医使用手术前吸入乙醚来消除疼痛，成功无痛地为 Edward Gilbert Abbott（爱德华·吉尔伯特·雅培）的颈部切除了肿瘤。这之后麻醉技术被发明的消息迅速传遍了世界各地。麻醉科于 1936 年在麻省综合医院创立。

2004 年秋天，Yawkey 约基门诊医疗中心（以 Jean R. Yawkey 命名）对外开放。这个占地 35 000 平方米的 10 层大楼是新英格兰目前最大、最全面的门诊。2011 年，14 层楼的 Lunder 朗德大楼对外开放。该楼有手术室、扩建的急诊室、放射肿瘤治疗室、神经内外科住院部和肿瘤住院部。

自 1994 年以来，麻省综合医院作为一所独立医院，被美国国立卫生研究院给予的研究经费最多，同时也是世界闻名的马林克罗特综合临床研究中心的所在地。

麻省综合医院隶属于德纳 - 法贝癌症研究中心的德纳 - 法贝癌症护理中心和德纳 - 法贝 / 哈佛癌症中心。

麻省综合医院附属于哈佛医学院，并为其最初的附属医院。麻省综合医院以每年超过 5 亿美元的研究预算，推进了全美最大的以医院为基础的研究计划。此研究囊括了艾滋病、心血管研究、癌症、人类遗传学、医学成像、神经退行性疾病、再生医学、移植生物学以及光医学等许多领域。

2009 年 2 月，Phillip T. 菲利普和 Susan M. Ragon 苏珊研究所的免疫学分部成立，用以支持对新型疫苗以及针对获得性免疫系统条件（主要为艾滋病）的主要疗法的研究。

到目前为止，在麻省综合医院接受培训或工作过的诺贝尔奖得主共有：

◇ 1934 George R. Minot, MD

◇ 1947 Carl F. Cori, PhD

◇ 1953 Fritz A. Lipmann, MD, PhD

◇ 1972 Gerald M. Edelman, MD, PhD

◇ 1985 Michael S. Brown, MD, and Joseph L. Goldstein, MD

◇ 1989 J. Michael Bishop, MD

◇ 1998 Ferid Murad, MD, PhD

◇ 2009 Jack W. Szostak, PhD

◇ 2011 Ralph Steinman, MD

◇ 2012 Robert Lefkowitz, MD

3. 主治癌症类型

表5-18　**Massachusetts General Hospital麻省综合医院主治癌症类型**

分类	中文名称	对应英文名称
骨与软组织 Bone and Soft Tissue	骨癌	Bone cancer
	尤因肉瘤	Ewing's sarcoma
	儿童骨肉瘤	Childhood osteosarcoma
	软组织肉瘤	Soft tissue sarcoma
	横纹肌肉瘤	Rhabdomyosarcoma
	间皮瘤	Mesothelioma
神经系统 Brain	脑瘤	Brain tumors
	儿童脑瘤	Childhood brain tumors
	颅底肿瘤	Skull base tumors
	垂体瘤	Pituitary tumors
	脊柱肿瘤	Spine tumors
	神经母细胞瘤	Neuroblastoma
	神经纤维瘤病	Neurofibromatosis
	听神经瘤	Acoustic neuroma
	视网膜母细胞瘤	Retinoblastoma
	希-林二氏病	von Hippel Lindau Disease

分类	中文名称	对应英文名称
乳腺 Breast	乳腺癌	Breast cancer
	炎性乳腺癌	Inflammatory breast cancer
消化系统 Gastrointestinal	食管癌	Esophageal cancer
	胃癌	Stomach cancer
	阑尾肿瘤	Appendix cancer
	结肠癌	Colon cancer
	直肠癌	Rectal cancer
	肛门癌	Anal cancer
	肝癌	Liver cancer
	胰腺癌	Pancreatic cancer
	胆管肿瘤	Gallbladder and Bile Duct Cancers
	类癌瘤	Carcinoid tumors
	胃肠道间皮肿瘤	Gastrointestinal Stromal （GIST）
泌尿生殖系统 Genitourinary	肾癌	Kidney cancer
	输尿管肿瘤	Ureter Cancer
	膀胱癌	Bladder cancer
	阴茎癌	Penile cancer
	前列腺癌	Prostate cancer
	睾丸癌症	Testicular cancer
	尿道肿瘤	Urethral Cancer
	儿童生殖细胞肿瘤	Childhood germ cell tumors
	肾母细胞瘤	Wilms' Tumor
妇科 Gynecologic	子宫癌	Uterine cancer
	子宫内膜癌	Endometrial Cancer
	宫颈癌	Cervical cancer
	卵巢癌	Ovarian cancer
	输卵管肿瘤	Fallopian tube cancer
	阴道癌症	Vaginal cancer
	外阴癌	Vulvar cancer
	妊娠期肿瘤	Gestational Trophoblastic Tumor
头颈部 Head and Neck	口癌	Oral cancer
	唇癌	Lip Cancer
	鼻及鼻咽癌	Paranasal and Nasopharyngeal Cancer
	眼癌	Eye cancer
	喉癌	Throat cancer
	甲状腺癌症	Thyroid cancer
	甲状旁腺疾病	Parathyroid disease

分类	中文名称	对应英文名称
血液和淋巴系统 Hematologic/ Blood Cancers	白血病	Leukemia
	霍奇金淋巴瘤	Hodgkin's Lymphoma
	非霍奇金淋巴瘤	Non-Hodgkin's lymphoma
	骨髓增殖性疾病	Myeloproliferative Disorders
	骨髓增生异常综合征	Myelodysplastic Syndrome
	多发性骨髓瘤	Multiple Myeloma
	髓母细胞瘤	Medulloblastoma
	巨球蛋白血症	Waldenström's Macroglobulinemia
	儿童白血病	Childhood Leukemia
	儿童血液病	Childhood hematology disorders
	儿童淋巴瘤	Childhood Lymphoma
肺 Lung	肺癌	Lung cancer
皮肤 Skin	儿童黑色素瘤	Childhood Melanoma
	黑色素瘤	Melanoma
	皮肤癌	Skin cancer
内分泌 Endocrine	儿童内分泌肿瘤	Childhood endocrine tumors
	肾上腺疾病	Adrenal disease
	多内分泌性腺瘤	Multiple Endocrine Neoplasia
	原发性不明原因癌	Cancer of Unknown Primary （CUP）

十一、New York University Langone Medical Center

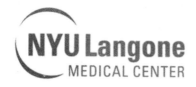
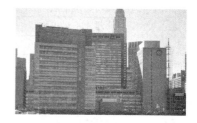

纽约大学郎格医院

纽约大学郎格医院(New York University Langone Medical Center)位于纽约州的纽约地区,是一所集科研、教学和临床于一体的综合性医院,在纽约地区排名第二。

1. 医院简介

纽约大学郎格医院是一家非营利医院,属于综合性和外科医院。目前拥有病床数 806 张。2012 年,接待门诊患者总数约 666 877 人,允许年接待量 37 929 例,外科医生们实施住院手术 15 070 例,急诊 45 776 例,接生 4 789 人。

纽约大学郎格医院的工作人员分为全职和兼职两种,其中医师和牙医师 88 名,注册护士 1 849 名,实习护士 14 名。兼职医师和牙医师 33 名,注册护士 344 名。其他的医师和牙医师的编制不同,由不同的机构进行管理。

纽约大学郎格医院有 15 个全国排名的成人专业,重点专业是妇科和肺科学,特色科室是眼科学和精神病学。

表5-19　纽约大学郎格医院成人专业排名表

成人专业	排名
癌症	38
心脏内科和外科	15
糖尿病和内分泌	20
耳鼻喉科	23
胃肠和GI外科	27
老年医学科	10
肾脏病科	39
神经内科和神经外科	10
整形外科	5
康复医学	8
风湿病学	7
泌尿科	19
妇科	
肺科学	

（1）提供的服务

◇ 住院患者服务：[分娩服务、心导管介入成人科诊断、心导管介入儿童科诊断老年人看护中心、临终关怀服务（疼痛控制和姑息治疗）、心脏外科成人科、心脏外科儿科、住院医生、感染隔离室、心脏介入成人科治疗科、心脏介入儿童科、新生儿看护中心、癌症服务、精神卫生服务]

◇ 门诊患者：[阿尔茨海默、关节炎中心、肥胖症治疗科、乳腺癌筛查/乳房造影摄片、认证创伤中心、化疗、按摩服务、补充和替代疗法、牙科服务、心脏介入成人诊断科、心导管介入儿童科诊断、体外震波碎石、健身中心、基因检测/咨询、老年病学服务、HIV-AIDS 服务、家庭看护服务、肾透析、身体康复、精神服务（儿童/青少年、会诊、老年人和门诊保健服务）、心脏介入成人科治疗、心导管介入儿童科治疗、诊断戒烟项目、睡眠中心、运动医学、紧急照顾中心、女性健康中心、切口管理中心]

◇ 患者和家庭支持服务

◇ 影像学服务（诊断和治疗）（CT、诊断性放射同位素、MRI、电子束 CT、多层螺旋 CT、单光子 CT、超声）

（2）医院具体信息

New York University Langone Medical Center

520 First Avenue, New York, NY, 10016

联系电话：212-263-7300

网站：www.nyumedicalcenter.org

（3）合作医院

Hospital for Joint Diseases, NYU Langone Medical Center

550 First Avenue, New York, NY, 10016

联系电话：212-263-7300

网站：www.nyumedicalcenter.org

2. 医院特色

纽约大学肿瘤研究所是世界领先的癌症患者治疗和护理中心。其使命是发现人类癌症的起因，并利用这些知识来消除癌症患者对个人和社会、国家和世界的负担。

该肿瘤研究所是癌症研究和治疗中心，坐落在纽约大学校区（曼哈顿下城的华盛顿广场校区）。研究所的科学家和研究人员有一个共同的目标，就是研究癌症在分子水平是如何发生、发展的，人们怎样利用这些知识来降低患癌症的风险，并治疗癌症。研究所不断寻求和创造机会，让研究所内部人员和其他研究机构的人员合作。

癌症是一个复杂的问题，需要复杂的解决方案，这意味着要召集多学科的专家创建协作研究工作和临床治疗及护理的队伍。纽约大学肿瘤研究所提供完整而连续的个性化服务，从预防到诊断、从治疗和治疗后支持，提供所有癌症最新、最先进的治疗和护理。我们正在加速研究所有类型的癌症的临床治疗与护理。此外，该研究所现在正推出癌症医疗的特别方案，包括卫生保健方法、分子靶向治疗法、肺癌、黑色素瘤、癌症的信号传导通道如 RAS 和 mTOR 分子驱动和信号通路。

纽约大学肿瘤研究所附属于纽约大学 Langone 郎格医学中心——世界著名的学术医疗中心——位于曼哈顿中城。因此，如果正在接受癌症治疗的患者有另外的非癌症的医疗需求，如心脏疾病，也有专家医务人员提供治疗与护理。肿瘤研究所的重点是治疗患者，而不是疾病，患者可以得到所有合理的方便的照顾。

纽约大学肿瘤研究所为不同的患者人群服务。患者来自世界各地，有不同的文化背景，不同的社会经济水平。根据有关人口统计，癌症的模式和结果会有所不同，这意味着医生和医护专业人员可以通过观察癌症在不同人群的表现和行为，学习到大量的癌症护理知识，这些知识会为来自世界各地的人群提供更好的诊断和治疗服务。

纽约大学肿瘤研究所是美国国家癌症研究所 NCI 的指定癌症研究中心之一。NCI 一直致力于发现癌症的本质和找到更有效的治疗方法，提供有关癌症的可持续发展的预防、诊断和治疗方法的研究。

当患者选择了一个 NCI 指定中心，就意味着选择了中心的专家和有爱心的专业人士，他们了解癌症对个人、家庭和社会生活的影响。也意味着患者选择了一个团队，这个团队了解合作的重要性，能为患者及家属提供医疗服务，也为培训医疗保健专业人士和公众服务，同时还为缺医少药的人群服务。

作为一个国家癌症研究所指定的综合癌症中心，纽约大学肿瘤研究所有很强的组织能力，能跨学科地进行侧重于癌症的科学研究。该研究所经验丰富，能领导美国最先进的癌症研究，探寻癌症患者的护理方法。

纽约大学癌症研究所是美国国家癌症研究所指定的癌症中心，这里将患者的护理、研究、教学和社区外发展无缝链接。患者选择在这里治疗，无疑将得到更好的照顾，会感觉是在一个世界级的癌症中心里，会享受到家一般的舒适。

除了提供美国最先进的癌症疗法和新的临床试验机会外，纽约大学癌症研究所还提供心理支持和中西医结合服务，帮助患者及家属管理的癌症治疗过程中可能出现的情绪和身体症状。他们关心的是整个人，而不仅仅是疾病。

患者选择纽约肿瘤研究所，可以感受到关心、信心、安慰、放心，会得到最好的照顾。

真正要取得对抗癌症的进展，只有通过破译疾病是如何在分子水平上发展的。为此，该研究所开展了一个积极的转化研究项目，来钻研癌症发展的复杂性。实验室的科学家和临床研究人员，以及我们的人口学家，正在进行着更大的社区研究，收集有关癌症线索的调查结果。

目前，最具创新性的抗癌疗法是针对促进癌细胞生长的特定的分子缺陷所采用的靶向治疗。纽约大学癌症研究已经认识到这个问题的关键，该研究所正在开发一个个性化的医学实验室，来定义与每个患者的癌症相关的独特的分子特征。

肿瘤研究所隶属于纽约大学这个大家庭，纽约大学癌症研究所的研究人员来自纽约大学医学院、纽约大学口腔学院和华盛顿校区，教师是宝贵的资源。

通过社区讲座、癌症筛检，并针对不同人群进行健康宣教特别节目，纽约大学癌症研究所教育了所服务的社区，并确保给所有家庭提供高度先进的癌症护理和教育。

纽约大学研究所将努力成为一个全球性机构，不仅为这个城市的患者服务，而且还开发研究了新的肿瘤预防和治疗方法造福于世界人民。他们将致力于消除本地、全美国及全球的癌症。

3. 纽约大学郎格医院主治癌症类型

表5-20　纽约大学郎格医院主治癌症类型

分类	英文名称
肉瘤	Sarcoma
神经系统	Brain tumors
胸腔	Thoracic oncology
乳腺	Breast cancer
消化系统	Gastrointestinal
泌尿生殖系统	Prostate cancer
前列腺癌和生殖	Urologic Oncology
妇科	Gynecologic cancers
头颈部	Head and neck cancers
眼	Eye Cancer
血液系统：白血病	Leukemia
血液系统	血癌Blood Cancer
霍奇淋巴瘤	Hodgkin's lymphoma
非霍奇淋巴瘤	Non- Hodgkin's lymphoma
骨髓移植	Bone Marrow Transplant
肺	Lung cancer
皮肤黑色素瘤	Skin Melanoma
儿童	Pediatric Oncology

十二、**Memorial Sloan-Kettering Cancer Center**

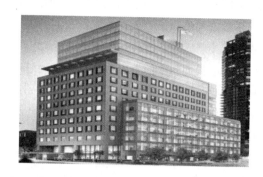

斯隆－凯特琳癌症中心纪念医院

1. 医院简介

MSKCC 医院位于纽约最繁华的曼哈顿中心地带，始建于 1884 年设全世界最早的、规模最大的私立肿瘤中心。有病床数 470 张，接收住院患者的年总接纳量是 24 487 例，2012 年住院手术 11 318 例，接待门诊患者 128 万。该医院的工作人员分为全职和兼职两种，其中全职医师和牙医师有 603 名，注册护士 1 764 名，兼职医师和牙医师 52 名，注册护士 424 名。

斯隆 - 凯特琳癌症中心纪念医院（MSKCC）有 4 个全国排名的成人专业，有 3 个重点专业，5 个特色专业。1 个儿科专业是儿科肿瘤，排名全国第 10 名。

表5-21　斯隆-凯特琳癌症中心纪念医院（MSKCC）成人专业排名表

特色	科室	排名
全美排名专业	癌症	2
	耳鼻喉	43
	妇科	9
	泌尿科	15
重点专业	胃肠科和GI外科	
	老年医学	
	精神病学	
特色专业	糖尿病和内分泌	
	肾脏病	
	神经内科和神经外科	
	整形外科	
	肺病科	

（1）提供的服务

◇ 住院患者服务 [临终关怀服务（疼痛控制和姑息治疗）、住院医生、感染隔

离室、癌症服务]

◇ 门诊患者: [乳腺癌筛查 / 乳房造影摄片、化疗、补充和替代疗法、牙科服务、基因检测 / 咨询、老年病学服务、HIV-AIDS 服务、肾透析、身体康复、精神服务（儿童 / 青少年、会诊、老年人和门诊保健服务）、戒烟项目、急救中心、女性健康中心、切口管理中心]

◇ 患者和家庭支持服务

◇ 影像学服务（诊断和治疗）（CT、诊断性放射同位素、MRI、多层螺旋 CT、单光子 CT、超声）

（2）项目服务

◇ 特殊护理团队：多学科团队专注于特定类型的癌症。团队包括外科医生、医学和放射肿瘤学家、放射科医师、病理学家、护士和其他医护专业人员。

◇ 创新研究：基本、平移和临床研究项目用来改进癌症疗法的进展。医生和研究人员之间的密切协作支持快速翻译的新结果纳入治疗方案的患者。

◇ 临床试验：重点放在寻找有效的方法治疗癌症，MSKCC 的医生目前正在寻找儿童和成人癌症患者在门诊治疗中心进行 500 多个临床试验。

◇ 临床遗传学：遗传性癌症风险评估、遗传咨询和基因检测由受过专门培训的遗传辅导员和医师向提供那些关注癌症。

◇ 儿科肿瘤：MSKCC 治疗的儿童和青年癌症比世界上任何其他机构都多。我们的儿科团队包括超过 30 位全职医生，每个人都拥有在儿科肿瘤或外科手术的专门知识。

（3）医院具体信息

医院地址：1275 York Avenue. New York, NY, 10065

联系电话：212-639-2000

网站：www.mskcc.org

预约服务电话信息：

成人：800-525-2225 周一到周五，8am-6pm

儿童：212-639-5954 周一到周五，8am-6pm

海外：212-639-4900 E-mail：international@mskcc.org

2. 历史

斯隆 - 凯特琳癌症中心纪念医院（MSKCC），也称纽约肿瘤医院，成立于 1884 年，是一所集癌症的治疗和研究于一体的医院。斯隆 - 凯特琳学院关注基础科学的研究，纪念医院提供临床治疗与护理。

1884 年，John Jacob Astor 和妻子 Charlotte 组建了纪念医院，医院最初坐落在曼哈顿上西城。1936 年，医院开始迁址到现在的纽约大道 1275 号，土地由 John D. Rockefeller 爵士捐赠。1939 年，纪念医院建成。

Sloan–Kettering 斯隆 - 凯特琳研究所成立于 1945 年，由 Alfred P. Sloan 爵士和 Charles F. Kettering（通用汽车公司副总裁）捐助成立，后来洛克菲勒家族的 Laurance Rockefeller 也捐献大笔资金，现在医院主园区位于纽约曼哈顿地区。

MSKCC 一直致力于癌症的治疗，是手术、放疗和化疗研究与治疗的领军力量，也是世界上最大的、最古老的专注于肿瘤厂家研究与治疗的医院。它是首个专门致力于研究癌症的精神影响、癌症疼痛的缓解以及遗传咨询等服务的机构。2013 年，MSKCC 在《美国新闻》中是全美排名第二的肿瘤医院。现任院长和首席执行官是 José Baselga（医学博士、哲学博士）。

MSKCC 是一所教学医院，Weill Cornell 威尔康奈尔医学院的医学博士培养机构，MSKCC 和 Weill Cornell 联合招收生物医学科学的研究生， 2004 年 MSKCC 成立 Gerstner Sloan-Kettering 生物医学科学研究生院，2006 开始招收生物医学科学博士，第一届博士毕业生 2012 年毕业。

MSKCC 致力研究人类肿瘤的发病机制，以纪念医院为基地，专注于转化研究，目标是将研究发现运用于救治患者。MSKCC 研究的另一个焦点是癌症免疫疗法，利用人体自身的免疫系统对抗癌症细胞。

MSKCC 在 2006 年夏天新开了一个拥有 21 个手术室的外科中心。MSKCC 的布鲁克林输液中心提供了一个"化疗准备"方式，患者先在曼哈顿的医院进行诊断，然后到布鲁克林化疗中心接受治疗，既节约了患者的时间，又提供了更多的个性化的家一般的护理。

3. 特色

（1）团队

在 MSKCC 的患者受益于由一支由专家团队以自己的知识和经验制定的个性化的治疗计划。专家团队包括外科医生、内科医生和放射肿瘤学家、放射科医师、护士、社工和其他专业人士。特别是在特殊类型的癌症，如乳腺癌、肺癌等治疗计划上反映了最新的研究进展和团队协作，以优质化的服务对患者进行综合处理。

（2）正确的诊断

要达到最有效治疗癌症的目的，初始进行准确的诊断是关键。MSKCC 使用先进的成像技术，如联合 PET/CT 和核医学扫描，能准确地检测癌症并查明其确切位置。

病理学家每年要分析近 40 000 份肿瘤样本，为精确诊断和治疗打下基础。越来越多的新技术的使用使他们能够更准确地识别肿瘤，提供甚至更准确地诊断癌症的分子差异，根据诊断，医生可以制定最先进的肿瘤治疗计划。

（3）外科专业知识

最新研究显示，癌症患者达到治疗后并发症少，治疗效果好，这和他们在哪家医院治疗，是否是由具有经验的外科医生进行手术等因素有关。MSKCC 的外科医生是世界最有经验的癌症外科医生之一，他们使用先进的手术技术，如机器人和微创技术，以及栓塞、介入放射学和消融等手段治疗肿瘤。他们不仅以挽救生命为主，而且在提高患者的生活质量上闻名全美。

如对于结肠直肠癌，外科手术治疗是必需的。MSKCC 的结直肠外科医生是纽约大都会地区执行手术最多的医生，比其他任何医院的医生更有经验。他们也是通过一系列的非常复杂的方法治疗肝转移患者的先驱。

前列腺癌的治疗选择很多，对很多患者来说，手术是最好的选择。MSKCC 的外科医生在开放手术中具有丰富的经验，也是机器人和微创手术的专家。他们利用精致的技术在保持正常组织和功能的同时消除肿瘤。

（4）化疗

MSKCC 的医疗肿瘤专家是化疗新技术的领导者，比常规化疗更有效、更安全。他们还能很好地控制化疗的不良反应，如恶心、疲劳等，患者经化疗后可以继续正常生活。越来越多的最新进展，如晚期复治或疫苗结合化疗等方法，用以改善患者治疗效果和生活质量。

（5）放疗

MSKCC 的放射肿瘤学家是复杂的治疗计划制定和尖端操作技术的专家。他们使用图像指导调强放射治疗，通过在放疗前和期间扫描肿瘤来极准确地调整辐射剂量和精确治疗肿瘤。在某些情况下，MSKCC 的医生还会使用化疗使肿瘤对放疗更敏感，从而提高治疗效果。

（6）骨髓和血液干细胞移植

MSKCC 已经执行超过 4 000 例的自体和异体移植手术，每年移植约 250 名患者，是具有复杂治疗最丰富经验的中心之一。治疗方法包括 T 细胞耗尽、脐带血和"迷你移植"。

（7）支持性护理

专门的精神病学家和心理学家帮助处理伴随癌症及其治疗带给患者的压力、焦虑和抑郁。社工帮助患者获得包括后续护理和康复等帮助。他们提供个人和家庭的咨询辅导，为住院患者和门诊患者提供支持，治疗后，为癌症康复提供讨论会，提供各种实用的建议。

4. 主治癌症类型

表5-22　MSKCC主治癌症类型

分类	中文名称	对应英文名称
骨与软组织 Bone and Soft Tissue	骨癌	Bone cancer
	尤因肉瘤	Ewing's sarcoma
	儿童骨肉瘤	Childhood osteosarcoma
	软组织肉瘤	Soft tissue sarcoma
	横纹肌肉瘤	Rhabdomyosarcoma
	间皮瘤	Mesothelioma
神经系统 Brain	脑瘤	Brain tumors
	儿童脑瘤	Childhood brain tumors
	颅底肿瘤	Skull base tumors
	垂体瘤	Pituitary tumors
	脊柱肿瘤	Spine tumors
	神经母细胞瘤	Neuroblastoma
	神经纤维瘤病	Neurofibromatosis
	听神经瘤	Acoustic neuroma
	视网膜母细胞瘤	Retinoblastoma
	希-林二氏病	von Hippel Lindau Disease
乳腺 Breast	乳腺癌	Breast cancer
	炎性乳腺癌	Inflammatory breast cancer
消化系统 Gastrointestinal	食管癌	Esophageal cancer
	胃癌	Stomach cancer
	阑尾肿瘤	Appendix cancer
	结肠癌	Colon cancer
	直肠癌	Rectal cancer
	肛门癌	Anal cancer
	肝癌	Liver cancer
	胰腺癌	Pancreatic cancer
	胆管肿瘤	Gallbladder and Bile Duct Cancers
	类癌瘤	Carcinoid tumors
	胃肠道间皮肿瘤	Gastrointestinal Stromal （GIST）
泌尿生殖系统 Genitourinary	肾癌	Kidney cancer
	输尿管肿瘤	Ureter Cancer
	膀胱癌	Bladder cancer
	阴茎癌	Penile cancer
	前列腺癌	Prostate cancer
	睾丸癌症	Testicular cancer
	尿道肿瘤	Urethral Cancer
	儿童生殖细胞肿瘤	Childhood germ cell tumors
	肾母细胞瘤	Wilms' Tumor

分类	中文名称	对应英文名称
妇科 Gynecologic	子宫癌	Uterine cancer
	子宫内膜癌	Endometrial Cancer
	宫颈癌	Cervical cancer
	卵巢癌	Ovarian cancer
	输卵管肿瘤	Fallopian tube cancer
	阴道癌症	Vaginal cancer
	外阴癌	Vulvar cancer
	妊娠期肿瘤	Gestational Trophoblastic Tumor
头颈部 Head and Neck	口癌	Oral cancer
	唇癌	Lip Cancer
	鼻及鼻咽癌	Paranasal and Nasopharyngeal Cancer
	眼癌	Eye cancer
	喉癌	Throat cancer
	甲状腺癌症	Thyroid cancer
	甲状旁腺疾病	Parathyroid disease
血液和淋巴系统 Hematologic/ Blood Cancers	白血病	Leukemia
	霍奇金淋巴瘤	Hodgkin's Lymphoma
	非霍奇金淋巴瘤	Non-Hodgkin's lymphoma
	骨髓增殖性疾病	Myeloproliferative Disorders
	骨髓增生异常综合征	Myelodysplastic Syndrome
	多发性骨髓瘤	Multiple Myeloma
	髓母细胞瘤	Medulloblastoma
	巨球蛋白血症	Waldenström's Macroglobulinemia
	儿童白血病	Childhood Leukemia
	儿童血液病	Childhood hematology disorders
	儿童淋巴瘤	Childhood Lymphoma
肺 Lung	肺癌	Lung cancer
皮肤 Skin	儿童黑色素瘤	Childhood Melanoma
	黑色素瘤	Melanoma
	皮肤癌	Skin cancer
内分泌 Endocrine	儿童内分泌肿瘤	Childhood endocrine tumors
	肾上腺疾病	Adrenal disease
	多内分泌性腺瘤	Multiple Endocrine Neoplasia
	原发性不明原因癌	Cancer of Unknown Primary （CUP）

十三、Johns Hopkins Hospital

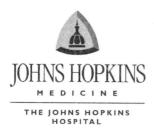

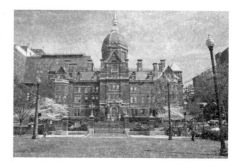

约翰斯·霍普金斯医院

约翰斯·霍普金斯医院是由慈善家 philanthropist Johns Hopkins 的遗产捐献建造。约翰斯·霍普金斯医院和约翰斯·霍普金斯大学医学院是美国现代医学的奠基式机构，同时也是许多传统医疗制度的诞生地，如查房制度和住院医生制度等。

1. 医院简介

约翰斯·霍普金斯医院是约翰·霍普金斯医学院的教学医院以及生物医学研究所，是一所综合型医院。医院位于美国马里兰州巴尔的摩市。

医院连续 21 年蝉联《美国新闻》中美国最佳医院综合排名的榜首，2013 年继续荣登美国最佳医院榜首，有 15 个专业排名在全美排名的前 10 名以内。

约翰斯·霍普金斯医院有病床 912 张，年总接纳量 46 573 例，住院手术 23 382 例，门诊 510 814 例，门诊手术 35 024 例，急诊 84 946 例。

该医院的工作人员分为全职和兼职两种，其中全职注册护士 2 134 名，兼职注册护士 485 名，医生和牙医师作为医院，作为教师由医学院或通过管理机构进行管理。该医院获得康复机构评审委员会认证（CARF）。

（1）提供的服务

✧ 住院患者服务：[分娩服务、心导管介入成人科诊断、心导管介入儿童科诊断老年人看护中心、临终关怀服务（疼痛控制和姑息治疗）、心脏外科成人科、心脏外科儿科、住院医生、感染隔离室、心脏介入成人科治疗科、心脏介入儿童科、新生儿看护中心、癌症服务、精神卫生服务]

✧ 门诊患者：[阿尔茨海默、关节炎中心、乳腺癌筛查 / 乳房造影摄片、认证创伤中心、化疗、按摩服务、补充和替代疗法、牙科服务、心脏介入成人诊断科、心导管介入儿童科诊断、体外震波碎石、基因检测 / 咨询、老年病学服务、HIV-

AIDS 服务、肾透析、身体康复、精神服务（儿童／青少年、会诊、老年人和门诊保健服务）、心脏介入成人科治疗、心导管介入儿童科治疗、诊断戒烟项目、睡眠中心、运动医学、紧急照顾中心、女性健康中心、切口管理中心]

◇ 患者和家庭支持服务

◇ 影像学服务（诊断和治疗）（CT、诊断性放射同位素、MRI、多层螺旋CT、单光子 CT、超声）

表5-23　约翰斯·霍普金斯医院成人和儿科专业排名表

成人专业	排名	儿科专业	排名
癌症	4	癌症	11
心脏内科和外科	4	心脏内科和外科	20
糖尿病和内分泌	4	糖尿病和内分泌	7
耳鼻喉科	1	胃肠和GI外科	9
胃肠和GI外科	3	新生儿科	12
老年医学科	1	肾脏病科	13
妇科	5	神经内科和神经外科	6
肾脏病科	4	整形外科	24
神经内科和神经外科	1	肺科学	9
眼科学	3	泌尿科	7
整形外科	6		
精神病学	2		
肺科学	6		
泌尿科	1		

（2）医院具体信息

Johns Hopkins Hospital

医院地址：600 North Wolfe Street Baltimore, MD 21287-2182

联系电话：（410）955-5000

网站：www.hopkinsmedicine.org

Johns Hopkins Children's Center

医院地址：1800 Orleans Street Baltimore, MD 21287

联系电话：（410）955–5000

网站：www.hopkinschildrens.org

（3）合作医院

Howard County General Hospital

Johns Hopkins Bayview Medical Center

Johns Hopkins Children's Center

Wilmer Eye Institute, Johns Hopkins Hospital

2. 历史

约翰斯·霍普金斯（Johns Hopkins）医院根据慈善家 philanthropist Johns Hopkins 的遗产捐献建造。约翰斯·霍普金斯医院和约翰·霍普金斯大学医学院是美国现代医学的奠基式机构，同时也是许多传统医疗制度的诞生地，如查房制度和住院医生制度等。

经过多年的沉淀，医院形成了几大专业特色，包括 Harvey Cushing 的神经外科、Alfred Blalock 的心脏外科和 Leo Kanner 的儿科以及儿童精神科。

Johns Hopkins 约翰·霍普金斯是巴尔的摩一名商人兼银行家，于 1873 年平安夜去世，留下 700 万美元遗产。在他的遗嘱中，要求用他的财富建立两个以他的名字命名的机构："约翰·霍普金斯大学"和"约翰·霍普金斯医院"，希望医院"应在建设和布局方面，与这个国家或者欧洲国家的任何其他类似机构相媲美"。最重要的是，霍普金斯告诫受托人"时刻牢记我的愿望和目的是最终让约翰·霍普金斯医院成为该校医学院的一部分，而我也将在遗嘱中声明会给予学校充足拨款"。通过借用医院的患者护理及大学的教学互相结合的关系，霍普金斯为美国医学的变革奠定了基础。

医院的最初框架由外科医生约翰·肖·比林斯（John Shaw Billings）起草，约翰·鲁道夫·尼恩斯（John Rudolph Niernsee）设计建筑架构，卡波特钱德勒（Edward Clarke Cabot）波士顿分公司的爱德华·克拉克·卡波特完成了整个 Queen Anne style 安妮女王风格的打造。在 1889 年竣工时，医院建设了当时全国最先进的加热和通风的概念以减少疾病的传播。

受托人吸纳了四位杰出的医师作为医院 1889 年 5 月 7 日开业时的创办员工。他们是病理学家 William Henry Welch（威廉·亨利·韦尔奇）、外科医生 William Stewart Halsted（威廉·斯图尔特·霍尔斯特德），内科医生 William Osler（威廉·奥斯勒）和妇科医生 Howard Atwood Kelly（霍华德·阿特伍德·凯利）。

William Stewart Halsted，霍尔斯特德，约翰·霍普金斯医院的首位位外科主任，在约翰·霍普金斯医院奠定了许多其他的医疗和手术成就。现代外科的诸多原则包括控制出血、解剖准确等都由该院产生并传扬到全世界。全球第一例乳腺癌根治术在该院完成。其他成就包括手术中使用消毒手套来预防感染，甲状腺、胆管、疝气和肠动脉瘤手术方面都居于世界前列。霍尔斯特德还建立了在美国首个正式的外科住院医师培训制度。

凯利（Howard Atwood Kelly）成立了真正的专业的妇科。他创造了新的治疗妇科病的手术方法，并发明了众多的医疗器械，包括尿道膀胱镜。他是第一个用镭治疗癌症的医师。

韦尔奇（William Henry Welch）的功绩在于培养了许多当时非常杰出的医生，如沃尔特·里德。他还创立了在霍普金斯大学的全国首个公共健康学院。

奥斯勒（Osler），第一位医药主任，建立了其首创住院医师制度，即刚毕业的医生接受先进的专业化训练的同时在主治医师的监督下治疗患者。而今，住院医师构成了医务人员的重要组成部分。他还引入让医学院学生在训练阶段尽早接触实际患者的理念；当时的医学院几乎只有讲座。奥斯勒对实践教育的贡献延伸到为患者和学生们的利益着想，主治医师在住院医师面前讨论病情。他希望他的墓碑上只写着，"他把医学院学生带进病房，实施病房床边教学"。

1912年，Diamond Jim Brady 向医院捐赠创建詹姆斯·布坎南布拉迪（James Buchanan Brady）泌尿研究所。

眼科医生威廉·荷兰·威尔默（William Holland Wilmer）于1925年创办了威尔默眼科诊所。

3. 辉煌成就

约翰霍普金斯大学的医学成就很多，1966年在霍普金斯性别认同诊所开展的首例男性到女性的变性手术。

过去25年中，两个影响最深远的医学进步奖也诞生在霍普金斯。

一、赢得诺贝尔奖的限制性内切酶的发现催生了基因工程产业。

二、大脑的天然鸦片剂的发现引发了关于神经递质通路和功能的爆炸式兴趣。

其他成就：

1951年，组织培养研究主任 George Otto Gey（乔治·奥托·盖伊）对 HeLa 细胞的发展研究。

首例也是极具争议的人类细胞的最重要的养殖方式。

三种脊髓灰质炎病毒的识别。

第一例"蓝色婴儿"的手术，这是由外科医生 Alfred Blalock 阿尔弗雷德布莱洛克与海伦·陶西格（Helen Taussig）（霍普金斯大学的一名女研究生，专攻从小儿心脏外科），和外科医生维维安·托马斯（Vivien Thomas）共同合作完成，为现代心脏外科手术开辟了新的道路。

4. 主治癌症类型

表5-24　约翰霍普金斯医院癌症中心主治癌症类型

分类	中文名称	对应英文名称
骨与软组织 Bone and Soft Tissue	骨癌	Bone cancer
	尤因肉瘤	Ewing's sarcoma
	儿童骨肉瘤	Childhood osteosarcoma
	软组织肉瘤	Soft tissue sarcoma
	横纹肌肉瘤	Rhabdomyosarcoma
	间皮瘤	Mesothelioma
神经系统 Brain	脑瘤	Brain tumors
	儿童脑瘤	Childhood brain tumors
	颅底肿瘤	Skull base tumors
	垂体瘤	Pituitary tumors
	脊柱肿瘤	Spine tumors
	神经母细胞瘤	Neuroblastoma
	神经纤维瘤病	Neurofibromatosis
	听神经瘤	Acoustic neuroma
	视网膜母细胞瘤	Retinoblastoma
	希-林二氏病	von Hippel Lindau Disease
乳腺 Breast	乳腺癌	Breast cancer
	炎性乳腺癌	Inflammatory breast cancer
消化系统 Gastrointestinal	食管癌	Esophageal cancer
	胃癌	Stomach cancer
	阑尾肿瘤	Appendix cancer
	结肠癌	Colon cancer
	直肠癌	Rectal cancer
	肛门癌	Anal cancer
	肝癌	Liver cancer
	胰腺癌	Pancreatic cancer
	胆管肿瘤	Gallbladder and Bile Duct Cancers
	类癌瘤	Carcinoid tumors
	胃肠道间皮肿瘤	Gastrointestinal Stromal（GIST）
泌尿生殖系统 Genitourinary	肾癌	Kidney cancer
	输尿管肿瘤	Ureter Cancer
	膀胱癌	Bladder cancer
	阴茎癌	Penile cancer
	前列腺癌	Prostate cancer
	睾丸癌症	Testicular cancer

分类	中文名称	对应英文名称
	尿道肿瘤	Urethral Cancer
	儿童生殖细胞肿瘤	Childhood germ cell tumors
	肾母细胞瘤	Wilms' Tumor
妇科 Gynecologic	子宫癌	Uterine cancer
	子宫内膜癌	Endometrial Cancer
	宫颈癌	Cervical cancer
	卵巢癌	Ovarian cancer
	输卵管肿瘤	Fallopian tube cancer
	阴道癌症	Vaginal cancer
	外阴癌	Vulvar cancer
	妊娠期肿瘤	Gestational Trophoblastic Tumor
头颈部 Head and Neck	口癌	Oral cancer
	唇癌	Lip Cancer
	鼻及鼻咽癌	Paranasal and Nasopharyngeal Cancer
	眼癌	Eye cancer
	喉癌	Throat cancer
	甲状腺癌症	Thyroid cancer
	甲状旁腺疾病	Parathyroid disease
血液和淋巴系统 Hematologic/ Blood Cancers	白血病	Leukemia
	霍奇金淋巴瘤	Hodgkin's Lymphoma
	非霍奇金淋巴瘤	Non-Hodgkin's lymphoma
	骨髓增殖性疾病	Myeloproliferative Disorders
	骨髓增生异常综合征	Myelodysplastic Syndrome
	多发性骨髓瘤	Multiple Myeloma
	髓母细胞瘤	Medulloblastoma
	巨球蛋白血症	Waldenström's Macroglobulinemia
	儿童白血病	Childhood Leukemia
	儿童血液病	Childhood hematology disorders
	儿童淋巴瘤	Childhood Lymphoma
肺 Lung	肺癌	Lung cancer
皮肤 Skin	儿童黑色素瘤	Childhood Melanoma
	黑色素瘤	Melanoma
	皮肤癌	Skin cancer
内分泌 Endocrine	儿童内分泌肿瘤	Childhood endocrine tumors
	肾上腺疾病	Adrenal disease
	多内分泌性腺瘤	Multiple Endocrine Neoplasia
	原发性不明原因癌	Cancer of Unknown Primary （CUP）

十四、Dana–Farber/Brigham and Women's Hospital

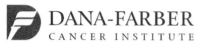

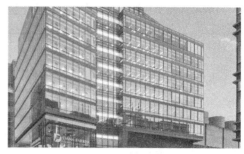

德纳 - 法贝癌症研究所 / 伯明汉医院

德纳 - 法贝癌症研究所是美国国家癌症研究所指定的大学综合癌症中心之一。位于马萨诸塞州波士顿的长木医学区，是哈佛大学医学院的重要附属机构。

德纳 - 法贝研究所拥有超过 3 680 名员工，每年的收入达到了将近 8 亿美元。每年有超过 299 202 名成人和儿童到医院就诊。凭借其杰出的医学研究和临床水平享誉全球，德纳 - 法贝研究所被《美国新闻》评为全美排名第五的肿瘤医院，该所也是多发性骨髓瘤研究协会成员之一。

德纳 - 法贝研究所是哈佛大学医学院的主要教学附属医院，也是联邦认定的艾滋病研究中心，是德纳 - 法贝 / 哈佛肿瘤中心的创始成员之一。

1. 医院简介

德纳 - 法贝 / 布里格姆妇女医院（DF/BWCC）位于马萨诸塞州波士顿地区，非营利机构，属于综合型医院和外科医院。

DF/BWCC 是一个由德纳 - 法贝癌症研究所和布里格姆妇女医院合作的关注成年癌症患者的机构。德纳 - 法贝研究所提供门诊服务，而住院医疗则由布里格姆妇女医院提供。

DB/BWCC 致力于帮助人们和各种癌症做斗争，协调的安排使许多人一次便见到研究所所有的专家。德纳 - 法贝 / 儿童医院癌症中心（DF/CHCC）是一家拥有 60 多年历史的医院，它由波士顿儿童医院和德纳 - 法贝癌症研究所合办，为患有或患过各种儿童癌症的儿童提供综合性的护理。DF/CHCC 的专家们积极参与儿童癌症的研究，并用最先进的临床技术来改善疗效和提高孩子们的生活质量。

DB/BWCC 肿瘤研究所有病床数 30 张，接收住院患者的年总接纳量是 1 073

人，无住院手术，门诊患者 320 849 例。该医院的工作人员分为全职和兼职两种，其中全职医师和牙医师有 324 名，注册护士 280 名。兼职注册护士 139 名。

DB/BWCC 有病床数 779 张，接收住院患者的年总接纳量是 46 498 人，住院手术 18 885 例，门诊 786 122 例，急诊 60 572 例，接生 7 883 名。该医院的工作人员分为全职和兼职两种，其中全职医师和牙医师有 1 274 名，注册护士 1 781 名。实习护士 71 名，兼职医师和牙医师 293 名，注册护士 1279 名，实习 6 名。

布里格姆妇女医院（Brigham and Women's Hospital）是非营利医院，有 12 个全国排名的成人专科，有 2 个优异科室，1 个特色专科。

表5-25　Brigham and Women's Hospital医院成人专业排名表

特色	专业	排名
全美排名	癌症	5
	心脏内科和心脏外科	5
	耳鼻喉	3
	糖尿病和内分泌	9
	胃肠科和GI手术	22
	妇科	2
	老年医学	15
	肾脏学	5
	神经内科和神经外科	19
	整形外科	17
	肺科学	15
	风湿病学	5
	泌尿科	45
重点专业	耳鼻喉	
	精神病学	
特色专业	眼科	

（1）提供的服务

◇ 住院患者服务:[分娩服务、心导管介入成人科、老年服务、临终关怀服务（疼痛控制和姑息治疗）、心脏外科成人科、心脏外科儿科、住院医生、感染隔离室、心脏介入成人科、心脏介入儿科、新生儿科、新生儿护理、癌症服务、精神卫生服务]

◇ 门诊患者服务:[阿尔茨海默、关节炎中心、肥胖症治疗科、乳腺癌筛查/乳房造影摄片、认证创伤中心、化疗、按摩服务、补充和替代疗法、牙科服务、心脏介入成人科、体外震波碎石、基因检测/咨询、老年病学服务、HIV-AIDS 服务、肾透析、身体康复、精神服务（儿童/青少年、会诊、老年人和门诊保健服

务）、戒烟项目、睡眠中心、运动医学、紧急照顾中心、生殖中心、、物质滥用中心、女性健康中心、切口管理中心]

◇ 患者和家庭支持服务

◇ 影像学服务（诊断和治疗）（CT、诊断性放射同位素、MRI、电子束 CT、多层螺旋 CT、单光子 CT、超声）

（2）医院具体信息

Dana-Farber cancer institute

地址：44 Binney Street, Boston, MA, 02115

联系电话：617-632-3000

网站：www.dana-farber.org

（3）合作医院

Dana-Farber/brigham and women's cancer center

地址：75 Francis Street, Boston, MA, 02115

联系电话：617-732-5500

预约电话：800-294-9999（新患者），800-638-6294（复诊患者）

网站：www.brigramandwomens.org

Brigham and women's Faulkner hospital

1153 Centre Street, Boston, MA, 02130

联系电话：617-983-7000

网站：www.faulknerhospital.org

Massacusetts General Hospital

55 Fruit Street, Boston, MA, 02114

联系电话：617-726-2000

网站：www.massgeneral.org

McLean Hospital

115 Mill Street, Belmont, MA, 02478

联系电话：617-855-2000

网站：www.mclean.harvard.edu

Newton- Wellesley Hospital

2014 Washington Street, Newton Lower Falls, MA, 02462

联系电话：617-243-6000

网站：www.uwh.org

North Shore Medical Center

81 Highland Avenue,Salem, MA, 01970

联系电话：978-741-1200

网站：www.nsmc.partners.org

Spaulding Rehabilitation Hospital

125 Nashua Street, Boston, MA, 02114

联系电话：617-573-7000

网站：www.spauldingrehab.org

2. 历史和成就

Edward J. Benz（医学博士）爵士是德纳 - 法贝研究所和"吉米基金"的执行总裁。

德纳 - 法贝肿瘤研究所由美国国家癌症研究所、美国国家过敏和传染病研究所和一些私人资金赞助成立。以一位儿童患者命名的"吉米基金"是该研究所主要的慈善基金。

1947 年西德尼·法贝（Sidney Farber）（医学博士）创建了儿童肿瘤研究基金会。1969 年，研究所正式将业务扩大到所有年龄段的患者。1974 年"西德尼法贝肿瘤研究所"渐渐为人们所熟知。1983 年，Charles A. Dana Foundation 查尔斯·A·德纳基金会开始进行赞助，研究所正式改名为德纳 - 法贝肿瘤研究所。

德纳 - 法贝研究所在肿瘤医疗和研究方面的突破性发现有着悠久的历史。淋巴细胞白血病是儿童中最常见的肿瘤，1947 年，西德尼法贝和他的研究团队最先用甲氨蝶呤成功地暂时性缓解了该病。这种药物和法贝博士使用的另一种叫做甲氨蝶呤的药物都是由位于纽约珀尔里弗的莱德利研究所工作的 Yellapragada Subbarao 博士发现并提供的。

1954 年法贝和他的同事成功缓解了第一例儿童肿瘤中常见的肾母细胞瘤，并将治愈率从 40% 提高到 85%。

1976 年西德尼法贝癌症研究中心发明了一种新的急性骨髓癌的治疗方法，使得近一半的患者第一次得到了彻底的康复。

1978 年研究所的研究员发明了一种对软组织肉瘤化疗方案，最终得到了 50% 的响应率。

1982 年，德纳 - 法贝研究所发明并运用 CA-125 血液检测技术到卵巢癌中。他们同时也是最先怀疑导致人类 T 细胞白血病的反转录酶是艾滋病的致病体的机构。

1984 年，德纳 - 法贝癌症研究所出版了《分子生物学核心设施》，作为研究员们阐述先进的分子生物学工具的平台。

1991 年，德纳 - 法贝研究所帮助推广了高剂量化疗后使用自然生长激素的疗法，使得骨髓移植变得更加安全和有效。

1993 年，德纳 - 法贝的研究员们发现了会增加结肠癌患病率的基因。MSH2 基因和后来的 MLH1 基因（也是由德纳 - 法贝研究所）被发现与遗传性非息肉病结直肠癌（HNPCC）有关。

1996 年，研究所意外地发现了艾滋病致病病毒 HIV 如何复制并感染健康细胞的认识。《科学》杂志将这一发现称作"医学领域年度突破"。

1998 年，由德纳 - 法贝研究所完成药物"伊马替尼"（甲磺酸伊马替尼胶囊）的早期研发，该药治疗慢性粒细胞性白血病患者取得了惊人的成功。

1999 年，通过和其他医院的同事合作，德纳 - 法贝研究所的科学家开始了人类对内皮抑素的首次研究。内皮抑素是一种新生代化合药物，能够通过切断肿瘤细胞的供血来捕获缩小的肿瘤细胞。

2002 年，德纳 - 法贝研究所发现，之前取得巨大成功的用于定向治疗的"甲磺酸伊马替尼胶囊"用在部分患者身上，能缓解甚至治愈一种罕见的先前无法治愈的名为"胃肠道间质瘤"的消化道癌症。

2003 年，德纳 - 法贝的科学家和怀特海德研究所共同发现了一个标记在许多种癌细胞上的基因，该基因暗示着癌细胞有可能扩散到身体其他部位。这个发现也间接导致了关于癌细胞是否具有扩散能力的测试。

2005 年，德纳 - 法贝研究所的科学家在报告中指出，药物吉非替尼（分子靶向抗肿瘤新药）对携带异常的关键蛋白的非小细胞肺癌患者有非常好的疗效。

他们同时也和其他有相同目标的新英格兰当地的慈善机构合作。目前与之合作的机构主要有：Take a Swing at Cancer（痛击癌症慈善组织），Angel's Hope（希望天使慈善基金会），Childhood Cancer Lifeline of New Hampshire（新罕布什尔儿童癌症慈善基金）以及 Andrew's Helpful Hands（安德烈慈善基金）慈善组织。

3. 主治癌症类型

表5-26　**Brigham and Women's Hospital主治癌症类型**

分类	中文名称	对应英文名称
骨与软组织 Bone and Soft Tissue	骨癌	Bone cancer
	尤因肉瘤	Ewing's sarcoma
	儿童骨肉瘤	Childhood osteosarcoma
	软组织肉瘤	Soft tissue sarcoma
	横纹肌肉瘤	Rhabdomyosarcoma
	间皮瘤	Mesothelioma

分类	中文名称	对应英文名称
神经系统 Brain	脑瘤	Brain tumors
	儿童脑瘤	Childhood brain tumors
	颅底肿瘤	Skull base tumors
	垂体瘤	Pituitary tumors
	脊柱肿瘤	Spine tumors
	神经母细胞瘤	Neuroblastoma
	神经纤维瘤病	Neurofibromatosis
	听神经瘤	Acoustic neuroma
	视网膜母细胞瘤	Retinoblastoma
	希-林二氏病	von Hippel Lindau Disease
乳腺 Breast	乳腺癌	Breast cancer
	炎性乳腺癌	Inflammatory breast cancer
消化系统 Gastrointestinal	食管癌	Esophageal cancer
	胃癌	Stomach cancer
	阑尾肿瘤	Appendix cancer
	结肠癌	Colon cancer
	直肠癌	Rectal cancer
	肛门癌	Anal cancer
	肝癌	Liver cancer
	胰腺癌	Pancreatic cancer
	胆管肿瘤	Gallbladder and Bile Duct Cancers
	类癌瘤	Carcinoid tumors
	胃肠道间皮肿瘤	Gastrointestinal Stromal （GIST）
泌尿生殖系统 Genitourinary	肾癌	Kidney cancer
	输尿管肿瘤	Ureter Cancer
	膀胱癌	Bladder cancer
	阴茎癌	Penile cancer
	前列腺癌	Prostate cancer
	睾丸癌症	Testicular cancer
	尿道肿瘤	Urethral Cancer
	儿童生殖细胞肿瘤	Childhood germ cell tumors
	肾母细胞瘤	Wilms' Tumor
妇科 Gynecologic	子宫癌	Uterine cancer
	子宫内膜癌	Endometrial Cancer
	宫颈癌	Cervical cancer
	卵巢癌	Ovarian cancer

分类	中文名称	对应英文名称
	输卵管肿瘤	Fallopian tube cancer
	阴道癌症	Vaginal cancer
	外阴癌	Vulvar cancer
	妊娠期肿瘤	Gestational Trophoblastic Tumor
头颈部 Head and Neck	口癌	Oral cancer
	唇癌	Lip Cancer
	鼻及鼻咽癌	Paranasal and Nasopharyngeal Cancer
	眼癌	Eye cancer
	喉癌	Throat cancer
	甲状腺癌症	Thyroid cancer
	甲状旁腺疾病	Parathyroid disease
血液和淋巴系统 Hematologic/ Blood Cancers	白血病	Leukemia
	霍奇金淋巴瘤	Hodgkin's Lymphoma
	非霍奇金淋巴瘤	Non-Hodgkin's lymphoma
	骨髓增殖性疾病	Myeloproliferative Disorders
	骨髓增生异常综合征	Myelodysplastic Syndrome
	多发性骨髓瘤	Multiple Myeloma
	髓母细胞瘤	Medulloblastoma
	巨球蛋白血症	Waldenström's Macroglobulinemia
	儿童白血病	Childhood Leukemia
	儿童血液病	Childhood hematology disorders
	儿童淋巴瘤	Childhood Lymphoma
肺 Lung	肺癌	Lung cancer
皮肤 Skin Cancers	儿童黑色素瘤	Childhood Melanoma
	黑色素瘤	Melanoma
	皮肤癌	Skin cancer
内分泌 Endocrine	儿童内分泌肿瘤	Childhood endocrine tumors
	肾上腺疾病	Adrenal disease
	多内分泌性腺瘤	Multiple Endocrine Neoplasia
	原发性不明原因癌	Cancer of Unknown Primary （CUP）

十五、Hospital of the University of Pennsylvania

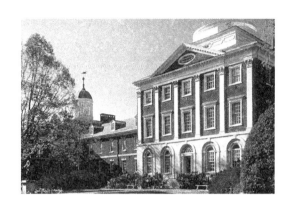

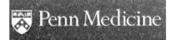

宾夕法尼亚大学医院

宾夕法尼亚大学医院（Hospital of the University of Pennsylvania）位于宾夕法尼亚的费城地区（philadelphia），是一家集科研、教学和临床于一体的综合性服务机构。

宾夕法尼亚大学的 Abramson cancer center 癌症中心致力于诊断、治疗和研究每一种类型的癌症，该中心有丰富的专家团队利用他们的知识关心照顾每位患者，不但为患者治疗疾病，还关心患者的情感、家庭和生活质量。

1. 医院简介

宾夕法尼亚大学医院是一家非营利医院，属于综合性和外科医院。目前拥有病床数 782 张。2012 年，接待患者总数约 104 万人，允许年接待量 37 849 例，外科医生们实施住院手术 14 631 例。急诊 60 968 例。接生新生儿 4 395 例。

宾夕法尼亚大学医院的工作人员分为全职和兼职两种，其中医师和牙医师 1 735 名，注册护士 2 548 名，实习护士 43 名，兼职注册护士 510 名。

宾夕法尼亚大学医院有 16 个全国排名的成人专业，2 个重点专业是眼科学和风湿病科，1 个特色专业是康复医学。

（1）提供的服务

✧ 住院患者服务：[分娩服务、心导管介入成人科诊断、心导管介入儿童科诊断老年人看护中心、临终关怀服务（疼痛控制和姑息治疗）、心脏外科成人科、心脏外科儿科、住院医生、感染隔离室、心脏介入成人科治疗科、心脏介入儿童科、新生儿看护中心、癌症服务、精神卫生服务]

✧ 门诊患者服务：[阿尔茨海默、关节炎中心、肥胖症治疗科、乳腺癌筛查

/ 乳房造影摄片、认证创伤中心、化疗、按摩服务、补充和替代疗法、牙科服务、心脏介入成人诊断科、心导管介入儿童科诊断、体外震波碎石、健身中心、基因检测 / 咨询、老年病学服务、HIV-AIDS 服务、家庭看护服务、肾透析、身体康复、精神服务（儿童 / 青少年、会诊、老年人和门诊保健服务）、心脏介入成人科治疗、心导管介入儿童科治疗、诊断戒烟项目、睡眠中心、运动医学、紧急照顾中心、女性健康中心、切口管理中心]

表5-27　**Hospital of the University of Pennsylvania成人专业排名表**

专业	排名
癌症	13
心脏内科和外科	11
糖尿病和内分泌	11
耳鼻喉科	5
胃肠和GI外科	14
老年医学科	13
妇科	18
肾脏病科	13
神经内科和神经外科	12
整形外科	35
精神病学	12
肺科学	11
泌尿科	11

◇ 患者和家庭支持服务

◇ 影像学服务（诊断和治疗）（CT、诊断性放射同位素、MRI、电子束 CT、多层螺旋 CT、单光子 CT、超声）

（2）医院具体信息

Hospital of the University of Pennsylvania

3400 Spruce Street, Philadelphia, PA, 19104

联系电话：215-662-4000

网站：www.pnnnmedicine.org

（3）合作医院

Penn Presbyterian Medical Center

51 North 39th Street. Philadelphia, PA, 19104

联系电话：215-662-8000

网站：www.pennmedicine.org/pmc

Pennylvanial Hospital

800 Spruce Street, Philadelphia, PA, 19107

联系电话：215-829-3000

网站：www.pahosp.com

2. 宾夕法尼亚大学医院主治癌症类型

表5-28　宾夕法尼亚大学医院主治癌症类型

分类	中文名称	对应英文名称
骨与软组织 Bone and Soft Tissue	骨癌	Bone cancer
	尤因肉瘤	Ewing's sarcoma
	软组织肉瘤	Soft tissue sarcoma
	横纹肌肉瘤	Rhabdomyosarcoma
	间皮瘤	Mesothelioma
神经系统 Brain	脑瘤	Brain tumors
	神经内分泌肿瘤	Neuroendocrine Tumor
乳腺 Breast	乳腺癌	Breast cancer
消化系统 Gastrointestinal	食管癌	Esophageal cancer
	胃癌	Stomach cancer
	小肠癌	Small intestine cancer
	阑尾肿瘤	Appendix cancer
	结肠癌	Colon cancer
	直肠癌	Rectal cancer
	肛门癌	Anal cancer
	肝癌	Liver cancer
	胰腺癌	Pancreatic cancer
	胆管肿瘤	Gallbladder and Bile Duct Cancers
	类癌瘤	Carcinoid tumors
	胃肠道间皮肿瘤	Gastrointestinal Stromal （GIST）

分类	中文名称	对应英文名称
泌尿生殖系统 Genitourinary	肾癌	Kidney cancer
	输尿管肿瘤	Ureter Cancer
	膀胱癌	Bladder cancer
	阴茎癌	Penile cancer
	前列腺癌	Prostate cancer
	睾丸癌症	Testicular cancer
	尿道肿瘤	Urethral Cancer
	肾母细胞瘤	Wilms' Tumor
妇科 Gynecologic	子宫癌	Uterine cancer
	子宫内膜癌	Endometrial Cancer
	宫颈癌	Cervical cancer
	卵巢癌	Ovarian cancer
	输卵管肿瘤	Fallopian tube cancer
	阴道癌症	Vaginal cancer
	外阴癌	Vulvar cancer
头颈部 Head and Neck	口癌	Oral cancer
	喉癌	Throat cancer
	甲状腺癌症	Thyroid cancer
	甲状旁腺疾病	Parathyroid disease
血液和淋巴系统 Hematologic/ Blood Cancers	白血病	Leukemia
	霍奇金淋巴瘤	Hodgkin's Lymphoma
	非霍奇金淋巴瘤	Non-Hodgkin's lymphoma
肺 Lung	肺癌	Lung cancer
皮肤 Skin	黑色素瘤	Melanoma
	皮肤癌	Skin cancer

十六、New York-Prebyterian University hospital of Columbia and Cornell

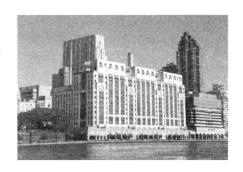

纽约大学哥伦比亚医院

纽约大学哥伦比亚医院（New York-Prebyterian University hospital of Columbia and Cornell）位于纽约州的纽约地区，是一所集科研、教学和临床于一体的综合性服务机构，也是纽约地区排名第一的医院。

1. 医院简介

纽约大学哥伦比亚医院是一家非营利医院，属于综合性和外科医院。目前拥有病床数 2 264 张。2012 年，接待门诊患者总数约 183 万人，允许年接待量 105 339 例，外科医生们实施住院手术 30 739 例，急诊 261 513 例，接生 12 514 人。

纽约大学哥伦比亚医院的工作人员分为全职和兼职两种，其中医师和牙医师 2 名，注册护士 4786 名，实习护士 41 名。兼职医师和牙医师 14 名，注册护士 371 名。其他的医师和牙医师的编制不同，由不同的机构进行管理。

纽约大学哥伦比亚医院有 15 个全国排名的成人专业，10 个儿科专业，1 个特色专业。

（1）提供的服务

◇ 住院患者服务：[分娩服务、心导管介入成人科诊断、心导管介入儿童科诊断、老年人看护中心、临终关怀服务（疼痛控制和姑息治疗）、心脏外科成人科、心脏外科儿科、住院医生、感染隔离室、心脏介入成人科治疗科、心脏介入儿童科、新生儿看护中心、癌症服务、精神卫生服务]

◇ 门诊患者：[阿尔茨海默、关节炎中心、肥胖症治疗科、乳腺癌筛查 / 乳房造影摄片、认证创伤中心、化疗、按摩服务、补充和替代疗法、牙科服务、心脏介入成人诊断科、心导管介入儿童科诊断、体外震波碎石、健身中心、基因检测/咨询、老年病学服务、HIV-AIDS 服务、家庭看护服务、肾透析、身体康复、精神服务（儿童/青少年、会诊、老年人和门诊保健服务）、心脏介入成人科治疗、心导管介入儿童科治疗、诊断戒烟项目、睡眠中心、运动医学、紧急照顾中心、女性健康中心、切口管理中心］

◇ 患者和家庭支持服务

◇ 影像学服务（诊断和治疗）（CT、诊断性放射同位素、MRI、电子束 CT、多层螺旋 CT、单光子 CT、超声）

表5-29　纽约大学哥伦比亚医院成人专业和儿科专业排名表

成人专业	排名	儿科专业	排名
癌症	22	癌症	33
心脏内科和外科	3	心脏内科和外科	8
糖尿病和内分泌	7	糖尿病和内分泌	10
耳鼻喉科	31	胃肠和GI外科	27
胃肠和GI外科	7	新生儿科	6
老年医学科	19	肾脏病科	34
妇科	17	神经内科和神经外科	17
肾脏病科	3	整形外科	13
神经内科和神经外科	3	肺科学	16
整形外科	30	泌尿科	45
精神病学	4		
肺科学	17		
康复医学	15		
风湿病学	13		
泌尿科	5		
眼科学			

（2）医院具体信息

New York-Prebyterian University hospital of Columbia and cornell

525 East 68th Street, New York, NY, 10065

联系电话：212-746-5454

网站：www.nyp.org

（3）合作医院

Brooklyn Hospital Cneter

121 Dekalb Avenue, Brllklyn, NY, 11201

联系电话：718-250-8000

网站：www.tbh.org

Hospital for Special Surgery

535 East 70th Street, New York, NY, 10021

联系电话：212-606-1000

网站：www.hss.edu

New York Community hospital

2525 Kings Highway, Blooklyn, NY, 11229

联系电话：718-692-5300

网站：www.nych.com

New York Hospital Queens

56-45 Main Street, Flushing, NY, 10065

联系电话：718-670-1231

网站：www.nyhq.org

New York Methodist Hospital

506 6th Street, Blooklyn, NY, 11215

联系电话：718-780-3000

网站：www.nym.org

New York Westchester square Medical Center

2475 Saint Raymonds Avenue,Bronx, NY, 10461

联系电话：718-430-7300

网站：www.nywsmc.org

New York Nyack Hospital

160 North Midland Avenue, Nyack, NY, 10960

联系电话：845-348-2000

网站：www.nyackhospital.org

2. 纽约大学哥伦比亚医院主治癌症类型

表5-30　纽约大学哥伦比亚医院主治癌症类型

分类	中文名称	对应英文名称
骨与软组织	骨癌	Bone cancer
	肉瘤	sarcoma
神经系统	脑瘤	Brain tumors
乳腺	乳腺癌	Breast cancer
消化系统 Gastrointestinal	食管癌	Esophageal cancer
	胃癌	Stomach cancer
	阑尾肿瘤	Appendix cancer

分类	中文名称	对应英文名称
	结肠癌	Colon cancer
	直肠癌	Rectal cancer
	肛门癌	Anal cancer
	肝癌	Liver cancer
	胰腺癌	Pancreatic cancer
	胆管肿瘤	Gallbladder and Bile Duct Cancers
泌尿生殖系统 Genitourinary	肾癌	Kidney cancer
	输尿管肿瘤	Ureter Cancer
	膀胱癌	Bladder cancer
	阴茎癌	Penile cancer
	前列腺癌	Prostate cancer
	睾丸癌症	Testicular cancer
	尿道肿瘤	Urethral Cancer
妇科 Gynecologic	子宫癌	Uterine cancer
	子宫内膜癌	Endometrial Cancer
	宫颈癌	Cervical cancer
	卵巢癌	Ovarian cancer
	输卵管肿瘤	Fallopian tube cancer
	阴道癌症	Vaginal cancer
	外阴癌	Vulvar cancer
头颈部 Head and Neck	口癌	Oral cancer
	唇癌	Lip Cancer
	鼻及鼻咽癌	Paranasal and Nasopharyngeal Cancer
	眼癌	Eye cancer
	喉癌	Throat cancer
	甲状腺癌症	Thyroid cancer
	甲状旁腺疾病	Parathyroid disease
血液和淋巴系统 Hematologic/ Blood Cancers	白血病	Leukemia
	霍奇金淋巴瘤	Hodgkin's Lymphoma
	非霍奇金淋巴瘤	Non-Hodgkin's lymphoma
	骨髓增殖性疾病	Myeloproliferative Disorders
	骨髓增生异常综合征	Myelodysplastic Syndrome
	多发性骨髓瘤	Multiple Myeloma
	骨髓移植	Bone Marrow Transplant
肺 Lung	肺癌	Lung cancer
皮肤 Skin	黑色素瘤	Melanoma
	皮肤癌	Skin cancer
儿童	儿童肿瘤	Pediatric Cancers

北部

十七、University of Texas MD Anderson Cancer Center

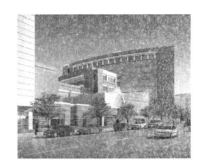

MD 安德森肿瘤中心

德克萨斯大学 MD 安德森癌症中心，简称 MD 安德森癌症中心，是美国根据《1971 年国家癌症法案》建立的最初三所综合性癌症中心之一。它不仅是一个拥有学位授予权的学术单位，也是一所位于美国德克萨斯州休斯顿德克萨斯医学中心的癌症治疗研究中心。它也是美国为数不多的几家隶属于两所主要以研究为基础的医学院的医院之一。

在过去 12 年中的 10 年里，包括 2013 年，MD 安德森癌症中心都在《美国新闻》发布的"最佳医院"调查中名列"癌症类"第一位。MD 安德森癌症中心已被广泛认为是全美最好的癌症医院，是美国国家癌症研究所指定的 41 所综合癌症中心的一员。2012 年，为近 115 000 位患者提供了癌症治疗。

1. 医院简介

MD 安德森癌症中心位于德克萨斯州休斯顿地区，属于肿瘤医院，有病床数607 张，接收住院患者的年总接纳量是 25 230 例，2012 年住院手术 8 764 例，门诊手术 9 457 例，急救 18 926 例。接待门诊患者约 120 万。该医院的工作人员分为全职和兼职两种，其中全职医师和牙医师有 855 名，注册护士 2 801 名，实习护士 43 名。兼职注册护士 195 名。

德克萨斯州大学 MD 安德森癌症中心是一所非营利机构，也是一所教学医院。德克萨斯州大学 MD 安德森癌症中心有 5 个全国排名的成人专业，1 个儿科专科。有 5 个重点专业，5 个特色专业。儿科肿瘤排名全国第 22 名。

表5-31 MD安德森癌症中心成人专业排名表

特色	专业	排名
全美排名	癌症	1
	耳鼻喉	3
	妇科	6
	泌尿科	43
重点科室	老年医学	
	肾脏病学	
	神经内科和神经外科	
	整形外科	
	精神病学	
特色	糖尿病和内分泌	
	胃肠科和GI手术	
	眼科	
	风湿病学	
	肺病科	

（1）提供的服务

◇ 住院患者服务 [心脏导管插入、临终关怀服务（疼痛控制和姑息治疗）、住院医生、感染隔离室、癌症服务、精神卫生服务]

◇ 门诊患者：[乳腺癌筛查 / 乳房造影摄片、化疗、补充和替代疗法、牙科服务、心脏导管插入、基因检测 / 咨询、肾透析、身体康复、精神服务（儿童/ 青少年、会诊、老年人和门诊保健服务）、睡眠中心、戒烟项目、女性健康中心、切口管理中心]

◇ 患者和家庭支持服务

◇ 影像学服务（诊断和治疗）（CT、诊断性放射同位素、MRI、多层螺旋CT、单光子CT、超声）

（2）项目服务

◇ 特殊护理团队：多学科团队专注于特定类型的癌症。团队包括外科医生、医学和放射肿瘤学家、放射科医师、病理学家、护士和其他专业医护人员。

◇ 创新研究：基本、平移和临床研究项目用来改进癌症疗法的进展。医生和研究人员之间的密切协作支持快速翻译的新结果纳入治疗方案的患者。

◇ 临床试验：重点放在寻找有效的方法治疗癌症。他们的医生目前正在寻找儿童和成人癌症患者参加门诊治疗中心的进行 500 多个临床试验。

◇ 临床遗传学：遗传性癌症风险评估、遗传咨询和基因检测由受过专门培训的遗传辅导员和医师向那些关注癌症的人员提供服务。

◇ 儿科肿瘤：比起世界上任何其他机构，该院治疗更多的儿童和青年癌症。他们的儿科团队包括超过 30 位全职医生，每个人都拥有在儿科肿瘤或外科手术的专门知识。

（3）医院具体信息

医院地址：1515 Holcombe Boulevard, Box 91. Houston, TX, 77030

联系电话：713-792-2121

网站：www.mdanderson.org

问询电话：1-877-632-6789

住院患者服务电话：1-713-792-7000

周一到周五：8am – 10pm 周末：8am – 5pm

海外：001-713-745-0450

E-mail： international@mdanderson.org

2. 历史

MD 安德森癌症中心以田纳西州的银行家与棉花商人 Monroe Dunaway Anderson 门罗·杜纳威·安德森的名字命名。安德森以 3 万美元的起始资金创办了 MD 安德森基金会。1941 年，德州议会拨款 50 万美元，用于建造一家肿瘤医院暨研究中心，安德森基金会将医院选在休斯敦德州医学中心，并以安德森的名字命名，现在德州大学系统中的一部分，1954 年迁到现在的地址。

MD 安德森癌症中心主要针对癌症的起因、治疗与预防三方面进行研究。他们的标语是"让癌症变为历史"。MD 安德森癌症中心现今的标识语也因此而风格化，"Cancer（癌症）"一词被横线从中穿过以彰显其承诺。

2012 年，约有 8 500 名患者参与了治疗性临床研究，共同探索癌症最新疗法，并使它成为了全美同类项目中最大的一项。

MD 安德森癌症中心是一所教学医院，提供奖学金、实习医师职位、哲学博士住院医生实习以及专业医护人员。中心还向德州大学生物医学研究院（与德州大学休斯敦医学中心合作）学生们招收硕士及博士。中心的学习领域包括: 免疫学、癌症生物学、基因与发展、分子致癌、医学物理学、生物数学与生命统计学、实验疗法、病毒学以及基因治疗。尽管癌症中心是一所专业医疗学院，还培养临床实验科学、细胞生成技术、细胞技术学、诊断性影像学、组织工程学、医疗放射剂量测定、分子遗传技术以及放射治疗等 8 个专业的学生学士学位。2013 年，中心获得遗传学诊断程序方向的理学硕士学位授予权。

中心现在的院长和首席执行官是 Ronald DePinho（M.D）。

MD 安德森癌症中心在过去的十年中不断成长，在规模上扩大了 50%。现拥有综合设施包括超过 600 张住院患者床位、数栋研究大楼与门诊患者大楼、两栋办公建筑楼以及一家可供患者家属入住的酒店，还有其他用于临床与研究的场地设施。新完成的项目有，位于 MD 安德森校园南区的两栋用于研究的新楼以及北区校园艾尔卡克医院内新增的 300 张新床位的新楼。2000 年，MD 安德森癌症中心第一家西班牙分中心成立，它位于马德里，分中心提供了许多临床试验。

3.MD 安德森癌症中心的分部

（1）德州医学中心

MD 安德森癌症中心坐落于休斯敦德克萨斯医学中心。其中校园被分为北校区、中校区和南校区。

北校区：Alkek 艾尔卡克医院的主楼，Bates-Freeman 贝茨弗里曼大楼，Clark 克拉克诊所，Gimbel 贝尔大楼，Jones 琼斯研究所，LeMaistre 勒玫斯特诊所，Love 勒夫诊所以及 Lutheran Hospital Pavilion 路德教会医院馆。

校园中的其他设施有：Dan L. Duncan 大楼，临床试验大楼，教员中心，Mays 梅斯诊所，Mitchell 米切尔基础科学研究大楼，Pickens 皮肯斯学术大厦，放射科门诊中心以及 Rotary 洛特里国际酒店。

南校区是针对癌症的早期检测与治疗的 McCombs 麦库姆斯研究所的所在地。McCombs 麦库姆斯研究所包括了七个转化研究中心，分别侧重于基因组学、蛋白质组学、筛查、诊断性影像学以及药物开发等几个方面。

（2）休斯敦市内郊其他地点

◇ Nassau Bay：旧金山湾区保健中心，圣约翰医院园区

◇ Sugar Land： 舒格兰地区保健中心，圣卢克舒格兰医院园区

◇ unincorporated Harris County： 凯蒂区保健中心，圣凯瑟琳医院园区

◇ unincorporated Montgomery County： 兀兰区保健中心，圣卢克兀兰医院园区

（3）德州之外

◇ MD 安德森 Presbyterian Kaseman Hospital 放射性治疗中心：位于新墨西哥州阿尔伯克（Albuquerque）基卡塞曼长老医院（Presbyterian Kaseman Hospital）。

◇ MD 安德森癌症中心亚利桑那州分中心：位于亚利桑那州菲尼克斯市（Greater Phoenix）Gilbert 城。

◇ MD 安德森伊斯坦布尔放射性治疗中心：位于土耳其伊斯坦布尔的 Vehbi Koc Foundation （VKF） American Hospital in Istanbul VKF 美国医院。

◇ MD 安德森奥兰多癌症中心 Orlando 分中心：位于弗罗里达州的奥兰多（Orlando）市。

4.MD 安德森癌症中心的国际服务

MD 安德森癌症中心凭借数十年的经验专攻癌症，具有世界水平的专业团队，以及对每位患者的深切关怀，帮助患者治疗疾病，获得最好的结果。

MD 安德森癌症中心一直处于探索预防和治疗癌症的新方法的领先地位，来自世界各地的患者来到这里，接受已获证明的突破性治疗和护理。

每位患者都是一个独立个体，MD 安德森癌症中心认为，世上没有两个人是完全相同的，同样也没有完全相同的两种癌症。因此，每位患者都有一份根据其特殊需要而为其量身打造的治疗计划。MD 安德森癌症中心实行全方位治疗，以患者为中心，多文化多语言工作人员为患者提供充满关怀的定制化治疗。

MD 安德森癌症中心旗下国际中心具备多元化、多语言能力的工作人员，能够对寻求癌症治疗的患者及其家人提供帮助。凭借多年的综合经验，在医院的服务、流程和人员方面积累了丰富的知识。

国际中心的主要工作人员有：

主任 Renato Lenzi（MD，副教授）肿瘤消化内科医生，现任国际中心医疗主任。Lenzi 医生在意大利罗马天主教大学获得医学学位，并在纽约犹太医院和医学中心完成内科住院医师培训，后又在纽约西耐山医学院完成血液肿瘤专科培训和安德森肿瘤中心的肿瘤内科专科培训。Lenzi 医生于 1991 年加入安德森医师队伍，致力于原发灶来源不明的转移性肿瘤的诊断及治疗的临床研究，是美国国家肿瘤网络系统原发灶来源不明转移性肿瘤指导组成员。

患者服务助理副总裁：Barbara Bowman（注册护士、法学博士）。

患者服务部项目经理：Miller Naylor Has，米勒将她在患者的金融服务、客户服务、国际服务的经验相结合。1999 年开始服务于 MD 安德森，并持有新闻文学学士学位和卫生管理科学硕士学位。她的职责包括国际中心患者金融服务，以及客户服务、市场营销和为患者与机构服务的业务项目。

国际患者代表有：Jackie Azzi（黎巴嫩）、Rita Chemaly（黎巴嫩）、Cynthia Gonzalez（墨西哥）、Judith Ibarra（墨西哥）、Alejandra Palomino（墨西哥城）、Stephanie A. Puente（墨西哥裔美国人）、Dalida Saliby（黎巴嫩）、Eliane Sayeghe（黎巴嫩）、Nuran Timocin 国际患者助理，高级医学口译 / 笔译员（土耳其）。

庄梅苓（Meiling Zhuang）（中国）曾就职于中国著名肿瘤医院，具有十余年临床工作经验，赴美后经过一年临床住院医师培训，对中美两国医疗以及文化的差别有非常深刻的了解，同时也非常了解中国患者的需求。她中英文流利，愿为有意愿来安德森肿瘤中心的患者提供最大的帮助。

5.MD 安德森癌症中心主治癌症类型

表5-32　MD安德森癌症中心主治癌症类型

分类	中文名称	对应英文名称
骨与软组织 Bone and Soft Tissue	骨癌	Bone cancer
	尤因肉瘤	Ewing's sarcoma
	儿童骨肉瘤	Childhood osteosarcoma
	软组织肉瘤	Soft tissue sarcoma
	横纹肌肉瘤	Rhabdomyosarcoma
	间皮瘤	Mesothelioma
神经系统 Brain	脑瘤	Brain tumors
	儿童脑瘤	Childhood brain tumors
	颅底肿瘤	Skull base tumors
	垂体瘤	Pituitary tumors
	脊柱肿瘤	Spine tumors
	神经母细胞瘤	Neuroblastoma
	神经纤维瘤病	Neurofibromatosis
	听神经瘤	Acoustic neuroma
	视网膜母细胞瘤	Retinoblastoma
	希-林二氏病	von Hippel Lindau Disease
乳腺 Breast	乳腺癌	Breast cancer
	炎性乳腺癌	Inflammatory breast cancer
消化系统 Gastrointestinal	食管癌	Esophageal cancer
	胃癌	Stomach cancer
	阑尾肿瘤	Appendix cancer
	结肠癌	Colon cancer
	直肠癌	Rectal cancer
	肛门癌	Anal cancer
	肝癌	Liver cancer
	胰腺癌	Pancreatic cancer
	胆管肿瘤	Gallbladder and Bile Duct Cancers
	类癌瘤	Carcinoid tumors
	胃肠道间皮肿瘤	Gastrointestinal Stromal（GIST）
泌尿生殖系统 Genitourinary	肾癌	Kidney cancer
	输尿管肿瘤	Ureter Cancer
	膀胱癌	Bladder cancer
	阴茎癌	Penile cancer
	前列腺癌	Prostate cancer
	睾丸癌症	Testicular cancer
	尿道肿瘤	Urethral Cancer
	儿童生殖细胞肿瘤	Childhood germ cell tumors

分类	中文名称	对应英文名称
	肾母细胞瘤	Wilms' Tumor
妇科 Gynecologic	子宫癌	Uterine cancer
	子宫内膜癌	Endometrial Cancer
	宫颈癌	Cervical cancer
	卵巢癌	Ovarian cancer
	输卵管肿瘤	Fallopian tube cancer
	阴道癌症	Vaginal cancer
	外阴癌	Vulvar cancer
	妊娠期肿瘤	Gestational Trophoblastic Tumor
头颈部 Head and Neck	口癌	Oral cancer
	唇癌	Lip Cancer
	鼻及鼻咽癌	Paranasal and Nasopharyngeal Cancer
	眼癌	Eye cancer
	喉癌	Throat cancer
	甲状腺癌症	Thyroid cancer
	甲状旁腺疾病	Parathyroid disease
血液和淋巴系统 Hematologic/ Blood Cancers	白血病	Leukemia
	霍奇金淋巴瘤	Hodgkin's Lymphoma
	非霍奇金淋巴瘤	Non-Hodgkin's lymphoma
	骨髓增殖性疾病	Myeloproliferative Disorders
	骨髓增生异常综合征	Myelodysplastic Syndrome
	多发性骨髓瘤	Multiple Myeloma
	髓母细胞瘤	Medulloblastoma
	巨球蛋白血症	Waldenström's Macroglobulinemia
	儿童白血病	Childhood Leukemia
	儿童血液病	Childhood hematology disorders
	儿童淋巴瘤	Childhood Lymphoma
肺 Lung	肺癌	Lung cancer
皮肤 Skin	儿童黑色素瘤	Childhood Melanoma
	黑色素瘤	Melanoma
	皮肤癌	Skin cancer
内分泌 Endocrine	儿童内分泌肿瘤	Childhood endocrine tumors
	肾上腺疾病	Adrenal disease
	多内分泌性腺瘤	Multiple Endocrine Neoplasia
	原发性不明原因癌	Cancer of Unknown Primary （CUP）

十八、Mayo Clinic

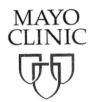 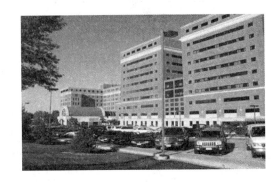

梅奥诊所

梅奥诊所是一个非营利临床医疗服务和医学研究团队，总部位于明尼苏达州罗彻斯特市。它是世界上首个也是最大的非营利综合医疗实践团队，雇佣超过3 800 名医生和科学家以及 50 900 位相关的健康工作人员。诊所专注于三级护理中的治疗难题。它年均研究花费超过 5 亿美元。

梅奥诊所已经被《美国新闻》评选为"全美最佳医院"超过 20 年，已连续 8 年被列入美国"100 家最适合工作的公司"出版的《财富》杂志。

1. 医院简介

Mayo Clinic 梅奥诊所位于明尼苏达州罗彻斯特市，属于综合型医院和外科医院。2013 年，罗彻斯特的梅奥诊所被《美国新闻》评为美国综合排名第三的医院，共有 4 793 家医院在 16 个医学专业进行排名，不到总数的 3% 的医院能够跻身于16 个专业排名之中。

在一个或多个专业排名突出的 148 家医院中，只有 17 家医院有资格在至少6 个专业排名中获得高分而上榜。罗切斯特的梅奥诊所在 16 个医疗专业排名中，仅有一个未纳入前 10，排名前 5 的有 11 个，排名第一的有 4 个专业。

梅奥诊所有病床数 1 132 张，接收住院患者的年总接纳量是 62 400 例，住院手术 50 918 例，接待门诊患者 225 728 人。急诊人数为 79 542 人。该医院的工作人员分为全职和兼职两种，其中全职医师和牙医师有 2 058 名，注册护士 1 840 名。实习护士 171 名，兼职注册护士 3 190 名，实习护士 199 名。

梅奥诊所拥有 10 个全国排名的儿科专科。儿科肿瘤排名全国第 20 名。

表5-33 Mayo Clinic 梅奥诊所专业全国排名表

成人专业	排名	儿科专业	排名
糖尿病和内分泌失调	1	癌症	20
肠胃病学	1	心脏内科和胸外科	24
妇科	1	糖尿病和内分泌科	37
肾脏疾病	1	胃肠科和GI外科	43
心脏病和心脏手术	2	新生儿学	23
神经病学和神经外科	2	肾脏病科	42
骨科	2	神经内科和神经外科	25
肺科学	2	整形外科	25
泌尿学	3	肺病科	49
血液肿瘤	4	泌尿外科	38
风湿学	4		
耳鼻喉科	6		
康复学	6		
老年病学	7		
精神病学	7		
眼科	15		

（1）提供的服务

◇ 住院患者服务：[分娩服务、心导管介入成人科、心导管介入儿科、老年服务、临终关怀服务（疼痛控制和姑息治疗）、心脏外科成人科、心脏外科儿科、住院医生、感染隔离室、新生儿科、新生儿护理、癌症服务、精神卫生服务]

◇ 门诊患者：[阿尔茨海默、关节炎中心、肥胖症治疗科、乳腺癌筛查 / 乳房造影摄片、认证创伤中心、化疗、补充和替代疗法、牙科服务、心脏介入成人和儿科、体外震波碎石、健身中心、基因检测 / 咨询、老年病学服务、HIV-AIDS 服务、肾透析、身体康复、精神服务（儿童 / 青少年、会诊、老年人和门诊保健服务）、戒烟项目、急救中心、放疗中心、生殖中心、睡眠中心、运动医学、物质滥用中心、女性健康中心、切口管理中心]

◇ 患者和家庭支持服务

◇ 影像学服务（诊断和治疗）（CT、诊断性放射同位素、MRI、电子束CT、多层螺旋 CT、单光子 CT、超声）

（2）医院具体信息

医院地址：200 S. W. First Street Rochester, MN 55905

联系电话：（507）284–2511

网站：www.mayoclinic.org

2. 历史

1863 年，威廉·沃拉尔·梅奥（William Worrall Mayo）（1819–1911）来到明尼苏达州罗彻斯特市。他是美国南北战争期间的军方征兵委员会的外科体检医生，在战后开始行医生涯。

1883 年 8 月 21 日，龙卷风袭击了罗彻斯特，造成至少 37 人死亡，200 人受伤，1/3 城市被毁。梅奥和他的两个儿子参加到各地送来的伤员救治行动中。Alfred Moes 和 Saint Francis 修女充当临时护士。危机消退后，修女们开始劝说梅奥在罗彻斯特建立一所医院。1889 年 9 月 30 日，圣玛丽医院成立。梅奥此时已经 70 岁了，仍是医院的咨询医师之一。他的两个儿子在 1880 年从医学院毕业后，开始接诊患者并进行手术。

1892 年，Dr. Augustus Stinchfield 加入梅奥诊所，1919 年，Dr. Plummer 创立一个基金会，服务于梅奥诊所。整个基金会的持续稳定的增长贯穿了整个 20 世纪，医院持续扩张以应对保持患者数字的同步，更专注于医院运营。1986 年，梅奥诊所正式由罗彻斯特卫理公会医院和圣玛丽医院合并而成，所有的运作由管理委员会统管，更高效地服务患者的需求。

Dr. Plummer 被许多人当做美国"现代医疗实践的建筑师"，这也是梅奥诊所早期取得成功的一个主要原因。他设计了当今普遍使用的许多体系，比如共享、建立个人医疗记录档案和互连的电话系统。

梅奥诊所在美国有三大中心：罗彻斯特（明尼苏达州）、杰克逊维尔（美国佛罗里达州）和凤凰城（亚利桑那州）。在明尼苏达州罗彻斯特总院，雇员超过 32 000 人，亚利桑那和佛罗里达分院雇佣大约 5 000 人。此外，梅奥诊所还拥有梅奥诊所卫生系统，包括超过 70 家在明尼苏达州、爱荷华、威斯康星的医院和诊所，其中有员工 14 000 人。梅奥诊所的医学院包括：梅奥医学院、梅奥研究生院、梅奥医学研究院医学院和梅奥健康科学学院。

3. 特色

梅奥诊所致力于患者治疗、教育和创新。

梅奥诊所的标识所诠释的"患者的需要永远排在第一位"的理念。每年来自美国 50 个州和超过 150 个不同国家的 100 多万患者来到梅奥诊所。梅奥诊所提供高度专业化的医疗保健服务，有很大一部分患者是从整个美国和中西部地区来自下层诊所和医院推荐而来。

梅奥诊所的医生的工资固定，不与患者数量或服务费的收入挂钩。这种做法被认为降低了接待大量患者的利益驱动，且增加了个体咨询的时间和可能性。

梅奥诊所是学术医疗中心综合医学（CAHCIM）财团的一员。自 2000 年以来，梅奥诊所以其超值价格拥有高质量而闻名。在近三年保险公司支付的治疗费用（最昂贵的几年）仅是附近的诊所和医院的 54%。

从梅奥诊所的发展历史来看，威廉和查尔斯·梅奥博士都是教育的支持者。1917 年协助建立和发展明尼苏达大学医学院。1972 年梅奥诊所在罗彻斯特成立了医学院，即梅奥医学院。

梅奥诊所的研究人员为了解疾病的过程作出了巨大的贡献，他们努力将实验室的研究成果成功应用于临床实践。2010 年梅奥诊所的审查委员会审查了超过 2 300 个研究协议和 8 000 个人类研究。这些研究在同行评议的杂志中首创超过 5 000 种研究出版物和评论文章的佳绩。

梅奥诊所的生物医学成像资源，致力于提升在生物医学成像和可视化科学方面的研究进步。BIR 提供专业知识和先进的 BIR 相关技术，包括图像采集、处理、显示和分析、体积可视化、计算机图形学、虚拟现实和虚拟环境、图像数据库、计算机工作站、网络和编程。BIR 团队还研发了生物医学成像软件分析。

梅奥诊所拥有无与伦比的专家团队和医疗设施，可进行诊断和治疗严重疾病、全面检查。梅奥诊所的卫生保健做法源自于协作的文化，3 700 多名医生和科学家和 5 万多名专职的医疗员工跨专业为患者服务，为患者提供最佳的护理质量。患者通常在几天内接受彻底的医疗检查和医生会诊，达到快速诊断和治疗方法的效果，手术有时候会安排在第二天。

4. 主治癌症类型

表5-34　梅奥诊所癌症中心主治癌症类型

分类	中文名称	对应英文名称
骨与软组织 Bone and Soft Tissue	骨癌	Bone cancer
	尤因肉瘤	Ewing's sarcoma
	儿童骨肉瘤	Childhood osteosarcoma
	软组织肉瘤	Soft tissue sarcoma
	横纹肌肉瘤	Rhabdomyosarcoma
	间皮瘤	Mesothelioma
神经系统 Brain	脑瘤	Brain tumors
	儿童脑瘤	Childhood brain tumors
	颅底肿瘤	Skull base tumors

分类	中文名称	对应英文名称
	垂体瘤	Pituitary tumors
	脊柱肿瘤	Spine tumors
	神经母细胞瘤	Neuroblastoma
	神经纤维瘤病	Neurofibromatosis
	听神经瘤	Acoustic neuroma
	视网膜母细胞瘤	Retinoblastoma
	希-林二氏病	von Hippel Lindau Disease
乳腺 Breast	乳腺癌	Breast cancer
	炎性乳腺癌	Inflammatory breast cancer
消化系统 Gastrointestinal	食管癌	Esophageal cancer
	胃癌	Stomach cancer
	阑尾肿瘤	Appendix cancer
	结肠癌	Colon cancer
	直肠癌	Rectal cancer
	肛门癌	Anal cancer
	肝癌	Liver cancer
	胰腺癌	Pancreatic cancer
	胆管肿瘤	Gallbladder and Bile Duct Cancers
	类癌瘤	Carcinoid tumors
	胃肠道间皮肿瘤	Gastrointestinal Stromal （GIST）
泌尿生殖系统 Genitourinary	肾癌	Kidney cancer
	输尿管肿瘤	Ureter Cancer
	膀胱癌	Bladder cancer
	阴茎癌	Penile cancer
	前列腺癌	Prostate cancer
	睾丸癌症	Testicular cancer
	尿道肿瘤	Urethral Cancer
	儿童生殖细胞肿瘤	Childhood germ cell tumors
	肾母细胞瘤	Wilms' Tumor
妇科 Gynecologic	子宫癌	Uterine cancer
	子宫内膜癌	Endometrial Cancer
	宫颈癌	Cervical cancer
	卵巢癌	Ovarian cancer

分类	中文名称	对应英文名称
	输卵管肿瘤	Fallopian tube cancer
	阴道癌症	Vaginal cancer
	外阴癌	Vulvar cancer
	妊娠期肿瘤	Gestational Trophoblastic Tumor
头颈部 Head and Neck	口癌	Oral cancer
	唇癌	Lip Cancer
	鼻及鼻咽癌	Paranasal and Nasopharyngeal Cancer
	眼癌	Eye cancer
	喉癌	Throat cancer
	甲状腺癌症	Thyroid cancer
	甲状旁腺疾病	Parathyroid disease
血液和淋巴系统 Hematologic/ Blood Cancers	白血病	Leukemia
	霍奇金淋巴瘤	Hodgkin's Lymphoma
	非霍奇金淋巴瘤	Non-Hodgkin's lymphoma
	骨髓增殖性疾病	Myeloproliferative Disorders
	骨髓增生异常综合征	Myelodysplastic Syndrome
	多发性骨髓瘤	Multiple Myeloma
	髓母细胞瘤	Medulloblastoma
	巨球蛋白血症	Waldenström's Macroglobulinemia
	儿童白血病	Childhood Leukemia
	儿童血液病	Childhood hematology disorders
	儿童淋巴瘤	Childhood Lymphoma
肺 Lung	肺癌	Lung cancer
皮肤 Skin	儿童黑色素瘤	Childhood Melanoma
	黑色素瘤	Melanoma
	皮肤癌	Skin cancer
内分泌 Endocrine	儿童内分泌肿瘤	Childhood endocrine tumors
	肾上腺疾病	Adrenal disease
	多内分泌性腺瘤	Multiple Endocrine Neoplasia
	原发性不明原因癌	Cancer of Unknown Primary （CUP）

中部

十九、Cleveland Clinic

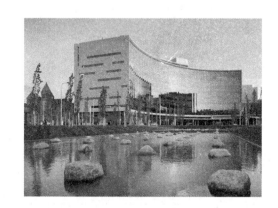

克立夫兰医院

克立夫兰医院（Cleveland Clinic）位于俄亥俄州的克立夫兰，是一所非营利机构，有多个有特色的医学研究中心和医院，是集科研、教学和临床于一体的综合性服务机构。

1. 医院简介

克立夫兰医院是一家非营利医院，属于综合性医院和外科医院。于 1921 年创立，历史悠久。目前拥有主园区病床数 1 267 张，其他附属医院系统在内总病床数达 4 450 张。

2012 年，医院接待患者总数约 510 万人，允许接待量 52 885 例，外科医生们实施住院手术 26 124 例。急诊 58 653 例。妇产科 2012 年接生 17 人。

克立夫兰医院的工作人员分为全职和兼职两种，其中医师和牙医师有 2 065 名，注册护士 4 310 名，实习护士 1 044 名。兼职医师和牙医师 167 名，注册护士 1467 名，实习护士 271 名。

克立夫兰医院有 14 个全国排名的成人专业、7 个儿科专业。重点专业有精神病学和康复医学科。

表5-35　Cleveland Clinic医院成人专业排名表

成人专业	排名	儿科专科	排名
癌症	9	癌症	23
心脏内科和外科	1	心脏内科和外科	29
糖尿病和内分泌科	2	糖尿病和内分泌科	48
耳鼻喉科	6	胃肠和GI外科	10
胃肠和GI外科	2	神经内科和神经外科	8
老年医学	7	肺科学	29
妇科	3	泌尿科	21
肾脏病科	2		
神经内科和神经外科	6		
眼科学	7		
整形外科	3		
肺科学	3		
风湿病学	2		
泌尿科	2		

（1）提供的服务

◇ 住院患者服务：[分娩服务、心导管介入成人科诊断、心导管介入儿童科诊断老年人看护中心、临终关怀服务（疼痛控制和姑息治疗）、心脏外科成人科、心脏外科儿科、住院医生、感染隔离室、心脏介入成人科治疗科、心脏介入儿童科、新生儿科、新生儿专科、癌症服务、精神卫生服务]

◇ 门诊患者：[阿尔茨海默、关节炎中心、肥胖症治疗科、乳腺癌筛查 / 乳房造影摄片、认证创伤中心、化疗、按摩服务、补充和替代疗法、牙科服务、心脏介入成人诊断科、心导管介入儿童科诊断、体外震波碎石、健身中心、基因检测 / 咨询、老年病学服务、HIV-AIDS 服务、肾透析、身体康复、精神服务（儿童 / 青少年、会诊、老年人和门诊保健服务）、心脏介入成人科治疗、心导管介入儿童科治疗、诊断戒烟项目、睡眠中心、运动医学、紧急照顾中心、女性健康中心、切口管理中心]

◇ 患者和家庭支持服务

◇ 影像学服务（诊断和治疗）（CT、诊断性放射同位素、电子束 CT、MRI、多层螺旋 CT、单光子 CT、超声）

（2）医院具体信息

Cleveland Clinic

9500 Euclid Avenue, Cleveland, OH, 44195

联系电话：216-444-2273 或者 800-223-2273

网站：www.clevelandclinci.org.

国际部预约电话：866-223-8100 或者 216-444-7923

（3）合作医院

Euclid hospital

18901 Lake shore boulevard, Euclid, OH, 44119

联系电话：216-531-9000

网站：www.euclidhospital.org.

Fairview hospital

18101 Lorain Avenue, Cleveland, OH, 44111

联系电话：216-476-7000

网站：www.fairviewhospital.org.

Hillcrest hospital

6780 Mayfield road, Cleveland, OH, 44124

联系电话：440-312-4500

网站：www.hillcresthospital.org

Huron hospital

13951 Terrace road, Cleveland, OH, 44112

联系电话：216-761-3300

网站：www.meridia.org.

Lake wood hospital

14519 Detroit Avenue, Lakewood, OH, 44107

联系电话：216-521-4200

网站：www.lakewoodhospital.org.

Marymount hospital

12300 McGracken Road, Garfield Heights, OH, 44125

联系电话：216-581-0500

网站：www.marymount.org.

Lutheran hospital

1730 West 25th Street, Cleveland, OH, 44113

网站：www.lutheranhospital.org

South Pointe hospital

20000 Harvard Road, Warrensville Heights, OH, 44122

联系电话：216-491-6000

网站：www.southpointehospital.org.

2. 克立夫兰医院主治癌症类型

表5-36 克立夫兰医院主治癌症类型

分类	中文名称	对应英文名称
骨与软组织 Bone and Soft Tissue	骨癌	Bone cancer
	尤因肉瘤	Ewing's sarcoma
	儿童骨肉瘤	Childhood osteosarcoma
	软组织肉瘤	Soft tissue sarcoma
	横纹肌肉瘤	Rhabdomyosarcoma
	间皮瘤	Mesothelioma
神经系统 Brain	脑瘤	Brain tumors
	颅底肿瘤	Skull base tumors
	垂体瘤	Pituitary tumors
	脊柱肿瘤	Spine tumors
	神经母细胞瘤	Neuroblastoma
	神经纤维瘤病	Neurofibromatosis
	听神经瘤	Acoustic neuroma
	视网膜母细胞瘤	Retinoblastoma
	希-林二氏病	von Hippel Lindau Disease
乳腺 Breast	乳腺癌	Breast cancer
	炎性乳腺癌	Inflammatory breast cancer
消化系统 Gastrointestinal	食管癌	Esophageal cancer
	胃癌	Stomach cancer
	小肠癌	Small intestine cancer
	阑尾肿瘤	Appendix cancer
	结肠癌	Colon cancer
	直肠癌	Rectal cancer
	肛门癌	Anal cancer
	肝癌	Liver cancer
	胰腺癌	Pancreatic cancer
	胆管肿瘤	Gallbladder and Bile Duct Cancers
	类癌瘤	Carcinoid tumors
	胃肠道间皮肿瘤	Gastrointestinal Stromal（GIST）
泌尿生殖系统 Genitourinary	肾癌	Kidney cancer
	输尿管肿瘤	Ureter Cancer
	膀胱癌	Bladder cancer
	阴茎癌	Penile cancer
	前列腺癌	Prostate cancer
	睾丸癌症	Testicular cancer

分类	中文名称	对应英文名称
	尿道肿瘤	Urethral Cancer
	移行细胞癌	Transitional cell cancer
	肾母细胞瘤	Wilms' Tumor
妇科 Gynecologic	子宫癌	Uterine cancer
	子宫内膜癌	Endometrial Cancer
	宫颈癌	Cervical cancer
	卵巢癌	Ovarian cancer
	输卵管肿瘤	Fallopian tube cancer
	阴道癌症	Vaginal cancer
	外阴癌	Vulvar cancer
头颈部 Head and Neck	口癌	Oral cancer
	唇癌	Lip Cancer
	鼻及鼻咽癌	Paranasal and Nasopharyngeal Cancer
	眼癌	Eye cancer
	喉癌	Throat cancer
	甲状腺癌症	Thyroid cancer
	甲状旁腺疾病	Parathyroid disease
血液和淋巴系统 Hematologic/ Blood Cancers	白血病	Leukemia
	霍奇金淋巴瘤	Hodgkin's Lymphoma
	非霍奇金淋巴瘤	Non-Hodgkin's lymphoma
	骨髓增殖性疾病	Myeloproliferative Disorders
	骨髓增生异常综合征	Myelodysplastic Syndrome
	多发性骨髓瘤	Multiple Myeloma
	髓母细胞瘤	Medulloblastoma
	巨球蛋白血症	Waldenström's Macroglobulinemia
	儿童白血病	Childhood Leukemia
	儿童血液病	Childhood hematology disorders
	儿童淋巴瘤	Childhood Lymphoma
	血液良性病变	Benign Hemotology
	贫血	Anemia
	镰状细胞性贫血	Sickle cell anemia
	免疫性血小板减少性紫癜	Immune thrombocytopenic purpura
肺 Lung	肺癌	Lung cancer
皮肤 Skin	儿童黑色素瘤	Childhood Melanoma
	黑色素瘤	Melanoma
	皮肤癌	Skin cancer
内分泌 Endocrine	儿童内分泌肿瘤	Childhood endocrine tumors
	肾上腺疾病	Adrenal disease
	多内分泌性腺瘤	Multiple Endocrine Neoplasia
	原发性不明原因癌	Cancer of Unknown Primary （CUP）

二十、Wake Forest Baptist Medical Center

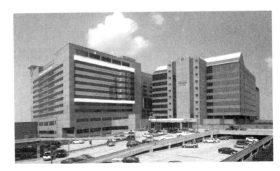

维克森林浸信会医疗中心

维克森林浸信会医疗中心（Wake Forest Baptist Medical Center）位于北卡罗来纳州，是一所非营利机构，是集科研、教学和临床于一体的综合性服务机构。

Wake Forest Baptist Medical Center 维克森林浸信会医疗中心的 comprehensive cancer center 综合癌症中心致力于三种类型的癌症研究：脑肿瘤、胸部肿瘤和前列腺癌。他们将这些癌症的研究进行了既有深度又有广度的研究，包括临床实验、基础研究和大规模的人口普查。

1. 医院简介

维克森林浸信会医疗中心是一家非营利医院，属于综合性和外科医院。目前拥有病床数 853 张。2012 年，接待患者总数约 382 557 人，允许年接待量 38 511 例，外科医生们实施住院手术 14 291 例。急诊 101 681 例。

维克森林浸信会医疗中心的工作人员分为全职和兼职两种，其中注册护士 1 836 名，实习护士 46 名。兼职注册护士 265 名，实习护士 2 名。他的医师和牙医师的编制不同，由不同的机构进行管理。

维克森林浸信会医疗中心有 12 个全国排名的成人专业，眼科学是重点专业。3 个儿科专业进入全国排名。

（1）提供的服务

✧ 住院患者服务：[分娩服务、心导管介入成人科诊断、心导管介入儿童科诊断、老年人看护中心、临终关怀服务（疼痛控制和姑息治疗）、心脏外科成人科、心脏外科儿科、住院医生、感染隔离室、心脏介入成人科治疗科、心脏介入儿童科、新生儿看护中心、癌症服务、精神卫生服务]

✧ 门诊患者：[阿尔茨海默、关节炎中心、肥胖症治疗科、乳腺癌筛查 / 乳房造影摄片、认证创伤中心、化疗、按摩服务、补充和替代疗法、牙科服务、心脏介入成人诊断科、心导管介入儿童科诊断、体外震波碎石、健身中心、基因检测 / 咨询、老年病学服务、HIV-AIDS 服务、肾透析、身体康复、精神服务（儿童 / 青少年、会诊、老年人和门诊保健服务）、心脏介入成人科治疗、心导管介入儿童科治疗、诊断戒烟项目、睡眠中心、运动医学、紧急照顾中心、女性健康中心、切口管理中心]

　　✧ 患者和家庭支持服务

　　✧ 影像学服务（诊断和治疗）（CT、诊断性放射同位素、MRI、多层螺旋 CT、单光子 CT、超声）

表5-37　**Wake Forest Baptist Medical Center成人和儿科专业排名表**

专科	排名	专科	排名
癌症	12	新生儿	36
心脏内科和外科	46	整形外科	44
糖尿病和内分泌	24	泌尿科	33
耳鼻喉科	20		
胃肠和GI外科	25		
老年医学科	39		
妇科	27		
肾脏病科	9		
神经内科和神经外科	30		
整形外科	48		
肺科学	16		
泌尿科	35		

（2）医院具体信息

Wake Forest Baptist Medical Center

Medical Center Boulevard, Winston-Salem, NC, 27157

联系电话：336-716-2011

网站：www.wfubmc.edu.

合作医院

Brenner Children's Hospital and Health Services

2.Wake Forest Baptist Medical Center 主治癌症类型

表5-38 Wake Forest Baptist Medical Center主治癌症类型

分类	英文名称
肉瘤	Sarcoma
神经系统	Brain tumors
胸腔	Thoracic oncology
乳腺	Breast cancer
消化系统	Gastrointestinal
整形外科	Orthopaedic Oncology
泌尿生殖系统	Prostate cancer
前列腺癌和生殖	Urologic Oncology
妇科	Gynecologic cancers
头颈部	Head and neck cancers
血液系统：白血病	Leukemia
血液系统	Hematology and Oncology
肺	Lung cancer
皮肤黑色素瘤	Skin Melanoma
儿童	Pediatric Oncology

二十一、Northwestern Memorial Hospital

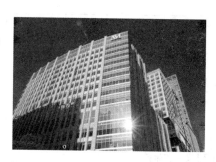

西北纪念医院

西北纪念医院（Northwestern Memorial Hospital）位于伊力诺依的芝加哥地区。

西北纪念医院的癌症中心 Robert H. Lurie Comprehensive cancer center 致力于诊断、治疗和研究每一种类型的癌症，是美国癌症协会指定的肿瘤研究中心和治疗中心，癌症中心有特色的癌症研究机构，包括：脑肿瘤研究所、芝加哥癌症康复研究所、癌症基因项目、皮肤癌研究中心、生殖保存中心、高风险乳腺癌早期诊断项目、女性癌症关怀 Maggie Daley 中心、卵巢癌早期诊断项目、放疗中心和干细胞移植中心。

1. 医院简介

西北纪念医院是一家非营利医院，属于综合性和外科医院。目前拥有病床数868 张。2012 年，接待患者约 604 508 人，允许年接待量 53 626 例，外科医生们实施住院手术 13 756 例，急诊 82 473 例，接生新生儿 12 241 例。

西北纪念医院的工作人员分为全职和兼职两种，其中医师和牙医师 52 名，注册护士 1 574 名，实习护士 7 名。兼职医师和牙医师 69 名，注册护士 577 名，实习护士 4 名。其中有部分医师的编制不在医院，由专门的机构进行管理。

西北纪念医院有 12 个全国排名的成人专业，2 个重点专业是眼科学和风湿病科，1 个特色专业是精神科学。

（1）提供的服务

◇ 住院患者服务：[分娩服务、心导管介入成人科诊断、心导管介入儿童科诊断、老年人看护中心、临终关怀服务（疼痛控制和姑息治疗）、心脏外科成人科、心脏外科儿科、住院医生、感染隔离室、心脏介入成人科治疗科、心脏介入儿童科、新生儿看护中心、癌症服务、精神卫生服务]

表5-39 西北纪念医院成人专业排名表

专科	排名
癌症	14
心脏内科和外科	12
糖尿病和内分泌	9
耳鼻喉科	17
胃肠和GI外科	10
老年医学科	11
妇科	11
肾脏病科	14
神经内科和神经外科	7
整形外科	7
肺科学	13
泌尿科	9

◇ 门诊患者：[阿尔茨海默、关节炎中心、肥胖症治疗科、乳腺癌筛查/乳房造影摄片、认证创伤中心、化疗、按摩服务、补充和替代疗法、牙科服务、心脏介入成人诊断科、心导管介入儿童科诊断、体外震波碎石、健身中心、基因检测/咨询、老年病学服务、HIV-AIDS 服务、家庭看护服务、肾透析、身体康复、精神服务（儿童/青少年、会诊、老年人和门诊保健服务）、心脏介入成人科治疗、心导管介入儿童科治疗、诊断戒烟项目、睡眠中心、运动医学、紧急照顾中心、女性健康中心、切口管理中心]

◇ 患者和家庭支持服务

◇ 影像学服务（诊断和治疗）（CT、诊断性放射同位素、MRI、电子束 CT、多层螺旋 CT、单光子 CT、超声）

◇ 高级诊断服务：乳房成像系统（乳房 X 线扫描成像）、interventioal radiology、CT、MRI、nuclear cardiology 核心脏医学、nuclear medicine 核医学

（2）医院具体信息

Northwestern Memorial Hospital

251 East Huron Street, Chicago, IL, 60611

联系电话：312-926-2000

网站：www.nmh.org

癌症中心电话：1-877-926-4664

（3）合作医院

Northwestern Lake Forest Hospital

660 North Westmoreland Road, Lake Forest, IL, 60045

联系电话：847-234-5600

网站：www.ifh.org

2. 西北纪念医院主治癌症类型

表5-40　西北纪念医院主治癌症类型

分类	中文名称	对应英文名称
骨与软组织 Bone and Soft Tissue	骨癌	Bone cancer
	尤因肉瘤	Ewing's sarcoma
	软组织肉瘤	Soft tissue sarcoma
	横纹肌肉瘤	Rhabdomyosarcoma
	间皮瘤	Mesothelioma
神经系统 Brain	脑瘤	Brain tumors
	脊柱肿瘤	Spine tumors
	神经母细胞瘤	Neuroblastoma
	希-林二氏病	von Hippel Lindau Disease
乳腺 Breast	乳腺癌	Breast cancer
	胸腔肿瘤	Thoracic oncology
消化系统 Gastrointestinal	食管癌	Esophageal cancer
	胃癌	Stomach cancer
	小肠癌	Small intestine cancer
	阑尾肿瘤	Appendix cancer
	结肠癌	Colon cancer
	直肠癌	Rectal cancer
	肛门癌	Anal cancer
	肝癌	Liver cancer
	胰腺癌	Pancreatic cancer
	胆管肿瘤	Gallbladder and Bile Duct Cancers
	类癌瘤	Carcinoid tumors
	胃肠道间皮肿瘤	Gastrointestinal Stromal （GIST）
泌尿生殖系统 Genitourinary	肾癌	Kidney cancer
	输尿管肿瘤	Ureter Cancer
	膀胱癌	Bladder cancer
	阴茎癌	Penile cancer
	前列腺癌	Prostate cancer
	睾丸癌症	Testicular cancer
	尿道肿瘤	Urethral Cancer
	肾母细胞瘤	Wilms' Tumor

分类	中文名称	对应英文名称
妇科 Gynecologic	子宫癌	Uterine cancer
	子宫内膜癌	Endometrial Cancer
	宫颈癌	Cervical cancer
	卵巢癌	Ovarian cancer
	输卵管肿瘤	Fallopian tube cancer
	阴道癌症	Vaginal cancer
	外阴癌	Vulvar cancer
头颈部 Head and Neck	口癌	Oral cancer
	唇癌	Lip Cancer
	鼻及鼻咽癌	Paranasal and Nasopharyngeal Cancer
	眼癌	Eye cancer
	喉癌	Throat cancer
	甲状腺癌症	Thyroid cancer
	甲状旁腺疾病	Parathyroid disease
血液和淋巴系统 Hematologic/ Blood Cancers	白血病	Leukemia
	霍奇金淋巴瘤	Hodgkin's Lymphoma
	非霍奇金淋巴瘤	Non-Hodgkin's lymphoma
	骨髓增殖性疾病	Myeloproliferative Disorders
肺 Lung	肺癌	Lung cancer
皮肤	皮肤癌	Skin cancer
儿童	儿童肿瘤	Pediatric cancer
AIDS相关	AIDS相关肿瘤	AIDS-related cancers
内分泌癌	内分泌癌	Endocrine cancer
	神经内分泌	Neuroendocrine Tumors

第六部分 常见多发癌症美国治疗与进展

本部分内容介绍 19 个常见多发癌症，每个癌症从 11 个方面讲述：发病原因、影响因素、是否能预防、早期检测、诊断、分期、治疗方法、治疗后康复、治疗后生活方式的改变包括情绪健康和停止治疗、美国治疗的方式方法和美国治疗的新进展。

本书介绍的常见多发癌症主要有：

- ✧ 骨癌
- ✧ 肾癌
- ✧ 膀胱癌
- ✧ 前列腺癌
- ✧ 儿童白血病
- ✧ 儿童神经系统肿瘤
- ✧ 鼻咽癌
- ✧ 喉癌
- ✧ 肺类癌
- ✧ 肺癌（小细胞肺癌和非小细胞肺癌）
- ✧ 食管癌
- ✧ 胃癌
- ✧ 小肠癌
- ✧ 直肠结肠癌
- ✧ 肝癌
- ✧ 胰腺癌
- ✧ 乳腺癌
- ✧ 宫颈癌
- ✧ 甲状腺癌

第一章 骨癌

一、骨癌简介

1. 正常骨组织

人体的骨骼起着支撑身体的作用,是人体运动系统的一部分。成人有206块骨。骨与骨之间一般用关节和韧带连接起来。除6块听小骨属于感觉器外、按部位可分为颅骨23块,躯干骨51块,四肢骨126块。

骨按形状分为长骨、短骨、扁骨和不规则骨。

长骨按结构分为骨膜、骨质和骨髓三部分。骨外面覆盖有一层纤维组织,叫骨外膜。骨质分为骨密质和骨松质,骨密质是存在于骨外层的结构,由纤维组织形成网状结构的基质,钙盐沉积在基质上,结构致密而坚硬。骨松质位于内层,呈海绵状的骨小梁结构。中空的部分是骨髓腔,包含骨髓,髓腔的内层组织叫骨内膜。

骨头的两端是软骨,软骨比骨头要软,但比大多数组织要坚固有弹性得多,它是由纤维组织基质和不包含多少钙的凝胶状物质混合组成的。在胚胎时期,身体的大部分骨头是由软骨组成的,身体里的钙逐渐沉积到软骨上,形成骨。

软骨还会存在骨的两端,在骨和骨之间起缓冲垫的作用,称为关节软骨。关节软骨、韧带和其他一些连接骨头的组织一起组成人体的关节。成人的软骨还存在于胸部肋骨和胸骨连接处、鼻尖、气管、耳郭、椎间盘等部位。

骨的主要成分包括水、有机质(骨胶)和无机物等成分。水平均约为20%~25%。有机物约40%,无机物约60%。有机质决定骨的弹性和韧性,无机盐决定骨的硬度。骨本身非常硬,很结实,一些骨能够支撑170千克/平方厘米的重量,压断大腿骨需要重达500~800千克的压力。骨细胞主要有两种:成骨细胞和破骨细胞,成骨细胞形成新的骨,破骨细胞分解骨,达到动态平衡,看起来骨好像变化不太,实际上新骨不断形成,旧骨不断分解,骨的代谢十分活跃。

骨骼的主要功能有:

◇ 支持作用:人体不同的骨骼通过关节、肌肉、韧带等组织连成一个整体,对身体起支撑作用。

◇ 保护作用:人类的骨骼如同一个人的框架,保护着人体的重要脏器,使其尽可能地避免外力的"干扰"和损伤。例如,颅骨保护着大脑组织,脊柱和肋骨保护着心脏、肺,骨盆骨骼保护着膀胱、子宫等。

◇ 运动作用：骨骼与肌肉、肌腱、韧带等组织协同，共同完成人的运动功能。

◇ 代谢功能：骨骼中含有大量的钙、磷等矿物质，参与机体无机盐代谢和调节。

◇ 造血功能：红骨髓具有造血功能。幼年时期，骨髓腔内均为红骨髓。成年后，红骨髓转变成黄骨髓，储存部分脂质，只在长骨两端的松质骨内仍存在具有造血功能的红骨髓。

具有造血功能的是红骨髓，造血细胞能生成红细胞、白细胞和血小板各种血细胞。骨髓中的其他细胞还有浆细胞、成纤维细胞和网状内皮细胞。这些细胞可以发展成癌症。

2. 骨肿瘤的类型

骨肿瘤是发生于骨骼或其附属组织（血管、神经、骨髓等）的肿瘤，属于常见病。

有些患者知道他们骨头里有癌细胞，这些癌细胞是从机体的其他组织或器官的恶性肿瘤经血液循环、淋巴系统转移至骨骼，或直接侵犯骨骼的，因此为继发性癌症，也称为转移性癌症，如乳腺癌、前列腺癌和肺癌的晚期转移到骨。转移性癌症多发生在不同类型的癌症晚期，在显微镜下观察到骨里的癌细胞像原来的组织细胞，比如，肺癌细胞转移到骨，骨内癌细胞的形状像肺癌细胞，虽然癌细胞在骨里，但却不像骨癌细胞。由于这些癌细胞仍然像肺癌细胞，所以它们仍然得用治疗肺癌的药物来治疗。

有一些癌症是从骨髓中的造血细胞开始发病的，而不是骨自身。最常见的是多发性骨髓瘤。另外，起于骨髓的癌症是白血病，但我们通常认为它是造血系统癌症，即血癌，而不是骨癌。还有一种是淋巴瘤，通常起于淋巴结，但有时也从骨髓发病。

还有一类病损称肿瘤样病变，肿瘤样病变的组织不具有肿瘤细胞形态的特点，但其生态和行为都具有肿瘤的破坏性，一般较局限，容易根治。

原发性骨肿瘤是从骨自身开始发病的。真正的骨的癌症，或者说主要的骨癌叫肉瘤。肉瘤可以从骨、肌肉、纤维组织、血管、脂肪组织，以及一些其他组织开始发病，并可以扩散到身体的任何一个地方。

还有几种不同类型的骨肿瘤，它们以受到影响的骨和周围组织所在的地方，以及形成肿瘤的细胞种类来命名。有些原发性骨肿瘤是良性的，不会癌变。有些是恶性的，发生了癌变，大多数骨癌是肉瘤。

（1）良性骨肿瘤（Benign bone tumors）

良性肿瘤不会扩散到身体其他组织和器官，通常不会危及生命，一般能通过手术治愈。

良性骨肿瘤有：

◇ 骨样骨瘤

◇ 骨母细胞瘤

◇ 骨软骨瘤

◇ 内生软骨瘤

◇ 软骨纤维瘤

我们不再对这些良性肿瘤做作进一步讨论，接下来着重讨论恶性骨肿瘤——骨癌。

（2）恶性骨肿瘤（Malignant bone tumors）

骨肉瘤（Osteosarcoma）

也叫成骨肉瘤，是最常见的原发性骨癌。该肉瘤起源于骨细胞。骨肉瘤好发年龄为 10~30 岁的年轻人，发生在 60~70 多岁的老年人少，其发病比例大概是年轻人的 10%，发生在中年人很罕见；从性别差异上来说，男性发病率比女性比例要高。癌肿通常出现在手臂、腿、骨盆等部位。详见骨肉瘤一节。

软骨肉瘤（Chondrosarcoma）

该恶性肿瘤起源于软骨组织，仅次于骨肉瘤。软骨肉瘤在 20 岁以前的发病率极低，20 岁以后患该病的风险逐渐上升，发病率升高，75 岁以后发病率极低。发病率无性别差异。

软骨肉瘤的发病部位可以是任何有软骨的部位，好发部位主要有骨盆、腿骨、手臂骨，有时候也会在气管、喉头、胸壁发病，其他部位还有肩胛骨、肋骨及头骨。

良性软骨肿瘤比恶性软骨肿瘤更常见，称为内生软骨瘤。另一种软骨的良性肿瘤是一种覆盖有软骨的骨性突出，称为骨软骨瘤。这些良性肿瘤很少发生癌变，但如果机体出现多种这样的良性肿瘤，发生癌变的概率会稍微增高，但仍然不常见。

软骨肉瘤可以根据生长速度分级。病理学家根据细胞样本在显微镜下确定分级。分级越低，癌细胞生长速度越慢，转移概率就越低，预后越好。大多数软骨肉瘤是低级（Ⅰ级）或者中级（Ⅱ级），高级（Ⅲ级）软骨肉瘤最容易扩散，但最不常见。

有些软骨肉瘤在显微镜下表现为变异的软骨肉瘤，与常见的软骨肉瘤相比，变异的软骨肉瘤预后不同。

反分化软骨肉瘤一开始表现为典型的软骨肉瘤，但是后来，肿瘤的一部分细胞变得像高级肉瘤细胞，这些高级肉瘤包括恶性纤维组织细胞瘤、骨肉瘤、纤维肉瘤的高级形式。这种变异的软骨肉瘤通常发生在老年患者，它比普通软骨肉瘤的侵犯性更强。

透明细胞软骨肉瘤是一种罕见的变异软骨肉瘤，生长速度缓慢，很少扩散到身体其他部位，除非它在原来的位置复发过几次。

间质软骨肉瘤生长虽然迅速，但对放疗和化疗敏感。

尤因瘤（Ewing tumor）

是第三种最常见的原发性骨癌，但在儿童、青少年及年轻人中，尤因肿瘤是第二常见的。大部分尤因瘤发生在骨骼，也有在其他组织和器官发生。好发部位是骨盆、胸壁（如肋骨和肩胛骨）、腿和手臂的长骨。尤因瘤多发于儿童和青少年，30岁以上的成年人罕见。

恶性纤维组织细胞瘤（Malignant fibrous histiocytoma）

常发生在软组织，如韧带、肌腱、脂肪、肌肉等结缔组织，不经常发生在骨。在软组织发病时也称为多形性未分化肉瘤。发生在骨的恶性纤维组织细胞瘤常发生在腿（通常是膝盖周围）和手臂。该肿瘤多发于老年人和中年人中，儿童中罕见。它们大多只在局部生长，有时会扩散到其他部位，如肺部。

纤维肉瘤（Fibrosarcoma）

是另一类常发生在软组织的肿瘤，在老人和中年人中多见，好发于腿、手臂和下巴（颌骨）。

骨巨细胞瘤（Giant cell tumor of bone）

属于原发性骨肿瘤，分良性和恶性，良性的较常见。骨巨细胞瘤的好发部位是腿骨（常靠近膝盖的部位）和中青年人的手臂骨。该肿瘤不容易转移，但手术后易在原来发病位置复发，即局部复发，可以多次局部复发。但随着复发次数增加，肿瘤细胞扩散到身体其他部位的可能性会增大。骨巨细胞瘤在没有局部复发的情况下很少扩散到身体其他部位，恶性的骨巨细胞瘤可能发生扩散。

脊索瘤

属于原发性骨肿瘤。脊索瘤好发部位是头骨底部（颅底）和脊椎骨。好发于30岁以上的成年人，男性发病率是女性的2倍左右。脊索瘤往往生长缓慢，通常不会扩散到身体的其他部位，但如果治疗没有将肿瘤完全清除干净，它们会在局部复发。如果发生癌细胞扩散，最常见的扩散部位是淋巴结、肺部和肝脏。

3. 发生在骨骼的其他癌症

（1）非霍奇金淋巴瘤 Non-Hodgkin lymphomas

此肿瘤多发于淋巴结，有时也发生在骨。骨的原发性非霍奇金淋巴瘤往往是一种广泛性疾病，分布在体内多个部位的预后类似于同一亚型和分期的其他非霍奇金淋巴瘤。治疗原发性骨淋巴瘤的方法和治疗发生在淋巴结的淋巴瘤的方法相同，但原发性骨淋巴瘤的治疗方法不同于原发性骨肉瘤。

（2）多发性骨髓瘤（Multiple myelomas）

多发性骨髓瘤几乎都发生在骨，但医生却不认为它属于原发性骨癌。

多发性骨髓瘤由骨髓浆细胞发生，它虽然会导致骨质破坏，但不是骨癌，也不是白血病。它是侵犯体内多个骨髓的一种疾病，侵犯单个骨的骨髓瘤首次被发现时称为浆细胞瘤，但它们中大部分会扩散到其他骨的骨髓里。

二、主要统计数据

据美国癌症协会官方估计，2013 年美国大约会有 3 010 例骨和关节癌新增病例，这些癌症中死亡人数预计约 1 440 人，原发性骨癌占这些癌症的比例不到 0.2%。在成年人中，40% 以上的原发性骨肿瘤是软骨肉瘤，其次是骨肉瘤（28%），脊索瘤（10%）和尤因瘤（8%），恶性纤维组织细胞瘤及恶性纤维肉瘤（4%），其余的几种骨癌十分罕见，所占比例很小。在年龄不足 20 岁的儿童和青少年中，骨肉瘤占 56%，尤因瘤（占 34%）比软骨肉瘤（占 6%）更常见。软骨肉瘤最常见于成人，诊断时平均年龄 51 岁，在小于 20 岁的患者中所占的比例不到 5%。脊索瘤多见于成人，只有不到 5% 的病例发生在小于 20 岁的患者。儿童和青少年多发生骨肉瘤和尤因瘤。

据中国官方数据显示，原发性骨癌发病率很低，约为 1/ 万，发病率最高的是骨肉瘤，多发于儿童和青少年。青少年的好发部位常见为膝关节及其周围，致死率及致残率极高。儿童可发生于全身任何一个部位，以肢体、躯干以及腹膜后间隙为主。确诊的骨癌中骨肉瘤的发病率为 70% 左右。中老年发病一般为继发性癌症即转移性癌症，好发部位是躯干骨、大腿骨和上臂骨近端部位。

三、危险因素、产生原因和预防

1. 危险因素

危险因素会影响一个人患某种疾病的概率，如患癌概率。

不同的癌症有不同的危险因素。长期在强烈的阳光下暴晒是皮肤癌的危险因素，吸烟是肺癌、口腔癌、喉癌，膀胱癌、肾癌以及其他癌症的共同危险因素。但是，有一个甚至几个危险因素，并不意味着你就会患上某种疾病。骨癌患者中的大多数人没有什么明显的危险因素存在。

（1）遗传性疾病

极少数骨肿瘤，特别是骨肉瘤，似乎与遗传有关，由某些基因缺陷（基因突变）引起。

骨肉瘤（Osteosarcomas）

某些有罕见的遗传性综合征的儿童发展成骨肉瘤的风险会增加。

Li-Fraumeni 综合征　患该综合征易使人患数种癌症，包括乳腺癌、脑癌、骨肉瘤，以及其他类型的肉瘤。该综合征中的大多数是由 p53 抑癌基因突变引起，有些还与 CHEK2 基因突变有关。

Rothmund-Thomson 综合征（罗特穆德 - 汤姆逊综合征）患该综合征的儿童，表现为个子矮小，存在骨骼发育问题，有皮疹，同时易患骨肉瘤。这种综合征是由 REQL4 基因的突变引起。

视网膜母细胞瘤　一种可遗传的儿童眼癌，很罕见，由 RB1 基因突变引起。有这种基因突变同时会增加发生骨或软组织肉瘤的风险。用放疗来治疗视网膜母细胞瘤，眼部周围的骨患上骨肉瘤的风险会增加。

家庭成员中有已经患上了骨肉瘤，但目前并没有发现任何已知基因突变。尚未发现的基因缺陷可能是导致这些家族患癌的原因。

软骨肉瘤（Chondrosarcomas）

多发性外生骨疣（有时也叫多骨软骨瘤）综合征是一种遗传性疾病，可以导致骨头上出现很多肿块。这些肿块大多由软骨构成，它们可能造成疼痛，并造成骨骼变形甚至骨折。这种病可由 EXT1、EXT2、EXT3 这 3 个基因中的任何一个发生突变引起，该综合征患者患软骨肉瘤的风险增加。

内生软骨瘤是一种长在骨头上的良性软骨瘤，有人有多个这样的肿瘤，这种情况叫多发性内生软骨瘤病，他们发展为软骨肉瘤的风险增加。

脊索瘤

脊索瘤的发生似乎有家族倾向，虽然还没有发现可疑基因，但家族性脊索瘤已被证实与 7 号染色体的变化有关。有遗传性结节硬化症综合征的人，可以由 TSC1 和 TSC2 基因中任何一个的突变引起发病，这种人在童年患脊索瘤的风险似乎较高。

（2）Paget 病

Paget 病是一种良性肿瘤，是影响一个乃至多个骨头的癌前状态，它导致异常骨组织的形成，多发于 50 岁以上的人，受影响的骨往往变得粗大、易脆，因而易骨折。大多数情况下，Paget 病没有生命危险，大约有 1% 的多个骨受累的患者

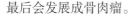

最后会发展成骨肉瘤。

（3）辐射

骨暴露在电离辐射，可能会增加患骨癌的风险。做一个常规的 X 线检查，对骨头是没有危险的，但暴露在大剂量的辐射中就有危险了。采用放疗来治疗癌症，可能会导致治疗区域里的某个骨发生骨癌。在年龄很小的时候，或者是接受过高剂量的辐射治疗，通常指超过 60 Gy 的高剂量，都会增加患骨癌的风险。暴露于放射性物质，如镭和锶也可以导致骨癌，因为这些矿物质会在骨骼累积。

非电离辐射如微波炉、电源线的电磁波、移动电话、家用电器等都不会增加患骨癌的风险。

（4）骨髓移植

据报道，经过骨髓（造血干细胞）移植的少数患者患上了骨肉瘤。

（5）受伤

人们一直想知道是否骨折会导致癌症，但没有得到证实。许多患有骨癌的人都记得他们患病的那部分骨头曾经受过伤，但大多数医生认为，这种伤害并不会导致癌症，但是因为癌症使他们回忆起了那个事故，或者是因为受伤使他们关注到那块骨头，让他们注意到骨头的问题已经存在。

2. 产生原因

目前还不清楚骨癌的病因。

但是，科学家已经发现癌症的发生和某些因素有关。如暴晒、吸烟、遗传等危险因素。但大多数骨癌患者仍然没有任何已知的危险因素。更多有关癌症的病因，目前还在研究中。

科学家们已经发现，个体 DNA（脱氧核糖核酸）的某些变化可能会导致正常细胞癌变。DNA 携带遗传指令，建构细胞内其他的化合物，我们看起来通常很像我们的父母，就是因为是他们把自己 DNA 的一部分复制遗传给我们。然而，DNA 影响我们的远远不止是外形，它还可能影响我们患上某些疾病的风险，包括某些癌症。

带有遗传信息的 DNA 片段称为基因。基因携带有遗传信息，能够编码一条氨基酸肽链蛋白质以及决定细胞所有功能的分子。还有一些基因虽然也是 DNA 分子上的一个特定区段，但它并不作为蛋白质合成的模板，而是对其他基因的表达起调节或辨认的作用，控制细胞生长和分裂的指令。促进细胞分裂的基因叫致癌基因，减慢细胞分裂或在合适的时间促使细胞死亡的叫抑癌基因。

由于 DNA 发生突变，使致癌基因激活，或者使抑癌基因失活，就会引发癌症。患有癌症的一些人遗传了父母的 DNA 突变,这些突变增加了他们患病的风险。某些 DNA 突变可导致具有遗传性的骨癌。那么怎么能知道什么人会有这样的基因突变? 解决的办法是基因检测。

大多数骨癌并不是因为由于遗传了突变的 DNA 引起,而是由于患者自身的 DNA 发生突变,突变原因可能是暴露在放射线或致癌化学物质下,但大多数病因不明。这些基因突变只存在癌细胞本身,因此不会遗传给患者的后代。

对于骨癌的确切原因,科学家们正不断取得新的研究进展,随着知识的不断累积,科学家们希望找到更好的方法来预防和治疗骨癌。

3. 骨癌可以预防吗?

不能。生活方式的改变可以帮助预防多种癌症。然而,到目前为止,我们并不知道哪些生活方式改变可以预防骨癌。

四、早期检测

体检有时可以发现某些癌症的早期阶段,无明显伴随症状,如早期乳腺癌、子宫颈癌、大肠癌以及皮肤癌。但体检中无特殊的检查来发现骨癌早期。早期诊断的最大的意义在于及时关注骨癌的症状和体征。

五、诊断

根据患者的症状和体检、影像学及血液检查结果可以诊断疑似骨癌。但需要活检即切片检查法,在显微镜下检查组织或细胞,才能最后确诊。有些疾病如骨感染引起的症状和影像学检查结果与骨癌相近,因此很容易和骨癌混淆。结合肿瘤所在位置的相关情况,受影响的骨及相关部位,X 线检查和显微镜检查相结合,可以确诊骨肿瘤。

单纯的骨转移性癌症可能和原发性骨肿瘤的表现和症状相同,医生通常需要通过活检来确诊患者是否是骨转移,之后,再通过 X 线和其他影像学检查来诊断是否存在其他骨的转移性癌。

1. 骨癌的症状和体征

(1) 疼痛
受到影响的骨发生疼痛是骨癌患者最常诉说的症状。起初,疼痛不是持续性疼痛，而是在夜间或骨活动时疼痛或者加重。如骨癌有时表现为行走的时候疼痛。随着癌症的发展，疼痛会变成持续性疼痛，活动时疼痛会更重。如果仅一条腿受累，患者会出现跛行。

（2）肿胀

疼痛部位出现肿胀。一般几周后，根据肿瘤的位置，患者会感觉出是一小块区域肿胀还是大片区域肿胀。

（3）骨折

骨癌能使骨头变脆弱，但大部分情况下不会发生骨折。发生骨折时，部位一般紧挨着癌变或就在癌变的地方，患者通常会说肢体已经疼痛好几个月了，突然又发生了剧烈疼痛。

（4）其他症状

癌症还可以引起体重减轻、疲乏无力等症状。如果癌细胞扩散到内脏器官，它可能会导致某些特定症状，如癌细胞一旦扩散到肺部，可能会出现呼吸困难。

这里要说明一下，骨疼痛和肿胀，更多的时候不是癌症引起的，而是因为癌症以外的其他原因，比如受伤，或关节炎。不过，如果以上这些症状持续了很长一段时间，也没有明确的原因，就应该去看医生。

2. 骨癌的影像学检查

（1）X线检查

大多数骨癌会在骨的 X 线检查时被发现。X 线下，癌症部位的骨看起来很"破烂"、"不整洁"，正常的骨片看起来整洁、坚固。有时骨癌看起来就像骨上有个洞。医生有时可以看到骨缺损周围的肿瘤，它们会延伸到邻近的组织，如肌肉或脂肪。一般来说，放射科医生只通过 X 线检查就可以基本上判断肿瘤是否是恶性，但最终要确诊肿瘤是良性还是恶性，只有通过活检。

经常进行胸部 X 线检查，观察骨癌细胞是否已经扩散到肺部。

（2）计算机断层扫描（CT 扫描）

CT 扫描是对人体的横截面逐一进行细致的 X 线照射检查，一般 X 线检查只拍一张片，CT 扫描拍多张片，然后通过电脑进行合成图片，最后形成人体的切面图。CT 扫描可以扫描人体的各个部位，为需要扫描的部位扫描多张图片。CT 扫描需要的时间比一般 X 线检查要长。

CT 扫描结果有助于给癌症分期。可以帮助我们判断骨癌是否已经扩散到肺部、肝脏或其他器官。扫描也可以扫描淋巴结和远处的器官，有助于判断转移癌的位置。

有时候在拍腹部 CT 时，会要求你喝 500 或 1000 毫升的造影剂，帮助清楚地显示肠道，使某些区域不至于被误诊为肿瘤。有时候还会通过静脉注射注入其他造影剂到体内，有助于更好地显现身体结构。

注射造影剂有时会出现面部发红潮热，持续数小时到数天的时间。而有些人可能对造影剂过敏，出现皮肤荨麻疹。极少数情况下，有时可能会发生呼吸困难、低血压等类似特别严重的反应。过敏性反应可以通过药物来预防和治疗，所以在检查前你需要告诉医生，是否曾经对任何一种造影剂有过敏反应。如果你对某种物质过敏，比如贝壳类物质，也应该告诉医生。

CT 扫描还可以用于精确地引导穿刺针到达疑似肿瘤转移的部位，称为 CT 引导穿刺活检。患者躺在 CT 扫描台上，放射科医生对疑似部位进行穿刺，不断进行 CT 扫描，确保穿刺活检针到达疑似病变部位。

（3）磁共振成像（MRI）扫描

MRI 扫描常是显现骨肿瘤外形的最好的检查方式，对观察大脑和脊髓也特别有帮助。

（4）放射性核素骨扫描

放射性核素骨扫描检查有助于明确癌症是否已经扩散到其他骨，它可以比常规 X 线检查更早地发现转移病灶。放射性核素骨扫描也可以显示原发癌对骨的损害程度。

患者被注射放射性物质锝二磷酸盐（technetium diphosphonate），剂量很低，不会对人体造成长期影响。该物质被吸引到病变骨细胞的整个骨架上，骨扫描时，病变骨的区域看起来密度很高，呈灰黑色，叫"热点"。如果有热点，就意味着转移性癌症存在。但关节炎、感染、其他骨骼疾病也可能出现类似图像。如果想要进一步鉴别，需要做其他影像学检查以及取骨活检。

（5）正电子发射断层扫描（Positron emission tomography, PET）

PET 扫描是一种非创伤性的用于探测体内放射性核分布的影像技术。传统的医学影像技术显示的是疾病引起的解剖和结构变化，而 PET 显示的则是人体的功能变化。换言之，如果人体的解剖结构没有发生改变，传统的影像技术对于疾病的诊断是无能为力的。实际上，疾病的发生都伴随着生化过程的功能改变，这些改变往往要早于解剖结构的改变。

利用发射正电子的同位素如一个放射性原子的葡萄糖作为标记物，将其引入体内某一局部地区，参与已知的生化代谢过程，癌细胞会吸收大量的放射性糖，因为它们代谢率很高。利用现代化计算机断层扫描技术将标记物所参与的特定代谢过程的代谢率以立体成像的形式表达出来，可测定到组织对葡萄糖的利用和局部血流量（灵敏度高达皮摩尔）。PET 检查有助于在全身寻找癌症，传统的医学影像检查就无法显示这些功能方面的变化。而且因为它可以进行全身扫描，还能进行三维立体动态及全身显像，可发现其他检查所不能发现的问题，它有时也可以帮助判断肿瘤是良性还是恶性。PET 与 CT 扫描结合起来，可以更清楚地诊断某些类型的癌症。

（6）活检

活检是从肿瘤取下一块组织，在显微镜下观察。活检是确诊肿瘤是否是癌，以及鉴别诊断其他一些骨疾病的唯一方法。如果是癌，活检还可以确定是原发性骨癌还是从其他地方转移到骨的转移性癌。在诊断骨癌时，要使用几种类型的组织和细胞样本。对于经验丰富的外科医生来说，在诊断和治疗骨肿瘤的过程中，活检是非常重要的步骤。

外科医生根据肿瘤外观判断良性还是恶性，并通过骨的 X 线检查、患者的年龄、肿瘤的位置等来判断患者最有可能患什么类型的肿瘤，然后选择活检的具体方法。某些骨肿瘤可以通过穿刺活检来确认，但某些类型的骨肿瘤需要较大的活检样本。外科医生是否计划切除整个肿瘤将影响选择活检的类型。活检的缺点是它有时会使某些切除手术的难度加大，如有时候外科医生在不必切除全部或部分包含肿瘤的手臂或腿的前提下，清除所有的癌细胞。另外，活检还可能导致癌细胞扩散。

穿刺活检

穿刺活检有 2 种方法：细针穿刺活检和针芯穿刺活检。均需要局部麻醉。

细针穿刺活检：穿刺时只使用细针连接注射器，从肿块回抽少量的液体和细胞。医生可以从可疑肿瘤所在部位的身体表面进行穿刺，但如果肿瘤太深，很难穿刺，也可以通过 CT 扫描来引导针，这种方法叫 CT 引导穿刺活检。

针芯穿刺活检：医生使用套管针取出一小部分组织，小筒体积约 1/16 英寸，直径 1/2 英寸长。

很多专家认为，相比细针穿刺，针芯穿刺活检更有利于诊断原发性骨癌。

外科骨活检

该活检的具体方法是，外科医生切开皮肤直达肿瘤，取出一小片组织，也称为切片检查，如果整个肿瘤被切除，不只是切一小块，就叫切除活检。此活检需要在全身麻醉或者神经丛麻醉下进行。如果要做这种活检，最好由将来为你切除癌症的外科医生来做活检。

六、分期

分期可以告诉医生癌症的扩散程度。分期会显示癌症是否已经扩散，扩散范围有多大，帮助选择骨癌的治疗方法和治疗前景。

AJCC 分期系统

AJCC 分期系统是美国癌症体系联合委员会（AJCC）的分期系统。

它从 4 个因素来确定分期，分期为代表肿瘤特征的缩写字母 T、N、M 、G。

◇ T 代表肿瘤（tumor）的特点，包括肿瘤的大小，在骨上是否有一个以上的病位上等

◇ N 代表是否扩散到淋巴结（lymph nodes）

◇ M 代表是否转移（metastasis）到远处器官

◇ G 代表肿瘤的等级（grade），等级是根据细胞在显微镜下的异常状态决定，数字越大表示细胞越异常。癌症等级越高，生长和扩散的速度越快，等级越低，生长和扩散的速度越慢。

结合肿瘤、淋巴结、转移和等级等信息，进行分期编组，然后以从 Ⅰ ~ Ⅳ 的罗马数字表示。

（1）T 期

TX：原发性肿瘤不能被测量。T0：没有证据表明肿瘤。T1：肿瘤是 8 厘米（约 3 英寸）或更小。T2：肿瘤直径 8 厘米以上。T3：肿瘤在同一骨上有一个以上的地方。

（2）N 期

N0：癌症还没有扩散到附近淋巴结。N1：癌症已经扩散到附近淋巴结。

（3）M 期

M0：癌细胞尚未扩散到骨以外的任何地方以及附近淋巴结。M1：远处转移（癌细胞已扩散）。M1a：癌细胞仅仅扩散到肺。M1b：癌细胞已经扩散到其他部位（如脑、肝等）。

（4）等级

G1~G2：低级。

G3~G4：高级。

（5）TNM 分期分组

进行 T、N、M 分期以后，就确定了骨癌的级别，将这些信息组合起来表述一个整体的阶段称为分期分组。使用 AJCC 系统确定癌症的分期分组，共有以下分组数字，它包含 T、N、M 分期和相应等级数。

Ⅰ期：

所有Ⅰ期肿瘤是低级的，还没有扩散到骨以外的地方。

Ⅰ A 期：T1，N0，M0，G1~G2：肿瘤小于或等于 8 厘米。

Ⅰ B 期：T2 或 T3，N0，M0，G1~G2：肿瘤大于 8 厘米；或在同一骨上有一个以上的病灶。

Ⅱ期：

所有Ⅱ期肿瘤没有扩散到骨以外的地方，这一点和Ⅰ期一样，等级高。

Ⅱ A 期：T1，N0，M0，G3~G4：肿瘤小于或等于 8 厘米。

Ⅱ B 期：T2，N0，M0，G3~G4：肿瘤大于 8 厘米。

Ⅲ期：

T3，N0，M0，G3~G4：

Ⅲ期肿瘤没有扩散到骨以外，但在同一骨上有一个以上的地方。等级高。

Ⅳ期：

Ⅳ期肿瘤已经扩散到发病骨以外，不限等级。

Ⅳ A 期：任意 T，N0，M1a，G1~G4：肿瘤已扩散到肺部。

Ⅳ B 期：任意 T，N1，任意 M，G1~G4 或任意 T，任意 N，M1b，G1~G4：肿瘤已扩散到附近淋巴结或肺以外的其他地方，或两者都有。

尽管 AJCC 分期系统已在美国被广泛接受并被大多数癌症使用，但骨癌专家仍倾向于简化分期到局限性和转移性。局限性包括Ⅰ、Ⅱ、Ⅲ期，而转移性与Ⅳ期相同。

七、存活率统计

存活率是医生用来作为判断患者预后的一个标准。有些癌症患者可能想知道，患有相同疾病者的存活率是多少。5 年生存率是指在癌症确诊后，至少生存 5 年的患者所占的百分比。有很多人生存时间比 5 年更长，还有许多被治愈的。

5 年相对存活率是指，观察到的存活率和没有癌症的人的预期值相比较，因为有些人会死于其他原因。这是一个观察癌症对生存影响的更好的指标。

为了获得 5 年生存率，医生必须至少在 5 年前开始观察接受治疗的患者，不断改进治疗方案，从而使被确诊患有骨癌的患者有更好的生存前景。

存活率通常是基于以前大量患者的统计成果，但它无法预测某个单个个体的预后。有许多因素都可能影响患者的预后，如癌症的类型和等级、患者的年龄、癌肿的位置和大小以及治疗方法等。对于某个患者来说，你的医生熟悉你的具体情况。

从总体上看,包括所有的成人和儿童骨癌患者在内,5 年相对生存率为 70% 左右,对于成人来说,最常见的骨肿瘤是软骨肉瘤,它的 5 年相对生存率在 80% 左右。

八、治疗方法

本文观点仅代表美国癌症协会依据美国医生和护士发表在医学期刊上的研究论点,以及他们自己的专业经验来研究。本文中的治疗信息仅供参考,不作为医疗建议以代替医生的专业知识和判断。本文的目的是帮助患者和家人与医生一起,作出明智的决定。患者的专业医生可能由于各种原因,提出了与这些常规治疗方案不同的治疗计划,与医生进行治疗方案的选择沟通十分重要。

骨癌的主要治疗方法有:

✧ 手术

✧ 放疗

✧ 化疗

✧ 靶向治疗

根据疾病的严重程度,一般会使用一种以上的治疗方法。

1. 手术

对大多数骨癌患者来说,手术是主要的治疗方法。手术前可能需要做活检,活检和手术治疗是两个单独的手术,但两者放在一起计划十分重要。最理想的方式是请同一个医生做活检和手术。活检取错部位,可能导致外科医生做癌症切除手术时出问题,有时活检位置不当,甚至可能使癌肿无法切除,最后不得不通过截断肢体清除病灶。

手术的主要目的是清除所有的癌细胞,哪怕只有很少的癌细胞没有清除干净,它们都可以生长繁殖,又形成一个新的肿瘤。为了尽量确保不会发生这种情况,外科医生切除肿瘤时,也会切除一些外观正常的周围组织,这叫广泛切除。切掉一些外观正常的组织,有助于确保清除所有的癌细胞。手术之后,病理学家会在显微镜下观察切除的组织,查看组织的外缘处是否包含有癌细胞。如果在组织的外缘处看到有癌细胞,切缘就被称为阳性,切缘阳性意味着还有部分癌细胞留在体内。当组织的外缘处没有癌细胞时,切缘被称为阴性即癌细胞被清除干净。广泛切除和干净的切缘能最大限度地减少癌症在原来的位置复发的风险。

（1）手臂或腿部肿瘤的手术治疗

截肢术是为了更好地广泛切除,清除所有的癌细胞,需要截掉整个肢体,这种手术就叫截肢术。但大多数时候，外科医生可以清除癌细胞而且无需截肢，这就是保肢手术。在选择治疗方案时，重要的是要认识到，无论哪种类型的手术，都是既有优点又有缺点。具体来说，虽然在许多人看来，保肢比截肢似乎更容易接受，但保肢手术更复杂，有更多的并发症。两种手术总体存活率相同的，对患者生活质量的研究以及人们对这两种不同手术的术后态度的统计结果显示差别不大。而对青少年而言，最大的担忧是担心手术后社会上人们的看法。因此，情感的问题是个重要的问题，所有的患者都希望得到支持和鼓励。

无论选择做哪种类型的手术，手术之后都必须进行康复，这可能是治疗过程中最困难的，如果有可能的话，患者应该在手术前找康复方面的专家了解一下康复所涉及的内容。

截肢术

截肢术即切除部分或全部手臂或腿。截肢手术需要切掉肢体周围重要的神经、血管或肌肉，导致肢体失去功能而达到清除所有癌细胞的目的。截肢术用于治疗癌症时，不仅是切除有病灶的那部分肢体，还要切除肢体上面和下面的一部分健康组织。截肢术曾经是治疗手臂和腿部骨癌的主要途径，但是现在是由于各种原因实在是不适合作保肢手术，才会选择做截肢手术。

术前，进行 MRI 扫描和病理切片检查，帮助外科医生决定切除患者肢体的区域。术前需要皮肤准备，要使准备截肢的骨周围的肌肉和皮肤形成一个套袋，这个套袋并要适合安装假肢。术后，患者必须学习康复，如何使用假肢，并进行适当的物理治疗，患者往往在截肢 3~6 个月后可以恢复走路。

保肢手术

保肢手术的目的是清除所有的癌细胞的同时不切除患者的手或腿。目前有超过 90% 的骨癌患者选择保肢手术。该手术方法非常复杂，需要外科医生具有丰富的技能和经验。外科医生面临的最大挑战是要切除整个肿瘤的同时，保留附近的肌腱、神经和血管，而这并不是总能做得到的，如果癌细胞已经扩散到周围这些部位了，它们将和肿瘤一起被切除，这常常会导致肢体疼痛甚至无法活动，此时，截肢可能是最好的选择。

保肢手术的时候，由于为了切除肿瘤而广泛切除了大部分的骨。因此需要进行移植骨或人工假体来取代切除的骨，内用假体是由金属及其他材料制成的，非常精细。如果使用在还在生长发育的儿童体内，可以做得长一些，而当孩子生长以后，无需再做手术。如果移植骨或假体出现松动、感染或折断，需要进一步手术治疗。

保肢手术的患者在随后 5 年时间内可能还需要更多的手术，其中有部分患者最终需要截肢。保肢手术后的康复比截肢后的康复强度更大。手术后患者重新恢复走路平均需要一年。如果患者不经过康复治疗，保肢的手或腿可能会失去功能而变残。

重建手术

如果大腿中部被截肢，小腿和脚部可旋转连接到大腿骨，以前的踝关节将成为新的膝关节，这种手术叫膝关节旋转成形术。手术用假体来造一个和健康腿长度一样的新腿。如果骨肿瘤生长在上臂，切除肿瘤后，重新安装下臂，这样患者的手臂能动，但比正常的短很多。

（2）其他部位肿瘤的手术治疗

骨盆骨肿瘤被广泛切除时，如果需要，可用移植骨来重建骨盆。

下颌骨的肿瘤手术可能切除整个下巴的一半，需要用身体其他部位的骨代替。

脊柱或颅骨的肿瘤，安全地做广泛切除是不可能的，这些骨里的癌细胞可能需要综合治疗，如刮除、冷冻、放疗等。

刮除术

刮除手术是指在不切除骨的情况下从骨中挖出肿瘤，因此会在骨上留下一个洞，在某些情况下，在大部分肿瘤被清除后，外科医生会采用某些方法将肿瘤细胞附近骨组织里残余的癌细胞杀死，这些方法包括冷冻疗法及骨水泥。

冷冻疗法

冷冻疗法是指将液氮倒入肿瘤切除后留下的洞里，通过液氮这种极其寒冷的物质的冷冻而杀死肿瘤细胞，冷冻后在洞里可以填充移植骨或骨水泥。

骨水泥

骨水泥即聚甲基丙烯酸甲酯（PMMA）。该物质的特性是开始为液体，然后会硬化。因此，医生将骨水泥在液体状态被倒入骨上的洞里，随着它逐渐变硬，大量的热量会散发出来，这些热量能杀死任何残留的肿瘤细胞。通过使用过冷冻疗法的骨肿瘤，可以试试骨水泥治疗。

（3）转移癌的手术治疗

为了确保治愈骨癌，病灶以及任何存在的转移也都必须通过手术完全清除。

肺是骨癌最常见的转移部位。采用外科手术切除转移到肺的骨癌，外科医生术前需要精心准备，检查肿瘤的数目、位置（是单肺还是双肺）、大小以及患者的一般状况。胸部CT扫描可能显示不出实际存在的所有肿瘤，因此医生要制定相应的治疗计划，用来应变万一在手术过程中，看到的肿瘤数目比胸部CT扫描时看到的多。清除所有的肺转移有可能是患者唯一的治愈机会。然而，并不是所有的肺转移都可以被清除。有些肿瘤太大了，或者离胸部的重要结构太近，如离大血管太近等，以至于不能安全地切除。另外，患者的一般状况不好，如营养状况较差，或心、肝、肾等有问题，可能导致无法承受麻醉反应和手术清除转移病灶。

2. 放疗

放疗使用高能量射线或粒子杀死癌细胞。曾经使用放疗中的外照射治疗来治疗骨癌。

大多数骨癌细胞不容易被放射线杀死，因此放疗需要的剂量很高。而这些高剂量的放射又可能会损伤正常的组织，如癌肿周围的神经，这就是为什么放射治疗在治疗大部分的骨肿瘤时没有发挥主要作用的原因（尤因肿瘤除外）。通常，放疗用于治疗不能被手术清除完全的骨癌，也用于治疗手术后切除组织的边缘还有癌细胞存在的骨癌。在这些情况下，进行放疗可以杀死任何可能残留的癌细胞。如果癌症治疗后复发，放疗可以帮助控制疼痛和肿胀等症状。

（1）调强放射治疗（IMRT）

调强放射治疗是一种先进的体外放射治疗形式。该技术可以增强对癌症的放射剂量，同时减少辐射对正常组织的损伤。

（2）质子束（刀）放疗

质子束辐射是一种特殊形式的辐射，它使用质子代替常规 X 线来杀死癌细胞。质子是所有原子里带正电荷的粒子。质子束通过人体时，对组织的损伤很小，但到达终点又能很好地杀死癌细胞。在不伤害周围正常组织的情况下，允许高剂量的射线到达肿瘤。质子束放射治疗需要高度专业化的设备，目前已经发现，质子束辐射在治疗颅底软骨肉瘤和脊索瘤方面效果很好。

3. 化疗

化学治疗（化疗）利用化学药物来治疗癌症，它是全身性治疗，药物进入血液循环到达身体各个部位杀死癌细胞。

化疗通常用于治疗尤因肿瘤和骨肉瘤，不常用于其他骨癌如脊索瘤、软骨肉瘤这些对化疗不敏感的肿瘤。化疗还用于一些特殊类型的软骨肉瘤，有时还用于治疗已扩散到肺部和其他器官的骨癌。

主要用于治疗骨癌的化学药物包括：

◇ Doxorubicin （多柔比星）Adriamycin® （阿霉素）

◇ Cisplatin（顺铂）

◇ Carboplatin（卡铂）

◇ Etoposide （VP-16）[依托泊苷（VP-16）]

◇ Ifosfamide （Ifex®）（异环磷酰胺）

◇ Cyclophosphamide（Cytoxan®）（环磷酰胺）

◇ Methotrexate（甲氨蝶呤）

◇ Vincristine（Oncovin®）（长春新碱）

通常使用 2~3 种药物组合，常用的是顺铂和阿霉素组合，其他还有异环磷酰胺和依托泊苷，异环磷酰胺和阿霉素。

化疗能杀死癌细胞，但也会伤害某些正常细胞，因此要特别注意避免或减少不良反应。化疗的不良反应与药物的种类、服用剂量、服药时间长短有关。

一些常见的暂时性不良反应包括：

◇ 恶心和呕吐

◇ 食欲缺乏

◇ 脱发

◇ 口腔溃疡

如果化疗时你出现以上任何不良反应，一定要及时告诉医生。医生可以通过使用某些方法进行预防和控制。

化疗会对骨髓中的血细胞和淋巴结产生损伤，所以患者某些血细胞计数会降低，血细胞降低进一步会导致：

◇ 受感染的机会增加（白细胞少）；

◇ 有小伤口或受伤后出现出血增多或淤伤（血小板少）；

◇ 疲劳或呼吸急促（红细胞少）。

某些特定的药物对应某些不良反应。一定要注意许多严重的不良反应虽然十分少见，但却有可能出现。

Ifosfamide（异环磷酰胺）和 cyclophosphamide（环磷酰胺）会破坏膀胱内壁，引起血尿，出现出血性膀胱炎，在化疗时同时使用 mesna（美司钠）可以预防。Cisplatin（顺铂）可能会损伤神经，导致手脚麻木、震颤、甚至疼痛，还可能损伤肾脏，在化疗前后给予大量的液体可以帮助预防。Cisplatin（顺铂）有时会导致听力问题，出现耳毒性，有这个问题的患者通常会描述听到高亢的声音。使用阿霉素一段时间以后，可能会损害心脏，当给予的药物的总量上升时，这种风险也随之上升。给予阿霉素之前，医生可能会做心脏功能测试，以确保这种药物的安全性。

一般来说，在化疗过程中，医生和护士会密切关注化疗的不良反应，对大部分不良反应是有对付的方法的，更重要的是预防那些明显的不良反应。通常这些不良反应在治疗结束后也会停止。

关于不良反应的任何问题，可以直接问医生。

当你正在接受化疗，医生会申请实验室检查，以确定你的肝、肾、骨髓（由它制造血细胞）都是功能健康的。检查包括：

全血计数（CBC），包括白细胞、红细胞和血小板的水平。

生化检查，测量某些血液化学成分，帮助医生了解你的肝和肾功能，因为某些化疗药物可能会损害肝和肾。如果有耳毒性的药物，化疗前医生可能会做听力测试。

4. 靶向治疗

随着研究人员不断深入地了解癌细胞中分子和基因的变化，通过针对这些变化开发出了新的治疗药物，即靶向治疗药物。它与常规化疗药物功效不同，不良反应也不同。靶向药物主要用于治疗脊索瘤和对化疗效果不明显的其他骨癌。

有些脊索瘤有基因缺陷，可以制造出蛋白质，给细胞生长的信号，这些基因是 c-kit, PDGFRA, and PDGFRB。药物 imatinib（Gleevec®）是一种靶向治疗药物，可以阻止这些基因信号的传导，使某些肿瘤停止生长，甚至缩小。imatinib 伊马替尼用于治疗已扩散和复发的脊索瘤。虽然这种药用于治疗脊索瘤好几年了，但它用于这种癌症还没有得到美国食品药品管理局（FDA）的批准，它只被批准用于治疗更常见的癌症。

5. 临床试验

自从癌症被确诊后，你可能不得不做很多决定，其中最重要的是选择最适合自己的治疗方案。在美国，临床试验是被严格监控的学习型研究，被研究者是患者中的志愿者，医生通过研究来寻找有希望的新的治疗方法或手术。如果你有意向参加临床试验，先咨询你的医生所在的医院是否正在进行该试验。

6. 补充和替代疗法

身患癌症时，你很想听到一些治疗癌症及缓解症状的方法，这些方法是医生没有提到过的。朋友和家人们通过互联网组成群体，在网站上发布各种方法，这些方法中有些可能对你有帮助，比如维生素、草药、特殊饮食、针刺、按摩等。

补充疗法指的是和常规医疗一起使用的治疗方法，而替代疗法可用来代替医生的治疗。

补充疗法包括：通过冥想来减轻压力，运用针灸帮助缓解疼痛，饮用薄荷茶来减轻恶心感等，这些辅助治疗方法通常不是用来治疗癌症的，但可以帮助你感觉更好。有一些补充疗法已经知道确实有用，一些方法的功效还没有经过测试，有些则已经被证明没有用，甚至还有些方法被发现对人有害。

替代疗法可能会用来治疗癌症，但这些疗法还没有经过临床试验证明是安全和有效的。这些方法中一些可能会造成危险，甚至威胁到生命。但在大多数情况下，最大的危险是，你可能失去得到正规医疗帮助的机会。延误或中断正规治疗，会给癌细胞提供生长时间，使治疗产生效果的可能性降低。

如何去治疗或控制癌症，这永远是你要做出的决定。如果你想使用非常规的治疗，了解所有你可以使用的方法，然后就这些方法和你的医生交谈。有了较多的信息和你的医疗团队的支持，你也许可以安全使用这些方法来帮助你，同时避免那些可能有的伤害。

7. 特殊骨癌的治疗方法

（1）软骨肉瘤

经活检明确诊断后，通过手术切除肿瘤。由同一个医生进行活检和切除手术十分必要。手或腿的低分化软骨肉瘤，也可以选择刮除结合冷冻的方法。对于高分化肉瘤，有可能的话会选择保肢手术，但有时不得不选择截肢术来完全清除肿瘤。软骨肉瘤如果已经扩散到肺了，但只有少数转移时，可以选择手术切除。

头骨的软骨肉瘤很难治疗，手术完全切除很困难，会导致严重的不良反应。一些低分化的肿瘤可以采用刮除和冷冻治疗。有些可以选择放疗，但是由于软骨肉瘤耐放射，所以放疗时需要高剂量，质子束放疗效果很好。

化疗不常用来治疗软骨肉瘤，但有时也用于治疗软骨肉瘤的变种。类似骨肉瘤的去分化软骨肉瘤，在化疗之后进行手术，然后再进行化疗。间质软骨肉瘤术前进行化疗。这些肿瘤的治疗方法同尤因肉瘤和软组织肉瘤。

（2）恶性纤维组织细胞瘤（MFH）

恶性纤维组织细胞瘤的治疗方法同骨肉瘤。患者首先需进行化疗，让肿瘤缩小，然后做肿瘤广泛切除手术，切除后用移植骨或假体（金属杆）进行骨的重建。需要截肢的情况很少。有些患者手术后需要配合化疗。

（3）纤维肉瘤

手术是治疗纤维肉瘤的主要方法。手术方式以切除肿瘤及周围正常骨边缘为目的。手术后，如果医生怀疑还有癌细胞残留，可以选择放疗。有时肿瘤不能完全切除时，选择放疗而不是手术。如果纤维肉瘤手术后复发，也可选择放疗。

（4）骨巨细胞瘤

骨巨细胞瘤主要采用手术治疗。由于肿瘤的大小和位置不同，选择的手术方式不同。一种方法是切除受肿瘤影响的那部分骨，再用移植骨或假体（如金属棒）替代，如果手术不会对肢体运动造成严重影响，对附近组织也不会造成严重伤害，这种方法可能会比较成功。

另一种方法是在进行广泛切除病损骨后，再进行刮除和冷冻术，然后用骨水泥或移植骨填充骨上留下的洞。放疗有时可用于那些无法手术的骨巨细胞瘤，因为手术可能损伤附近重要组织而难以操作，如颅骨和脊柱的骨巨细胞瘤。放疗不经常用来治疗巨细胞瘤，因为放疗不能完全杀死肿瘤细胞，这会增加癌症复发的风险。

骨巨细胞瘤很少需要截肢。

如果骨巨细胞瘤扩散到其他器官，最常受累的是肺。如果肺里只有几个转移性肿瘤，可以手术切除。转移性肿瘤也可以采用放疗。

（5）脊索瘤

脊索瘤是一种骨原发肿瘤，常发生在颅骨底部或脊椎骨。治疗上来说，并不总是能通过手术完全切除肿瘤，因为周围有脊髓和神经，手术后常常通过放疗来降低肿瘤复发的机会。通常采用质子束（刀）放疗，可以单独使用，也可以和调强放射治疗一起使用。Imatinib （Gleevec）（伊马替尼）常用于已经大面积扩散的脊索瘤，虽然很少能使肿瘤变小，但可以让肿瘤停止生长一段时间。化疗也可以尝试，但到目前为止，化疗的效果还不是很好。脊索瘤可能复发，甚至在治疗后10年或更长的时间复发，因此需要长期随访。

九、咨询医生时准备的问题

骨癌患者在面对医生时，应该问哪些问题呢？

当患者面对癌症和癌症治疗时，需要诚实地与医生公开讨论，询问任何问题，不管这个问题看起来多微不足道，都应该放松心态。这些问题包括：

◇ 我得的是哪种骨癌？

◇ 我的癌症已经扩散了吗？

◇ 我的癌症处于什么阶段？我这种情况意味着什么？

◇ 我有哪些治疗选择？

◇ 您有什么建议，为什么？

◇ 您建议的治疗有什么风险或不良反应？

◇ 这些治疗方案中，我癌症的复发概率有多大？

◇ 治疗前我应该做什么准备工作？

◇ 根据您对我病情的了解，您认为我还可以活多久？

除了这些问题之外，也请记住，一定要记下一些你自己的问题。例如，你可能还需要了解更多关于康复时间的信息，这样你可以安排你的工作日程，或者你可能想知道有没有别的治疗方案可以选择等。

十、治疗后的康复

对于一些骨癌患者，治疗可能会清除或消灭癌细胞。完成治疗后，你可能既紧张又兴奋，一方面治疗终于结束了，可以长舒一口气，另一方面发现很难彻底放松，因为担心癌症会复发，这对于得过癌症的人来说是一个普遍关心的问题。

你可能需要一段时间才能减少担心，但有一点可以肯定的是，许多癌症的治愈者已经学会接受这种不确定性，并且过上全新的生活。对于另一些人来说，癌症可能永远不会完全消失，他们会接受定期的化疗、放疗或其他治疗，试图抑制癌症生长。学会接受癌症不会消失这个事实，有时可能对你来说非常困难。

1. 后续治疗

当治疗结束以后，医生仍会告诉你需要回访。因此，回访十分重要。在随访期间，医生会问到你可能有的任何问题，会进行体检、实验室化验检查、X线、扫描等方法，来复查是否还有癌细胞存在，并观察治疗是否存在不良反应。几乎任何一种癌症治疗方法都有不良反应，有些不良反应会持续几周到几个月，但有些可能不会消失。因此，你需要及时和医生沟通，发现任何病情变化和存在的问题，以及任何疑问或担忧。在进行广泛切除手术后，康复和物理治疗十分重要，帮助你尽快恢复行走、生活自理的能力。

2. 看新医生

在进行癌症的诊断和治疗以后，有时你会找另外的医生继续看病。而这个新医生不了解你以前的病史，此时就需要给新医生提供有关病情诊断和治疗的详细情形。在治疗的同时收集这些资料更容易些。因此，请保存以下资料：

◇ 活检或手术病理报告
◇ 手术报告
◇ 放疗治疗摘要
◇ 出院小结
◇ 化疗或靶向治疗的药物名称、剂量明细表，以及服用时间表
◇ X线和其他影像学检查（这些可以放在 CD 或 DVD 里）

医生会需要这些资料的复印件用来做记录，但始终要保管好自己资料的复印件。

3. 骨癌治疗后生活方式的改变

你不能改变你得过癌症这一事实，但你可以改变你以后的生活方式，选择有助于你保持健康和良好的生活方式。这是以一种全新的方式看待自己的人生的时候了，也许你正在考虑怎样在很长的一段时间里改善你的健康，有些人甚至在癌症治疗期间已经开始考虑了。详细见"什么是癌症"。

十一、最新研究进展

关于骨癌的研究，正在全国范围内许多医疗中心、大学医院和其他研究机构开展，都有一些针对骨癌的临床试验正在进行。

骨癌的最新研究和治疗进展有哪些呢?

1. 化疗

一些临床试验正在寻找联合手术、放疗、化疗的方法，有的正在测试新的化疗药物。

2. 靶向治疗

靶向治疗药物与普通化疗相比，有着不同的作用原理，这些药物对肿瘤细胞中某些特定的基因和蛋白质起作用。

靶向治疗药物 imatinib （Gleevec）（伊马替尼）是针对脊索瘤癌细胞的蛋白质起作用。在使用伊马替尼的同时增加另外一种药物，如靶向治疗药物 sirolimus（西罗莫司）（Rapamune®）或化疗药物 cisplatin（顺铂），有助于伊马替尼停止起效时让脊索瘤停止生长。另一种药物 LBH589，正在研究和 imatanib 联合使用治疗脊索瘤。

有些脊索瘤表现出胰岛素样生长因子表达增强，因此人们开始研究脊索瘤患者中的胰岛素样生长因子受体 1 抗体。

其他一些靶向药物的研究目前正在进行中，如脊索瘤中的 nilotinib （Tasigna）和达沙替尼（dasatinib）（Sprycel），软骨肉瘤中的帕唑帕尼（pazopanib）（Votrient®）和 vismodegib（GDC-0449）。

药物狄诺塞麦（Denosumab）（Xgeva®，Prolia®）最初是批准用于治疗骨质疏松症和转移到骨的癌症，在研究手术后复发或无法手术切除的骨巨细胞瘤时，发现该药可以帮助有些患者的肿瘤缩小，因此，最近美国 FDA 批准用于靶向治疗。

3. 放疗

有研究正在寻找给骨癌患者提供放射治疗的最佳方式，如质子束辐射和碳离子辐射治疗颅底脊索瘤和软骨肉瘤的对比研究正在进行。

4. 遗传学

除了临床试验外，在了解有关骨肿瘤的原因方面，研究人员正在取得一定进展，在研究脊索瘤时发现患者的 6 号染色体的某一部分发生了改变。希望有越来越多关于导致骨癌 DNA 变化的研究，最终能使这些基因缺陷得到治疗。

十二、其他资讯和参考

患者在得知自己身患癌症时，这意味着给自己和家属带来了许多变化。你可能有很多问题，比如：

◇ 我的病能治愈吗？

◇ 什么是最佳的治疗方案？

◇ 治疗会很痛苦吗？

◇ 治疗要多长时间？

◇ 我必须要留在医院吗？

◇ 要花多少钱？

只要得到一些答案，就可以帮助患者感觉更踏实，对眼前少些担忧。

我们希望能对患者各种有关癌症和癌症治疗的问题提供答案，尽可能地帮助患者应对癌症，也希望做那些致力于服务的人。

我们希望这些信息对患者及患者的家属有帮助，让你战胜对癌症及癌症治疗的恐惧和担忧。但是，这些信息并不是要代替医生或护士的意见。最好的方式仍然是相信医生，与他们沟通，明白自己的身体到底发生了什么，如何治疗来控制自己的病情。

参考文献

1　American Cancer Society. Cancer Facts and Figures, 2013. Atlanta, Ga： American Cancer

Society; 2013.

2　American Joint Committee on Cancer. Bone. AJCC Cancer Staging Manual. 7th ed. New York：.Springer-Verlag，2010：281-287.

3　Bjornsson J, McLeod RA, Unni KK, et al. Primary chondrosarcoma of long bones and limb girdles. Cancer，1998，83：1945-2008.

4　Bovee JV, Cleton-Jansen A, Taminiau AH, Hogendoom PCW. Emerging pathways in the development of chondrosarcoma of bone and implications for targeted treatment. Lancet Oncology，2005，6：599-607.

5　Casali PG, Stacchiotti S, Grosso F, et al. Adding cisplatin (CDDP) to imatinib (IM) reestablishes tumor response following secondary resistance to IM in advanced chordoma. 2007 ASCO Annual Meeting Proceedings Part 1. J Clin Oncol，2007 Jun 20，25 (18S)：Abstract #10038.

6　Casali PG, Messina A, Stacchiotti S, et al. Imatinib mesylate in chordoma. Cancer，2004 Nov 1，101(9)：2086-97.

7　Damron TA, Ward WG, Stewart A. Osteosarcoma, chondrosarcoma, and Ewing's sarcoma：National Cancer Data Base Report. Clin Orthop Relat Res，2007 Jun，459：40-7.

8　Gebhardt MC, Springfield D, Neff JR. Sarcomas of bone. In：Abeloff MD, Armitage JO, Lichter AS, Niederhuber JE. Kastan MB, McKenna WG, eds. Clinical Oncology. 4th ed. Philadelphia, Pa.：Elsevier，2008：2471-2572.

9　Gelderblom H, Hogendoorn PC, Dijkstra SD, van Rijswijk CS, Krol AD, Taminiau AH, Bovée JV. The clinical approach towards chondrosarcoma. Oncologist，2008，13：320-329.

10　Giuffrida AY, Burgueno JE, Koniaris LG, Gutierrez JC, Duncan R, Scully SP. Chondrosarcoma in the United States (1973 to 2003)：an analysis of 2890 cases from the SEER database. J Bone Joint Surg Am，2009 May，91(5)：1063-1072.

11　Hansen MF, Seton M, Merchant A. Osteosarcoma in Paget's disease of bone. J Bone Miner Res，2006 Dec，21 Suppl 2：P58-63.

12　Lewis DR, Ries LAG. Cancers of the bone and joint. In, Ries LAG, Young JL, Keel GE, Eisner MP, Lin YD, Horner M-J (editors). SEER Survival Monograph：Cancer Survival Among Adults：U.S. SEER Program, 1988-2001, Patient and Tumor Characteristics. National Cancer Institute, SEER Program, NIH Pub. No. 07-6215, Bethesda, MD, 2007.

13　Malawer MM, Helman LJ, O'Sullivan B. Sarcomas of bone. In：DeVita VT, Hellman S, Rosenberg SA, eds. Cancer：Principles and Practice of Oncology. 9th ed. Philadelphia, Pa.：Lippincott Williams & Wilkins，2011：1578-1609.

14 National Comprehensive Cancer Network (NCCN). Practice Guidelines in Oncology: Bone Cancer. Version 2.2012. Accessed at www.nccn.org on October 9, 2012.

15 Online Mendelian Inheritance in Man, OMIM (TM). McKusick-Nathans Institute of Genetic Medicine, Johns Hopkins University (Baltimore, MD) and National Center for Biotechnology Information, National Library of Medicine (Bethesda, MD). Accessed at http: //omim.org/ on October 11, 2012.

16 Springfield D, Rosen G. Bone tumors. In: Kufe DW, Bast RC, Hait WN, Hong WK, Pollock RE, Weichselbaum RR, Holland JF, Frei E, eds. Cancer Medicine, 7th ed. Hamilton, Ontario: BC Decker, 2006: 1675-1693.

17 Stacchiotti S, Marrari A, Tamborini E, Palassini E, Virdis E, Messina A, Crippa F, Morosi C, Gronchi A, Pilotti S, Casali PG. Response to imatinib plus sirolimus in advanced chordoma. Ann Oncol, 2009 Nov, 20(11): 1886-94.

18 Thomas DM, Skubitz KM. Giant cell tumour of bone. Curr Opin Oncol, 2009 Jul, 21(4): 338-344.

19 Thomas D, Henshaw R, Skubitz K, et al. Denosumab in patients with giant-cell tumour of bone: an open-label, phase 2 study. Lancet Oncol, 2010 Mar, 11(3): 275-80.

20 Walcott BP, Nahed BV, Mohyeldin A, Coumans JV, Kahle KT, Ferreira MJ. Chordoma: current concepts, management, and future directions. Lancet Oncol, 2012 Feb, 13(2): e69-76.

第二章 肾癌

一、肾癌简介

1. 肾脏的正常组织

肾脏是一对豆形器官，位于脊柱两侧，固定到腹腔上背壁，受胸腔下部的保护。其主要功能是过滤血液中多余的水分和代谢产生的废物，形成尿液。输尿管是根细长管子，起于肾脏止于膀胱。起自于肾脏，称为肾盂，尿液储存于膀胱中，通过尿道排出体外。

肾脏还能保证身体有足够的红细胞，因为它们分泌激素促红细胞生成素，促使骨髓生成更多的红细胞。

尽管肾脏这么重要，但实际上人体只需要一个肾工作就够了。在美国，很多人只有一个肾，却仍然过着健康的生活。有些人完全没有肾功能，在透析治疗的帮助下也能生存，最常见的透析是用一个专用机器代替肾脏过滤血液。

2. 肾脏癌症的类型

（1）肾细胞癌

肾细胞癌（RCC），也叫肾细胞腺癌，是最常见的肾癌类型，约占肾癌的9/10。尽管肾细胞癌通常是一侧肾内有单个肿瘤，但有时也出现一侧肾有2个或2个以上肿瘤，甚至两侧肾同时长有肿瘤的情况。

肾细胞癌常常是因为肾癌以外的原因进行CT扫描或超声波检查时发现的，有些被发现时已经长得相当大了，但大部分肾细胞癌被发现时癌细胞还没有转移到远处器官。和其他大多数癌一样，一旦转移，肾癌的治疗就变得很难。

依据癌细胞在显微镜下的形态，肾癌分为几种亚型，了解它有助于确定治疗方案，还能帮助医生判断癌症是否是因遗传性综合征导致的。

肾透明细胞癌

是肾细胞癌最常见的类型，约占7/10。在显微镜下观察，可以看到构成透明细胞癌的细胞看起来是苍白或透明的。

乳头状肾细胞癌

是肾细胞癌第二个最常见的亚型，约占1/10。其中一些（不是大多数）形成小指状的突起，又叫乳头。有些医生称这类癌为易染的，因为细胞会摄取某些染料，在显微镜下看起来呈粉红色。

肾嫌色细胞癌

这种亚型约占肾细胞癌的 5%，这种癌细胞很像透明细胞，也呈苍白色，但要大得多，还有些其他可以识别的特征。

收集管肾细胞癌

这种亚型非常罕见，主要特点是癌细胞形成不规则的管状结构。

无类别肾细胞癌

极少数情况下，肾细胞癌被标记为无类别，因为它们看起来不符合任何其他类别，或者有不止一种细胞存在。

（2）其他肾癌

移行细胞癌

有 5%~10% 的肾癌是移行细胞癌，也称尿路上皮癌，这种癌不是起源于肾脏，而是从肾盂内层，尿液在进入输尿管之前储存的地方开始发病的。肾盂内层由移行细胞构成，它看起来很像膀胱壁细胞，当发生癌变时，它们在显微镜下看起来像其他尿路上皮癌，如膀胱癌。研究表明，这些癌和膀胱癌一样，往往与吸烟以及在工作场所接触某些致癌化学物质有关。

该癌症患者常具有和肾细胞癌患者相同的症状和体征：血尿和有时背部疼痛。治疗通常是通过手术切除整个肾脏和输尿管，以及输尿管附着的那部分膀胱，小一些且侵略性少的癌，手术切除也会减少。有时手术后会根据发现癌症的数量决定是否给予化疗，药物和用于膀胱癌的化疗相同。

如果能及早被发现，约有 9/10 的肾移行细胞癌可被治愈，但如果癌细胞已侵入输尿管壁或肾脏主要部分，或癌细胞在显微镜下看起来更具侵袭性，那么治愈率就会大幅下降。治疗后，后续回访，采用膀胱镜监测及影像学检查非常重要，因为移行细胞癌可以在膀胱和身体其他部位复发。

肾母细胞瘤

肾母细胞瘤几乎总是发生在儿童，在成年人中非常罕见。

肾肉瘤

肾肉瘤是一种很少见的肾癌类型，占所有比例不到 1%，发病于血管或肾结缔组织。

（3）良性肾肿瘤

有些肾肿瘤是良性的，它们不会转移到身体其他部位，但仍可以增长导致某些症状。良性的肾肿瘤有肾细胞腺瘤、肾嗜酸细胞瘤和血管平滑肌脂肪瘤，可通过切除或破坏肿瘤来治疗。采用的很多方法和治疗肾癌的方法相同，如根治性肾切除术、部分肾切除术、射频消融术、动脉栓塞等，选择这些方法时要考虑以下许多因素：肿瘤的大小、是否引起症状、肿瘤的数量、是不是两侧肾都有肿瘤以及患者的一般健康状况等。

肾腺瘤

肾腺瘤是最常见的良性肾肿瘤，常常是当医生通过影像学检查寻找别的病灶时，发现了这种小的生长缓慢的肿瘤。它们在显微镜下看起来很像恶性程度低的肾细胞癌，一般很少能马上被认定是否有癌变倾向的肾腺瘤，正因为难分辨，疑似肾腺瘤的治疗经常和肾细胞癌类似。

嗜酸细胞瘤

这种良性肾肿瘤有时会长得相当大，和肾腺瘤一样，有时很难将它们和肾癌区别开来。由于通常不会扩散到其他器官，所以能通过手术治愈它们。

血管平滑肌脂肪瘤

这是另一种极少见的良性肾肿瘤，容易发生在患有结节性硬化症和某种遗传性疾病的人身上。这种遗传性疾病同时还会影响心脏、眼睛、大脑、肺和皮肤。肿瘤由不同类型的结缔组织如血管、平滑肌和脂肪构成。如果不引起任何症状，这种病一般只需要密切观察，如果已经开始出现疼痛或出血等症状，可能就需要治疗了。

本文接下来集中讨论肾细胞癌、非移行细胞癌、肾母细胞瘤、肾肉瘤或其他不常见的肾肿瘤。

二、基本统计数据

据美国癌症协会的最新预测，2013 年美国肾癌的数据：

◇ 新发病例约 65 150 例，其中男性 40 430 名，女性 24 720 名。

◇ 约有 13 680 人将死于这种疾病，其中男性 8 780 名，女性 4 900 名。

这些统计数据包括肾细胞癌和肾盂移行细胞癌，大部分肾癌患者年纪都较大，平均诊断年龄 64 岁，该病在年龄小于 45 岁的人中很少见，最常发生于 55 岁以上的人。不论是在男性还是在女性，肾癌都是最常见的 10 种癌症之一。

总的来说，一个人在一生当中患肾癌的风险大约为 1.6%，其中男性的风险要高于女性，其他一些因素也会影响到这种风险。由于某些尚不完全清楚的原因，从 20 世纪 90 年代末以来，肾癌的患病率一直逐年上升，部分原因可能是由于 CT 扫描等新型的影像学检查能发现一些其他方法很难发现的癌，20 世纪 90 年代中期以来，肾癌的病死率已经略有下降。

三、危险因素、产生原因和预防

1. 危险因素

危险因素会影响一个人患某种疾病的概率，如患癌概率。不同的癌有不同的危险因素，举个例子，长期暴露在强烈的阳光下是患皮肤癌的危险因素。

然而，危险因素不会告诉我们一切。有一个危险因素，甚至几个危险因素，并不意味着会得某种病，而得这种病的人可能根本没有任何已知的危险因素。即使某个患有肾癌的人存在危险因素，往往也很难知道癌症和那个危险因素的相关性到底有多大。

科学家已经发现了几个会使人更容易患上肾癌的危险因素。

（1）与生活方式和工作相关的危险因素

吸烟：吸烟会增加患肾癌的风险，风险的增加似乎与抽烟的量有关，如果停止吸烟，该风险将会下降，但要花很多年才能达到那些从不吸烟人的风险水平。

肥胖：那些肥胖的人患肾细胞癌的风险较高。一些医生认为，该癌症患者中约有 2/10 的人有肥胖因素。肥胖可能会导致某些激素的改变，从而导致肾细胞癌。

职场风险：很多研究表明，在工作场所接触某些物质会增加患肾细胞癌的风险，这些物质包括：石棉、镉（金属）、某些除草剂、苯和有机溶剂特别是三氯乙烯。

（2）遗传和遗传性危险因素

某些人因遗传而具有患某些癌的倾向，一些罕见的遗传性疾病也会导致肾癌。具有肾癌遗传因素的人应该经常去看医生，尤其是当他们已被诊断患有肾癌时，医生建议他们定期进行影像学检查（如 CT 扫描）。有以下所列疾病的人，患肾癌的风险会高出很多，尽管他们只占所有病例的一小部分。

von Hippel-Lindau 病：患有这种病的人，通常会在身体不同部位发生好几种类型的肿瘤和囊肿。他们发生肾透明细胞癌的风险增加，尤其是在年轻的时候。他们还可能在眼睛、大脑、脊髓、胰腺及其他器官发生良性肿瘤和肾上腺嗜铬细胞瘤。这些是由 VHL 基因突变导致的。

遗传性乳头状肾细胞癌：有这种疾病的人遗传有发生一个或多个乳头状肾细胞癌的倾向，但是和本文所列其他遗传疾病的情况一样，他们在身体其他部位没有肿瘤。这种疾病和多种基因变化有关，联系最紧密的是 MET 基因。

遗传性平滑肌瘤 - 肾细胞癌：有这种综合征的人会发生皮肤和子宫平滑肌瘤，同时发生乳头状肾细胞癌的风险较高。这和富马酸酯水合酶基因(FH)的变化有关。

Birt-Hogg-Dube（BHD）综合征：有这种综合征的人会发生许多小的良性皮

肤肿瘤，并且发生各种肾脏肿瘤的风险增加，包括肾细胞癌和嗜酸细胞瘤。同时还可以出现一些其他组织的良性或恶性肿瘤。这和被称为卵泡刺激素（FLCN）的 BHD 基因有关。

家族性肾癌：有这种综合征的人会发生头部和颈部副神经节瘤，以及肾上腺和其他部位的嗜铬细胞瘤，还倾向于在 40 岁前患双肾肾细胞癌。它是由 SDHB 和 SDHD（分别称琥珀酸脱氢酶亚基 B 和 D）基因缺陷导致的。

这些缺陷还可以导致一种 cowden-like syndrome 考登样综合征，有这种综合征的人患乳腺癌、甲状腺癌和肾癌的风险很高。

遗传性肾嗜酸细胞瘤：有些人因遗传而容易发生嗜酸细胞瘤的肾肿瘤，具有低潜在恶性。

（3）其他危险因素

肾细胞癌的家族史：那些有较强的肾癌家族史（不包含已知的前面所列的遗传疾病）的人发生肾癌的概率会高出 2 ~ 4 倍，这种风险在癌症患者的兄弟或姐妹中是最高的。目前尚不清楚这是否是由于共同的基因，或是共同接触了外界的某种物质，或者两者兼而有之。

高血压：高血压人群患肾癌的风险较高。有研究表明，某些用于治疗高血压的药物会升高肾癌的风险，但很难辨别，高血压病和治疗它的药物（或两者都有），究竟谁才是导致风险增加的原因。

某些药物：非那西汀曾经是一度流行的非处方止痛药，在过去证实与肾细胞癌有关。由于这种药在美国已经停止使用超过 20 年，这似乎不再是一个主要风险因素了。

利尿剂：有研究表明，利尿剂可能会小幅增加肾细胞癌的风险，目前尚不清楚原因到底是药物还是药物所治疗的高血压病。如果患者需要利尿剂，当然应该服用它们，而不应该回避以此来尽量降低肾细胞癌的风险。

晚期肾脏疾病：患有晚期肾脏疾病，特别是那些需要透析的人，患肾细胞癌的风险较高。透析是一种治疗方法，当肾脏无法正常工作时用于去除体内的毒素。

性别：患肾细胞癌的男性是女性的两倍左右。男性更喜欢吸烟，更容易在工作中接触致癌化学物质，这些也许和这一差异有关。

种族：非裔美国人肾细胞癌患病率稍高，其中的原因尚不清楚。

2. 产生原因

虽然很多风险因素可能会增加患肾癌的概率，但究竟它们是怎样导致肾细胞发生癌变的，目前尚无法确切知道。

研究人员正逐步了解可以导致正常肾细胞发生癌变的某些 DNA 变化。由于 DNA 发生突变，使致癌基因启动，或者使抑癌基因关闭，就会引发癌症。

某些遗传的 DNA 变化可以导致一些家族性疾病，这些疾病能增加肾癌的风险。这些综合征是导致一小部分肾癌的原因，这在上文中已经讨论过了。VHL 是一种抑癌基因，是导致 von Hippel-Lindau（VHL）病的基因，通常会使细胞处于生长失控的状态，该基因的突变可以遗传自父母，从而导致 von Hippel-Lindau 病，当 VHL 基因发生突变时，它不再能够抑制细胞的异常生长，从而更容易患上肾癌。

与遗传性平滑肌瘤和肾细胞癌有关的 FH 基因，与伯特 - 霍格 - 杜贝综合征有关的 FLCN 基因，与家族性肾癌有关的 SDHB 和 SDHD 基因都是抑癌基因，这些基因的遗传性改变会导致肾癌风险增加。

有遗传性乳头状肾细胞癌的人在 MET 致癌基因有遗传性改变，使它一直处于"启动"状态，导致细胞生长失控，使人更容易发生乳头状肾细胞癌。

然而，大多数和肾癌相关的基因突变并不是遗传得到的，而是发生在后天生活中。这些后天发生在致癌基因和抑癌基因的变化可能由某些因素引起，如接触致癌化学物质（像那些烟草烟雾中发现的物质），但在很多情况下，导致这些改变的原因尚不得而知。

约 3/4 散发性（即非遗传性）透明细胞肾癌在 VHL 基因有改变，导致其无法正常工作，这些改变发生在后天，而不是遗传性的。

其他基因改变也可能导致肾细胞癌。研究人员正在继续寻找这些改变，并且在了解烟草是如何增加肾细胞癌的风险方面已经取得进展。肺吸收大量烟草烟雾中的致癌化学物质进入血液，因为肾脏过滤血液，这些化学物质会在肾脏高度聚集，它们中有几种已知会损害肾细胞 DNA，可能导致细胞发生癌变。

肥胖是肾癌的另一个危险因素，能改变体内一些激素的平衡。目前，研究人员正在探究某些激素是如何帮助控制包括肾脏在内多种不同组织的增长的。有关导致肾癌基因改变的知识，正被用于帮助开发新的治疗方法。例如，研究人员现在知道，VHL 基因通常能阻止细胞产生血管内皮生长因子（VEGF），肿瘤需要新的血管才能存活并生长，而 VEGF 能导致新生血管形成，针对 VEGF 的新药现在正被用于治疗肾癌，我们会在"肾癌的靶向治疗"一节中讲到它们。

3. 肾癌可以预防吗？

不能。

在很多情况下，我们并不知道是什么原因导致肾癌的，在其他一些情况下（如有升高肾癌风险的遗传性疾病），即使已经知道了原因，也可能无法预防。

但也有一些方法能有助于减少这种疾病的风险。吸烟对相当比例的病例负有责任，停止吸烟可能会降低风险。肥胖和高血压也是肾细胞癌的危险因素，通过锻炼和选择富含水果和蔬菜的饮食，保持健康的体重，同时积极治疗高血压，也可能降低得这种病的概率。最后，避免在工作场所接触到大量有害物质，如镉、石棉和有机溶剂，也会降低肾细胞癌的风险。

四、早期检测

尽管很多肾癌被发现得相当早，病灶仍然局限于肾脏，但还有一些被发现时已处于较晚期阶段，这有以下几个原因：

◇ 这些癌肿有时会变得相当大，而不会造成任何疼痛或其他问题。

◇ 因为肾脏在身体内部深处，小的肾肿瘤在体检中无法被看到或触摸到。

◇ 对那些不处在风险增加的人群，还没有被推荐的肾癌筛查试验。

尿常规检测，有时被作为完整体检的一部分，会发现一些早期肾细胞癌患者的尿液中有少量血液。然而，该检测并非查找肾癌的好方法。许多肾癌以外的疾病也可以导致尿液中带血，包括尿路感染、膀胱感染和肾结石这样的良性肾脏疾病，以及膀胱癌。同时，有些肾癌，一直到癌肿变得相当大，并有可能扩散到身体其他部位了，才会在尿液中带血。

计算机断层扫描（CT）和磁共振成像（MRI）扫描等影像学检查可以发现小肾细胞癌，但这些检查很贵，并且并不总能区分出良性肿瘤和小肾细胞癌。

出于这些原因，医生们通常仅对那些有肾癌高风险的遗传性疾病患者，如von Hippel-Lindau 病患者，才建议 CT 和 MRI 检查以期及早发现肾癌。有些医生还建议，那些患有肾脏疾病需要长期透析治疗的患者，应该定期 CT 或 MRI 检查来查找肾癌。

超声相对更便宜些，也可以用于查找早期肾癌。推荐没有危险因素或癌症症状的人进行筛查，必须有研究显示该检查能提高生存率，目前还没有肾癌影像学检查筛查能做到这一点。

很多时候，肾癌是一些其他疾病如胆囊疾病等做检查的过程中偶然被发现的。被发现时，这些癌通常还没有造成疼痛或不适，这样被发现的肾癌，其生存率非常高，因为它们通常还处在非常早期的阶段。

如果家庭成员（血亲）患有或曾经患有肾癌，特别是在年轻的时候，或者如果他们已被诊断出患有与这种癌相关的遗传性疾病，如 von Hippel-Lindau 病，一定要告诉医生，这很重要，他们可能会建议考虑基因检测。只有有这些遗传病临床体征的人或血亲，才会被要求进行这些疾病的基因检测。

基因检测前，应该与遗传咨询师进行谈话，明白该检测能或者不能告诉什么，以及检查结果将意味着什么。基因检测寻找 DNA 中导致这些疾病的基因突变，用于诊断遗传性疾病，而不是肾癌本身。如果有这些遗传病中的一种，你的风险可能会增加，但并不意味着已经患上或一定会患上肾癌。

如果被确诊患有这些遗传病中的一种，你可能需要经常进行 CT 或 MRI 扫描来寻找早期肾癌。

五、诊断

1. 肾癌的症状和体征

很不幸，早期肾癌通常没有任何症状或体征，然而较大的肾癌可能会有。一些肾癌常见的症状和体征有：

◇ 尿中带血（血尿）

◇ 一侧腰痛（排除伤害造成的）

◇ 背部侧面或下方有包块

◇ 疲乏

◇ 不是由节食引起的体重减轻

◇ 不是由感染引起的发热，且持续几个星期不退

◇ 贫血（红细胞计数低）

这些症状可能是由癌症引起的，但更多时候是由其他良性疾病造成的。例如，尿中带血可以是肾、膀胱、前列腺癌的体征，但它更多见于膀胱感染或肾结石。尽管如此，如果有任何这些症状，请咨询医生，这样可以及时查找原因，必要时给予治疗。

2. 病史和体检

如果你有任何症状或体征提示可能患有肾癌，医生将希望取得你的一份完整病史，来检查危险因素和症状。体检可以提供有关肾癌和其他健康问题体征的信息，例如，当医生检查你的腹部时，可能触摸到异常包块。如果症状或体检结果表明你可能存在肾癌，接下来你会被要求进行更多检查，其中可能包括影像学检查和实验室检测。

3. 实验室检查

实验室检测不能用于诊断肾癌，但有时它们能最先提示肾脏可能有问题，还

可以用来判断一个人的整体健康状况，并帮助辨识癌细胞是否已经扩散到身体其他部位，另外，它们还有助于判断一个人是否足够健康，能够接受手术治疗。

（1）尿液分析

尿液分析有时是整套体检的一部分，但可能不是例行体检的选项。如果医生怀疑是肾脏问题可能会申请该检查。

通过对尿样本进行微观和化学的测试，来寻找肉眼看不到的少量血液和其他物质。在肾细胞癌中，约有一半患者尿中带血，如果患者患有尿路上皮癌（肾盂、膀胱或尿路其他部位），有时候进行特殊显微镜尿样本检查（称为尿细胞学检查），会显示出尿液中真实的癌细胞。

（2）全血细胞计数

全血细胞计数（CBC）检测血液中不同的细胞，如红细胞、白细胞和血小板。肾细胞癌患者这一测试结果往往不正常，贫血（红细胞太少）十分常见，少数时候，还可能出现太多红血细胞（叫红细胞增多症）。因为肾癌细胞产生的一种叫促红细胞生成素的激素，会使骨髓制造更多红细胞。另外，血细胞计数对于明确一个人是否达到手术的健康条件也很重要。

（3）血生化试验

那些可能患有肾癌的患者通常会进行血生化试验，因为癌症会影响血液中某些化学物质的水平。例如，有时会出现肝酶水平升高。血钙水平升高表明癌细胞可能已经扩散到骨，因此会提醒医生申请骨扫描。血生化试验也观察肾功能，当计划进行某些影像学检查时，这显得格外重要。

4. 影像学检查

申请影像学检查有许多原因，包括帮助查明可疑区域是否发生癌变，确定癌细胞的扩散范围，并判断治疗是否起效等。

不像大多数其他癌症，医生通常能在没有活检的情况下相当肯定地诊断肾癌。一般而言，影像学检查能给医生相当的把握判断肾脏肿块是不是癌。然而，对于某些患者来说，可能需要活检来确定。

计算机断层扫描（CT）、磁共振成像扫描（MRI）和超声检查在诊断大多数种类的肾脏肿瘤时非常有帮助。然而作为患者，很少需要完成所有这些检查。这里还要讲到其他检查，如胸部 X 线检查和骨扫描，常用来帮助判断癌细胞是否已经扩散（转移）到身体其他部位。

（1）计算机断层扫描（CT）

CT 扫描是查找和观察肾肿瘤最有用的检查之一，它还有助于检查癌细胞是否已经扩散到肾脏以外的组织和器官。CT扫描能提供关于肿瘤大小、形状和位置的精确信息，并有助于发现可能包含癌细胞的肿大淋巴结。

（2）磁共振成像（MRI）扫描

通常造影剂"钆"会在扫描前被注入静脉，以便更好地观察细节，这种造影剂不用于透析患者，因为极少数情况下，它能引起这些患者出现一种名为"肾源性系统性纤维化"的严重不良反应。

相比CT，MRI扫描在肾癌患者中使用得较少，可能会用于无法进行CT扫描时。举个例子，比如患者对CT造影剂过敏，或肾功能不好，不能用CT造影剂。MRI扫描还可用于癌细胞已经侵入腹部大血管（如下腔静脉等）这样的情况，因为它们能提供比CT扫描更好的血管画面。另外，如果患者有症状表明癌细胞可能已经扩散到大脑或脊髓，也可以进行MRI扫描来查找。

（3）超声或超声检查

该检测无痛，无辐射，可以帮助判断肾脏包块是固体的还是包裹有液体的。大部分肾肿瘤所产生的回声形态看起来不同于正常肾组织，同时不同的回声形态还可以用于区分某些良性和恶性肾肿瘤。如果需要做肾脏活检，该检测可用于引导活检针进入包块，以获得样品。

（4）正电子发射断层扫描（PET）

该检测有助于发现小的癌细胞集合，有助于判断癌细胞是否已经扩散到肾脏附近的淋巴结。如果医生认为癌细胞可能已经扩散，但不知道扩散到了哪里，此时，用PET扫描查找也非常有用。PET扫描可用来代替几种不同的X线，因为它能扫描整个身体。能同时操作PET和CT扫描（PET/CT扫描）的专业设备，可以让放射科医师将PET中放射活性较高的区域（表明癌症区域）和该区域在CT上的图像进行对比。尽管如此，PET和PET/CT扫描都不是肾癌病情检查的标准部分。

（5）静脉肾盂造影

静脉肾盂造影（IVP）是将特殊造影剂注入静脉，肾脏清除血液中的造影剂，集中到输尿管和膀胱，然后对泌尿系统进行X线检查。IVP有助于发现肾盂和输尿管的异常，但当怀疑肾癌时，却不常用。

（6）血管造影

这种类型的X线检查使用和静脉肾盂造影不同的造影剂。通常将导管插入患者大腿内侧的股动脉，使之穿行向上进入肾动脉。快速注入造影剂，进行X线拍片显现肾肿瘤血管的轮廓。血管造影能帮助策划某些患者的手术方案，还能帮助诊断肾癌，因为病灶血管在该检测中通常显示出特殊外形。血管造影可作为CT

或 MRI 扫描的一部分进行，而不用单独进行，这意味着使用较少的造影剂。这对于那些肾功能不是太好的患者有好处，因为造影剂可以进一步损害他们的肾功能。

（7）胸部 X 线检查

如果已被确诊肾癌（或怀疑肾癌），胸部 X 线检查能看癌细胞是否已经扩散到肺部，一般情况下扩散到肺部的可能性不大，除非癌症已处于极度晚期阶段。该 X 线检查可以在任何门诊进行，如果结果正常，表示肺部可能没有癌肿。不过，肺是肾癌常见的转移部位，如果医生怀疑存在肺转移（基于呼吸气短或咳嗽等症状），可能要做胸部 CT 扫描，而不是常规胸部 X 线检查。

（8）骨扫描

骨扫描可以帮助显示癌细胞是否已经扩散到骨。测试中，少量低放射性物质被注射入静脉，该物质会沉积在整个骨架的受损骨区域达几小时，然后用专用相机检测放射性并创建骨架的图像。病变骨区域由于吸引的放射活性看起来密度很高，呈灰黑色，叫"热点"。如果有热点，就提示存在癌细胞扩散，但关节炎或其他骨骼疾病也可能出现类似图像。为了区分这些疾病，癌症治疗团队会使用其他影像学检查，如 X 线检查或 MRI 扫描，以便更清晰地观察这些"热点"区域，有时甚至会采取骨活检。一般情况下，当患者有骨痛或血液测试结果显示钙水平升高，医生怀疑癌细胞可能已经扩散到骨时，才进行骨扫描。PET 扫描通常也能显示骨转移癌，因此，如果你已经做了 PET 扫描，可能就不需要做骨扫描了。

5. 细针穿刺和针芯活检

活检不常用于诊断肾肿瘤。影像学检查通常能提供足够的信息让医生决定是否需要手术治疗。然而，当影像学检查的结果不是那么明确地能确保切除肾，此时就需要采取活检了，从疑似病灶区域获取细胞小样本。如果不用手术治疗，比如那些只需观察而无需治疗的小肿瘤，或患者正在考虑在其他治疗方法时，也可以通过活检确认癌症诊断。

肾穿刺活检有细针抽吸（FNA）和针芯活检 2 种。两种活检都需要先局部麻醉，医生在超声或 CT 扫描上观察肾，然后引导活检针进入病灶。不同于超声，CT 不提供连续的图片，因此针先朝肿瘤的方向的插进去，再根据 CT 图像引导针的方向，这样反复数次，直到针进入肿块。在 FNA 中，疑似区域小样本通过针被吸入注射器，FNA 活检针比血常规的针要细，针芯活检针又比 FNA 活检针要大，便于取出更多的样本。以上每种样本都通过显微镜下观察，看是否存在癌细胞，当医生认为肾癌细胞可能已经扩散到其他部位了，可能会采取疑似转移部位的样本活检。

6.Fuhrman 分级

Fuhrman 分级依据肾癌细胞在显微镜下观察的信息来确立，许多医生用它来描述癌细胞可能具有的浸润能力。该等级区分是根据癌细胞核（细胞中 DNA 存贮的地方）与正常肾细胞的相似程度作了详细比较后得出的。

肾细胞癌通常被分为 1~4 个级别。1 级肾癌细胞包含有与正常肾细胞核非常相像的细胞核，这些癌细胞通常生长和扩散很缓慢，预后良好。相反，4 级肾癌细胞核看起来完全不同于正常的肾细胞核，预后也很差。虽然细胞类型和分级有时有助于预测预后，但目前癌症分期仍是最好的存活率预测手段，它描述癌症的大小及在肾外的扩散程度。

六、分期

1.AJCC TNM 分期系统

分期系统是一套标准，癌症治疗团队用它来描述癌细胞的扩散程度。最常用的分期系统是美国癌症联合委员会（AJCC）的分期系统，有时也称它 TNM 分期系统。TNM 分期系统描述以下 3 个关键信息：

◇ T 显示主要肿瘤的大小以及它是否已侵入邻近区域。

◇ N 描述扩散到附近（局部）淋巴结的程度。淋巴结是免疫细胞构成的小的豆状集合，在抗感染中发挥重要作用。

◇ M 显示癌细胞是否已经扩散到身体其他器官（最常见的扩散部位是肺、骨骼、肝脏及远处淋巴结）。

T，N 和 M 后面出现的数字或字母，能给每项因素提供更多的细节：数字从 0 到 4，表明严重程度逐渐增加，字母 X 表示"由于无法获得信息而无法评估"。

（1）T 类

TX：原发性肿瘤无法评估。

T0：没有原发性肿瘤迹象。

T1：肿瘤直径小于等于 7 厘米，仅在肾脏。

T1a：肿瘤直径小于等于 4 厘米，且仅在肾脏。

T1b：肿瘤直径大于 4 厘米小于等于 7 厘米，且仅在肾脏。

T2：肿瘤直径大于 7 厘米，且仅在肾脏。

T2a：肿瘤直径大于 7 厘米小于等于 10 厘米，且仅在肾脏。

T2b：肿瘤直径大于 10 厘米，且仅在肾脏。

T3：肿瘤正侵入主要静脉或肾脏周围组织，但没有侵入肾上腺或肾筋膜以外（肾脏周围纤维层和附近脂肪组织）。

T3a：肿瘤正侵入从肾出来的主要静脉，即肾静脉，或正侵入肾脏周围脂肪组织。

T3b：肿瘤正侵入腹腔内通往心脏的大静脉部分，即腔静脉。

T3c：肿瘤已侵入胸腔内腔静脉部分，或正侵入腔静脉的血管壁。

T4：肿瘤已扩散到肾筋膜以外。肿瘤可能已侵入肾上腺。

（2）N类

NX：局部淋巴结无法评估。

N0：没有扩散到附近淋巴结。

N1：肿瘤已扩散到附近淋巴结。

（3）M类

M0：没有扩散到远处淋巴结或其他器官。

M1：存在远处转移，包括扩散到远处淋巴结或其他器官。肾癌最常见的扩散部位有：肺，骨，肝，脑。

（4）分期编组

T，N和M分组确定之后，这些信息就被组合起来用于确定Ⅰ，Ⅱ，Ⅲ，Ⅳ整体分期，用于识别预后相似的癌，这些癌以相似的方法进行治疗。分期较低的患者往往预后较好。

Ⅰ期：T1，N0，M0：肿瘤直径小于等于7厘米，且仅在肾脏（T1），没有扩散到淋巴结（N0）或远处器官（M0）。

Ⅱ期：T2，N0，M0：肿瘤直径大于7厘米，且仅在肾脏（T2），没有扩散到淋巴结（N0）或远处器官（M0）。

Ⅲ期：以下任一情况：

T3，N0，M0：肿瘤正侵入主要静脉，如肾静脉或腔静脉，或正侵入肾脏周围组织，但没有侵入肾上腺或肾筋膜以外（T3），没有扩散到淋巴结（N0）或远处器官（M0）。

T1到T3，N1，M0：主要肿瘤可以是任意大小且可以在肾外，但还没有扩散到肾筋膜以外，癌细胞已经扩散到附近淋巴结（N1），但还没有扩散到远处淋巴结或其他器官（M0）。

Ⅳ期：以下任一情况：

T4，任何N，M0：主要肿瘤正侵入肾筋膜以外，且可能侵入肾脏上部的肾上腺（T4），可能已经或者还没有扩散到附近的淋巴结（任何N），还没有扩散到远处淋巴结或其他器官（M0）。

任何 T，任何 N，M1: 主要的肿瘤可以是任意大小，可能已经侵入肾以外（任何 T），可能已经或者还没有扩散到附近的淋巴结（任何 N），已经扩散到远处淋巴结或其他器官（M1）。

2. 其他分期和预后系统

虽然 TNM 分期系统很有用，但一些医生也指出，当判断预后和确定治疗方案时，除癌症扩散程度以外，还应考虑其他因素。

（1）加州大学洛杉矶分校（UCLA）综合分期系统

在给癌症分期时，同时考虑人体的整体健康状况和肿瘤的 Fuhrman 分级，将各种因素结合起来，把患者分成低、中和高风险组。请咨询医生，他们是否使用这个系统，以及它是否适合患者的病情。2002 年，加州大学洛杉矶分校的研究人员发表了一项评估这一系统的研究，观察了低、中和高风险组的生存率。对于局部肾细胞癌患者（癌细胞还没有扩散到远处器官），他们的 5 年生存率分别为：低风险组 91%，中风险组 80%，高风险组 55%。

（2）生存预测

疾病的分期能预测生存。研究人员发现某些因素与扩散到肾外的肾癌患者存活时间较短有关，包括：

◇ 高血乳酸脱氢酶（LDH）水平

◇ 高血钙水平

◇ 贫血（红细胞计数低）

◇ 癌症扩散到 2 个或更多远处部位

◇ 从诊断到需要全身治疗（靶向治疗，免疫治疗，或化疗）不到一年时间

◇ 表现状态不佳（对一个人日常活动状态的衡量）

没有上述因素的患者被认为预后良好；有 1 或 2 个因素被认为是预后中等；有 3 个或更多因素被认为是预后较差，更可能或更不可能从某些治疗中受益。

七、存活率统计

5 年生存率，是在癌症确诊后，至少生存 5 年的患者所占的百分比。当然，很多人生存时间比 5 年长很多，还有很多被治愈的。另外，还有些人死于癌症以外的原因。要获得 5 年生存率，医生必须至少在 5 年前开始观察接受治疗的患者，由于治疗手段会不断改善，对于现在被确诊为肾癌的人，结局可能会更好一些。

存活率通常是基于以前对很大数量患者的统计得出的，但它无法预测任何一个单独个体会发生什么。许多其他因素会影响一个人的预后，比如癌症的分期，接受的治疗，患者的年龄和整体健康状况等。

医生熟悉你的病情，能告诉下面这些数据是否适用你。这些数据来自国家癌症资料库，依据 2001 和 2002 年间首次被确诊的患者，这是"观察存活率"，其中包括那些被确诊为肾癌，后来可能死于其他如心脏病这样的原因的患者，同时肾癌患者往往是老年人，他们可能还有其他严重的健康问题，因此，癌症本身的存活率可能要更高一些。

分期的 5 年生存率：

Ⅰ期：81%；Ⅱ期：74%；Ⅲ期：53%；Ⅳ期：8%

八、治疗方法

1. 常规治疗信息

癌症在被发现并确诊之后，你的癌症治疗团队将和你一起讨论治疗方案。花时间思考可能的选择很重要。在选择治疗方案时，要考虑的最重要的因素之一是癌症的分期，其他因素还包括你的整体健康状况，治疗可能出现的不良反应，疾病的治愈率，延长生存期，或缓解症状等。治疗方案可能包括：

◇ 外科
◇ 消融及其他局部治疗
◇ 主动监测
◇ 放射治疗
◇ 靶向治疗
◇ 免疫治疗（生物治疗）
◇ 化疗

依据上面我们提到的那些考虑因素，这些治疗可能会联合在一起使用。在考虑治疗方案时，如果有可能，多听听其他意见往往是个不错的主意，它会提供更多信息，并能对所选择的治疗方案更加充满信心。

2. 手术

手术是大多数肾细胞癌的主要治疗方法，不进行手术，这种癌的生存概率很小，即使是病变已扩散到其他器官的患者，也会从摘除肾肿瘤的手术中受益。依据癌症的分期、位置以及其他因素，手术或选择切除癌肿及其部分周围的肾组织，或选择摘除整个肾脏和肾上腺（是位于两侧肾脏上方的小腺体），以及肾脏周围的脂肪组织也可能会被切除。

（1）根治性肾切除术

该手术中，外科医生切除整个肾脏和附属的肾上腺，以及肾脏周围的脂肪组织（大多数人仅靠剩下的一个肾也能很好地生存）。医生可以在几个地方切口，最常见的切口部位位于腹部中间，癌肿那一侧的肋骨下面，还可以在背部，癌变肾脏的下面。在治疗不同尺寸和不同部位的肾癌时，每种方法都有各自的优势。

虽然切除肾上腺属于标准根治性肾切除术的一部分，但是在某些情况下，当癌肿在肾脏下面远离肾上腺时，医生还是可以选择保留。如果肿瘤已经从肾侵入到肾静脉和下腔静脉，那么摘除肿瘤时，心脏可能需要暂停一会。此时患者会被安置体外循环机，在心脏停止工作时保持血液循环。如果出现这种情况，手术中，心脏外科医生将会和患者的泌尿科医生一起合作。

腹腔镜肾切除术：这种根治性肾切除术的方法，已迅速成为切除肾肿瘤优选的方法。手术不是经一个切口，而是通过几个长约 1/2 英寸的小切口完成，专用的长器械经切口插入体内，执行操作。其中一种器械叫腹腔镜，这是一根末端装有小型摄像机的长管，通过它外科医生能看到腹腔里面。通常情况下，其中有一个较长的切口，用来切除肾，但不像标准肾切除术的切口那么长。

这种方法能用于治疗大部分不能进行肾部分切除术的肾肿瘤。在经验丰富的医生手里，这项技术和开放性的根治性肾切除术效果一样，且通常住院时间更短，恢复更快，手术后疼痛更轻。该手术一般不用于大型肿瘤（大于 10 厘米的肿瘤），以及已经侵入肾静脉或扩散到肾脏周围淋巴结的肿瘤。

（2）肾部分切除术（保留肾单位手术）

该手术中，外科医生只切除包含癌细胞的那部分肾，保留剩下的器官。与根治性肾切除术一样，医生会根据肿瘤的位置等因素，在好几个地方切口。起初，这种方法只用于由于某些原因不能切除整个肾的患者，这种情况包括：两侧肾同时患癌，仅有一侧肾但它发生了癌变，以及因其他原因导致肾功能减退的患者。

手术还用于那些另一侧肾将来也有可能发生癌变的人，例如 von Hippel-Lindau 病和其他肾癌遗传形式。目前，这种手术是早期肾癌患者首选的治疗方法，常常用于切除单个小肿瘤（直径小于 4 厘米的肿瘤），也可用于较大肿瘤（直径最多达到 7 厘米）的患者。研究显示，该手术的远期疗效和切除整个肾脏大致相同，但有一个明显的好处，保留了患者更多的肾功能。

肾部分切除术不用在以下情况：肿瘤长在肾脏中间或者非常大，同一侧肾有一个以上的肿瘤，或者癌细胞已经扩散到淋巴结或远处器官。并不是所有的医生都能做这项手术，只应该由对该手术富有经验的医生来操作，有些医生甚至能用腹腔镜或自动机械来完成这项手术。然而需再次强调，这是一个难度很大的手术，只应该由对这项手术具有丰富经验的外科医生来完成。

（3）区域淋巴结清扫术

该手术切除附近的淋巴结，看看它们是否包含癌细胞。虽然并非所有的医生都认为这项手术总是必不可少，但仍有一些医生会将它和根治性肾切除术一起进行。如果影像学检查或在手术过程中看到淋巴结肿大，大部分医生认为它们应该被清除，即使它们不肿大，一些医生仍会切除这些淋巴结来检查癌细胞的扩散情况，以便于更好地给癌症分期。手术前，请询问你的医生，是否计划切除肾脏附近的淋巴结。

（4）切除肾上腺

虽然这是标准的根治性肾切除术的组成部分，但并不意味着在所有情况下肾上腺都需要被切除。如果病灶在肾下面远离肾上腺的部位，同时影像学检查显示肾上腺没有受到影响，也可能不需要切除。同样地，和淋巴结清扫类似，手术取决于个人的具体情况，手术前应该与你的医生讨论。

（5）清除转移灶

约有 1/4 的肾细胞癌患者，当被诊断时，癌细胞已经发生了转移扩散，其中肺、骨骼、大脑和肝脏是最常见的转移部位。对某些患者来说，手术仍会有所帮助。

尝试根治性手术：极少数情况下，仅有单个转移，或仅有少数几个很容易被切除的转移，且不会造成严重不良反应，手术可能会让一些人长期生存。转移灶可能会随着根治性肾切除术同时被切除，或在以后癌症复发时切除。

手术缓解症状（姑息性手术）：当其他治疗不起作用时，手术切除转移灶有时能缓解疼痛等症状，虽然这通常无助于延长患者生存期。此外，即使癌细胞已经扩散到了远处部位，切除含有癌细胞的肾脏还是能延长患者生存期。这就是为什么即使患者的癌细胞已经扩散到了肾脏以外，医生仍会建议根治性肾切除术。肾切除也可用于缓解如疼痛和出血等症状。

（6）手术的风险

手术的风险包括：

◇ 手术过程中或手术后出血，可能需要输血

◇ 伤口感染

◇ 手术过程中损伤内脏和血管（如脾脏、胰腺、主动脉、腔静脉、大肠、小肠）

◇ 气胸（胸腔内有空气）

✧ 切口疝（由于伤口愈合困难导致手术切口附近内脏膨出）

✧ 肾功能衰竭（如果余下的肾无法正常发挥作用）

3. 消融和其他疗法

对于那些能够被切除的肾癌，只要有可能，手术都是主要治疗方法。但对于病情严重无法进行手术的患者，有时可以采用其他方法来破坏肾肿瘤。对某些人来说，这些方法可能有用，但相比手术治疗，关于它们远期疗效的数据少得可怜，这就是为什么还没有将它们列为标准治疗的原因。

（1）冷冻

这种方法利用极度寒冷摧毁肿瘤。一种中空的探针，通过皮肤或在腹腔镜手术中插入肿瘤，非常冷的气体通过探头，产生冰球摧毁肿瘤。为了确保摧毁肿瘤的同时不对周围组织产生太大伤害，医生需要在手术过程中仔细观看肿瘤的图像（利用超声），或测量组织的温度。冷冻时采取什么样的麻醉类型，取决于手术将要如何操作。可能的不良反应包括出血，对肾脏或其他邻近器官的伤害等。

（2）射频消融术

这种技术使用高能量的无线电加热肿瘤。一根细的针状探针经皮肤前行，直到其末端插入肿瘤，探针的放置利用超声或 CT 扫描引导，一旦到位，电流通过探头，加热肿瘤并破坏癌细胞。射频消融通常作为一个门诊手术，探头插入的地方采用局部麻醉，还会给你服用药物帮助放松。虽然主要并发症不太常见，但仍然可以出现出血以及肾脏或其他邻近器官的损伤。

（3）动脉栓塞

这种技术被用来阻塞滋养肾肿瘤的动脉。一根小导管被放置在大腿内侧动脉，穿行向上，一直到达肾动脉（从主动脉到肾的动脉），一种材料然后被注入动脉进行阻塞，切断肾的血液供应，导致肾及肾肿瘤坏死。虽然这项手术不经常使用，但有时会用在肾切除术前，以减少手术中出血，或帮助肾肿瘤有持续性出血的患者。

4. 主动监测肾癌

对一些有小肾肿瘤（肿瘤小于 3 厘米）的患者，开始可以选择不予治疗，而是对肿瘤进行观察，看它是不是还在长。有好几项关于这方面的研究。仔细监测肿瘤，一旦它们生长得很快或长得大于 4 厘米了，就采取切除疗法。这一方法最常用于年老或体弱的患者，因为它避免了治疗的风险。

这些小肿瘤中有高达 3/10 被证实根本不是癌，在一段时间内密切监测它们，有助于医生根据它们的生长模式来判断哪些肿瘤更有可能是癌。这种方法可以让一些患者避免手术或其他治疗。通常情况下，在决定监测肿瘤之前，会通过活检判断是否真的是癌。

5. 放疗

放射治疗利用高能量辐射来杀死癌细胞。外照射疗法是集中来自于身外的辐射对准癌肿，很像进行 X 线检测，但辐射要更强，治疗过程本身是无痛的。肾癌对辐射不是特别敏感，放射治疗可用于那些由于一般健康状况太差而无法接受手术治疗的肾癌患者。对于能手术治疗的患者，肿瘤切除前后采用放射治疗不作为常规推荐，因为还没有研究表明这有助于延长他们的生存期。

放射治疗更多用来缓解肾癌的症状，比如疼痛、出血以及癌细胞扩散导致的问题（尤其是骨骼或脑）。一种特殊类型的放射治疗，被称为立体定向放射外科治疗，有时被用于已扩散到脑的单个肿瘤，这个过程其实并不涉及手术。立体定向放射外科治疗有 2 个主要技术，它们都使用相同的原则，就是精准定位辐射。一种技术是，几束高剂量辐射从不同角度对肿瘤，时间从几分钟到几小时。

另一种技术是，使用一个可移动的直线加速器，加速器由计算机控制（直线加速器是一种能产生 X 线束的机器）。

直线加速器不是一瞬间释放多个波束，而是围绕着肿瘤从不同的角度释放辐射。这两种方法中,患者的头部被放进一个钢结构框架中，从而保持在同一个位置。这种治疗方法也能用于扩散到脑以外的癌变区，当它被用于治疗其他地方的癌时，就被称为体部立体定向放射治疗。

放射治疗的不良反应可能包括: 轻度的皮肤改变（类似晒伤）、脱发、恶心、腹泻、疲劳等。通常，这些症状出现后不久就会消失。辐射还会加重其他一些治疗的不良反应。胸部辐射会损伤肺，引起呼吸困难和气短，脑部辐射的不良反应包括头痛和思维困难，通常会在治疗后 1 年到 2 年后变得最重。

6. 化疗

化疗通过静脉或经口给予的抗癌药物，这些药物进入血液，到达身体的各个地方，使这种治疗方法能对已经扩散到肾以外的癌发挥潜在的治疗作用。不幸的是,肾癌通常对化疗具有耐受性，因此化疗并不是肾癌的标准治疗。某些化疗药物，如长春新碱、氟尿苷、5- 氟尿嘧啶（5-FU）、卡培他滨、吉西他滨，已被证实对少数患者有效，尽管如此，化疗通常只用于那些已经尝试过靶向药物治疗或免疫疗法的肾癌。

化疗药物对抗癌细胞的作用机制是攻击那些正在快速分裂的细胞。身体其他细胞如骨髓里面、口腔黏膜、肠以及毛囊的细胞，也在进行快速分裂。因此，这些细胞也容易受化疗的影响，从而产生不良反应。化疗的毒不良反应取决于药物的种类和剂量，以及使用时间的长短。化疗常见的不良反应包括：脱发、口腔溃疡、食欲缺乏、恶心和呕吐、低血细胞计数。

化疗往往会影响骨髓的造血细胞，这可能会导致低血细胞计数，并且感染机会增加（由于白细胞减少）、容易淤伤或出血（由于血小板减少）、疲劳或呼吸短促（由于红细胞减少）。

一旦治疗停止，这些不良反应会一般会消失，通常可以采用一些方法来预防或减轻它们。例如，服用药物有助于预防或减轻恶心和呕吐。每种化疗药物可能有它特定的不良反应，去和你的医护团队咨询有关你的化疗药物可能引起的不良反应。

7. 靶向治疗

研究人员了解到更多细胞内导致癌症的分子和基因的改变，因此已经能够开发更为新型的针对这些改变的靶向性治疗药物。这些靶向治疗药物不同于标准的化疗药物，并有不同的不良反应。目前证实靶向治疗药物对某些疾病的治疗非常重要，例如肾癌，常规的化学疗法对其没有显示明显的疗效。"靶向治疗"这个词可能不是最精确地描述这些新药的术语，因为即使是传统的化疗也是针对某些特定细胞功能的。但是，这个术语惯常用于指那些具有特定作用机制的新制剂。

几种靶向性治疗药物已获美国食品和药物管理局批准，用于治疗晚期肾癌。

这些药物包括阻止血管生成的药物（新血管生成有助于为癌细胞提供营养），以及靶向性针对其他重要细胞生长因子的药物，经常被用于一线，治疗晚期肾癌，虽然它们可以缩小癌肿或减缓癌肿的生长，但似乎并不能确定能治愈肾癌。

医生还在摸索最好的方式来使用这些靶向性药物治疗晚期肾癌。截至目前，这些药物通常都是单独使用，如果一种无效，就可以尝试另外一种。现在还不清楚，是否某种药物明显优于其他药物，联合用药是否比单独用药更有帮助，或者以某种顺序给药是否优于其他给药方式。要解答这些问题还需要进一步研究。

（1）Sorafenib 索拉非尼（Nexavar 多吉美）

该药被证实能减缓一些晚期患者的癌症进展，通过阻断血管生成和抑制癌细胞中刺激生长的分子发挥作用。索拉非尼可以阻断细胞的几个关键的酪氨酸激酶，这些激酶对细胞的生长和存活很重要。该药是口服制剂，最常见的不良反应包括疲劳、皮疹、腹泻、血压升高并出现皮肤潮红、疼痛、肿胀或手掌脚底出现水泡（手足综合征）。

（2）Sunitinib 舒尼替尼（Sutent 索坦）

舒尼替尼也能阻断一些酪氨酸激酶，但与索拉非尼阻断的激酶不同。该药是口服制剂，已在很多病例中证实能缩小癌肿或减缓肾癌进展。该药既能阻止血管生长，也能同时抑制刺激癌细胞生长的其他靶点。最常见的不良反应包括恶心、腹泻、皮色或毛色改变、口舌生疮、无力、白细胞和红细胞计数减少。其他可能出现的不良反应包括倦怠、高血压、充血性心力衰竭、出血、手足综合征、甲状腺素水平降低。

（3）Temsirolimus 西罗莫司（Torisel）

西罗莫司是静脉注射剂，该药作用机制是阻断细胞蛋白 mTOR（哺乳动物雷帕霉素靶蛋白），该蛋白在正常情况下促进细胞生长和分裂。已证实西罗莫司的某些作用对预后较差的晚期肾癌有帮助。这种药物最常见的不良反应包括皮疹、无力、口舌生疮、恶心、食欲缺乏、面或腿部水肿、血糖和胆固醇水平增高。更严重的不良反应罕见报道。

（4）Everolimus 依维莫司（Afinitor）

这种药物也能阻断细胞蛋白 mTOR（哺乳动物雷帕霉素靶蛋白）。该药是口服片剂，每天一次。在试用过其他药物如索拉非尼或舒尼替尼之后，可以使用依维莫司治疗晚期肾癌。常见不良反应包括口舌生疮、感染风险增加、恶心、食欲缺乏、腹泻、皮疹、感觉疲倦或虚弱、水肿（通常是两腿）、血糖和胆固醇水平增高。肺损伤是少见但严重的不良反应，可以导致呼吸浅短或其他问题。

（5）Bavacizumab 贝伐单抗（Avastin 安维汀）

该药是静脉注射剂，能减缓新生血管生长。最近的研究表明，该药可能有助于肾癌治疗，尤其在联用 α 干扰素不良反应时。患者通常对贝伐单抗的耐受性良好，但该药可导致一些严重的，如血压升高，出血或凝血问题和伤口愈合问题。

（6）Pazopanib 帕唑帕尼（Votrient）

帕唑帕尼是另一种干扰酪氨酸激酶的药物，这些激酶参与肿瘤细胞的生长和新血管的形成。该药是口服片剂，每天一次。常见的不良反应包括高血压、恶心、腹泻、头痛、血细胞计数减少以及肝脏问题。该药可导致某些患者的肝功能异常，但极少出现危及生命的严重肝损害。与贝伐单抗一样，也会有出血、凝血问题和伤口愈合问题等不良反应，极少引起心律失常或心脏病发作。如果你正在服用这种药物，医生会监测你的心电图，并查血以监测肝脏或其他问题。

（7）Axitinib 阿西替尼（Inlyta）

该药也能抑制酪氨酸激酶，包括某些参与形成新血管的激酶。该药是口服片剂，每天两次。常见的不良反应包括高血压、疲劳、恶心、呕吐、腹泻、食欲缺乏、体重减轻、声音改变、手足综合征、便秘等。研究显示，出现需要治疗的高血压症状较为常见，但少数患者的血压可升高到足以危及生命。与贝伐单抗一样，可能会有出血和凝血问题以及伤口愈合问题。一些患者的肝功能检测可能出现异常。阿西替尼也可能引起甲状腺功能减退，因此当你服用此药时，你的医生会监测你血液中的甲状腺激素水平。

8. 生物治疗（免疫疗法）

生物治疗的目的是改善人体的免疫系统以更有效地攻击或消灭癌细胞。细胞因子（能激活免疫系统的蛋白质分子）是主要用于肾癌的免疫治疗药物。

过去最常使用的细胞因子是白细胞介素-2（IL-2）和 α-干扰素。这两种细胞因子可使大约 10%~20% 患者的癌肿缩小一半以上。IL-2 曾经是最常用的治疗晚期肾癌的一线药物，对一些人来说，它现在仍然可能是有效的。但是，由于难于给药，并能带来严重的不良反应，许多医生现在只用于靶向疗法治疗无效的癌症。

那些对 IL-2 治疗有效的患者往往有持久疗效反应。虽然只有一小部分患者对 IL-2 治疗有反应，但 IL-2 却是唯一显示出具有长期效应的药物。每种癌症都具有一定的特征，这些特征可以帮助预测 IL-2 是否有效，并且正在开展更多的研究以确定哪些特征对于判断 IL-2 是否有效最有帮助。干扰素与 IL-2 相比，所产生的较严重的不良反应要少，并且可以单独使用，或以较低剂量与靶向性治疗药物贝伐单抗（商品名 Avastin）联用。干扰素的常见不良反应包括流感样症状（发热、寒战、肌肉酸痛），疲劳，恶心等。

低剂量联用上述两种细胞因子，曾经被认为与高剂量单独应用 IL-2 的效果一样，并且具有较少和较不严重的不良反应，但最近的研究结果不支持这种想法。大多数医生认为高剂量 IL-2 更有可能缩小癌症病灶。高剂量 IL-2 只在某些医疗中心应用，因为其毒性大，需要特别看护以识别和治疗其带来的不良反应。高剂量 IL-2 可能出现的不良反应包括：极度疲劳、低血压、肺水肿、呼吸障碍、肾脏损害、心脏病发作、肠出血、腹泻或腹痛、高热和寒战、心动过速、精神变化等。

这些不良反应通常很严重，在极少数情况下，还可能是致命的。出于这个原因，细胞因子疗法不被用于那些初期全身健康状况不佳的患者。只有那些具有细胞因子疗法经验的医生才能施用这种治疗。

细胞因子也可用于一些实验性免疫治疗技术中。一个方法是采集一种特殊的免疫系统细胞 - 肿瘤浸润淋巴细胞（TILs），这些细胞存在于肾脏肿瘤中，可以在手术后从肿瘤组织获取，先将这些免疫细胞在实验室中与细胞因子接触，然后回输给患者，希望它们能攻击癌细胞，并且比仅仅给予细胞因子的不良反应要少，遗憾的是效果不佳。

9.疼痛治疗

疼痛是一些晚期肾癌患者关心的问题。让你的医生知道你会有的任何疼痛症状很重要，这样才能治疗疼痛。

止痛药有许多种类，从非处方止痛药到更强效的药物，如吗啡或其他阿片类止痛剂。为使治疗有效，止痛药必须定期按时服用，不能仅当疼痛剧烈时才服药。一些长效吗啡制剂和其他长效阿片类药物已经开发出来，只需要每天服用 1 次或2 次。

在某些病例，可以使用姑息性手术治疗或放射治疗，以缓解癌症转移所引起的疼痛。双磷酸盐类药物 可能有助于缓解癌症骨转移引起的疼痛。有时疼痛专家可以采用神经阻滞方法以减轻疼痛，这要取决于疼痛所在的部位。

10.临床试验

被确诊为癌症后，你可能不得不做出很多决定。最重要的决定之一是选择最适合自己的治疗方案。在美国，临床试验是被仔细控制的学习型研究，被研究者是患者志愿者。他们仔细研究来寻找有希望的新治疗方法或手术。如果你想参加临床试验，先咨询你的医生所在的诊所或医院是否正在进行临床试验。

11.补充和替代疗法

身患癌症时，患者很想听到一些治疗癌症及缓解症状的方法，这些方法是医生没有提到过的。朋友和家人们通过互联网组成群体，在网站上发布各种方法，这些方法中有些可能对患者有帮助，比如维生素、草药、特殊饮食、针刺、按摩等。

补充疗法指的是和常规医疗一起使用的治疗方法，而替代疗法可用来代替医生的治疗。

补充疗法包括：通过冥想来减轻压力，运用针灸帮助缓解疼痛，饮用薄荷茶来减轻恶心感等，这些辅助治疗方法通常不是用来治疗癌症的，但可以帮助你感觉更好。有一些补充疗法已经知道确实有用，有一些方法的功效还没有经过测试，有些则已经被证明没有用，甚至还有些方法被发现对人有害。

替代疗法可能会用来治疗癌症，但这些疗法还没有经过临床试验证明是安全和有效的。这些方法中一些可能会造成危险，甚至威胁到生命，但在大多数情况下，最大的危险是，你可能失去得到正规医疗帮助的机会，延误或中断正规治疗，会给癌细胞提供生长时间，使治疗产生效果的可能性降低。

如何去治疗或控制癌症，这永远是你要做出的决定。如果你想使用非常规的治疗，了解所有你可以使用的方法，然后就这些方法和你的医生交谈。有了较多的信息和你的医疗团队的支持，你也许可以安全使用这些方法来帮助你，同时避免那些可能有的伤害。

12.分期选择治疗方法

医生给患者推荐的治疗方案将取决于癌症的分期和你的全身健康状况。这一部分概述在肾癌不同分期中通常考虑选择的治疗方案。

（1）Ⅰ、Ⅱ或Ⅲ期

处于这些分期的肾癌在可能的情况下，通常以手术切除。可以采用部分或根治性肾切除术，肾部分切除术通常用于肿瘤达到 7 厘米的肾癌。如果出现肾周淋巴结肿大，这些淋巴结也要切除。如果癌灶已经长入邻近的静脉（如某些Ⅲ期肾癌），外科医生可能需要剖开这些静脉以切除全部癌灶。这可能需要给患者应用体外循环机，使心脏在短时间内停止跳动，以从通向心脏的大静脉上切除癌病灶。

除作临床试验外，在手术切除全部癌病灶后通常不再给予其他治疗（辅助治疗）。到目前为止，研究表明，如果全部癌病灶都被切除，其他疗法，诸如靶向治疗、化疗、放疗或免疫疗法均不能帮助患者活得更长。

不过，目前正在开展一些临床试验，观察辅助治疗对肾癌的作用。可向医生咨询有关辅助疗法临床试验的详细信息。

如果患者因为有其他严重的医疗问题而不能接受肾脏手术，你可以采用另外的局部治疗方法，如冷冻疗法，射频消融，放射治疗，或动脉栓塞。这些治疗方法一般只在不能做手术时应用。虽然这些治疗方法没有在研究中和手术疗法做过直接对比，大多数医生认为这些治疗方法没有手术疗法有效。对小肿瘤而言，积极监测也是另外一种选择，通过 CT 或超声波定期观察，如果继续生长则要予以治疗。

（2）Ⅳ期

第Ⅳ期肾癌是指癌症病灶已经从肾脏蔓延到超出肾筋膜（包绕在肾脏及附近的脂肪组织周围的纤维层）之外，并可能已侵入肾上腺（在肾脏顶部）；亦指肾癌细胞已扩散到肾脏以外的其他器官。

Ⅳ期肾癌的治疗取决于癌细胞转移的广泛程度和患者的整体健康状况。在某些情况下，手术仍可能作为治疗的一部分予以应用。

在极少数情况下，如果主癌病灶可以被切除，并且癌细胞仅转移到其他一个区域（例如肺部一点或数点），假如患者有足够良好的健康状况，可以选择同时切除肾脏和转移病灶。除此以外，只能首选一种靶向治疗方法。

如果主癌病灶可以被切除，但癌细胞已经广泛转移到其他地方，切除肾脏可能仍然是有益的。这可能需要术后进行系统治疗，包括选择一种靶向疗法或细胞因子疗法（白细胞介素 2 或干扰素），通常首先使用靶向疗法。虽然西罗莫司似乎对预后较差的肾癌患者最有效，但目前尚不清楚，哪种靶向疗法或特定的治疗顺序更好。

对于不能手术切除的癌症（由于肿瘤的程度或患者的健康状况），选择一种靶向疗法或细胞因子疗法可能是首选的治疗方案。

因为晚期肾癌难以治愈，临床试验中一些新的靶向治疗和免疫治疗联合疗法，或其他新的治疗方法也可以选择。

对于一些患者而言，姑息性治疗如栓塞疗法或放疗可能是最好的选择。立体定向放射外科治疗是一种特殊的放射治疗方法，对单发的脑转移病灶非常有效。

手术或放疗也可用于减轻由癌细胞转移到其他某些部位（如骨转移）所引起的疼痛或其他症状。控制好疼痛症状，可以帮助你保持生活质量。

重要的是必须认识到：止痛药物不会干扰其他治疗，控制好疼痛往往会让患者生活更积极，并帮助患者继续从事自己的日常活动。

（3）癌症复发

治疗后癌症再次出现称为复发。可以是局部复发（在原处或邻近原处）或远处复发（扩散到其他器官，如肺或骨）。对于初次治疗后的复发肾癌的治疗，取决于复发的部位，已经使用过的治疗方法，以及患者的健康状况和对进一步治疗的预期。

对于初次手术后癌症复发，再行手术治疗可能是一种选择。除此而外，靶向疗法或免疫疗法很可能会被推荐。临床试验中的 新疗法也是一种选择。对于在靶向治疗或细胞因子治疗期间进行性发展的癌症（继续生长或扩散），另一种类型的靶向治疗至少在短期内可能是有帮助的。

如果这些治疗方法都无效，可以尝试化疗，尤其是对那些细胞类型不明的肾癌患者。在这种情况下，对于那些希望继续治疗的患者，临床试验中的新方法可能是一个很好的选择。

同样，对于一些患者，姑息治疗如栓塞治疗或放射治疗，可能是最好的选择。控制疼痛等症状是治疗在任何阶段疾病中的重要组成部分。

九、咨询医生时准备的问题

在美国，坦诚公开地与你的癌症治疗团队讨论非常重要，他们愿意回答患者的所有问题，不管这个问题看起来多微不足道。例如，可以考虑问如下问题：

◇ 我得的是哪种肾癌？

◇ 你认为我的癌细胞已经扩散了吗？

◇ 我的癌症处于什么阶段？这意味着什么？

◇ 我有哪些治疗选择？

◇ 你有什么建议，为什么？

◇ 根据你对我病情的了解，我的长期预后怎样？

◇ 你建议的治疗有什么风险或不良反应？

◇ 通过这些治疗，我癌症的复发概率有多大？

◇ 治疗前我应该做些什么准备工作？

◇ 还有多久我需要接受治疗？

◇ 治疗以后，我还需要怎样的后续护理？

◇ 有没有我需要考虑的临床试验？

除了这些问题样本外，记得写下一些自己的问题，例如，你可能想知道要花多长时间才能康复，这样好计划你的工作日程，或者你可能想问有没有第二选择方案，或关于你有资格参加的临床试验等。

十、治疗后的康复

对于一些癌症患者，治疗可能会清除或消灭癌细胞。完成治疗后，患者可能既紧张又兴奋。一方面治疗终于结束了，可以长舒一口气，另一方面发现很难彻底放松，因为担心癌症会复发，这对于得过癌症的人来说是一个普遍关心的问题。

患者可能需要一段时间才能减少担心，但有一点可以肯定的是，许多癌症的治愈者已经学会接受这种不确定性，并且过上全新的生活。对于另一些人来说，癌症可能永远不会完全消失，他们会接受定期的化疗、放疗或其他治疗，试图抑制癌症生长。学会接受癌症不会消失这个事实，可能对某些患者来说非常困难。

1.后续护理

当治疗结束以后，医生仍会告诉患者需要回访。回访十分重要，在随访期间，医生会问到患者可能有的任何问题，会进行体检、实验室化验检查、或影像学检查来查找癌症或治疗的不良反应的迹象。几乎任何一种癌症治疗方法都有不良反应，有些不良反应会持续几周到几个月，但有些可能不会消失。因此，患者需要及时和医生沟通，发现任何病情变化和存在的问题，以及任何疑问或担忧。

对于那些经手术切除肾癌的患者来说，通常建议手术后头 2 年约每 6 个月进行一次回访（包括体检和血液化验），接下来每年进行一次。CT 扫描通常建议在手术后约 4-6 个月进行，如果怀疑癌症会复发，建议重复进行。手术后癌症复发风险较高的患者，如癌细胞已经扩散到淋巴结的患者，建议头几年至少每 6 个月重复一次 CT 扫描。

每种肾癌的治疗都有不良反应，有的可能会持续几个月，开始治疗前，了解治疗的不良反应，采取措施减少它们和缩短它们的时间，有助于加快患者的康复。及时告知癌症治疗团队困扰自己的任何症状或不良反应，这样他们可以帮助控制。

2. 看新医生

在患者进行癌症的诊断和治疗以后，有时会找另外的医生继续看病。而这个新医生不了解患者以前的病史，此时就需要给新医生提供有关病情诊断和治疗的详细情形。在治疗的同时收集这些资料更容易些。因此，请保存以下资料：

◇ 活检或手术病理报告

◇ 手术报告

◇ 放疗治疗摘要

◇ 出院小结

◇ 化疗或靶向治疗的药物名称、剂量明细表，以及服用时间表

◇ X 线和其他影像学检查（这些可以放在 CD 或 DVD 里）

医生会需要这些资料的复印件用来做记录，但始终要保管好自己的资料的复印件。

3. 癌症治疗后生活方式的改变

对于一些癌症患者来说，治疗可能会清除或消灭癌细胞。完成治疗后，患者可能既紧张又兴奋，一方面治疗终于结束了，可以长舒一口气，另一方面发现很难彻底放松，因为担心癌症会复发，这对于得过癌症的人来说是一个普遍关心的问题。

你可能需要一段时间才能减少担心，但有一点可以肯定的是，许多癌症的治愈者已经学会接受这种不确定性，并且过上全新的生活。对于另一些人来说，癌症可能永远不会完全消失，他们会接受定期的化疗、放疗或其他治疗，试图抑制癌症生长。学会接受癌症不会消失这个事实，可能对某些患者来说非常困难。

很多人想知道，是否能通过改变某些具体的生活方式来减少自己癌症进展或复发的风险，不幸的是，对大多数癌症而言，很少有确凿的证据来指导我们，这并不意味着什么帮助也没有，仅仅是由于多数时候这个领域还没有得到很好的研究，大部分研究首先将生活方式改变作为预防癌症的方法，而不是减缓它或防止它复发。

究竟哪些事情确实会对癌有帮助，现在我们知道的还不多。烟草和酒精的使用明显与食管癌有关，所以戒烟戒酒可能有助于降低风险。虽然我们还不确定这样是不是真的有用，但我们确实知道，它有助于改善你的食欲和整体健康，还可以降低发生其他癌症的机会。

采用其他健康的行为，如饮食健康，经常锻炼身体，维持健康的体重可能也会有所帮助，但没有人能确定。然而我们确实知道的是，这些改变不但会降低你患癌症的风险，而且会对你的健康产生积极的作用。

详细内容参考"什么是癌症"章。

十一、最新研究进展

有关肾癌领域的研究一直在持续。科学家们正在寻找肾癌的原因和预防手段，医生们正努力改进治疗以降低肾癌的病死率。除了寻找新的药物和寻找最佳的现有药物的结合及排序方式以外，一个重要的研究领域是寻找更好的个体化治疗方案。也就是说，寻找个人癌症的因素，使其更有可能对某种药起效。这是很多癌症的一个重要研究领域，因为医生们希望通过个性化的治疗，尽可能地让患者从治疗中受益。

有关肾癌治疗的研究目前正在许多医疗中心，大学医院和全国其他机构进行。

1.遗传学

科学家们正在研究可能参与正常肾细胞发生癌变的一些基因，例如，大部分肾透明细胞癌有 von Hippel-Lindau 抑癌基因改变，这会让其他基因，如缺氧诱导因子（HIF）基因被激活时，促进细胞发生癌变，新的治疗集中攻击这一细胞通路。目前，研究人员还对一些其他肾癌的基因变化有了更多了解，医生们正努力确定哪种治疗对某种肾癌是最有效的，这一信息也可用于开发新的治疗方法。

2.局部治疗的新方法

高强度聚焦超声是一种相当新的技术，目前正在研究用于肾癌。它将来自身体外部非常聚集的超声束对准肿瘤并摧毁它。冷冻消融或射频消融有时被用于治疗小肾癌。目前正在研究这些技术的长期疗效，以及如何进一步完善。

3. 靶向治疗

由于化疗药物对晚期肾癌不是非常有效，因此靶向治疗现在通常是那些无法手术的肾癌治疗的一线选项。此时，他们通常分开给予。目前临床试验正在尝试以确定是否将这些药物者彼此联合，或与其他类型的治疗联合，这样可能会提高它们各自的疗效。一些新的靶向治疗目前也正在测试中，其中 cediranib 和 linifanib 表现不俗。手术前后给予这些药物（称为新辅助和辅助治疗）的潜在作用也正在研究中。

4. 免疫治疗

肾癌是对免疫治疗有效的少数癌症之一。有关新的免疫治疗方法的临床试验正在测试中。基础研究目前围绕更好地了解免疫系统，如何激活它，以及它对癌症如何反应。研究人员正在研究利用细胞因子激发从血液清除的免疫系统细胞，这些细胞用细胞因子处理，接触被杀死的肿瘤细胞，从而成为"树突状细胞"，它们被注入到淋巴结，以期激发免疫系统对抗癌症。早期研究结果已被看好，但仍需进一步研究。

5. 疫苗

几种能提高人体对肾癌细胞免疫反应的疫苗目前正在临床试验中，不像抗麻疹或腮腺炎等感染的疫苗，这些疫苗被用来帮助治疗，而非预防肾癌。这些方法的一个潜在优点是不良反应非常少。有几种方案能刺激免疫系统产生疫苗，其中一种方案是，癌细胞在手术过程中被切除，再经过实验室改变，使它更易于引起免疫反应，再重新输回人体。另一种方案是，改变一种特殊的病毒，使它不再有感染性，但带有癌细胞蛋白质的基因，接着病毒被注入体内，以期该蛋白质能导致免疫系统攻击体内所有癌细胞。将疫苗和靶向药物或其他药物联合使用以提高疗效，也在研究之中。目前，这些疫苗只用于临床试验。

6. 骨髓或外周血造血干细胞移植

晚期肾癌患者自身免疫系统不能有效地控制癌症，免疫治疗的另一种方法是试着用他人的免疫系统攻击癌细胞。首先，从匹配的捐助者的骨髓或血液收集得到原始免疫系统细胞（叫干细胞），接着采用化疗药物治疗,形式包括: 较低剂量（称为小型或非骨髓性干细胞移植）抑制免疫系统，较高剂量导致骨髓免疫细胞和其他成分更严重的损坏。然后，给予干细胞，以试着建立新的更易于攻击癌细胞的免疫系统。这种技术的一些早期研究已被看好，显示能帮助一些人缩小肾癌，但它也可以导致严重的并发症以及不良反应，直到对其安全性和有效性有了更多了解，这种方法才可能被用于临床试验。

参考文献

1　Abreu SC, Finelli A, Gill IS. Management of localized renal cell carcinoma：minimally invasive nephron-sparing treatment options. In：Vogelzang NJ, Scardino PT, Shipley WU, Debruyne FMJ, Linehan WM, eds. Comprehensive Textbook of Genitourinary Oncology. 3rd ed. Philadelphia, Pa：Lippincott Williams & Wilkins，2006：755-765.

2　Belldegrun AS, Klatte T, Shuch B, et al. Cancer-specific survival outcomes among patients treated during the cytokine era of kidney cancer (1989-2005)：a benchmark for emerging targeted cancer therapies. Cancer，2008 Nov 1，113(9)：2457-2463.

3　Choyke PL. Radiologic imaging of renal cell carcinoma：its role in diagnosis. In：Vogelzang NJ, Scardino PT, Shipley WU, Debruyne FMJ, Linehan WM, eds. Comprehensive Textbook of Genitourinary Oncology. 3rd ed. Philadelphia, Pa：Lippincott Williams & Wilkins，2006：709-723.

4　Clague J, Lin J, Cassidy A, et al. Family history and risk of renal cell carcinoma：results from a case-control study and systematic meta-analysis. Cancer Epidemiol Biomarkers Prev，2009 Mar，18(3)：801-7.

5　Hawkins RE, Macdermott C, Shablak A, et al. Vaccination of patients with metastatic renal cancer with modified vaccinia Ankara encoding the tumor antigen 5T4 (TroVax) given alongside interferon-alpha. J Immunother，2009 May，32(4)：424-9.

6　Hudes G, Carducci M, Tomczak P, et al. Temsirolimus, interferon alfa, or both for advanced renal-cell carcinoma. N Engl J Med，2007，356：2271-2281.

7　Linehan WM, Schmidt LS. Molecular biology of kidney cancer. In：DeVita VT, Hellman S, Rosenberg SA, eds. Cancer：Principles and Practice of Oncology. 9th ed. Philadelphia, Pa：Lippincott Williams & Wilkins，2011：1154-1160.

8　Linehan WM, Rini BI, Yang JC. Cancer of the kidney. In：DeVita VT, Hellman S, Rosenberg SA, eds. Cancer：Principles and Practice of Oncology. 9th ed. Philadelphia, Pa：Lippincott Williams & Wilkins，2011：1161-1182.

9　McDermott DF, Regan MM, Clark JI, et al. Randomized phase III trial of high dose interleukin-2 versus subcutaneous interleukin-2 and interferon in patients with metastatic renal cell carcinoma. J Clin Oncol，2005，23：133-141.

10　Mulders P, Hawkins R, Nathan P, et al. Cediranib monotherapy in patients with advanced renal cell carcinoma： results of a randomised phase II study. Eur J Cancer，2012 Mar，48(4)：527-37. Epub 2012 Jan 28.

11　National Comprehensive Cancer Network. NCCN Clinical Practice Guidelines in Oncology： Kidney Cancer. V.2.2012. Accessed at： www.nccn.org on June 5, 2012.

12　Prenen H, Gil T, Awada A. New therapeutic developments in renal cell cancer. Critical Rev Oncol Hematol，2009，69(1)：56-63.

13　Pili R, Rodriguez R. Cancer of the kidney. In： Abeloff MD, Armitage JO, Lichter AS, Niederhuber JE. Kastan MB, McKenna WG, eds. Clinical Oncology. 4th ed. Philadelphia, Pa. Elsevier，2008：1613-1634.

14　Rini BI, Escudier B, Tomczak P, et al. Comparative effectiveness of axitinib versus sorafenib in advanced renal cell carcinoma (AXIS)： a randomised phase 3 trial. Lancet，2011 Dec 3，378(9807)：1931-9. Epub 2011 Nov 4.

15　Rini BI, Wilding G, Hudes G, et al. Phase II study of axitinib in sorafenib-refractory metastatic renal cell carcinoma. J Clin Oncol，2009 Sep 20，27(27)：4462-8. Epub 2009 Aug 3.

16　Schwaab T, Schwarzer A, Wolf B, et al. Clinical and immunologic effects of intranodal autologous tumor lysate-dendritic cell vaccine with Aldesleukin (Interleukin 2) and IFN-{alpha}2a therapy in metastatic renal cell carcinoma patients. Clin Cancer Res，2009 Aug 1，15(15)：4986-4992.

17　Tannir NM, Wong YN, Kollmannsberger CK, et al. Phase 2 trial of linifanib (ABT-869) in patients with advanced renal cell cancer after sunitinib failure. Eur J Cancer，2011 Dec，47(18)：2706-14. Epub 2011 Nov 10.

18　Zisman A, Pantuck A, Wieder J, et al. Risk group assessment and clinical outcome algorithm to predict the natural history of patients with surgically resected renal cell carcinoma. J Clin Oncol，2002，20：4559-4566.

第三章 膀胱癌

一、膀胱癌简介

1. 正常的膀胱

膀胱位于骨盆，是储存尿液的肌性囊状器官，其大小、形态和位置均随尿液充满的程度而异。正常成人膀胱的平均容量为 350~500ml，不同年龄、性别、个体差异，膀胱容量各不相同，老年人由于膀胱肌紧张力减低，容量会增大。女性膀胱容量较男性小。

尿液由肾脏产生，通过输尿管到达膀胱。排尿时，膀胱壁肌肉收缩，尿液通过尿道排出膀胱。

女性的尿道很短，尿道口位于阴道口的正上方。男性的尿道较长，尿道穿过前列腺和阴茎，在阴茎头端排出。

膀胱壁有四层主要结构，由内向外依次是：

◇ 移行上皮层：最内层，由移行上皮细胞（尿道上皮）构成。

◇ 黏膜固有层：移行上皮的下层，由结缔组织、血管和神经组成，较薄。

◇ 固有肌层：由肌肉构成，较厚。

◇ 外膜层：肌肉外层，由脂肪结缔组织构成，将膀胱与附近的其他器官分开。

了解膀胱的结构对理解膀胱癌至关重要。大多数膀胱癌开始发生在尿道上皮，如果癌细胞进入或通过其他层在膀胱内生长，病变就到了晚期，此时治疗难度会加大。

2. 膀胱癌的类型

根据癌细胞在显微镜下的形态，膀胱癌分为几种类型。不同的类型的膀胱癌对各种治疗，如放疗和化疗等的反应不同。

（1）移行细胞（尿道路上皮）癌

这是迄今为止膀胱癌最常见的类型，约95%的膀胱癌是这种类型。移行上皮细胞癌的细胞与膀胱内的移行上皮细胞形态相似。

移行上皮细胞也在尿道的其他部位出现，如在肾脏内的肾盂、在输尿管和尿道，所以移行细胞癌也可以发生在这些地方。事实上，有很多膀胱癌患者确实在肾脏、输尿管或尿道的内层发现有肿瘤，因此，如果患者在泌尿系统中的某一部分发现癌变情况，需要检查整个尿道。

一般根据癌细胞已侵入膀胱壁的程度，来描述膀胱癌：

◇ 非浸润性膀胱癌：癌细胞侵犯内层细胞（移行上皮），没有侵犯更深层。

◇ 浸润性癌症：癌细胞侵犯固有层，甚至深入到肌肉层。浸润性癌更容易扩散，治疗起来更难。

膀胱癌也可以被描述为浅表性或非肌层浸润膀胱癌，包括非侵入性癌症以及任何还没有生长到膀胱肌肉层的浸润性癌症。

移行细胞癌也分为 2 种亚型，根据它们生长类型，分为乳突型和平坦型。

◇ 乳头状癌：从膀胱内层向中空处长出细长的指状突起物，如乳头状。乳头状瘤常常向膀胱的中心生长，不侵犯膀胱的深层。这些肿瘤被称为非侵入性乳头状癌，恶性程度低，有时也被称为恶性程度低的乳头状瘤，预后往往比较好。

◇ 平坦型癌：无突起物向膀胱中空部分生长，只侵犯膀胱内层的癌，称为非侵入性的平癌或平坦原位癌（CIS）。

平坦型癌变生长成乳头状或扁平肿瘤，侵犯膀胱深层，称为浸润性移行细胞或尿道上皮癌。

（2）发生在膀胱的其他癌症

还有其他几种类型的膀胱癌，但比尿道上皮移行细胞癌少见。

鳞状细胞癌：在美国，只有 1%~2% 的膀胱癌是鳞状细胞癌。在显微镜下观察，该癌细胞看起来很像皮肤表面上的扁平细胞。几乎所有的鳞状细胞癌都是侵入性癌症。

腺癌：只有约 1% 的膀胱癌是腺癌，这种癌症细胞与结肠癌的腺体细胞有很多共同之处。几乎所有的膀胱腺癌都是浸润性的。

小细胞癌：不到 1% 的膀胱癌是小细胞癌，这种细胞形态类似神经，也称为神经内分泌细胞癌。此类癌往往生长迅速，通常需要接受化疗，治疗类似小细胞肺癌的化疗。

肉瘤：肉瘤发生在膀胱的肌肉细胞中，罕见。

这些不常见类型的膀胱癌（肉瘤除外）与移行细胞癌的治疗类似，尤其是在肿瘤的早期阶段，但治疗所用的化疗药物不一样。

本文重点介绍膀胱移行细胞（尿道上皮）癌。

二、主要统计数据

美国癌症协会的估计，2013 年美国膀胱癌病例：

◇ 约 72 570 例新确诊膀胱癌病例（男性约 54 610 例，女性约 17 960 例）。

◇ 约 15 210 人死于膀胱癌（男性约 10 820 人，女性约 4 390 人）

在美国，新发癌症和因癌症死亡人数的比例，在男性中一直相当稳定，在女性中近年来已略有下降。美国有超过 500 000 人膀胱癌康复患者。

膀胱癌主要在老年人中高发，大约 10 例膀胱癌患者中有 9 例在 55 岁以上，平均诊断年龄是 73 岁。

男性在其一生中比女性更容易患上膀胱癌，概率是女性的 3~4 倍。总体而言，男性患膀胱癌概率是 1/26，女性是 1/90。膀胱癌在男性常见癌中排名第 4。白人患膀胱癌的概率比黑人高 2 倍。

50% 的膀胱癌患者在首次被确诊时，癌变局限于膀胱内层，属于非侵入或原位癌，约 35% 已经侵入到更深层，但仍在膀胱内，其余大部分患者癌细胞已经扩散到膀胱外的附近组织，约 4% 转移到身体远处部位。

三、危险因素、产生原因和预防

1. 危险因素

（1）吸烟

吸烟是造成膀胱癌最重要的危险因素。吸烟者患膀胱癌的可能性是不吸烟者的 3 倍多。吸烟是导致 50% 的膀胱癌的发病原因，男女一样。

当人吸烟时，烟草烟雾中的致癌物质会从肺部吸收，进入血液，到达肾脏，由肾脏过滤，形成尿液，在尿液中聚集。尿中的这些化学物质可能会对膀胱内层的细胞造成损伤，增加癌症发生的概率。

（2）工作环境

膀胱癌的发生与某些工业化学物质有关系。

芳胺族化学物质，如二氨基联苯和 β - 萘胺等，有时用在染料工业中，可引起膀胱癌。如果没有良好的工作场所，不能在确保安全的情况下使用某些有机的化学物质，那么工人患膀胱癌的风险会大大增加。高膀胱癌风险的行业有：橡胶制造、皮革、纺织、涂料以及印刷公司。其他处于高膀胱癌风险的人还有：画家、机械师、打印工作人员、理发师（可能是因为过度接触染发剂）和卡车司机（可能是因为过度暴露于柴油废气环境）。

同时吸烟和从事上述某种职业的人发生膀胱癌的风险会更高。

（3）种族

白种美国人比起非洲裔的美洲人发生膀胱癌的概率高 2 倍。西班牙裔和亚洲裔美洲人和美洲印第安人种患膀胱癌的概率较低，原因不明。

（4）年龄

膀胱癌的风险随年龄增长而增加，9/10 的膀胱癌患者发病时年龄大于 55 岁。

（5）性别

男性多于女性。

（6）慢性膀胱刺激和感染症状

膀胱癌（特别是鳞状细胞癌）的发生与尿道感染、肾和膀胱结石以及其他引起慢性膀胱刺激的原因有关。但这些原因是否会导致膀胱癌尚不清楚。

血吸虫病（也称裂体吸虫病），由血吸虫引发感染。血吸虫可以进入膀胱，这也是膀胱癌的一个危险因素。现在有些国家（主要是非洲和中东地区），血吸虫还很常见，多诱发膀胱鳞状细胞癌。

（7）膀胱尿道上皮癌或个人膀胱病史

尿道上皮癌可以在膀胱许多部位，如肾脏内层、输尿管和尿道等发生。尿道内任何部位发生癌症，都会加大患上另一种肿瘤的风险，可在同一区域或不同区域出现在另一部分的尿道上皮发生肿瘤。因此，当发现了首发肿瘤后，还需要进一步检查尿道其他部分，患过膀胱癌的患者也需要进行常规检查。

（8）膀胱出生缺陷

在出生前，肚脐和膀胱之间的连接，称为脐尿管，它一般在出生前闭合。如果出生后仍然有部分脐尿管，那么它有可能发生癌变。发生在脐尿管的癌症通常是腺癌，这是由腺细胞发生癌变造成的。约 1/3 的膀胱腺癌是从这里发病的，这种癌症很罕见，在所有膀胱癌中占不到 0.5%。

另一种罕见的先天缺陷是膀胱外翻，这会使膀胱癌的风险大大增加。这种情况下，膀胱和膀胱前腹壁没有完全关闭，使得膀胱内层暴露在身体表面。出生后不久进行手术，可以关闭膀胱和腹壁，修复有关缺陷，但患者患尿道感染和膀胱癌的风险仍然会增加。但这种病例也很罕见。

（9）遗传和家族病史

如果家庭成员中有膀胱癌患者，他们自己患膀胱癌的可能性也会比较大。这些家庭成员都可能生活在一些致癌化学物质的包围下，他们可能都有相似的一些基因的变化（如 GST 和 NAT），该变化导致身体分解毒素的速度缓慢，这可能使他们更容易患膀胱癌。少数人遗传基因综合征也会增加膀胱癌的风险，包括：

1）视网膜母细胞瘤。视网膜母细胞瘤基因 1（RB1）基因突变可引起婴幼儿的眼癌，同时会增加患膀胱癌的风险。

2）Cowden 病。由 PTEN 的基因突变造成，与乳腺癌和甲状腺癌相关。患有这种疾病的人也有较高的膀胱癌发病风险。

3）Lynch 综合征。也称为遗传性非息肉性大肠癌或 HNPCC，与结肠癌和子宫内膜癌相关。有这种综合征的人患膀胱癌和输尿管癌风险增加。

（10）化疗和放射治疗

化疗药物环磷酰胺会刺激膀胱，长期使用会增加患膀胱癌的风险。服用此药的人会被经常告知，要多喝水帮助保护膀胱免受药物刺激，以降低患膀胱癌的风险。接受过骨盆放射治疗的人更容易患膀胱癌。

（11）砷

饮用水中的砷含量与患膀胱癌的风险有紧密联系。

（12）低液体消耗量

没有喝足够量的水，也可能会增加患膀胱癌的风险。每天补充大量液体的人们患膀胱癌的概率较低，可能是由于他们的膀胱常处于需要排空的状态，这样大量的化学物质能够从体内迅速排出，减少膀胱刺激。

2. 产生原因

我们仍然不知道究竟是什么主要原因导致了大多数膀胱癌的发生。

但是，研究人员已经发现了一些危险因素，并开始了解这些因素如何导致膀胱细胞发生癌变。

DNA 突变可能是导致癌变的一个原因，然而，膀胱癌的家族性并不明显，因此，并不认为遗传基因突变是导致本病的一个重要原因。

通常，与膀胱癌有关的 DNA 突变在后天发生，而不是遗传获得的。造成这些 DNA 突变和接触致癌化学物质或辐射有关，例如吸烟和工作中接触化学物质等，但在某些情况下，基因突变可能是随机的，有时发生在细胞内，无需外部原因。

导致膀胱癌的所有基因突变是不一样的。某些基因变化，如 *TP53* 或 *RB1* 的肿瘤抑制基因和 *FGFR* 和 *RAS* 癌基因，被认为与膀胱癌的发生有紧密联系。这些和其他类似的基因突变，也可能使一些膀胱癌生长和侵入其他部位变得更迅速。有关这一领域的研究，旨在开发能够通过识别 DNA 的变化，发现早期膀胱癌的测试。

膀胱癌的发生不常由于致癌基因或抑癌基因的遗传突变，有些人的解毒能力天生较弱，不能有效分解某些致癌化学物质，他们对烟草烟雾和某些工业化学品中的致癌物质更为敏感，因此，医生建议所有人都应避免接触烟草烟雾和有害工业化学品。

3. 膀胱癌可以预防吗？

不能。

还没有明确的方式能够预防膀胱癌的发生，但做些力所能及的改变可以降低患癌风险。

（1）不要吸烟

吸烟被认为是导致 50% 的膀胱癌发病的原因。男女一样。

（2）限制在工作场所接触某些化学物质

如果工作时会接触到芳香胺化学物质，一定要遵循良好的安全生产工作步骤。

（3）补充大量液体

有证据表明，补充大量液体，主要是水，可能会降低一个人患膀胱癌的风险。

（4）多食用水果和蔬菜

有研究表明，饮食富含水果和蔬菜可能有助于预防膀胱癌发生，但其他研究还没有发现相关信息。尽管如此，该饮食习惯已被研究证明对健康有益，包括一些降低其他类型的癌症发生风险。

四、早期检测

早期检查可及早发现膀胱癌，进行有效治疗。

筛查检查可以帮助判断那些还没有出现症状的人有没有患病。不建议正常人使用筛检来排查膀胱癌，因为还没有筛查试验显示出可以降低膀胱癌的病死率。有些医生可能会建议有膀胱癌高风险的人进行筛查，需要接受筛检主要是先前被确诊为膀胱癌或膀胱有某些先天缺陷的人，另外，工作中过度接触某些化学物质的人也可能接受筛查。

膀胱癌的筛查可以检查尿液中的物质和癌细胞。

尿液分析：检查尿液中是否有血。这是个简单的尿检，作为一般健康检查的一部分。血尿常是由良性疾病引起的，如感染，但它也是膀胱癌发生的第一个迹象。尿液中有大量的血液时，用肉眼可以看到，只有少量血细胞时则需要尿检。

大多数尿液分析不能够发现更多的膀胱癌病情。

尿细胞学：医生通过在显微镜下检查尿液来排查膀胱癌细胞。尿液细胞学检查确实能够发现一些癌变情况，但它还不十分可靠。

尿检肿瘤标志物：新的尿液检查通过查看尿液中的肿瘤标记物来发现膀胱癌。

◇ UroVysion™：用来检查膀胱癌细胞中的染色体变化。

◇ BTA 测试：用来检查尿液中膀胱肿瘤相关抗原（BTA）。

◇ Immunocyt ™：用来检查尿液细胞中存在的某些物质，如黏蛋白、癌胚抗原（CEA）等，这些物质往往在癌细胞中被发现。

◇ NMP22 BladderChek ®：检查尿液中的 NMP22 蛋白质，这种蛋白质在膀胱癌患者中大量存在。

这些检查可能会发现一些早期膀胱癌，但也会错过部分癌症，因此这些检查主要用于已有膀胱癌症状的人，或膀胱癌切除术后检查患者癌症复发的情况。同时，某些没有癌症的人测试结果可能出现假阳性。

五、诊断

1. 症状

（1）血尿

在大多数情况下，血尿是膀胱癌的第一个警告信号。

尿液的颜色与血量有关。根据血量由少到多，尿液的颜色依次是淡黄色—淡红色—粉红色—暗红色。体检时可能发现血尿。

血尿可能是断续出现的。如果一个人确实患上膀胱癌，血尿最终会出现。

一般来说，膀胱癌早期阶段会引起出血，但少有或没有疼痛感。

但有血尿并不意味着患上膀胱癌，血尿还有其他更多原因，如感染、良性非癌变肿瘤、肾脏或膀胱结石和其他良性肾脏疾病。如果出现血尿，一定要接受医生检查，以明确原因。

（2）膀胱刺激征

膀胱癌有时可引起排尿情况的变化，即膀胱刺激征。

1）尿频：小便比平时更频繁

2）尿急：感觉需要马上排尿，即使膀胱中没有尿液

3）尿痛：排尿时感觉疼痛或烧灼感

膀胱刺激征也可由其他疾病，如感染、良性肿瘤、膀胱结石、膀胱官能症或前列腺肥大（男子）引起。

尽管如此，出现以上症状，应及时看医生。膀胱恶性肿瘤长到足够大时，还会导致腰背疼痛或排尿无力等其他症状。如果医生怀疑患者患有膀胱癌，会采用一个或多个方法来确诊。如果确诊是膀胱癌，则会做进一步的测试以帮助确定癌症的程度。

2.现病史和体检

医生会完善患者的现病史，以明确所有的风险因素并进一步了解症状，还会进行有关膀胱癌和其他健康问题的体检。医生可能会检查直肠和阴道（女性），以判断膀胱肿瘤的大小和可能侵犯的范围。如果检查结果异常，可能会开展进一步检查。

3.膀胱镜检查

怀疑患者患有膀胱癌，医生会建议进行膀胱镜检查。

检查时，泌尿科医师会将膀胱镜，一根带有小的视频摄像头的细长管子，通过尿道开口插进膀胱，然后通过管子向膀胱里注射无菌食盐水，以充盈膀胱，让医生观察到膀胱的内层结构。膀胱镜检查一般在门诊或手术室进行。在门诊进行时，使用局麻和小的灵活的光纤设备，在手术室进行时，会使用全麻或脊麻。

在检查过程中，如果医生看到异常区域或肿瘤，会取样送实验室进行活检。膀胱内的生理盐水也会被收集来寻找癌细胞。

荧光膀胱镜检查也可以和例行膀胱镜检查一起做。检查过程中，卟啉被注射到膀胱，被癌细胞吸收，医生通过膀胱镜发出蓝色光时，任何含有卟啉的癌细胞都会发光。该检查可以让医生观察到使用正常白光时错过的癌细胞。

4.实验室检查

（1）尿液细胞学

细胞学检查是在显微镜下观察尿液样本，看是否有任何癌细胞或癌前细胞。该检查可以在冲洗完膀胱后（做膀胱镜检查时）的任何时间进行，有助于发现一些癌，但该检查并不完美，测试中没有发现癌细胞并不总是意味着没有癌。

（2）尿液培养

如果患者有膀胱刺激征，或任何泌尿系统不适的症状，可能会做尿液培养，检查症状是否是由感染引起的。

感染和膀胱癌可引起类似的症状。在尿培养中，尿的样本会被放在实验室中的培养皿中让细菌增长。因为细菌生长需要时间，所以整个过程可能需要几天时间，才能得到实验结果。

（3）尿液肿瘤标志物检查

尿液肿瘤标志物检查测试膀胱癌细胞释放的特定物质，该测试可以和尿液细胞学检查一起进行，以帮助诊断膀胱癌。

有医生认为这些尿液检查对发现膀胱癌十分有用，但无法发现所有膀胱癌。大多数医生认为，膀胱镜检查仍是查找膀胱癌最好的办法。其中的一些测试可能会对查找那些新的位置出现复发癌的患者更有帮助。

5. 活检

（1）膀胱活检

膀胱活检样本常在膀胱镜检查过程中获得。活检可以帮助诊断癌症和确定癌症的类型。

侵袭性：通过活检可以判断癌细胞对膀胱壁的侵袭程度，这对决定治疗方案非常重要。如果癌症仅停留在膀胱壁内层细胞，没有侵入深层，就叫非侵入性的。如果癌症侵入膀胱壁的深层，就叫具有侵入性的。浸润性癌更容易扩散，治疗起来也更难。

根据显微镜下的形态为癌细胞分级：

◇ 恶性程度低的癌细胞看起来更像正常膀胱组织，属于分化好的癌，预后好。

◇ 恶性程度高的癌细胞看起来不像正常膀胱组织，称为低分化或未分化癌，容易侵入膀胱壁并扩散到膀胱外，治疗难度加大。

膀胱癌患者可能在膀胱或泌尿系统的其他部位也有癌变，因此，医生可能会从几个不同的部位取膀胱组织样本。

（2）活检确定癌细胞扩散范围

如果影像学检查发现膀胱癌已经扩散，活检是唯一的确诊方法。膀胱癌切除手术过程中，可以取活检样本。获得活检样本的另一种方法是穿刺，能无需手术取样活检，这种穿刺活检有时会使用 CT 扫描或超声定位，引导穿刺。

6. 影像学检查

影像学检查的主要目的是观察癌细胞是否已扩散到膀胱附近组织以及附近淋巴结或远处组织器官。如果影像学检查显示有淋巴结肿大，或有其他癌症扩散迹象，则需要进行活检确诊。

（1）静脉肾盂造影

静脉肾盂造影（IVP），也被称为静脉尿道造影（IVU），在血管中注射特殊染料，进行泌尿系统的 X 线成像。有些人可能会对染料过敏，所以一定要告诉医生是否有任何过敏史，或曾经对 X 线染料有过任何过敏反应。

（2）逆行肾盂造影

检查中，医生将一根细导管通过尿道插入膀胱或输尿管，将染料通过导管注入膀胱、输尿管和肾脏，在 X 线上显影。该检查不如静脉造影常用，只用于那些因为对染料过敏而不能进行静脉肾盂造影（IVP）的患者，用来排除泌尿系统肿瘤。

（3）计算机断层扫描（CT）

CT 扫描用于检查尿道中肿瘤的大小、形状和位置。在某些情况下，它可能代替 IVP 检查泌尿系统的上部，用来查找癌症导致的淋巴结肿大，以及腹腔和盆腔其他脏器的信息。CT 扫描也可用于精确地引导活检针到疑似肿瘤的部位。

（4）磁共振成像（MRI）扫描

MRI 扫描特别适用于判断癌细胞是否已经扩散到膀胱邻近组织或淋巴结以外。可用 MRI 尿道造影代替 IVP 检查泌尿系统上部，如肾脏和输尿管。

（5）超声和超声引导穿刺活检：

超声可用于检查腹腔和盆腔脏器，包括肾及泌尿系统器官，也可用于引导活检针到达疑似部位。该检查用于检查癌症是否到达腹部或骨盆的可疑部位。

（6）胸部 X 线

胸部 X 线检查有助于判断膀胱癌是否扩散到肺部。

（7）骨扫描

骨扫描可以用于判断膀胱癌是否已扩散到骨。一般只有在患者出现骨痛等症状，或者血液检查显示癌细胞可能已经扩散到骨了，才会进一步使用该检查。

六、分期

癌症分期可以告诉医生癌细胞的扩散程度，以作为选择治疗方案和判断预后的重要依据。

膀胱癌分期有 2 种类型。一是临床分期，根据医生对肿瘤大小的最佳估计、体检、膀胱镜检查、活检及影像学检查来确定；另一种是病理分期，根据医生活检标本，观察癌细胞是否已经扩散到膀胱肌肉层。在选择手术治疗方案时，可同时考虑病理分期与临床分期，手术过程中根据实际情况，考虑是否手术切除膀胱和附近的淋巴结。

尽管有时癌症的实际情况会比临床分期的估计更为严重，但明确临床分期仍有助于确定治疗方案。病理分期是基于手术过程中发现的癌症状况，因此能更准确地预测患者的预后。

AJCC 分期系统是美国癌症体系联合委员会（AJCC）使用的分期系统。

膀胱癌的分期从 3 个方面来确定：

◇ T 代表原发肿瘤

◇ N 代表是否扩散到淋巴结（lymph nodes）

◇ M 代表是否转移（metastasis）到远处器官

T、N 和 M 后出现的数字或字母提供有关每个因素的更多详细信息：

◇ 数字 0-4 表示程度

◇ 字母 X 表示"无法评估"，因为缺乏相关信息

◇ T 后面的字母"IS"表示原位，意味着肿瘤只是在原发部位，没有扩散。T 后面的数字或字母描述肿瘤侵入膀胱壁的范围，以及是否已侵入附近组织。

1.T 类

TX：肿瘤无法评估，由于缺乏信息。

T0：无原发肿瘤的证据。

Ta：非侵入性乳头状癌。

TIS：非侵入性平癌（平原位癌，或 CIS）。

T1：肿瘤已从膀胱内层细胞侵入结缔组织，但还没有到膀胱肌肉层。

T2：肿瘤已经发展到肌肉层。

T2a：肿瘤已侵入肌肉层的内侧一半。

T2b：肿瘤已侵入肌肉层的外侧一半。

T3：肿瘤生长通过了膀胱肌肉层，进入环绕着它的脂肪组织层。

T3a：癌细胞在脂肪组织中的扩散只能通过显微镜看到。

T3b：癌细胞在脂肪组织中的扩散可以通过影像学检查显示，或手术医生能够看到或感觉到。

T4：肿瘤已经扩散到脂肪组织，并进入附近的器官或结构中。可能会侵犯盆腔脏器，如前列腺、精囊、子宫、阴道、骨盆壁或腹壁。

T4a：肿瘤已扩散到前列腺基质（男子），或扩散到子宫或阴道（女性）。

T4b：肿瘤已扩散到盆腔壁或腹壁。癌病灶可能在同一时间出现在膀胱多个部位。如果发现一个以上的肿瘤，字母 M 添加到相应的 T 类型后面。

2.N 类

N 类描述扩散到膀胱附近的淋巴结（真骨盆中）和沿髂总动脉的癌症情况。这些淋巴结被称为区域淋巴结，其他淋巴结都被称为远处淋巴结。扩散到远处的淋巴结则属发生转移（属于 M 类）。手术通常需要找到癌细胞扩散到淋巴结，因为它不能经常用影像学检查发现。

NX：淋巴结无法评估，由于缺乏信息。

N0：无淋巴结蔓延。

N1：癌细胞已经扩散到一个单一的真骨盆内淋巴结。

N2：癌细胞已经扩散到 2 个或 2 个以上真骨盆内淋巴结。

N3：癌症已经扩散到沿髂总动脉淋巴结。

3.M 类

M0：没有远处扩散的迹象。

M1：癌症已经扩散到身体远处部位。最常见的远处部位是远处淋巴结、骨、肺和肝脏。

4. 分 期

一旦 T、N 和 M 类别确定，这些信息相互结合，就可以确定癌症的整体分期。

0 期：TA，N0，M0

非侵入性乳头状癌（TA）。向膀胱中心生长，还没有侵入膀胱壁结缔组织或肌肉，还没有扩散到淋巴结或远处部位。

0IS 期：TIS，N0，M0

癌症是平坦的，非侵入性癌（TIS），也被称为扁平的原位癌（CIS）。癌肿只生长在膀胱壁内层，既不向膀胱中心生长，也没有侵入膀胱壁肌肉或结缔组织，还没有扩散到淋巴结或远处部位。

I 期：T1，N0，M0

癌肿已侵入膀胱壁的结缔组织层，还没有侵入膀胱壁的肌肉层，还没有扩散到淋巴结或远处部位。

II 期：T2a，T2b，N0，M0

癌肿已侵入膀胱壁肌肉层，但没有穿过肌肉层到达膀胱周围的脂肪组织层，还没有扩散到淋巴结或远处部位。

III 期：T3a，T3b 或 T4a，N0，M0

癌肿已侵入膀胱周围的脂肪组织层（T3a 和 T3b），可能扩散到前列腺或子宫或阴道，但没有侵入盆腔或腹腔壁（T4a），还没有扩散到淋巴结或远处部位。

IV 期：以下任意一种：

T4b，N0，M0：癌细胞已穿过膀胱壁进入盆腔或腹腔壁（T4b），还没有扩散到淋巴结或到远处。

或任何 T，N1 至 N3，M0：癌细胞已扩散到附近的淋巴结，还没有扩散到远处部位。

或任何 T，任何 N，M1：癌细胞已扩散到远处淋巴结或骨骼、肝脏、肺脏等。

七、存活率统计

存活率是医生用来作为判断患者的预后的标准。有些癌症患者可能想知道，患有相同疾病的人的存活率是多少。

5 年生存率是指在癌症确诊后，至少生存 5 年的患者所占的百分比。有很多人生存时间比 5 年更长，还有许多被治愈的。

5 年相对存活率是指，观察到的存活率和没有癌症的人的预期值相比较，因为有些人会死于其他原因。这是一个观察癌症对生存影响的更好的指标。

存活率通常是基于以前大量患者的统计成果，但它无法预测某个单个个体的预后。有许多因素都可能影响患者的预后，如癌症的类型和等级、患者的年龄、癌肿的位置和大小以及治疗方法等。医生熟悉患者的具体情况。

以下数据来自于美国 1998~2001 年年报数据。

膀胱癌相对 5 年存活率：

0 期：98%；Ⅰ期：88%；Ⅱ期：63%；Ⅲ期：46%；Ⅳ期：15%。

八、治疗方法

1. 常规方法

一旦患者被确诊为癌症并进行癌症分期后，就要与医生讨论如何选择治疗方案前。

患者需要了解每种治疗方法的优点及其他可能带来的风险和不良反应。最适宜患者的治疗方法应该依据其所患膀胱癌的类型和分期，患者的整体健康状况，患者年龄和个人想法来确定。

治疗膀胱癌的主要方法有：

◇ 外科手术

◇ 膀胱灌注治疗

◇ 化疗

◇ 放射治疗

根据癌症的分期，治疗可单独或组合使用。外科手术几乎在所有的情况下都会使用，它既可单独使用，也可与其他治疗方法一起使用。通过手术常可成功地切除早期膀胱癌。但早期膀胱癌手术有一个主要问题，就是术后一段时间可能会在其他部位发生新的癌症，切除整个膀胱（根治性膀胱切除术）是避免这种情况的一种方法，但它可以有严重的不良反应，如果不切除整个膀胱，可给予其他治疗方法，以尽量减少癌症复发的风险。

是否给予其他治疗，需要时常检查是否有新的癌症发生。

治疗膀胱癌医生的类型包括：

◇ 泌尿科医生，治疗泌尿系统疾病和男性生殖系统的外科医生；

◇ 放射肿瘤学家，对癌症采用放射治疗的医生；

◇ 内科肿瘤学家，使用药物治疗的医生如化疗。

此外还有许多其他专家也会参与治疗过程，包括医生护士、护士、心理学家、社会工作者、康复专家和其他卫生专业人员。

2. 外科手术

手术是大多数膀胱癌治疗的一部分。膀胱癌手术类型的选择取决于癌症的阶段。

（1）经尿道手术

治疗早期或浅表性膀胱癌，经尿道前列腺切除术（TUR），也叫经尿道膀胱肿瘤切除术（TURBT）是最常见的治疗方法。

手术通过尿道进行，不需要做腹腔切口。在对患者进行全身麻醉或局部麻醉后，医生将硬性膀胱镜，即前列腺切除器，通过尿道插入膀胱，切除不正常的组织或肿瘤。切除的组织送到实验室，由病理学家在镜下观察癌细胞。膀胱癌在初次确诊时大多数是浅表性癌，因此，该手术通常也是首次治疗。

手术后可采用多种方法，以确保癌细胞被完全清除。利用膀胱镜，可在任何残余的癌变部位使用电灼术治疗，也可使用高能激光摧毁肿瘤。

经尿道手术的不良反应通常不严重，也不会持续很长时间。手术后，排尿时可能有一点出血和疼痛。患者通常可以在手术后的当天或第二天出院，不到2周即可恢复日常活动。

但不幸的是，即使手术治疗成功，膀胱癌还是会在膀胱其他部位复发。如果需要反复多次经尿道行膀胱癌切除术，膀胱会变得伤痕累累，导致其容纳尿液的能力减少，有些人可能会有其他不良反应，如尿频，甚至尿失禁。

有非侵入性的低度恶性复发史的肿瘤患者，医生有时会考虑在膀胱镜检查时使用电灼烧小肿瘤（而不是切除）。通常采用局部浸润麻醉，可在门诊或医生的办公室进行。该手术很安全，只是有时稍令人感觉不适。

（2）膀胱切除术

对于侵入性膀胱癌，常需要进行全部或部分切除膀胱，该手术称为膀胱切除术。

1）膀胱部分切除术

如果癌细胞已侵入肌肉，但癌肿较小，且只有一个，有时可以只切除部分膀胱壁，而不是整个膀胱，手术后膀胱壁会被缝合。附近的淋巴结也会被切除，用来检查癌细胞是否扩散。

膀胱部分切除术的优点是患者可以保留自己的膀胱，不需要做重建手术。但是，部分切除后剩下的膀胱可能无法保持功能，导致患者手术后频繁排尿。该手术的不良反应是膀胱癌有可能会在膀胱壁的另一部分复发。

2）根治性膀胱切除术

细胞肿瘤很大或是生长体积超过部分膀胱，必须进行膀胱根治性切除术。该手术切除整个膀胱和附近的淋巴结，男性同时切除前列腺，女性常常同时切除卵巢、输卵管、子宫和阴道内的一小部分。

手术过程需要全麻。

手术切口通常在腹部，术后留院观察1周。通常术后4~6周后可恢复正常活动。

在某些情况下，医生可以通过几个小的切口，使用特殊腹腔镜进行手术。腹腔镜手术疼痛感小，术后恢复快，但它并没有和周围标准型手术一样广泛投入使用，目前尚不清楚其手术结果是否和周围标准型手术同样有效。

任何类型的膀胱切除术都应该由经验丰富的医生完成，如果手术完成得不好，手术后癌症更可能复发。

3）重建手术

膀胱根治性切除术切除整个膀胱后，需要用手术采用另一种方法来存储和排泄尿液，这就是重建手术，该手术所采用的方式根据患者的病情及其个人选择决定。

一种手术方式是切除一小段肠道，将它与输尿管连接，创建一个通道，称为回肠通路。尿液从肾脏通过输尿管进入回肠，回肠与腹部皮肤前的开口，即人造口相连，该手术方式也称为尿道造口术。人造口接上小袋来收集人体尿液，尿液会连续并少量地流出，袋子充满后，倒空即可。

另一个手术方式是可控尿流改道。用一段肠道做尿液收集袋，上面装一个阀门，尿液存储在袋中，在人造口放置一根引流管，通过阀门进行每天清空尿液。有些患者会选择这种方法，因为没有袋子挂在身体外面。

第三种方法更新，使尿液返流入尿道，恢复排尿功能。手术需要新建一个新膀胱，新膀胱由一小段回肠构成，可控尿流进行改道，与膀胱连接到输尿管之间不同的是，新膀胱需要与尿道缝合，患者进行正常排尿。

如果癌细胞已经扩散，手术无法切除肿瘤，会选择尿道改道而不切除膀胱。此时手术的目的只是减轻尿流阻塞的症状，而不是治疗癌症。

（3）膀胱切除术的不良反应

膀胱切除术是一个重大的手术，可能会导致严重的并发症和不良反应。

短期风险包括麻醉意外、出血、血栓和感染。大多数人会有手术后疼痛，必要时需要用止痛药。

除了导致尿液离开身体方式改变之外，尿流改道和尿道造口术还有可能带来的不良反应包括伤口感染、尿失禁、结石和尿流堵塞。

根治性膀胱切除术还会对患者性生活造成影响。膀胱切除和人造尿道口这些身体上的变化会对患者的情感和心理产生影响。

1）根治性膀胱切除术对男性的性生活影响

男性的根治性膀胱手术会切除前列腺和精囊，由于这些腺体负责产生大部分的精液，切除它们意味着男性将不再产生精液。睾丸仍产生精子，但不能在精液中存在，会被人体直接重吸收。所以根治性膀胱手术后，患者仍有性高潮，但没有精液。

手术过程中可能损伤勃起的神经，导致很多男性手术后出现勃起困难，随着时间的推移，一些人这种情况可能会有所改善。一般来说，年轻的男性更可能恢复充分的勃起的能力，小于 60 周岁（特别是那些 50 岁以下）男性比年龄更大的老年男性恢复能力较好。如果这个问题对患者很重要，在手术前应该就此与医生进行讨论。采用新的手术技术，也可以帮助降低阳痿的概率。

2）根治性膀胱切除术对女性性生活的影响

女性的根治性膀胱切除术常会切除一半的阴道，手术后会导致一些女性做爱时不太舒服，性高潮和阴道润滑度也可能会受到影响。

大部分情况下，手术后女性可以进行性交。有一种选择是阴道重建，被称为阴道再造。阴道再造的方法很多，患者需要和医生讨论每种方法的利弊。

即使不进行阴道重建，阴道也只是比以前缩短，患者仍然可以享受性交。某些性交姿势，如并排或是女性在上面时，需要限制阴茎进入的深度。无论患者是否进行阴道重建，仍有许多方法可以使性爱更舒适。

根治性膀胱切除术也会影响女性性高潮。在膀胱切除术中可能损伤阴道两侧的神经，特别是切除前面的阴道时，手术后完整保留这些神经的女性，性功能可能比那些神经束被切除或切断的女性更好。

如果医生切除所有尿道结构，阴蒂可能会失去正常的血液供应，这可能会对性兴奋造成影响。

3）尿道口改造对性生活的影响

无论是男性和女性，都会担心尿道口改造对性生活会产生影响。正确使用造口袋并在做爱前将其排空，会减少做爱时尿液大量泄漏的可能。穿着舒适合身的衬衫，可能会使性爱更舒适。为了减少对小袋的摩擦，可选择避免伴侣可能会压在小袋上的性爱体位。

3. 膀胱内灌注疗法

膀胱内灌注治疗方法是直接将药物通过导管注入膀胱，而不是通过口服或静脉注射给药。免疫治疗的效果跟化疗类似，人体自身的免疫系统会攻击癌细胞。

这些药物主要影响到膀胱的内壁细胞，对其他地方的癌细胞影响不大，这意味着对药物那些侵入膀胱外包括已深入膀胱壁的癌细胞没有作用。放入膀胱的药物也不会到达肾脏、输尿管、尿道或那些已经扩散到其他器官的癌细胞。

因此，膀胱内灌注治疗仅用于非侵入性（0 期）或微创（Ⅰ期）膀胱癌。

（1）膀胱内免疫治疗

卡介苗疗法（BCG）是膀胱免疫疗法中是最有效的方法，适用于恶性程度低的膀胱癌。

BCG 与结核病 TB 细菌相关，但它通常不会引起严重的疾病。为了治疗膀胱癌，将卡介苗通过导管直接导入膀胱。人体免疫系统的细胞会被卡介苗激活，并被吸引到膀胱，作用于膀胱癌细胞。

在尿道切除肿瘤术后几周，可以进行卡介苗治疗，每周 1 次，共治疗 6 周。有时也会长期使用卡介苗治疗。

BCG 治疗会有类似感冒症状，如发热、寒战和疲劳感，还会出现膀胱烧灼感。在极少数情况下，卡介苗会扩散到全身，导致可能会危及生命的感染。这种严重不良反应的一个迹象是高热，并在服用止痛药如阿司匹林、布洛芬或对乙酰氨基酚后无效。这种情况应该马上去看医生，可用治疗结核病的抗生素疗法治疗这种严重的感染。

干扰素：干扰素是体内几种类型的细胞合成的自然物质，能够刺激人体免疫系统。它们还可以在实验室中通过使用药物合成。干扰素 α 最常用来治疗膀胱癌，有助于提高灌注治疗的疗效。

干扰素疗法可能的不良反应是肌肉疼痛、骨痛、头痛、思维不集中、疲劳、恶心和呕吐等。这些不良反应通常是暂时的，治疗完成后会有所好转，也可以将其他药物与干扰素一起使用，来减轻不良反应。

（2）膀胱内灌注化疗

治疗过程中，抗癌药物通过导管直接进入膀胱。这些化疗药物会杀死积极生长的癌细胞。许多这些类似的药物也可以通过系统地使用（经口服或静脉注射）来治疗晚期膀胱癌。

最常用于膀胱内灌注化疗的药物是 Mitomycin （丝裂霉素）和 thiotepa（噻替哌）。其他药物包括 valrubicin（戊柔比星）、doxorubicin（多柔比星）和 gemcitabine（吉西他滨）。在丝裂霉素进入膀胱的过程中，加热膀胱内部，称为电动丝裂霉素的治疗，效果优于在膀胱内直接灌注丝裂霉素的一般方法。

将化疗药物直接导入膀胱代替静脉注射给药的一个优点是，药物通常不会到达身体其他部位，避免了许多全身化疗可能带来的有害不良反应。药物 thiotepa（噻替哌）很少被膀胱吸收，可能会在身体其他部位引起不良反应。

膀胱内灌注化疗的不良反应主要是膀胱刺激和膀胱灼痛感。

4. 化疗

化疗是利用药物来治疗癌症。药物直接放入需要治疗的部位称为局部化疗，膀胱灌注治疗是局部化疗的一种形式。当药物以口服或是注射进入静脉（IV）或肌内（IM）后，吸收入血，在整个身体循环，即全身化疗。全身化疗可以对远离主肿瘤的癌细胞起作用。用于：

✧ 手术前，以尽量缩小肿瘤为主，手术更容易切除肿瘤。术前化疗称为新辅助治疗。

✧ 手术后使用（或有时放射治疗后）即辅助治疗。辅助治疗的目标是杀死手术后仍然存在，但因为太小而无法看到的癌细胞，以降低癌症复发的概率。

✧ 有时化疗与放射治疗一起使用，提高放疗的治疗效果。

✧ 化疗是晚期癌症的主要治疗方法，针对那些癌细胞已扩散到身体远处部位的肿瘤。

化疗药物根据治疗目的，可以单独或组合使用。常见的与放疗一起使用的化疗药包括：

✧ Cisplatin（顺铂）

✧ Cisplatin plus fluorouracil （5-FU）顺铂加氟尿嘧啶（5-FU）

✧ Mitomycin with 5-FU 丝裂霉素与 5- FU

当化疗不与放疗一起使用时，最常用于膀胱癌的化疗药物组合是：

✧ Gemcitabine（吉西他滨）和 cisplatin（顺铂）

◇ Methotrexate, vinblastine, doxorubicin（Adriamycin）和 cisplatin（called M-VAC）甲氨蝶呤，长春新碱，多柔比星（阿霉素），顺铂（被称为 M-VAC）

◇Carboplatin（卡铂）和 paclitaxel（紫杉醇）或 docetaxel（多西紫杉醇）（对于肾功能不好的患者）

对于某些人来说，化疗药物联合使用所导致的不良反应可能太多，此时使用单一药物如吉西他滨或顺铂，可能不错。有时单独使用用来治疗膀胱癌的其他药物有 carboplatin, docetaxel, paclitaxel, doxorubicin, 5-FU, methotrexate, vinblastine, ifosfamide 和 pemetrexed（卡铂、多西他赛，紫杉醇、阿霉素、5-氟尿嘧啶、氨甲蝶呤、长春碱、异环磷酰胺和培美曲塞）。

医生会采用周期性化疗，治疗一段时间后会休息一段时间，让身体有时间恢复。每个化疗周期通常持续几周。

膀胱癌的化疗让患者很难忍受，尤其是对老年患者。老年人一般还有其他严重的健康问题。然而，年龄本身并不能决定是否使用化疗，许多老年患者也能够耐受化疗并从中受益。最终是否选择化疗，是患者和医生一起讨论决定的，要综合考虑患者的健康状况，可获得的社会支持、患者个人及患者家庭的愿望等因素。

大多数膀胱癌是尿道上皮移行细胞癌，其他类型包括鳞状细胞癌、腺癌、小细胞癌。对一些罕见类型的膀胱癌，可能会使用不同的化疗药物。通常情况下，在身体其他部位发现膀胱癌细胞，都使用相同的化疗药治疗。

化疗药物作用于迅速分裂的细胞，因此对癌细胞有效，但体内的细胞如骨髓、口腔、肠道和毛囊的细胞也快速分裂。这些细胞也可能受化疗的影响，这可能会导致一定的不良反应。化疗的不良反应取决于药物的种类和剂量，以及药物使用时间的长短。常见的不良反应包括：

◇ 脱发

◇ 口腔溃疡

◇ 食欲减退

◇ 恶心，呕吐

◇ 腹泻

◇ 易感染（由于低白细胞计数）

◇ 易淤伤或出血（由于低血小板计数）

◇ 疲劳（由于低红细胞计数）

大部分的这些不良反应通常是短暂的，化疗结束就会消失。有些药物不良反应可能通过别的药物缓解，如用药物减少恶心和呕吐等，还可以给其他药物来刺激血细胞合成。

药物如顺铂，卡铂，多西他赛，紫杉醇会损伤神经。有时还会导致疼痛、烧灼感或刺痛的感觉，对冷或热敏感，或无力等症状（主要是手和脚）等周围神经病变。多数情况下，一旦停止治疗，不良反应会消失，但在某些人可能持续很长时间。某些化疗药物与患者以后可能会发生白血病有关联，但非常罕见的。你应该向医疗团队报告任何不良反应的情况，使他们能够及时针对病症进行治疗。在某些情况下，可能需要减少化疗药物的剂量，甚至延迟或停止治疗，以防止不良反应继续恶化。

5. 放疗

大多数情况下，放疗每周进行 5 天，持续几周。可用于放疗的情况是：

◇ 手术后用于治疗早期膀胱癌，是治疗的一部分
◇ 早期膀胱癌但是不能手术的人，化疗是主要的治疗方法
◇ 是晚期膀胱癌的首选治疗
◇ 用于缓解晚期膀胱癌的症状。

放疗通常与化疗结合使用，以提高放疗效果。放射治疗和化疗结合，用于尿道膀胱手术后，来杀死残余的癌细胞，否则患者需要接受膀胱切除术，常用来治疗较小的膀胱肿瘤（约 2cm 或更小）。如果治疗无效或癌症复发，患者需要接受膀胱切除术。

放疗的不良反应取决于用药剂量和治疗部位。如果化疗与辐射联合使用，不良反应可能更严重，包括接受照射部位的皮肤从红肿到严重的刺激起泡、恶心和呕吐、膀胱异常感觉（排尿烧灼感或疼痛、尿频、血尿）、腹泻、疲劳和血细胞低（疲劳、淤伤或出血、感染的风险增加）等。

但这些不良反应通常是暂时的，尽管有些人也会发生长期问题，如有些人接受放疗后会出现小便失禁，照射可能还会损坏膀胱内层出现放射性膀胱炎，并可能导致长期的血尿或排尿疼痛等问题。

6. 临床试验

自从癌症被确诊后，你可能不得不做很多决定，其中最重要的是选择最适合自己的治疗方案。在美国，临床试验是被严格监控的学习型研究，被研究者是患者中的志愿者，医生通过研究来寻找有希望的新的治疗方法或手术。如果你有意向参加临床试验，先咨询你医生所在的医院是否正在进行该试验。

7. 补充和替代疗法

身患癌症时，你很想听到一些治疗癌症及缓解症状的方法，这些方法是医生

没有提到过的。朋友和家人们通过互联网组成群体，在网站上发布各种方法，这些方法中有些可能对你有帮助，比如维生素、草药、特殊饮食、针刺、按摩等。

补充疗法指的是和常规医疗一起使用的治疗方法，而替代疗法可用来代替医生的治疗。

补充疗法包括：通过冥想来减轻压力，运用针灸帮助缓解疼痛，饮用薄荷茶来减轻恶心感等，这些辅助治疗方法通常不是用来治疗癌症的，但可以帮助你感觉更好。有一些补充疗法已经知道确实有用，一些方法的功效还没有经过测试，有些则已经被证明没有用，甚至还有些方法被发现对人有害。

替代疗法可能会用来治疗癌症，但这些疗法还没有经过临床试验证明是安全和有效的。这些方法中一些可能会造成危险，甚至威胁到生命，但在大多数情况下，最大的危险是，你可能失去得到正规医疗帮助的机会，延误或中断正规治疗，会给癌细胞提供生长时间，使治疗产生效果的可能性降低。

如何去治疗或控制癌症，这永远是你要做出的决定。如果你想使用非常规的治疗，了解所有你可以使用的方法，然后就这些方法和你的医生交谈。有了较多的信息和你的医疗团队的支持，你也许可以安全使用这些方法来帮助你，同时避免那些可能有的伤害。

8. 根据分期选择治疗方案

在选择治疗方式时，癌症治疗团队会根据癌症的起病部位和扩散程度来建议最佳的治疗方案。

膀胱癌的初始治疗取决于癌症的临床阶段，也就是癌细胞是否已侵犯膀胱壁，是否已扩散到膀胱外。其他因素，如肿瘤的大小和级别，也可能会影响治疗方案。所有这些都需要各种检查、膀胱镜检查及影像学检查的结果。

（1）0期

0期非侵入性膀胱癌包括乳头状癌（Ta）和平坦的非侵入性癌（TIS）。这两种癌细胞尚未侵入膀胱壁内层。这种早期的膀胱癌最常见的治疗方法是经尿道前列腺电切术（TUR）。术后需要随访观察，无需进一步处理。

也可以选择膀胱内灌注治疗，以尽量减少癌症的复发。在膀胱内灌注治疗中，卡介苗（BCG）疗法似乎能更好地预防癌症复发和癌症进一步恶化，但它也有更多的不良反应。因此，医生会对那些复发概率更大的浸润性癌或在膀胱内扩散的癌症使用卡介苗疗法。

0IS 期：平坦的非侵入性肿瘤（TIS），选择手术加术后卡介苗疗法。先经尿道前列腺电切术（TUR），然后进行长达 6 周的膀胱内灌注卡介苗治疗。6 周后，复查膀胱。有些医生建议，每3-6个月重复卡介苗治疗，会使膀胱癌复发率降低了至少一半。

0期：对于恶性程度高的非侵入性乳头状肿瘤（Ta）（复发可能性较大），可选择手术加术后卡介苗疗法。膀胱内灌注卡介苗通常是在术后几周开始，每周一次，持续数周。还可以选择化疗药物丝裂霉素进行膀胱灌注治疗。另外，也可以选择密切观察，不使用膀胱内灌注治疗。

恶性程度低的非侵入性乳头状瘤（Ta）经治疗，复发的可能性不大。TUR术后，在手术当天使用单剂量的丝裂霉素进行膀胱灌注治疗，或每周使用丝裂霉素膀胱灌注，持续到手术后的数周。

如果癌症复发，可重复治疗。0期膀胱癌很少需要部分或根治性膀胱切除。只有当有许多个表浅的癌肿，或癌肿持续生长，或癌症似乎有扩散趋势时，才需要接受切除手术。

0期膀胱癌预后较好，配合正确的治疗疾病一般能够治愈。在长期随访检查中，发现有更多的表浅癌在膀胱和泌尿系统其他地方发现。虽然这些新发癌症也需要治疗，但它们很少有侵入性或危及造成生命危险。

0IS期癌症属于平坦的非侵入性症，预后不太好，复发风险较高，并且复发情况较为严重，复发后，癌细胞可能侵犯膀胱深层或扩散到其他组织。

（2）I期

I期膀胱癌已侵入膀胱壁结缔组织层，但还没有达到肌肉层。首选治疗方法是经尿道前列腺切除术（TUR）。超过一半的患者治疗后会复发，在许多情况下，复发癌会侵入膀胱肌肉，并可能发展到更严重的阶段。如果首次发现癌症时癌症已处于晚期，这种复发癌的概率更高。

即使对于恶性程度低的膀胱癌，推荐在手术几周后再次进行TUR。医生如果认为已经切除了所有病灶，手术后可选择膀胱灌注卡介苗或丝裂霉素进行治疗。如果医生不能确定是否切除了所有的癌变组织，手术后可选择膀胱内灌注卡介苗，或再用切除术来切除部分或全部的膀胱。

如果膀胱癌恶性程度高，或者有许多个癌肿，或癌肿非常大，即使是首次被发现，也会建议使用根治性膀胱切除术。目的是为了尽量避免癌症复发以及癌细胞扩散。针对恶性程度高的癌症，另一个治疗方法是重复经尿道前列腺切除术（TUR），然后膀胱内灌注卡介苗治疗。对于那些无法接受切除手术的患者，选择放疗（往往和化疗一起）作为主要治疗手段，但治愈的机会不大。

（3）II期

II期膀胱癌已侵入膀胱壁肌肉层。通常首选经尿道前列腺切除术（TUR），但治疗只是为了确定癌变程度，而不是治愈。

如果癌细胞已侵入肌肉，标准的治疗方法是根治性膀胱切除术，膀胱附近的淋巴结也会被切除。如果只是部分膀胱有癌变，可以采用膀胱部分切除术，只有少数患者属于这种情况。

虽然在此阶段癌细胞还没有被检测出扩散到膀胱外，但有时可能已有小部分扩散，称为微小转移，这在身体任何部位都可能发生，只是这个扩散体量太小了，不能在影像学检查中显现，但最终可能会长大，从而危及生命。浸润性癌和恶性程度高的癌症发生这种情况时，风险更大。出于这个原因，化疗无论是作为术前的新辅助化疗或手术后辅助化疗，都是为了降低癌症在远处其他部位复发的可能。每种方法都有自己的优点，目前尚不清楚哪种方法效果更好。

另一种治疗方法是经尿道前列腺切除术（TUR），术后放疗和化疗。有些患者可能更青睐这种治疗方案，因为可以保留自己的膀胱，但目前尚不清楚其治疗效果是否与膀胱切除术一样有效，所以不是所有的医生都会同意这样的做法。这可能只适用于只有一个单一的小的肿瘤时并在膀胱的其他部分没有 CIS，肿瘤也没有从肾脏阻止尿流的肿瘤患者。如果癌症复发，而且不能用局部治疗控制病情，仍然可以再选择膀胱切除术。如果使用这种治疗方法，患者将需要接受频繁和细致的随访检查。一些专家建议在化疗和放疗治疗期间，重复做膀胱镜检查和活检。如果在活检样本中发现癌变情况，再进行膀胱切除术。

那些因为有严重的健康问题而不能进行手术的患者，选择 TUR、放疗或化疗其中之一，如果患者情况较好，化疗可以和放疗同时进行，提高疗效。

（4）Ⅲ期

Ⅲ期癌症的癌细胞已扩散到膀胱周围，并有可能扩散到附近的组织或器官，其治疗与Ⅱ期癌症大致相同。首先选择经尿道前列腺切除术（TUR）确定癌症的程度。Ⅲ期膀胱癌的标准治疗方案是根治性膀胱切除术和附近淋巴结切除术。

手术前可使用新辅助化疗，以缩小肿瘤，使手术更容易进行，尤其对于 T4a 肿瘤，其癌细胞已扩散到膀胱外时，此治疗方法特别有用。化疗能杀死可能已扩散到身体其他部位的癌细胞，比单纯肿瘤切除术，化疗更有助于提高患者寿命。一开始使用化疗，再选择手术切除膀胱，这种治疗方案看上去使手术延迟了，但如果化疗能使癌肿缩小，就有利于提高治疗效果。如果在化疗过程中肿瘤继续生长，这个方法并不利于康复。

有些患者在手术需接受化疗，即辅助治疗，目的是杀死手术后残留的癌细胞。膀胱切除术后接受化疗，有助于延迟癌症复发的时间，但到目前为止，尚不清楚是否也有助于延长患者生存期。

部分只有单个小肿瘤的 T3a 期膀胱癌，可以先接受经尿道前列腺切除术（TUR），然后再接受化疗和放疗结合治疗。如果这个治疗方案没有成功，在膀胱镜检查时，再次发现有癌症，可能需要进行膀胱切除术。如果膀胱内有一个以上的肿瘤，或在膀胱其他部分发现原位癌（CIS），或因肿瘤阻塞导致尿液从肾脏流出，都需要切除膀胱。

对于那些因为有严重的健康问题无法进行手术的患者，TUR、放疗或化疗是唯一的治疗方法。如果患者健康状况较好，可以采用化疗和放疗同时进行，以提高疗效。

（5）Ⅳ期

Ⅳ期膀胱癌的癌细胞已侵入腹腔或盆腔壁（T4b），或已扩散到邻近淋巴结或身体远处部位，此时，在大多数情况下，手术（甚至根治性膀胱切除术）不能清除所有癌细胞，所以这些癌都很难治愈。

治疗的目的通常是减缓肿瘤的生长和扩散的速度，延长患者生存期，以及提高患者生存质量。如果此时医生建议手术治疗，患者需要理解手术的目的，无论能否治愈癌症，手术都能帮助延长患者生存期，并能防止或减轻癌症症状。

Ⅳ期膀胱癌在癌细胞没有扩散到其他部位时，首选化疗，可以单独使用化疗或化疗结合放疗。如果治疗后肿瘤开始缩小，随后可能选择膀胱切除术。因为其他健康问题不能忍受化疗的患者，可选择放疗。不切除膀胱的尿流改道术有助于防止或减轻尿液堵塞，减少严重的肾脏损害。

（6）复发性膀胱癌

癌症经治疗后重新出现称为复发。复发可以是原位复发，即复发部位与初发部位相同，也可以复发到肺或骨等远处器官。复发癌患者的治疗方法的选择取决于初始治疗方法、癌症复发部位以及患者的整体健康状况。

重要的是了解进一步治疗的目的，是为了治愈癌症，还是为了减缓癌肿生长、缓解症状，同时还要考虑治疗效果和风险。

例如，非侵入性膀胱癌常在膀胱局部复发，复发癌的部位可能在初次患癌部位，也可能在膀胱其他部位。这类复发癌的治疗方法往往与初发癌相同，但如果复发肿瘤持续生长，可能需要进行膀胱切除术。若癌症复发到远处部位，则更难通过手术切除，可能需要其他治疗，如化疗或放疗。

尽管治愈晚期癌症是不可能的，然而重要的是记住我们仍有很多选择，可以减轻疾病的症状。

九、咨询医生时准备的问题

当你面对癌症和癌症治疗时，需要诚实地与医生公开讨论，询问任何问题，不管这个问题看起来多微不足道，都应该放松心态。这些问题包括：

◇ 我患上什么类型的膀胱癌？

◇ 癌已经扩散到膀胱外了吗？

◇ 我的癌症的临床分期是什么？意味着什么？

◇ 治疗前我需要做哪些检查？

◇ 你做这种治疗方法的经验怎么样？

◇ 我能选择哪些治疗方法？

◇ 你的建议是什么？为什么？

◇ 治疗的目的是什么？

◇ 根据我的情况，选择这种治疗方法，能治愈吗？

◇ 如果膀胱被切除，我可以选择尿流改道吗？它的利弊各是什么？

◇ 我需要多快决定治疗方法？

◇ 治疗前我要准备什么？

◇ 治疗时间是多长，怎么做，在哪里做？

◇ 治疗方法的不良反应是什么？持续多长时间？

◇ 这种治疗方法会影响我的日常生活吗？

◇ 什么是癌症复发的症状？

◇ 经过我们讨论的治疗方法后，癌症复发的机会是多大？如果复发了，怎么治疗？

◇ 术后需要注意什么？

◇ 我需要什么类型的随访治疗？

除了这些问题之外，也请记住，一定要记下一些自己的问题。例如，可能还需要了解更多关于康复时间的信息，这样可以安排你的工作日程，或者可能想知道有没有别的治疗方案可以选择等。

十、治疗后的康复

对于一些癌症患者来说，治疗可能会清除或消灭癌细胞。完成治疗后，你可能既紧张又兴奋，一方面治疗终于结束了，可以长舒一口气，另一方面发现很难彻底放松，因为担心癌症会复发，这对于得过癌症的人来说是一个普遍关心的问题。

你可能需要一段时间才能减少担心，但有一点可以肯定的是，许多癌症的治愈者已经学会接受这种不确定性，并且过上全新的生活。对于另一些人来说，癌症可能永远不会完全消失，他们会接受定期的化疗、放疗或其他治疗，试图抑制癌症生长。学会接受癌症不会消失这个事实，有时可能对你来说非常困难。

1. 后续治疗

当治疗结束以后，医生仍会告诉你需要回访。因此，回访十分重要。医生会密切观察治疗后的情况。医生会根据情况询问你有关的任何问题，还可能进行各种检查，包括实验室检查如尿细胞学检查及影像学检查等。

建议回访时间是每 3~6 个月一次。要根据医生的意见进行检查。如果尿液中发现癌细胞，就意味着癌症复发。如果膀胱没有被切除，进行规律的膀胱镜检查必不可少。如果没有发现新的癌症，医生会延长回访的时间。

有医生还会建议其他实验室测试，如流式细胞仪、图像分析、肿瘤标志物检测。许多不同种类的尿液测试，可以帮助检测癌症是否复发。但到目前为止，最好的检查方法还是膀胱镜。

2. 看新医生

在你进行癌症的诊断和治疗以后，有时会找另外的医生继续看病。而这个新医生不了解你以前的病史，此时就需要给新医生提供有关病情诊断和治疗的详细情形。在治疗的同时收集这些资料更容易些。因此，请保存以下资料：

◇ 活检或手术病理报告

◇ 手术报告

◇ 放疗治疗摘要

◇ 出院小结

◇ 化疗或靶向治疗的药物名称、剂量明细表，以及服用时间表

◇ X 线和其他影像学检查（这些可以放在 CD 或 DVD 里）

医生会需要这些资料的复印件用来做记录，但始终要保管好自己的资料的复印件。

3. 治疗后生活方式的改变

你不能改变得过癌症这一事实，但是可以改变以后的生活方式，选择有助于保持健康和良好的生活方式。这是以一种全新的方式看待你自己的人生的时候了，

也许你正在考虑怎样在很长的一段时间里改善健康，有些人甚至在癌症治疗期间已经开始考虑了。详细见：什么是癌症。

十一、最新研究进展

1. 基因变化

研究人员目前正在试图确定膀胱癌的 DNA 变化，以期帮助预测患者的预后，帮助选择治疗方案，以及及时发现复发的膀胱癌。

2. 尿液筛查

研究人员正研究将尿液检查作为无膀胱癌症状的人群的筛查手段，通过检查尿液及早发现膀胱癌。目前在进行一种新测试，检测尿液中叫 telomerase 端粒末端转移酶的物质，这种酶常在癌细胞中发现，检测它能帮助查找膀胱癌。

3. 降低膀胱癌复发的风险

膀胱癌患者关心的主要问题是膀胱或尿道的其他器官（包括肾脏、输尿管和尿道的内层）会不会发生新的癌症。研究正在寻找，是否能通过某些食品、维生素（如维生素 E）、矿物质（如硒）、膳食补充剂（如绿茶提取物和花椰菜芽提取物）、化疗药物或其他药物，降低膀胱癌复发的风险。研究人员还在探究是否能通过疫苗提高人体的免疫系统，帮助降低癌症复发的风险。

4. 膀胱癌的治疗

（1）外科手术

外科医生在膀胱切除术中采用新的手术方法——机器人辅助外科手术，该手术可以通过几个小切口，患者手术后的恢复会更快。这种类型的手术已被用于治疗其他一些癌症，如前列腺癌，但目前尚不清楚该手术是否和标准膀胱切除术一样有效。

（2）膀胱内灌注治疗

研究人员正在寻找一些在手术后放入膀胱的新的化合物，以帮助降低膀胱癌复发的风险。

（3）光动力疗法（PDT）

PDT 是一种较新的治疗方法，目前正在研究是否对治疗早期膀胱癌有效。
治疗过程中，一种特殊的光敏感的药物注射到血液中，然后数天后肿瘤细胞会聚集到膀胱，通过膀胱镜将特殊的激光集中到膀胱内层，光线的变化会改变癌细胞中药物的化学物质，达到杀死癌细胞的目的。

PDT 的优点是杀死癌细胞的同时对周围正常细胞伤害极小。缺点是该化学物质必须被光激活，光线不能照射到膀胱壁深层或已扩散到其他器官的癌细胞，所以只有靠近癌肿表层的癌细胞可以受到治疗的影响。治疗的主要不良反应是治疗数周后，患者对阳光有强烈的敏感性，很短的时间内，即使是少量的阳光也可能导致严重烧伤，所以进行这种治疗时，必须采取预防措施。

（4）靶向治疗

研究人员已经了解到更多关于膀胱细胞癌变的原因，他们已经开始针对这些变化研发药物。这些新的靶向药物与标准的化疗药物有不同的工作原理，它们可能在化疗药物无效时起作用，但靶向药物会带来不同的（而且往往不太严重）的不良反应。许多靶向药物已经被用于治疗其他类型的癌症，现在正研究用于预防膀胱癌的药物包括：sunitinib（Sutent®）舒尼替尼，lapatinib（Tykerb®）拉帕替尼，erlotinib（Tarceva®）厄洛替尼，trastuzumab（Herceptin®）曲妥珠单抗（赫赛汀®），gefitinib（Iressa®）吉非替尼（易瑞沙®）。其他抗血管生成药物，包括 bevacizumab（Avastin®，贝伐单抗），sorafenib（Nexavar®，索拉非尼），pazopanib（Votrient®，帕唑帕尼），用于其他类型的癌症，这些药物正研究用于治疗膀胱癌，通常与化疗相结合使用。

（5）基因疗法

基因疗法是另一种新的膀胱癌治疗方法，通过添加或更改体内肿瘤细胞或其他细胞的基因来治疗。其中一种方法是使用特殊的病毒，这些病毒已在实验室中经过改良，将改良后的病毒注入膀胱，使之感染癌细胞，此时，病毒会在癌细胞中注入基因 GM-CSF 这种免疫系统激素（细胞因子），以激活免疫系统细胞，攻击癌细胞。目前，这些基因疗法仍在早期研究阶段。

参考文献

1　Advanced Bladder (ABC) Meta-analysis Collaboration. Adjuvant chemotherapy in invasive bladder cancer：A systematic review and meta-analysis of individual patient data. European Urology，2005，48：189-201.

2　Advanced Bladder (ABC) Meta-analysis Collaboration. Neoadjuvant chemotherapy in invasive bladder cancer：Update of a systematic review and meta-analysis of individual patient data. European Urology，2005，48：202-206.

3　American Joint Committee on Cancer. AJCC Cancer Staging Manual. Urinary Bladder. 7th ed. New York, NY：Springer，2010：497-502.

4 Carmack AJK, Soloway MS. The diagnosis and staging of bladder cancer from RBCs to TURs. Urology, 2006, 67 (suppl 3A): 3-10.

5 Grossman HB, Messing E, Soloway M, et al. Detection of bladder cancer using a point-ofcare proteomic assay. JAMA, 2005, 293: 810-816.

6 International Collaboration of Trialists. International phase III trial assessing neoadjuvant cisplatin, methotrexate, and vinblastine chemotherapy for muscle-invasive bladder cancer: Long-term results of the BA06 30894 trial. J Clin Oncol, 2011, 29: 2171-2177.

7 Kalsi J, Harland SJ, Feneley MR. Electromotive drug administration with mitomycin C for intravesical treatment of non-muscle invasive transitional cell carcinoma. Expert Opin Drug Deliv, 2008, 5: 137-145.

8 Kaufman DS, Shipley WU, Feldman AS. Bladder cancer. Lancet, 2009, 374: 239-249.

9 Lynch CF, Davila JA, Platz CE. Cancer of the urinary bladder. In: Ries LAG, Young JL, Keel GE, Eisner MP, Lin YD, Horner M-J, eds. SEER Survival Monograph: Cancer Survival Among Adults: U.S. SEER Program, 1988-2001, Patient and Tumor Characteristics.

10 National Cancer Institute, SEER Program, NIH Pub. No. 07-6215, Bethesda, MD, 2007. McDougal WS, Shipley WU, Kaufman DS, et al. Cancer of the bladder, ureter and renal pelvis. In: DeVita VT, Lawrence TS, Rosenberg SA, eds. DeVita, Hellman, and Rosenberg's Cancer: Principles and Practice of Oncology. 9th ed. Philadelphia, Pa: Lippincott Williams & Wilkins; 2011.

11 Smith DC, Montie J, Sandler H. Carcinoma of the bladder. In: Abeloff MD, Armitage JO, Lichter AS, Niederhuber JE, Kastan MB, McKenna WG, eds. Abeloff's Clinical Oncology. 4th ed. Philadelphia, Pa. Elsevier, 2008: 1635-1652.

12 Weight CJ, Garcia JA, Hansel DE, et al. Lack of pathologic down-staging with neoadjuvant chemotherapy for muscle-invasive urothelial carcinoma of the bladder: A contemporary series. Cancer, 2009, 15: 792-799.

第四章 前列腺癌

前列腺癌是男性泌尿生殖系统最常见的恶性肿瘤之一。流行病学研究表明，前列腺癌的发生主要与年龄、种族、家族遗传背景、地理位置和饮食结构等因素有关。前列腺癌的发病率在世界范围内差别很大，亚洲人的发病率远低于欧美人。前列腺癌发病率位居美国男性所有恶性肿瘤的第一位，病死率仅次于肺癌位于第二位。

目前，中国已经进入老龄社会，随着人口寿命的延长、饮食结构的改变、肿瘤筛查及诊断水平的不断提高，中国前列腺癌的发病率虽然远低于西方发达国家，但近年来已呈明显上升趋势，现位于男性泌尿生殖系统恶性肿瘤第3位，已经逐渐成为严重影响中国男性生命健康的重要肿瘤之一。

一、前列腺癌简介

1. 正常前列腺组织

前列腺位于男性的直肠前方和膀胱下方。前列腺的大小与年龄有关，年轻时只有核桃大小，随着年龄的增加，前列腺会增大。

前列腺的功能是产生保护和滋养精子细胞的前列腺液，使精子的活动性更好。前列腺后部的腺体称为精囊腺，产生大部分的精液。尿道从前列腺的中部穿过。尿道是尿液和精液流出的共同管道。前列腺在人出生前已经生长，在青春期体内雄激素的刺激下迅速长大。

睾酮是睾丸分泌的主要雄激素。胆甾烯酮 5α 还原酶可以转化睾酮为双氢睾酮（DHT）。DHT是刺激前列腺生长的主要激素。

在雄激素存在时，成年人的前列腺的大小通常保持不变或者生长缓慢。

2. 良性前列腺增生症

男性随着年龄的增长，其前列腺可能不断增生，导致一种常见的疾病称为良性前列腺增生症（BPH）。良性前列腺增生，前列腺组织压迫尿道，产生小便不畅的问题。

前列腺增生症不是癌症，也不会发展成癌症。但它对男性也会导致严重的医疗问题。常用的治疗方法主要是用药物使前列腺缩小或者放松肌肉，帮助尿液排出。如果药物效果不好，就可能需要进行外科手术如经尿道前列腺切除术（TURP）等（具体过程可参见"手术治疗前列腺癌"部分）。

3. 前列腺癌

前列腺有几类细胞，但几乎所有前列腺癌症细胞都从腺细胞发展而来。腺细胞产生前列腺液，是组成精液的一部分。发生于腺细胞的癌症称为腺癌。

前列腺癌也会发生其他肿瘤，如肉瘤、小细胞癌、移行细胞癌等。但这些类型的前列腺癌很罕见。前列腺的癌症几乎都是腺癌。因此，本文仅讨论前列腺腺癌。

有些前列腺癌症的生长和扩散速度很快，但大部分增长缓慢。实际上，尸检研究结果表明，许多老年男子（甚至一些年轻男子）在死于其他疾病时还发现他们患有从来没有影响过他们的前列腺癌。在许多情况下他们自己和他们的医生甚至不知道他们有这个病。

4. 前列腺癌的癌前病变

有些医生认为前列腺癌开始于癌前的病变，目前尚未确定。

（1）前列腺上皮内瘤 Prostatic intraepithelial neoplasia（PIN）

该病理显示前列腺腺细胞在显微镜下看上去有些微异常变化，但这些异常的细胞并不侵入前列腺的其他部分（而癌细胞会侵犯）。

根据异常细胞形态，分为：

◇ Low-grade PIN：轻度 PIN：前列腺细胞的形态几乎正常

◇ High-grade PIN：高度 PIN：细胞看起来有异常

这些男性年龄在 20 多岁的时候开始出现 PIN，到 50 岁的时候，几乎一半的前列腺细胞出现异常。许多男性年轻时有轻度的 PIN，但不一定发展为前列腺癌。轻度的 PIN 对于前列腺癌的重要性目前尚不清楚。前列腺穿刺活检报告发现轻度的 PIN，即使患者不采取任何处理措施，也不会有异常情况出现。

但如果是高度的 PIN，有 20%~30% 的可能性发展成为前列腺癌。这就是为什么医生会仔细检查高度的 PIN 男性患者的原因，并可能建议他们复查，特别是那些第一次活检没有取全所有前列腺样本的患者。

（2）增生性炎性萎缩 Proliferative inflammatory atrophy（PIA）

增生性炎性萎缩是前列腺穿刺活检时的另一个异常表现。

PIA 的病理表现是前列腺细胞看起来比正常的要小，并出现炎症浸润。PIA 不是癌症，但研究人员认为，PIA 有时可能导致高度的 PIN，也可能直接导致前列腺癌。

二、主要统计数据

美国的前列腺癌发病率很高，在美国男性中仅次于皮肤癌。据 2012 年美国癌症协会统计数据显示：

✧ 大约新增 241 740 的前列腺癌病例

✧ 28 170 人将死于前列腺癌

每 6 个男性中将会有 1 个患前列腺癌。前列腺癌主要发生在老年人。2/3 的病例诊断时在 65 岁或以上，平均年龄是 67 岁，40 岁之前发病罕见。

前列腺癌是导致美国男性死亡的第二大原因，仅次于肺癌。平均每 36 人中约有 1 人将死于前列腺癌。

前列腺癌虽然是一种严重的疾病，但是大多数被诊断患有前列腺癌的人不是死于该疾病。实际上，美国有 250 多万人被诊断出患有前列腺癌，到今天仍然活着。

三、危险因素、产生原因和预防

危险因素就是影响患者患病如癌症的机会的因素。不同的癌症有不同的危险因素。有些危险因素如吸烟是可以改变的因素。但有些因素如年龄或者家族史就是不能改变的因素。

但危险因素不能说明一切。很多人与一个或多个危险因素有关但却没有患癌症，另外一些人患癌症很可能只有很少或根本就没有这些已知的危险因素存在。

虽然我们还不完全明白导致癌症的危险因素，但研究者们已经发现了一些可能的因素。这些因素是否与前列腺癌有关，目前尚没有确定。

1. 危险因素

（1）年龄

小于 40 岁的男性，罕见罹患前列腺癌。但是，过 50 岁以后，发病率迅速上升，几乎 2/3 的前列腺癌发现的年龄在 65 岁以上。

（2）种族

非裔美国男子的前列腺癌发病率高于其他种族的男性，而且恶性程度高，比白人男性高 2 倍。与非西班牙裔的白种人男性相比，前列腺癌较少发生于亚裔美国男子和西班牙裔 / 拉丁裔男子。这些种族和民族差异的原因还不清楚。

（3）民族

前列腺癌在西北欧、北美、澳大利亚、安加勒比群岛十分常见。但在亚洲、非洲、中南美洲和南美并不常见。原因不明。

在一些发达国家进行调查时发现了一部分可能的原因，如生活方式（饮食等）可能是重要原因。例如，生活在美国的亚洲人比白种人患前列腺癌的风险低，但其风险高于生活在亚洲的类似背景的男性。

（4）家族史

前列腺癌似乎存在家族史，因为有些病例具有遗传和基因因素。

有父亲或兄弟患前列腺癌的人——特别是那些家属在很年轻的时候就被发现患前列腺癌的人——自身患前列腺癌的风险是其他人的2倍，这个风险高于其他几个因素。

（5）基因

科学家们发现了几个可能与前列腺癌有关的遗传基因，但是测试的样本量比较少。目前还没有进行大样本的基因测试。

有些遗传基因变化可增加多个类型的癌症的风险。例如，BRCA1或BRCA2基因突变是乳腺癌和卵巢癌在一些家族发病的常见原因。某些常见基因突变也增加了一些男性罹患前列腺癌的风险，但占比很小。研究证明，通过测试这些基因是否突变可用来预测罹患前列腺癌的风险。

（6）饮食

饮食在前列腺癌中的确切作用尚不清楚。

高脂饮食的男性似乎患前列腺癌的机会略高。这些人也往往吃水果和蔬菜较少。医生不能确定其中哪些因素会提高风险。

有研究表明，消耗大量的钙（通过食物或补充剂）的人可能患前列腺癌的风险较高。乳制品（其中往往含钙较高）也可能会增加其风险。大多数研究没有发现正常饮食中的钙的水平与之相关，只是在注意到钙的重要性即研究钙的其他重要的健康作用时顺便发现。

（7）肥胖

大多数研究没有发现肥胖（超重）与前列腺癌的高风险有关。

有些研究发现肥胖男性可能存在罹患晚期前列腺癌的风险并死于前列腺癌。

（8）吸烟

大多数研究没有发现吸烟与患前列腺癌的风险之间的关系。

（9）前列腺炎

有部分研究表明，前列腺炎可能增加患前列腺癌的风险。炎症反应也常出现在前列腺组织的癌症样本中。两者之间的联系尚不清楚。

（10）性传播疾病

到目前为止，没有研究认为性传播疾病（如淋病或者衣原体）可能增加患前列腺癌的风险。

（11）输精管切除术

以前的研究曾认为男子输精管结扎术（尤其是对小于 35 岁的年轻人）有增加患前列腺癌的风险。但最新研究认为，那些做过此类手术的男性并没有发现风险增加。害怕患前列腺癌只不过是想避免手术而已。

2. 前列腺癌的产生原因

前列腺癌病因不明。

研究人员已经发现了一些风险因素，并试图了解这些因素是如何导致前列腺细胞癌变的。

从分子水平来说，前列腺癌是由前列腺细胞的 DNA 突变而来。最近学者们发现 DAN 的突变会导致正常的前列腺细胞癌变而形成癌。DNA 是由基因组成的，所有细胞都基于 DNA。我们像自己的父母就是因为父母给了我们 DNA。但是，DNA 的影响远超过我们看到的。

基因控制人体细胞的生长、分化和死亡。帮助细胞生长和分裂的基因称为癌基因。导致细胞在正确的时间死亡或减慢细胞分裂的基因称为抑癌基因。癌基因开启或抑癌基因关闭往往是由 DNA 发生突变导致的。DNA 的突变可以由遗传也可以由后天获得。

（1）遗传性 DNA 突变

研究人员已经发现，有 5%~10% 的前列腺癌是由于 DNA 的基因突变引起的。

人们发现了几个突变基因可能导致男性前列腺癌的遗传趋势。其中之一称为 HPC1（前列腺癌遗传性基因 1），但还存在其他的可能导致遗传性前列腺癌的基因突变。更多的研究正在进行中，目前尚无针对性的基因测试。

男性携带 *BRCA*1 或 *BRCA*2 基因的改变也可能增加前列腺癌风险。但这些基因也会引发女性的乳腺癌和卵巢癌。*BRCA* 的突变只占前列腺癌很少的比例。

（2）后天获得性 DNA 突变

大多数影响男性罹患前列腺癌的基因是男性在后天获得的。在一个细胞分裂成两个细胞的过程中，DNA 要进行复制。这个过程如果出现错误，新的细胞中可能出现 DNA 的缺陷。目前并不清楚这种 DNA 改变是由随机的因素，还是由其他因素（饮食、激素水平等）引起的。

一般来说，前列腺细胞生长分裂越快，发生基因改变的可能性越大。因此，任何加速细胞分裂过程的因素都有可能引发前列腺癌。前列腺癌的发展可能与某些激素的水平增加有关。对某些人来说，高水平的雄激素（如睾酮）促进前列腺细胞的生长，也增加了前列腺癌的风险。

有些研究已经注意到其他激素的高水平也有可能影响到前列腺癌，如胰岛素样生长因子（IGF-1）。IGF-1 的作用类似胰岛素，但它只影响细胞生长，不影响糖代谢。但是，也有研究不支持这个观点，并没有发现两者之间的联系。更多的研究还在进行。

有研究认为，炎症可能与前列腺癌有关。其中一个理论是炎症会导致细胞的 DNA 被破坏，可能会使正常细胞向癌细胞转变。

暴露于放射线下或者导致癌症的化学因素可能引起机体其他器官的基因突变，但并不能证明这些因素与前列腺细胞的突变有重要关系。

3. 前列腺癌可以预防吗？

前列腺癌的确切原因尚不清楚，因此，不能预防。

有些危险因素不能控制，如年龄、种族和家族史等。但有些危险因素可以降低前列腺癌的风险，如体重、运动和饮食控制。

现在最有用的建议是：

◇ 每天至少两杯不同种类的蔬菜汁和水果汁

◇ 积极运动

◇ 保持正常体重

◇ 增加维生素、矿物质和其他物质

◇ 某些药物可以降低前列腺癌的风险，如胆甾烯酮 5α 还原酶抑制剂（5-alpha reductase inhibitors）等。

四、早期检测

筛查是指通过测试发现没有症状的癌症患者。有些癌症可能通过筛查早期发现患者，早期治愈。

以前用来进行前列腺癌的筛查方法主要有两种，一是测试血液中的前列腺特异性抗原（PSA）；二是直肠指检（DRE），医生用戴手套的手指插入直肠检查前列腺。只要有一个测试结果异常，就要进行进一步的测试。PSA 测试比 DRE 准确，但可能出现假阳性和假阴性结果。有正常人出现异常结果（假阳性），也有患有癌症的患者出现正常结果（假阴性）。假阳性结果可以通过进一步作前列腺穿刺活检（有轻微疼痛、感染和出血的风险）来确认没有癌症。假阴性结果则可能给某些人虚假的安全感，即使他们实际上患有癌症。

另一个重要问题是，即使使用筛查的方法检测癌症，但医生常常也并不能完全准确地告知患者是否患有癌症。无论如何，早期发现和早期治疗前列腺癌总是是一件好事。但有一些前列腺癌生长得很慢而患者可能永远不会出现问题。

由于检测了 PSA 水平，因此有些本来不知道自己患有癌症的患者知道了诊断结果，虽然前列腺癌本身不会导致他们的死亡，有的甚至不会引起任何症状，但这些人仍然可能选择进行治疗如手术治疗或放疗。而外科手术和放疗可能会有泌尿系统、肠道和（或）性功能的不良反应，这可能会严重影响到这些人以后的生活质量。

在欧美一些发达国家，由于前列腺癌的发病率较高，因此前列腺癌筛查的方案也比较多。随着对前列腺癌认识的深入，美国泌尿外科学会（AUA）和美国临床肿瘤学会（ASCO）提出了可能存在前列腺癌过度治疗的问题，认为如此广泛的筛查并不能提高前列腺癌患者的总生存率。

1. 美国癌症协会有关前列腺癌的早期诊断的指南

美国癌症协会的卫生指导方针是男性有权选择是否进行前列腺癌筛查。男性要与医生充分沟通，了解筛查的利与弊，并最后做出决定是否进行筛查。

前列腺癌一般开始出现在 45 岁左右的男性高风险人群，包括那些家属（其父亲、兄弟或者儿子）年轻时（年龄小于 65 岁）罹患前列腺癌非裔美国人。

筛查应从 50 岁男性开始。建议 50 岁以上男性每年应接受常规 PSA、DRE 检查。有前列腺癌家族史的男性从 45 岁开始。推荐 50 岁以上有下尿路症状的男性应常规进行 PSA 及 DRE 检查，有前列腺癌家族史的男性从 45 岁开始上述检查。非裔美国人中有男性直系亲属（父亲、兄弟或儿子）在年轻时（小于 65 岁）就被诊断患有前列腺癌的男性，筛查的年龄应从 40 岁开始。

筛查的方法主要是前列腺特异性抗原（PSA）的血检和直肠指检（DRE）。

◇ 男性的 PSA<2.5ng/ml，每 2 年筛查一次。

◇ 男性的 PSA 水平达到 2.5ng/ml 或更高，作为筛查对象。

但是近年来，随着对前列腺癌认识的深入，有学者也提出了过度治疗的问题，认为如此广泛的筛查并不能提高前列腺癌患者的总生存率。

2. 前列腺特异性抗原 Prostate-specific antigen （PSA） blood test

前列腺特异性抗原（PSA）是由前列腺（正常细胞和肿瘤细胞）分泌的一种具有丝氨酸蛋白酶活性的单链糖蛋白。PSA 主要存在于精液，少量在血液中。正常成年男性一般低于正常值（4 ng/ml）。PSA 水平升高时, 患前列腺癌的危险增加。

前列腺组织癌变时，正常组织破坏后，大量的 PSA 进入机体的血液循环中使血液中 PSA 升高。

当患者患有前列腺癌时，其 PSA 水平通常高于 4。但是，低于 4 并不能保证不会得癌症—— 约 15% 的男性，其 PSA 低于 4，但活检显示患有前列腺癌。PSA 水平为 4~10 时，男子有大约 25% 的概率患前列腺癌。如果 PSA 超过 10，患前列腺癌的概率超过 50%。如果 PSA 水平很高，医生可能会建议等待一段时间后重复测试，或者采取前列腺穿刺活检来确定是否患有癌症。

不是所有的医生都会用同样的 PSA 水平来建议患者是否进行活检。有些医生认为是在 4 以上，而有些医生则认为是 2.5 以上。其他因素如年龄、种族和家庭史也应该考虑。

（1）影响 PSA 水平的因素

导致 PSA 水平升高的因素主要有：

◇ 老年人良性前列腺肥大

◇ 年龄

◇ 前列腺炎

◇ 射精

◇ 骑自行车

◇ 其他泌尿系统操作如前列腺活检、膀胱镜检，直肠指检

◇ 某些药物如睾酮会使 PSA 水平升高

导致 PSA 水平降低的因素：

◇ 如某些泌尿系统药物如非那雄胺等

◇ 肥胖症

◇ 阿司匹林等药物

（2）新的 PSA 测试指标

游离 PSA 百分比 Percent-free PSA

血液中存在两种类型的 PSA：一种与血浆蛋白结合，另一种呈游离状态。游离 PSA 百分比（fPSA）是指游离的 PSA 占总 PSA 的百分比。

前列腺癌患者的游离 PSA 值降低。这个测试指标有助于帮助判断 PSA 处在临界水平（4~10）的人是否患有前列腺癌。fPSA 水平低意味着患前列腺癌风险高，需要前列腺活检。一般医师会建议 fPSA 水平低于 10% 的患者进行前列腺活检，fPSA 水平在 10%~25% 的患者考虑前列腺活检。

使用这个测试指标可以避免不必要的前列腺活检，目前已经广泛使用，但不

是所有医生都赞成使用 25% 作为活检的标准，还应考虑到 PSA 的水平。

PSA 速率（velocity）

PSA 速率不是一个单独的测试，它测试的是 PSA 随着时间升高的速度。正常情况下，PSA 水平随年龄增加，增长很慢。研究发现，如果一个人患前列腺癌，他的 PSA 水平上升很快。但是，研究不能确定 PSA 速率是否比 PSA 值能更好地确诊前列腺癌。

因此，美国泌尿协会不建议作为常规筛查项目。

PSA 密度（density）

PSA 水平高的人可能前列腺肥大程度也高。因此，有时也将 PSA 密度（PSAD）用于鉴别 PSA 值升高的原因。医生通过直肠超声测量前列腺的大小，计算前列腺的体积从而计算 PSA 的密度。PSA 密度高意味着癌症风险高。PSA 密度测试，并不比游离 PSA 百分比对诊断前列腺癌价值大。

PSA 值的年龄范围

老年人的 PSA 水平会高于年轻人，而这并不意味着罹患癌症。50 岁左右的人，PSA 处于临界水平是比较令人担心的，但对于 80 岁的人来说，则不用担心。因此，医生建议将 PSA 值与同年龄段的人的 PSA 水平进行比较。但目前并没有与年龄相关的 PSA 正常范围，大多数医生和协会没有推荐的范围。

（3）PSA 血检的其他作用

PSA 检查目前主要用于监测早期前列腺癌，也用于前列腺癌的诊断，还用于前列腺癌治疗后的评估。

3. 直肠指检 Digital rectal exam （DRE）

直肠指检是指医生用手指插入直肠，感受前列腺的结节或者硬块的方法。前列腺位于直肠的前面，大部分癌症发病起于腺体的后部，因此能从直肠指检中检查到。这个检查有点不舒服，但一般不痛，而且时间短。

直肠指检在发现前列腺癌的作用上不如 PSA 血检值。因此，通常只是筛查的一个部分。

直肠指检还常用于检查前列腺癌患者的前列腺是否与周围组织粘连及术后复查。

五、诊断

大多数癌症是在筛查时首次发现的。早期的前列腺癌没有什么症状。有症状而被发现时都是中、晚期癌症。最直接的诊断只能是前列腺活检。

1. 症状

早期前列腺癌没有症状。

有些晚期前列腺癌会有尿流不畅和夜尿增多。但前列腺的非癌性疾病如前列腺增生（BPH）也有这些症状。晚期前列腺癌会有血尿和勃起障碍。晚期前列腺癌通常转移到骨，会导致髋关节、背部和胸部或者其他部位的疼痛。转移到脊髓会影响脊神经，导致下肢或脚无力或者麻木，甚至膀胱功能和肠功能也受到影响。

2. 病史和体征

如果医生怀疑前列腺癌，他会询问有关尿和性的问题，例如持续多长时间。也会问是否存在骨疼痛来判断是否有骨转移。医生会做相关检查包括直肠指检来判断前列腺的质地、大小、是否有硬块等，同时检查身体的其他部位来判断是否有转移。

3.PSA 血清检查

PSA 血清检查是发现无症状的前列腺癌的常用方法，也是针对有症状的前列腺癌的患者首选检查方法。

如果已经确诊前列腺癌，PSA 的作用有：

◇ 用于与体检结果和肿瘤分级结果（活检）一起决定是否需要进行其他检查如 CT 或者骨扫描。

◇ PSA 水平协助判断前列腺癌是否局限于前列腺。如果 PSA 水平非常高，癌症可能有转移。如果癌转移到淋巴结或者其他组织，这会影响到治疗方法的选择如外科手术和放疗。

术后还需要检查 PSA。

4. 前列腺穿刺活检（Prostate biopsy）

如果某些症状或者早期筛查结果如 PSA 血清检查和（或）直肠指检发现患者有可能罹患前列腺癌，医生会建议前列腺活检。

活检是取出部分身体组织在显微镜下观察细胞形态的一种方法。针芯穿刺活组织检查常用来诊断前列腺癌，一般由泌尿科医生操作。

具体方法是：直肠超声定位前列腺，医生用穿刺针从直肠进入到前列腺，并抽出部分腺体置于显微镜下观察，抽取 8~18 次，一般 12 次。

虽然这个方法听上去可怕，但通常只有一点点不舒服，使用的是一种弹簧样的特殊活检设备。这个设备插入和移动针的速度十分快。大部分医生会在靠近前列腺的活检区域进行局部麻醉以减轻痛苦。

整个穿刺过程只需要 10 分钟。通常会在进行穿刺前 1~2 天服用抗生素以降低感染风险。

穿刺后，穿刺部位可能会感觉有些酸痛，也可能会有血尿。特别是那些本身有痔疮的患者，直肠也可能会有出血。有些人还会出现精液中有血或者呈铁锈色精液，可能会持续好几周，与射精的频率有关。

活检后的组织会送到病理科，进行病理诊断，在显微镜下看是否有癌细胞。如果有癌细胞，病理科医生会对癌进行分级。一般报告出来需要 1~3 天，有时会更长时间。即使是取再多的组织，穿刺仍有可能会漏掉癌细胞，因为有时候穿刺针没有穿刺到癌症部位。这就是所谓的"假阴性"结果。如果医生仍然怀疑患者患有前列腺癌，会再次要求患者复查。

（1）Grading prostate cancer 病理分级

在前列腺癌的病理分级方面，目前最常使用 Gleason 评分系统。根据前列腺癌细胞与正常细胞的相似程度分为 1~5 级。

◇ Gleason1：癌细胞与正常细胞极为相似。

◇ Gleason5：癌细胞看起来十分异常。

◇ 2~4 级是介于两者之间。

目前来看，穿刺组织一般都是 3 级或者更高，1 级和 2 级比较罕见。有些前列腺癌根据区域不同，分级不一样，将前列腺癌区域分为主要区和次要区，这两个分级相加得到 Gleason 评分，评分标准为 2~10。

◇ 得分在 6 分以下的称为分化良好或者低级。

◇ 得分在 7 分的称为中度分化或者中级。

◇ 得分在 8~10 分的称为低分化或者高级。

Gleason 得分越高，意味着癌症生长速度越快，越容易扩散。

（2）活检报告的其他信息

根据癌症的分级，病理学报告通常还有其他的信息，能够更好地描述肿瘤。包括以下信息：

◇ 穿刺活检样本的数量（如 7/12）

◇ 每个穿刺样本的癌细胞百分比

◇ 癌细胞存在于前列腺的一侧（左或者右）还是双侧。

（3）疑似结果（Suspicious results）

有时候在显微镜下看到的那些细胞，看上去不像癌细胞，但也不完全正常。

这样的报告称为疑似结果。

前列腺上皮内瘤 Prostatic intraepithelial neoplasia（PIN）：

在 PIN 病中，前列腺细胞在显微镜下有些改变，但这些细胞并不会侵犯前列腺的其他部位（而癌细胞会侵犯）。PIN 常被分为低级和高级。

年轻人的低级的 PIN 不会发展成为癌。低级的 PIN 与前列腺癌之间的关系尚不清楚。如果报告上说发现低级的 PIN 意味着并未发现异常细胞。

如果报告上显示高级 PIN，意味着有 20%~30% 的病例可能已经有癌细胞存在于前列腺中。医生会建议这些男性进行复查。

非典型小腺泡状增生 Atypical small acinar proliferation（ASAP）：

ASAP 中，显微镜下细胞显示有部分癌性细胞。一般情况下，发现 ASAP 时，医生会建议几个月后进行前列腺活检。

增生性炎性萎缩 Proliferative inflammatory atrophy（PIA）：

PIA 中，前列腺细胞比正常细胞小，表现为炎症区域。PIA 不是癌症，但有时会导致高级的 PIN，或者直接导致癌症。

5. 影像学检查

如果发现患者已经患有前列腺癌，医生通常会通过直肠指检结果、PSA 值和 Gleason 得分来判断癌症是否已经扩散到前列腺外。同时还决定是否还需要做其他检查来确定癌症是否已经转移。如果男性直肠指检结果正常、PSA 值低、Gleason 得分低，也可能不需要其他检查，因为此时癌症扩散的机会比较低。

影像学检查是利用 X 线、磁场、声波或者放射性物质对身体内部进行检查。常用的有：

（1）经直肠超声检查（Transrectal ultrasound，TRUS）

经直肠超声检查使用超声波来显示前列腺。将超声小探头置入直肠，用超声波检测前列腺，电脑接收回声通过程序形成黑白影像。

一般来说，10 分钟以内完成检查。在门诊即可完成。超声探头非常小，大约一根手指的宽度，润滑后放入直肠，患者通常不会感觉到痛苦，而只是感觉到有点压迫感而已。

TRUS 常用于检查前列腺，还用于在活检时定位前列腺，引导穿刺针进入前列腺的正确位置。

TRUS 还可用于测量前列腺的大小，确定 PSA 密度，为选择治疗方法提供参考。TRUS 也可用于引导近距离放射治疗（内照射疗法）或冷冻治疗。

（2）骨扫描（Bone scan）

如果前列腺癌扩散，最常见的扩散部位是骨。即使前列腺癌扩散到骨，仍然是前列腺癌，不是骨癌。骨扫描确诊癌症是否已扩散到骨。

检查时，将少量的低剂量的放射性物质注入静脉。2 小时左右，该物质遍布全身的骨。患者躺在床上 30 分钟，用特殊相机检测放射性物质及拍摄骨片。

骨损害区会出现"热点"——也就是说，他们吸收了放射性物质。热点表明癌症可能存在骨转移，但是关节炎或其他骨科疾病也可以出现热点。

整个测试过程中，唯一让患者感觉不舒服的是注射。几天以后放射性物质就会通过尿液排出。注射的放射性物质的量非常小，因此不会对患者及其他人造成影响。

（3）CT 扫描

CT 扫描（也称为 CAT 扫描）是用 X 线对人体断层面进行扫描，经计算机处理而获得的人体结构的重建图像，显示的是人体横断面的解剖图像，其密度分辨力明显优于 X 线图像，从而显著扩大了检查范围，提高了病变的检出率和诊断的准确率。与常规 X 片不同的是，CT 能显示身体软组织的图像。

有时候在进行 CT 扫描前，患者需要喝 500~1000 毫升的造影剂，帮助显示肠道的外形，以免与肿瘤混淆。但这个方法在前列腺癌中用得很少。有时还会通过静脉注入其他造影剂到患者体内，帮助更好地显现患者的身体形态。

注射造影剂有时会出现面部发红潮热的感觉，持续数小时到数天的时间。而有些人可能对造影剂过敏，出现皮肤荨麻疹。极少数情况下，有些患者可能会发生呼吸困难、低血压等特别严重的反应。过敏性反应可以通过药物来预防和治疗，所以在检查前患者需要告诉医生，是否曾经对任何一种造影剂有过敏反应。

有时候患者也需要喝大量的液体以充盈膀胱，清楚显示前列腺。

CT 扫描时间长于常规 X 线片。检查过程中，患者需要完全不动地躺在床上，然后床会移入和移出环形的扫描机。检查过程中，当患者进入环形扫描机时，可能会感觉到一点压迫感。

CT 扫描还可以判断是否前列腺癌已蔓延到邻近的淋巴结。如果治疗后发现前列腺癌复发，CT 扫描常能发现患者的骨盆内是否有其他器官受到侵犯。

另一方面，CT 扫描很少用于诊断前列腺癌，这可能与前列腺癌的诊断多基于其他检查结果（DRE 及 PSA 水平和格里森分数）。CT 和 MRI 一样，很少用于检测前列腺。

（4）磁共振成像（Magnetic resonance imaging, MRI）

磁共振成像是利用原子核在磁场内共振所产生信号经重建成像的一种成像技

术。MRI 扫描使用的不是 X 射线，而是电磁波。MRI 也是一种发射断层成像。发出的电磁波能量首先被人体吸收，然后再以某种形式释放出来，释放的形式因不同的组织和不同的疾病有所区别。计算机收集身体不同部位的反射信息绘制成身体部位非常精细的结构图像。跟 CT 扫描一样，有时会注射造影剂进入人体血管，但并不常用。因为扫描设备使用的是磁场，因此，安装有心脏起搏器、心脏瓣膜更换或其他医疗植入物的人不能做磁共振扫描（MRI）。

MRI 有助于诊断前列腺癌。MRI 图像能十分清晰地显示前列腺，并显示癌症是否已经扩散入前列腺精囊或其他邻近结构之外。这些信息对医生选择治疗方法十分重要。

MRI 扫描时间长于 CT 扫描，通常超过 1 小时。扫描期间，患者需要平躺在一个密闭的管道里，不能移动，机器还会发出巨大的噪声，令人不安。有些医院的扫描室提供耳机，让耳机里的音乐来舒缓不安情绪。

为了提高精度，许多医生还会将探头即直肠线圈置入直肠持续 30 到 45 分钟，可能导致患者感觉不舒服。

（5）ProstaScint™ scan

像骨扫描一样，前列腺 Scint 扫描注射少量低浓度的放射性物质来诊断癌症是否扩散到前列腺周围。这种扫描只针对前列腺细胞。它使用的是单克隆抗体，一种人工合成的蛋白质，能特异性黏附到靶细胞。

在这个检查中，抗体只黏附到前列腺膜抗原（PSMA），PSMA 在前列腺正常细胞和癌细胞中水平很高。

操作方法：将药物注射到患者体内，患者平卧于床，用特殊照相机进行摄片。一般需要在注射药物半小时后进行照片，3~5 天后重复一次。

该检查可以确诊前列腺癌是否扩散到淋巴结或者其他的软组织（非骨组织），但不包括前列腺本身。因为抗体只黏附前列腺细胞，因此，其他的癌症和增生不会出现阳性结果，但是这个结果并不总是很准确。

很多医生在患者已经确诊患有前列腺癌后并不推荐这个检查。但是可用于患者在前列腺癌治疗后，再次出现血清 PSA 值升高，而其他测试又未能发现癌症部位时。

6. 淋巴结活组织检验法

淋巴结活检是在淋巴结清扫术或淋巴结切除术后为人们所熟知的一种检查方法。

淋巴结活检的目的是检查淋巴结中是否有癌细胞，有时能发现前列腺周围的淋巴结是否有转移。如果淋巴结中发现有癌细胞，外科手术只切除前列腺是不能治愈癌症的，因此需要考虑治疗方法。

一般很少做淋巴结活检，除非医生怀疑癌症有转移。活检的方法主要有：外科活检、腹腔镜活检、穿刺活检（FNA）。

六、前列腺癌分期

癌症分期有助于选择治疗方法和判断预后。分期的依据是前列腺活检结果、Gleason 得分、PSA 水平和其他检查结果。

AJCC 美国癌症协会 TNM 分期系统

分期可以告诉医生癌症的扩散程度。AJCC 分期系统是美国癌症体系联合委员会（AJCC）使用的分期系统。

前列腺癌的分期从 5 个方面来确定。

◇ T 代表原发肿瘤

◇ N 代表是否扩散到淋巴结（lymph nodes）

◇ M 代表是否转移（metastasis）到远处器官

◇ 诊断时的 PSA 值

◇ 前列腺穿刺活检（或手术）的 Gleason 评分

实际应用中常用的还是 2 种类型的分期系统：

◇ 临床分期：是医生在结合临床体征（包括直肠指检）、实验室检查、前列腺活检和一些影像学检查结果的基础上判断癌症的严重程度。

◇ 病理学分期：做了外科手术的患者，医生就会用病理学分期，可以直接检查切除的组织。因此，如果患者做了手术，分期实际上就是病理学分期。病理学分期更准确。

两种分期方法可同时使用，T1 型没有病理学分期。

（1）T 类

T1：体检和直肠超声检查均没有发现肿瘤。

T1a：在良性前列腺增生症的患者经尿道切除前列腺手术中发现癌症，癌细胞不超过切除组织的 5%。

T1b：在良性前列腺增生症的患者经尿道切除前列腺手术中发现癌症，癌细胞超过切除组织的 5%。

T1c：癌症是由于 PSA 水平升高后做前列腺穿刺活检时被发现。

T2：医生进行直肠指检（DRE）时或者其他检查如经直肠超声发现癌症，但癌症仅局限于前列腺。

T2a：癌症侵入少于前列腺的一半（左侧或右侧）。

T2b：癌症侵入多于前列腺的一半（左侧或右侧）。

T2c：癌症侵入两侧前列腺。

T3：癌症生长并侵犯到精囊。

T3a：癌症生长并未侵犯到精囊。

T3b：癌症生长并侵犯到精囊。

T4：癌症生长侵犯到周围组织，如精囊、尿道括约肌、肠、膀胱或者盆壁。

（2）N类

NX：附近淋巴结没有检查。

N0：附近淋巴结没有被侵犯。

N1：癌症扩散到1个或者更多盆腔淋巴结。

（3）M类

根据癌症是否扩散到身体的其他部位来分类。最常见的扩散部位是骨和远处的淋巴结，有时也会扩散到肺和肝。

M0：没有扩散到淋巴结以外。

M1：扩散到淋巴结以外。

M1a：癌扩散到远处淋巴结（骨盆以外）。

M1b：癌扩散到骨。

M1c：癌扩散到其他组织，如肺、肝，或者脑（包括或者不包括骨）。

（4）分期

根据T、N和M分类和Gleason得分及PSA值等结果确定分型的过程就叫做分期。

用罗马数字分期：Ⅰ（恶性程度最低）、Ⅱ、Ⅲ、Ⅳ（恶性程度最高）。这个分期可以帮助医生选择治疗方法和判断预后。

Ⅰ期

符合以下条件中的一个：

T1、N0、M0、Gleason得分低于6、PSA水平低于10；

T2a、N0、M0、Gleason得分低于6，PSA水平低于10；

Ⅱ期

Ⅱ A期：符合下列条件中的一个：

T1、N0、M0、Gleason 得分低于 7、PSA 水平低于 20；

T1、N0、M0、Gleason 得分是 6-10、PSA 水平是 10-20；

T2a 或者 T2b、N0、M0、Gleason 得分低于 7、PSA 水平低于 20；

Ⅱ B 期：符合下列条件之一：

T2c、N0、M0、任何 Gleason score 和 PSA；

T1 或者 T2、N0、M0、任何 Gleason score, PSA 超过 20；

T1 或者 T2、N0、M0、Gleason score 为 8 或者超过 8、任何 PSA；

Ⅲ期

T3、N0、M0、任何 Gleason score 和 PSA；

Ⅳ期

符合下列条件之一：

T4、N0、M0、任何 Gleason score、任何 PSA；

任何 T、N1、M0、任何 Gleason score、任何 PSA；

任何 T、任何 N、M1、任何 Gleason score、任何 PSA；

七、存活率统计

存活率是医生常用来判断前列腺癌预后的一个指标。5 年存活率是指在发现癌症后至少存活 5 年。5 年相对存活率是指相对于那些不生癌症的人的预期寿命，这个是评价癌症对生存影响的比较好的指标。

相对 5 年存活率接近 100%，相对 10 年存活率是 98%，相对 15 年存活率是 91%。

现代的检测方法和治疗方法意味着很多前列腺癌可以被早期发现和治疗。

美国癌症研究所（NCI）有另外一个分类方法，这个方法不同于 AJCC 的分期方法，而是把癌症直接分为局部期、区域期和扩散期。

◇ 局部期：即没有发现癌症扩散到前列腺外。相当于 AJCC 的Ⅰ期和Ⅱ期.大约 4/5 的患者在这个时期被发现。5 年相对生存率接近 100%

◇ 区域期：即癌症从前列腺扩散到邻近区域，相当于Ⅲ期和Ⅳ 期里没有扩散到身体其他部位的类型，如 T4 和 N1。5 年相对生存率接近 100%。

◇ 扩散期：相当于Ⅳ期，癌症扩散到身体其他部位，远处的淋巴结，骨和其他组织（M1）。5 年相对生存率接近 29%。

八、治疗方法

1. 常规方法

患者的前列腺癌一经诊断、分级、分期，接下来就是选择治疗方法。常用的治疗方法主要有：

◇ 观察处理和积极监测

◇ 外科手术

◇ 放疗

◇ 冷冻外科手术

◇ 激素疗法

◇ 化疗

◇ 疫苗疗法

这些治疗方法通常同时使用，有些病例还需要多方法联合使用。选择治疗方法应该考虑以下因素：

◇ 年龄和预期寿命

◇ 身体的其他疾病

◇ 癌症的分级和分期

◇ 患者自己对治疗癌症的想法

◇ 每种治疗方法治愈癌症的可能性

前列腺癌是个复杂的疾病，每个医生可能提出的意见都不一样。因此，要与医生沟通自己的想法。你应了解每个疗法对自己的好处及可能的结果、不良反应和风险。

2. 观察处理（观察等待）和积极监测

因为前列腺癌发展速度通常很慢，有些人特别是那些老年人和有其他严重疾病的患者，可能不需要处理。

积极监测：积极监测的指标包括：PSA 血清值、DRE 检查、有规律的直肠超声检查，观察前列腺癌是否生长。如果前列腺癌生长过快，进行前列腺活检。如果检查结果有变化，医生就会考虑选择相应的治疗方案。

观察等待：如果前列腺癌未导致任何症状，意味着癌症生长很慢，而且局限在前列腺内，范围很小。但是如果患者年轻，健康和（或）癌肿快速生长（如Gleason 得分高）就不是个好事。

主动监测那些生长速度慢的癌症，因为我们并不知道采用什么样的方法能使患者生活更长时间。同时他们需要知道治疗方法的好处、不良反应和风险，帮助他们选择是切除还是破坏肿瘤。通过积极监测，癌症可以被小心控制。通常医生会每3~6个月检查一次患者的PSA和DRE。如果PSA或者DRE结果，或者超声、活检结果开始变得不好，就选择开始治疗。一般选择的治疗方法是手术和放疗。

积极监督允许观察患者很长一段时间，只治疗那些严重的癌症。这可以使有些癌症患者免受治疗的不良反应的痛苦，提高他们的生存质量。但也可能导致癌症的扩散。对此，专家们的意见并不一致。

3. 外科手术

手术是最常用的治愈癌症的方法，常用于癌症没有扩散到前列腺外的情形。手术方式称为根治性前列腺切除术，切除整个腺体及周围的组织包括精囊。有以下几种手术方式：

（1）开放式前列腺切除术

传统的手术方式是通过一个长切口切除前列腺。

1）耻骨后前列腺根治切除术

该术式选择在下腹部切口，从脐一直到耻骨。麻醉方式有全麻、脊髓或者硬膜外麻醉。

如果癌症已经扩散到淋巴结，需要同时切除前列腺周围的淋巴结，并将淋巴结送病检。但有些患者的淋巴结看起来正常。

在某些病例，淋巴结看上去是正常的，而且可以被立即看到。如果在外科手术过程中发现任何淋巴结有癌细胞，意味着癌症已经扩散，外科医生可以不继续进行手术。这是因为手术未必会治疗癌症，而切除前列腺可能导致更严重的不良反应。

前列腺切除过程中，外科医生要十分注意两个极小的神经，位于前列腺两侧，一侧一个。这两个神经的功能是控制勃起。如果患者在手术前有勃起，医生会尽可能地不损伤这两根神经。如果癌细胞十分接近神经，或者已经侵犯神经的话，外科医生必须切除神经。如果神经都被切除了，患者就不会再有自发勃起了。这意味着这些患者需要药物或者泵才能勃起。如果只切除了一侧的神经，患者还有机会保持勃起的能力。通常需要至少手术后几个月或者一年以后才有勃起。

手术后，麻醉情况下，医生会在尿道里上一根导尿管，保持1~2周。拔掉导尿管后，就能正常小便了。

手术后一般会在医院呆几天，3~5周时间里减少活动。

2）会阴前列腺根治切除术

该术式切口位置选择在肛门和阴囊之间。这种手术方式比较少用，因为不容易分离神经，也不能切除淋巴结。但它的好处是恢复时间短。如果有其他疾病，做耻骨后外科手术也很困难。比耻骨后切口恢复快，痛苦少。

手术后，导尿管保留1~2周。拔掉导尿管后，就能正常小便了。手术后一般在医院待几天，3~5周时间里减少活动。

（2）腹腔镜前列腺切除术

腹腔镜是利用小切口和专业的工具进行前列腺切除术。有两种手术方式，一是直接控制腹腔镜，另一种是利用机器人手臂遥控腹腔镜。

1）腹腔镜下前列腺根治性切除术（LRP）

腹腔镜手术方式是选择腹腔上开几个小的切口，将腹腔镜及其他手术器械放入体内，用以切除前列腺。腹腔镜的前端是一个摄像头，用以观察腹腔内部。

该手术方式比开放式切口出血少，痛苦小。住院时间短（一天），恢复快（导尿管放置的时间一样）。LRP从1999年开始在美国应用，现在普遍应用于医院。LRP所能看到的与开放式切口所能看到的一样清晰。膀胱的恢复会有些延迟，但由于神经损伤的可能性小，因此，正常勃起的功能恢复机会大。

2）机器人辅助的腹腔镜下前列腺根治性切除术

该手术方式是最新的手术方式，利用遥控机器人的方式来进行腹腔镜下前列腺根治性切除术［robotic-assisted laparoscopic prostatectomy（RALRP）］。在患者的腹部开几个小的切口，医生在操作台控制机器臂，用以进行手术。

跟直接的腹腔镜手术一样，RALRP好处是出血少、痛苦小、时间短、恢复快。唯一的不同是机器人辅助。不良反应仍然是尿道恢复和勃起问题，这与其他手术方式的不良反应没有什么不同。

而对于医生来说，机器臂提供了比直接的腹腔镜手术更好的操控性和精确性。更重要的是，任何一种腹腔镜手术都依赖于医生的经验、技术和责任心。RALRP自2003年开始在美国应用，虽然应用时间不长，但近几年发展迅速，现在已经越来越普遍地应用于临床。如果患者想选择腹腔镜手术，尽可能选择经验丰富的医生。

（3）前列腺切除术可能的风险和不良反应（包括LRP）

1）手术风险

前列腺切除术的手术风险跟其他手术风险一样，包括麻醉风险。最严重的意外是心脏病发作、休克、腿部血栓移行到肺和切口感染。

如果切除了淋巴结，会有淋巴液形成和排出问题。

前列腺旁有很多血管，因此，在手术中和手术后要注意出血。比较罕见的是，手术过程中切除了部分肠管，可能导致腹腔感染。

最罕见和严重的是患者由于手术并发症死亡。这些风险与患者自身的健康状态、年龄和医生的技术有关。

2）不良反应

最可能的并发症是尿失禁和勃起障碍。在前列腺癌的治疗中这些不良反应并非一定发生。

尿失禁：即患者不能控制尿液渗漏和流出，不仅影响患者的身体，还影响患者的社会交往。

分为三类：

◇ 压力性尿失禁：这是术后最常见的并发症。当患者咳嗽、大笑、打喷嚏、运动时尿液流出。通常是由于括约肌问题导致尿液不能存在膀胱中。前列腺癌手术可能损伤这些括约肌的结构和神经。

◇ 充盈性尿失禁：即不能完全排空膀胱。患者需要很长时间排出小便，而且淋漓不尽。原因通常是瘢痕组织引起膀胱出口处的狭窄和阻塞。

◇ 欲望性尿失禁：即尿急，突然要去厕所小便。问题在于膀胱充盈时，膀胱变得十分敏感而不能控制。

比较罕见的是，手术后患者的小便功能完全丧失，即连续失禁。

正常的膀胱功能恢复在前列腺癌手术后需要几周到几个月的时间，而且是缓慢恢复。医生也不知道哪些人什么时候恢复。一般来说，老年人尿失禁的问题多于年轻人。

据相关报道，不同医院采用不同治疗方法的 55~74 岁的前列腺癌术后患者在前列腺切除 5 年内都不同程度存在尿失禁的问题：

◇ 15% 膀胱不能控制，尿频，淋漓不尽

◇ 16% 一天两次尿失禁

◇ 29% 戴着护垫保持干燥

有的患者存在 2 个或者 3 个尿失禁的问题。

较大的医疗中心，经验丰富，报道的尿失禁的问题比较少。

如果患者出现尿失禁的问题，不要害羞，要告诉医生。医生会想些办法来改善这个问题：

◇ 特殊练习：也称为基格尔练习（Kegel exercises）。帮助膀胱的肌肉获得力量。练习方式是收紧和放松盆底的肌肉。不是所有的医生都同意使用这个方法，因此，患者在做此练习前要咨询自己的主治医生。

◇ 药物：作用于膀胱和括约肌。大部分药物作用于肌肉或者控制肌肉的神经。这些药物作用效果与尿失禁的类型有关，比如欲望性尿失禁治疗效果好于其他类型。

◇ 手术：手术纠正长期的尿失禁，通常是注射胶原蛋白拉紧膀胱括约肌。如果不能改善症状，还可以放置一个人工的括约肌，称为尿道悬带。

即使患者的尿失禁不能完全治愈，患者也可以学习如何控制和接受尿失禁这个问题。尿失禁不仅仅是个身体问题，它还会影响患者的生活质量。没有人能够解决尿失禁，最大的挑战是在尿失禁的情况下回归原来正常的生活。

有一些尿失禁的产品可以使患者更舒适和更方便活动，比如护垫。成人内裤比较大，护垫可以放置于内。床上用的大的垫子可以保护床和床垫。如果要选择这些产品，需要了解以下几方面的内容：

◇ 吸收性：产品的吸收效果怎么样，保护多长时间

◇ 大小：是否可以放进内裤，是一次性使用还是重复使用

◇ 舒适性：当患者起立或者坐下时是否舒服

◇ 可用性：哪些商店有卖，是否方便买

◇ 价格：保险是否可以用

另外一个选择就是避孕套导管。将套子套在阴茎上收集尿液到一个袋子里。这是个压力装置，只需套在阴茎上很短时间，帮助尿液排出。

对于某些尿失禁，自我导尿术也是个选择。患者自己插入一根导尿管到尿道有规律地排出尿液。患者也应该注意一些问题，比如睡觉前和剧烈运动前排空膀胱。

避免大量饮水，特别是咖啡和酒，有利尿功能。腹部脂肪会压迫膀胱，因此，减重也可以控制膀胱。害怕、焦虑和愤怒通常也会加重尿失禁。多享受生活如带孩子去公园，看看电影，打打高尔夫，减少害怕心理。由于患者害怕尿漏，因此常感觉到孤独和害羞，也害怕性生活。告诉医生寻求帮助。

勃起功能障碍：是第二个常见的不良反应，意味着患者在性生活时不能勃起。原因可能是前列腺手术过程中损伤了控制勃起的神经，或者损伤了神经和使阴茎勃起的血管。勃起功能障碍与年龄、手术前是否有勃起和是否切除了神经有关。

每个人都会因为疾病损伤勃起功能。对于年轻人来说，最好是保持勃起功能。

在医学文献中，术后出现性无能的比例比较低。60岁以下的人，4个里面有1个；70岁以上的人，4个里面有3个。每个人的情况不同，因此，选择医生的时候可以考虑这个医生术后患者的勃起能力恢复的百分率和患者自身病情的特殊性。

如果手术后可以恢复勃起能力，只是恢复比较慢，在 2 年内会恢复。头几个月，可能没有自发勃起，需要使用药物或者其他的方法帮助勃起。

如果手术后保持了勃起能力，可以达到高潮，但高潮时没有射精，这是因为在前列腺切除过程中，前列腺和大部分的精囊腺被切除了，精液排出的路径也被切断了。

很多患者认为，一旦身体开始恢复，应该尽可能地通过一些方法帮助患者恢复勃起能力，有的医生称为阴茎恢复。在这段时间里可以用些药物帮助患者恢复勃起能力。

◇ 磷酸二酯酶抑制剂（Phosphodiesterase inhibitors）如西地那非（sildenafil，Viagra），vardenafil（伐地那非，Levitra）和他达那非（tadalafil，Cialis）等药物。这些药物对那些神经被损伤或者切除的患者无效。常见的不良反应是头痛，胃部不适，鼻塞，流鼻涕，皮肤潮红，光敏感。罕见的还有视力问题，甚至致盲。硝酸盐类，常用于心脏疾病，与此类药物合用，可能导致低血压，产生危险。

◇ 前列地尔（Alprostadil）为人工合成的前列腺素 E1，人体自身产生的引发勃起的一种物质。在性交开始前 5~10 分钟，将它塞入到阴茎根部。提高药量可以延长勃起时间。该药物的不良反应是疼痛、头晕、胸闷、长时间的勃起。但症状通常都很轻。

◇ 真空装置：可能帮助产生勃起的另一种选择。放置机械泵在阴茎的周围产生勃起。

◇ 阴茎假体：其他方法无效时，阴茎假体有可能恢复勃起能力。性交前将整个阴茎放到阴茎假体中。主要有硅胶棒或充气假体。

3）高潮的变化：有些男性的高潮变得较不激烈或完全没有。有报告称高潮时疼痛。即使患者有勃起问题，但仍然能够达到高潮。

4）失去生育能力：根治性前列腺切除术切断了睾丸和尿道之间的连接。睾丸仍能产生精子，但它不能再通过射精射出。这意味着一个男人不能通过自然的方法生儿育女。通常情况下，这不是问题，因为患前列腺癌的男性往往是老年人。患者也可以考虑在手术前把精子放入"精子银行"。

5）淋巴水肿：切除前列腺周围淋巴结以后的一个罕见的并发症。淋巴结产生的液体通常会回到心脏。在切除淋巴结以后，收集大腿和生殖器的淋巴液会导致肿胀和疼痛。通常采用物理疗法消除，但并不能完全消除。

6）阴茎长度的改变：手术对阴茎长度的影响很小。切除前列腺时，尿道缩短了一点点。

7）腹股沟疝：增加将来患病的风险。

（4）前列腺经尿道切除术（TURP）

该手术方式通常适应于那些非癌性改变的前列腺增生，即良性前列腺增生症（BPH），不常使用于前列腺癌。但可用于癌症晚期减轻症状，如排尿问题。

此种手术方式是切除部分围绕尿道的前列腺，不切开皮肤，电切镜从阴茎的头部进入尿道的前列腺部，用激光清除组织。麻醉方式采用脊麻或者全麻。手术通常需要大约 1 小时。手术后插入导尿管导尿，1 天后拔掉尿管。通常可以在 1~2 天后出院，1~2 周常规复查。其他可能的手术风险是感染和麻醉风险。

4. 放疗

放疗是指用高能射线杀死癌细胞。主要用于：

◇ 癌症局限在前列腺内的低级癌症的首选治疗方法。治愈率同根治性前列腺切除术。

◇ 作为首选方法治疗（与激素疗法一起）那些侵犯到前列腺邻近组织的癌症。

◇ 手术后癌症没有完全切除而复发的病例。

◇ 癌症晚期用于缓解症状，减小肿瘤。

主要的放疗方法有两种类型：外照射和内照射。对于前列腺癌来说，这两种方法都很好。

（1）外照射（EBRT）

EBRT 的射线束从机体外照射到前列腺腺体。

该类型的放疗常用于治疗早期癌症，为转移到骨的患者减轻疼痛症状。

放疗前医生会确定放疗的剂量并利用影像技术（磁共振、CT 扫描或普通骨盆 X 线片）精确地定位照射部位，画上红线，作为放射治疗标记。一般在门诊进行放疗，每周 5 天，持续 7~9 周。

每次治疗过程就像拍 X 线片，无痛，每次治疗持续时间只有几分钟，但需要更长的时间安装设备。目前比较少使用标准（常规）EBRT。新技术的应用，使医生在给予高剂量照射肿瘤的同时，可以减少附近的健康组织的暴露，效果好于常规治疗。许多医生建议使用新的技术。

1）三维适形放疗（3D-CRT）

三维适形放射治疗是一种高精度的放射治疗。它利用 CT 重建三维图像的肿瘤结构，在不同方向上设置一系列不同的照射野，并采用与病灶形状一致的适形挡铅，使得射线高剂量区的分布形状在三维方向（前后、左右、上下方向）上与靶区形状一致，同时使得病灶周围正常组织的受量降低。这种方法比常规的治疗方法效果好，不良反应少。

2）调强适形放射治疗（IMRT）Intensity modulated radiation therapy

调强放疗即调强适形放射治疗，是三维适形放疗的一种高级形式，要求辐射野内剂量强度按一定要求进行调节，简称调强放疗。

使用计算机辅助优化程序，针对靶区三维形状和要害器官与靶区的具体解剖关系对束强度进行调节，尽量达到最敏感的正常组织的剂量，因此允许医生对癌症部位提供更高的剂量。现在，许多医院的癌症中心经常使用这种放疗方法。有些较先进的放疗仪还安装了内置的成像扫描仪，称为图像引导放射治疗（image guided radiation therapy，IGRT），医生在放射前获取前列腺的图片，然后只需对靶部位作出轻微调整，不良反应更少。

最新的调强放疗机称为 RapidArc ™，可以提供快速围绕身体的照射，更方便快捷。

3）质子适形放射治疗（质子刀，Conformal proton beam radiation therapy）

质子适形放射治疗与 3D-CRT 的方法类似。这种技术的重点是利用质子束治疗癌症。质子束对前列腺肿瘤部位照射效果好，周围正常组织损伤少。

4）EBRT 外照射的不良反应

下面描述的是常规的外照射疗法可能有的不良反应，但现在使用新的治疗方法，这些不良反应出现得少多了。

肠道问题：在 EBRT 治疗期间和治疗后，可能有腹泻，有时有血便、直肠渗漏、肠道激惹。大多数这些问题随着时间的推移而消失，极为罕见的是正常的肠道功能在治疗后不能恢复。过去有 10%~20% 的男性 EBRT 后存在肠道不良反应，但是现在使用新的适形放射技术后，这些问题就很少见了。

膀胱问题：患者可能出现尿频，小便时有烧灼感，和（或）血尿。膀胱问题通常跟时间有关，有些人则永远不会消失。3 人中约有 1 人尿频。

尿失禁：总体而言，这个不良反应在手术后不太常见，但是出现尿失禁的比例在治疗后的几年里逐年上升。

勃起问题：包括阳痿。放疗治疗几年以后的阳痿率与手术后相同。它一般不会立即发生在放疗后，但会在一年后或更长时间后上升，这与手术不同。阳痿的发生随着时间的推移可能会进一步提高。在以前的研究中发现，约 4 人中有 3 人，在 EBRT 后 5 年内变成阳痿患者，但是这些人常在放疗以前就已经存在勃起问题。约有一半的人，治疗之前有正常勃起，5 年内出现阳痿。目前没有新技术的相关资料。阳痿的治疗可以参考"手术治疗前列腺癌"导致的勃起功能障碍时使用的药物。

感觉疲劳：放疗后可能导致疲劳，甚至在停止治疗后的几个月，这种疲劳感都不会消失。

淋巴水肿：双腿或生殖器官的淋巴管积液，可能是照射到淋巴结。

尿道狭窄：照射导致尿道瘢痕组织的形成，出现排尿不畅的问题。有些可能需要进一步的治疗，再次将尿道的狭窄处打开。

（2）近距离照射疗法（内照射）

近距离放射治疗（也称为种子植入或间质放疗）是使用较小的放射性颗粒或"种子"，大小与米粒差不多，将这些颗粒直接植入患者的前列腺里。

一般用于早期前列腺癌的男性，癌细胞的相对生长速度慢（如低级肿瘤）。由于各种因素的限制，其作用有限。经尿道前列腺切除术（TURP）或前期已经存在泌尿系统疾患的男性，使用内照射疗法治疗后，产生泌尿系统不良反应的风险可能更高。近距离放射治疗对那些前列腺腺体较大的男性的作用不大，因为它不一定能将种子尽可能地放入所有的正确位置。解决的办法是预先短期给予雄性激素以缩小前列腺。通过影像学检查如经直肠超声、CT 扫描，或磁共振成像等来帮助放置放射性颗粒到指定位置。

专业计算机程序能计算所需的确切的辐射剂量，因此，可以达到尽可能多地照射癌细胞，而较少照射正常组织的目的。前列腺近距离放射治疗方法主要有 2 类，都需要在手术室进行麻醉。

1）永久置入近距离治疗（低剂量率或 LDR）

将种子微粒状的放射性物质（如 ^{125} 碘或 ^{103} 钯）经穿刺针通过阴囊和肛门之间的皮肤穿刺置入前列腺中。种子在几周到几个月的时间里通过核素连续释放低能量的射线，从种子到癌细胞的距离很短，而颗粒又很小，因此，种子可以置入到很小的区域，而辐射范围大，从而降低周围正常组织所受的损伤。

通常放置 40~100 个种子，因为种子特别小，因此，基本上无不适感。种子只有到达固定位置后才会释放放射性物质。这种类型的辐射疗法需要麻醉，可能还需要住院进行。需要特别强调的是，如果患者还需要外照射治疗，说明癌症已经扩散到前列腺外。

2）短期近距离放射治疗（高剂量率，HDR）

HDR 是个新技术。将放射性物质 ^{192} 铱（iridium）或 ^{137} 铯通过穿刺针沿阴囊与肛门之间的皮肤进入，置入前列腺中，并放置导管。治疗时间通常为 5~15 分钟。治疗结束后只将放射性颗粒取出，2 天以后重复进行。3 次为一疗程，最后一次治疗后拔出导管。治疗后 1 周时间内，可能会有肛周与阴囊之间的皮肤疼痛，尿液可能呈褐色。

该治疗方法常用于联合外照射治疗。计算出来的照射的总量要足够高，以便杀死所有癌细胞。优点是照射主要集中在前列腺本身，而前列腺周围的组织如神经、膀胱和直肠、尿道等正常组织损伤小。

3）可能的风险和不良反应

永久低剂量内照射治疗后，很长时间里，都会继续释放放射线。因此，即使放射线不会发射很长距离，但医生仍建议在该段时间内远离孕妇和儿童。还可以采取其他预防措施，如做爱时戴避孕套。还存在着有些种子可能会移动（迁移）的风险。医生可能会要求患者在第一周时注意观察尿液，看看尿液中有没有种子。也有报道说，种子会移到肺。但是这似乎不造成任何不良影响，而且极其罕见。

跟外照射治疗一样，近距离内放射治疗也会导致肠道和泌尿系统损伤及勃起问题。

肠道问题：严重而长期的肠道问题（包括直肠疼痛，烧灼感，和（或）腹泻）少见，不到5%的患者发生。

泌尿系统问题：重度尿失禁不常见，但是尿频可能会出现。3人中可能有1人出现尿频。这也许由尿液刺激膀胱和尿道引起。尿道狭窄和需要重新手术打开的较少出现。

勃起问题：据报道勃起困难发生率较低，也有研究认为其发生率不低于外照射或手术。年龄越小，健康状态越好，在治疗前性功能越好，治疗后恢复的可能性越大。

5. 冷冻疗法

冷冻治疗（也称为冷冻）有时用于治疗早期前列腺癌。该方法可能适用于前列腺腺体比较大的男性。

冷冻治疗是在脊髓或硬膜外麻醉后，沿肛门和阴囊之间的皮肤穿刺，经直肠超声（TRUS）定位将数个空心针头穿刺进入前列腺腺体，将液氮通过穿刺针注入前列腺腺体，冷冻前列腺。该方法对周围组织损伤很小。手术过程中医生通过超声控制，然后注入温盐水停止冷冻。导尿管维持3周左右直至膀胱功能恢复。

术后，可能出现手术区域的少量出血和疼痛感。有的患者需要留观过夜，许多患者也选择离开医院回家。

冷冻治疗比前列腺癌根治术出血少，住院时间短、恢复期短，痛苦小。但较手术或放射治疗而言，医生对于冷冻治疗的疗效了解甚少。目前这个新技术的应用包括使用超声引导和监测精确的温度只有几年的时间。

因此，大多数的医生目前并不会经常使用冷冻作为首选的治疗前列腺癌的方法。常在其他治疗方法治疗后，癌症复发时建议使用。

冷冻疗法的不良反应

对于那些已经做过放疗，而不是把冷冻治疗作为首选的患者来说，冷冻治疗的不良反应较大。

大多数男性在一个或两个疗程治疗后，会有血尿，穿刺针进入的地方有疼痛感。普遍存在阴茎或阴囊的肿胀。膀胱和肠道也会有影响，如疼痛、灼烧感和需要经常排空膀胱和肠道。随着时间的推移大多数人的肠和膀胱功能可以恢复正常。

冷冻疗法可能损伤到神经，大约5人中有4人出现阳痿。冷冻后勃起功能障碍比放疗和前列腺切除术更常见。首选冷冻疗法治疗前列腺癌的人，尿失禁比较罕见。已经经过放射治疗然后再进行冷冻治疗的患者中有不足1%的男性会出现直肠膀胱瘘（异常连接），导致尿液漏向直肠，往往需要手术修复。

6.激素治疗

激素疗法也称为雄激素剥夺治疗（ADT）或雄激素抑制治疗疗法。该疗法的目的是降低雄激素水平或阻止雄激素到达前列腺癌细胞。

雄激素的种类主要是睾酮和双氢睾酮（DHT）。雄激素主要在睾丸产生，其功能是刺激前列腺癌细胞的生长。雄激素水平低或阻止雄激素进入前列腺癌细胞往往可以使前列癌缩小或增长速度放缓。但是，单独使用激素疗法不能治愈前列腺癌。

激素疗法适用范围：

◇ 不能用外科手术或放射治疗，或这些方法已经不能治疗癌症，因为癌症已经扩散到前列腺外。

◇ 手术治疗或放射治疗后，癌症复发。

◇ 联合放射疗法，针对那些风险较高的癌症（格里森分数高，PSA水平高，和（或）前列腺癌生长）。

◇ 在放疗前应用激素疗法，使肿块缩小，放疗效果更好。

（1）激素疗法的类型

睾丸切除术

即使这是个外科手术，也归在激素治疗中，因为这是激素疗法的一种形式：切除睾丸（雄激素包括睾酮和双氢睾酮的分泌部位）。手术十分简单，可在门诊完成。

睾丸切除术可能是最便宜的激素疗法，用来减少体内的雄激素水平。但这个方法不像其他降低雄激素水平的方法，它是永久性的。

很多男性对切除睾丸有顾虑。有些男性关心切除后的外观，如果需要，可以在阴囊里置入人工硅胶气囊，看上去像真的很大的睾丸。

促黄体激素释放激素（LHRH）类似物

此类药物降低睾丸分泌雄激素的量。因为它们降低雄激素的水平，是另一种睾丸切除的形式，有时称为化学阉割。

即使 LHRH 类似物（也称为 LHRH 激动剂）的成本比睾丸切除术高，去看医生的次数更频繁，大多数男性仍会选择这种方法。这些药品会损伤睾丸，随着时间的推移，睾丸会缩小。

LHRH 类似物可以注入或植入皮下。1986 年开始使用,从每月 1 次到 1 年 1 次。LHRH 同型物主要有 leuprolide(亮丙瑞林,Lupron®, Viadur®, Eligard®), goserelin(戈舍瑞林,Zoladex®), triptorelin(曲普瑞林,Trelstar®), histrelin(组氨瑞林,Vantas®)。

第一次使用 LHRH 类似物时，睾酮水平会降低到十分低的水平。这种效应称为潮红（flare），这是药物作用的结果。癌症已经扩散到骨的男性可能感觉到骨痛，癌症已经扩散到脊椎的患者甚至在短期内可能导致癌症的生长速度加快，脊髓受压产生疼痛或麻痹。潮红效应可以避免，方法是在使用 LHRH 类似物治疗前开始几周，加用抗雄激素的药物。

促黄体素释放素拮抗剂

LHRH 拮抗剂的作用原理类似 LHRH 受体激动剂，但他们降睾酮水平更快，而且不会产生像 LHRH 激动剂一样的肿瘤潮红效应。

Degarelix（Firmagon®）地加瑞克是常用的治疗晚期前列腺癌的 LHRH 拮抗剂。每月皮下注射一次，快速降低睾丸激素的水平。最常见的不良反应是注射部位疼痛、红肿和隆起，实验室检查肝酶增加。

抗雄激素类药物

抗雄激素类药物有阻止机体使用雄激素的能力。在睾丸切除术后或者是在 LHRH 激动剂治疗期间，肾上腺仍然能产生少量的雄激素。

药物主要有 flutamide（氟他胺,Eulexin®）、bicalutamide（比卡鲁胺,Casodex®），和 nilutamide（尼鲁米特，Nilandron®），每日服用。

抗雄激素药物不能经常单独使用。在睾丸切除术或 LHRH 激动剂不起作用时，抗雄激素药物可以增加治疗效果。抗雄激素有时会在 LHRH 激动剂使用前的几周使用，防止出现肿瘤的潮红效应。抗雄激素疗法能结合睾丸切除术或 LHRH 激动剂作为首次激素疗法，称为联合雄激素阻断（CAB）。有专家怀疑 CAB 是否比睾丸切除术和单独使用 LHRH 激动剂更有效，他们认为仅有一点点效果。

一些研究比较了抗雄激素和 LHRH 受体激动剂的有效性，发现大多数患者的存活率没有区别，但也有数个研究发现抗雄激素效果不明显。

其他雄激素抑制剂

雌激素类药物通常会用来替代睾丸切除术来治疗晚期前列腺癌。由于此类药物会导致血栓和乳房增大，因此，常被 LHRH 激动剂和雄激素拮抗剂所取代。

Ketoconazole 酮康唑（Nizoral®），是一种皮肤科常用于真菌感染的药物。现在常用于患者患有多种癌症而同时诊断出前列腺癌时，作用是快速降低雄激素水平，也用于其他激素疗法无效时。

酮康唑能阻断机体里重要的类固醇激素皮质醇的生成，因此，常配合使用皮质醇药物（如氢化可的松）来预防因为类固醇激素减少产生的不良反应。

新的激素疗法

Abiraterone（阿比特龙，Zytiga®）：类似 LHRH 激动剂，能阻止睾丸生成雄激素。但是，人体的其他细胞包括前列腺癌细胞本身会分泌少量的激素促进癌症生长。它还能阻断酶 CYP17 的合成，这种酶的作用是帮助阻止这些细胞合成激素包括雄激素。

Abiraterone 常用于晚期前列腺癌，主要针对那些在雄激素水平低（睾丸切除术或者 LHRH 激动剂）时仍在缓慢生长的癌肿和那些已经使用化疗药物 docetaxel（多西他赛，Taxotere®）的患者。它的作用是使肿块缩小，PSA 水平降低，提高寿命。

该药剂型为片剂，每天服用。因为 Abiraterone 会降低机体的其他激素水平，需要同时服用泼尼松。

（2）激素疗法的不良反应

睾丸切除术、LHRH 激动剂和 LHRH 拮抗剂都是改变了激素如雄激素和雌激素的水平，因此其导致的不良反应类似：

◇ 性欲降低

◇ 勃起功能障碍

◇ 热潮红，一会热，一会正常

◇ 乳房压痛和乳腺组织增生

◇ 骨质疏松导致骨折

◇ 贫血

◇ 智力下降

◇ 肌肉萎缩

◇ 体重增加

◇ 疲劳

◇ 胆固醇增加

◇ 抑郁

可能还有高血压、肥胖、休克、心搏骤停，甚至死亡的风险增高，但不是所有的研究都这样认为。

抗雄激素药物的不良反应类似。LHRH 激动剂和睾丸切除术的主要区别是有抗雄激素的作用，但性的不良反应少。这些药物单独使用时，通常可维持性欲和功能。当这些药同时使用时，LHRH 受体激动剂治疗会导致腹泻，也会出现恶心、肝脏不适和疲倦等问题。阿比特龙通常不会导致严重的不良反应，可能会出现肌肉疼痛、血压高、积液、潮热、心烦、恶心和腹泻等。

激素疗法的很多不良反应可以预防或治疗，比如：

◇ 潮热可以加用某些抗抑郁药

◇ 短时间的放射治疗乳房，可以防止其增大，但它对已经增大的乳房无效

◇ 有些药物可以防止和治疗骨质疏松症

◇ 抑郁可以通过抗抑郁药物治疗和心理咨询来缓解

◇ 运动可以帮助减少很多不良反应，包括疲劳、体重增加、肌力下降和肌肉流失。

有关前列腺癌的激素疗法可能导致的与思维、专注、和（或）记忆相关的问题越来越引起人们的关注，但目前并没有研究清楚。研究激素疗法对大脑功能的影响可能很困难，因为其他因素也会改变大脑的功能，如前列腺癌和记忆问题都会使男性变老。激素疗法也可以导致贫血、疲劳、抑郁——所有这些都可以影响到大脑的功能。但是，激素疗法的确使某些患者的记忆受到了影响，这些问题很少见，常常影响某些类型的记忆。

（3）激素疗法的研究现状

治疗早期癌：一些医生已经改用激素疗法替代观察等待或积极监测早期（或Ⅱ期）前列腺癌，主要用于不需要采用手术或放疗的患者。目前的研究没有发现使用激素疗法的患者的生存时间，比那些不采取任何治疗措施、而等癌症有进展或有症状时才治疗的人的生存时间更长。正因为如此，建议早期前列腺癌患者不必将激素治疗作为常规治疗手段。

及早与推迟治疗：有些患者需要（或最终将需要）激素疗法，特别是那些PSA 水平上升后进行手术或放射治疗，或晚期前列腺癌还没有症状的患者。很难明确何时适合开始激素治疗。有些医生认为即使一个人感觉良好，没有任何症状，也应该尽快开始激素治疗。研究表明，激素治疗可能会减慢疾病的发展，延长生存时间。但并不是所有的医生同意这种做法。有些医生认为激素疗法存在着相当多的不良反应，治疗越早，癌症越有可能耐药，治疗应不早于患者的症状出现时间。

间歇性与连续的激素疗法：对几乎所有的前列腺癌而言，激素疗法会在几个

月或者 1 年后失效。有些医生认为可能不需要持续抑制雄激素，因此他们建议间歇治疗。间歇疗法的一种方法是：激素治疗停止后，PSA 水平下降；等 PSA 水平开始上升后，再次使用激素。另一种方法是：固定时间使用激素疗法，如使用 6 个月停 6 个月。间歇性内分泌治疗临床试验仍在进行中。间歇疗法的优点之一是有一段时间那些患者可以免受疲劳、阳痿、潮热、性欲丧失等激素治疗的不良反应的痛苦。

联合雄激素阻断（CAB）：有医生建议使用睾丸切除或 LHRH 激动剂或拮抗剂联合使用的方法，这可能比单独的雄激素剥夺有用。但也有医生持反对意见。针对转移性前列腺癌，大部分医生都不相信联合治疗的效果比单独一种药物治疗的效果好。

三雄激素阻断（TAB）：有些医生建议考虑联合疗法，通过添加药物 5α- 还原酶抑制剂——finasteride 非那雄胺（保列治）或 dutasteride（Avodart）度他雄胺——联合阻断雄激素。

7. 化疗

化疗是指使用静脉注射或口服的方式，让抗癌药物进入体内的过程。抗癌药物经血液到达全身，这种方式适用于前列腺癌已经扩散（转移）到远处器官。

前列腺癌已扩散时，手术治疗和激素疗法无效时选择使用化疗。化疗不是标准的治疗方式，一些研究正在观察在手术前短期使用化疗的疗效。化疗周期分为治疗期和休息期，治疗期一般为几周时间。针对前列腺癌，一次化疗疗程使用一种化疗药物。

目前使用的化疗药物主要有：

◇ Docetaxel（Taxotere®）

◇ Cabazitaxel（Jevtana®）

◇ Mitoxantrone（Novantrone®）

◇ Estramustine（Emcyt®）

◇ Doxorubicin（Adriamycin®）

◇ Etoposide（VP-16）

◇ Vinblastine（Velban®）

◇ Paclitaxel（Taxol®）

◇ Carboplatin（Paraplatin®）

◇ Vinorelbine（Navelbine®）

化疗的不良反应取决于药物的类型和剂量，以及使用的时间。

这些不良反应可能包括：

◇ 脱发

◇ 口腔溃疡

◇ 食欲减退

◇ 恶心，呕吐

◇ 腹泻

◇ 易感染（由于血白细胞计数减少）

◇ 易淤伤或出血（由于血小板减少）

◇ 疲劳（由于红细胞减少）

大部分不良反应通常是短暂的，化疗结束就会消失。有些药物的不良反应可以通过别的药物缓解，如减少恶心和呕吐，也可以给予其他药物刺激血细胞合成。

某些化疗药物还可能有其他不良反应，如

◇ Docetaxel 和 cabazitaxel 有时会导致严重的过敏反应。可以在每次治疗前使用药物防止出现这些问题。这些药物还会导致肢体麻木、刺痛或烧灼的感觉，出现外周神经病变。

◇ Mitoxantrone 少数病例在用药几年后可能患白血病

◇ Estramustine 有增加血栓形成的风险

◇ Doxorubicin 随着时间推移出现心脏功能减弱

8. 治疗性疫苗治疗

Sipuleucel-T（Provenge®）是一种癌症的疫苗。不同于传统的疫苗，用以防止传染性疾病。癌症疫苗作用于人体的免疫系统，提高人体免疫功能，攻击体内的前列腺癌细胞。疫苗用于治疗对首选的激素疗法不响应、伴随症状很少或者没有的晚期前列腺癌患者。

这种疫苗是特制的，只为专人配制，不能批量生产。疫苗的制备，首先通过特殊的机器，获得患者的白细胞（免疫系统的细胞）。然后将细胞送到实验室，在实验室中，添加前列腺癌细胞的蛋白质（前列腺的酸性磷酸酶）和其他免疫激活因子，然后注入患者体内。2 周以后重复上述过程，共 3 次。这些细胞帮助机体的免疫系统攻击前列腺癌细胞。有研究发现，针对不响应激素疗法的晚期前列腺癌患者，该疫苗能帮助他们平均多生存几个月甚至更长时间，但不能治愈癌症，且费用昂贵。

疫苗的不良反应往往要比激素疗法和雄激素去势疗法温和。常见的不良反应包括发热、发冷、疲劳、背和关节疼痛、恶心、头痛。这些不良反应最常发生在细胞输注的初期，不超过 2 天。有的患者可能会有更严重的症状，包括呼吸问题和高血压，通常在治疗后缓解。

9. 预防和治疗前列腺癌扩散到骨

前列腺癌生长除侵犯前列腺本身外，它可能首先侵犯邻近的组织或蔓延至邻近的淋巴结。然而，前列腺癌几乎都会转移到骨，扩散到骨的癌症更痛苦，并导致运动问题，如骨折或高血钙水平，非常危险，有时会危及生命。

如果癌症已经侵犯前列腺以外的组织，预防或减慢转移到骨十分重要。

如果癌症已经扩散到骨，那么控制或缓解疼痛和其他并发症也是治疗的一部分。如前描述的治疗，激素疗法、化疗和疫苗治疗都有帮助。这里主要介绍其他更专业的治疗方法，用以针对癌症扩散到骨及其可能导致的问题。

（1）双磷酸盐类（Bisphosphonates）

双磷酸盐是一组可以帮助减轻癌症扩散到骨而引起的机体疼痛和高钙血症的药物。这些药物可延迟癌症的转移和生长，并防止骨折。双磷酸盐可以单独使用，以增强接受激素治疗的患者的骨骼。这些药物的作用原理是使破骨细胞的工作变慢。破骨细胞破坏骨的矿物结构，帮助保持骨的健康。如果破骨细胞经常过度活动，意味着前列腺癌细胞扩散到骨，会引起骨的问题。

最常用的双磷酸盐药物是：zoledronic acid（Zometa®，唑来磷酸），用以治疗确诊的前列腺癌骨转移。用法：静脉注射，每 3~4 周一次。使用这类药物的患者应补充钙和维生素 D，防止出现低钙。

双磷酸盐可能出现的不良反应，包括出现流感样症状和骨或关节疼痛。也可能有肾毒性，因此，患者如果肾功能不好，则不一定能使用这类药物。双磷酸盐少见但严重的不良反应是下颌骨坏死（ONJ），导致牙齿脱落和感染，或下颌骨开放性伤口不能愈合，很难治愈。很多医生建议在使用双磷酸盐之前检查牙齿，维持良好的口腔卫生，使用牙线和刷牙，确保义齿位置合适，常规牙科检查可能也有助于防止这种情况。

（2）Denosumab

Denosumab（Xgeva®）是另一种药物，用于治疗前列腺癌骨转移。治疗作用类似双磷酸盐，效果更好。主要用于癌症还没有明显扩散到骨，但 PSA 上升，各种激素疗法效果不显著的患者。用法为每 4 周皮下注射 1 次，并需及时补充钙和维生素 D。通常不良反应有恶心、腹泻和虚弱或疲劳的感觉，也可能出现下颌骨坏死。

（3）肾上腺皮质激素（Corticosteroids）

一些研究表明,糖皮质激素药物（如泼尼松、地塞米松）可以帮助缓解骨痛。

（4）外部照射放疗

放射治疗可以减轻骨痛，尤其是疼痛局限于一骨或者只在骨的几个部位时。外照射可以集中照射脊柱肿瘤，减轻脊髓压力。放射疗法通过减小身体其他部位的肿瘤而减轻症状。

（5）放射性药物 Radiopharmaceuticals

^{89}锶（Metastron$^®$）和 ^{153}钐（Quadramet$^®$）是具有放射性的药物，通过静脉注射，可沉积在骨，能杀死癌细胞，在一定程度上缓解由骨转移引起的疼痛。4/5的患者至少在一段时间减轻了痛苦。当前列腺癌已经扩散到多处骨时，这些放射性药物则特别有帮助，不像外照射需要针对每个受影响的骨部位。不良反应主要是血细胞计数减少，感染或出血的风险增加，特别是当患者的血细胞水平本身比较低时。

（6）止痛药（Pain medicines）

适当选择止痛药（布洛芬或对乙酰氨基酚，强阿片类药物如吗啡）都是非常有效的。不必担心药物成瘾，这类药物被专用于减轻癌症的疼痛。不良反应可能有昏睡和便秘等症状，但通常可以通过更改剂量或添加其他药物来解决。对于前列腺癌引起的骨痛，止痛药非常重要，而且有效。这将帮助患者提高生活质量，感觉更好,保证生活及活动。不要犹豫,可以与任何工作人员讨论疼痛和其他症状，疼痛都是可以被有效控制的。如果上述症状不能缓解，还有其他治疗方法。

10. 临床试验

患者自被确诊为癌症后，可能不得不作出很多决定。最重要的决定之一是选择最适合自己的治疗方案。在美国，有临床试验。临床试验是受严格控制的学习型研究，被研究者是患者志愿者。临床试验人员通过仔细研究来寻找有希望的新疗法或新手术。如果患者想参加临床试验，先咨询医生所在的诊所或医院是否在进行临床试验。

11. 补充和替代疗法

身患癌症时，患者很想听到一些医生没有提到过的治疗癌症及缓解症状的方法。朋友和家人们通过互联网组成群体，在网站上发布各种方法，这些方法中有些可能对患者有帮助，比如维生素、草药、特殊饮食、针刺、按摩等。

补充疗法指的是和常规医疗一起使用的治疗方法，而替代疗法可用来代替医生的治疗。

补充疗法包括：通过冥想来减轻压力，施用针灸帮助缓解疼痛，饮用薄荷茶来减轻恶心感等，这些辅助治疗方法通常不是用来治疗癌症的，但可以帮助你感觉更好。有一些补充疗法已经知道确实有用，有一些方法的功效还没有经过测试，有些则已经被证明没有用，甚至还有些方法被发现对人有害。

替代疗法可能会用来治疗癌症，但这些疗法还没有经过临床试验证明是安全有效的。这些方法中有一些可能会造成危险，甚至威胁到生命，但在大多数情况下，最大的危险是，你可能失去得到正规医疗帮助的机会。延误或中断正规治疗，会给癌细胞提供生长时间，使治疗产生效果的可能性降低。

如何治疗或控制癌症，永远是患者要作出的决定。如果你想使用非常规的治疗，了解所有你可以使用的方法，然后就这些方法和你的医生交流。有了较多的信息和你的医疗团队的支持，你也许可以安全使用这些方法来帮助你，同时避免那些可能有的伤害。

12. 根据分期选择治疗方案

对大多数患有前列腺癌的男性来说，发现癌症都是在早期。选择治疗方法时要考虑到年龄和一般健康状态，以及癌症带来的问题。还应该考虑治疗的不良反应。有的人可能想要避免可能的不良反应，如尿失禁或者阳痿；有些人则不太关注这些，更希望早期切除或者治愈癌症。如果年龄偏大或有其他严重的健康问题，而癌症生长速度慢（低级 low-grade），患者可能会觉得前列腺癌是慢性疾病，不会导致死亡，但想要避免症状，从而更愿意考虑积极监测，较少考虑治疗，因为放疗和外科手术治疗可能会导致严重的不良反应。当然，年龄本身并不一定是患者考虑的最大因素。年龄 70 岁的人可能有良好的精神和身体状态，而有些年轻男人可能不是那么健康。如果患者年轻而又健康，可能更愿意接受所提供的最佳治疗机会，宁肯被人取笑。大多数医生现在都认为外部放疗、前列腺癌根治术和近距离放射治疗对早期前列腺癌的治愈率都是相同的。然而，也应考虑到每种类型癌症的治疗方法所存在的风险。

现在新的治疗方法很多，如腹腔镜前列腺切除术和机器人辅助前列腺切除术等手术方式，适形放射疗法、调强放射治疗、质子束放射治疗等放疗法都是近年出现的。许多新方法都很有效果，但长期数据很少，这意味着它们的疗效和可能的不良反应还不是十分清楚。因此，患者会觉得选择治疗方法很复杂。患者应考虑多个专家的意见，比如针对早期癌症，外科专家如泌尿学专家倾向外科手术，放射肿瘤学专家则倾向于放疗，专攻新治疗方法的医生则可能会主推他们的新疗法。每个人都可能会从自己的角度看待患者的选择。

在决定治疗方案以前，患者需要问自己几个问题：

◇ 你的癌症是什么类型，有什么严重后果，你在积极监测和观察等待过程中感觉舒适，是不是意味着将来你可能会有更多担心（和需要频繁的后续治疗）？

◇ 你觉得是否有必要马上知道医生是否会选择手术疗法（有些人选择手术的原因）？如果不必要，你是否会安心不了解的一段时间内的治疗结果（放疗也一样）？你是否更喜欢去用最新的技术，这些技术在理论上具有一些优点，或者你愿意跟医生一起试验新的方法？

◇ 哪种可能的不良反应（尿失禁、阳痿、肠道问题）最让你苦恼？（一些治疗方法更有可能导致不良反应）

◇ 你关注的重点是什么，比如恢复时间？

◇ 如果你最初的治疗方案不成功，那么现在你的选择是什么？

很多人觉得压力很大，他们很害怕会选择一个"错误"的治疗方案。在许多情况下，没有最好，所以重要的是，要花时间来决定哪个方案最适合自己。

在选择最佳的治疗方式时，最重要的因素之一就是癌症的分期，包括诊断时分为 T、N 和 M 类别的癌症，PSA 水平和 Gleason 评分。但是，有些因素如年龄、健康状态和生命期望也必须考虑到。事实上，很多医生确定治疗方案时不仅看分期，也会考虑到初始治疗后的癌症复发风险和患者的生命期望。

（1）I 期

癌肿很小（T1 或 T2a）和（或）局限在前列腺内，格里森分数低（6 或更少）和 PSA 水平低（小于 10），生长速度慢，可能永远不会导致任何症状或其他健康问题。对于没有症状的前列腺癌，如果患者是老年人和（或）有其他严重健康问题会限制其寿命的男性，往往建议积极监测。有些男性愿意马上开始治疗，选择放射治疗（外部照射或近距离放射治疗）或前列腺癌根治术。年轻和健康的人可以考虑积极监测、前列腺癌根治术或放射治疗（外部放射和近距离放射治疗）。

（2）II 期

此时癌症还局限在前列腺内，但较大，格里森的得分高，和（或）有较高的 PSA 水平。相比 I 期前列腺癌而言，如果不进行手术或放疗，癌症有可能蔓延到前列腺以外。合适的治疗方法是根治性前列腺切除术和放射治疗。

对年轻和健康的患者而言，治疗选项可能包括：

◇ 根治性前列腺切除术（通常包括盆腔淋巴结清除）。如果发现癌症侵犯了周围的组织，几个月以后发现 PSA 水平升高，接下来进行外照射放疗。

◇ 只进行外照射放疗

◇ 只进行近距离内照射放疗

◇ 外照射和内照射结合放疗

如果基于 PSA 水平和（或） Gleason 评分来看，放疗后复发的机会比较大，那么放疗之前应进行几个月的激素治疗预处理。

（3）Ⅲ期

Ⅲ期癌症蔓延至前列腺外，但是还没有到达膀胱或直肠 （T3）。

Ⅲ期癌症没有扩散到淋巴结 （N0） 或远处组织（M0），但相对于那些早期治疗后的肿瘤而言，这些癌症更有可能复发。这一阶段的治疗方案包括：

◇ 外照射放疗加激素疗法。

◇ 外照射放疗加近距离照射，可以与激素疗法联合使用。

◇ 选择根治式前列腺切除术（包括盆腔淋巴结清扫），随后进行放疗。

◇ 只使用激素疗法。

◇ 积极监测那些有其他严重疾病的患者。

（4）Ⅳ期

癌症已扩散到周围组织如膀胱或直肠 （T4），或者附近淋巴结 （N1），或到远处器官如骨 （M1）。一些Ⅳ期癌症的治疗方法选择同Ⅲ期。

但大多数Ⅳ期癌症通过标准治疗不能治愈。因此，还可选择其他处理方法：

◇ 激素疗法。

◇ 外照射加激素治疗。

◇ 外科手术（TURP）缓解症状，如出血或尿闭。

◇ 积极监测那些有其他严重疾病的病例。

◇ 参加新技术的试验。

还包括部分缓解症状的治疗方法，如缓解骨痛。

13. 治疗中和治疗后的 PSA 水平

前列腺特异性抗原 （PSA） 水平往往是判断治疗是否有效的良好指标。一般来说，治疗后，PSA 水平应该降到很低。但 PSA 结果并不总是会下降，有时医生也不知道是什么原因。

很多正在接受治疗的前列腺癌患者，都十分关注其 PSA 水平，哪怕只有非常小的变化。血清 PSA 水平是一个判断癌症是否生长的重要指标，但并不是每个 PSA 升高的患者的癌肿就一定会增长，就一定必须马上进行治疗。为了避免这种不必要的焦虑，要帮助患者明白 PSA 变化的曲线和医生认为的变化曲线。

（1）主动监测过程

如果您选择的是积极监测，那么应密切观察 PSA 水平（与其他大多数测试一样），用来帮助判断癌症是否增长。

（2）手术后

前列腺切除根治术 2 个月后，PSA 应该下降到无法检出的水平。因为即使所有前列腺细胞都被切除，手术后 PSA 水平仍可维持一段时间，所以医生常常会提醒患者，在手术后 6 ~8 周进行测试。

血清 PSA 检测法很敏感，可以检测到少量的 PSA。但很难定义到底什么是"无法检出"的 PSA 水平。例如，手术前 PSA 为 0.5ng/ml，但医生并不确定术后是不是可以达到 0.01 或 0.02 的水平。有些医生可能会建议继续使用某种治疗方法，有些医生也可能建议等几个月后再复查，而其他医生可能更倾向于推荐继续治疗。这种不确定性可能给患者和他们的家庭造成很大的压力。手术后并不总是意味着 PSA 水平一直保持一定的浓度。如果患者的 PSA 水平一直保持稳定，没有上升，这可能意味着还存在一些良性前列腺细胞。

（3）放疗后

各种放疗方法都不会杀死所有的前列腺细胞，因此，不会使 PSA 达到一个不可检测的水平。正常的前列腺细胞仍能产生 PSA。

因此，放疗后 PSA 的下降曲线不同于手术后的 PSA 下降曲线。PSA 水平在放疗后有下降的趋势，2 年或者更长时间后才会下降到最低水平。

医生会每个月检查一次，观察 PSA 下降的趋势。当 PSA 水平偶尔波动时，每次小的 PSA 水平上升都会促使医生更频繁的检查，但并不意味着癌症复发。

然而，术后 PSA 持续上升则可能意味着目前癌症还存在。有的医生认为，如果 PSA 水平上升超过最低水平 2 次，要考虑进一步治疗。但有的医生不同意这个说法。

有一个现象被称为"PSA 反弹"，会发生在近距离放射治疗以后。在第一个 2 年时间内，PSA 有一个短时间的轻微上升，但随后会下降，原因不明，不会影响患者的预后。

（4）激素疗法、化疗、疫苗疗法

激素疗法、化疗、疫苗疗法通常用于恶性程度更高的癌症。因此，在这些治疗过程中，PSA 水平通常可用于判断疗效，是考虑是否换新的治疗方法的指标。

PSA 水平应该下降，虽然有时候也会上升，或者仅有轻微上升。当然，其他因素，如癌症有症状，影像学检查癌肿正在生长，也是决定是否换治疗方法的重要因素。

如果癌症扩散到前列腺外，PSA 水平已经不重要，无论它是否改变，或者改变得有多快。PSA 水平不是预测这个患者是否有症状或者能活多久的因素。有些患者 PSA 水平很高，感觉良好；而另外一些患者，PSA 水平很低，但是有症状。

14. 术后前列腺癌继续存在或者复发

在首次治疗后，如果 PSA 水平显示前列腺癌没有被治愈或者再次复发，要考虑进一步的治疗方案。接下来的治疗方案要考虑癌症的位置和患者已经使用过的方案。影像学检查如 CT 和骨扫描可以给医生提供更多资料。

（1）癌症仍然在前列腺周围

如果癌症仍然存在于前列腺周围，第二个治疗方案应该考虑的是治愈。如果患者已经使用过前列腺根治切除术和放疗，就得考虑激素疗法。

如果患者之前选择的是放疗，那么现在应该选择冷冻外科手术或者根治式切除手术。但如果前列腺根治切除术在放疗后施行，则手术风险较大，术后尿失禁可能性也大。再次使用放射疗法不太可取，因为会增加不良反应，虽然有些患者也会在第二次治疗中选择近距离的放疗。

（2）癌症扩散

如果癌症转移到前列腺外，最先转移的往往是淋巴结，然后是骨。少数患者会转移到肝，或者其他组织。当癌症转移到身体的其他器官时，包括骨在内，激素疗法可能是最有效的治疗方法，但是它不太可能治愈癌症。通常首选促黄体生成素释放激素（LHRH）激动剂或者拮抗剂（或者睾丸切除术）。如果无效，可增加抗雄激素药物量。激素疗法持续使用时间和癌症响应时间（PSA 水平和症状是否发展）一样长。还可使用其他药物帮助保护骨。

谨记，前列腺癌生长速度慢，即使复发，产生问题也需要很多年。在 Johns Hopkins University 的研究中，那些低级的前列腺癌患者在手术后 PSA 水平仍然上升，平均在 8 年后才出现癌症扩散到远处器官。当然，有些人早出现，有些人晚出现。

（3）去势抵抗和激素难治性前列腺癌

激素疗法一般会缩小癌肿或者减慢前列腺癌的生长速度，但是有时也会失效。一种是去势抵抗前列腺癌（CRPC），另一种是激素难治性前列腺癌（HRPC）。

九、咨询医生时准备的问题

前列腺癌患者在面对医生时，应该问哪些问题呢？

当你面对癌症和癌症治疗时，需要诚实地与医生公开讨论，询问任何问题，不管这个问题看起来多微不足道，都应该放松心态。这些问题包括：

◇ 我的前列腺癌转移到前列腺外了吗？如果是，能治愈吗？

◇ 您建议的检查是什么，为什么？

◇ 在决定治疗方法前，我需要跟其他医生讨论什么？

◇ 我的癌症的临床分期和 Gleason 得分（分级）是多少？这意味着什么？我属于低危险、中危险还是高度危险？

◇ 根据我的情况，我的治愈率是多少？

◇ 我要考虑积极主动监测吗？为什么？

◇ 你建议我做根治性前列腺切除术还是放疗，为什么？

◇ 如果你建议做放疗，会导致神经萎缩吗？

◇ 我应该考虑腹腔镜或者机器人腹腔镜吗？

◇ 哪种放疗最适合我？

◇ 哪种治疗方法最适合我？为什么？

◇ 那些治疗方法的不良反应中，我可能有哪些？

◇ 我出现尿失禁和阳痿的机会是多少？

◇ 我出现其他直肠和泌尿系统问题的机会是多少？

◇ 我需要很快决定我的治疗方法吗？

◇ 治疗前我要准备什么？

◇ 治疗会持续多长时间？包括什么？怎么做的？

◇ 这些治疗如何影响我的生活？

◇ 采用经过我们讨论的治疗方法后，癌症复发的概率是多大？如果复发了，怎么治疗？

◇ 术后需要注意什么？

除了这些问题之外，也请记住，一定要记下一些你自己的问题。例如，你可能还需要了解更多关于康复时间的信息，这样你可以安排你的工作日程，或者你可能想知道有没有别的治疗方案可以选择等。

十、治疗后的康复

对于一些癌症患者而言，治疗可能会清除或消灭癌细胞。完成治疗后，患者可能既紧张又兴奋。一方面治疗终于结束了，可以长舒一口气；另一方面发现很难彻底放松，因为担心癌症会复发，这对于得过癌症的人来说是一个普遍关心的问题。

患者可能需要一段时间才能减少担心，但有一点可以肯定的是，许多癌症的治愈者已经学会接受这种不确定性，并且过上全新的生活。对于另一些人来说，癌症可能永远不会完全消失，他们会接受定期的化疗、放疗或其他治疗，试图抑制癌症生长。学会接受癌症不会消失这个事实，可能对某些患者来说非常困难。

1. 后续治疗

当治疗结束以后，医生仍会告诉患者需要回访。因此，回访十分重要。在回访期间，医生会问到患者可能有的任何问题，会进行体检、实验室化验检查、X线、扫描等检查，来复查是否还有癌细胞存在，并观察治疗是否存在不良反应。几乎任何一种癌症治疗方法都有不良反应，有些不良反应会持续几周到几个月，但有些可能不会消失。因此，患者需要及时和医生沟通，交流发现的任何病情变化和存在的问题，以及任何疑问或担忧。在进行广泛切除手术后，康复和物理治疗十分重要，帮助患者尽快恢复行走、生活自理的能力。

2. 看新医生

在患者完成癌症的诊断和治疗以后，有时会找另外的医生继续看病。而新的医生不了解患者以前的病史，此时就需要给新医生提供有关病情诊断和治疗的详细情形。在治疗的同时收集这些资料更容易些。因此，请保存以下资料：

◇ 活检或手术病理报告

◇ 手术报告

◇ 放疗治疗摘要

◇ 出院小结

◇ 化疗或靶向治疗的药物名称、剂量明细表，以及服用时间表

◇ X线和其他影像学检查（这些可以放在 CD 或 DVD 里）

医生会需要这些资料的复印件用来做记录，但始终要保管好自己的资料的复印件。

3. 治疗后生活方式的改变

你不能改变得过癌症这一事实，但是可以改变以后的生活方式，选择有助于保持健康的良好的生活方式。这是以一种全新的方式看待你自己人生的时候，也许你正在考虑怎样在很长的一段时间里改善健康，有些人甚至在癌症治疗期间已经开始考虑了。见"什么是癌症"。

十一、最新研究进展

1. 基因

有研究认为前列腺癌与基因改变有关。这使药物设计变得可能。测试发现异

常前列腺癌基因也可用于进一步筛选或使用药物，让那些罹癌风险高的男性远离前列腺癌。

到目前为止已研究的基因大部分来自父母的染色体。一些研究发现线粒体的DNA只从一个人的母亲那里遗传，某些改变可能会使男性患前列腺癌的风险增加1倍，或甚至3倍。

现在的最大问题之一是前列腺癌是局限在腺体内，还是会侵犯到周围组织和转移（绝对需要治疗）。例如，EZH2可能是一个基因的产物，常比早期前列腺癌先出现。研究人员现在正在试图研究其是否属于基因产物，以及其存在时，癌症是否更具侵略性。这也可以帮助告诉医生是否由积极监测转入治疗，从而可以选择更好的服务。

2. 预防

科学家们一直在寻找食物中所含的某些物质是否能帮助降低患前列腺癌的风险。科学家们发现某些物质，如番茄中的番茄红素和黄豆中的异黄酮，可能对预防前列腺癌有帮助。

到目前为止，大多数研究表明，包括水果和蔬菜的均衡饮食对降低前列腺癌风险极有益处。一些研究表明，某些维生素和矿物质补充剂（维生素E和硒）可能会降低患前列腺癌的危险。有研究发现，维生素E和硒补充剂可以降低前列腺癌风险，但需要每日服用并持续5年才有效果。而事实上，男性在很晚的时候才服用维生素E补充剂，反而会增加患前列腺癌的风险。

另一个可能有帮助的维生素是维生素D。最近的研究发现，高水平的维生素D似乎可以降低患前列腺癌的风险，但没有研究证实VITD能抗癌。

很多人认为维生素和其他天然物质不会对人体造成伤害，但现代研究表明，大剂量能量补剂很有可能增加前列腺癌的风险。例如，一项研究发现，如果一个男性每周补充超过7片复合维生素片，则可增加晚期前列腺癌的风险。

3. 早期检测

医生认为，将前列腺特异性抗原（PSA）血液测试作为早期诊断前列腺癌的指标不完全科学，因为存在假阳性和假阴性。研究人员正在试图从两个方面来解决这个问题。

一种办法是除测试总PSA水平外，还测试游离PSA水平和结合PSA水平。

另外的方法是开发新的肿瘤标记物。已经有几种新的测试方法，但目前仅限于实验室研究，还没有在临床广泛应用。

其他新的研究是尿液测试。一个测试是看前列腺癌抗原 3（PCA3）在尿液中的水平，值越高，前列腺癌可能性越大。另一个测试是在前列腺细胞中查找异常基因 *TMPRSS*2：*ERG*，大约在一半前列腺癌中发现了这种基因改变，而没有患癌的男性前列腺细胞则很少找到。

4. 诊断

一种新的测试方法是用彩色多普勒超声波检测腺体内的血流量（肿瘤组织往往比正常组织的血管多），可使前列腺穿刺活检更准确。

甚至有新技术可以进一步提高彩色多普勒的作用，即用一种微泡造影剂注入患者体内。这种检查方法目前仅作为临床试验的一部分。医生们正在研究是否可以用磁共振成像来协助进行前列腺穿刺活检。

5. 影像学检查

影像学检查对决定患者适合哪种治疗方法具有重要参考价值，但影像学检查（CT 和磁共振成像）在对前列腺癌进行扫描检测时，并不能检测到所有的癌症，特别是那些面积较小的淋巴结里面的癌肿。

增强磁共振成像作为一种新方法，也能有助于找到包含癌的淋巴结。患者先做标准的磁共振成像 MRI，第二天给他们注射一种很小的磁粒，再做一次 MRI。比较两次之间的不同点，可能找出淋巴结里的肿瘤。这种方法在广泛应用前还需要更多的研究结果支持。

新型正电子发射断层扫描（PET），是用放射性乙酸盐代替 FDG，检测身体不同部位的前列腺癌，并可以帮助判断治疗是否有效。

6. 治疗

（1）手术

如果控制勃起的神经（经行于前列腺两侧）未能在手术期间恢复，则将出现阳痿。有些医生采用神经移植物替换切除的神经并试图恢复其功能，这些移植物可以由人工合成，也可以是身体其他部位切除的神经，目前该研究正在进行。

（2）放疗

目前放疗使用的方法主要是适形放射治疗（CRT）、调强放疗（IMRT）和质子刀放疗。这些治疗方法只照射患者的前列腺从而尽可能避免照射到正常组织。有研究正在探索哪些辐射技术适合哪个阶段的哪些前列腺癌患者。新的计算机程序允许医生选择更好的辐射剂量和方法进行外放射治疗和近距离放射治疗。

（3）化疗

Docetaxel（Taxotere）和 cabazitaxel（Jevtana）已经被证明可以延长寿命。

（4）前列腺癌疫苗

疫苗 sipuleucel-T（Provenge）已经被 FDA 批准用于治疗癌症。

另一种前列腺癌疫苗（PROSTVAC-VF），是使用一种病毒结合到前列腺特异性抗原（PSA）。患者的免疫系统对这种病毒产生免疫反应，从而识别并破坏含 PSA 的癌细胞。

（5）血管生成抑制剂

癌症的生长依赖于新的血管生成来滋养癌细胞。有新血管生成的癌症很难治疗，而且预后很差。目前正在研究新的药物，可以通过阻止新血管的形成从而抑制前列腺癌生长。thalidomide（Thalomid®）已获 FDA 批准用于治疗多发性骨髓瘤患者，目前也有临床实验将 thalidomide（Thalomid®）结合化疗用于治疗晚期前列腺癌患者。该药不良反应较大，包括便秘、嗜睡和神经损伤。

另一种药物 bevacizumab（Avastin®）是美国 FDA 批准治疗其他癌症的药物，正在试验与激素治疗和化疗结合治疗晚期前列腺癌。

（6）预防或治疗癌症扩散到骨

²²³镭（Apharadin）是一种放射性药物，通过静脉给药，可对受前列腺癌细胞侵犯的骨产生小剂量辐射。一个有关前列腺癌转移到骨而不用激素治疗的研究认为，此药物平均延长了癌症患者几个月的生命。FDA 还在审批该药。

Cabozantinib（XL184）是一种新的药物 MET 蛋白，作用于生长因子受体蛋白，影响血管生成。早期的研究发现，对激素疗法无效的前列腺癌，该药能使骨转移肿瘤变小，甚至可小到影像学扫描不能发现肿瘤。这是一个十分有前景和不寻常的发现，虽然并不清楚这种效应能持续多长时间，也不清楚是否能延长患者的寿命。

医生正在研究使用射频消融术（RFA）来控制前列腺癌转移到一个或多个骨引起的疼痛。在 RFA 过程中，医生使用 CT 扫描或超声波引导金属小探头到达肿瘤区，通过探头发出高频电流，使癌细胞发热并杀死癌细胞。RFA 在其他器官的肿瘤中早已应用，最近才应用于治疗骨痛。

（7）早期癌症的新治疗方法

这些方法一般是用于一种治疗方法或者放疗不成功的情况下。

一个方法是高强度聚焦超声（HIFU），通过高强度聚焦超声波束使癌细胞温度升高从而破坏他们。这种治疗方法已经在欧洲开始应用，但在美国还处在实验阶段，目前正在研究其安全性和有效性。

营养和生活方式

早期研究发现，手术或放疗后 PSA 值上升的男性，在饮用石榴汁后 PSA 值上升的时间减慢了 2 倍。目前的研究正在试图确认这些结果。

一个规模较小的研究发现，早期前列腺癌患者日常服用亚麻籽后，其前列腺癌细胞生长速度下降。

另一项研究发现，那些患有局限性前列腺癌的男性在生活方式改变后，其前列腺癌生长速度变慢，如改吃素食（没有肉、鱼、蛋或乳制品），进行有规律的运动，该研究分为支持组和瑜伽组，一年后发现，瑜伽组 PSA 值有轻微下降。但一般男性很难做到这种养生方法。

激素疗法

近年来已研究了几种新的激素治疗方法。

Abiraterone（Zytiga®），破坏酶 CYP17 的药物，最近被批准用于治疗晚期前列腺癌。

另外一种药物称为 orteronel，更专一地作用于 CYP17，可能不需要类固醇药物如泼尼松配合治疗。目前 Orteronel 仅限于临床试验。

Enzalutamide（Xtandi®，MDV3100）是一类阻断雄激素受体的激素，因此，服用该药后癌细胞不能生长和分裂。对于已经使用了化疗药物 docetaxel（Taxotere）的前列腺癌去势抵抗的癌症患者，Enzalutamide 被证明能够降低 PSA 值、缩小肿瘤和延长男性寿命。Enzalutamide 已经被 FDA 批准用于前列腺癌去势抵抗的治疗。

药物的不良反应包括腹泻、疲劳和潮热，也会导致神经系统不良反应如头晕等，但很少见。服用这种药物的男性有可能因头晕而摔倒，导致伤害发生。该药剂型是片剂，1 次 1 片，1 天 4 次。

参考文献

1　Akaza H, Hinotsu S, Usami M, et al; Study Group for the Combined Androgen Blockade Therapy of Prostate Cancer. Combined androgen blockade with bicalutamide for advanced prostate cancer： Long-term follow-up of a phase 3, double-blind, randomized study for survival. Cancer，2009，115：3437-3445.

2　Algotar AM, Thompson PA, Ranger-Moore J, et al. Effect of aspirin, other NSAIDs, and statins on PSA and PSA velocity. Prostate，2010，70：883-888.

3　American Joint Committee on Cancer. Prostate. In： AJCC Cancer Staging Manual. 7th ed. New York, NY： Springer，2010：457-464.

4　Andriole GL, Bostwick DG, Brawley OW, et al. Effect of dutasteride on the risk of prostate cancer. N Engl J Med，2010，362：1192–1202.

5　Andriole GL, Grubb RL, Buys SS, et al. Mortality results from a randomized prostatecancer screening trial. N Engl J Med，2009，360：1310-1319.

6   Barnas JL, Pierpaoli S, Ladd P, et al. The prevalence and nature of orgasmic dysfunction after radical prostatectomy. BJU Int, 2004, 94: 603-605.

7   De Bono JS, Oudard S, Ozguroglu M, et al. Cabazitaxel or mitoxantrone with prednisone in patients with metastatic castration-resistant prostate cancer (mCRPC) previously treated with docetaxel: Final results of a multinational phase III trial (TROPIC). J Clin Oncol 28: 7s, 2010 (suppl; abstr 4508).

8   Epstein JI. An update of the Gleason grading system. J Urol, 2010, 183: 433-440.

9   Fizazi K, Bosserman L, Gao G, et al. Denosumab treatment of prostate cancer with bone metastases and increased urine N-telopeptide levels after therapy with intravenous bisphosphonates: Results of a randomized phase II trial. J Urol, 2009, 182: 509-515.

10 Giovanucci E, Platz EA. Epidemiology of prostate cancer. In: Vogelzang NJ, Scardino PT, Shipley WU, Debruyne FMJ, Linehan WM, eds. Comprehensive Textbook of Genitourinary Oncology. 3rd ed. Philadelphia, Pa: Lippincott Williams & Wilkins, 2006: 9-21.

11 Higano CS, Schellhammer PF, Small EJ, et al. Integrated data from 2 randomized, double-blind, placebo-controlled, phase 3 trials of active cellular immunotherapy with sipuleucel-T in advanced prostate cancer. Cancer, 2009, 115: 3670-3679.

12 Kantoff PW, Schuetz TJ, Blumenstein BA, et al. Overall survival analysis of a phase II randomized controlled trial of a Poxviral-based PSA-targeted immunotherapy in metastatic castration-resistant prostate cancer. J Clin Oncol, 2010, 28: 1099-1105.

13 Klein EA, Thompson IM, Tangen CM, et al. Vitamin E and the risk of prostate cancer: The Selenium and Vitamin E Cancer Prevention Trial (SELECT). JAMA, 2011, 306: 1549-1556.

14 Kyrgidis A, Vahtsevanos K, Koloutsos G, et al. Bisphosphonate-related osteonecrosis of the jaws: A case-control study of risk factors in breast cancer patients. J Clin Oncol, 2008, 26: 4634-4638.

15 Lin DW. Beyond PSA: Utility of novel tumor markers in the setting of elevated PSA. Urol Oncol, 2009, 27: 315-321.

16 Lippman SM, Klein EA, Goodman PJ, et al. Effect of selenium and vitamin E on risk of prostate cancer and other cancers: The Selenium and Vitamin E Cancer Prevention Trial (SELECT). JAMA, 2009, 301: 39-51.

17 Lu-Yao GL, Albertsen PC, Moore DF, et al. Survival following primary androgen deprivation therapy among men with localized prostate cancer. JAMA, 2008, 300: 173-181.

18 Lucia MS, Epstein JI, Goodman PJ, et al. Finasteride and high-grade prostate cancer in the Prostate Cancer Prevention Trial. J Natl Cancer Inst, 2007, 99: 1375-1383.

19 Nanda A, Chen MH, Moran BJ, et al. Total androgen blockade versus a luteinizing

20 hormone-releasing hormone agonist alone in men with high-risk prostate cancer treated with radiotherapy. Int J Radiat Oncol Biol Phys, 2010, 76: 1439-1444.

21　Nelson CJ, Lee JS, Gamboa MC, Roth AJ. Cognitive effects of hormone therapy in men with prostate cancer: A review. Cancer, 2008, 113: 1097-1106.

22　Nelson WG, Carter HB, DeWeese TL, et al. Prostate Cancer. In: Abeloff MD, Armitage JO, Lichter AS, Niederhuber JE. Kastan MB, McKenna WG, eds. Clinical Oncology. 4th ed. Philadelphia, Pa: Elsevier, 2008: 1653-1699.

23　Ornish D, Weidner G, Fair WR, et al. Intensive lifestyle changes may affect the progression of prostate cancer. J Urol, 2005, 174: 1065-1069.

24　Potosky AL, Davis WW, Hoffman RM. Five-year outcomes after prostatectomy or radiotherapy for prostate cancer: The Prostate Cancer Outcomes Study. J Natl Cancer Inst, 2004, 96: 1358-1367.

25　Pound CR, Partin AW, Eisenberger MA, et al. Natural history of progression after PSA elevation following radical prostatectomy. JAMA, 1999, 281: 1591-1597.

26　Price MM, Hamilton RJ, Robertson CN, Butts MC, Freedland SJ. Body mass index, prostate-specific antigen, and digital rectal examination findings among participants in a prostate cancer screening clinic. Urology, 2008, 71: 787-791.

27　Quinlan DM, Epstein JI, Carter BS, Walsh PC. Sexual function following radical prostatectomy: Influence of preservation of neurovascular bundles. J Urol, 1991, 145: 998-1002.

28　Savoie M, Kim SS, Soloway MS. A prospective study measuring penile length in men treated with radical prostatectomy for prostate cancer. J Urol, 2003, 169: 1462-1464.

29　Scher HI, Fizazi K, Saad F, et al. Increased Survival with Enzalutamide in Prostate Cancer after Chemotherapy. N Engl J Med. 2012 Aug 15.

30　Schroder FH, Hugosson J, Roobol MJ, et al. Screening and prostate-cancer mortality in a randomized European study. N Engl J Med, 2009, 360: 1320-1328.

31　Shinohara K, Master VA, Chi T, Carroll PR. Prostate needle biopsy techniques and interpretation. In: Vogelzang NJ, Scardino PT, Shipley WU, Debruyne FMJ, Linehan WM, eds. Comprehensive Textbook of Genitourinary Oncology. 3rd ed. Philadelphia, Pa: Lippincott Williams & Wilkins, 2006: 111-119.

32　Smith MR, Egerdie B, Hernández Toriz N, et al; Denosumab HALT Prostate Cancer Study Group. Denosumab in men receiving androgen-deprivation therapy for prostate cancer. N Engl J Med, 2009, 36: 745-755.

33　Sun M, Lughezzani G, Alasker A, et al. Comparative study of inguinal hernia repair after radical prostatectomy, prostate biopsy, transurethral resection of the prostate or pelvic lymph node dissection. J Urol, 2010, 183: 970-975.

34　Zelefsky MJ, Eastham JA, Sartor OA, Kantoff P. Cancer of the prostate. In: DeVita VT, Hellman S, Rosenberg SA, eds. Cancer: Principles and Practice of Oncology. 8th ed. Philadelphia, Pa: Lippincott-Raven, 2008: 1392-1452.

第五章 儿童白血病

发生在儿童中的癌症不同于成人。儿童癌症往往是由于生命早期细胞中 DNA 发生变化，有时甚至在出生前就已经发生。与成人癌症的发生情况不同，儿童癌症不与生活方式或环境风险等因素密切相关。

除某些特殊情况外，儿童期的治疗（如化疗）对癌症往往有很好的疗效。儿童的身体状况也比成人能更好地接受化疗。但癌症的治疗（如化疗和放疗）会导致一些长期的不良反应，所以儿童的癌症治愈后，他们的生活也需要得到小心照顾。

美国自 20 世纪 60 年代以来，大多数患上癌症的儿童和青少年已经可以在儿科医疗中心接受符合他们自身情况的治疗。在儿科医疗中心治疗的一个优势是那里有专业的医疗团队。他们了解成人和儿童癌症之间的差异，了解患癌儿童的特殊需求。这种专业的医疗团队通常包括：儿科医生、肿瘤科医生、外科医生、放射肿瘤学家、病理学家、小儿肿瘤科护士、执业护士。

这类儿科医疗中心也有心理学家、社会工作者、儿童生活专家、营养学家、康复和物理治疗师以及能够支持和了解患病儿童家庭的教育家。在美国，大多数患上癌症的儿童会在儿童肿瘤学组（COG）附属医疗中心接受治疗。所有这类中心都与大学或儿童医院有紧密联系，方便协助治疗。了解更多关于治疗儿童癌症的信息和让这方面的专家提出治疗方法同样重要。

一、儿童白血病简介

白血病是一种幼稚造血细胞癌变的疾病。白血病是白细胞的癌变，但其他白血病也会发生在其他血细胞中。

白血病发生在骨髓。大部分病例显示，白血病侵入血液的速度相当快。然后，癌细胞通过血液扩散到身体的其他部位，如淋巴结、脾、肝和中枢神经系统（脑和脊髓）、睾丸或其他器官。有些发生在儿童期的癌如神经母细胞瘤或肾母细胞瘤，它们起源于其他器官中，也会扩散到骨髓，但这些癌症不属于白血病。

1. 正常的骨髓、血液和淋巴组织

了解血液和淋巴系统，有助于了解不同类型的白血病。

骨髓的主要功能是生成新的血细胞，包括红细胞、白细胞和血小板。在婴幼儿时期，活跃骨髓（具有造血功能的骨髓）见于机体的几乎所有骨，但到了青少年时期，活跃骨髓主要存在于扁骨（头骨、肩胛骨、肋骨和骨盆）和椎骨（脊柱的骨头）中。

骨髓由少量的造血干细胞、成熟的造血细胞、脂肪细胞和帮助细胞生长的支持组织构成。造血干细胞经过一系列的变化生成新的血细胞。在此过程中，细胞将发展成为血细胞的一种：红细胞、血小板和白细胞（包括淋巴细胞、粒细胞和单核细胞）。

红细胞的主要功能是运输氧气，从肺部到达身体其他组织，并运输二氧化碳回到肺部，排出体外。

血小板实际上是骨髓巨核细胞的细胞碎片。它们被释放到血液中，具有止血和凝血功能，抑制由血管处的割伤或淤伤引起的出血情况。

白细胞的主要功能是抵抗感染。白细胞主要有三类：淋巴细胞、粒细胞和单核细胞。淋巴细胞是构成淋巴组织的主要细胞，是人体免疫系统的重要组成部分。淋巴组织还存在于淋巴结、胸腺、脾、扁桃体和腺样体、骨髓等组织中。消化系统和呼吸系统中也有淋巴组织。

淋巴细胞由淋巴母细胞发育而成，成为能够抵抗感染的细胞。淋巴细胞有2类：

（1）B淋巴细胞（B细胞），其功能是保护机体抵御细菌和病毒的侵犯。当B细胞与病毒细菌接触，B细胞发育成为浆细胞，释放出抗体，附着在细菌上，将其标记为其他免疫系统要攻击的对象。

（2）T淋巴细胞（T细胞），其功能是保护机体抵御病原菌。T细胞可分为好几类，每一类都有特殊功能。有的T细胞直接杀死细菌，其他一些T细胞有加速或减缓其他免疫系统细胞的功能。

急性淋巴细胞白血病（ALL）是儿童白血病中最常见的类型，以幼稚型淋巴细胞癌变，它可以由幼稚型B细胞或不同成熟阶段的T细胞中发生。虽然B细胞和T细胞都可以发展成白血病，但B细胞白血病比T细胞白血病更为普遍。

粒细胞：显微镜下可观察到白细胞中有颗粒。这些颗粒中含酶和其他物质，具有破坏细菌的功能。根据颗粒的大小和颜色将粒细胞分为：中性粒细胞、嗜碱性粒细胞和嗜酸性粒细胞。原始粒细胞的造血干细胞在骨髓处生长并发育成熟，形成粒细胞，其功能是抵抗感染。

单核细胞：该类白细胞也与粒子有关，也能帮助人体对抗细菌。造血干细胞原单核细胞在骨髓生长并发育为成熟的单核细胞。单核细胞进入血液，大约在血液中循环一天后，进入到人体组织，成为巨噬细胞，它可以通过包围和消化来摧毁一些病菌。

2. 白血病的发生

任何位于骨髓的细胞都可以变成血癌细胞。一旦发生这种变化，白血病细胞便无法通过正常途径生成。白血病细胞会迅速繁殖，癌细胞的生命周期也会延长。它们会在骨髓处存活下来。随着时间的推移，这些细胞会进入血液并蔓延到其他器官，阻止体内其他细胞正常运作。

3. 儿童白血病的类型

白血病常分为急性（快速增长）或慢性（慢增长）。几乎所有的儿童白血病都是急性的。

（1）急性白血病

急性白血病分两类：

1）急性淋巴细胞白血病（ALL）：约 3/4 的儿童白血病属于急性淋巴细胞白血病。这类白血病在骨髓的淋巴细胞中发生。

2）急性髓细胞性白血病（AML）：也称为急性髓系白血病、急性髓细胞白血病、急性非淋巴细胞性白血病，约占 1/4。AML 发生于骨髓的除淋巴细胞外的红细胞和血小板造血干细胞。

3）混合型白血病：此类白血病罕见，细胞具有 ALL 和 AML 两种白血病的特点。这类白血病患儿的治疗方法同急性淋巴细胞白血病（ALL），其治疗效果也与 ALL 的相似。

（2）慢性白血病

慢性白血病多见于成年人。与急性白血病相比，这类白血病的发展缓慢，但同时又很难治愈。慢性白血病分为两类。

1）慢性粒细胞性白血病（CML）：这类白血病很少发生于儿童。治疗方式与成人治疗方式相似。

2）慢性淋巴细胞白血病（CLL）：这类白血病在儿童中极为罕见，所以不在这一章节中讨论。

（3）少年单核粒细胞白血病（JMML）

这类白血病既不是急性也不是慢性。它发生于骨髓细胞，但它不会像 AML 那样发展迅速，也不会像是 CML 那样缓慢。它最常发生在幼年时期（4 岁以下）的儿童。症状包括皮肤苍白、发热、咳嗽、容易淤伤或出血、呼吸困难（由于肺中聚集太多的白细胞）、脾和淋巴结肿大。

二、主要统计数据

白血病是儿童和青少年中最常见的癌症，在所有癌症病例中占了将近 1/3。但总体而言，儿童白血病还是一种罕见的疾病。

大约有 3/4 的儿童和青少年白血病是急性淋巴细胞白血病（ALL）。其余病例大多是急性髓系白血病（AML）。慢性病白血病在儿童中少见。

ALL 多发生在幼儿，患病年龄集中在 2~4 岁。AML 可发生于整个少年时期，但较多见于 2 岁以内的幼儿和青少年。

比起在非洲裔美洲和亚洲裔美洲的儿童，ALL 在白人种儿童中间较为常见，且多见于男孩。在所有种族中，男孩和女孩 AML 的发病率基本相同。

三、危险因素、产生原因、预防

1. 危险因素

任何一个会影响患病概率的因素都是一个危险因素。不同的癌症有不同的危险因素。例如，对于几种类型的成人癌症而言，吸烟是一种危险因素。与生活方式有关的危险因素，如饮食、体重、体力活动和吸烟，都是导致成人患癌的重要因素。但这些因素通常需要许多年才能影响患癌的风险，我们并不认为这些因素对造成儿童癌症，包括白血病有太多的影响。

下面列举几个已知的引起儿童白血病的危险因素：

（1）遗传风险因素

虽然一些遗传因素会加大儿童白血病的患病风险，但大多数情况下，白血病不与任何已知的遗传致病基因有关。

遗传性疾病

有几种遗传性疾病可增加儿童患白血病的风险：

李弗劳明综合征（Li- Fraumeni syndrome）：这种罕见的疾病由 *TP*53 肿瘤抑制基因的变化引起。发生这种变化的人，患其他几种癌症的概率也会增加，包括白血病、骨或软组织肉瘤、乳腺癌、肾上腺癌和脑肿瘤等。

唐氏综合征（21 三体综合征）（Down syndrome）：患有唐氏综合征的儿童有多余的 21 号染色体。这个多余的 21 号染色体导致智力低下和面部特征的机制尚未明了。患唐氏综合征的儿童比其他儿童更容易发生急性淋巴细胞性白血病（ALL）或是急性髓细胞性白血病（AML），患病率高 2%~3%。唐氏综合征的患儿常出现瞬态白血病，该患儿在出生第一个月内可发生类似白血病症状，通常又会在没有接受化疗的情况下自动消失。

Klinefelter 综合征：这是一种遗传性疾病，男性多了一个 X 染色体。这会导致不孕不育。一些性别特征，如男性的体毛、声音等受到抑制。这种疾病也会稍稍增加患白血病的风险。

其他几种遗传性疾病，如神经纤维瘤病和先天性再生不良性贫血，也会增加患白血病以及其他类癌症的风险。

遗传性免疫系统疾病

某些遗传性免疫系统疾病，如共济失调毛细血管扩张症、Wiskott-Aldrich 综合征、Bloom 综合征，都会导致新生儿的免疫系统问题。因为缺乏免疫防御功能，患上严重疾病的可能性也大大增加，从而增加儿童患白血病的风险。

兄弟姐妹患白血病

白血病患者儿的兄弟姐妹患上白血病的概率也略高（为正常人的 2~4 倍），但整体风险仍然偏低。同卵双胞胎之间，同时患病的几率较高。如果同卵双生子中有一个患上白血病，那么另外一个有大约 1/5 的机会患白血病。在 1 岁内，这种患病风险甚至更高。

父母中有一位患上成年人白血病，似乎并不会增加儿童患白血病的风险。

（2）生活方式有关的危险因素

引发成人癌症的有关生活方式有超重、吸烟、酗酒、阳光下的暴晒等。虽然许多成人癌症的发生与生活方式密切相关，但生活方式对大多数儿童癌症的发生不起作用。有研究表明，如果母亲在怀孕期间过量饮酒，可能会增加儿童患白血病的风险，但并不是所有学者都赞成这一观点。

（3）环境危险因素

我们生活的环境里存在的辐射和某些化学物质，会增加患病（如白血病）的风险。

辐射暴露

暴露于高剂量的辐射环境，是诱发儿童白血病的一个危险因素。日本原子弹爆炸后，幸存者中 AML 病例大量增加，通常发生在遭受辐射后的第 6 或者 8 年后。如果怀孕头几个月暴露于辐射环境下的胎儿，有可能增加儿童期白血病的风险，但程度还不明确。

目前还没有明确定义胎儿或儿童在 X 线或 CT 扫描中，暴露于较低水平辐射导致白血病的可能风险，一些研究发现会略增加患病风险，而另一些研究没有发现风险增加。患病风险的可能性或许不大，但为了安全起见，大多数医生建议，怀孕的妇女和儿童尽可能不接受这些检查，除非必要时。

暴露于化疗和某些其他化学品

为治疗儿童和成人的其他癌症而使用的化疗药物，会在以后的生活中增加二次患癌，通常会增加 AML 的风险。如烷化剂（如环磷酰胺和苯丁酸氮芥）和表鬼臼毒素（如依托泊苷和替尼泊苷），这些药物可增加患上白血病的风险。这类白血病通常在治疗后 5~10 年发生，通常很难治疗。

暴露于化学品，如苯（为清洗业中常使用的一种溶剂，常用来制造一些药物、塑料和染料）可能会导致成人的 AML，但在儿童中较少见。化学品接触会大大增加 AML 的患病风险，ALL 略少。

一些研究发现，儿童白血病和家庭环境使用杀虫剂有关，无论是在胎儿期还是在婴幼儿期。有研究发现，母亲在工作中接触化学品会增加出生前婴儿患白血病的概率。然而，大多数研究有严重的局限性，还需要更多的研究以确认这些结果，并对可能出现的风险提供更具体的信息。

免疫系统受抑制

接受大量自身免疫功能抑制治疗的患者（主要是器官移植的患者），患某些癌的风险会增加，如淋巴瘤和 ALL。

（4）不确定的，未经证实，或有争议的风险因素

与儿童白血病发生可能存在联系的其他因素包括：

◇ 暴露于电磁场的环境中（如居住在电源线附近）

◇ 生活在核电厂附近

◇ 生命早期的感染

◇ 儿童出生时母亲的年龄

◇ 家长的吸烟史

◇ 胎儿接触激素如己烯雌酚（DES）或避孕药

◇ 父亲工作场所中接触化学品和溶剂

◇ 地下水中的化学污染

到目前为止，还没有从众多的研究中发现这些因素与儿童白血病之间有紧密联系。研究人员还将会继续研究这些暴露风险。

2. 产生原因

大多数情况下，儿童白血病的确切病因尚不清楚。

医生们发现，一些基因突变时，这种癌症的发生概率会增加。然而，大多数患有白血病的儿童不具备任何已知的危险因素。

科学家们已经取得了很大进展，知道了为何某些 DNA 的变化会导致正常骨髓细胞演变成白血病细胞。

癌症由 DNA 的变化（突变）引起，启动原癌基因或抑癌基因。这些基因改变可由父母遗传而来，有时是儿童白血病发生原因。也可能是在日常生活中自然发生，如体内细胞分裂形成 2 个新细胞过程中发生。

一种导致白血病的常染色体 DNA 异常称为易位。人类有 23 对染色体。易位是指一个染色体的 DNA 断裂，连接到另一个染色体上。发生断裂的点位，会影响到原癌基因或肿瘤抑制基因。几乎所有的少年慢性粒细胞白血病（CML）都存在易位现象，部分儿童急性淋巴细胞白血病（ALL）出现染色体 9 号和 22 号之间的 DNA 位置调换，导致 philadelphis chromosome（费城染色体），这创造了一个 *BCR–ABL* 原癌基因。在儿童白血病中，已发现了许多在染色体或在特定基因的其他变化。

儿童遗传来的一些 DNA 突变可增加他们患癌的风险。例如李弗劳明综合征的患者遗传了 *TP*53 肿瘤抑制基因的突变，从而增加患白血病及其他癌症的风险。

某些遗传性疾病也会增加白血病的患病风险。但大多数情况下，儿童白血病似乎并不会直接由遗传突变引起。通常情况下，与白血病有关的 DNA 突变是在母亲怀孕之后开始的，而不是从父母那里继承。这些突变可能发生得更早时间，甚至在胎儿出生前就已经发生。在罕见的情况下，这种突变可能由于暴露在放射线或致癌化学物质下引起的。但这些突变通常没有明显的产生原因。

一些研究表明，儿童白血病的发生，可能是遗传和环境因素双重作用的结果。例如，某些基因指导机体分解和避免有害的化学物质。有些人的基因发生改变，使人体失去自身保护功能，一旦接触有害化学物质，遗传这类基因的儿童可能不能够分解那些有害的化学物质。因此，遗传和接触有毒物质，两种因素结合会增加儿童可能患白血病的风险。

3. 儿童白血病可以预防吗？

不能。

虽然许多成人改变生活方式，可以减小患癌的风险，但目前还没有明确的方法预防儿童患癌。大多数成人和儿童白血病患者并没有明确的致病因素，所以对他们而言，没有一定的方式来预防白血病的发生。

某些白血病的发生是由于在治疗其他癌症的过程中接受了放疗和化疗，或者为了避免器官移植引起排斥反应，使用了免疫抑制药物。医生们也在寻找方法，可以在治疗癌症和器官移植的同时，减低患白血病的风险。但在目前，有效治愈一些威胁生命的疾病，或成功进行器官移植必须使用化疗和放疗，因为治疗效果明显，有时值得冒着几年后发生白血病的风险。

已知的会引起儿童白血病的生活方式或环境因素极少，所以必须知道，在大多数情况下，这些儿童或他们的父母是无法避免这些癌症发生的。

四、早期检测

目前还没有在儿童开始有症状前，投入广泛使用的血液检查或其他筛查来排查白血病。多数是因为发现儿童有些症状去看医生，血液测试结果异常，才发现患上儿童白血病。尽早发现儿童白血病的最好方法是，及时关注可能出现的症状和体征。

对于与已知有患白血病的高风险的儿童（李弗劳明综合征或唐氏综合征），大多数医生建议慎重、正规的医疗检查和其他检查。建议对患过癌症并接受过化疗和放疗、接受器官移植以及正在服用抑制免疫药物的儿童，进行同样正规的检查。虽然这些儿童患上白血病的风险仍然很小，但比一般人群高。

五、诊断

尽早确诊儿童白血病并确定类型，对制订治疗方案和成功治愈十分重要。

1. 症状和体征

儿童白血病的许多症状和体征是由于缺乏正常的血细胞引起的。因为白血病细胞会排挤骨髓中正常的造血细胞，导致患儿没有足够正常的红细胞、白细胞和血小板。血细胞不足，可以在血液检查中检查出来，主要是引起人体出现一些症状。白血病细胞也可能侵入身体的其他部位，导致其他症状。

许多症状也可以由其他疾病导致，但最常是因为白血病引起。重要的是让儿科医生知道这些症状，让他们发现疾病并早期干预。

疲劳和皮肤苍白：贫血由红细胞减少引起。患儿会觉得累、无力、头晕、呼吸急促。也可能使皮肤和面色苍白。

感染和发热：白血病的患儿会出现发热，往往由感染引起，使用抗生素后，情况改善不明显。这是因为缺乏正常数量的有助于对抗感染的白细胞。虽然白血患儿白细胞计数可能非常高，但这些白血病细胞不像正常白细胞那样能保护身体、对抗感染。白血病细胞本身释放出某些化学物质进入身体，有时也会导致发热。

易出血或淤伤：白血病患儿可能容易挫伤、频繁流鼻血、牙龈出血或小伤口过度流血。血小板的功能是帮助止血和堵住受损血管，可能是因为血液中缺乏血小板，这些小孩常由于微小血管出血使皮肤上出现点状出血点。

骨或关节痛：某些白血病患儿有骨痛或关节痛现象。这是因为白血病细胞聚集在骨表面或关节造成的。

腹部肿胀：白血病细胞可能会聚集在肝和脾，造成腹部肿大。可观察到腹部饱满或肿大。肝、脾通常会被肋骨盖住，但在肿大后，往往能被医生触及。

食欲缺乏和消瘦：随着时间的推移，如果脾或肝变得足够大，它们可能挤压到胃和其他器官。从而限制进食量，导致食欲和体重的下降。

淋巴结肿大：某些白血病可能扩散到淋巴结。家长或专业医护人员可能会注意到患儿身体某些部位出现淋巴结肿大（如颈侧、腋下、锁骨上或腹股沟）。胸部或腹部淋巴结可能也会肿大，但只能通过影像学检查，如 CT 或 MRI 扫描发现。

淋巴结在其本身受感染时也会肿大，尤其是婴幼儿。淋巴结对抗感染时的增大反应，称为淋巴结反应性增生或增生性淋巴结。患儿的淋巴结肿大往往更像是感染的迹象，而不像由白血病引起，但应该由医生仔细检查，并跟踪观察。

咳嗽或呼吸困难：T 细胞型急性淋巴细胞白血病（ALL）往往会侵犯胸腺。胸腺不大，位于胸部胸骨后面、气管前面。胸腺肿大或胸腔中的淋巴结肿大都会挤压气管，导致咳嗽或呼吸困难。

脸和手臂肿胀：上腔静脉（SVC）是将血液从头部和手臂输送回心脏的大静脉，位于胸腺旁。过量的白血病细胞导致胸腺异常增生，挤压 SVC，造成血液回流不畅，称为腔静脉综合征，表现为面部、颈部、手臂和上胸部肿胀，有时皮肤呈现青红色，有时也可以引起头痛、头晕。如果影响到大脑，还会导致意识改变。SVC 综合征可危及生命，需要马上治疗。

头痛、癫痫和呕吐：白血病会侵犯转移到骨髓外器官。它可能转移到中枢神经系统的脑和脊髓、睾丸、卵巢、肾、肺、心、肠或其他器官。小部分儿童在第一次确诊白血病时，癌变已扩散到了中枢神经系统。中枢神经系统遭到白血病细胞侵犯的症状有：头痛、注意力无法集中、无力、抽搐、呕吐、平衡问题、视力模糊等。

皮疹和牙龈问题：对于急性髓系白血病（AML）儿童，癌细胞可能侵犯牙龈，引起牙龈红肿、疼痛和出血等，侵犯皮肤，皮肤上会出现小的深色的斑点，像常见的皮疹。AML 在皮肤下或在身体其他部位的细胞集合称为绿色癌或粒肉瘤。

极度疲乏无力：是 AML 的一种少见但非常严重的症状。患儿表现为极端疲倦、无力和言语不清。这种情况可能是因为大量白血病细胞进入血液，血液过于浓稠，在通过大脑中细小血管时血流速度慢，以致大脑供血不足造成的。

2. 病史和体检

如果儿童有任何白血病的症状和体征，医生需要知道有关儿童的完整病史，包括症状已持续多久，是否有接触过任何有致癌因素的经历，有无家族癌症患病史，尤其是白血病，也可能对治疗疾病是非常重要的。

体检时，医生会重点检查淋巴结肿大部位、出血点或淤斑，或有感染迹象的部位。仔细检查患儿的眼睛、嘴和皮肤，也可做神经系统检查，检查腹部是否有肝脾肿大迹象。

医生同时要求患儿进行血液检查，如血细胞计数等。如果结果不正常，医生会介绍儿科肿瘤学家，专门检查和治疗儿童癌症包括白血病。此时医生可能会进行一个或多个检查。

3. 检查儿童白血病的测试

医生考虑儿童可能患白血病时，会检查儿童的血液和骨髓细胞的样品来判断是否患病，也可能检测其他组织和细胞样本，指导治疗。

（1）血液检查

取血方式有肘静脉取血和指尖取血。

进行血液分析，并进行血涂片的常规检验。完整的血液分析（CBC）包括血细胞数量和分类。血涂片是将血液样本均匀涂布在玻片上，在显微镜下观察细胞形态。医生根据不同类型血细胞的数量异常和不正常的细胞形态判断是否患白血病。

大多数患上急性白血病（淋巴性或骨髓性）的儿童，血液分析显示白细胞数量升高，红细胞或血小板数量减少，血液中大多白细胞是原始细胞，幼稚型血细胞通常只在骨髓处出现。这些研究结果可能使医生怀疑儿童患上白血病，但确诊需要骨髓细胞检查。

（2）骨髓穿刺和活检

骨髓样本是通过骨髓抽吸和活检获得的。骨髓穿刺的部位有髋骨的背面，或者髋骨的前面、胸骨（儿童很少用胸骨）或其他骨骼。

骨髓穿刺步骤：消毒髋关节处的皮肤，局部麻醉骨表面，大多数情况下会给儿童使用药物以减轻疼痛，甚至使他们在手术过程中睡着。穿刺针插入骨，用注射器吸出少量骨髓液。骨髓活检通常会在穿刺之后马上进行。活检时会用一根稍大的针截取一小块骨头和骨髓，完成穿刺，按压刚刚抽取骨髓和骨的部位，防止出血。

骨髓穿刺和活检用于诊断白血病，常进行重复测试以判断治疗方案是否有效。

（3）腰椎穿刺（脊椎穿刺）

该检查用于检查脑脊液（CSF）中是否存在白血病细胞。脑脊液是充盈在大脑和脊髓的液体。

在执行穿刺前，先麻醉局部皮肤和脊柱背面部分。通常用镇静药让儿童在检查时睡着，在椎骨间插入一根小的中空的针，抽取部分液体。这是白血病患儿最需要进行的常规检查。它需要由专家进行操作，如果腰穿手法不够熟练，会导致血液漏脑脊液。在某些情况下，白血病细胞可能因此扩散到脑脊液中，并在脑脊液中生长。

对那些已经确诊为白血病的儿童，也可以利用腰穿将化疗药物直接送入脑脊液，用以预防或治疗白血病扩散到脊髓和大脑。

（4）淋巴结活检

淋巴结活检主要用于诊断淋巴瘤，很少用于白血病患儿。医生会切开皮肤摘取整个淋巴结。如果淋巴结靠近皮肤表面，只需要一个简单的操作就可以完成切除。但如果淋巴结位于胸腹内，手术过程可能会变复杂。大多数情况下，患儿需要进行全身麻醉。

4. 实验室检查

（1）常规显微镜检查

血细胞计数和涂片通常是为了诊断白血病而进行的第一个检查。任何其他样本，包括骨髓、淋巴组织或脑脊液（CSF）样本等，也可以由病理学家在显微镜下观察，也可能让血液肿瘤学家再次检查。医生会观察样本组织中血细胞的大小、形状和染色形态，并进行分型。

观察的关键要素在于，细胞看起来是否发育成熟如正常的血细胞，或未成熟，则缺乏正常血细胞的功能，最不成熟的细胞被称为原始细胞。白血病的一个典型标志是，样本中含有太多的原始细胞，特别是在血液中。

骨髓样本的一个重要特点在于它的细胞结构。正常骨髓包含一定数目的造血细胞和脂肪细胞。含有太多造血细胞的骨髓称为细胞高增生，如果发现骨髓造血细胞太少，则被称为细胞低增生。

（2）细胞化学

细胞化学检查中，将样品中的细胞放在载玻片上，进行化学染色。这种染料仅与某些类型的白血病细胞发生反应，显微镜下可以看到着色的改变，用以确认哪种细胞存在。例如，一种染料会使大多数 AML 细胞的粒子在显微镜下显示为黑点，但它不会导致所有的 ALL 细胞改变颜色。

（3）流式细胞仪和免疫组织化学

通过流式细胞仪分析检测骨髓、淋巴结和血液样本中的细胞，更准确地确定白血病的类型。流式细胞仪是个非常重要的工具，帮助确定白血病的分类，也可以用来查看治疗效果和某些类型的白血病遗留下的小病症。

这个测试会检查细胞表面的某些物质，以帮助确定是哪种类型的细胞。用特殊抗体（人造免疫系统的蛋白质）处理样本细胞，使它们只粘到这些物质。然后这些细胞会通过前面的激光束，如果有抗体链接到这些细胞，激光会导致它们发光，再由计算机进行测量和分析。

流式细胞仪也可以用来估计白血病细胞中 DNA 的含量。这对 ALL 来说尤其重要，因为具有很高 DNA 指数的细胞（比正常细胞多了 16 % 以上）通常对化疗比较敏感，这种白血病通常预后较好。

进行免疫组织化学检测时，用特殊的人造抗体处理从骨髓中或其他样本中取出的细胞。样品经过处理后可以使某类细胞改变颜色，使之在显微镜下可见。像流式细胞仪一样，它能区分不同类型的白血病和其他疾病。

这些检测还可用于免疫表型分析，根据在其表面上的物质（抗原）进行白细胞分类。不同类型的细胞表面有不同的抗原，这些抗原会随着细胞成熟而改变。每个患者的白血病细胞都应该有相同的组织抗原，因为它们来自同一个细胞。抗原实验检测是一个非常敏感的确诊和分类白血病的方法。

（4）细胞遗传学

该检测是在显微镜下观察白血病细胞的染色体。正常人体细胞中含有 23 对染色体，每对染色体大小和着色方式不同。在有些类型的白血病中，可以看到染色体的变化。

有时两个染色体的 DNA 会交换位置，使一个染色体部分连接到不同染色体上，这种变化称为易位，通常可以在显微镜下看到。认识这些变化可以帮助识别特定类型的急性白血病，并有助于判断预后。

有些类型的白血病细胞与染色体数目异常（不是通常的 46 条）有关，它们可能会少几条或多几条染色体，从而影响患者的预后，如化疗对 ALL 中细胞超过 50 条染色体的白血病有效，但对细胞里少于 46 条染色体的病例则不太可能奏效。根据细胞遗传学计算染色体的数量，所提供的信息类似流式细胞仪测量 DNA 的量。

细胞遗传学测试通常需要 2~3 周，因为白血病细胞必须实验室的培养皿里生长几周才能在显微镜下进行观察。

并非所有的染色体的变化都可以在显微镜下观察到。其他实验室测试也可帮助检测这些变化。

（5）荧光原位杂交（FISH）

这种检测方法类似细胞遗传学测试。采用特殊的荧光染料染色特定染色体的特定部位。FISH 在显微镜下可以发现大多数染色体的变化（如易位），以及一些细微的变化。这些变化太小了，往往无法在常规细胞遗传学检测中被发现。

FISH 可以用来寻找特定的染色体变化。它可用于血液或骨髓样本检查。检查结果非常准确，只需要几天时间。

（6）聚合酶链反应（PCR）

该检测是一个非常敏感的 DNA 测试。即使只有非常少的白血病细胞存在于样品中，也可以发现一些在显微镜下无法观察到的染色体的微小变化。它和流式细胞仪一样，可用于治疗期间和治疗后检测极小的白血病细胞数（微小残留病或 MRD）。

可用于治疗后检测无法通过其他测试检验到的少量的白血病细胞。

（7）其他血液测试

白血病患儿有时会用其他血液学检查血液中某些化学物质的含量，判断他们身体功能的状态，这些测试不用来确诊白血病。但已知白血病的患儿通过检查，发现白血病是否对肝和肾有损坏，或白血病细胞是否侵犯其他器官，或是某些化疗药物是否有损其他脏器。检查方法是常检测血液中的重要矿物质，以及确保血液正常凝固。

儿童可能进行血液感染检查。重要的是要尽快确诊和治疗白血病患儿的感染情况，因为他们的免疫系统非常虚弱，会使得感染迅速蔓延。

5. 影像学检查

白血病通常不会生成肿瘤，所以影像学检查通常作用不大。但是，对于怀疑患上白血病或已确诊白血病的儿童，医生可能会要求进行一些影像学检查，以更好地了解疾病的严重程度或发现其他问题，如感染。

（1）胸部 X 线检查

胸部 X 线检查的目的是检查胸前是否有肿大的胸腺或淋巴结。如果此测试结果异常，申请计算机断层扫描（CT）可能会获得更详细的结果。

胸部 X 线检查也用于肺部感染时检查儿童是否患上肺炎。

（2）计算机断层扫描（CT）

该检查的目的是显示体内任何淋巴结或器官肿大的现象。通常不用来诊断白血病，但如果医生怀疑胸部或其他器官（如脾和肾）中淋巴结内有白血病细胞逐渐成长时，会建议 CT 检查。有时也用于在脑和脊髓检查中，但也可以使用磁共振成像。

现在的螺旋 CT 已在许多医疗中心投入使用。这种类型的 CT 扫描虽使用更快的仪器与低剂量的辐射，但图片更详细清晰。

PET/CT 扫描：近年来开发的与 CT 相结合的新型设备称为正电子发射断层扫描（PET）。PET/CT 扫描可以让医生比较高放射性区域，PET 扫描能够提供 CT 扫描上异常区域的更详细的图片。

（3）磁共振成像（MRI）扫描

在检查大脑和脊髓方面，MRI 扫描是最有效的检查。

（4）超声

超声可以用来检查在身体表面附近的淋巴结，或腹部内的肿胀器官，如肾、肝和脾。不能用于检查在胸部的器官或淋巴结，因为肋骨会挡住声波。这是个简单的测试，无需使用辐射。

（5）镓扫描和骨扫描

这些检查不经常使用于白血病患儿，但如果儿童有骨痛现象，可能需要这些检查，疼痛可能是由于骨头感染或癌症侵犯。如果已经进行过 PET 扫描，已被诊断出患有白血病，就没有必要再进行这些测试。

检查时，医生或护士会将少量的轻放射性化学物质注射到血液中，化学物质会聚集在体内癌症或感染发生的区域。通过特殊相机观察这些部位。扫描体内的"热点"图像，但它们不会提供太多的细节。如果一个区域在扫描图上发亮，其他的影像学检查，如 X 线或 CT 或 MRI 扫描可以获得该部位更详细的图片。如果怀疑白血病，需要活检进行确诊。

六、分类

根据肿瘤的大小和癌细胞扩散范围可以把癌症分为不同时期，大多数癌症都会用分期来描述它们在体内的生长情况。

但白血病不像其他大多数癌症那样分期。它在骨髓中发生，并迅速扩散到血液，使白血病细胞散落到身体每个角落。不过，重要的是要知道白血病细胞是否已在其他器官聚集，如肝、脾、淋巴结、睾丸或中枢神经系统。

比如，如果白血病细胞已大量扩散到中枢神经系统，可以在脑脊液（CSF）中发现。必须加大治疗强度，以杀死在中枢神经系统的白血病细胞。这就是腰穿为早期诊断检查的重要原因。

白血病最重要的一项检查是确定类型，确定是急性淋巴细胞白血病还是急性髓细胞白血病等，并确定亚型。通过检查血液、骨髓样本、淋巴结或脑脊液样本确定白血病类型。白血病分类在确定治疗方案和判断患儿的预后中起重要作用。

1. 急性淋巴细胞白血病

急性淋巴细胞白血病（ALL）是一种快速增长的淋巴细胞集落生成细胞（称为淋巴母细胞）的癌症。

（1）根据细胞形态分类

过去医生们常用法美英（FAB）分类法根据显微镜下细胞的形态将 ALL 为 3 个主要亚型（L1，L2，L3）。有些医生仍参考这种标准。但现在新的实验室测试，能够让医生在分类 ALL 时参考更多信息，不止是细胞在显微镜下的形态。

（2）根据免疫表型分类

医生们发现，根据细胞遗传学试验、流式细胞仪和其他实验室测试，提供了 ALL 的亚型和判断患者预后所需要的更详细的信息。这些检查结果，可用来根据白血病的免疫表型对 ALL 进行分组：

　　◇ 淋巴细胞（B 细胞或 T 细胞，白血病细胞的来源）型白血病

　　◇ 白血病细胞的成熟度

将 ALL 分为 4 个主要亚型：

早期前 B 细胞 60%~65%　　　　前 B 细胞 20%~25%

成熟 B 细胞 2%~3%　　　　　　 T 细胞 15%~18%

B 细胞型 ALL：大约 85% 的 ALL 患儿是 B 细胞型 ALL。最常见的 B 细胞 ALL 亚型是早期前体 B 细胞 ALL。成熟的 B 细胞白血病占儿童 ALL 病例的 2%~3%，称为 Burkitt（伯基特白血病）。由于此类白血病本质上与伯基特病相同，与大多数白血病治疗方法不同，因此不在本章节讨论。

T 细胞型 ALL：有 15%~18% 的儿童 ALL 是 T 细胞型 ALL。这类白血病男孩多于女孩。与 B 细胞 ALL 相比，多影响年龄较大的儿童。它往往会导致胸腺肿大，有时会导致呼吸困难。在疾病过程的早期阶段就可能扩散到脑脊液。

除了 ALL 的亚型，其他因素对决定预后情况也至关重要。

2. 急性髓细胞性白血病（AML）

急性骨髓性白血病（AML）通常是一种快速增长的癌症，发生在以下几种未成熟骨髓细胞中：

◇ 原始粒细胞：这些细胞会产生白细胞，称为粒细胞，分为 3 种：中性粒细胞、嗜酸性粒细胞和嗜碱性粒细胞。

◇ 单核细胞：这些细胞会变为白细胞，称为单核细胞和巨噬细胞。

◇ 红细胞：这些细胞会成熟，变成红细胞。

◇ 巨核细胞：这些细胞会产生血小板，称为巨核细胞。

用于分类 AML 亚型的有两个系统：法、美、英（FAB）分类法和世界卫生组织（WHO）分类法。

（1）法美英（FAB）分类 AML

早期的 FAB 系统根据涉及细胞的类型和成熟度划分 AML 亚型。AML 亚型的分类主要基于常规方法或细胞化学染色法在显微镜下观察白血病细胞的形态。分为 8 种 AML 亚型：M0 至 M7（"M" 指的是骨髓）。

◇ M0：这种亚型的 AML 由非常不成熟的细胞组成，细胞太不成熟以至于不能根据上面列出细胞类型来进行标记。此亚型只能通过流式细胞仪来区别于其他 ALL 类型，因为缺乏明显的细胞特征，无法通过显微镜观察。儿童中罕见。

◇ M1：这种亚型由不成熟的原始粒细胞组成。通过细胞化学染色后在显微镜下辨认。

◇ M2：此亚型由稍微成熟的原始粒细胞组成。它是儿童白血病中最常见的亚型，比例略高于 1/4。

◇ M3：此亚型也称为急性早幼粒细胞白血病（APL），由早幼粒细胞组成，更成熟的原粒细胞。APL 的治疗与其他 AML 亚型不同，因为它涉及一些新药。

◇ M4：这种亚型称为急性白血病。细胞是单核细胞的早期形式。多见于 2 岁以内儿童。

◇ M5：也称为急性单核细胞白血病。由单核细胞组成。像 M4 的亚型，多见于 2 岁内的儿童。

◇ M6：这种亚型称为红细胞急性白血病或急性红白血病。它开始于红细胞，会在红细胞内成熟。儿童罕见。

◇ M7：称为急性巨核细胞白血病。这些细胞是原巨核细胞，通常成熟为巨核细胞（产生血小板的细胞）。

（2）AML 的世界卫生组织（WHO）分类法

FAB 分类系统至今仍广泛使用。但它没有考虑近年来医生了解到的很多其他预后因素，如在白血病细胞中染色体的变化。世卫组织系根据影响患者的预后因素来将 AML 分类，但并非所有的医生都使用这个新的系统分类法。

1) 有某些基因异常的 AML

◇ AML 中带有 8 号和 21 号染色体之间的易位

◇ AML 中存在 16 号染色体易位或反转

◇ AML 中带有第 11 号染色体的变化

◇ APL（M3），通常含有 15 和 17 号染色体之间的易位

2）AML 伴多重线性发育异常（有涉及超过一个以上的异常髓细胞类型）

3）AML 涉及之前的化疗或放疗

没有特殊情况的 AML（包括 AML 不被归类在以上类型的病例，类似 FAB 分类法）

◇ 无差别的 AML（M0）

◇ AML 轻成熟度（M1）

◇ 成熟的 AML（M2）

◇ 急性单核细胞白血病（M4）

◇ 急性单核细胞白血病（M5）

◇ 急性红白血病（M6）

◇ 急性巨核细胞白血病（M7）

◇ 急性嗜碱粒细胞白血病

◇ 急性全骨髓增生与纤维化

◇ 髓系肉瘤（粒细胞肉瘤或绿色瘤）

3. 混合谱系白血病

实验室测试结果发现，白血病细胞具有 ALL 和 AML 两种特征。在白血病患儿中，一般都使用 ALL 的治疗方式，疗效也与 ALL 的情况相同。

4. 慢性粒细胞性白血病（CML）

慢性粒细胞性白血病（CML）通常是生长较慢的癌症，发生于不成熟的髓性骨髓细胞。CML 在儿童中不常见，但也有发生。

慢性粒细胞白血病根据在血液或骨髓中未成熟的白细胞原粒细胞数量分为 3 期。不同组的专家建议使用的标准略有不同，以下用世界卫生组织提出的系统分类法进行分类。

如果未能通过治疗治愈的白血病，随着时间的推移，恶性程度会更高。

（1）慢性期

这是最早的阶段，患者通常只有少于 10% 的原始细胞存在于血液或骨髓样本中。这些儿童通常只有一些相当温和的症状（如有的话）。此时白血病通常对标

准治疗有所反应。大多数患儿是在慢性期被确诊。

（2）加速期

如果在骨髓或血液中发现有超过 10% 但少于 20% 的原始细胞，或者其他血细胞的含量过高或过低，归为加速期。儿童慢性粒细胞白血病加速期可能的症状有：发热、食欲缺乏、体重减轻等。慢性粒细胞白血病加速期对治疗的反应不如慢性期。

（3）急变期（也称为急性期）

骨髓和（或）血液样本中有 20% 以上的原始细胞，这些原始细胞往往会扩散到骨髓以外的组织和器官。此时患儿常有发热、食欲缺乏、体重减轻等症状。此时慢性粒细胞白血病的症状会如同来势凶猛的急性白血病（AML 或 ALL）的症状一致。

并非所有的医生都同意这个分期的分界点。

5. 儿童白血病的预后因素（ALL 或 AML）

患者之间的个体差异影响到白血病对治疗的反应，称为预后因素。有助于医生判断白血病患儿是需要接受标准治疗还是密集治疗。比起急性髓性白血病（AML），预后因素似乎对急性淋巴细胞白血病（ALL）更重要。

（1）ALL 患儿的预后因素

判断儿童 ALL 的风险会使用到不同的分类系统。一个比较常见的分类系统是将 ALL 患儿分为标危、高危或超高危组。高危险患儿接受更积极的治疗。一般情况下，低危险患儿比高危患儿预后要好。

以下所列的都是预后因素，但只有特定的几种会用来确定患儿被分入到哪个风险组。其中前两个因素——诊断时的年龄和初始白血细胞计数，通常被认为是最重要的。重要的是，尽管患儿有一个或多个预后不良的因素，但许多儿童仍然可以被治愈。

诊断时的年龄：1~9 岁发生 B 细胞型的 ALL 患儿有更佳的治愈率。小于 1 岁或大于 10 岁的儿童患病被认为是高危组。T 细胞 ALL 的治疗预后，跟年龄关系不大。

白细胞（WBC）计数：ALL 患儿中有特别高的白细胞计数（大于 50 000 个 /mm^3）时归类为高危组，需要更积极的治疗。

ALL 亚型：患有前 B 或早期前 B 细胞型 ALL 的儿童一般都比成熟 B 细胞白血病（伯基特）的儿童预后好。所有 T 细胞 ALL 的预后似乎与 B 细胞 ALL 治疗大致相同，但要有足够的治疗强度。

性别：患 ALL 的女童可能比男童有略高的治愈机会。近年来，随着治疗方式的改善，已经在缩小这种差别。

种族 / 民族：非洲裔和拉美裔患有 ALL 的儿童往往比其他种族的儿童治愈率低。

侵犯某些器官：白血病细胞侵犯到脊髓液或男孩睾丸的预后差，脾和肝肿大通常与高白细胞计数有关。但有医生认为，这只是一个独立的症状，与预后关系不大。

染色体数目：超过 50 条染色体（称为超二倍体）的患儿更有可能被治愈，特别是如果有一个额外的 4、10 或 17 号染色体。超二倍体也可以用 "DNA 指数"超过 1.16 表示。儿童的白血病细胞里的染色体数量少于正常的 46 条（亚二倍体），预后不良。

染色体易位：易位是指染色体之间的遗传物质（DNA）的互换。儿童的白血病细胞中若有 12 号和 21 号染色体易位情况，更容易被治愈。发生在第 9 号和第 22 号（费城染色体）、1 号和 19 号之间，或 4 号和 11 号易位的预后不良。近年来随着治疗技术的提高，这些预后因素变得不那么重要。

治疗反应：白血病患儿若在 1~2 周内对化疗有完全反应（在骨髓中的肿瘤细胞大幅减少），比那些没有反应的患儿有更好的预后。对治疗完全没有反应的患儿可能需要接受更密集的化疗。

（2）AML 患儿的预后因素

影响预后的因素对预测 AML 的治疗结果似乎并不很重要，不像对 ALL 那样有效。

诊断时的年龄：小于 2 岁的儿童患上 AML 的预后不如大龄儿童（特别是青少年），虽然年龄对预后情况的影响不大。

白细胞（WBC）计数：ANL 白血病患儿在确诊时，白细胞计数每立方毫米小于 10 万个的患者，治愈率往往比那些高白细胞计数患儿大。

唐氏综合征：患有唐氏综合征的 AML 白血病患儿往往预后较好，尤其是在 4 岁前或更小被确诊的患儿。

AML 亚型：某些 AML 的亚型预后较好。例如 APL（M3）亚型预后较好，而无差别的 AML（M0）和急性巨核细胞白血病（M7）很难有效治疗。

细胞遗传学：儿童白血病细胞中 15 号和 17 号、8 号和 21 号的染色体易位（在大多数 APL），或 16 号染色体反转（重排）时，治愈的概率更大。儿童白血病细胞有单倍体 7 号染色体缺陷的，预后较差。单倍体 7 号意味着白血病细胞已经失去了一个 7 号染色体。

形态：AML 细胞的形态影响患者的预后。奥氏小体是一种棒状或针状颗粒，可以在一些患者的 AML 细胞中发现。它们大多见于 M2 期和 M3 期 AML 类型的细胞中，通常预后良好。

骨髓增生异常综合征或继发性 AML：先患上骨髓增生异常综合征，或因为治疗其他癌症导致的白血病患者，往往预后不好。

对治疗的反应：比起那些需要更长的时间来回应或不回应治疗的患儿，对治疗反应迅速的患儿（只需要一个化疗周期便达到缓解），更容易被治愈，

6. 急性白血病治疗后的状态

ALL 或 AML 对初始诱导治疗的反应会影响长期预后。缓解（完全缓解）通常定义为，在 4~6 周的诱导治疗后没有发现白血病的证据。这意味着骨髓中包含着少于 5% 的原始细胞，血液细胞计数在正常范围内，而且没有任何疾病的迹象或症状。分子完全缓解，是指即使通过非常敏感的实验室测试（如 PCR），也没有发现在骨髓中存在白血病细胞的证据。即使白血病在缓解期，也不是意味着疾病已被治愈。

微小残留病（MRD）是一个医学术语，指的是在治疗后，通过使用标准实验室测试（如在显微镜下查看）不会在骨髓中发现白血病细胞，但它们仍然可以在更灵敏的测试中检测出（如流式细胞术或 PCR）。MRD 是否检出取决于白血病的类型以及其他因素具体情况。一般情况下，儿童在诱导化学疗法期间或之后检出 MRD，白血病复发可能更高，并可能需要接受更密集的治疗。发现多 MRD 的比少 MRD 的患儿复发风险更高。

活动性疾病指的是发现白血病在治疗过程中仍然存在，或治疗后疾病复发。对于患儿而言，复发条件必须是 5% 以上的骨髓细胞由原始细胞组成。

七、存活率统计

医生经常用存活率来作为一种标准方式讨论个人的预后。有些家长可能想知道有类似情况的儿童的统计数字，尽管有人不会发现那些数字很有帮助，甚至有人可能不想知道那些数据。

5 年生存率是指在癌症确诊后，存活了至少 5 年的患儿的百分比。患上急性白血病的儿童在 5 年内没有发生其他疾病的情况，很可能已成功治愈。因为这些癌症在过了这段时间后复发几率罕见。目前的 5 年生存率的数据来自于确诊为白血病，并接受超过 5 年治疗的儿童。治疗方法的改进可能会给近期确诊白血病的

儿童带来一个更有利的预后。

儿童 ALL 的 5 年生存率随着时间推移大大增加，现在超过 85%。

儿童 AML 的 5 年生存率也随着时间推移增加，为 60%~70% 的范围内。然而，生存率的高低取决于 AML 的亚型。例如，大多数的研究表明，现在急性早幼粒细胞白血病（APL，AML 的一种亚型）的治愈率高于 80%，但其他 AML 亚型生存率较低。

不太常见的儿童白血病类型的准确生存率很难找到。幼年型粒 - 单核细胞白血病（JMML）的 5 年生存率为 50% 左右。

慢性白血病由于在儿童中少见，所以 5 年生存率资料不太有用。有些患儿虽然没有治愈，但可以存活很长一段时间。过去曾报道慢性粒细胞性白血病（CML）的 5 年生存率为 60%~80% 的范围内。随着近几年更新更有效的慢性粒细胞白血病治疗药物的应用，生存率可能会更高，尽管这些新药使用时间并不长。

存活率往往是基于以前大量患病儿童的治疗结果，但数据不能预测任何个体的患儿会发生什么情况。了解白血病的类型对估计儿童的治疗前景很重要。但是许多其他因素，包括儿童的年龄和白血病的特征，也会影响治疗前景。

八、治疗方法

1. 治疗决定

在美国，有专门为儿童和青少年儿童治疗癌症的医疗中心，协同儿童的保健医生通力解决白血病儿童和青少年以及他们家庭的特殊需要。这些医疗中心治疗的优势是提供专业医疗团队，有了解成人和儿童之间癌症差异，以及年轻癌症患者独特需求的专家。

对于儿童白血病，这支医疗团队中儿科肿瘤学家通常领导医生使用化疗等药物来治疗儿童癌症。许多其他的专家，包括护师、护士、心理学家、社会工作者、康复专家和其他健康专业人员也会参与患儿的护理和治疗。

在患儿确诊白血病和分型后，患儿的癌症治疗团队将与家长一起讨论治疗方案。决定治疗方案最重要的因素是白血病的类型，但其他因素也应考虑。

儿童白血病的主要治疗方法是化疗。其他治疗，如外科手术和放疗用于特殊情况。

儿童急性白血病（淋巴细胞和骨髓）的治疗非常密集，并且要在专门治疗少年癌症的医疗中心接受治疗。医生应该确保患儿接受的治疗反映儿童的危险分组

（基于预后因素）。患儿的治疗方案是根据美国国家癌症研究所或合作研究组的协议或指导，确保患儿接受最新的先进的治疗方案。

同样重要的是，家长要向癌症治疗团队咨询，关于制定的治疗方案可能会给患儿带来的任何不良反应。他们可以告诉家长一些常见的不良反应，以及持续时间和严重程度。许多父母发现用一个记事本或者录音机来记录医生对患儿白血病的讨论非常有帮助。父母记得告诉医生给患儿服用过的任何药物，如草药或其他替代药物，让医生判断是否可能会影响标准治疗方法。

2. 立即治疗

有些儿童在他们被确诊为白血病时，病情就已经非常危重。例如：

◇ 正常白细胞的短缺，可能会导致非常严重的感染。

◇ 血小板或血液中的凝血因子含量少，可能导致严重出血。

◇ 没有足够数量的红细胞，会降低身体各组织的含氧量，对心脏产生巨大压力。

这些问题必须在治疗白血病前解决。抗生素、血液生长因子、血小板和红细胞等输入治疗有助于防止以上情况出现。

3. 手术治疗

手术在治疗儿童白血病的作用非常有限。因为白血病细胞会扩散到骨髓中，并通过血液到达许多其他器官，不可能通过手术治愈这种类型的癌症。即使在诊断方面，除了可能的淋巴结活检，手术很少有任何作用，骨髓抽吸活检通常就可以判断白血病。

通常在化疗前开始，需要手术插入一根中央静脉导管或静脉接入装置（VAD）到大血管中。管末端置于胸部或上臂皮下。VAD用于治疗过程中通过静脉输注药物，如化疗药物和采血。放置后不再拔除。可降低治疗过程中扎针的次数。对于患儿父母来说，重要的是学习如何护理导管，防止它被感染。

患白血病的男孩如果在睾丸复发，可能需要手术切除睾丸，然后再用化疗治疗。

4. 放疗

放疗有时用于预防或治疗白血病向大脑或睾丸转移。

放疗也用于治疗肿瘤压迫气管的情况（很少）。但往往用化疗代替放疗，因为化疗可以更快速起效。

在骨髓或周边血干细胞移植之前，全身放疗往往是治疗的重要组成部分。常用体外放疗的方法。

短期放射治疗的不良反应取决于放疗瞄准的部位。有可能引起治疗部位的皮肤发生像被太阳灼伤或有毛发掉落的变化。腹部的辐射有时可引起恶心、呕吐，或腹泻的感觉。对于针对大量的身体部位的辐射，不良反应可能包括疲劳和增加感染风险。也有较长期的不良反应的可能，会在章节《儿童白血病的治疗后的情况》中有所描述。

5. 化疗

化疗治疗是用口服、静脉注射、肌内注射、脑脊液（CSF）穿刺的方法将抗癌药物注入血液。除了脑脊液，这些药物进入血液后到达身体的各个部位，化疗可用于治疗如白血病等癌症。

白血病的治疗中联合使用几种抗癌药物。医生使用周期性化疗的方法，治疗一段时间休息一段时间。一般情况下，化疗治疗急性髓系白血病（AML）会使用短时高剂量的化疗。急性淋巴细胞白血病（ALL）的化疗治疗是较长时间（通常为 2~3 年）低剂量的化疗药物。

一些常用于治疗儿童白血病的药物包括：

◇ Vincristine （Oncovin，长春新碱）

◇ Daunorubicin, daunomycin （Cerubidine，柔红霉素）

◇ Doxorubicin （Adriamycin，多柔比星，阿霉素）

◇ Cytarabine, cytosine arabinoside，ara-C （Cytosar，阿糖胞苷，Cytosar）

◇ L-asparaginase （Elspar），PEG-L-asparaginase （pegaspargase, Oncaspar）（Elspar，L-门冬酰胺酶，PEG-L-门冬酰胺酶）

◇ Etoposide （VePesid, others，依托泊苷）

◇ Teniposide （Vumon，替尼泊苷）

◇ 6-mercaptopurine （Purinethol，6-巯基嘌呤）

◇ 6-thioguanine （6-硫鸟嘌呤）

◇ Methotrexate （甲氨蝶呤）

◇ Mitoxantrone （米托蒽醌）

◇ Cyclophosphamide （Cytoxan，环磷酰胺）

◇ Prednisone （numerous brand names，泼尼松）

◇ Dexamethasone （Decadron, others，地塞米松，Decadron，其他）

在治疗过程不同的时间内，儿童可能会使用到这些药物，但没必要使用以上的全部。

化疗药物攻击迅速分裂的细胞。因此，体内快速分裂的其他细胞也会受到影响。化疗的不良反应取决于使用药物的类型和剂量，以及所用时长。这些不良反应包括：脱发、口生疮、食欲缺乏、腹泻、恶心和呕吐、感染的风险增加（因为白细胞计数低）、易淤伤和出血（低血小板计数）、疲劳（低红细胞计数）等。

血细胞计数问题往往首先会由白血病本身引起。它们会在第一期化疗治疗结束后进一步恶化，随后情况可能会改善，因为正常细胞恢复，白血病细胞都被消灭。

化疗的不良反应通常是短期的，治疗结束后便会消失。有些药物可以和化疗一起使用，以防止或减少恶心呕吐现象。其他药物如生长因子可用来防止血细胞计数过高。

肿瘤溶解综合征是化疗的另一种可能的不良反应。在治疗前，患者体内有大量白细胞。当化疗药物杀死这些癌细胞时，它们会破裂并释放活性到血液中，肾脏不能够一次处理掉所有这些物质，所以给肾脏带来负担。某些矿物质过量也可能影响心脏和神经系统。因此，为确保患儿治疗过程中不出现这些情况，可在治疗中补充大量的液体和有关药物，如 bicarbonate（碳酸氢钠）、allopurinol（别嘌醇）和 rasburicase（拉布立酶），可以快速清除这些物质。

某些化疗药物的不良反应没有在上面列出。家长可以询问医生或护士，患儿可能会出现哪些特殊的不良反应，能做什么来减少这些不良反应。化疗大脑和脊髓周围的脑脊液（CSF）也会带来不良反应，如化疗引起思维混乱，甚至会引起部分患儿的癫痫症状。化疗也会有些长期的不良反应，但这些都不常见。

6. 靶向治疗

近年来，针对特定部分的癌细胞，科研人员已开发出些新的药物。这些靶向治疗药物与标准化疗药物作用原理不同，不良反应也不相同，不良反应不严重。其中有些药物对某些儿童白血病有效。

药物如 imatinib（Gleeve，伊马替尼，格列卫）和 dasatinib（Sprycel，达沙替尼），专门攻击有费城染色体的细胞（22 号染色体缩短，由于与 9 号染色体发生易位）。几乎所有患上慢性粒细胞白血病（CML）的儿童，其白血病细胞中都有这种不正常的染色体。这些药物可在长时间内十分有效地控制大多数这种白血病的病情。但目前尚不清楚是否这种药物可以帮助治愈慢性粒细胞白血病。

小部分患有急性淋巴细胞白血病（ALL）的儿童，癌细胞中也存在费城染色体。有研究正在尝试结合化疗和这些药物，以获得更好的治疗结果。早期结果证明这样的研究非常有前景。该类药物剂型为片剂，服用方式为每日口服。可能的不良反应包括腹泻、恶心、肌肉疼痛、乏力、皮疹，通常较温和。另一个常见不良反应为眼睛周围或手、或脚的肿胀。有研究表明，可能是药物对心脏的影响导致水肿。其他可能的不良反应包括在治疗初期红细胞和血小板计数低。这些药物可能也会减慢儿童的成长，特别是对青春期之前的患儿。

7. 高剂量的化疗和干细胞移植

干细胞移植（SCT）用于通过标准治疗甚至密集化疗，治愈率很低的患儿。SCT 中，医生甚至会使用更高剂量的化疗。但这不是能轻易忍受的治疗过程。

大剂量化疗会摧毁骨髓，可能导致低血细胞数，从而引发危及生命的感染、出血和其他问题。干细胞移植（SCT）时，医生会使用高剂量的化疗，有时也会增加放疗。治疗后，患儿需要接受造血干细胞移植来恢复正常的骨髓。

用于移植的造血干细胞能从血液中得到，称为外周造血干细胞移植（PSSCT）或脐带血移植手术。也可从骨髓中获得，称为骨髓移植 BMT。过去常用骨髓移植，现在基本上都被外周造血干细胞移植和脐带血造血干细胞移植代替。

（1）移植的类型

移植有两类：异体和自体干细胞移植。不同之处在于造血干细胞的来源。

异体造血干细胞移植：造血干细胞由另外一个人捐赠，也称为所谓的异基因移植，意味着细胞来自他人。异基因干细胞移植适用于儿童白血病移植。

捐赠者的组织类型（也称为 HLA 类型）应该与患者的组织类型几乎相同，从而可防止移植可能带来的严重问题。组织类型是根据体内细胞表面上的某些物质来区别。这些物质可以诱导免疫系统对细胞进行反应。因此，捐赠者和接受者之间的组织"匹配"度越高，移植的细胞会继续造血工作并开始形成新的血细胞的机会越大。

捐赠者通常是患儿的兄弟姐妹，他们可能有相同的组织类型。在极少数情况下，也可以来自一个 HLA 匹配，但无血缘关系的捐赠者捐献造血干细胞。有时会使用脐带血干细胞。这些干细胞来自脐带和胎盘，在婴儿出生后脐带被切断时获取。这些血液中含有丰富的干细胞。干细胞会被冻结和存储起来，直到需要移植的时候取出。

自体干细胞移植：在自体移植中，从患者自身的骨髓中取骨髓干细胞或血液中取外周血造血干细胞（PBSCs），获取造血干细胞。它们都会被冷冻保存起来，在儿童接受高剂量化疗和（或）放疗后，准备用来进行移植的干细胞样品经过清除其中的白血病细胞后，把干细胞重新输入患儿体内。

这种类型的移植不常用于儿童白血病，因为白血病在治疗后复发概率大于异体移植手术。导致这种结果的原因主要有两个，一是白血病细胞可能存在患儿的血液和骨髓中，所以有将这些癌细胞送回体内的危险。虽然清除可以降低此风险，但它可能不会完全消除白血病细胞。二是异体移植也可能比自体移植更有效，因为移植物有抗白血病效应。当捐助者的免疫细胞作为移植的一部分输入患儿体内时，它们可以识别任何剩余的白血病细胞，并确认为外来入侵，攻击它们。这种现象不会发生在自体干细胞移植中。

（2）干细胞移植（SCT）适用范围

SCT 可能用于对初始治疗反应不佳或缓解后又在早期复发的 ALL 白血病患儿。目前还不太清楚是否 SCT 可用于在初始化疗后超过 6 个月又复发的 ALL，这些患儿再进行一次标准化疗后，反应良好。SCT 也可用于那些不常见类型的 ALL 患儿的治疗，也可用于有费城染色体（9 号和 22 号染色体之间易位）的白血病患儿。另外还可用于对初步治疗没有反应的 T 细胞型 ALL 患儿。

因为 AML 白血病复发概率比 ALL 高，如果患儿的兄弟姐妹有同一类型组织，可以捐出干细胞进行移植。在他们的病情已经进入缓解期后，许多医生会建议给 AML 患儿使用 SCT。特别是那些非常高复发风险的患儿，如 AML 亚型或细胞内的染色体发生某些变化。关于 AML 的患儿是否需要强化治疗还有些争议。但 AML 的细胞遗传学特征可以帮助医生确定，哪些儿童需要马上进行 SCT，哪些儿童只需要单使用化疗治疗。如果 AML 患儿在第一轮标准治疗后，白血病复发，只要儿童进入缓解期，大多数医生会建议尽快进行 SCT。

重要的是要在白血病进入缓解期后，再进行干细胞移植手术。否则白血病还有可能复发。

SCT 也可用于治愈一些不常见类型的儿童白血病，如幼年型粒单核细胞白血病（JMML）和慢性粒细胞白血病。慢性粒细胞白血病的患儿，可能会先使用新的靶向治疗。这些药物在长时间内都是非常有效的，但它们不会治愈慢性粒细胞白血病，所以仍然需要在某一时间点接受移植。

（3）如何进行干细胞移植（SCT）

通常情况下，在治疗开始的前一天，将要接受干细胞移植的儿童送入医院的干细胞移植病房。他们将在医院呆到化疗和干细胞移植结束，直到干细胞已经开始再次产生新的血细胞。

从患者或捐赠者那里采集的干细胞会被小心冷冻和储存。然后患儿接受高剂量的化疗，有时会对整个身体进行放疗。放疗时，用辐射屏蔽设备保护患儿的肺、心和肾，避免放疗损害。这些治疗都是为了摧毁所有剩余的白血病细胞。但也会杀死在骨髓中的正常细胞。

结束高剂量治疗后，冷冻的干细胞会被解冻，然后输入到患儿体内。干细胞会在接下来的几天里融入儿童的骨髓，并在那里开始成长，产生新的血细胞。

通常在几周后，干细胞会被完全注入骨髓，开始产生新的白细胞，随后会有新的血小板和新的红细胞生成。在此期间，患儿仍处在非常危险的时期，因为白细胞数量少，因此严重感染的风险高。血小板少，容易导致出血。在这段时间内，仍需要输注血液和血小板，以及静脉使用抗生素预防或治疗感染，控制出血问题。

由于治疗后严重感染的风险高，患者通常需要住院接受隔离，防止接触病菌，直到白细胞计数，也称为中性粒细胞绝对计数或 ANC 上升到 500 以上。患儿只有在他们的 ANC 接近 1000 时才可以离开医院。

血小板计数需要较长时间才能达到安全水平，患儿可能需要到门诊定期接受血小板输注，他们可能需要定期门诊检查持续约 6 个月。之后的检查时间由专业的医生持续观察。

干细胞移植是一个复杂的过程，其不良反应可能危及生命。在美国，如果医生认为患儿可能会受益于移植手术，建议最好去全国公认的癌症中心接受手术，因为那里的工作人员对移植程序和管理康复治疗都非常有经验。

干细胞移植往往需要很长时间的住院，费用昂贵，通常超过 10 万美元。

（4）干细胞移植（SCT）可能出现的不良反应

SCT 可能出现的不良反应分为短期和长期两种。

短期不良反应

早期的并发症和不良反应与高剂量化疗的不良反应基本一致，可能更严重。它们是由骨髓损害和其他快速分裂的身体组织引起的。包括：低血细胞计数（疲劳，感染和增加出血风险）、恶心和呕吐、食欲缺乏、口生疮、腹泻、脱发。

其中最常见和最严重的短期影响是增加严重感染的风险。可尽量使用抗生素避免感染。其他不良反应如低红细胞和低血小板数，可能需要输血治疗。

长期不良反应

有些并发症和不良反应可以持续很长一段时间，或在移植后的几个月或几年才发生。这些包括：

◇ 移植物抗宿主病（GVHD），它可以发生在异体（捐赠）移植中。

◇ 放疗对肺部的损害

◇ 甲状腺或其他生成激素的腺体的问题

◇ 生育问题

◇ 骨骼损伤或骨骼生长问题

◇ 几年后其他癌症（包括白血病）的发生

移植物抗宿主病是一种发生于同种异体干细胞移植最严重的并发症。这种情况发生时，捐赠者的免疫系统细胞攻击患者的皮肤、肝脏和消化道组织。

最常见的受影响的部位有皮肤、肝脏和消化道。但其他区域可能也会受到影响。GVHD 根据移植后出现的快慢常分为急性或慢性。严重时，移植物抗宿主病会危及生命。使用削弱免疫系统的药物也常作为移植的一部分用来预防 GVHD，虽然它们本身可能也有不良反应。

移植物抗宿主病最常见的症状是严重皮疹和严重腹泻。如果肝脏受影响，可能会导致黄疸（皮肤和眼睛发黄），甚至肝功能衰竭。移植物抗宿主病还可导致肺损伤，出现呼吸困难。患者会感到虚弱、容易疲倦，并伴有恶心、口干和肌肉酸痛的感觉。

移植物抗宿主病有利的一方面是可诱发移植物抗白血病活动。任何剩余的白血病细胞可能在化疗和放疗后，被捐赠者的免疫细胞杀死。

在移植前务必向医生详细了解可能的长期不良反应。

8. 临床试验

自从患儿被确诊为白血病后，家长可能不得不作出很多决定。最重要的决定之一是选择最适合儿童的治疗方案。在美国有开展临床试验。临床试验是被谨慎控制的学习型研究，他们的患者自愿充当被研究者。他们仔细研究来寻找有希望的新的治疗方法或手术。如果你想让孩子参加临床试验，先咨询医生所在的诊所或医院，是否在进行临床试验。

9. 补充和替代疗法

当儿童身患白血病时，家长很想听到一些医生没有提到过的治疗癌症以及缓解症状的方法。朋友和家人们会到互联网组和各个网页上去找各种方法，这些方法中有些可能对患者有帮助，比如维生素、草药、特殊饮食、针刺、按摩等。

补充疗法指的是和常规医疗一起使用的治疗方法，而替代疗法可用来代替医生的治疗。

补充疗法包括：通过冥想来减轻压力，运用针灸帮助缓解疼痛，饮用薄荷茶来减轻恶心感等。这些辅助治疗方法通常不是用来治疗癌症的，但可以帮助你感觉更好。已知有一些补充疗法确实有用，有一些方法的功效还没有经过测试，有些则已经被证明没有用，甚至还有些方法被发现对人有害。

替代疗法可能会用来治疗癌症，但这些疗法还没有经过临床试验证明是安全和有效的。这些方法中的一些可能会造成危险，甚至威胁到生命。但在大多数情况下，最大的危险是，孩子可能失去得到正规医疗帮助的机会，延误或中断正规治疗，会给癌细胞提供生长时间，降低治疗产生效果的可能性。

如何去治疗或控制癌症，这永远是家长要作出的决定。如果你想使用非常规的治疗，首先要了解所有你可以使用的方法，然后就这些方法和你孩子的医生交谈。有了较多的信息和儿童医疗团队的支持，你也许可以安全使用这些方法来帮助你，同时避免那些可能有的伤害。

10. 选择治疗方案

（1）儿童急性淋巴细胞白血病的治疗

主要用于治疗儿童急性淋巴细胞白血病（ALL）的是化疗，通常分为 3 个阶段：

◇ 诱导

◇ 巩固

◇ 维持

确诊白血病时，患儿体内通常大约有 100 亿个白血病细胞。在 1 个月内杀死 99.9% 的白血病细胞的诱导治疗足以达到缓解。但仍有约 100 万个白血病细胞留在身体内，也最终必须要被摧毁。长达 1~2 个月的合并密集治疗和约 2 年化疗维持有助于摧毁剩余的癌细胞。

如前所述，ALL 患儿一般分为标危、高危或极高危组，以确保正确分类和使用适当剂量的药物。根据风险分组，治疗强度可能更密集或更疏松。

诱导

诱导化疗的目标是实现缓解。意味着白血病细胞不会在骨髓样本中出现、正常骨髓细胞恢复、血细胞计数趋于正常。缓解不一定是治愈。

有超过 95% 以上的 ALL 患儿经过 1 个月的治疗后进入缓解期。这第一个月的治疗相当密集，需要经常看医生。在这段时间内，患儿可能会住在医院里，预防和控制严重的感染或其他并发症。重要的是服用一切处方药。有时并发症可以严重到危及生命，但支持治疗（护理、营养、抗生素、需要时补充红细胞和血小板）的开展，使近年来这些情况逐渐减少。

标准风险的 ALL 患儿常在第一个月需接受 3 种药物治疗，包括 L - 天冬酰胺酶、长春新碱和类固醇的化疗药物（通常用地塞米松）。第四种药物是蒽环类（柔红霉素最常用），常被加入高风险儿童药物的名单。其他可能在早期使用的药物有：氨甲蝶呤和 6 - 巯基嘌呤。

鞘内注射化疗：所有患儿都需要接受脑脊液（CSF）化疗，杀死任何可能已经扩散到大脑和脊髓的白血病细胞，这种治疗方法被称为鞘内注射化疗。该治疗是通过腰椎穿刺进行的。一般来说，第一个月会需要进行两次，如果白血症属于高危组，则需要增加次数。随后的 1 个月或 2 个月内进行 4~6 次。后期的巩固和维持治疗过程中逐渐减少次数。通常情况下，鞘内化疗的药物是甲氨蝶呤，有可能再加氢化可的松（类固醇）和阿糖胞苷（ARA-C)，尤其是针对那些高危组儿童。

伴随鞘内注射化疗，一些高危组患儿（如 T 细胞 ALL 患儿）和那些在 CSF 中发现大量白血病细胞的患儿，在确诊白血病后，可同时增加大脑放疗治疗。这在过去很常见。但最近的研究发现，只要给患儿足够的更多的密集化疗，许多甚至是高危 ALL 儿童可能并不需要进行放疗。医生尽量避免对大脑进行放疗，尤其是对幼儿，因为不管如何维持低剂量，它都可能会导致思维和生长发育的问题。

鞘内注射化疗在治疗期间可能的不良反应是癫痫，小部分患儿可能发生。发生癫痫的患儿需要用药物进行防治。

巩固

诱导后进行巩固治疗。巩固阶段的化疗通常更为强烈，会持续 1~2 个月。此阶段会降低体内白血病细胞的数量，防止剩余的白血病细胞产生抗药性，需将化疗药物会联合使用。继续进行鞘内注射治疗。

标危组的 ALL 儿童常用的治疗药物有：甲氨蝶呤、6- 巯基嘌呤或 6- 硫代鸟嘌呤。但是各个癌症中心的治疗方案可能会有所不同。最常用的化疗药物是长春新碱、L- 天冬酰胺酶或泼尼松。

高危组的患儿常用更密集的化疗。更多的治疗药物有 L- 天冬酰胺酶、多柔比星（阿霉素）、依托泊苷、环磷酰胺、阿糖胞苷，用地塞米松取代泼尼松。可能还会使用同样的药物进行第二轮密集化疗。

有些患儿，如费城染色体阳性 ALL 的患儿，可能受益于靶向治疗的药物如伊马替尼（格列卫），或在此时进行干细胞移植。

维持

如果白血病在诱导和巩固后仍然加剧，则需要进入维持期。此时大部分治疗计划使用的药物是甲氨蝶呤和 6- 巯基嘌呤，常伴随着长春新碱（静脉给药）和类固醇（泼尼松和地塞米松）。后 2 种药物每 4~8 周使用一个短周期。根据不同的 ALL 分型和复发风险，可能会增加其他药物。

在最初几个月的维持时间内，大部分的治疗方法包括 1 或 2 个与初始诱导治疗方法类似，重复加强治疗。这 4 周的强化治疗称为重新诱导或延迟巩固。

一些高危组的白血病患儿可接受更密集的维持化疗和鞘内注射治疗。

总治疗时间包括诱导、巩固和维持治疗，计划需要 2~3 年。因为男孩比女孩更高的复发风险，因此，许多医生会给他们多几个月的治疗。

残留病

如果白血病通过诱导和巩固治疗没有加剧，则可能会改变治疗计划。医生在治疗开始后很快就可能检查儿童的骨髓，看白血病是否好转。白血病细胞是否不在骨髓中，如果不是，治疗要更密集或者延长。如果标准的实验室测试白血病似乎已经消失，医生可能会做更灵敏的测试，以寻找可能保持不变的小数目的白血病细胞。如果发现有异常，则可能再次密集或延长化疗。

ALL 复发

如果治疗期间或之后 ALL 复发，有时患儿可能需再次化疗。大部分的治疗方案取决于对白血病首次治疗后多长时间复发。如果复发的时间间隔长，可能相同的药物仍有效。因此，尝试第二次缓解，使用相同或相似的治疗。如果时间间隔更短，可能需要与其他药物联合进行攻击性化疗。

最常用的药物是：蒽环类（多柔比星、柔红霉素、米托蒽醌）、环磷酰胺、阿糖胞苷（ARA-C）和鬼臼噻吩（依托泊苷，替尼泊苷）。也会对患儿使用类固醇类药物（口服泼尼松或地塞米松）。

对于那些 6 个月内白血病复发的患儿，将会使用鞘内注射化疗；对 T 细胞 ALL 复发患儿会考虑使用干细胞移植，尤其是兄弟姐妹中有良好的组织相容性类型的患儿。干细胞移植也考虑用于第二轮化疗后再次复发的患儿。

有些儿童会发生髓外复发，意味着在身体其他部位发现白血病细胞，如脊髓液或睾丸，但未在骨髓中检测到。癌变蔓延到脊髓液的儿童，除了应用如上所述的密集化疗外，可能需要接受更高强度的鞘内化疗。有时会对大脑和脊髓进行放疗，前提是之前没有进行过该区域的放疗。在睾丸处复发的男孩可能使用针对睾丸区域的放疗，有时可能需要手术切除受影响的睾丸。

费城染色体型 ALL

对于某些 ALL 类型的患儿，如携带费城染色体或其他高风险遗传变化的类型，使用标准化疗（如上文所述）可能不太有效。如果诱导治疗后病情得到缓解，并且有适合的干细胞捐赠，会建议使用干细胞移植治疗。

新的靶向治疗药物，如 imatinib（伊马替尼，格列卫）和 dasatinib（达沙替尼，Sprycel），专门用于杀死含有费城染色体的白血病细胞。这些药物的剂型为片剂，服用方式为口服，不良反应不太明显。有研究正在尝试证明在化疗中介入这些靶向药物可以帮助改善预后。早期的研究结果证明到目前为止效果不错。

（2）儿童急性粒细胞性白血病

多数急性髓系白血病（AML）患儿的治疗分为 2 个化疗阶段：诱导阶段和巩

固阶段。

与 ALL 的治疗相比，AML 的治疗一般采用较高剂量的化疗，并在更短的时间内完成。由于治疗的强度和严重的并发症风险大，AML 患儿应该在癌症中心或有处理这种疾病经验的医院就诊。对于 M3 亚型（急性早幼粒细胞白血病或 APL）的治疗稍有不同，分开讨论。

诱导

AML 治疗会使用与 ALL 治疗不同的药物组合。最经常使用的药物有：daunorubicin（道诺霉素，柔红霉素）、cytarabine（阿糖胞苷，ara-C 阿糖胞苷），连续服用几天。治疗计划会在 10 天或 2 周内重复使用，取决于医生要采用的治疗强度。治疗间隙较短,能更有效地杀死白血病细胞,但会导致更严重的不良反应。

如果医生认为白血病对两种药物的单独使用没有反应，他们可能会加入 etoposide 鬼臼乙叉苷，或 6- 硫鸟嘌呤。用于治疗白血病细胞数量非常高或有一定的染色体异常的患儿。重复使用这些药物进行后面的疗程治疗，直到患儿骨髓中没有发现更多的白血病细胞。一般需要 2~3 个疗程。

防止中枢神经复发：在大多数情况下，鞘内化疗也用于防止大脑或脊髓处白血病的复发。大脑处的放疗不经常使用。AML 儿童在大脑或脊髓复发的风险低于 ALL 患儿。

巩固

85%~90% 的 AML 儿童在诱导治疗后会进入缓解期，通过标准的实验室检测没有白血病迹象，但它不一定意味着已经治愈白血病。

巩固治疗在诱导期后开始，目的是为了通过更密集的治疗，杀死所有剩余的白血病细胞。

如果患儿有兄弟姐妹可作为很好的干细胞捐赠者，在患儿白血病缓解后，常推荐使用干细胞移植，特别针对有一些较差预后因素的 AML 患儿。大多数研究都发现与单纯化疗相比，干细胞移植可提高患儿长期生存的概率，但它也可能引起更严重的并发症。对于那些具有良好的预后因素的儿童而言，医生可能建议只接受高剂量的化疗，若 AML 复发，再考虑使用干细胞移植。

对于大多数没有好的干细胞捐赠的患儿而言，巩固期使用高剂量的化疗药物如阿糖胞苷（Ara-C），也可加入柔红霉素。它通常需要服用至少几个月。

巩固期内鞘内化疗每 1~2 个月一次。

除了那些带有 APL 的患儿，AML 的患儿没有必要接受维持化疗。对 AML 治疗的一个重要组成部分是支持治疗，包括适当的护理、营养补充、输注抗生素和输血。ALL 通常需要大强度治疗，会破坏大部分的骨髓，造成严重的血细胞不足，可能导致严重的并发症。如果没有抗感染的抗生素治疗或输血支持，不可能到达目前的高缓解率。

AML 难治性或复发

低于 15% 的儿童患有难治性白血病。这类白血病对初始治疗不响应，往往难以治愈。医生可能会建议进行干细胞移植。

一般来说，治疗后复发的 AML 患儿预后略好于从来没有缓解的患儿。但这取决于初步缓解的时间长短。有一半以上复发的患儿，可以通过第二个诱导化疗实现缓解。如果第一次缓解持续了至少一年，那么患儿获得第二次缓解的机会更大。但如果有干细胞移植，长期的第二次缓解可能性小。许多不同的标准化疗药物组合会用于这些情况。

大多数白血病复发的儿童，都可以接受临床试验，尝试新的治疗方案，希望可以达到某种程度的缓解，继而考虑干细胞移植。有些医生可能会建议，即使没有达到缓解也进行干细胞移植，有时也会成功治愈白血病。

（3）儿童急性早幼粒细胞白血病（APL）

M3 型 AML 白血病也称为急性早幼粒细胞白血病（APL），它的治疗方法和一般的 AML 不同。这类白血病通常对治疗反应良好。

诱导

许多确诊 APL 的患儿都存在凝血问题，这可能会在早期治疗阶段发生严重的问题。因此，必须慎重对待 APL 患儿。为预防或治疗这种凝血问题，需要经常使用一种抗凝血剂（血液稀释剂）。

化疗中，APL 患儿会接受一种非化疗药物。这种药物类似于维生素 A，叫做全反式维 A 酸（ATRA）。单独使用全反式维 A 酸往往就可以诱导缓解，但将它与化疗相结合（柔红霉素和阿糖胞苷）会有更好的长期结果。APL 很少扩散到大脑或脊髓，所以不需要进行鞘内化疗。

跟化疗药物可能出现的不良反应一样，全反式维 A 酸也会引起称为维 A 酸综合征的问题。其不良反应主要是肺部积水引起的呼吸困难、血压偏低、肾脏损害和身体其他部位严重的体液堆积。解决办法是停止全反式维 A 酸治疗一段时间，同时使用类固醇药物，如地塞米松等。

巩固

与诱导相似，使用全反式维 A 酸和化疗（通常是道诺红菌素）。由于这种治疗方法的成功，只要白血病一直停留在缓解阶段，就不建议进行干细胞移植。

维持

APL 的儿童可能会接受全反式维 A 酸（常同时使用化疗药物甲氨蝶呤和 6-巯基嘌呤）的维持治疗，时长大约为一年。

APL 复发

如果 APL 白血病患儿在治疗后复发，大多数患儿可以进入第二个缓解阶段。此时使用 arsenic trioxide（三氧化二砷）效果会非常好，其不良反应是导致心律不齐。使用这种药物的患儿，需要密切观察他们血液中的矿物质水平。另外的选择方案是，全反式维 A 酸联合化疗。在第二次缓解后，医生会考虑使用干细胞移植。

（4）儿童幼年型粒 - 单核细胞白血病（JMML）

JMML 相当罕见，所以一直努力研究，目前还没有治疗这种白血病的标准化疗方案。异基因造血干细胞移植是首选治疗方案。它最大可能地提供了治愈 JMML 的方法。大约有一半的儿童在接受干细胞移植后几年内都不会发现白血病细胞。有时，即使白血病复发，第二次干细胞移植也会有效。

对于那些无法进行干细胞移植手术的儿童来说，因为很难使用目前的化疗药物对 JMML 进行治疗，所以参与临床试验，尝试新的药物可能是个好的选择。

（5）儿童慢性粒细胞白血病（CML）

这类白血病在儿童中罕见，但它有时确实会发生。儿童的治疗方案与成人相似。

靶向治疗药物，如伊马替尼和达沙替尼，会攻击带有费城染色体的细胞。这也是慢性粒细胞白血病关键的异常基因。因此这些靶向药物在控制慢性粒细胞白血病方面也非常有效。往往能缓解很长一段时间。这些化疗药物严重的不良反应少。但是这些药物单独使用时必须每天服用，而且似乎不能治愈慢性粒细胞白血病。伊马替尼通常是首选药物，如果它不起作用，或者在服用它一段时间后，药效下降，可以选择另一种药物。如果针对性的药物没有效果，也可选择高剂量的化疗与干细胞移植。医生们正在研究在干细胞移植中加入靶向药物，是否可以提高治愈率。

九、咨询医生时准备的问题

与患儿的癌症治疗团队沟通很重要。他们会回答家长的所有问题。可以考虑向医生询问以下问题：

✧ 我的孩子患上什么样的白血病？

✧ 是否有任何具体的因素可能会影响我孩子的预后情况？

◇ 在决定治疗前，是否还有其他的测试要做？

◇ 我们还需要看其他的医生吗？

◇ 对于治疗这种类型的白血病，您有经验吗？

◇ 我们是否应该考虑第二个意见？

◇ 我们有什么样的治疗选择？

◇ 我们是否应该考虑干细胞移植？什么时候？

◇ 你有什么建议，为什么？

◇ 我们在治疗前应该做些什么准备？

◇ 治疗持续多久？会是什么样的？

◇ 有多少治疗是需要在医院进行的？

◇ 治疗会如何影响我们的日常活动呢？

◇ 你推荐使用的治疗有什么风险和不良反应吗？

◇ 哪些不良反应是治疗后不久开始就出现的，哪些是以后出现的？

◇ 如何治疗是否会影响我孩子的学习、成长和发展的能力呢？

◇ 治疗会影响我孩子未来的生育能力吗？

◇ 治愈白血病的概率多大？

◇ 如果治疗不奏效或白血病复发，我们有哪些选择？

◇ 我们需要什么类型的后续治疗？

除了这些样问题，家长也可以记下自己想问的任何问题。如更多地关于治疗对孩子学习生活影响的问题，治疗费用的问题等。

十、治疗后康复

儿童白血病治疗后，大多数家庭的主要问题是，白血病治疗后的短期和长期的不良反应和对癌症可能复发的担心。

把白血病和治疗抛在脑后，渴望重回不被癌症围绕的生活，当然是可以理解的。但重要的是要意识到后续护理是整个治疗过程中的核心部分，为患儿提供最好的康复和长期生存的机会。

1. 随访检查

治疗后的几年，定期的随访检查是非常重要的。医生会检查白血病可能的迹象，以及短期和长期治疗的不良反应。

常规检查包括仔细的身体检查、实验室检查，有时还有影像学检查。这些检查通常会在治疗后第一年的每个月进行。治疗后至少5年后，逐渐减少检查的次数。大多数患儿至少每年在医生那里做一次全面检查。

如果白血病复发，常发生于患儿正在接受治疗，或者治疗结束后一年左右的时间。如果治疗后2年内没有复发，以后再复发 ALL 或 AML 的情况很少见。

后续随访的好处，是让家长有机会与医生讨论孩子在恢复阶段及之后的问题和疑虑。例如，几乎所有的癌症治疗都会有不良反应。有些人可能会持续几个星期到几个月的时间，但对有些人可以是永久性的。重要的是要向医生随时报告发现的任何新的症状，以便及时治疗。

2. 儿童白血病的治疗后的情感问题

治疗期间和之后情绪都可能会出现问题。影响的因素包括患儿在确诊时的年龄和治疗的作用。

在治疗过程中，家人更着重于如何战胜白血病。但是一旦治疗结束，忧虑情绪可能就出现。其中有些情绪可能持续很长时间，包括：

◇ 面对和处理治疗带来的身体变化

◇ 对白血病复发和新的健康问题的担心

◇ 对白血病和接受治疗的反感情绪

◇ 担心被区别对待，或遭受歧视（朋友、同学、同事、雇主等）

◇ 对以后的生活，如约会、结婚和组建家庭的担心

没有人会选择患上白血病，但对许多儿童白血病幸存者来说，这些经验可以是积极的，有助于建立强大的自我价值。有些幸存者可能有一个很艰难的恢复过程，调整适应后免于癌症困扰后的生活。治疗后有一些焦虑或其他情绪反应，这都是正常的。但过度的担心、情绪低落或烦躁，会影响个人的很多方面。在得到家庭、朋友、其他幸存者、心理健康咨询师和其他人的支持后，很多幸存者都能够胜任之后的工作和生活等各个方面的挑战。

3. 儿童白血病治疗长期影响

由于治疗方面的重大进展，越来越多接受癌症治疗的儿童（包括儿童白血病）能够活到成年。儿童癌症幸存者活得更长，他们的健康问题也因为他们逐渐增长的年龄，在最近几年成为关注的焦点。

正如儿童癌症的治疗需要非常特殊的方法，之后的跟进和对不良反应监测也都有专门给儿童使用的特殊方法。癌症治疗后认真随访检查是非常重要的。

因为癌症治疗后的各种影响，儿童白血病幸存者在某种程度上一直处于危险期。这种危险取决于白血病的类型、所接受的治疗类型、癌症治疗的剂量和接受治疗的年龄。

接受白血病治疗的儿童在以后的生活中，患上其他疾病的风险较高。急性淋巴细胞白血病（ALL）治疗最严重的不良反应是，之后有患上急性髓细胞性白血病（AML）的风险。约有 5% 的接受鬼臼噻吩（依托泊苷、替尼泊苷）或烷化剂（环磷酰胺、苯丁酸氮芥）等化疗药物治疗的患儿会发生。当然，与第二次癌症发生的风险（例如白血病化疗）与危及生命的疾病相比，治疗作用仍然是明显的。

治疗的后期影响，可能还包括某些化疗药物或放疗后带来的心脏或肺部问题。接受治疗的 ALL 患儿有较高的心脏病和中风的危险，所以后续的随访非常重要。ALL 的幸存者也更容易出现超重和高血压的问题，也是导致心脏病和中风的原因。

治疗过程中有对大脑的放疗以及其他类型的化疗，可能会影响有些患儿的学习能力。因此，医生试图尽可能地限制使用会影响大脑的治疗方式（包括放疗）。

儿童白血病幸存者常有情绪或心理问题，可能表现在生活和学业方面。这些都可以通过支持和鼓励对患儿解决。有些癌症的治疗还可能会影响儿童的生长发育，如儿童的身材比常人矮小，尤其是在干细胞移植后。如果需要的话，可以通过使用生长激素进行治疗。

癌症治疗有时会影响儿童白血病幸存者的性发育和生育能力，使用泼尼松和地塞米松，或其他类固醇药物可能导致骨损伤或骨质疏松，可能还有其他化疗带来的并发症。

为了帮助儿童白血病患者提高对后期不良反应的认识，并提高后续治疗的质量，在其之后的整个生命中，儿童肿瘤学组（COG）为童年癌症幸存者研究出了长期随访指导。这些指导可以帮助家长知道应该注意什么、应该进行什么类型的检查，以及如何对后期不良反应进行治疗等。

在美国家长会与儿童的健康护理团队讨论可能出现的长期并发症。这对于确保有针对性地对这些问题进行检查和治疗，都十分重要。可以从医生那里知道有关 COG 幸存者的指导方案。

4. 保持良好的医疗记录

在治疗完成后，家长可能想把所有的癌症经历抛在脑后，但是必须保管好孩子良好的医疗记录。孩子会长大，他会有自己的新医生。孩子能够给新医生提供关于他的癌症的诊断，和治疗的所有具体细节。在治疗后不久开始收集这些资料比在之后让他们到处寻找更容易。

这里有些您孩子的医生应该有的信息，甚至到成年之后。这些包括：

◇ 所有活检或手术病理报告副本

◇ 如果做了手术，手术报告的副本

◇ 如果孩子曾住院，出院小结（患者出院时，医生会准备副本）。

◇ 孩子使用的每次化疗药物或其他药物的剂量名单（某些药物有长期不良反应。可以从小儿肿瘤专家那里得到这些名单，有利于新的保健医生了解情况）。

◇ 如果接受过放疗，放疗的需要剂量和使用部位的总结。

十一、最新进展

科学家们正在研究白血病 DNA 的变化，如何导致骨髓干白血病细胞。了解常发生于白血病的基因的变化（如易位或额外的染色体），人们可以观察这些细胞增长失控和不发育成正常成熟细胞的原因。医生正在寻找并使用这些基因改变，帮助确定患儿的预后和决定他们是否应该得到更多的或较少的强化治疗。

另一进展是，完善高度敏感地检测白血病的血液，或骨髓样本的检查。聚合酶链反应（PCR）检查根据它们的基因易位或重排，可识别数量非常少的白血病细胞。此检查可用于确定白血病细胞是否已被完全销毁，以及是否会再复发。

参考文献

1　Campana D, Pui CH. Childhood leukemia. In：Abeloff MD, Armitage JO, Niederhuber JE. Kastan MB, McKenna WG, eds. Abeloff 's Clinical Oncology. 4th ed. Philadelphia, Pa：Elsevier，2008：2139-2169.

2　Dahl GV, Weinstein HJ. Acute myeloid leukemia in children. In：Hoffman R, Benz EJ, Shattil SJ, Furie B, Cohen HJ, Silberstein LE, McGlave P, eds. Hematology：Basic Principles and Practice. 4th ed. Philadelphia, Pa. Elsevier，2005：1121-1133.

3　Diller L. Adult primary care after childhood acute lymphoblastic leukemia. N Engl J Med，2011，365：1417-1424.

4　Howlader N, Noone AM, Krapcho M, et al (eds). SEER Cancer Statistics Review, 1975-2008.

5　Loh ML. Childhood myelodysplastic syndrome：Focus on the approach to diagnosis and treatment of juvenile myelomonocytic leukemia. Hematology Am Soc Hematol Educ Program，2010，2010：357-362.

6　Margolin JF, Poplack DG. Leukemias and lymphomas of childhood. In：DeVita VT,

Lawrence TS, Rosenberg SA, eds. DeVita, Hellman, and Rosenberg's Cancer: Principles and Practice of Oncology. 8th ed. Philadelphia, Pa: Lippincott Williams & Wilkins, 2008: 2085-2098.

7　Pui CH, Campana D, Pei D, et al. Treating childhood acute lymphoblastic leukemia without cranial irradiation. N Engl J Med, 2009, 360: 2730-2741.

8　Pui C, Reiling MV, Downing JR. Acute lymphoblastic leukemia. New Engl J Med, 2004, 350: 1535-1548.

9　Pui CH, Sandlund JT, Pei D, et al. Improved outcome for children with acute lymphoblastic leukemia: Results of Total Therapy Study XIIIB at St Jude Children's Research Hospital. Blood, 2004, 104: 2690-2696.

10　Schultz KR, Bowman WP, Aledo A, et al. Improved early event-free survival with imatinib in Philadelphia chromosome-positive acute lymphoblastic leukemia: A Children's Oncology Group study. J Clin Oncol, 2009, 27: 5175-5181.

11　Silverman LB, Sallan SE, Cohen HJ. Treatment of childhood acute lymphoblastic leukemia. In: Hoffman R, Benz EJ, Shattil SJ, Furie B, Cohen HJ, Silberstein LE, McGlave P, eds. Hematology: Basic Principles and Practice. 4th ed. Philadelphia, Pa. Elsevier, 2005: 1163-1174.

12　Suttorp M, Millot F. Treatment of pediatric chronic myeloid leukemia in the year 2010: Use of tyrosine kinase inhibitors and stem-cell transplantation. Hematology Am Soc Hematol Educ Program, 2010, 2010: 368-376.

13　Turner MC, Wigle DT, Krewski D. Residential pesticides and childhood leukemia: A systematic review and meta-analysis. Environ Health Perspect, 2010, 118: 33-41.

14　Wigle DT, Turner MC, Krewski D. A systematic review and meta-analysis of childhood leukemia and parental occupational pesticide exposure. Environ Health Perspect, 2009, 117: 1505-1513.

第六章 儿童脑瘤和脊髓肿瘤

发生在儿童的癌症不同于成人。儿童癌症往往是由于细胞中 DNA 变化，这种变化多发生在生命早期，有时甚至在出生前就已经发生，与生活方式或环境风险等因素关系不密切。

一般来说，除开某些例外情况，化疗等治疗对儿童癌症往往有很好的疗效，儿童的身体状况也比成人能更好地接受化疗。但癌症的治疗，如化疗和放疗会导致一些长期的不良反应，所以对癌症幸存的孩子们，在治愈后要小心照顾他们的生活。

儿童肿瘤与成人肿瘤的差别表现在以下四个方面：

首先，来源不同。儿童恶性肿瘤大多往往由于 DNA 发生了变化，源于胚胎中胚层，成年人则多为上皮来源。

第二，受环境因素影响不同。成人癌症发病与生活方式或环境风险因素相关，而儿童癌症则与此相关性不强。

第三，对治疗敏感性不同。虽然由于儿童（特别是低龄儿童）往往不能正确表达疾病引起的不适感觉，肿瘤难以在早期发现；然而从另一角度看，儿童对治疗敏感这一特性使其治疗效果明显好于成年人。

第四，儿童肿瘤治疗的不良反应更大。癌症的治疗（如化疗和放射治疗）有某些长期的不良反应。儿童身体还未完全发育，故在治疗肿瘤的同时还应该注意到儿童生长、发育的特点，尽量保证患儿各器官的正常功能。

美国自 20 世纪 60 年代以来，大多数儿童和青少年癌症患者已经可以在儿科医疗中心接受符合他们情况的治疗。在儿科医疗中心治疗的一个优势是那里有专业的医疗团队，他们了解成人和儿童癌症之间的差异，了解患癌儿童的特殊需要。这个专业的医疗团队通常包括儿科医生、肿瘤科医生、外科医生、放射肿瘤学家、病理学家、小儿肿瘤科护士、执业护士。

这类儿科医疗中心也有心理学家、社会工作者、儿童生活专家、营养学家、康复和物理治疗师和能够支持和知道患病儿童家庭的教育家。在美国，大多数患上癌症的儿童会在儿童肿瘤学组（COG）附属医疗中心接受治疗。所有这类中心都与大学或儿童医院有紧密联系以协助治疗。了解更多关于治疗儿童癌症的信息，比让这方面的专家提出来的治疗方法更重要。

从 20 世纪 60 年代以来，专门为患癌症的儿童和青少年实施医治的治疗机构建立，其中有许多懂得成人、儿童肿瘤之间差异和患癌症儿童独特需求的专家。

一、儿童脑瘤和脊髓瘤介绍

脑瘤和脊髓瘤是大量增殖失控的异常细胞。通常肿瘤被分为良性肿瘤（非癌变）与恶性肿瘤（癌症）两大类。身体其他部位的良性肿瘤不会浸润到邻近组织或扩散到更远的组织，所以几乎不会引起生命危险。恶性肿瘤如此危险的主要原因之一，就在于它们可以扩散到整个身体并破坏正常器官功能。

脑肿瘤很少扩散到身体的其他部位，但其中大部分可以通过大脑和脊髓组织传播。即使是良性肿瘤，随着它们的成长也会移向正常细胞，破坏正常脑细胞，引起细胞损害，有时还会造成死亡。脑肿瘤无论良性还是恶性，均可能危及生命。这就是为什么医生通常讲"脑肿瘤"而不是"脑癌"。通常人们更关心脑瘤和脊髓瘤是如何传播的、是否可以根除等问题。

由于成人和儿童的大脑和脊髓肿瘤的形成部位、细胞类型都有差异，所以治疗方法和预后也不尽相同。本文主要介绍儿童肿瘤。

1. 中枢神经系统

中枢神经系统（CNS）是神经组织最集中的部位，包括脑和脊髓，其主要功能涉及神经反射、机体代谢调控、生理与思维活动等。

脑包括脑干、间脑、小脑和大脑。脑干是生理活动中枢，控制呼吸、心跳；间脑调节内脏功能，调节内分泌激素；小脑维持身体平衡、调节肌肉紧张；大脑保护、调节内脏和情绪，参与记忆，感觉整合；大脑皮质是脑的最高级部位，是心理活动的最重要器官。

脊髓位于脊椎骨组成的椎管内，位于中枢神经系统较低的部位。脊髓由许多神经元聚集而成，呈长圆柱状；两旁发出许多成对的神经（称为脊神经）并分布到全身皮肤、肌肉和内脏器官，成为周围神经与脑之间的通路。脊髓的功能主要有传导和反射。来自躯干、四肢及大部分内脏的各种刺激，只有经过脊髓才能传导到脑；脑发出的活动指令也只有经过脊髓才能传导到上述各部，支配其活动。脊髓还可调节一些简单的反射活动，如膝跳反射、跟腱反射等。

我们关注的问题是：脑和脊髓发生肿瘤，对中枢神经系统正常的结构和功能将产生怎样深刻的影响。

大脑、小脑和脑干是人脑的重要组成，有各自特殊的结构和功能。

（1）大脑

由左右两半球组成，是控制运动、产生感觉及实现高级脑功能的高级神经中枢。

人的大脑分为左右两个半球，左半球称为左脑，右半球就称为右脑，主管的功能有区别。左脑主管抽象概括思维——如"说话"、"写字"、"计算"、"分析"等，这种思维必须借助于语言和其他符号系统。右脑主管感性直观思维——如"音乐"、"美术"、"立体感觉"等，这种思维不需要语言的参加。

在大脑半球肿瘤引发的症状取决于肿瘤的发展程度。常见的症状包括：癫痫；语言表达困难，情绪变化如抑郁症；个性改变；身体局部器官无力或瘫痪；视觉、听觉或其他的感官异常变化等。

（2）小脑

小脑位于大脑半球后方，主要有三个功能：维持身体平衡，协调眼球运动；调剂肌张力；控制骨骼肌随意运动、精细运动和协调性。

小脑损伤后则相应功能将出现障碍，如患有小脑肿瘤的患者常出现站立不稳，走路摇摆；手、胳膊、腿之间运动配合不协调、吞咽发呛、眼球震颤、言语缓慢等症状。

（3）脑干

脑干是脑的一部分，位于大脑的下面，由延髓、脑桥、中脑三部分组成。中脑介于间脑与脑桥之间，延髓部分下连脊髓。脑干主要是维持个体生命的重要生理功能，如心跳、呼吸、消化、体温、睡眠等。

通常灰质主要由神经元的细胞体构成，白质主要由神经元中被髓鞘包围的突起构成。脑干的灰质以形成神经核的方式分散于白质内，而脑干内的白质则由上、下行的传导束，以及脑干各部所发出的神经纤维所构成。灰质和白质相交错配列的部位称为网状结。神经核和传导束具有传导和反射作用。此外，在延髓和脑桥有调节心血管运动、呼吸、吞咽、呕吐等重要生理活动的反射中枢。若这些中枢受损伤，会引发心搏、血压的严重障碍，甚至危及生命。

如果脑干区域发生肿瘤，则会导致人体出现虚弱、意识障碍、肌肉僵硬、瞳孔和眼球运动异常、四肢运动不协调等情况。双眼视觉障碍是一种常见的脑干肿瘤的早期症状，主要表现为视觉差异，走路不协调。脑干区域很小却是生命必需的，故通常不能通过手术去除脑干肿瘤。

（4）脊髓

脊髓内部由灰质和白质组成，它包含许多集合成束的神经纤维，控制一些基本的反射活动，如排便反射、排尿反射、下肢受刺激而收缩的防御反射等。脊髓肿瘤的主要临床表现为运动障碍、感觉障碍、括约肌障碍和自主神经功能障碍。大多数脊髓肿瘤的形成在颈部以下（如胸或腰椎），会影响腿、直肠和膀胱的功能。脊髓结构狭窄，脊髓肿瘤通常引起身体两侧症状，例如双腿虚弱、肌肉麻痹或麻木等。这与大多数大脑肿瘤不同,后者通常只影响身体的一侧。当括约肌功能损害,则直肠和膀胱功能障碍,表现为便秘、小便急促甚至大小便失禁。

2. 脑神经

脑神经又称颅神经,属周围神经。相对于从脊髓生发的神经,脑神经左右成对,是从脑内发出的。最常见的儿童脑神经肿瘤是视神经胶质瘤,属于发生于视神经内胶质细胞的良性肿瘤,可沿神经向颅内蔓延。此类肿瘤多发于学龄前儿童,易引起视力问题。另外,其他的脑神经肿瘤可能会引起吞咽困难、单耳或双耳听力损失、面部瘫痪、麻木或疼痛等症状。

3. 大脑和脊髓的细胞和组织类型

大脑和脊髓有多种组织和细胞,可以发展成不同类型的肿瘤。这些肿瘤的治疗方式不一而足。

(1) 神经元

神经元作为脑最为重要的组成部分,本身就是处理信息的一种神经细胞。神经元可分为胞体和突起两部分。胞体的中央有细胞的能量中心——细胞核。突起则是自胞体伸出,其中呈树枝状的被称为树突,主要接收其他神经元的信息并传至胞体;另一根细长的突起称为轴突,把冲动由胞体传给另一个神经元的树突或肌肉与腺体。髓鞘由胶质细胞构成,包裹在轴突上,起绝缘作用。一个神经元的轴突许多分支末梢膨大,呈葡萄状,称为突触小体。突触小体是传递信息给另一个神经元的发放端。

神经元经感受器可以直接或间接地从身体内外获得信息,再用传导兴奋的方式把信息沿着突起作远距离传送。神经元和感受器(如视、听、嗅、味、机械和化学感受器)以及效应器(如肌肉和腺体等)形成突触连接以传播信号,实现思想、记忆、情感、言语、肌肉运动和其他生理活动。许多其他类型细胞通常需要靠生长和分裂来修复损伤或疾病,而在大脑和脊髓的神经元在出生后大约一年即停止分裂(除了少数例外)。因此神经元通常不会形成肿瘤,但它们会被附近肿瘤损害。

(2) 神经胶质细胞

神经胶质细胞广泛分布于中枢神经系统内,指除了神经元以外的所有细胞。该细胞具有支持、滋养神经元的作用,也有吸收和调节某些活性物质的功能。大多数大脑肿瘤和脊髓肿瘤是从胶质细胞发展的,这些肿瘤有时被称为神经胶质瘤。神经胶质细胞有三种类型:星形胶质细胞、少突胶质细胞和室管膜细胞。小胶质细胞是免疫系统的一部分,不是一个真正的神经胶质细胞。

◇ 星形胶质细胞是胶质细胞中体积最大的一种，帮助支持和滋养神经元。大脑受伤时，星形胶质细胞就会形成瘢痕组织，帮助修复损伤。形成于星形胶质细胞的肿瘤被称为星形胶质细胞瘤。

◇ 少突胶质细胞比星状胶质细胞小，突起也较小，产生髓磷脂和脂肪物质，被称为少突胶质细胞。其主要功能是在中枢神经系统中包绕轴突、形成绝缘的髓鞘结构、协助神经元将电信号通过轴突传递，以维持和保护神经元的正常功能。形成于少突胶质细胞的肿瘤被称为少突胶质细胞瘤。

◇ 室管膜细胞是位于脑室和脊髓中央管腔面一类动物神经胶质细胞，功能与促进脑脊液流动有关。形成于室管膜细胞的肿瘤被称为室管膜瘤。

◇ 小神经胶质细胞是中枢神经系统的免疫细胞。

（3）神经外胚层细胞

神经外胚层可以发育成神经，神经外胚层细胞是神经系统细胞的非常早期形式。源于神经外胚层细胞的肿瘤称为成神经管细胞瘤，是一种常见类型的儿童脑瘤，通常被认为主要形成于小脑。

（4）脑膜

颅骨与脑间有三层膜，合称脑膜。脑膜由外向内分别为硬脑膜、蛛网膜和软脑膜，起保护大脑和脊髓的作用。脑膜层可以形成供脑脊液通过的空间。形成于脑膜的肿瘤被称为脑膜瘤。

（5）脉络丛

脉络丛的主要功能是产生脑脊液，脑脊液起营养和保护脑与脊髓的作用。形成于脉络丛的肿瘤称为脉络丛瘤，包括脉络丛乳头状瘤和脉络丛癌。

（6）脑垂体和下丘脑

脑垂体是下丘脑下部的一个小腺体。脑垂体和下丘脑能分泌多种激素以调节身体其他的激素活性。例如，它们控制甲状腺素分泌的甲状腺激素数量；控制乳汁分泌；控制由睾丸或卵巢分泌的雄激素或雌激素数量。此外，脑垂体和下丘脑还共同分泌刺激身体生长的生长激素和调节肾脏水分平衡的抗利尿激素。在垂体或下丘脑形成肿瘤或在这个区域实施手术和（或）放射治疗，都可影响上述功能。例如，脑垂体肿瘤有时会产生很多某种激素导致内分泌问题。另一方面，儿童在治疗后可能会进入一个或多个激素的低水平状态，可能需要服用激素来调节激素水平。

（7）松果体

松果体是脑内一个小内分泌腺体，又叫做松果腺，介于两个大脑左右半球之间，位于脑中央。因为被裹在两个圆形的丘脑的接合处，形状像一颗小松果而得名。

松果体能产生褪黑素，调节醒睡模式与昼夜节律以及应对光的变化。最常见的松果体肿瘤叫做松果体母细胞瘤。

（8）血脑屏障

在血管和脑之间有一种选择性地阻止某些物质由血进入脑的"屏障"叫血脑屏障，该屏障可使脑组织少受甚至不受血液循环中有害物质损害，从而保持脑组织内环境的基本稳定。此屏障对许多大分子或极性较高的药物是一个障碍，但高脂溶性药物仍能穿透血脑屏障进入组织。需要注意大部分化疗药物在杀死癌细胞的同时，也会抑制血脑屏障的功能。

4. 儿童脑瘤和脊髓肿瘤的类型

任何类型的组织或细胞肿瘤都可以在大脑或脊髓形成。其中一些肿瘤还是混合细胞类型。在中枢神经系统不同区域形成的肿瘤需要区别对待，且有不同预后。

尽管儿童脑瘤也可能在脑的上部形成，但相比于成年人，儿童脑瘤更可能产生于大脑较低的部位，如小脑和脑干。

（1）神经胶质瘤

神经胶质瘤亦称胶质细胞瘤，简称胶质瘤。它并非特定类型的一个肿瘤，而是一组肿瘤的总称。神经胶质瘤起源于神经间胶质、室管膜、脉络丛上皮、神经元等，常见分类有星形细胞瘤、星形母细胞瘤、多形性胶质母细胞瘤、少突胶质细胞瘤、室管膜瘤及视神经胶质瘤等。大多数儿童脑瘤和脊髓瘤都属于神经胶质瘤。

星形细胞瘤

大脑多数肿瘤是在星形胶质细胞上形成的，这些肿瘤被称为星形细胞瘤。多数星形细胞瘤可以广泛传播，容易和正常的大脑组织混在一起，手术难以去除。它们可扩散到脑脊液，但很少扩散到脑和脊髓之外。

根据在显微镜下细胞的形状，星形细胞瘤分为低级、中级和高级三种类型。

中级和高级星形细胞瘤

中级星形细胞瘤是间变性星形细胞瘤；高级星形细胞瘤则是多形性胶质母细胞型。多形性胶质母细胞瘤恶性程度高，常见于中年之后。这些肿瘤会快速增长，并迅速蔓延到周围正常的脑组织。

低级星形细胞瘤

这个级别的肿瘤是最常见的儿童星形细胞瘤类型。一些非浸润型的低级星形细胞瘤往往生长非常缓慢，且不向附近的组织浸润，往往预后比较良好。

◇ 纤维形星形细胞瘤，这类肿瘤比较常见，属于低级星形胶质瘤。生长缓慢，很少浸润到邻近组织。纤维形星形细胞瘤常起源于小脑或视神经、下丘脑、脑干或其他区域，占儿童脑瘤的20%。

◇ 室管膜下巨细胞星形细胞瘤，多发部位在侧脑室的室管膜下，生长缓慢，很少渗透邻近组织。这是一种少见的脑肿瘤，大多数情况下与脑结节性硬化症有关联。脑结节性硬化症是一种遗传病，可引起癫痫、精神发育迟缓、皮肤肿瘤和肾脏肿瘤。

◇ 扩散性星形细胞瘤，生长缓慢，但可浸润到邻近组织，故很难切除。尽管这些肿瘤被视为低等级，但是却容易恶化并快速生长。

◇ 视神经胶质瘤，发生于视神经内胶质细胞的良性肿瘤，也属于低级星形细胞瘤，可沿视神经向颅内蔓延。部分与Ⅰ型神经纤维瘤病伴发，疑有遗传倾向。视神经胶质瘤很少致死，但可能导致视力损害和伤害附近的脑组织。

少突神经胶质瘤

少突神经胶质瘤形成于大脑少突胶质细胞，该肿瘤往往生长缓慢，大部分可以生长到附近的脑组织，不能通过手术彻底去除。少突神经胶质瘤很少扩散到脑脊液或扩散到大脑或脊髓之外。该肿瘤不常见，大约占到儿童脑瘤的2%。与星形细胞瘤一样，少突神经胶质瘤易于恶化并快速生长。

室管膜瘤

儿童室管膜瘤占到儿童脑瘤的5%。室管膜瘤在室管膜细胞形成，后者来自脑室或脊髓中央管。室管膜瘤可以是低级肿瘤（生长缓慢），也可以是高级肿瘤（被称为间变性室管膜瘤）。

儿童室管膜瘤可沿着脑脊液通路扩散，但不会扩散到大脑或脊髓外。它们可能阻止脑脊液从脑室流出，导致脑室变得肿大，这种情况被称为脑积水。

与星形细胞瘤和少突神经胶质瘤不同，室管膜瘤通常不会和正常脑组织长在一起。因此，一些（但不是全部）室管膜瘤可以通过手术切除和治愈。但由于这些肿瘤会沿着室管膜表面或通过脑脊液通路扩散，有时治疗起来时很困难。虽然脊髓室管膜瘤被治愈的机会很大，但也会产生损伤神经的不良反应。

混合神经胶质瘤

这些肿瘤包含多种细胞类型。例如，少突星形细胞瘤同时包含以少突胶质瘤和星形细胞瘤为代表的同类细胞。通常会优先针对同类中增长最快的瘤进行治疗。

脑干神经胶质瘤

这部分肿瘤是根据肿瘤出现的位置命名而非根据细胞类型。这种肿瘤形成于脑干。少量的脑干神经胶质瘤的边界清晰称为局部脑干胶质瘤。脑干神经胶质瘤广泛地在脑干生长，而非局部生长。这些肿瘤通常在脑桥开始形成，称为弥漫性脑桥神经胶质瘤。

儿童脑干神经胶质瘤占儿童肿瘤的 10%~20%，其中以星形细胞瘤最为多见。

（2）原始神经外胚瘤（PNETs）

原始神经外胚瘤（primitive neuroectodermal tumors, PNETs）是一组由未分化的神经外胚层小细胞构成的恶性肿瘤。多见于幼儿，约占儿童肿瘤的 20%。幼儿的发病率高于青少年，成人少见。PNETs 往往生长迅速，通过脑脊液通路扩散。这些肿瘤常根据它们出现的位置命名。

髓母细胞瘤

出现在小脑的 PNETs 被称作髓母细胞瘤。因髓母细胞瘤的细胞形态很像胚胎期的髓母细胞而得名，又称成神经管细胞瘤。大约 15% 的儿童脑肿瘤属于此类。这些肿瘤通常可以得到有效治疗，比在大脑其他部位出现的 PNETs 预后好。

松果体母细胞瘤

出现在松果体的 PNETs 被称作松果体母细胞瘤。这种发生于儿童的原始胚胎性松果体实质性肿瘤通常意味着高度恶化。瘤细胞小，核圆或是不规则，致密，通常比髓母细胞瘤难以治疗。

（3）颅咽管瘤

这些肿瘤出现在大脑下端、脑下垂体上方，生长缓慢。它们可能压迫脑下垂体和下丘脑引起内分泌问题。同时，因为距离视神经很近，也会导致视力问题。考虑到保护儿童视力和激素平衡，在治疗时颅咽管瘤很难彻底清除。

（4）混合胶质和神经元肿瘤

混合胶质和神经元肿瘤常在儿童、青少年和极少数老年人发生，包括胶质细胞与神经元两个部分。这些肿瘤往往预后良好。

多形性黄色星形细胞瘤 (PXA) 和胚胎发育不良性神经上皮瘤（DNETs）在显微镜下观察时似乎生长迅速，但这些肿瘤往往相当温和，大多数可以只通过手术即可治愈。

神经节神经胶质瘤包括成熟的神经元和神经胶质细胞肿瘤。大多数可以通过单独手术治愈或手术与放疗结合治愈。

（5）脉络丛肿瘤

脉络丛肿瘤形成于脑室内的脉络丛上皮细胞。脉络丛乳头状瘤属于良性，可通过手术治愈。然而，脉络丛癌是恶性肿瘤。

（6）神经鞘瘤

神经鞘瘤也叫许旺细胞瘤，是由脑神经和其他神经周围的神经膜细胞形成的。神经鞘瘤通常为良性。发生于前庭神经或蜗神经时亦被称为听神经瘤。神经鞘瘤也可由脊髓形成。在这种情况下神经鞘瘤会压迫脊髓，引起虚弱、感觉丧失、肠和膀胱问题。

这些肿瘤在儿童中罕见。如果在儿童身上发现，尤其是在头部两侧的神经鞘瘤，通常意味着该儿童患有先天肿瘤综合征如Ⅱ型神经纤维瘤病。

（7）位于或接近大脑其他肿瘤

脑膜瘤

脑膜瘤在围绕大脑与脊髓外部的外层组织即脑膜形成，其通过压迫大脑或脊髓引起疾病症状。儿童较成人多发。脑膜瘤几乎都是良性的，通常可通过手术治愈。然而有些距离大脑重要结构很近的脑膜瘤无法通过单纯的手术治疗。

脑膜瘤根据显微镜下观察的细胞结构进行分级：

◇ Ⅰ级肿瘤：肿瘤细胞看起来像正常细胞，约占脑膜瘤80%~90%。

◇ Ⅱ级（非典型性）脑膜瘤：肿瘤细胞看起来稍微异常。

◇ Ⅲ级（间变性）脑膜瘤：肿瘤细胞看起来不正常，占脑膜瘤1%~3%。这类脑膜瘤治疗后还可能复发，有些Ⅲ级脑膜瘤还可以扩散到身体的其他部位。

脊索瘤

脊索瘤发病于胚胎残留的脊索组织。肿瘤多发于脊椎两端，即颅底与骶椎。这些肿瘤不在中枢神经系统形成，却可以通过压迫神经系统形成伤害。如果手术去除脊索瘤不彻底，往往会复发，造成更大的伤害。脊索瘤通常不会扩散到其他器官。成人较儿童多发。

生殖细胞肿瘤

生殖细胞肿瘤较罕见，一般由生殖细胞形成。生殖细胞正常情况下发育为女性卵子和男性精子。在胚胎和胎儿正常发育的过程中，生殖细胞迁移至卵巢或睾丸中，并发育成卵子或精子细胞。但是，有时候一些生殖细胞可能迁移不正常，最后停留在不适当的位置，如大脑。这些异常的生殖细胞可能发展成生殖细胞肿瘤，与在卵巢或睾丸形成的肿瘤相似。

神经系统的生殖细胞肿瘤在儿童中多发，常在松果体腺或脑垂体上部形成。有时这些肿瘤不需要通过活检，只通过测量脑脊液或血液中某些化学物质就可以确诊。

最常见的神经系统生殖细胞肿瘤是生殖细胞瘤。来源于生殖细胞的其他肿瘤还包括绒毛膜癌、胚胎性癌、畸胎瘤、卵黄囊癌（内胚层窦肿瘤）。

成神经细胞瘤

成神经细胞瘤是最常见的儿童癌症之一，在儿童肿瘤中排第三位。成神经细胞瘤很少在大脑或脊髓形成；大多数在腹部或胸部的神经细胞中形成。这种类型

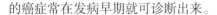

的癌症常在发病早期就可诊断出来。

淋巴瘤

淋巴瘤是由一种免疫系统的主要细胞——淋巴细胞形成的肿瘤。大多数淋巴瘤会在身体的其他部位形成，但部分可能形成于中枢神经。中枢神经系统淋巴瘤在儿童中少见。

垂体瘤

垂体瘤在脑下垂体形成，几乎都是良性肿瘤。但这种肿瘤引起的问题仍然不容忽视，病情程度主要取决于肿瘤生长的速度有多快；对附近组织的压迫如何；以及是不是产生太多的某种类型激素。

（8）由脑扩散到其他位置的癌症

脑肿瘤被发现时，肿瘤细胞经常已不仅局限在脑，可能已经扩散到身体的其他部分，然后肿瘤细胞又转移回大脑。这种相对于在大脑形成的初级脑部肿瘤，通常称为转移或二次脑肿瘤。这一点非常重要，因为二次脑肿瘤和初级脑部肿瘤的治疗方法往往是不同的。

在儿童的转移肿瘤不如初级脑部肿瘤常见。儿童白血病会扩散到脑和脊髓的脑脊液中，因为脑脊液中的肿瘤细胞是白血病细胞，这种情况仍被视为是白血病，进而使医生使用针对白血病的方案对患儿进行治疗。本章主要介绍脑瘤。

二、主要统计数据

脑瘤和脊髓瘤是常见的儿童肿瘤，约占儿童肿瘤发病总数的25%，排第二位。第一位是白血病。每年有超过4000名儿童和青少年确诊患有中枢神经系统肿瘤，其中约1/4是良性肿瘤。近几年，儿童中枢神经系统肿瘤发病率（肿瘤发患者数/100 000名儿童）变化不大。

男童患肿瘤人数略高于女童。

约3/4的儿童脑瘤患者在确诊后至少能活5年，基于肿瘤的类型、发病部位和其他因素的差异。

三、危险因素、产生原因、预防

1.危险因素

危险因素对一个人患病甚至得癌症具有很大影响。不同的危险因素可引起不同癌症。例如吸烟就是导致肺癌等几种成人癌症发病的重要危险因素。

此外与生活方式有关的其他风险因素，如饮食、体重、身体活动，都与许多成人癌症紧密相关，往往潜伏多年才可能引发癌症。然而上述因素对儿童癌症包括脑瘤的影响不是很大。

儿童脑瘤发病的危险因素很少。大多数脑瘤发病的原因尚不明确。

（1）放射暴露

目前唯一公认对脑瘤的环境危险因素是对头部的放射暴露。放射通常用来治疗其他疾病。例如，50 年前在人们还不知道知道辐射有危险。儿童的头皮癣（一种真菌感染）疾病经常接受低剂量放射治疗。随着这些经过放射治疗的孩子年龄增长，罹患脑瘤的风险也随之增加。

大多数放射诱导大脑肿瘤是由于在头部使用放射治疗其他癌时引起。儿童白血病患者在接受放射治疗时会引发脑瘤，常在接受放疗 10~15 年后出现。

虽然放射诱导肿瘤仍然相当罕见，但考虑到头部放疗存在增加脑瘤的潜在风险（及其他不良反应），头部放射治疗应该仔细权衡利弊后才能实施。对大多数脑或与头部关联部位的癌症患者而言，与放射治疗的好处相比，多年后形成脑瘤的风险也就不值一提。

胎儿和儿童接受影像学检查（如 X 线或 CT 扫描）时可能带来的辐射风险还未确定。这些检查使用远小于放射治疗剂量的辐射，即使身体受到辐射，增加的风险可能也非常小。但安全起见，大多数医生依然建议孕妇和孩子不要做这些检查，除非这些检查对她们是绝对必要。

（2）遗传和遗传疾病

孩子的异常基因可能遗传自父母的其中一方，父母有肿瘤则孩子罹患肿瘤的风险随之增加。这些来自遗传基因异常而导致肿瘤的情况很少，在很多情况下肿瘤的发生是因为基因发生改变或突变引起的。

有肿瘤遗传综合征的人在年轻的时候就会患有许多类型肿瘤。常见的遗传病有以下几种。

Ⅰ型神经纤维瘤病

神经纤维瘤病（neurofibromatosis，NF）是一种常染色显性遗传疾病，可分为两种类型：神经纤维瘤病Ⅰ型（NFⅠ）和神经纤维瘤病Ⅱ型（NFⅡ）。其中，NFⅠ多见于外周神经纤维瘤，又称为 Von Recklinghausen 病。NFⅠ是与脑瘤或脊髓瘤相关的最常见综合征，部分由于父母遗传给孩子，另一部分来自自发性突变。患有 NFⅠ的孩子会患视神经胶质瘤、脑或脊髓其他神经胶质瘤、纤维瘤（周围神经的良性肿瘤）。NFⅠ基因改变引发这种疾病。

Ⅱ型神经纤维瘤病

该疾病不常见，可能由遗传导致，也可发生于无家族病史的孩子。NF Ⅱ与颅骨或脊髓神经鞘瘤有关，特别是听觉神经鞘瘤，这是一种双侧听神经瘤。即 NF Ⅱ是一种以听神经良性肿瘤为特征的，或以恶性中枢神经系统肿瘤为特征的疾病。这种疾病还与脑膜瘤或室管膜瘤患病风险增加有关。NF Ⅱ基因改变引发这种疾病。

结节性硬化症

该疾病是一种常染色体显性遗传病。患儿可出现室管膜下巨细胞星形细胞瘤，也可出现脑、皮肤、心脏或肾脏等多器官良性肿瘤。结节性硬化症的致病基因是 TSC1 和 TSC2 两种抑癌基因。

Von Hippel-Lindau 疾病

即沃 - 希佩尔 - 林道综合征又称家族性视网膜及中枢神经系统血管瘤病，为一种罕见常染色体显性遗传病。患有这种疾病儿童常出现视网膜血管瘤、小脑或脊髓血管细胞瘤，以及肾、胰腺等器官肿瘤。VHL 基因的改变引发这种疾病。

Li-Fraumeni 综合征

即李 - 佛美尼综合征，这种疾病主要是由一个抑癌基因 TP53 的缺失引起，增加乳癌、神经胶质瘤、软组织肉瘤、白血病、肾上腺癌等疾病的患病风险。

此外，还有一些遗传疾病与某些类型的脑和脊髓肿瘤患病风险增加有关，这些遗传病包括：

◇ 痣综合征（基底细胞痣综合征）

◇ Turcot 综合征（透克氏症）

◇ Cowden 综合征（多发性错构瘤综合征）

◇ 家族性视网膜母细胞瘤综合征

◇ Rubinstein-Taybi 综合征（鲁宾斯坦 - 泰比综合征）

有些家庭可能还有未被人发现的且仅存于该家族本身的特殊遗传病。

（3）影响大脑肿瘤的有争议的不确定危险因素

手机辐射

手机辐射实为一种电磁辐射。电场和磁场的交互变化产生电磁波，电磁波向空中发射或泄露的现象叫电磁辐射。电磁辐射污染又称电磁波污染。高压线、变电站、电台、电视台、雷达站、电磁波发射塔、电子仪器、医疗设备、办公自动化设备和微波炉、收音机、电视机、电脑以及手机等家用电器工作时所产生的各种不同波长频率的电磁波充斥人群的生活空间，无色无味无形，可以穿透包括人体在内的多种物质。人体如果长期暴露在超过安全的辐射剂量下，人体细胞就会被大面积杀伤乃至杀死，这种辐射污染就被称为电磁辐射污染。

手机辐射是否危害人体健康，多年来一直是全球学术界研究的热点问题。

有人认为手机辐射会对人体产生危害，例如手机辐射可能会使记忆力减退，影响生殖系统功能，诱发脑瘤等癌症。

有人则认为手机辐射属于非电离辐射，其频率远远低于伽马射线和 X 线两种电离辐射，产生的热效应微乎其微，根本没有产生使 DNA 损伤的危险。因此手机辐射不会危害人体健康，使用手机与脑瘤和癌症的发病率无关。

在各种标准支持之下，手机厂家和电信专家认为使用手机不会危害人体健康。对他们而言，手机通话时由于电磁波会产生共振而发热的升温现象也是相当微小而安全的。

与此同时，大量专家却认为打手机有害身体健康，他们的观点是手机要实现通讯功能就必须不间断地与发射基站联系，进而必须接收和发送强力的通讯电波，尤其是手机天线的顶端部分电波最强烈。恰恰在使用手机过程中，天线离大脑最近，所以一定会对人脑带来负面影响。

有研究已经表明，成年人使用手机可能增加患脑瘤的风险或引发前庭神经鞘瘤。但到目前为止，大多数大型研究尚未证明无论整体或特定类型的因使用手机而增加风险的肿瘤。不过，对使用手机十年或十年以上人群的调查研究极少，不能充分确定终身使用手机的后果和风险。

值得注意的是当前越来越多的青少年使用手机，手机暴露的健康风险应该更引起重视。同时，目前还不清楚不断变化的手机技术可能存在什么风险。这些风险正在研究，但在定论之前可能尚需时日。为降低手机使用的潜在风险，防患于未然，人们应尽量减少使用手机的时间、在接听电话时使用扬声器功能或耳机，使手机远离头部。

其他因素

虽然食用阿斯巴糖（代糖）、暴露于输电线、变压器或电磁场以及感染某些病毒已经被认为是肿瘤发生潜在危险因素，但大部分研究者认为上述因素和脑瘤的相关性还没有决定性证据。今后还需继续研究这些因素和其他潜在的危险因素。

2. 产生原因

大多数中枢神经系统肿瘤的发病原因还不完全清楚。但研究人员已经发现，在正常脑细胞中发生的一些化学变化可能会形成脑瘤。

细胞是生物体结构和功能的基本单位，人体的生殖发育、遗传变异都离不开细胞。细胞染色体是人类遗传的基本体单位。每一条染色单体都可看做一条双螺旋的 DNA 分子。一个人 DNA 突变，通常就会导致脑部肿瘤或其他肿瘤。因此，肿瘤在本质上是基因病。各种环境的致癌因素和遗传的致癌因素以协同或序贯的方式引起 DNA 损害，进而激活原癌基因和（或）灭活肿瘤抑制基因，加上凋亡调节基因和（或）DNA 修复基因的改变，继而引起表达水平的异常，使靶细胞发生转化。

举例来说，癌基因是具有潜在的转化细胞能力的基因，而肿瘤抑制基因的产物能抑制细胞的生长，其功能的丧失可能促进细胞的肿瘤性转化。环境中的致癌因子会损伤细胞中的 DNA 分子，DNA 变化可以使原癌基因和抑癌基因发生突变，导致正常细胞的生长和分裂失控，进而演变为癌细胞。有时儿童癌症的这些基因变化是从父母那里遗传得到，而更多见的则是在人体细胞分裂时出错自发形成。

近年来，研究人员发现基因突变可以导致一些罕见的遗传综合征（如神经纤维瘤病、结节性硬化症、李 - 佛美尼综合征、沃 - 希佩尔·林道综合征），并增加患脑瘤和脊髓瘤的风险。例如，李 - 佛美尼综合征正是由于肿瘤抑制基因 TP53 突变。TP53 基因的功能之一是保护细胞免受 DNA 损伤的影响，但当 TP53 发生基因突变，会增加脑部肿瘤（尤其是神经胶质瘤）以及其他癌症发生的风险。

多数情况下，为什么没有遗传综合征的人会出现中枢神经系统细胞发生变化，原因尚不明确。大多数癌症的危险因素会以某种方式损伤基因。例如吸烟产生的烟雾中含有超过 4000 种化学物质，其中的一些有毒和致癌物质会对遗传物质产生损害。吸烟时毒素经由血液进入肺部，随后分散全身，成为肺癌和其他癌症的危险因素。但由于血脑屏障，大脑可以相对免受吸入的烟草和摄食其他致癌物质的损伤，因此这些因素在脑瘤形成过程中没有起到重要作用。

恶性肿瘤的形成是长期的、多因素、多基因参与的多阶段过程。要使细胞完全恶性转化，需要多个基因的转变，包括几个癌基因的突变和多个抑癌基因的失活，以及凋亡调节和 DNA 修复基因的改变。每一种类型的脑肿瘤都可能有不同的基因变化。不同大脑肿瘤中，有许多基因或染色体发生变化已经被人们了解，但还有很多突变基因人们还未发现。

研究人员指出，在不同类型的大脑肿瘤是由于基因改变引起，但导致这些变化的原因不明。一些基因改变可能来自先天遗传，但大多数儿童脑瘤和脊髓瘤其实不是遗传因素引起的。大多数基因的改变可能是随机事件，有时细胞基因突变是因为在 DNA 复制时发生了错配，而不是由于外部原因。

除了辐射，没有其他已知的生活方式或环境因素会引起儿童脑肿瘤。

3. 儿童脑瘤和脊髓肿瘤可以预防吗？

脑肿瘤患儿及其父母会发现，对于儿童脑肿瘤而言，没有什么预防措施！

成年人可以通过改变生活方式（比如维持健康体重或戒烟）的做法来降低患某些癌症的风险。但是对于儿童而言，还没有已知的方法来预防大多数儿童癌症。

除辐射以外，没有什么已知的生活方式或外界环境将引起儿童脑瘤和脊髓瘤，所以这种情况下儿童大部分癌症无法预防。

对于大部分患有包括脑瘤和其他脑部位肿瘤在内的癌症儿童，如果医生认为放射治疗利大于弊、在以后若干年形成肿瘤的风险小，可能会考虑放射治疗肿瘤。不过即使使用放射治疗，医生也会尽量限制辐射剂量。

出生前或在儿童期使用 X 线或 CT 扫描的辐射水平要比放射治疗的水平低得多。为了安全起见，无论这些检查增加风险的可能性多低，大多数医生依然建议孕妇和孩子不要做这些检查，除非这些检查对她们是绝对必要。

四、早期检测

在孩子们开始出现某些脑瘤或者脊髓瘤的症状之前，医院尚未广泛推荐行之有效的化验方法（如血液检查或其他筛查方法）来发现肿瘤。这些肿瘤通常是因为孩子有了肿瘤迹象或症状后才被发现的。

在大多数情况下，脑部肿瘤患者的预后取决于肿瘤的类型和病发位置，而不是何时检测到肿瘤。但对于任何疾病而言，早期发现疾病与积极治疗都可能对治疗疾病有益。

患有遗传病的儿童往往有较高的患脑瘤（如神经纤维瘤或结节性硬化症）的风险，医生会建议患者频繁进行物理检查和其他检查，来观察是否有肿瘤发生。这些测试很有可能会发现肿瘤，甚至当肿瘤还很小的时候就可以查出来。并不是所有出现与肿瘤相关的症状都需要马上治疗，但尽早发现这些症状有助于医生对病情进行监控，以便在肿瘤增长或出现问题的时候及时治疗。

五、诊断

脑瘤和脊髓瘤往往是因为孩子有了肿瘤征兆或症状后才被检查发现。如果怀疑有肿瘤，需要通过化验检查确诊。

1. 症状

脑瘤和脊髓瘤的体征和症状可能逐渐形成，并随着时间的推移恶化，表现出突然发生的临床症状。

（1）一般肿瘤症状

在脑部任何位置的肿瘤都可能增加颅骨内的压力（即颅内压力）。颅压增高可能是由于肿瘤生长、脑肿胀或脑脊液通路堵塞引起的。

颅压增高会导致如下症状：

◇ 头痛、恶心

◇ 呕吐

◇ 交叉眼或视力模糊

◇ 平衡问题

◇ 行为变化

◇ 癫痫发作

◇ 昏睡、昏迷

头痛是脑部肿瘤的常见症状。脑瘤引起颅内压增高时，刺激、牵拉或压迫了脑膜和颅内血管壁的致痛结构，就会产生头痛。但是需要注意，不是所有的脑瘤都会导致头痛，且大多数头痛也不是肿瘤引起的。

对于部分儿童而言，癫痫是脑瘤的第一个症状。大多数儿童癫痫并非脑部肿瘤引起，但如果你的孩子出现癫痫症状，医生可能建议你去找神经学专家先为孩子检查，确保癫痫没有引起脑瘤或其他严重疾病。

对学龄儿童来说，脑瘤的其他症状还包括学习成绩差、疲劳和性格改变。在患病最初的几年，肿瘤症状有易怒、食欲丧失、发育迟缓、智力和体能下降。视神经肿胀（视神经盘水肿）是颅内压增高的重要客观体征之一。

当医生发现颅内压增高，如果孩子能理解配合，可以告诉其实情。婴幼儿不能描述病情，父母要随时观察孩子头颅大小是否增加、囟门有无凸起。这种现象是由于婴幼儿脑壳上的囟门尚未长好，肿瘤引起的颅内压增高会使骨缝分离。

（2）中枢神经系统不同部位肿瘤症状

在中枢神经系统，不同部位的肿瘤有不同的发病症状。这些症状可能是由于大脑中特定位置的某种疾病引起的——即并不总是意味着孩子会有脑瘤。脑瘤和脊髓瘤常常在形成肿瘤的区域引起特定的功能问题，例如：

◇ 大脑外部区域控制运动或感觉能力，在这个区域长肿瘤可能导致身体某一部分无力或麻木。

◇ 大脑附近区域控制语言能力，在这个区域长肿瘤可能会导致表达能力、单词理解方面出现问题。

◇ 大脑前部长肿瘤有时会影响思维和个性。

◇ 在大脑基底神经节区域长肿瘤通常导致行动异常和身体不平衡。

◇ 小脑控制协调能力，如果孩子患小脑肿瘤，可能出现行走困难或其他功能问题，甚至吃东西也受到影响。

◇ 大脑后面部分或脑垂体、视神经或某些其他脑神经区域出现肿瘤，可能引起视力问题。

◇ 其他脑神经内或附近出现肿瘤可能导致失聪、失去平衡、面部肌肉无力或吞咽困难。

◇ 脊髓肿瘤可能会导致手臂和（或）腿麻木、虚弱，或缺乏协调，以及出现膀胱或肠道问题。

有以上一个或多个症状并不意味着孩子一定罹患脑瘤或脊髓瘤。这些症状可能有其他原因引起。不过，如果你的孩子有上述症状的其中一种，特别是这些症状一直存在或随时间推移变得恶化，请让医生为孩子检查病因。

2. 病史和体检

如果孩子出现可能患有肿瘤的疾病症状时，你应该向医生提供一个完整的病史。病史应重点关注发病症状或这些症状的开始时间。医生将给你的孩子做神经学检查，检查孩子的大脑和脊髓功能。同时，根据儿童的年龄，也应检查反射、感觉、肌肉力量、视觉、眼睛和嘴巴的动作、协调、机敏性以及其他功能。

若检查结果异常，医生会建议你找一位神经学家或神经外科医生给孩子进行更详细的检查。

3. 影像检查

孩子的医生可能会为其安排一个或多个影像学检查。这些检查使用 X 线、强磁场或放射性物质以得到脑和脊髓的图像。这些图像需要让神经外科与神经放射科医生以及孩子的初级保健医生参与会诊。磁共振成像（MRI）或计算机断层扫描（CT）是脑部疾病最常用的扫描方法。只要有肿瘤存在，基本上一扫描就会显示。医生往往根据观察扫描结果来判断肿瘤的类型。

（1）磁共振成像（MRI）扫描

MRI 扫描非常适合观察大脑和脊髓，并公认为是寻找大脑和脊髓肿瘤的最好方式。MRI 扫描提供的图像通常比 CT 扫描更详细。但 MRI 扫描对颅骨的成像能力不如 CT 扫描那样好，因此 MRI 扫描有时不能显示肿瘤对颅骨的影响。

MRI 扫描用无线电波和强大的磁场代替 X 线，所以不会让孩子接触 X 线辐射。无线电波的能量被吸收又被释放。由于不同的组织会产生不同的电磁波讯号，只需依据释放能量在物质内部不同结构环境中衰减的区别，再通过经电脑识别和检测，就可以得知身体组织和疾病出现的位置和种类，进而可以绘制其内部详细的结构图像。扫描前静脉注射钆这种对照物质，可得到更好的图像信息。

MRI 扫描通常需要 1 小时，对孩子而言并不算短。孩子躺在一个封闭狭窄管道内，身体受限制可能会不舒服，需要让孩子保持镇静。敞开的 MRI 机器提供的图像信息较少，但特殊情况下也可以考虑。MRI 机器发出的嗡嗡声和点击操作引起的噪声，可能让孩子感到不安。一些地方会提供耳机或耳塞来减少这种噪声。

磁共振血管造影（MRA）：这种特殊的磁共振成像技术可以观察大脑中的血管结构。在手术前，这个影像结果有助于外科医生实施手术。

磁共振波谱（MRS）：这个技术与磁共振类似，区别在于 MRS 测量的是无线电波和脑中化学物质的交互作用。MRS 突出了一些脑部肿瘤的特点，这些特点是 MRI 扫描无法清晰地看到的。MRS 可以得到类似谱图的波谱结果（也可以得到粗略的图像）。在大多数情况下肿瘤活检需要准确诊断，MRS 提供肿瘤类型的线索尚不足够。治疗后，MRS 可帮助确定用其他方法检查后仍然观测异常的某个区域是否有肿瘤残留，或者确定这些区域是否只是瘢痕组织。

磁共振灌注：这个技术称为灌注 MRI。灌注 MRI 会用对照染料快速注射静脉后做 MRI，获得特殊类型的图像，继而观察经过大脑和肿瘤的不同部位的血液状态。通常肿瘤比正常的大脑区域需要更多的血液供应，快速增长的肿瘤需求就更大。灌注 MRI 可以给医生提供有用的信息，帮助医生找到最好的活检部位。这种技术还可在治疗之后使用，用以判断看起来仍然异常的区域是否有肿瘤残留，或这个区域是否更可能是瘢痕组织。

功能性磁共振成像（fMRI）：这是一种新类型的 MRI，可以观察大脑活跃部分较小的血流变化。它能用来确定处理这种功能的具体大脑区域，如控制演讲、思想、感觉或运动的那部分区域。医生在实施手术或放射治疗时，可以根据这些信息来确定大脑的这些重要部位，保护其免受损伤。这种检查类似于一个标准的 MRI，只是在扫描的时候，孩子需要执行特定任务（如回答简单的问题或移动手指）。

（2）计算机 X 线断层扫描（CT）

CT 扫描是一种 X 线成像技术，可帮助获得您孩子大脑和脊髓详细的横断面图像。普通的 X 线成像只是拍摄一张图像，而 CT 扫描是让您的孩子躺在检查台上，让线围绕着孩子扫描，可以得到许多图像。电子计算机对图像数据进行处理后，就可摄下人体被检查部位的断面或立体的图像，发现身体内任何部位的细小病变。不同于普通的 X 线照射，CT 扫描图像能产生详细的体内软组织图像。

不过，虽然采用 CT 扫描能发现脑和脊髓肿瘤，但它们很大程度上已经被 MRI 扫描取代。这是因为 MRI 扫描不使用 X 线辐射，却能提供更详细的图片信息。

当然，在一些实例中 CT 扫描可能优于 MRI 扫描，例如：

◇ CT 扫描花费时间比 MRI 扫描少。儿童保持长时间静止不动较为困难，CT 扫描对儿童进行检查更有利。

◇ 相对于 MRI 扫描，CT 扫描可以提供更详细的肿瘤附近的骨结构信息。

◇ 在某些情况下，CT 血管造影（CTA）能提供更详细的肿瘤里与肿瘤附近血管的信息，效果比磁共振血管造影（MRA）要好。

扫描之前，孩子可能会被静脉注射一种染料显影剂。如果有肿瘤存在，显影剂能帮助形成较好的肿瘤轮廓。显影剂含有碘，可能引起某些发热现象。一些对染料过敏的人可能得咽喉炎。不过，比较严重的反应如呼吸困难或低血压很少发生。如果你的孩子有过敏史，或曾在使用任何一种染料做影像检查时有过敏反应，一定要提前告诉医生。

CT 扫描花费的时间比常规 X 线扫描长，但比 MRI 扫描时间短。扫描时，孩子需要躺在一张台子上。CT 扫描仪是一个大型滚筒式结构，中空的部分是狭窄的检查台。扫描过程中检查台会在扫描仪中推进或移出。

尽管 CT 扫描仪不像 MRI 扫描仪那么窄，仍有人觉得躺在这样的环形空间里狭窄受限。某些情况下，扫描前你的孩子可能需要服镇静剂来保证其平静，以确保扫描顺利完成。

CT 血管造影（CTA）：血管造影是一种介入检测方法。做 CTA 时，孩子需要躺在检查台上，静脉注射显影剂后做 CT 扫描。由于 X 线无法穿透显影剂，所以需要通过显影剂在 X 线下的显示影像以诊断血管病变。普遍使用的血管造影剂是碘试剂。CTA 得到的图像能显示大脑中血管的详细情况，这有助于医生拟定手术计划。在某些情况下，CTA 可以比 MRA 更好地显示肿瘤里与肿瘤附近血管的详细信息。

（3）正电子发射计算机断层扫描（PET）

PET 扫描需要先给患者血液注射放射性物质（通常是一类与葡萄糖相关的糖类物质，称为 FDG）。使用的放射性物质剂量很低，在身体内一两天即可从体内排出。肿瘤细胞在体内迅速增长，吸收的糖比大多数其他细胞要多。注射放射性物质约 30 分钟后，你的孩子需要躺在检查台上，然后被送入 PET 扫描仪。接下来你的孩子要在检查台上躺大约 30 分钟，接受特殊照相系统在体内放射性物质所在区域拍照。如果你的孩子不能静静地躺着接受扫描，可能需要服用镇静剂。

PET 扫描实际是采用内放射扫描，它提供的图像不如 CT 或 MRI 扫描详细，但是能给 MRI 检查提供有益的信息，如观察异常区域是否发生癌变或者肿瘤是否转移。

PET 扫描用于治疗后帮助确定某个异常的区域是否有肿瘤残留，或者确定这些区域是否只是瘢痕组织。这是因为残留的肿瘤可以在 PET 扫描中发现，但瘢痕组织不会被发现。

（4）血管造影

这个检查通过将特殊染料注入肿瘤附近的血管，继而用 X 线观察该区域。这个方法有助于医生了解肿瘤的血液供应。近年来，血管造影片很大程度上已被磁共振血管造影（MRA）或计算机层析血管造影（CTA）的应用取代，现在很少使用。

4. 活检获得肿瘤或其他样品

磁共振影像检查和 CT 扫描可以显示孩子是否患有脑瘤或脊髓瘤，但一般而言，肿瘤的类型只有通过组织活检才能确定。活检可能是检查确诊的程序，也可能是手术治疗肿瘤的部分内容。

活检样本通常由病理学家在显微镜下观察。有时也可能需要由神经病理学家和病理学家共同会诊阅片，继而确定肿瘤是良性还是恶性（癌），以及肿瘤类型。特殊情况下，如许多星形细胞瘤或脑干神经胶质瘤不必要活检或不安全，仅仅依靠成像技术诊断肿瘤类型。

活检有许多不同的方式，下面主要介绍脑瘤的几种活检方法。

（1）立体定向穿刺活检

如果影像学检查发现肿瘤切除手术的风险太高（如某些肿瘤在大脑的深处），但是又必须通过样本诊断肿瘤性质，就可应用活检技术。

根据情况，孩子做活检时可以选择是否需要麻醉。在孩子清醒的情况下，神经外科医生只对颅骨上的皮肤进行局部麻醉，头骨和大脑本身不觉得疼痛。

为有助于确保外科医生准确定位目标肿瘤，需要安装一个框架把孩子的头固定在其中。然后，医生在孩子头皮上切开小口并在颅骨上小范围钻洞。使用 MRI 或 CT 扫描结合框架定位以找到靶点，继而用空心粗针对肿瘤进行穿刺，取出一小块肿瘤组织送病理标本检查。

另一种方法是使用无框架立体定向系统，简单地说就是在头皮上贴定位标志物，进行 MRI 或 CT 扫描。通过图像定位系统精确定位脑病灶，再将空心粗针导入，取出少量脑病灶组织进行病理检查。这仍然需要在孩子头皮上切开小口并在颅骨上小范围钻洞。

病理学家在显微镜下观察送检样本的病理学变化，并据此准确判断肿瘤的类型。这有助于确定最佳治疗方法和判断预后。

（2）颅骨切开术

如果影像学检查足以显示肿瘤，神经外科医生有时无需做穿刺活检。代替穿刺活检的是，患儿要进行颅骨切开术切除全部或大部分肿瘤（减瘤手术）。

在手术过程中，较小的肿瘤样本马上交由病理学家做病理学检查以得到初步诊断，根据病理学检查结果指导治疗，包括指导下一步手术。大多数情况下，得出最后的诊断需要几天时间。

（3）腰椎穿刺（脊椎抽液）

这个检查用来检测脑脊液里是否有癌细胞或肿瘤释放出的化学物质。脑脊液是一种充满各个脑室与脊髓腔的无色透明液体。做腰椎穿刺时通常会做腰椎下部区域麻醉或全麻，保证孩子的安全。大一点的孩子能合作时用局麻。用小空心针在腰椎棘突的间隙穿刺抽出一些液体样本，送到显微镜下观察是否有肿瘤细胞。

脑脊液还可以检测某些生殖细胞肿瘤释放的物质。

腰椎穿刺常用于已经确诊的某些肿瘤（比如髓母细胞瘤）是否通过脑脊液扩散。腰椎穿刺的检查结果会影响手术方案的选择。

（4）骨髓吸引术（骨髓穿刺术）和活检

以髓母细胞瘤为代表的这类肿瘤会扩散到其他部位。因此医生会推荐你的孩子检查骨髓，看看有无已经扩散的肿瘤细胞。

骨髓穿刺术和活检同时完成。样本采集的部位通常是髂骨，有时也用胸骨或其他骨骼处取样。

做骨髓穿刺时，需要对皮肤表面进行清洗消毒，并进行局部麻醉。有时需要让患儿服药，让他们在手术过程中沉睡。骨髓穿刺针沿骨面刺入，进入骨髓腔后，用注射器的吸引抽取少量液体骨髓送检。用特制的可以旋转推进到骨头的穿刺针取一小块骨组织送检。一旦活检完成，压迫穿刺部位止血。在显微镜下检查组织样本的肿瘤细胞。

5. 血液和尿液检查

尽管这些血液和尿液检查这种实验室化验很少用于诊断脑瘤和脊髓瘤，但是如果你的孩子生病已有一段时间，需要检查肝脏、肾脏和其他器官功能是否正常。这些结果对实施手术计划非常重要。如果你的孩子正在化疗，就需要定期检查血液，进行血细胞计数以了解治疗是否对身体其他部位产生了影响。

六、分期

癌症分期是用来衡量肿瘤扩散程度的一个指标，而扩散程度又是根据影像检查和已经完成的任何其他检查结果确定的。

对于大多数类型癌症而言，癌症分期是选择治疗方案和确定预后的最重要因素之一。但大脑和脊髓肿瘤与身体的其他部位癌症在很多重要方面有很大的区别。其他癌症非常危险的主要原因是因为其肿瘤细胞可以扩散到全身，而在大脑或脊髓出现的肿瘤虽然可扩散到中枢神经系统，但不会扩散到其他器官。脑瘤和脊髓瘤危险在与随着肿瘤长大，它会干扰大脑的基本功能。

因为大多数大脑或脊髓肿瘤通常不转移，所以它们没有正式分期。决定孩子预后的重要因素包括：

  ✧ 肿瘤的类型（如星形细胞瘤、室管膜瘤等）

  ✧ 肿瘤等级（根据显微镜下细胞计数观察肿瘤生长速度）

  ✧ 肿瘤的位置

  ✧ 有多少肿瘤可以通过手术切除（可能的情况下）

  ✧ 孩子的年龄

  ✧ 孩子的大脑功能（肿瘤是否已经开始干扰正常大脑功能和日常活动）

  ✧ 肿瘤是否已经通过脑脊液（CSF）扩散到大脑和（或）脊髓的其他部分

  ✧ 肿瘤细胞是否已经扩散到中枢神经系统远处

髓母细胞瘤危险群体

癌症分期系统是癌症护理团队对癌症扩散程度的一种标准的描述方式。正式的分期系统已经建议在某些儿童脑肿瘤的分期中使用。建立髓母细胞瘤的标准危险或高危人群的分级系统。患儿不满 3 岁、有很多肿瘤无法切除、脑脊液里有癌细胞或肿瘤扩散到大脑其他部分或身体其他地方，上述人群就属于高危人群。医生继续在完善这个系统，使之尽可能精确。

最近的研究表明，髓母细胞瘤根据癌细胞中主要基因变化可分为 4 类，每种类型都有不同的预后。通过分类，医生可以更快更好地调整对每个孩子的治疗方案。

七、存活率统计

存活率常常被医生认为是讨论一个患者预后的一个标准方法。部分患儿的父母可能想知道在类似情况下的儿童生存统计数据。

5 年存活率是确诊患癌后，生活时间不少于 5 年儿童的比例。当然，许多被治愈的孩子存活时间超过 5 年。为了提供 5 年存活率，医生应该在 5 年前就开始为孩子治疗。对刚确诊脑癌的孩子而言，早些开始治疗并不断完善可能会有一个更有利的医治预后。以下是美国脑肿瘤中心（CBTRUS）根据在 1995 和 2008 年治疗的 19 岁以下患儿的治疗结果的统计数据。

需要注意的是：这些数字是对一些较常见类型肿瘤的统计。罕见的或很难分类的儿童肿瘤难以获得数据。在某些情况下，这些数字包括对不同类型肿瘤的统计，这些肿瘤可能有不同治疗预后。例如统计表明，原始神经外胚层肿瘤（PNETs）中，髓母细胞瘤往往比松果体母细胞瘤预后更佳。

不同类型肿瘤的 5 年存活率：

⟡ 纤维性星形细胞瘤约 95%　　（扩散）星形细胞瘤约 85%

⟡ 间变性星形细胞瘤约 30%　　恶性胶质瘤约 20%

⟡ 少突神经胶质瘤约 95%　　室管膜瘤 / 间变性室管膜瘤约 75%

⟡ PNETs（包括成神经管细胞瘤和松果体母细胞瘤）约 60%

这些存活率数据通常根据以前的大量儿童疾病统计，但无法预料特定情况下患儿的治疗情况。了解孩子脑肿瘤类型对评估他们的治疗预后非常重要。同时，许多其他因素也可能影响孩子的预后如肿瘤的位置、危险程度及其对治疗的反应。即使把这些其他因素考虑在内，存活率也是最粗略的估计。

八、治疗方法

1. 治疗的一般信息

患脑癌和脊髓瘤的患儿及其家庭对治疗有特殊需求。在美国，与患儿的初级保健医生密切合作的儿童和青少年癌症中心能很好地满足这些需求。儿童和青少年癌症中心有了解儿童和青少年癌症与成人癌症之间差异的专家团队进行治疗，还有符合年轻癌症患者需求的治疗技术。这个团队通常是由儿科神经外科医生和治疗儿童脑瘤的神经系统肿瘤外科手术医师。团队中其他医生可能包括：

⟡ 小儿神经科医生：治疗儿童大脑和神经系统疾病的医生

⟡ 放疗学家：使用放射治疗癌症的医生

⟡ 儿科肿瘤学家：使用化疗和其他药物治疗儿童癌症的医生

⟡ 内分泌学家：治疗分泌激素的腺体疾病的医生

许多其他专家也可能参与孩子的护理，包括护士、心理学家、社会工作者、康复专家和其他健康专业人士。

治疗前，医生和团队的其他成员将会帮助作为家长的你理解所需要的检查和治疗。社会工作者也会就你和你的孩子可能在术中或术后出现的问题给出建议。心理学家和康复专家等其他团队成员在开始治疗之前可与你的孩子见面。如果肿瘤生长缓慢且病情稳定，在评估肿瘤可能造成的损伤并实施治疗之前，你的孩子可能需要一个心理学家。在治疗之后，这些专家仍要做大部分的工作。

儿童脑瘤和脊髓瘤的主要治疗方法：

◇ 手术

◇ 放疗

◇ 化疗

◇ 靶向治疗

◇ 药物治疗

在许多情况下，根据肿瘤的类型和其他因素，孩子会得到上述方法的组合治疗。每个治疗计划中，医生要给出单独的最有利于预后的治疗方案，尽可能减少不良反应。

2. 手术

手术的目的主要有：为了获得活检样本，以确定肿瘤类型；切除尽可能多的肿瘤；预防或治疗可能出现的并发症。

肿瘤手术前，请确保你了解手术的目的、潜在好处和风险。

对于神经外科医生来说，在大多数情况下首要工作是尽可能在不影响正常的大脑功能的基础上切除大部分脑瘤。

单独手术或结合放疗可以治愈许多肿瘤，如一些低级星形细胞瘤、多形性黄色瘤型星形细胞瘤、胚胎发育不良性神经上皮肿瘤、节神经胶质瘤、室管膜瘤、颅咽管瘤脑和神经节神经胶质瘤。

间变型星形细胞瘤或恶性胶质瘤等在内的浸润型肿瘤不能通过单纯手术治愈，但手术可以切除大部分脑瘤，配合放疗或化疗可以提高疗效。

手术可缓解脑部肿瘤引起的部分症状，特别是颅内压增高引起的症状，如头痛、恶心、呕吐或视觉模糊；同时还可加强药物对癫痫的控制。

然而，如果肿瘤在大脑深处或已经扩散到大脑不能切除的部分（如脑干），其他替代治疗方法比手术更适宜。

（1）颅骨切开术

颅骨切开术是最常见的切除脑部肿瘤的开颅手术。手术时，患儿通常需要全身麻醉，但如果要评估孩子的脑部功能，则需要孩子保持清醒，实施脑部局部麻醉。

手术前，需要剃去肿瘤附近皮肤的一部分头发，切口开在颅骨，然后使用特殊类型的骨钻切除手术区的部分骨头。开口大小达到外科医生使用手术工具且能看见部分大脑，保证手术安全。

许多设备都可以帮助外科医生观察肿瘤和周围的脑组织，因此外科医生常可以像在显微镜下一样进行大脑手术操作。影像学检查如核磁共振影像检查、CT或超声波可以在术前定位大脑深部的肿瘤。

一旦确定肿瘤的位置，医生尽量安全地切除肿瘤。手术中应考虑肿瘤位置、肿瘤软硬、肿瘤内是否包含过多血管等因素。一种手术方式是用手术刀或特殊的剪刀切除肿瘤；很软的肿瘤用简单的抽吸方式去除；还可以用连接超声波发生器的探头直接破坏或液化肿瘤，然后用小型真空装置吸出肿瘤。

外科医生会很小心地尽可能避免损坏正常脑组织。手术前，可使用功能磁共振仪了解肿瘤附近大脑区域的功能图像；手术中，通过电刺激肿瘤里和肿瘤周围大脑区域，检测其响应与功能区状况，仪器会显示这些区域的控制重要的功能，手术时避免损伤。有些情况下，外科医生还可在术中使用 MRI（或其他影像学检查）得到手术不同时间的图像，以显示任何可能残留肿瘤的位置，保证更安全有效地切除脑瘤。

肿瘤切除后，外科医生会修补颅骨并关闭切口。手术后切口需要留置引流管以引流脑脊液和术后的液体。引流管几天后可拔除。术后 1~3 天用 MRI 或 CT 影像学检查显示切除肿瘤的多少。住院时间一般是 4~6 天，但需要根据肿瘤的大小和位置以及治疗情况来确定住院时间。

（2）分流术或脑室引流术

肿瘤会阻塞脑脊液的流动导致颅内压增高，引起头痛、恶心、呕吐、视力模糊等症状，甚至可能永久性损害大脑。

为引流过量脑脊液、降低颅内压，神经外科医生可能放置分流管（或脑室腹膜分流管或 VP 分流管）的硅胶管，一端置入脑室，另一端置于腹腔，分流管通过颈、胸的皮肤下面进入腹腔膜，上有阀门，控制脑脊液的引流量。

分流术可以是临时的，也可以永久性，实施时间既可以在切除肿瘤手术之前，也可以在术后。分流术的实施时间通常需要 1 小时。与任何手术一样，分流术也可能引起并发症，比如出血或感染；如果分流管堵塞还需要更换。分流术后的住院时间需要 1~3 天，取决于实施分流术的原因。

手术也可以将脑室引流管与脑室储液囊相连，可以对脑脊液实施化疗。医生会在头皮切口，在头骨上钻个小洞，然后插入导管并将其一端置入充满脑脊液的脑室，另一端则连着储液囊袋，将囊袋留在头皮上。手术后，医生和护士可以用针头给储液囊注射化疗药物或从脑室中抽取脑脊液进行检查。

（3）手术可能的风险和不良反应

大脑或脊髓手术是大手术，外科医生需要非常小心以尽量减少术中或术后出现问题。手术后脑损伤的症状取决于病变位置。手术并发症如出血或对麻醉的不良反应较为少见。

手术后脑水肿是人们非常关心的问题，手术后连续几天使用糖皮质激素可以减少风险。同时，即使医生已经非常小心地去除必须去除的那部分脑瘤，人们也会担心去除脑瘤后引起大脑功能损伤。刚做完手术后，也在手术后几天甚至几周后人脑可能出现问题，所以密切监测任何变化都非常重要。

3. 放疗

放疗适用范围：

◇ 手术后去除残留肿瘤

◇ 不适宜手术的患者

◇ 预防或缓解肿瘤引起的疾病症状

因为3岁以下幼儿的大脑发育不完全，放疗会引起长期不良反应，通常不选择放疗而主要依靠手术和化疗。实际上，即使年龄稍大，放疗也会引起问题。为尽可能减少放疗对肿瘤附近大脑区域的危害，放射肿瘤学家通常使用低剂量的辐射杀灭肿瘤。

（1）放射治疗的类型

外照射

在大多数情况下放疗属于体外照射，称为外部射线照射疗法（EBRT）。

在开始治疗前，放疗组将仔细确定正确的角度使得辐射光束对准肿瘤并获得合适的辐射剂量。大部分病例的做法是，把计算出的总剂量，按每周5天，每天一次，持续数周进行比例分配，然后根据分剂量照射。每次照射时，患儿躺在特殊的台子上接受精确角度的照射。每次的治疗类似于X线照射，但剂量要高得多。照射不会有痛苦，可是幼儿依然可能需要注射镇静剂以确保安静。每次辐射持续15~30分钟，其中大部分时间用来寻找照射的准确位置。每天实际的治疗时间都很短。

放射治疗会破坏正常脑组织，因此医生尽可能用高剂量辐射照射肿瘤，用最低剂量照射大脑正常的部分。

三维适形放射治疗（3-Dimensional Conformal Radiation Therapy，3D CRT）

该技术依靠磁共振影像和计算机特定软件技术定位，通过多射束从不同方向交叉照射肿瘤，且高能射束的形态始终与对肿瘤的投影一致或近似一致（也称射束适形），因此可保证肿瘤获得大剂量照射的同时减少靶区周围正常组织的照射量。治疗时，采用体位固定技术，让孩子躺卧于类似于塑料体模的立体定位体架内，保证每次治疗孩子的体位能保持一致，让照射位置更加精确。

调强适形放射治疗（IMRT）

即调强放疗。这是一种先进的高精度的三维放射治疗技术，已经成为当前放疗技术的主流。它不仅可以使照射野形状与靶区形状一致，而且可根据肿瘤的 3D 形状通过调节（或控制）照射的强度使辐射剂量更加均匀准确，最大限度地提高肿瘤剂量，同时使靶区周围正常组织的剂量达到最小，所以它比传统的放疗更安全、不良反应更小。

质子适形放射治疗法

即质子刀。该方法与 3D CRT 相关且类似；不同的是该方法不使用 X 线，而是质子束。X 线在到达目标前和达到目标后都释放能量，而质子作为带正电荷的粒子能以极高的速度进入人体。由于其速度快，在体内与正常组织或细胞发生作用的机会极低，不会损伤正常组织；而当到达肿瘤细胞的特定部位时，速度突然降低、停止并释放最大能量将肿瘤细胞杀死。

质子治疗具有穿透性能强、局部剂量高、对周围正常组织损伤小等特征，尤其对于治疗脑膜瘤这种边缘清楚的脑部肿瘤能显现出很大的优越性，但是这种方法是否对星形细胞瘤这种边界不清楚且与正常组织长在一切的脑肿瘤有效还不清楚。目前，美国癌症中心里有少量的质子束治疗中心，最早的质子治疗中心是 Loma linda 质子治疗中心。

立体定向放射外科 / 立体定向放射治疗

这类方法是利用如 CT、MRI 等现有的影像技术，加上计算机的特殊软件得到肿瘤在体内的三维结构，再用高能射线（X 线或 γ 线）集中照射肿瘤组织的放射治疗技术。针对不能接受手术的脑瘤、脊髓瘤或特殊身体健康状况，应用这些方法治疗比较有利。

立体定向放射外科（SRS）采用立体定向照射技术对肿瘤进行一次大剂量照射，因引用外科手术的概念故称为放射外科（这个治疗中没有实际手术）。

立体定向放射治疗（SRT）可使高剂量放射线实现对肿瘤组织聚焦式照射，具有疗程短、剂量大、可多次照射的特点。

操作时首先使用头架将头部固定；然后采用 CT 或 MRI 进行定位扫描。一旦确定肿瘤的准确位置，就可以根据治疗计划和辐射剂量从不同角度对肿瘤进行照射。有两种照射方式。

一种方法是将数以百计的辐射光束从不同角度聚焦在肿瘤上短时间照射。典型的例子是伽玛刀——每个光束本身能量不高，但它们一起会聚在肿瘤处就有较高的辐射剂量。

另一种方法是使用计算机控制一个可移动产生辐射的直线加速器。这种仪器不立刻实施多光束照射，而是围绕头部从不同角度旋转照射肿瘤。

立体定向放射外科（SRS）使用的主要仪器是 X 刀、电脑刀和医用直线加速器，通常是单次大剂量照射（如果需要也可多次）。有时，医生在实施肿瘤照射时给予相同或略高的辐射剂量分次照射称为 SRT。

近距离放射疗法（体内照射放射治疗）：

与上述的体外照射方法不同，这种治疗技术把高强度的微型放射源送入人体腔内或配合手术插入肿瘤组织内进行近距离照射，从而有效地杀伤肿瘤组织。体内照射的辐射传播距离很短，只作用于肿瘤。这种技术常与体外照射配合使用，在肿瘤部位提供了一个高剂量辐射的同时保持了体外照射区域的低剂量。

全中枢放射治疗（全脑全脊髓放射治疗）：

如果经 MRI 扫描或腰椎穿刺等方法检查发现肿瘤已扩散到脊髓或进入周围脑脊液，就需要进行全脑和脊髓进行放射治疗。一些容易向脑脊液扩散的脑肿瘤（髓母细胞瘤、室管膜母细胞瘤、松果体母细胞瘤等）也需要进行全脑和脊髓放疗。

（2）放疗的有效性

几乎一半的成神经管细胞瘤（髓母细胞瘤）和几乎所有生殖细胞瘤经放疗都有希望治愈。不幸的是，放疗不能治愈大多数其他脑部肿瘤。假设手术后有一小部分肿瘤残留（如星形细胞瘤和少突神经胶质瘤），放疗可以会控制肿瘤，但通常不能治愈。

（3）放疗可能的风险和不良反应

放疗主要损伤肿瘤细胞，但照射也会伤害正常脑组织，特别是 3 岁以下的幼儿。

放疗过程中，有些孩子变得易怒、疲乏、恶心、呕吐或头痛，但并不常见。脊髓放疗可能引起恶心和呕吐的情况比大脑多，可用地塞米松缓解这些症状。

放疗几周后，孩子们可能会昏昏欲睡或伴随着其他神经系统症状，称为辐射嗜眠症综合征或早期延迟性辐射效应，通常会持续几周。

如果孩子的大脑受到大面积的辐射，可能会失去一些大脑功能，如记忆丧失、性格改变和学校学习困难。随着时间的推移这些症状可能会好转，但是有些影响却可能是长期的。其他症状还包括癫痫和生长迟缓，这取决于大脑受照射的面积和辐射剂量大小。

这些效应的风险必须与不使用辐射和不控制肿瘤的风险相权衡。如果治疗后出现问题，通常很难确定这些问题是肿瘤本身引起的损伤，还是手术或放射治疗或组合治疗引起的。医生要不断采取低剂量或不同的方式照射，并了解辐射是否有效、同时还不引起过多的不良反应。

在婴幼儿时期，正常脑细胞生长快速，对辐射非常敏感。正因为如此，为避免对大脑发育的影响，对 3 岁以下的幼儿一般不使用或者是推迟使用放射治疗。在某些情况下早期治疗可以救命，因此放射治疗的风险要与肿瘤再生的风险进行利弊权衡。重要的是和医生谈论治疗的好处和风险。

罕见的是，放疗治疗几个月或几年之后，可能会出现肿瘤部位大量组织的放射性坏死。一旦出现这种情况，可用类固醇类药物控制，但有时可能需要手术切除坏死组织。

放疗会损伤正常细胞的基因，因此受照射的组织有形成另一种肿瘤的风险，比如大脑皮质的脑膜瘤、罕见的颅骨癌等。即使存在这种风险，也是在受到放疗多年以后发生。一方面孩子需要放疗，另一方面也要尽可能避免发生上述风险。所以，放疗后，随时与孩子的医生密切联系非常重要，一旦发现问题可以尽早治疗。

4. 化疗

化学疗法（化疗）是采用静脉注射或口服的方式摄入抗癌药物入血液，然后输送到全身几乎所有部位。然而，许多化疗药物不能够进入大脑到达肿瘤。

因此治疗脑瘤时，很多时候需要将药物直接给药到脑脊液（CSF）或脊髓椎管。因此需要辅助手术脑室引流术。

一般来说，化疗用于肿瘤生长迅速的肿瘤。脑肿瘤如成神经管细胞瘤（髓母细胞瘤）对化疗反应良好。化疗常与其他类型的治疗（如手术和放疗）组合应用。对 3 岁以下的幼儿，化疗可代替放疗。

常用于治疗儿童脑部肿瘤的化疗药物包括：

✧ Carboplatin（卡铂）

✧ Carmustine （BCNU）（卡氮芥）

✧ Cisplatin（顺铂）

✧ Cyclophosphamide（环磷酰胺）

✧ Etoposide（依托泊苷）

✧ Lomustine（洛莫司汀）（CCNU）

✧ Methotrexate（甲氨蝶呤）

✧ Temozolomide（替莫唑胺）

✧ Thiotepa（塞替派）

✧ Vincristine（长春新碱）

化疗时，要根据脑瘤的类型决定化疗药物是单独使用还是组合使用。制定化疗周期。每个周期通常持续 3~4 周，留出让身体恢复的休息时间。

化疗可能的不良反应

化疗药物能攻击迅速分裂细胞，这就是它们能对癌症细胞产生作用的原因。但体内其他如骨髓、口腔和肠内壁、毛囊细胞之类的细胞也迅速分裂。这些细胞也可能受到化疗药物的损伤。化疗的不良反应取决于药物类型、摄入剂量以及服药时间。

可能的不良反应包括：脱发、口腔溃疡、食欲丧失、恶心和呕吐、腹泻、增加感染的可能性（白细胞太少）、容易擦伤或出血（血小板太少）、疲劳（红细胞太少或其他因素）。

一些对大脑肿瘤最有效的药物往往比其他普通化疗药物不良反应更小，但不良反应不可能完全避免。这些不良反应通常时间短，并且随着治疗完成而消失。孩子的医生和治疗团队将密切关注任何不良反应。通常减少这些不良反应的方法是用药物防止或减少恶心和呕吐。

放疗和化学药物都可能有特定的不良反应。比如，顺铂和卡铂会造成肾毒性和耳毒性。对此，医生会定期检查孩子的肾功能和听力。一定要向孩子的医生或护士询问减少不良反应的药物类型；一旦发现不良反应要及时通知医生，以便有效应对。有时为预防不良反应恶化，化疗药物剂量需要减少、推迟，甚至停止治疗。

5. 靶向治疗

基因改变可能会引起癌症或促进癌症细胞生长，针对这些基因变化研究人员不断研究新药。这些靶向药物与标准的化疗药物不同；化疗药物不起作用时，这些靶向药物就能派上用场（尽管也有不同的轻微不良反应）。这些药物还没有在治疗脑或脊髓肿瘤中起到很大的作用，但某些靶向药物对特定类型的肿瘤治疗有帮助。

Everolimus （Afinitor）依维莫司（艾夫托）

对于不能由手术完全去除的室管膜下巨细胞星形细胞瘤（SEGAs），依维莫司可以达到缩小肿瘤，并在一段时间延缓其生长的作用。依维莫司的作用机制是通过阻断 mTOR 的细胞蛋白的作用，阻断了这种蛋白质促进细胞生长和分裂成新细胞的作用。

依维莫司给药方式是每天一次，一次一片。常见的不良反应包括口腔溃疡、感染风险增加、恶心、食欲缺乏、腹泻、皮疹、感觉疲劳或虚弱、血糖和胆固醇水平增加。肺损伤是一种不常见但很严重的不良反应，会导致呼吸急促或其他问题。

目前许多其他靶向疗法正在进行研发和临床试验研究。

6. 儿童脑瘤和脊髓瘤治疗的其他药物

有些用于治疗儿童脑瘤和脊髓瘤的药物并不直接治疗肿瘤，而只是用来减轻症状。

皮质类固醇

可的松类药物如地塞米松减少脑肿瘤导致的脑水肿，有助于缓解头痛和其他症状。

抗癫痫药物（抗癫痫）

儿童脑肿瘤可引起癫痫症状，抗癫痫药物可降低癫痫发作。有许多抗癫痫药物可用，比较常用的药物称为苯妥英钠。

激素

脑垂体有助于控制体内多重不同激素的水平。由于肿瘤扩散、手术或放疗损伤脑垂体，孩子可能需要服用些垂体激素或其他激素。

7. 临床试验

自从患儿被确诊为脑肿瘤后，家长可能不得不做出很多决定。最重要的决定之一是选择最适合孩子的治疗方案。你也可以考虑临床试验。临床试验是被仔细控制的学习型研究，被研究者是他们的患者志愿者。他们仔细研究来寻找有希望的新治疗方法或手术。如果你想让孩子参加临床试验，先咨询医生所在的诊所或医院是否在进行临床试验。

8. 补充和替代疗法

当孩子身患肿瘤时，家长很想听到一些治疗癌症及缓解症状的方法，这些方法是医生没有提到过的。朋友和家人们会到互联网组和各个网页上去找各种方法，这些方法中有些可能对患者有帮助，比如维生素、中草药、特殊饮食、针刺、按摩等。

补充疗法指的是和常规医疗一起使用的治疗方法，而替代疗法可用来代替医生的治疗。

补充疗法包括：通过冥想来减轻压力，运用针灸帮助缓解疼痛，饮用薄荷茶来减轻恶心感等，这些辅助治疗方法通常不是用来治疗癌症的，但可以帮助你感觉更好。有一些补充疗法已经知道确实有用，有一些方法的功效还没有经过测试，有些则已经被证明没有用，甚至还有些方法被发现对人有害。

替代疗法可能会用来治疗癌症，但这些疗法还没有经过临床试验证明是安全和有效的。这些方法中一些可能会造成危险，甚至威胁到生命，但在大多数情况下，最大的危险是，孩子可能失去得到正规医疗帮助的机会，延误或中断正规治疗，会给癌细胞提供生长时间，使治疗产生效果的可能性降低。

如何去治疗或控制癌症，这永远是家长要做出的决定。最后选择哪种方法来治疗你的孩子在于你的选择。如果你想使用非标准的治疗方法，请了解所有相关知识并与主治医生探讨，全面的咨询和医疗团队的支持可以给你更安全的治疗方案，同时避免不必要的损害。

9. 选择治疗方案

特定类型儿童脑瘤和脊髓瘤的治疗方法取决于许多因素，包括肿瘤类型、肿瘤生长速度和扩散程度。

（1）非浸润星形细胞瘤

（纤维形星形细胞瘤、室管膜下巨细胞星形细胞瘤）

该类肿瘤生长非常缓慢且不会浸润到附近的组织，许多医生认为纤维形星形细胞瘤、室管膜下巨细胞星形细胞瘤等肿瘤是良性的。纤维形星形细胞瘤最常发生在幼儿的小脑中，而室管膜下巨细胞星形细胞瘤（SEGAs）生长在脑室，且多半伴有儿童结节性硬化症。

大多数患有星形细胞瘤的儿童可以通过单独手术治愈；如果肿瘤并没有完全切除，可加放疗。有些医生会等到有肿瘤再生迹象时才考虑放疗。即便如此，去除残留肿瘤的最佳选择还是手术。生长在脑部的下丘脑和脑干类的特殊区域的星形细胞瘤不允许手术切除，预后也不好。对于手术不能完全去除的 SEGAs，药物依维莫司可缩小肿瘤或暂时抑制其生长。

（2）低级星形细胞瘤（纤维性或弥漫性星形细胞瘤）

低级星形细胞瘤初始治疗手段是手术，如果手术不能做，就需要组织活检来确诊。因为这些肿瘤通常是生长在正常脑组织附近，可能很难通过单纯手术治愈。通常医生会尽可能安全地将肿瘤去除干净，如果能完全去除肿瘤的话，孩子的病就被治愈了。

手术后仍然有肿瘤存在，就需要进行放疗。也可以推迟到肿瘤开始再生时进行放疗。有时在放疗之前还需要实施第二次手术。手术不可行时，放疗是主要的治疗手段。3 岁以下儿童，即使肿瘤不能完全去除或出现再生，用化疗减缓肿瘤生长，孩子长大后再进行放疗。

（3）中级和高级星形细胞瘤（间变性星形细胞瘤、恶性胶质瘤）

如果可以手术，手术是治疗浸润星形细胞瘤的最佳选择，但手术几乎不能从根本上治愈这类肿瘤。在某些情况下，只有穿刺活检是安全的。治疗方法主要是手术会尽可能多的去除肿瘤，然后再进行放疗和化疗。如果不能手术，治疗方法主要是放疗同时加化疗。

3 岁以下儿童，即使肿瘤不能完全去除或出现再生，用化疗减缓肿瘤生长，孩子长大后再进行放疗。如果肿瘤再生，放疗之前还需要实施第二次手术。

因为当前的治疗方法难以治愈这些肿瘤，有治疗新希望的临床试验技术可能是一个不错的选择。

（4）少突神经胶质瘤

如果可以手术，手术是治疗浸润肿瘤的最佳选择。一般来说，虽然手术不能治愈肿瘤却可以缓解症状，延长生存期。肿瘤如果复发还需要重复手术。手术后可进行化疗和（或）放疗。

如果不能做手术，单独化疗或化放疗结合或许有效。如果肿瘤细胞出现某种基因变化，说明其对化疗的反应好于其他脑部肿瘤。

（5）室管膜瘤和间变性室管膜瘤

室管膜瘤和间变性室管膜瘤不像星形细胞瘤那样广泛地浸润到正常脑组织，如果通过手术切除整个肿瘤，就有希望治愈；如果有残留，通常在一个短疗程化疗后做第二次手术。但为防止复发，即使所有的肿瘤已经被切除，大多数患者术后还需要放疗。

手术后化疗治疗间变性室管膜瘤还在进行临床试验。非常年幼的孩子可能采用化疗替代或延迟使用放疗。

有时肿瘤细胞可以扩散到脑脊液（CSF），医生可能会通过腰椎穿刺（脊椎抽液）检测脑脊液中的肿瘤细胞。如果脑脊液中有肿瘤细胞或者肿瘤生长在神经系统表面，放疗就可能会扩大到整个大脑和脊髓。

（6）视觉神经胶质瘤

该类肿瘤侵犯从眼睛到大脑的视神经。视神经非常敏感，一旦操作不好就会损伤视神经，因而手术很难操作。考虑到肿瘤生长的位置，去除肿瘤可能导致单眼或双眼失明，所以必须仔细考虑手术的益处和风险。由于肿瘤的存在，患儿的视力可能已经受损。这些肿瘤生长非常缓慢，有时手术并非必要。

如果必须治疗和完全切除肿瘤，手术仍是首选的治疗方法。但在许多情况下，特别是孩子患有 I 型神经纤维瘤病，肿瘤可能已经沿着视神经扩散，此时不能通过手术完全移除，此时治疗的首选是放疗，尽管这可能影响孩子的视力。

幼儿应选择化疗而非放疗，最好等孩子长大些再采用放疗。

（7）脑干胶质瘤

大多数脑干胶质瘤都是星形细胞瘤，少数瘤是室管膜瘤或其他肿瘤。这些肿瘤在磁共振影像检查中通常具有特定形式，因此无需通过手术或活检诊断。

局部脑干神经胶质瘤

少量的脑干神经胶质瘤称为局部脑干胶质瘤，是边缘非常清楚的小肿瘤。有些肿瘤生长缓慢，除非肿瘤已经引起问题，否则没有必要治疗；如果需要治疗，通常选择手术治疗。如果手术并没有彻底去除肿瘤，可使用放疗；如果不能做手术，放疗可减缓肿瘤生长速度。

弥漫性脑干神经胶质瘤

大多数脑干神经胶质瘤广泛生长于整个脑干而非局部。通常在脑桥出现的瘤被称为弥漫性脑桥胶质瘤。脑干是生命中枢，不能切除，在此部位进行手术，多半弊大于利，通常不尝试手术。

弥漫性脑干胶质瘤细胞通常采用放疗。有时也辅助以化疗，但其是否有用尚不明确。弥漫性肿瘤非常难以控制，预后不良。但在患有I型神经纤维瘤病的儿童中这种瘤通常生长缓慢甚至停止增长，所以这些孩子治疗前景相对好。这些肿瘤很难治疗，临床实验也许是个不错的选择。

（8）原始神经外胚层肿瘤（包括髓母细胞瘤和松果体母细胞瘤）

原始神经外胚层肿瘤（PNETs）治疗方式都很相似，但髓母细胞瘤往往比其他类型的PNETs预后更佳。

髓母细胞瘤

肿瘤生长快速，在小脑发生并最可能向大脑外部通常向骨骼或骨髓扩散。但它们对治疗反应良好。高危组儿童通常比标准风险组孩子要进行更多的强化治疗。

可能的情况下，髓母细胞瘤首选手术治疗，其次是采取针对肿瘤的面积进行高剂量辐射的放射治疗。由于这些肿瘤易于扩散到脑脊液（CSF），3岁以上的儿童给予低剂量的全脑和脊髓放疗。化疗通常放在放疗后进行，从而医生可使用较低剂量的放疗；如果肿瘤已经侵犯CSF，考虑使用标准剂量放疗。

对3岁以下儿童，尽可能少用放疗。通常在第一次手术治疗进行化疗。根据肿瘤对化疗的反应，化疗可能在放疗之后或者之前。

松果体母细胞瘤和其他PNETs

这类肿瘤生长速度快，通常比髓母细胞瘤难以治疗。尽管肿瘤通常很难完全去除，手术仍是治疗这些肿瘤主要方法。手术可缓解症状，有利于促进其他治疗。3岁及以上的孩子手术后会进行放疗。因为这些肿瘤易于扩散到脑脊液（CSF），放疗往往是全脑全脊髓辐射。

化疗结合放疗是为了降低放疗的辐射剂量；但如果肿瘤已经扩散到脑脊液，则需要给予标准剂量的辐射。化疗也用于治疗复发肿瘤。

对3岁以下幼儿，尽可能少用放疗。通常在第一次手术治疗进行化疗。根据肿瘤对化疗的反应，化疗可能在放疗之后或者之前。

有报道指出，患有髓母细胞瘤或其他PNRTs的儿童，自体干细胞移植后再给予大剂量化疗的治疗更有效。有几个临床试验目前正在研究。

（9）脑膜瘤

手术是治疗脑膜瘤的主要方法。如果手术能完全去除肿瘤，孩子们通常可以被治愈。

有些肿瘤特别是大脑底部的肿瘤，不能被完全去除；另一些恶性肿瘤，尽管表面上已经完全去除，但可能再生。放疗可能控制这些肿瘤的生长，如果手术和放疗没有效果，可考虑化疗，但许多情况下效果也不好。

（10）神经鞘瘤（包括听神经瘤）

该类肿瘤生长缓慢，通常是良性，可通过手术治愈。小的前庭神经鞘瘤（也称为听神经瘤）可通过立体定向放射外科治疗。神经鞘瘤是罕见的恶性鞘瘤，手术后往往要继续放疗。

（11）脊髓肿瘤

该类肿瘤通常与大脑同一类型的肿瘤治疗方法相同。

一般而言，脊髓星形细胞瘤不能被完全切除。治疗时，先手术切除尽可能多的肿瘤，然后进行放疗，也可以选择单独使用放疗。对年幼儿童术后多用化疗取代放疗；长大后如果肿瘤增殖很快，则要考虑在放疗之后使用化疗。

脊髓脑膜瘤和一些室管膜瘤一般能通过手术治愈；如果室管膜瘤不能完全去除，在手术后再进行放疗。

（12）脉络丛肿瘤

手术治疗往往能治愈良性脉络丛肿瘤。如果是脉络丛癌，有时就只能用外科手术来根治。手术后，再进行放疗和（或）化疗。

（13）颅咽管瘤

颅咽管瘤的生长位置与脑垂体、视神经和供给大脑血液的血管很近，所以去除这类肿瘤不可避免地会引起不良反应。有些神经外科医生主张切除尽可能多肿瘤，而有些医生主张先切除大部分的肿瘤，然后给予放射治疗。相对完全切除肿瘤引起的严重不良反应，局部切除后再局部放疗的不良反应小；但是这种方法对是否能防止肿瘤再生还不清楚。

（14）生殖细胞瘤

大多数常见的生殖细胞肿瘤是生殖细胞瘤，通常选择单独放疗治愈肿瘤。诊断通常用手术或脑脊液样本诊断。如果肿瘤非常大或者如果放疗并不完全有效，可加用化疗。为减少放疗对青少年的不良反应，有医生先用化疗再辅以小剂量放疗作为主要治疗方法；非常年幼的孩子则用化疗代替放疗。

其他类型的生殖细胞肿瘤（如畸胎瘤和卵黄囊肿瘤），不管是不是与生殖细胞瘤生长在一起，很少能通过手术治愈，治疗前景通常不那么好。选择的治疗方法通常是放疗和化疗组合使用，但在某些情况下还不能完全控制肿瘤。有时这些肿瘤会扩散到脑脊液（CSF），就需要全脑和脊髓放疗。

九、咨询医生时准备的问题

与患儿的癌症治疗团队沟通很重要。他们会回答家长的所有问题。可以考虑向医生询问以下问题：

◇ 我的孩子有什么样的肿瘤？

◇ 肿瘤长在哪里及其扩散程度？

◇ 在决定治疗之前我们需要做其他检查吗？

◇ 是否需要找别的医生诊断？

◇ 医生有治疗这种类型肿瘤的经验吗？

◇ 治疗选择是什么？有相关建议吗？为什么？

◇ 治疗有哪些可能的风险和不良反应？

◇ 治疗对我孩子的学习能力、成长和发展有怎样的影响？

◇ 治疗会影响我的孩子未来生育吗？

◇ 治疗时我们应该做些什么准备工作？

◇ 治疗持续多长时间？它涉及哪些方面？在哪里做治疗？

◇ 治疗会影响我们的日常活动吗？

◇ 基于医生对我孩子肿瘤的了解，预后（治疗前景）如何？

◇ 如果治疗无效或肿瘤再生，我们该怎么办？

◇ 初步治疗之后，是否有后续治疗方法？

◇ 我们能与附近的支持团队获得帮助或和其他家庭对话吗？

这些都是常见问题，如果还有什么要问的一定要写下来。例如，可能想知道康复信息，以便有计划地安排自己的工作以及孩子学习和活动。另外，你可能需要了解关于诊断和治疗方案的补充意见或关于孩子可能有资格参加临床试验研究。

儿童脑瘤和脊髓瘤治疗后会发生什么？

治疗后，对大多数家庭主要忧虑孩子的肿瘤，其治疗的短期和长期的影响，以及肿瘤是否残留或复发。人们想彻底摆脱肿瘤及其治疗过程，不想整天围着肿瘤和治疗转，想返回到正常的工作和生活中去，这些想法是正常的。但一定要意识到，后续护理才是这个治疗过程的核心，良好的后续护理能让孩子最好地康复并且长期生存。

十、治疗后康复

儿童白血病治疗后，大多数家庭的主要问题是肿瘤治疗后的短期和长期的不良反应，以及对肿瘤可能复发的担心。

把肿瘤病和治疗抛在脑后，重回不被癌症围绕的生活，这种愿望当然是可以理解的。但重要的是要意识到，后续护理是整个治疗过程中的核心部分，能为患儿提供最好的康复和长期生存的机会。

1. 随访检查

在某些情况下，无论肿瘤生长速度在治疗之后其都可能残留。即使儿童肿瘤治疗成功，有些人多年后还会复发。孩子的医生会告诉你关于孩子的病情及治疗进展。

治疗后，需要进行影像学检查（CT 或 MRI 扫描）、体检、有时还需要做其他测试以帮助确定手术是否成功。在治疗后的最初几个月和几年内，护理团队会密切观察孩子的情况以确保肿瘤是否已经完全摘除或可能复发。根据不同类型肿瘤、生长位置以及治疗的程度，团队将让你知道需要进行的检查及检查周期。

在这段时间里，你要观察孩子是否有任何新症状；一旦发现马上报告医生，以便医生确定原因和采取必要的治疗方案。孩子的医生会让您知道您想知道的，在需要进一步治疗的时候，医生会与你仔细讨论。

2. 肿瘤及其治疗影响的恢复

肿瘤及其治疗对生理和心理功能的影响可以从非常轻微到相当严重的程度。孩子的大脑比成人更能适应变化，但对治疗如辐射也更敏感，何况有些可能是持久影响。

在你的孩子康复时，医生将确定治疗对大脑或其他区域的损害程度。年龄很小的孩子需要一段时间。治疗后，还要做体检和影像学检查（CT 或 MRI 扫描）来确定任何大脑变化的位置和程度。

几种类型的医生和其他卫生专业人员都可能参与评估任何损伤来帮助孩子康复。神经病学专家可能会评估孩子的身体协调性、肌肉力量和神经系统其他方面的功能。

如果出现肌肉无力或瘫痪，物理和职业治疗师、康复专业医生会对孩子进行物理疗法治疗。

如果语言能力受到影响，语言治疗师将帮助你的孩子恢复说话和交流能力。

如果有必要，眼科医生将检查您孩子的视力、听力学家检查孩子的听力。如果发现视觉或听觉有问题，孩子可能需要某些特殊教育。

手术后，孩子也可能需要精神科医生或心理学家检查来确定肿瘤手术造成的任何损害程度。如果你的孩子做了放疗和（或）化疗，这些过程在术后可能还会重复。医生将会您孩子的在智力、语言、听力、记忆力和学习技能等方面建档案。

如果你的孩子在学校上学，还需要有一个老师与医院联系沟通（学校联络）。在返回学校之前，学校联络可以帮助孩子回到学校。你可以和老师们说说孩子的情况、解释孩子的健康问题，并讨论孩子是否需要任何特殊的教育。在某些情况下，药物可用来帮助改善记忆和注意力问题。

如果肿瘤出现在脑的底部或接近脑底部的部位（如颅咽管瘤），放疗后，孩子的激素水平可能会受到影响，出现某些脑垂体问题，不良反应可能包括疲劳、精神委靡、食欲缺乏、怕冷和便秘，这可能与皮质醇和（或）甲状腺激素水平低有关。其他问题还包括生长和（或）性成熟迟缓。由于肿瘤的原因，这些症状有时在治疗之前就已经出现了。

如果孩子脑垂体确实受到了影响，就要让研究激素和内分泌的医生给孩子检查。激素治疗可以帮助孩子体内激素水平恢复正常。例如，生长激素有助于恢复身体正常生长。

3. 远期和长期影响

父母和医生主要关注的是治疗后潜在的远期或长期影响，其中包括上面提到的儿童学习问题或生长和发育迟缓问题，以及影响生殖系统或在以后增加患其他癌症的风险。医生会尽可能减少这些并发症出现的可能性，但有些时候这种情况不可避免。

为了帮助儿童癌症患者提高对后期不良反应的认识，并提高后续治疗质量，在其之后的整个生命中，儿童肿瘤学组（COG）为童年癌症幸存者研究出了长期随访指导。这些指导可以帮助家长知道应该注意什么，应该进行什么类型的检查，如何对后期不良反应进行治疗等。

在美国家长会与孩子的健康护理团队讨论可能出现的长期并发症，这对于确保有针对性对这些问题进行检查和治疗十分重要，可以从医生那里知道有关COG幸存者的指导方案。

4. 保持良好的医疗记录

在治疗完成后，家长可能想把所有的癌症经历抛在脑后，但是必须保管好孩子良好的医疗记录。孩子会长大，他会有自己的新的医生。孩子能够给新医生提供关于他的癌症的诊断和治疗的所有具体细节。在治疗后不久开始收集这些资料比在之后让他们到处寻找更容易。这些需要保管的信息有：

这里有些您孩子的医生应该有的信息，甚至到成年之后。这些包括：

◇ 所有活检或手术病理报告副本

◇ 如果做了手术，手术报告的副本

◇ 如果孩子曾住院，出院小结（医生准备会准备副本，当患者出院时）。

◇ 孩子使用的每次化疗药物或其他药物的剂量名单（某些药物有长期不良反应。可以从小儿肿瘤专家那里得到这些名单，有利于新的保健医生了解情况）。

◇ 如果接受过放疗，放疗的需要剂量和使用部位的总结。

十一、最新进展

人们一直在脑瘤和脊髓瘤领域孜孜不倦研究。科学家正在寻找发病原因和预防方法，医生则正在努力改善治疗方法。

1. 理解肿瘤中变化基因

为了解更多关于肿瘤基因变化以得到更有效的方法治疗肿瘤，研究人员一直致力于寻找那些导致脑瘤和脊髓瘤的变化基因。

例如，研究人员发现，根据肿瘤细胞不同基因的变化，髓母细胞瘤（成神经管细胞瘤）可分为4个类型，而这些类型肿瘤比其他肿瘤有更好的治疗前景。医生利用肿瘤中基因变化的信息，可以决定哪些孩子要接受较多的强化治疗或哪些孩子要接受较少的强化治疗。

最近，研究人员已经发现在每一类髓母细胞瘤中都有一些特定的基因变化，这些基因能促进肿瘤细胞生长。针对这些基因的变化可研发一些新型靶向药物，目前这类工作正在进行临床试验。将来，医生们还将研发针对这些改变基因的其他靶向药物。

2. 影像和手术技术

最近新技术发展使得脑部肿瘤手术更安全、更成功。一些新的技术包括：

1）功能性磁共振成像（fMRI）：这个技术可以对大脑重要位点及周围肿瘤所在位置进行定位。

2）图像指导手术：这个技术可构建肿瘤及其周围组织的三维图像，让外科医生更精确地控制手术器械以更安全地切除肿瘤。

3）荧光指导手术：应用此技术前几小时，患者先服下特殊的荧光染料让肿瘤吸收。外科医生显微镜操作可看到肿瘤特殊的荧光，能更好地区分肿瘤和正常脑组织。

4）对于某些类型肿瘤的新手术方法：例如，治疗脑垂体肿瘤的新方法：使用一个内镜（顶端有一个微型摄像头的很细的导管）穿过鼻子后面的小孔，让外科医生通过鼻腔操作，以减少对大脑潜在的损害。类似的技术可以用于治疗一些脑室肿瘤，比如在靠近发际线的头骨开个小口，插入内镜进行手术。这种技术的使用受肿瘤大小、形状和位置的限制。

3. 放射治疗

目前，有几种新的放疗方法，能为医生准确定位肿瘤的位置，以达到更有效照射肿瘤，同时使肿瘤周围正常组织可免受太多的辐射。这些新技术包括立体定向放射外科（SRS）、三维适形放射治疗（3D CRT）、调强放疗和质子适形放射治疗法。这些新技术在"放射疗法"部分有描述。

大脑（尤其对幼儿）对辐射非常敏感。如果正常脑组织受到大剂量照射，就可能导致不良反应。临床试验显示，用化疗结合低剂量放疗来治疗肿瘤并不会降低疗效。医生正在研究在相同疗效下该使用的合理放射剂量。

4. 化疗

新化疗方法可能会更有效地治疗脑瘤和脊髓瘤。

（1）辅助化疗

对婴幼儿的脑部肿瘤而言，手术后化疗可以推迟放疗和化疗时间或减少治疗肿瘤需要的辐射剂量，这就是人们说的辅助化疗。一些研究正在观察某些情况下延长化疗是否可能从根本上避免放射治疗。

（2）高剂量化疗和干细胞移植

骨髓可产生新的血液细胞。采用低于安全剂量的化疗，主要就是为了减少化疗对骨髓的不良影响。不过，干细胞移植允许使用比常规化疗剂量更高的剂量化疗，孩子也可以接受很高剂量的化疗。首先，从患儿的血液或骨髓中抽取血液干细胞冷冻储存，然后将血液干细胞解冻并注射入患儿体内，让干细胞在骨髓位置开始产生新的血液细胞。尽管有些孩子对这种高强度的化疗会反应良好，但是化疗严重的不良反应依然不容忽视，化疗的剂量是否足够成为标准方法也还不确定。目前，大多数医生认为干细胞移植化疗还只在治疗脑部肿瘤的实验阶段。人们正在做临床试验来确定这种方法的疗效。

（3）改进化疗药物

许多化疗药物效果不佳是因为不能通过血脑屏障，不能通过血液到达大脑肿瘤部位。目前研究人员改进药物，用很薄的脂质体包被药物，或者把这些药物结合到其他分子上，使之容易穿过血脑屏障，更好地发挥治疗肿瘤的作用。这是当前很活跃的研究领域。

（4）直接对肿瘤化疗

一些新的方法可能会帮助医生直接对肿瘤进行化疗。对成人而言，医生做手术时会把包含化疗药物的特殊晶体直接放在脑瘤所在位置，晶片溶解后可以释放一定剂量的化疗药物，可在肿瘤处维持达几周的高浓度。同时，也可尽量使身体其他部分免遭可能出现的不良反应。这种方法正被研究是否对儿童肿瘤也有效。有一个称为对流增强输注（CED）的新方法，其做法是先切开头皮，在颅骨上打开个小孔，然后把小导管插入到大脑肿瘤处，头皮外的导管和一台输液泵连接，药物经由内置导管直接输送到大脑肿瘤部位。根据使用的药物，对流增强输注要连续进行，且可能不止一次重复操作几小时或几天。这仍然是一个研究中并进行临床实验的方法。

5. 其他新的治疗策略

研究人员还试验一些新的治疗方法以帮助医生更精确找到靶向肿瘤。这让治疗方案不良反应更小，且更加行之有效。虽然这些治疗方法前景光明，不过大多数仍处于实验阶段，只能通过临床试验验证。

（1）靶向药物

研究人员已经发现很多导致脑瘤和脊髓瘤的变化基因，且已经研发出针对这些改变基因的其他靶向药物。这些靶向药物和标准化疗药物的工作原理不同。例如，室管膜下巨细胞星形细胞瘤（SEGAs）不能用手术去除（见"针对性治疗儿童脑瘤和脊髓瘤"），但靶向药物依维莫司能减小或减缓其增长。某些类型的髓母细胞瘤（成神经管细胞瘤）往往在一个重要的细胞信号通路（称为刺猬信号通路）上的关键基因上发生变化。刺猬信号通路对胚胎及胎儿发育至关重要，同时其活跃在一些髓母细胞瘤细胞中。这种目前正在临床试验当中运用此通路的靶向药物对抗髓母细胞瘤。几个靶向药物已经用在治疗某些癌症，还有一些正在验证它们是否能对大脑肿瘤起到治疗作用。

（2）肿瘤血管生成抑制剂

肿瘤必须形成新的血管来维持肿瘤细胞的营养。破坏这些血管的新药物可用来治疗包括一些成人脑瘤在内的癌症。几种损害血管生长的药物现在正在被用来治疗儿童脑肿瘤。

（3）缺氧细胞致敏剂

位于肿瘤中心部分的肿瘤细胞处于缺氧状态，对放射线不敏感。一些药物能增加肿瘤的氧含量，使肿瘤细胞更易于被放射线杀死。因此，在治疗之前给予缺氧细胞致敏物质，有利于放疗杀灭肿瘤细胞。目前这种药物在研究中，治疗效果还需要具体验证。

（4）免疫治疗

免疫治疗的目的在于提高身体免疫力以有效抵抗脑肿瘤。针对大脑肿瘤细胞的几种类型的疫苗正在研发当中。与疫苗预防传染病不同，这些疫苗旨在治疗疾病而不是防微杜渐。使用疫苗的目的是刺激人体的免疫系统攻击脑肿瘤细胞。一些疫苗的早期研究结果已显示了其作用，但还需要更多的研究确定具体效果。目前，大脑肿瘤疫苗只可通过临床试验得到。其他影响免疫系统的药物，比如来那度胺也在研究中。

（5）病毒治疗

研究人员已经做了大量的实验工作，旨在发现能在大脑肿瘤细胞中复制的病毒，这些病毒可导致肿瘤细胞死亡却不影响正常细胞生长。使用这些病毒治疗人类脑部肿瘤的研究才刚刚起步。

参考文献

1　American Cancer Society. Cancer Facts & Figures 2013. Atlanta, Ga. American Cancer Society，2013.

2　Blaney SM, Haas-Kogan D, Poussaint TY, et al. Gliomas, ependymomas, and other nonembryonal tumors of the central nervous system. In： Pizzo PA, Poplack DG, eds. Principles and Practice of Pediatric Oncology. 6th ed. Philadelphia Pa： Lippincott Williams & Wilkins，2011：717–771.

3　Central Brain Tumor Registry of the United States (CBTRUS). CBTRUS Statistical Report： Primary Brain and Central Nervous System Tumors Diagnosed in the United States in 2004-2008.

4　Central Brain Tumor Registry of the United States; 2012.5. Central Brain Tumor Registry of the United States (CBTRUS). Fact Sheet. Accessed at www.cbtrus.org/factsheet/factsheet.html on February 6, 2013.

6　Howlader N, Noone AM, Krapcho M, et al (eds). SEER Cancer Statistics Review, 1975-2009 (Vintage 2009 Populations), National Cancer Institute. Bethesda, MD, http： //seer.cancer.gov/csr/1975_2009_pops09/, based on November 2011 SEER data submission, posted to the

SEER web site, April 2012.

7   Lamszus K. Meningioma pathology, genetics, and biology. J Neuropathol Exp Neurol, 2004, 63: 275–286.

8   Mehta MP, Buckner JC, Sawaya R, Cannon C. Neoplasms of the central nervous system. In: DeVita VT, Lawrence TS, Rosenberg SA, eds. DeVita, Hellman, and Rosenberg's Cancer: Principles and Practice of Oncology. 8th ed. Philadelphia, Pa: Lippincott Williams & Wilkins, 2008: 1975–2032.

9   Packer RJ, Rorke-Adams LB, Lay CC, et al. Embryonal and pineal region tumors. In: Pizzo PA, Poplack DG, eds. Principles and Practice of Pediatric Oncology. 6th ed. Philadelphia Pa: Lippincott Williams & Wilkins, 2011: 772–808.

10 Pollack IF, Jakacki RI, Butterfield LH, et al. Peptide vaccine therapy for childhood gliomas: Interim results of a pilot study. In: Proceedings of the 103rd Annual Meeting of the American Association for Cancer Research. Cancer Res. 2012;72(8 Suppl): Abstract LB-131.

11 Pugh TJ, Weeraratne SD, Archer TC, et al. Medulloblastoma exome sequencing uncovers subtype-specific somatic mutations. Nature, 2012, 488: 106–110.

12 Gururangan S, Friedman H. Recent advances in the treatment of pediatric brain tumors. Oncology, 2004, 18: 1649–1661.

13 Maity A, Pruitt AA, Judy KD, et al. Cancer of the central nervous system. In: Abeloff MD, Armitage JO, Niederhuber JE. Kastan MB, McKenna WG, eds. Abeloff's Clinical Oncology. 4th ed. Philadelphia, Pa: Elsevier, 2008: 1075–1136.

14 National Cancer Institute Physician Data Query (PDQ). Childhood Brain and Spinal Cord Tumors Treatment Overview, 2012.

赴美医疗指南
——肿瘤篇 下册

主编　田石榴　吴勇

副主编　Gilbert Bush　Chien-shing Chen

上海科学技术文献出版社

Shanghai Scientific and Technological Literature Press

第七章 鼻咽癌

一、鼻咽癌简介

鼻咽癌始发于喉咙的鼻咽部，位于鼻背后和头骨的基底部。要了解是否患鼻咽癌，首先要了解鼻咽的结构和功能。

1. 鼻咽组织

鼻咽位于鼻背后到喉咙的上半部分（咽），处于口腔顶部（软腭）的正上方，正对于鼻腔的后面。它是边长约 1 英寸的框样室。鼻咽是空气从鼻腔到喉，最终到肺的一条通道。

2. 鼻咽肿瘤

鼻咽肿瘤有的是良性（非癌性），有的是恶性（癌性）的。

（1）良性鼻咽肿瘤

鼻咽良性肿瘤十分罕见，往往发生在儿童青少年。这些肿瘤不扩散到身体的其他部位，通常不危及生命，有的肿瘤伴有血管畸形，如面部血管纤维瘤和血管瘤，鼻咽小涎腺内良性肿瘤。

（2）恶性鼻咽肿瘤

鼻咽癌可浸润到周围组织和扩散到身体的其他部位。

鼻咽癌

鼻咽癌是最常见的鼻咽恶性肿瘤。癌症始发于上皮细胞，按显微镜下的细胞形态学分类，分为：

1）角化性鳞状细胞癌

2）非角化性分化癌

3）非分化癌

不同地区鼻咽癌的分布不一样。在中国南方，鼻咽癌很常见，绝大部分是未分化类型。在美国，鼻咽癌很罕见，常见类型是角化型。

尽管这些类型的鼻咽癌在显微镜下看起来不同，但它们起源于相同的细胞：鼻咽表面的上皮细胞，治疗方法也基本一样。癌症的分期，即生长和传播的程度，要比癌症的类型对预后的影响更大。

许多鼻咽癌癌症部位含有大量的免疫系统细胞，特别是淋巴细胞。"淋巴表皮瘤"这一术语有时被用来描述含有许多淋巴细胞的非分化鼻咽癌。这些免疫细胞的存在通常不影响治疗方案的选择，但它们可能是新治疗方法的研究线索，因为它们表示身体试图"排斥"肿瘤。

其他鼻咽癌

鼻咽部还有其他类型的癌，如淋巴瘤（淋巴细胞癌），可遍布包括鼻咽在内的全身。腺癌和腺样囊性癌是发生在鼻咽部的小唾液腺癌，但这些癌更常见于鼻腔或口腔。

二、主要统计数据

在全球大部分地区鼻咽癌相当罕见。在北美，大约每100万人中只有7人发病，2013年，美国约有2900例。

在某些亚洲地区以及北非鼻咽癌更为常见，尤其是在中国南部。鼻咽癌还发生在阿拉斯加和加拿大因纽特人中，美国的移民群体也有发生，如中国和苗族的移民。

鼻咽癌的发病风险正慢慢增加，可以发生在任何年龄阶段，包括儿童。美国鼻咽癌患者中约有一半的发病年龄在55岁以下。

三、危险因素、产生原因和预防

1. 危险因素

（1）性别

男性鼻咽癌的发生概率是女性的两倍多。

（2）种族

在美国，在鼻咽癌人群中，中国人最为常见，其次是其他亚裔美国人、非裔美国人、西班牙裔和拉丁裔、白人。

（3）饮食

鼻咽癌在亚洲部分地区、北非和北极地区较为常见，这些地区的饮食都包括含盐分非常高的腌鱼腌肉。事实上，由于饮食越来越西化，鼻咽癌的发病率在中国东南部正在下降。有研究表明，富含维生素的水果和蔬菜的饮食能降低鼻咽癌的风险。

（4）Epstein-Barr 病毒感染

几乎所有鼻咽癌细胞都含有部分 EB 病毒（EBV），而且大部分患者血液中都有感染迹象。EBV 感染很常见，常发生在童年。

在美国，感染这种病毒往往是年龄稍大的儿童，常在青少年中引起传染性单核细胞增多症。EBV 感染和鼻咽癌之间的关系很复杂，目前尚不完全清楚。单独 EBV 感染本身并不足以导致鼻咽癌，因为感染这种病毒很常见，但患这种癌很罕见。其他如基因等因素，可能会影响身体如何防御 EBV 感染和导致鼻咽癌。

（5）基因因素

基因可能影响患鼻咽癌的风险，这就像人与人的血型不同，组织类型也不同。研究发现，遗传有某些组织类型的人患鼻咽癌的风险会升高，组织类型会影响人体免疫反应，所以这可能与一个人对 EBV 感染的反应相关。

（6）家族史

有家庭成员患鼻咽癌的人更有可能患鼻咽癌。目前还不清楚这是否是由遗传基因和相同的环境因素共同造成的，相同的环境因素包括相同的生活地区，相同的饮食结构等。

（7）其他风险因素

烟酒：大多数研究发现，吸烟可能导致鼻咽癌，尤其是角化型鼻咽癌。有研究发现这种癌和大量酒精摄入有关。

工作环境：有研究表明，工作场所接触甲醛或木粉会增加鼻咽癌的风险。

2. 产生原因

大多数情况下鼻咽癌的确切原因不得而知，但科学家们发现，这种病与某些饮食、感染和遗传因素有关。

近年来科学家发现，EB 病毒（EBV）可能导致鼻咽部的细胞发生癌变，但大部分研究仍有待证实。在发达国家，大多数感染 EBV 的人只患有传染性单核细胞增多症，他们的免疫系统能够识别并摧毁该病毒，能自行恢复。但在某些情况下，病毒的 DNA 碎片会在鼻咽部与细胞的 DNA 混合。

基因是每个细胞 DNA 的组成成分，基因能指导细胞的功能，它不止影响我们的外表，某些基因还包含控制细胞生长和分裂的指令。EBV 也含有 DNA，当它感染细胞时，其 DNA 可能与正常人的 DNA 混合，并可能指示鼻咽部的细胞以异常的方式生长和分裂。

但是 EBV 感染很少导致鼻咽癌,所以还有其他因素可能也在这当中发挥作用。吃高盐分腌鱼腌肉饮食似乎会增加 EBV 致病的能力，研究显示，食品的某些保存方式可能会产生破坏 DNA 的化学物质，从而使其控制细胞生长和复制的能力发生改变。

有研究表明，某些组织类型可能会增加鼻咽癌发生和发展的风险。由于组织类型在免疫系统功能中的作用，科学家怀疑对 EBV 感染的异常免疫反应可能也与之有关。

3. 鼻咽癌可以预防吗?

不能。

在美国，大多数鼻咽癌患者没有可避免的风险因素，因此不可能预防鼻咽癌。

由于鼻咽癌与吸烟和酗酒的关系目前尚不清楚，所以不确定戒烟戒酒对降低个人患病风险贡献到底有多大。然而，很显然，吸烟和酗酒还与许多其他癌症的发生相关，还会导致某些健康问题，因此戒烟戒酒对身体好处多多。

由于某些饮食与鼻咽癌风险相关，减少或不吃这些食物可能会降低患病率，特别是在鼻咽癌很常见的地区，如中国南部、非洲北部和北极地区。例如，移民美国的东南亚后裔，他们中具有典型美国饮食习惯的人鼻咽癌风险降低。但饮食因素并不足以解释大部分全球其他地区鼻咽癌的发病情况。其他如遗传等因素，可能也在当中起一定作用。

四、早期发现

在美国以及其他国家，鼻咽癌相当罕见，因此大部分医生并不推荐常规筛查这种癌。所谓筛查，是指通过检测找到没有症状的癌，有些癌可能通过筛查被早期发现，及早治愈。

目前并没有简单可靠、非侵入性的检查或血液测试能及早发现这种癌。

但在全球某些地区，如中国，这种鼻咽癌很常见的地区，应该经常进行鼻咽癌筛查。筛查的主要对象是血液感染过 EB 病毒的患者，定期检查他们的鼻咽和颈部，还要筛查那些有家庭成员患有鼻咽癌的人。然而并不清楚这种筛查是否能降低病死率。

当鼻咽癌出现症状，有些甚至看起来和鼻咽无关，如感觉一只耳朵经常有饱胀感等，此时应及时就医，有时能在早期发现病变。然而大多数情况下，鼻咽癌到了晚期才引起症状。

五、诊断

1. 症状

有 3/4 的鼻咽癌患者是因为颈部有肿块去看医生，此时癌细胞已经扩散到颈部淋巴结，引起肿大。鼻咽癌可能出现的症状有：

（1）听力问题：耳鸣或耳堵的感觉（尤其只有一边有）

（2）耳部经常感染

（3）鼻堵塞

（4）流鼻血

（5）头痛

（6）面部疼痛或麻木

（7）张嘴困难

（8）视物模糊或复视

这些鼻咽癌可能的症状和体征，也可能由其他不严重的疾病引起。如果你发现有以上任一问题，应该去看医生，及早发现问题，并得到治疗。

耳部感染在儿童中很常见，但在成人中却少见。如果你发现一只耳朵有感染，而以往又没有耳部感染的病史，特别是你自觉没有上呼吸道感染病史时，应该请专家检查鼻咽部。

2. 病史和体征

你有自觉症状去看医生时，医生会希望得到完整的病史记录，以全面了解有关你的症状，他会询问有关可能的风险因素、家族史和其他医疗经历。

医生会进行一次完整的体检去查找鼻咽癌的症状和其他健康问题，尤其会检查你的头颈部，包括鼻、口腔、喉、面部肌肉和颈部淋巴结。

如果医生怀疑你可能在鼻或喉有肿瘤，会建议进行影像学检查（如 CT 或 MRI），更仔细地观察你的头颈部。他还可能推荐耳鼻喉科医师会诊，更彻底地检查鼻咽部。鼻咽部检查比较困难，需要专业的医师和专业的设备才能进行彻底检查。

3. 专家检查

鼻咽部位于头部深处，不容易被看到，因此观察它需要特殊的技术。观察鼻咽部的异常增生、出血或其他疾病迹象主要有两种方法：间接鼻咽镜检查和直接鼻咽镜检查。

间接鼻咽镜检查：医生将一种特别的小镜子和灯置于喉后部，观察鼻咽部及附近组织。

直接鼻咽镜检查：医生使用光纤镜即鼻咽镜直接观察鼻咽部。鼻咽镜是从鼻子插入的一根灵活的带光小管。

如果肿瘤始发于黏膜下，就不可能在检查时被直接发现，此时需要影像学检查，如 CT 扫描。

4. 穿刺活检

症状和检查结果可以判断某人是否可能患有鼻咽癌，但确诊则需要活检，在显微镜下观察异常细胞来判定。部位不同，选择的活检方法也不同。

（1）内镜活检

如果检查时怀疑鼻咽部有异常增生，医生可能会用鼻咽镜取活检样本，操作过程须在手术室完成。

活检样本被送到实验室，病理医生在显微镜下观察其中的细胞形态。如果有癌细胞，病理医生会发送报告描述癌症类型，如果癌细胞藏在鼻咽黏膜下面，可能无法被观察到。如果你有鼻咽癌的症状，但在检查中没有发现异常，医生会取一些看似正常的组织，在显微镜下观察是否能发现癌细胞。

（2）针刺活检（FNA）

如果你颈部附近有可疑包块，可选择 FNA 活检确诊。

首先对肿块附近皮肤施行局麻，有时也可以不用麻醉，再用带小空心针头的注射器抽吸几滴含有细胞和组织的液体，在显微镜下观察细胞是否有癌变。

如果你有颈部淋巴结肿大时，使用 FNA 活检可帮助明确淋巴结肿大的原因，是因为感染，还是因为其他部位的癌细胞（如鼻咽）转移到这里，还是由淋巴瘤引起。

如果癌变起始于其他部位，单通过 FNA 活检无法得知病变起源，但如果鼻咽癌患者出现颈部淋巴结肿大，FNA 可以帮助判断鼻咽癌是否扩散到淋巴结。

六、影像学检查

1. 胸片

胸部普通 X 线片观察癌细胞是否已经扩散到肺部。

2. 计算机断层扫描（CT）

头部和颈部 CT 扫描可以提供有关肿瘤大小、形状和位置的具体信息，帮助寻找可能含有癌细胞的肿大淋巴结。

CT 或 MRI 扫描是帮助判断鼻咽癌是否已侵入颅底的重要手段。CT 扫描还可用于寻找身体其他部位的肿瘤。

3. 磁共振成像（MRI）扫描

MRI 扫描可用于明确癌症是否已接近鼻咽部。在显示鼻和喉这类软组织方面，MRI 扫描的效果比 CT 要好，但不是观察颅底骨部结构最理想的方法。

4. 正电子发射断层扫描（PET）

PET 图片虽不像 CT 或 MRI 扫描图片那样精确明确，但能为全身是否有癌转移提供信息。通过它，医生可以观察淋巴结是否有转移，判断 X 线片胸部异常是否是癌症，还能观察到癌细胞的扩散部位。有仪器能同时做 PET 和 CT 扫描（PET/CT 扫描），通过它，医生能将 PET 高放射区域和该区域的 CT 图片进行比较。

5. 血液检查

血液检查不用来诊断鼻咽癌，只帮助确定癌症是否扩散到身体其他部位。

常规血细胞计数和血液化学测试

常规血液检查有助于判断你的整体健康状况，是否有营养不良、贫血（低红细胞计数）、肝脏疾病，以及肾脏疾病，还有助于提示癌细胞是否已扩散到肝脏或骨，是否需要进一步检查。对于化疗患者，该检查可用于监测治疗是否对骨髓造成破坏，从而产生新的血细胞，以及是否损伤肝功能和肾功能。

EB 病毒 DNA 水平

治疗前后检测 EB 病毒 DNA 血液水平有助于监测治疗效果。

6. 分期

（1）AJCC 美国癌症协会 TNM 分期系统

分期可以告诉医生癌症的扩散程度。AJCC 分期系统是美国癌症体系联合委员会（AJCC）使用的分期系统。

鼻咽癌的分期从以下 3 个方面来确定：

◇ T 代表原发肿瘤。

◇ N 代表是否扩散到淋巴结（lymph nodes）。

◇ M 代表是否转移（metastasis）到远处器官。

T、N 和 M 后出现的数字或字母能为每个因素提供更多更详细的信息：

◇ 数字 0 到 4 表示程度。

◇ 字母 X 表示"无法评估"，因为缺乏相关信息。

◇ T 后的字母"IS"表示原位，意味着肿瘤只是在原发部位，没有扩散。

（2）T 类

TX：由于信息不完全，原发肿瘤无法评估。

T0：没有原发肿瘤的证据。

Tis：原位癌，癌细胞仅在鼻咽表层，还没有侵入更深层。

T1：病灶在鼻咽部，癌细胞可能只侵入口咽部或鼻腔。

T2：癌细胞已侵入喉咙上半部左右两边组织，但没有侵入骨。

T3：癌细胞已侵入鼻窦或附近骨。

T4：癌细胞已侵入头骨、脑神经、喉咽、眼睛及其附近组织。

（3）N 类

NX：由于信息不完全，附近淋巴结无法评估。

N0：还没有扩散到附近淋巴结。

N1：扩散到一侧颈部 1 个或更多淋巴结；或扩散到咽后淋巴结。任一情况下，无淋巴结大于 6 厘米。

N2：扩散到颈部双侧淋巴结，淋巴结都不大于 6 厘米。

N3：已扩散到淋巴结，且淋巴结大于 6 厘米或位于锁骨上方。

N3a：淋巴结大于 6 厘米。

N3b：位于锁骨上窝。

（4）M 类

M0：癌细胞还没有扩散到鼻咽以外远处其他组织或器官。

M1：癌细胞已扩散到鼻咽以外远处其他组织或器官。

（5）分期

根据 T、N 和 M 分类后，再进行癌症总体分期，用罗马数字Ⅰ（恶性程度最低）、Ⅱ、Ⅲ、Ⅳ（恶性程度最高）表示。该分期能帮助医生选择治疗方案和判断预后。

0 期：Tis, N0, M0：癌症是"原位"。癌细胞仅在鼻咽的表层，但还没有扩散到更深层（Tis），还没有扩散到邻近淋巴结（N0）或远处组织（M0）。

Ⅰ期：T1, N0, M0：病灶位于鼻咽，可能已经扩散到鼻腔或口咽部软组织（T1），还没有扩散到邻近淋巴结（N0）或远处组织（M0）。

Ⅱ期：包括以下两种类型：

T2, N0, M0：癌细胞已扩散到喉咙上半部左右两边组织（T2），还没有扩散到邻近淋巴结（N0）或远处组织（M0）。

T1 或 T2, N1, M0：病灶可能仍局限在鼻咽部，或者可能已经扩展到鼻腔或口咽部的软组织（T1），或喉咙上半部左右两边组织（T2），已扩散到一个或多个邻近淋巴结，包括一侧颈部淋巴结或咽后淋巴结，无淋巴结大于 6 厘米（N1），还没有扩散到远处组织（M0）。

Ⅲ期：包括以下两种类型：

T3, N0 到 N2, M0：癌细胞已扩散到鼻窦或鼻咽附近的骨（T3），还没有或者已经扩散到颈部或喉后淋巴结，无淋巴结大于 6 厘米（N0 到 N2），还没有扩散到远处组织（M0）。

T1 或 T2, N2, M0: 病灶位于鼻咽，可能已经扩散到鼻腔或口咽部软组织（T1），或喉咙上半部左右两边组织（T2），已经扩散到附近颈部淋巴结两边，且淋巴结不大于 6 厘米（N2），还没有扩散到远处组织（M0）。

IVA 期：T4, N0 to N2, M0：癌细胞已侵入头骨、脑神经、喉咽、眼睛及其附近组织（T4），还没有或者已经扩散到颈部或喉后淋巴结，无淋巴结大于 6 厘米（N0 到 N2），还没有扩散到远处组织（M0）。

IVB 期：任何 T, N3, M0：肿瘤还没有或者已经扩散到附近软组织或骨（任何 T），已扩散到淋巴结，且淋巴结大于 6 厘米或位于锁骨上方（N3），还没有扩散到远处组织（M0）。

IVC 期: 任何 T, 任何 N, M1：肿瘤还没有或者已经扩散到附近软组织或骨（任何 T），还没有或者已经已经扩散到邻近淋巴结（任何 N），已扩散到远处组织（M1）。

七、存活率统计

存活率是医生用来作为判断患者预后的标准。有些癌症患者可能想知道，患有相同疾病的人的存活率是多少。

5 年生存率是指在癌症确诊后，至少生存 5 年的患者所占的百分比，有很多人生存时间比 5 年长，还有很多被治愈的。

5 年相对存活率是将观察到的存活率和没有癌症的人的预期值相比较，因为有些人会死于其他原因，这是一个观察癌症对生存影响的更好的指标。

存活率通常是基于以前大量患者的统计成果，但它无法预测某个单个个体的预后。有许多因素都可能影响患者的预后，如癌症的类型和等级、患者的年龄、癌肿的位置和大小，以及治疗方法等。

以下相对 5 年成活率的数据来自于美国 1998~1999 年年报数据，结果是：

Ⅰ期：72%；Ⅱ期：64%；Ⅲ期：62%；Ⅳ期：38%。

八、治疗方法

1.常规治疗方法

在癌症被发现后，癌症治疗团队将与你讨论治疗方案。根据癌症的分期、你的整体健康状况和其他因素，治疗方案主要有：

◇ 外科手术

◇ 放疗

◇ 化疗

◇ 靶向疗法

这些治疗方法通常同时使用，有些患者还需要根据癌症的分期，联合使用这些方法。

大部分鼻咽癌需要放疗和化疗联合使用。在癌症的不同阶段，治疗团队有不同类型的医生，除了肿瘤科医生外，还需要与其他科医生，如放射科医生、耳鼻喉科医生、化疗医生等讨论治疗方法。

了解治疗目标和可能产生的不良反应，和你的医生一起选择最满足你需求的治疗方案。如果时间允许，可以寻求多种意见，这些意见能为你提供更多信息，帮助选择治疗方案。

如果以治愈癌症为目标，就需要尽可能多地清除或摧毁癌细胞，并阻止它生长、扩散或尽可能长时间地不复发。如果不能清除所有癌细胞，可选择姑息治疗，其目的是缓解疼痛或吞咽困难等症状，而不是治愈癌症。

2. 外科手术

因为鼻咽部位置深、范围小，很难手术操作，而且其他类型的治疗往往有效，所以手术很少作为鼻咽癌的主要治疗方法，多用于其他治疗无效的患者，用来切除颈部淋巴结。

（1）肿瘤切除术

新的内镜技术的应用，可以让医生用灵活的光纤镜和薄而长的手术器械彻底切除部分鼻咽肿瘤。该方法适用于少数患者，手术复杂，需在专业的治疗中心完成。

手术相比其他治疗方法，如放疗等，确实具有一定优势，医生可通过手术观察癌肿及附近组织，与实验室密切合作，以确保将病变全部切除。

（2）颈淋巴结清扫术

鼻咽癌常引起颈部淋巴结肿大。由于放、化疗治疗鼻咽癌效果良好，因此只有在这些治疗无效时，才考虑进行颈淋巴结清扫术清除颈部淋巴结。

颈淋巴结清扫手术的方式有：

1）部分选择性颈淋巴清扫术：清除最接近原发病灶和最有可能扩散部位的淋巴结。

2）改良的颈部根治性清扫术：清除一侧腭骨和锁骨之间的颈部淋巴结，包括部分肌肉和神经组织，保留连接肩部肌肉的主要神经。

3）根治性颈清扫术：清除一侧几乎所有的淋巴结、肌肉、神经和血管。

（3）手术可能的风险和不良反应

手术的风险和不良反应取决于手术操作和你的健康状况。

如果你正在考虑手术，医生会事先与你讨论治疗可能有的不良反应。所有手术都有以下风险：出血、感染、麻醉并发症和肺炎。大多数人术后都会有一些疼痛，可以采用药物来控制。头颈部手术其他不良反应可能还包括语言或吞咽问题。

颈淋巴结清扫术最常见的不良反应包括耳朵麻木、抬手无力、下唇无力，原因是支配这些部位的神经受损。选择性颈淋巴结清扫术后，出现的肩部和下唇无力症状通常会在手术几个月后消失，但在根治性颈淋巴结清扫术后，由于支配这些部位的神经被切除，所以会出现这些部位永久性无力。改良的颈淋巴结清扫术后，康复治疗师帮助你进行锻炼，以改善颈肩部的力量和运动功能。

3. 放疗

放疗是鼻咽癌的主要治疗手段，大部分鼻咽癌对放射线非常敏感。放疗与化疗联合（称化放疗）治疗鼻咽癌可以提高疗效，但也会出现更多不良反应。

放疗用于大部分鼻咽癌以及扩散到颈部的淋巴结。对那些癌细胞已扩散的患者，即使淋巴结不太坚硬或还没有肿大，也需要放疗，如果淋巴结含有癌细胞，放疗剂量要更大。

放疗的方法有两种：外照射和内照射。

（1）外照射放疗（EBRT）

外照射放疗是最常见的治疗鼻咽癌的方法。

放疗前，医生会确定放疗剂量和放射线光束的瞄准角度。治疗一般在门诊进行，治疗过程无痛，每次治疗持续时间虽然仅需几分钟，但安装设备等准备时间需要较长时间。每周治疗 5 天，持续 7 周。

目前常规的 EBRT 使用比过去少得多，医生使用新的技术，能更准确地治疗鼻咽癌，同时还能减少对病灶周围健康组织的辐射，增加成功率，减少不良反应。

1）三维适形放疗（3D-CRT）

三维适形放射治疗是一种高精度的放射治疗。它利用 MRI 和特殊计算机重建三维肿瘤结构图像，在不同方向上设置一系列不同的照射野，每个照射野剂量不大，以减少对正常组织的伤害，同时癌症部位的剂量却很高。

2）调强适形放疗（IMRT）

调强适形放射治疗，是三维适形放疗的一种高级形式，要求辐射野内剂量强度按一定要求进行调节，简称调强放疗。使用计算机辅助优化程序，针对靶区三维形状和要害器官与靶区的具体解剖关系对束强度进行调节，尽量达到最敏感的正常组织的剂量，因此允许医生对癌症部位提供甚至更高的剂量。现在，许多医院的癌症中心经常使用这种放疗方法。

3）立体定向放射治疗

立体定向放射治疗是一种大型的提供精确的放射剂量的放射治疗。一种方法是短时间内射线束从数百种不同的角度聚焦到肿瘤，提供这种类型的辐射的机器叫做伽玛刀。另一种方法是使用一个可移动的由计算机控制的直线加速器，在患者头部周围不停移动，从不同的角度提供射线束。其他仪器，如 X-Knife（X 刀）、CyberKnife 射波刀和 Clinac 医用直线加速器，都是立体定向外科放射治疗的仪器。

（2）近距离放射治疗（内照射）

近距离放射治疗是在鼻咽癌周围插入一根很薄的含有放射性物质的金属杆。这种照射方法不会对周围健康组织造成很大的损害。植入物通常被留置几天，你需要待在医院里。由于存在潜在的辐射暴露，所以访客、护士及其他护理人员与患者待在一起的时间可能会受到限制，但这取决于射线的种类。患者回家前该植入物被拔除。

如果外照射放疗后癌症复发，可采用近距离放射治疗，或立体定向放射外科治疗，因为这些方法损伤更小。有时还会将外照射和内照射同时使用。

（3）放射治疗的不良反应

鼻咽癌外部放射照射可能会导致头颈部晒伤样皮肤改变、恶心、呕吐、疲劳等不良反应，通常在治疗停止后消失。

头颈部放疗的不良反应还包括：咽喉肿痛、口疮、声音嘶哑、吞咽困难、味觉丧失，还可能会损坏颅骨。如果口腔溃疡严重，患者进食困难，可能导致体重下降。如果脑神经受到照射，听力或视力可能受到影响。

头颈部放疗可能损坏唾液腺，导致口干，随着时间的推移并不能得到改善。口干除了感到口腔不适和吞咽问题外，还能导致蛀牙。放疗后口干须接受处理，同时你要密切关注口腔健康。大多数医生建议，头颈部放射治疗前，应该检查患者牙齿，有时，牙医甚至建议拔些牙齿以减轻治疗后的不良反应。

新的放疗技术，如调强放射治疗等减少了这些不良反应。治疗前使用一种名为 amifostine 氨磷汀（Ethyol®）的药物可以减轻唾液腺损伤。

颈部外照射放疗可能损伤甲状腺，可能需要在治疗后使用替代甲状腺激素。控制许多体内激素的脑垂体也可能受到损伤，如果情况很严重，可能需要补充某些激素。

颈部大血管输送血液到大脑，放疗后它可能会变窄，这会增加患者中风或其他问题的风险。这些不良反应的发生通常在数年后。

开始治疗前与医生讨论可能出现的放射治疗的不良反应，尽可能设法减少这些不良反应。

4. 化疗

化疗使用静脉注射或口服的方式，让抗癌药物进入体内。抗癌药物经血液到达全身，这种方法适用于扩散到头颈部以外的癌。

使用化疗治疗鼻咽癌可采用不同的方法：

◇ 与放疗同时使用，用于恶性程度较高的鼻咽癌的首次治疗，将某些化疗药与放疗同时使用，会增加癌细胞对放疗的敏感性，该方法称为放化疗。

◇ 放疗后使用化疗，叫辅助治疗。

◇ 用于已经扩散到远处器官，如肺、骨或肝脏的鼻咽癌。

化疗可单独使用，也可以与放疗一同使用。进行化疗时，医生会选择化疗周期，治疗一段时间后休息一段时间，让身体有时间恢复，化疗周期一般持续 3~4 周。对健康状况不佳的患者不建议化疗，化疗和年龄关系不大。

顺铂是最常用于治疗鼻咽癌的化疗药，可作为放化疗的一部分单独使用，还可与另一种化疗药 5- 氟尿嘧啶（5-FU）联合使用。其他有助于治疗已扩散癌症的化疗药：

（1）Carboplatin（卡柏）（Paraplatin®）

（2）Doxorubicin（多柔比星）（Adriamycin®）

（3）Epirubicin（表柔比星）（Ellence®）

（4）Paclitaxel（紫杉醇）（Taxol®）

（5）Docetaxel（多西他赛）（Taxotere®）

（6）Gemcitabine（吉西卡滨）（Gemzar®）

（7）Bleomycin（博来霉素）

（8）Methotrexate（甲氨蝶呤）

通常会将两种或多种药物联合使用。

化疗药物作用于迅速分裂的细胞，因此对癌细胞有效，但体内某些细胞，如骨髓、口腔、肠道和毛囊的细胞也在快速分裂，因此它们也可能受到化疗的影响，导致一定的不良反应。化疗的不良反应取决于药物种类、剂量，以及使用时间长短。

常见的不良反应包括：

    ◇ 脱发

    ◇ 口腔溃疡

    ◇ 食欲减退

    ◇ 恶心呕吐

    ◇ 腹泻

    ◇ 易感染（由于白细胞太少）

    ◇ 易淤伤或出血（由于血小板太少）

    ◇ 疲劳（由于红细胞太少）

这些不良反应大部分是暂时性的，化疗结束就会消失。有些药物的不良反应，如恶心和呕吐等，可以通过其他药物来缓解。还有些药物能帮助刺激生成血细胞。

顺铂有时会造成神经损坏，导致听力受损，或手部出现疼痛、灼热、刺痛、忽冷忽热、无力等症状。一般情况下，一旦停止治疗，不良反应就会很快消失，但有些人可能会持续很长时间。

某些时候，需要减少化疗药的剂量，延迟或停止治疗，以防止不良反应继续恶化。

5. 靶向治疗

已开始研制出针对个体癌细胞的新型药物，研究人员认为，癌症与基因和蛋白质的改变有关，所以开发专门针对这些变化的药物，与标准化疗药物不同，靶向治疗药物针对癌细胞上一个或多个特定目标，迅速、单向地攻击它们。该治疗可与化疗联合使用，或在化疗无效时使用，具有不同的（不太严重）的不良反应。

Cetuximab（Erbitux®）（西妥昔单抗）

西妥昔单抗是一种人工合成的免疫蛋白，作用于某些细胞表面能促进细胞生长分裂的表皮生长因子受体（EGFR）。

鼻咽癌细胞表皮生长因子数量往往高于正常。西妥昔单抗通过阻断表皮生长因子来减缓或阻止细胞生长，常用于癌症复发或首次化疗后癌肿继续生长，其治疗鼻咽癌的确切疗效尚在研究之中。

西妥昔单抗通过静脉注射给药，每周一次，其罕见但严重的不良反应是输液过程中的过敏反应，可能引起呼吸和低血压，一旦出现这种情况，医生会立即处理。

很多人在治疗期间，脸和胸部会因感染而出现痤疮样皮疹等皮肤问题，其他不良反应还有发热、疲乏、头痛、恶心及腹泻等。

6. 临床试验

自癌症被确诊后，你可能不得不做很多决定，其中最重要的是选择最适合自己的治疗方案。在美国，临床试验是被严格监控的学习型研究，被研究者是患者中的志愿者，医生通过研究来寻找有希望的新的治疗方法或手术。如果你有意向参加临床试验，先咨询你医生所在的医院是否正在进行该试验。

7. 补充和替代疗法

身患癌症时，你很想听到一些治疗癌症及缓解症状的方法，这些方法是医生没有提到过的。朋友和家人们通过互联网组成群体，在网站上发布各种方法，这些方法中有些可能对你有帮助，比如维生素、草药、特殊饮食、针刺、按摩等。

补充疗法指的是和常规医疗一起使用的治疗方法，而替代疗法可用来代替医生的治疗。

补充疗法包括：通过冥想来减轻压力，运用针灸帮助缓解疼痛，饮用薄荷茶来减轻恶心感等，这些辅助治疗方法通常不是用来治疗癌症的，但可以帮助你感觉更好。有一些补充疗法已经知道确实有用，有一些方法的功效还没有经过测试，有些则已经被证明没用，甚至还有些方法被发现对人有害。

替代疗法可能会用来治疗癌症，但这些疗法还没有经过临床试验证明是安全和有效的。这些方法中一些可能会造成危险，甚至威胁到生命，但在大多数情况下，最大的危险是，你可能失去得到正规医疗帮助的机会，延误或中断正规治疗，会给癌细胞提供生长时间，使治疗产生效果的可能性降低。

如何去治疗或控制癌症，这永远是患者要做出的决定。如果患者想使用非常规的治疗，了解所有可以使用的方法，然后就这些方法和患者的医生交谈。有了较多的信息和你的医疗团队的支持，患者也许可以安全使用这些方法来得到帮助，同时避免那些可能有的伤害。

8. 根据分期选择治疗方案

在为患者选择最佳治疗方案时，患者的癌症治疗团队会根据癌症部位和扩散程度给出他们的建议。儿童鼻咽癌的治疗方案和成人的大致相同。

（1）0期和Ⅰ期

放疗是早期鼻咽癌的常规治疗方法。

虽然癌细胞在这些阶段尚未扩散到淋巴结，但仍需对颈部淋巴结进行放疗，这被称为预防性放疗。有些患者在这些淋巴结中可能没有检查出癌细胞，也没有出现明显的淋巴结肿胀，但如果不用放疗杀死这些极少量的癌细胞，它们很可能继续生长甚至扩散。

（2）Ⅱ期，Ⅲ期，ⅣA期和ⅣB期

癌细胞已向鼻咽部以外扩散，波及颈部或锁骨上淋巴结，治疗方案往往选择放化疗，针对鼻咽部病灶和颈部淋巴结进行治疗。

最常用的化疗药是顺铂，但有时会与其他药联合，使用最多的是顺铂联合 5-FU 化疗法。研究发现，放化疗比单纯放疗有助于延长患者生存期。

但是化疗会导致更多不良反应，影响患者生活质量。开始治疗前，了解这些不良反应很重要。

治疗后，如果在淋巴结里检查出有癌细胞，此时需要手术切除淋巴结。

（3）IVC 期

癌症如果已扩散到身体其他部位，治疗会非常困难。通常选择的治疗方法是化疗，采用顺铂联合其他药物。化疗后，如果没有癌症迹象，可选择鼻咽部和颈部淋巴结进行放疗或放化疗，以期杀死任何残余的癌细胞。

在某些情况下，放化疗仍作为首选。初始化疗后，如果仍残余癌细胞，可使用不同的化疗药尝试其他化疗方案，另外，化疗联合靶向药物西妥昔单抗也是一种选择。

（4）复发鼻咽癌

治疗后癌症重新出现称为复发。复发可以是原位即与发现位置相同，也可以是扩散到远处器官如肺或骨等。癌症治疗后复发的治疗方法的选择取决于初始治疗的方法、癌症复发的部位以及患者的整体健康状况。

重要的是患者要了解进一步治疗的目的，是为了治愈癌症还是为了减缓其生长，缓解症状，同时考虑治疗的效果和风险。

通过颅底内镜的外科手术可以治疗部分鼻咽癌的复发。但这是十分专业的手术，需要由经验丰富的外科医生执行，而且这种手术不是所有的医疗中心都能开展。

复发在颈部淋巴结的鼻咽癌可选择用额外放疗治疗。但是，有医生认为额外照射会导致严重的不良反应。如果之前的放疗本身效果不好，可选择颈部清扫手术。

扩散到远处器官的癌通常采用化疗。如果之前的治疗是化疗，也可以尝试使用不同的化疗药物，也可考虑靶向药物西妥昔单抗。

如果治疗的目的不是治愈癌症，而是减缓癌症的增长或缓解癌症向远处扩散的症状，我们可以尝试放疗。比如癌细胞已经扩散到脊椎，放疗可以减轻疼痛和减少并发症。即使治愈是不可能的，重要的是，要记住我们仍有很多选择，可以用来减轻晚期癌症的症状。

九、咨询医生时准备的问题

癌症患者在面对医生时，应该问哪些问题呢？

当你面对癌症和癌症治疗时，需要诚实地与医生公开讨论，询问任何问题，不管这个问题看起来多微不足道，都应该放松心态。这些问题包括：

◇ 我患的是什么样的癌？

◇ 你认为我的癌细胞已经扩散了吗？

◇ 我的癌症处于什么阶段？这意味着什么？

◇ 治疗前我需要做哪些检查？

◇ 我需要去看其他科的医生吗？

◇ 您对治疗这种类型的癌症有多少经验？

◇ 我能选择哪些治疗方法？

◇ 你推荐什么样的治疗方案，为什么？

◇ 治疗的目标是什么？

◇ 使用这些治疗，我的癌症被治愈的概率是多少？

◇ 我们需要多快决定治疗？

◇ 治疗前我要准备什么？

◇ 治疗要多长时间？会包含哪些内容？会在哪里做？

◇ 治疗的不良反应是什么？会持续多长时间？

◇ 这种治疗方法会影响我的日常生活吗？

◇ 什么是癌症复发的症状？

◇ 经过我们讨论的治疗方案后，我癌症的复发概率有多大？如果复发了，怎么治疗？

◇ 手术后需要注意什么？

◇ 我需要什么类型的后续护理？

除了这些问题之外，也请记住，一定要记下一些自己的问题。例如，可能还需要了解更多关于康复时间的信息，这样你可以安排你的工作日程，或者你可能想知道有没有别的治疗方案可以选择等。

十、治疗后的康复

对于一些癌症患者而言，治疗可能会清除或消灭癌细胞。完成治疗后，患者可能既紧张又兴奋，一方面治疗终于结束了，可以长舒一口气，另一方面发现很难彻底放松，因为担心癌症会复发，这对于得过癌症的人来说是一个普遍关心的问题。

患者可能需要一段时间才能减少担心，但有一点可以肯定的是，许多癌症的治愈者已经学会接受这种不确定性，并且过上全新的生活。对于另一些人来说，癌症可能永远不会完全消失，他们会接受定期的化疗、放疗或其他治疗，试图抑制癌生长。学会接受癌症不会消失这个事实，可能对某些患者来说非常困难。

1. 后续治疗

当治疗结束以后，医生仍会告诉患者需要回访。因此，回访十分重要。医生会密切观察治疗后的情况。医生会根据情况询问患者有关的任何问题，还可能进行各种检查，包括 MRI 和 CT 扫描。

第一次治疗后的 2 年内，建议每几个月看一次医生，以后第 4~8 个月看一次医生。如果没有复发，间隔时间会延长。

如果患者的治疗方法是放疗，它也会影响到甲状腺，医生会定期检查血，检查甲状腺功能。医生也可能会通过检查牙来检测患者的语言和吞咽功能，尤其治疗后有任何问题的时候。

2. 看新医生

在进行癌症的诊断和治疗以后，有时患者会找另外的医生继续看病。而这个新医生不了解患者以前的病史，此时就需要给新医生提供有关病情诊断和治疗的详细情形。在治疗的同时收集这些资料更容易些。因此，请保存以下资料：

◇ 活检或手术病理报告

◇ 手术报告

◇ 放疗治疗摘要

◇ 出院小结

◇ 化疗或靶向治疗的药物名称、剂量明细表，以及服用时间表

◇ X 线和其他影像学检查（这些可以放在 CD 或 DVD 里）

医生会需要这些资料的复印件，但始终要保管好自己资料的复印件。

3. 治疗后生活方式的改变

虽然不能改变得过癌症这一事实，但是可以改变自己以后的生活方式，有助于保持健康。这是以一种全新的方式看待自己的人生的时候了。也许人们正在考虑怎样在很长的一段时间里改善健康，有些人甚至在癌症治疗期间已经开始考虑了。详细内容见"什么是癌症"。

十一、最新研究进展

1. 原因、预防和早期发现

目前大量研究正在探究 EB 病毒感染和其他风险因素是如何导致鼻咽细胞发生癌变的，研究人员希望，这些研究有助于并发预防鼻咽癌 EB 病毒感染的疫苗。最近研究发现关于 EB 病毒与鼻咽癌细胞的相互关系，以及免疫系统对 EB 病毒的反应，研究新的血液检查有助于及早检测鼻咽癌，更好地预测治疗效果。

2. 治疗

（1）新的外科技术

颅底手术的新进展，如鼻腔内镜的使用，能让医生在一些难以触及的部位，如鼻咽部切除肿瘤。但手术需要专业团队来完成，这给经常复发的患者带来希望，包括那些对治疗不敏感的角化型患者。

（2）新的放射治疗技术

放射治疗的最新进展有助于提高鼻咽癌患者的预后。医生利用 CT 或 MRI 扫描，可以让照射更精确地瞄准病灶，这样可以减少对正常组织的辐射，减轻不良反应。

调强放疗 IMRT 和立体定向放射外科治疗就是很好的例子。另外，质子束照射也可应用于鼻咽癌患者，但因价格昂贵，即使在美国，使用也不多。

医生还需制定放疗的最佳时间表，外照射治疗通常每天一次，每周 5 天，持续治疗几周。现在有研究，观察减少天数或给予小剂量每天两次的治疗效果。

（3）化疗

研究人员还在继续开发新的化疗药物、新的化疗药组合以及新的方法治疗晚期鼻咽癌。已被用于治疗其他癌症的几种药物，如卡培他滨、奥沙利铂、吉西他滨，目前正在试用于治疗鼻咽癌。

正在进行临床试验研究的，还有化疗与放疗相结合的方法。研究比较放疗前、放疗期间以及放疗后给予化疗，其效果的差异性。

（4）靶向治疗

靶向治疗药物可能对治疗鼻咽癌有效，且比常规化疗药物的不良反应要少。针对 EGFR 蛋白的药物西妥昔单抗，在某些情况下，已被用于治疗鼻咽癌复发或化疗后癌肿继续增长。其他针对 EGFR 的药物，也正在研究用于治疗鼻咽癌，包括尼妥珠单抗和埃克替尼。较新的药物，如血管生成抑制剂，针对肿瘤新血管增生的能力发挥作用。目前正在研究的有贝伐单抗（商品名 Avastin®），索拉非尼（多吉美®），帕唑帕尼（Votrient®）。

（5）免疫治疗

部分鼻咽癌患者与 EB 病毒感染有关。有些患者的免疫系统对治疗有反应，但并不足以杀死癌细胞。研究人员正试图针对 EB 病毒感染的细胞，采用不同的方式来增强人体免疫系统，方法之一是从鼻咽癌患者的血液中提取 T 淋巴细胞，在实验室中增加其数量和能力，再将这些细胞回输给患者，以期杀死癌细胞。

（6）基因治疗

科学家们最近发现，鼻咽细胞中的某些基因突变可能会导致它们发生癌变，在癌细胞中用病毒替换损坏的肿瘤抑制基因 p53，被发现有令人鼓舞的效果。然而，这种方法仍需进一步研究。

参考文献

1　Chan AT. Nasopharyngeal carcinoma. Ann Oncol，2010，21 Suppl 7：vii308-312.

2　Chang ET, Adami HO. The enigmatic epidemiology of nasopharyngeal carcinoma. Cancer Epidemiol Biomarkers Prev，2006，15：1765–1777.

3　Hui EP, Ma BB, Leung SF, et al. Randomized phase II trial of concurrent cisplatinradiotherapy with or without neoadjuvant docetaxel and cisplatin in advanced nasopharyngeal carcinoma. J Clin Oncol，2009，27：242–249.

4　Langendijk JA, Leemans ChR, Buter J, et al. The additional value of chemotherapy to radiotherapy in locally advanced nasopharyngeal carcinoma： A meta-analysis of the published literature. J Clin Oncol，2004，22：4604–4612.

5　Ma BB, Hui EP, Wong SC, et al. Multicenter phase II study of gemcitabine and oxaliplatin in advanced nasopharyngeal carcinoma--correlation with excision repair cross-complementing-1 polymorphisms. Ann Oncol，2009，20：1854–1859

6　Mendenhall WM, Werning JW, Pfister DG. Treatment of head and neck cancer. In：DeVita VT, Lawrence TS, Rosenberg SA, eds. DeVita, Hellman, and Rosenberg's Cancer：Principles and Practice of Oncology. 9th ed. Philadelphia, Pa： Lippincott Williams & Wilkins，2011：729–780.

7　Mertens R, Granzen B, Lassay L, et al. Treatment of nasopharyngeal carcinoma in children and adolescents. Cancer，2005，104：1083–1089.

8　Pan JJ, Zhang SW, Chen CB, Xiao SW, Sun Y, Liu CQ, Su X, Li DM, Xu G, Xu B, Lu YY. Effect of recombinant adenovirus-p53 combined with radiotherapy on long-term prognosis of advanced nasopharyngeal carcinoma. J Clin Oncol，2009，27：799–804.

9　Quon H. Cancer of the head and neck. In： Abeloff MD, Armitage JO, Niederhuber JE. Kastan MB, McKenna WG, eds. Abeloff's Clinical Oncology. 4th ed. Philadelphia, Pa：Elsevier，2008：1177–1228.

10　Straathof KC, Bollard CM, Popat U, et al. Treatment of nasopharyngeal carcinoma with Epstein-Barr virus-specific T lymphocytes. Blood，2005，105：1898–1904.

11　Wei WI, Sham JST. Nasopharyngeal carcinoma. Lancet，2005，365：2041–2054.

第八章 喉癌和喉咽癌

一、喉癌简介

1. 正常喉组织

喉，通常被称为喉咙，是帮助我们发音的器官之一，它包括声带，位于颈部气管的上方，有防止食物和液体进入气管的功能。

喉分为三部分：

（1）声门上腔：声带上方的区域，包括会厌，吞咽时关闭喉，保证食物和液体不进入肺。

（2）声门：声带的区域。

（3）声门下腔：声带下面的区域。

喉癌的治疗方法与位置关系密切。

喉和声带的功能：

1）喉产生说话的声音。声带的开合移动改变声音和音调。

2）喉保护气管，当你吞咽时，会厌和声带紧紧关闭，保证吞下的食物和液体不进入肺部。

3）声带自然打开时，呼吸顺畅，空气自由进出肺。

2. 正常喉咽部组织

咽分为口咽、鼻咽和喉咽三部分。喉咽位于喉的后下方，既是呼吸通道，也是食管入口，食物和液体通过口腔，到达喉咙，吞下时经过喉咽部和食管，然后入胃。喉咽部的结构可确保食物进入食管而会不进入气管。

3. 喉和喉咽癌

发病于喉部的癌被称为喉癌，发病于喉咽的癌被称为喉咽癌。由于这两者结构十分相近，因此放在一起讨论。

（1）鳞状细胞癌

发生在喉或喉咽部的癌，几乎都是从内层薄而平的鳞状细胞上皮细胞发展而来的，该层细胞的癌变被称为鳞状细胞癌。

大多数喉及喉咽部鳞状细胞癌的癌前病变被称为发育不良。在显微镜下的这些细胞看起来异常，但与癌细胞又不太一样，大多数情况下，发育不良不会变成癌，往往不需任何治疗就可以消失，尤其是当接触像吸烟这样的根本原因。大多数声门上腔的喉癌和喉咽癌的癌前病变不会引起症状。

有时发育不良也会成为原位癌（CIS）的条件。在 CIS 中，癌细胞仅侵入喉或咽的上皮细胞，还没有侵入其他层，也没有扩散到身体其他部位。CIS 是癌的最早形式，大部分可以被治愈，但如果不治疗，它可以发展成为侵袭性鳞状细胞癌，将侵犯附近组织并扩散到身体其他部位。

（2）其他癌症

其他一些罕见癌症也可以发生在喉部或喉咽部。

小涎腺癌：喉癌和喉咽的一些部位有小涎腺的小腺体，能分泌黏液和唾液，润滑和滋润喉腔。这些腺体细胞很少发生癌变，其主要癌变类型有：腺癌、腺样囊性癌、黏液表皮样癌。本文中统称为涎腺肿瘤。

肉瘤：喉和喉咽的形状取决于结缔组织和软骨的结构。像软骨肉瘤或滑膜肉瘤这种发生于喉部或喉咽部结缔组织的癌，十分罕见。

恶性黑素瘤：这种癌通常发病于皮肤，也会发生在内在黏膜的表面，如喉部或喉咽部，只是十分少见。

本文不讨论这些罕见的喉或喉咽癌，只讨论鳞状细胞癌。

二、主要统计数据

据 2013 年美国癌症协会统计数据预测：

◇ 大约新增 12 260 例喉癌（男性 9 680 例，女性 2 580 例）。

◇ 约 3 630 人将死于喉癌（男性 2 860 例，女性 770 例）。

约 60% 的喉癌发生在声门（声带的区域），约 35% 发生于声门上腔，其余的发生于声门下腔或者多个部位。

喉癌新增病例的比率每年下降为 2%~3%，最有可能的原因是吸烟人数减少。

美国癌症协会估计，2013 年约有 13 930 例新的喉咽癌病例将发生（男性 11 200 例和女性 2 730 例）。约 2 450 的病例（男性 1 850 例；女性 600 例）死于喉咽癌。

三、危险因素、产生原因和预防

危险因素就是影响患者生病如癌症的机会的因素。不同的癌症有不同的风险因素。有些危险因素如吸烟是可以改变的因素，但有些因素如年龄或者家族史就是不能改变的因素。

但危险因素不能说明一切。很多人与一个或多个危险因素有关但却没有患癌症，另外一些人患有癌症很有可能有很少或根本就没有这些已知的危险因素存在。

虽然我们还不完全明白导致癌症的危险因素，但研究者们已经发现了有些可能的因素。

1. 危险因素

（1）吸烟和酗酒

烟草的使用是头颈部癌（包括喉及喉咽部癌）最重要的风险因素。吸烟者比不吸烟者患这些癌的风险要高出很多。大多数患这些癌的人有吸烟或接触其他烟草的历史。吸烟越多，风险越大，包括香烟、烟袋和雪茄。

一些研究还发现，长期吸二手烟可能会增加这些癌的风险，但仍需进一步研究。

大量饮酒（每天超过 1 杯）会增加这些癌的风险，只是没有吸烟那样明显。

吸烟同时酗酒危害更大，同时有这两种习惯并不是只是简单地风险相加，实际上是风险相乘。有这些习惯的人患头颈部癌的概率要高于没有这些习惯的人。

（2）营养不良

营养不良可能会增加患头部和颈部癌的风险，其确切原因尚不清楚。大量酗酒的人往往维生素不足，这有助于解释为什么酗酒能增加这些癌的风险。

（3）人乳头状瘤病毒感染

人乳头状瘤病毒（HPV）是一组 100 多种相关的病毒，由于感染它会发生乳头状瘤，俗称疣，所以该病毒被称为乳头状瘤病毒。某些类型的人乳头状瘤病毒可以导致子宫颈、阴道、肛门、外阴或阴茎部位的癌。

人乳头瘤病毒似乎也会导致某些扁桃体和喉咽部的癌。人乳头瘤病毒感染是喉咽癌中的一个比较罕见的因素。

（4）遗传综合征

有某些基因遗传缺陷综合征的人患喉癌包括喉咽癌的风险非常高。

Fanconi 贫血：该综合征存在几个基因的遗传缺陷，患者往往在年龄很小的时候发生再生障碍性贫血或白血病等血液问题。他们有很高的口腔和咽喉癌的风险。

先天性角化不良：该遗传综合征可导致再生障碍性贫血、皮肤红疹和指（趾）甲出现异常。有这种综合征的人年轻时发生口腔和咽喉癌的风险非常高。

（5）工作场所

长时期暴露在大量木尘和油漆气体中，以及接触金属加工、石油、塑料、纺织工业中所使用的某些化学品，会增加喉及喉咽癌的风险。

石棉是一种矿物纤维，过去在许多产品中经常被用作绝缘材料。接触石棉是肺癌、间皮瘤（发病于胸膜或腹膜的癌）的重要危险因素。有研究发现，接触石棉与喉癌之间可能有关联。

（6）性别

男性喉癌和喉咽癌患者人数比女性高 4 倍。这可能与吸烟和饮酒这一主要风险因素中男性居多有关，近年来，越来越多的女性也吸烟饮酒，导致患这些癌症的风险也增加了。

（7）年龄

喉癌的发生会历经多年，因此，患者中很少发现有年轻人。这些患者中约有一半的人首次癌症诊断年龄在 65 岁以上。

（8）种族

喉及喉咽癌患者在非裔、亚裔和拉丁裔人群中比在白种人中更普遍。

（9）胃食管反流病

胃酸从胃反流进入食管叫胃食管反流病（GERD）。胃食管反流可以引起胃灼热等症状，并能增加患食管癌的风险，有研究认为它也会增加患喉及喉咽癌的风险。

2. 产生原因

喉癌病因不明。

研究人员已经发现了一些风险因素，试图了解这些因素是如何导致喉和喉咽细胞发生癌变的。

癌基因的开启或抑癌基因与 DNA 发生突变有关，DNA 的突变可以由遗传也可以由后天获得。

但遗传的基因突变不会导致很多喉或喉咽癌，通常与这些癌相关的基因突变发生在后天，而非遗传获得，这些后天的基因突变通常是由于接触致癌化学物质，如暴露于烟草烟雾等环境导致。

后天的基因突变，如 *TP*53 和 *p*16 抑癌基因突变，似乎在喉及喉咽癌中发挥重要作用，但并非所有这些癌都有这些突变，癌症的发生也许需要几个不同的基因突变，然而不是所有这些基因都会突变。

遗传的癌基因或抑癌基因突变，很少导致喉癌，但他们中有些人似乎遗传了对某些致癌化学物质解毒能力较低的特征，对烟草烟雾、酒精和某些工业化学物质的致癌作用更加敏感。研究人员正在研究能否对这类人群进行测试，但目前这些测试用于常规测试还不够可靠。

某些类型的人类乳头状瘤病毒（HPV）正在成为某些咽喉癌的重要原因。与人类乳头瘤病毒有关的咽喉癌患者一般不太可能大量吸烟和饮酒，他们的预后比由吸烟和酗酒导致的似乎要好一些。

3. 喉癌可以预防吗?

不是所有的喉及喉咽癌都可以预防。但能通过避免某些风险因素，如吸烟和酗酒等，来降低发生这些癌的风险。

吸烟是喉癌最重要的风险因素。避免接触烟草，包括不吸烟和避免吸二手烟，可降低疾病风险。大量饮酒也是风险因素之一，它还会极大增加烟草烟雾的致癌影响，所以尤其要注意避免饮酒和吸烟同时进行。

那些在工作场所接触与喉癌相关的化学物品的人群，保持工作场所通风和使用工业口罩是重要的保护措施。

营养不良和维生素缺乏被证明与喉癌有关。饮食均衡和健康的饮食习惯可能有助于降低患喉癌和其他许多癌的风险。美国癌症协会建议保持健康的饮食习惯，以植物作为重点食品，包括一天至少 2 杯半蔬菜和水果汁，选择全麦面包、面条代替精制的谷物，多吃鱼、家禽和豆类食物代替加工肉和红肉，来降低癌症风险。保持健康的饮食比不健康的饮食添加维生素的方法要好得多。

医生们正在研究是否有某些药物或维生素可能有助于预防这些癌，特别是针对风险较高的人群。然而到目前为止，还没有证据充分的研究结果。

四、早期检测

所谓筛查，是指通过检测找到没有症状的癌，有些癌可能通过筛查被早期发现，及早治愈。

目前还没有简单的筛查喉及喉咽癌的方法。由于这些癌并不常见，且检查需要专门的医生，因此，美国癌症协会和其他组织都没有推荐有关喉癌的常规筛查方法。

尽管如此，仍有一些喉及喉咽癌能及早被发现，如它们通常导致语音变化等症状，其中很多症状常常导致较严重的良性问题。

五、诊断

喉及喉咽癌通常有迹象或症状，如果怀疑有癌症，需要检查以明确诊断。诊断无症状的人是比较少见的，通常是在做别的检查时意外发现。

1. 症状

（1）声音嘶哑或声音改变

发生在声带的喉癌常导致声音嘶哑或声音改变，可以据此发现早期癌症。发现有声音问题，如声音嘶哑 2 周不能改善，就应该马上去看医生。

如癌症病位不在声带，声音嘶哑仅发生在癌症后期，此时病灶已到达或扩散到声带。有时癌细胞已经扩散到了淋巴结，患者会感觉到脖子增粗。

（2）其他症状

发病于声门上腔和下腔的癌通常不会导致声音变化，通常在晚一些才会被发现。其症状可能包括：

1）持续喉咙痛

2）持续咳嗽

3）吞咽问题

4）吞咽时疼痛

5）耳朵不舒服

6）呼吸问题

7）体重下降

8）脖子上有肿块或感觉脖子大（由于癌细胞扩散到附近的淋巴结）

许多这些症状可能是由喉癌和喉咽癌引起的，但其他疾病也会引起这些症状。尽管如此，如果患者有任何这些症状，及时去看医生找出问题很重要。

2. 病史和体征

如果医生怀疑患者患有喉癌，他会询问患者有关可能的风险因素、家族史和其他医疗条件，还会申请做相关检查来寻找癌或其他疾病。

医生会着重检查患者的头和颈部，包括口腔和喉部以及颈部淋巴结。

3. 专家检查

如果医生怀疑患者有喉或喉咽癌，会请耳鼻喉科医生参与检查患者的耳、鼻、喉及头颈部。还会使用喉镜检查：

（1）直接喉镜检查

医生从口腔或鼻插入光纤喉镜，观察喉及附近部位。

（2）间接喉镜检查

医生使用特别的小镜子观察患者的喉及附近部位。

他们可能会喷些药物在喉部，进行局部麻醉，以方便检查。同时，由于喉及喉咽癌发生其他头颈部癌的风险也会升高，所以他们还会检查患者的鼻咽、口、舌及颈部，仔细查找可能存在的任何癌症迹象。

（3）全上消化道内镜检查（Panendoscopy）

该检查融合了喉镜检查、食管和支气管镜检查，利用该检查医生可彻底观察喉部和喉咽部，包括食管和气管周围的整个区域。

该检查需要在手术室进行全麻，医生采用刚性喉镜在口腔、鼻、喉及其他部位查找肿瘤迹象，并可以进入气管进行观察，同时还可以看到食管或支气管。医生还可能从任何肿瘤或其他异常部位使用特殊仪器切除小的组织样本。

4. 穿刺活检 Prostate biopsy

穿刺活检是确诊喉癌的唯一方法。具体有以下几种：

（1）内镜活检

由于喉和喉咽位于颈部深处，所以穿刺活检时切除样本可能会很复杂。外科医生通过刚性喉镜以及其他类型的内镜，利用特殊仪器切除小的组织样本。

（2）细针穿刺（FNA）

这种类型的活检不用于切除喉或喉咽部位的组织样本，但可用于明确颈部淋巴结肿大的原因。

FNA采用细空心针通过皮肤穿刺，抽取肿瘤细胞，然后在显微镜下观察。如果发现有癌细胞，病理学家会辨别并报告是哪种类型的癌。如果癌细胞看起来很像喉或喉咽部位的细胞，则要进一步进行内镜检查和内镜活检。

如果FNA没有发现癌细胞，仅意味着淋巴结中未找到癌细胞而已，癌细胞仍有可能存在于其他部位。如果患者有喉及喉咽癌的症状，则还需要进行其他检查以明确原因。

FNA活检也可能用于某些喉及喉咽癌患者。如果患者颈部有肿块，FNA可帮助确定肿块是否是癌细胞的扩散部位。该检查也可用在癌症手术或放射治疗后，帮助明确颈部治疗部位的包块到底是大量瘢痕组织还是复发癌。

5. 影像学检查

影像学检查利用X线、磁场、声波以及放射性物质对身体内部进行检查。常用的影像学检查有：

（1）计算机断层扫描（CT）

CT扫描（也称为CAT扫描）使用X线对人体断层面进行扫描，经计算机处理而获得人体结构的重建图像，它显示的是人体横断面的解剖图像，其密度分辨力明显优于 X 线图像，从而显著扩大了检查范围，提高了病变的检出率和诊断的准确率。与常规 X 线不同的是，CT 能显示身体软组织的图像。

有时候在进行 CT 扫描前，患者需要喝 500~1000 毫升造影剂，帮助显示肠道的外形，不至于与肿瘤混淆，但该方法在喉或喉咽癌中用得很少。有时候还会通过静脉注射注入其他造影剂到患者体内，有助于更好地显现患者的身体形态。

注射造影剂有时会引起面部发红潮热的感觉，持续数小时到数天时间。还有些人对造影剂过敏，会出现荨麻疹。极少数情况下，有些人可能会发生类似呼吸困难、低血压等特别严重的反应。过敏性反应可通过药物预防和治疗，所以检查前患者需要告诉医生，是否曾经对任何一种造影剂有过敏反应。

（2）磁共振成像（MRI）扫描

磁共振成像（MRI）扫描是将原子核在磁场内共振所产生信号重建成像的一种技术。MRI 扫描所使用的不是 X 线，而是电磁波，它是一种发射断层成像，发出的电磁波能量首先被人体吸收，然后再以某种形式释放出来，释放的形式因不同的组织和不同的疾病有所区别，计算机收集身体不同部位的反射信号形成人体精细的结构图像。跟 CT 扫描一样，MRI 有时需要注射造影剂到血管，但这种情况并不常见。由于扫描设备使用的是磁场，因此，安装有心脏起搏器、有心脏瓣膜更换，以及有其他医用植入物的人不能做该项检查。

（3）钡餐

钡餐是检查患者吞咽问题的首选方法。在进行检查时，患者需要喝一小杯钡液，吞下的钡液会覆盖在喉咙和食管壁，然后拍摄一组显示患者喉咙和食管的图片，钡会使喉咙中异常的区域显现出来。

（4）胸片

可用以检查癌细胞是否扩散到肺部。如果胸部 X 线片上有任何可疑点，那么要进一步进行胸部 CT 扫描，以获得更详细的图片。

（5）正电子发射断层扫描（PET）

PET 扫描是一种非创伤性的用于探测体内放射性核分布的影像技术。传统医学影像技术显示的是疾病引起的解剖和结构变化，而 PET 显示的则是人体的功能变化。换言之，如果人体的解剖结构没有发生改变，传统的影像技术对于疾病的诊断是无能为力的。实际上，疾病的发生都伴随着生化过程的功能改变，这些改变往往要早于解剖结构的改变。

利用发射正电子的同位素，如一个放射性原子的葡萄糖作为标记物，将其引入体内某一局部地区，参与已知的生化代谢过程，癌细胞会吸收大量的放射性糖，因为它们代谢率很高。利用现代化计算机断层扫描技术将标记物所参与的特定代谢过程的代谢率以立体成像的形式表达出来，可测定到组织对葡萄糖的利用和局部血流量（灵敏度高达皮摩尔）。PET检查有助于在全身寻找癌症，传统的医学影像就无法显示这些功能方面的变化。而且因为它可以进行全身扫描，还能进行三维立体动态及全身显像，可发现其他检查所不能发现的问题，它有时也可以帮助判断肿瘤是良性还是恶性。PET与CT扫描结合起来，可以更清楚地诊断某些类型的癌症。

（6）其他检查

部分患者还会进行其他检查，检查的目的不是为了诊断癌症，而是通过检查判断患者是否足够健康，能否耐受手术或化疗等其他治疗。

开始这些治疗前，抽血检查肝、肾功能，以了解患者的整体健康状况。通过化验血液，以了解化疗是否影响患者的血细胞水平。

如果计划手术治疗，患者还需要做心电图和肺功能检查（PFTs）。

六、分期

癌症分期有助于选择治疗方法和判断预后。

AJCC美国癌症协会TNM分期系统

分期可以告诉医生癌症的扩散程度。AJCC分期系统是美国癌症体系联合委员会（AJCC）使用的分期系统。

喉及喉咽癌的分期从以下3个方面来确定：

◇ T代表原发肿瘤；

◇ N代表是否扩散到淋巴结（lymph nodes）；

◇ M代表是否转移（metastasis）到远处器官；

（1）T类

T类描述癌症是否已侵入喉或喉咽部内以及任何附近组织。该分期基于喉镜检查的结果及CT或MRI扫描等影像学结果。

该分类还取决于声带的运动。医生用内镜或专业内镜观察发声时声带的运动，如果声带运动正常，说明癌症可能并没有侵入深层组织；如果声带固定，活动不足，说明癌症已经侵入声带。

该分类还涉及喉部所处的位置，声门上腔、声门和声门下腔分类均不同。喉与喉咽癌又有所不同。

T类所有喉及喉咽癌

TX：无足够的信息评估。

T0：没有发现肿瘤。

Tis：原位癌。癌细胞仅在喉或喉咽部的内层，还没有侵入内层下的结缔组织（此早期阶段被发现的喉及喉咽癌很少）。

声门上的 T 类癌

为声带上方的癌，分类基于癌细胞侵犯了多少部位，已侵入或扩散到喉以外多远的距离，考虑以下 5 点内容：

◇ 假声带

◇ 杓状软骨

◇ 会厌舌骨上

◇ 会厌舌骨下

◇ 杓会厌襞

同时考虑声带的活动状态，如果声带活动下降，说明癌细胞已侵入声带，癌症的分期要提高。

T1：声带活动正常，癌细胞仅侵入上述 1 个位置。

T2：声带活动正常，癌细胞侵入上述至少 2 个位置。

T3：满足下列条件之一：

◇ 肿瘤局限在喉，但声带无法活动

◇ 肿瘤侵入附近部位，如喉咽环后区面积、声门旁区域、前会厌组织或甲状腺软骨的部分。

T4a：肿瘤通过甲状腺软骨侵入周围组织，如甲状腺、气管、食管、舌头肌肉或颈部肌肉等，也称为中度晚期局部病变。

T4b：肿瘤发展到侵犯颈椎组织、颈动脉周围组织或沿两肺之间的空间向下增长，也称为极度晚期局部病变。

声门的 T 类癌症

这些癌发生于声门区，包括声带。

T1：癌细胞仅侵入声带，声带活动正常。

T2：满足下列条件之一：

◇ 癌细胞侵入声门上或者声门下区域

◇ 声带活动不正常

T3：满足下列条件之一：

◇ 肿瘤局限在喉，但声带无法活动

◇ 肿瘤侵入声门旁的空间

◇ 肿瘤侵入甲状软骨

T4a：肿瘤通过甲状腺软骨侵入周围组织如甲状腺、气管、食管、舌头肌肉或颈部肌肉等，也称为中度晚期局部病变。

T4b：肿瘤侵入颈椎组织、颈动脉周围组织，或沿两肺之间的空间向下增长，也称为极度晚期局部病变。

声门下的 T 类癌症

这些癌发生于声带的下方喉区。

T1：癌细胞仅侵入声门下方。

T2：癌细胞侵入声门下区域并到达声带，声带活动正常或活动降低。

T3：癌细胞侵入声门下区域并到达声带，声带无法活动

T4a：肿瘤通过甲状腺软骨侵入周围组织如甲状腺、气管、食管、舌头肌肉或颈部肌肉等，也称为中度晚期局部病变。

T4b：肿瘤侵入颈椎组织、颈动脉周围组织，或沿两肺之间的空间向下增长，也称为极度晚期局部病变。

喉咽癌的 T 类癌

描述癌症涉及范围的多少。喉咽部为三部分：

◇ 梨状隐窝

◇ 咽壁的侧方和后方

◇ 咽食管交界处

T1：癌细胞仅侵入上述 1 个位点，或者肿瘤小于 2cm。

T2：满足下列条件之一：

（1）癌细胞侵入上述 2 个以上位点。

（2）癌细胞仅在上述 1 个位点，但已侵入周围组织。

（3）肿瘤为 2~4cm，声带活动正常。

T3：满足下列条件之一：

（4）肿瘤超过 4cm。

（5）肿瘤影响了声带活动。

（6）癌细胞侵入食管。

T4a：肿瘤通过甲状腺软骨侵入周围组织如甲状腺、气管、食管、舌头肌肉或颈部肌肉等，也称为中度晚期局部病变。

T4b：肿瘤侵入颈椎组织、颈动脉周围组织，或沿两肺之间的空间向下增长，也称为极度晚期局部病变。

（2）N 类

该分类基于癌细胞是否扩散到附近淋巴结以及淋巴结的大小。喉与喉咽癌分类方法相同。

  NX：附近淋巴结无法评估。

  N0：没有扩散到附近淋巴结。

  N1：扩散到颈部同侧单个淋巴结，淋巴结不大于 3cm。

  N2a：扩散到颈部同侧单个淋巴结，淋巴结大于 3cm 小于 6cm。

  N2b：扩散到颈部同侧 2 个或更多淋巴结，淋巴结大于 6cm。

  N2c：扩散到同侧和对侧颈部淋巴结，所有淋巴结不大于 6cm。

  N3：扩散到淋巴结，至少 1 个淋巴结大于 6cm。

（3）M 类

根据癌症是否扩散到身体其他部位来分类。

  M0：还没有扩散到远处部位。

  M1：已经扩散到远处部位。

（4）分期

T、N 和 M 分类后，再进行癌症总体分期，用罗马数字表示：Ⅰ（恶性程度最低）、Ⅱ、Ⅲ、Ⅳ（恶性程度最高）。该分期可以帮助医生选择治疗方法和判断预后。分期分组规则中，喉部的所有癌症根据位置分为声门上型、声门、声门下型。

  0 期：Tis, N0, M0

  Ⅰ期：T1, N0, M0

  Ⅱ期：T2, N0, M0

  Ⅲ期：T3, N0, M0, 或者 T1 到 T3, N1, M0

  Ⅳ A 期：T4a, N0 或者 N1, M0, 或者 T1 到 T4a, N2, M0

  Ⅳ B 期：T4b, Any N, M0, 或者任何 T, N3, M0

  Ⅳ C 期：任何 T, 任何 N, M1

七、存活率统计

存活率是医生用来作为判断患者预后的标准。有些癌症患者可能想知道，患有相同疾病的人的存活率是多少。

5 年生存率是指在癌症确诊后，至少生存 5 年的患者所占的百分比，有很多人生存时间比 5 年长，还有很多被治愈的。

5 年相对存活率是将观察到的存活率和没有癌症的人的预期值相比较，因为有些人会死于其他原因，这是一个观察癌症对生存影响的更好的指标。

存活率通常是基于以前大量患者的统计成果，但它无法预测某个单个个体的预后。有许多因素都可能影响患者的预后，如癌症的类型和等级，患者的年龄，癌肿的位置和大小，以及治疗方法等。对于某个患者来说，医生熟悉其具体情况。

以下相对 5 年成活率的数据来自于美国 1998~1999 年年报数据，结果是

声门上型：

    Ⅰ期：59% Ⅱ期：59% Ⅲ期：53% Ⅳ期：34%

声门型：

    Ⅰ期：90% Ⅱ期：74% Ⅲ期：56% Ⅳ期：44%

声门下型：

    Ⅰ期：65% Ⅱ期：56% Ⅲ期：47% Ⅳ期：32%

喉咽癌：

    Ⅰ期：53% Ⅱ期：39% Ⅲ期：36% Ⅳ期：24%

八、治疗方法

1. 常规治疗方法

一旦患者的咽喉癌被诊断、分级、分期，接下来就是选择治疗方法。常用的治疗方法主要有：

    ◇ 外科手术

    ◇ 放疗

    ◇ 化疗

    ◇ 靶向疗法

这些治疗方法通常在同时使用，有些病例还需要联合使用。

除了肿瘤科医生外，可能还需要与其他科医生进行讨论治疗方法，如放射科医生、耳鼻喉科医生、化疗医生等。

患者最好了解治疗的目标和可能产生的不良反应，和医生一起选择最适合患者需求的决定。如果时间允许，可以寻求多种意见。这些意见可以为患者提供更多的信息，帮助选择治疗方案。

所有治疗方法主要考虑尽可能去治愈喉部病变，以及尽可能保持发声。大部分专家建议不到万不得已，不要完全切除喉。

如果以治愈癌症为目标，就需要尽可能多地清除或摧毁癌细胞，并阻止它生长、扩散或尽可能长时间地不复发。如果不能清除所有癌细胞，可选择姑息治疗，其目的是缓解疼痛或吞咽困难等症状，而不是治愈癌。

2. 外科手术

手术是治愈癌症最常用的方法，手术方案可根据癌肿的分期和位置进行选择。癌肿被切除后，可能还要做整形手术，以帮助恢复受影响部位的外观和功能。

（1）声带剥离术

该手术剥离声带表面的癌组织，用于活检以及治疗某些 0 期癌（原位癌）。大多数人患者术后可以恢复正常语言功能。

（2）激光手术

可用于治疗 0 期癌和 T1 癌症。

在手术中，通过内镜观察患者喉部，找到癌组织，然后使用高强度激光进行照射，癌组织被汽化切除，其缺点是没有办法取样，不能在显微镜下看到细胞。如果激光切除了部分声带，可能导致声音嘶哑。

（3）声带切除术

该手术中医生将切除部分或者全部声带，用来治疗非常小或仅侵入声带的癌肿。对声音的影响取决于切除声带的多少，切除部分声带可能会导致声音嘶哑，如果声带全部被切除，就无法正常发声了。

（4）喉切除术

该手术切除部分或者全部喉。

喉部分切除术

喉部小的癌肿可通过切除部分喉来治疗。喉部分切除术有多种不同类型，但其目的都一样，就是切除全部癌变，同时尽可能多地留下喉部结构。

在声门上喉切除术中，只切除声带上方的喉，该手术可用于治疗一些声门上癌，术后可正常发音。对于那些小的声带癌，医生可切除一侧声带，保留另一个，这被称为半喉切除术，术后能保持发声。

全喉切除术

该手术切除整个喉部，气管被提起通过颈部皮肤作为呼吸孔，也被称为气管切开术。

一旦整个喉部被切除，患者将不能发声，但可以学习其他发声方法。

喉和食管之间的连接通常不受影响，所以手术后患者恢复，仍然能像手术前一样饮食。

（5）全部或部分咽切除术

手术切除全部或部分咽被称为咽切除术，该手术用来治疗喉咽癌，通常将喉与喉咽部一起切除。手术后，患者需要整形来重建喉，以提高吞咽能力。

（6）整形手术

如果手术切除癌变的范围很广泛，可采用整形手术帮助恢复受影响部位的结构或功能。

肌皮瓣：用某部位肌肉和皮肤重新构造部分喉，如采用胸大肌肌皮瓣。

游离皮瓣：随着微血管手术外科的进步，现在有更多的选择来重建喉。取身体其他部位的组织，如一块肠或手臂肌肉组织，可用来重新建构喉。

（7）淋巴结切除术

喉及喉咽部癌可能扩散到颈部淋巴结。根据癌的分期和位置，医生如果认为癌细胞已经侵犯到颈部淋巴结和其他附近组织，就会切除颈部淋巴结，手术被称为颈淋巴结清扫术，在切除主要病灶的时候同时进行。

淋巴结的切除方式有几种，范围从选择性颈淋巴结清扫术到全面颈淋巴结清扫术，其区别在于是否切除颈部组织。在全面颈淋巴结清扫术中，负责颈部和肩部运动的神经和肌肉随着淋巴结一起被切除，以确保所有可能包含癌细胞的淋巴结和组织全部被切除。有时医生会尝试只切除看上去异常的组织，以试图保持患者的肩和颈活动自如。

（8）气管造口术/气管切开术

气管造口术是在患者的颈部切口，切开气管，使患者肺内的气体能经切口进出人体。喉部分切除术或咽切除术后，会进行临时的气管造口术来保护气管，管子保留时间较短，不需要时可拔掉。

在全喉切除术后，则需要永久的气管切开术。此时，气管被直接连接到颈部皮肤开放的孔洞中。如果喉及喉咽癌癌肿太大以致阻塞气管，同时又无法彻底被切除，此时需要行气管切开术，以让患者自由舒适地呼吸。

（9）胃造瘘管

喉及喉咽癌术后需要增加营养来维持身体所需，此时需要患者吃更多食物，然而往往由于身体虚弱而难以完成。此时，胃造瘘管将管子通过腹部的皮肤和肌肉直接到胃，或在内镜的协助下将管子放入胃，当它通过内镜放置时，手术被称为经皮内镜下胃造瘘术或 PEG 管。

另一种方法也可以在手术时直接放置胃管，经管子提供营养入胃。通常情况下，胃造瘘管只需要维持较短的时间，以帮助患者在放疗或化疗期间获取足够营养。一旦患者吞咽功能恢复，就可以拔除胃管。

手术的主要目的是完成营养的摄取，保持吞咽功能。

（10）风险和不良反应

所有手术都有风险，如血栓、感染、麻醉意外和肺炎等并发症。这些风险通常很低，手术越复杂，风险会越高。

全喉切除术或咽切除术的患者会丧失正常的语言功能。较广泛的切除也会影响发声。

有些患者手术后需要气管造口术。手术后可能导致喉狭窄，某些情况下还会影响呼吸，如果发生这种情况，可能需要气管切开术。

喉或喉咽部手术有时也可能会影响到患者的吞咽能力，出现饮食问题，有些可能需要永久性的饲管。喉切除术和咽切除术可能导致瘘，此时需要手术加以纠正。

极为罕见而又十分严重的颈部手术并发症是颈动脉破裂（任一侧大动脉）。

手术还可能影响到甲状腺或甲状旁腺。甲状腺损伤可导致甲状腺功能减退症，使患者感觉疲乏和呆滞。甲状旁腺损伤会导致低血钙水平，引起肌肉痉挛和心律不齐的问题。出现这些问题可以用药物治疗。

3. 放疗

放疗用高能射线杀死癌细胞。主要用于以下情况：

◇ 是早期喉及喉咽癌的主要治疗方法。如果癌症范围小，可以直接用放疗，而无需手术。这种治疗方法有利于保持发声。

◇ 治疗那些无法耐受手术的患者。

◇ 用于手术后，以期杀死可能残留的任何小的癌细胞，以降低复发，被称为辅助治疗。

◇ 用于那些晚期喉及喉咽癌，手术后因癌肿切除不完全而复发的患者，以缓解疼痛、出血、吞咽困难以及癌症扩散到骨引起的疼痛等症状。

通常情况下，化疗常与放疗一起使用，被称为放化疗，它比单纯使用放疗效果更好，但不良反应也增多。

（1）外照射（EBRT）

外照射的射线束从人体外照射到喉及喉咽癌部位。

放疗前医生先要确定放疗的剂量，并利用磁共振、CT 扫描或普通 X 线片等影像学技术来精确地定位照射部位，在该部位上画上红线，作为放射治疗标记。放疗一般在门诊进行，每周 5 天，持续 7 周。每次的治疗过程就像拍 X 线片，无痛，每次治疗持续时间只有几分钟，但安装设置的时间较长。

此外还研究出其他放疗方法：

超分割放疗：给予比总辐射剂量更多的剂量。

加速分割照射：能更快地完成放疗（6周时间完成）。

超分割和加速分割放疗能减少喉及喉咽癌在局部复发的风险，可以延长一些患者的生存期。缺点是这些放疗方法不良反应也会更严重。

采用现代技术能帮助医生更精确地集中照射。

三维适形放射治疗（3D-CRT）：

三维适形放射治疗是一种高精度的放射治疗。它利用MRI和特殊计算机成像图像重建三维的肿瘤结构，在不同方向上设置一系列不同的照射野，每个照射野剂量并不大，使得它不太可能造成正常组织的损害，但聚到肿瘤后剂量更高。

调强适形放射治疗（IMRT）

调强放疗即调强适形放射治疗，是三维适形放疗的一种高级形式，要求辐射野内剂量强度按一定要求进行调节，简称调强放疗。

使用计算机辅助优化程序，针对靶区三维形状和要害器官与靶区的具体解剖关系对束强度进行调节，尽量达到最敏感的正常组织的剂量，因此允许医生对癌症部位提供甚至更高的剂量。现在，许多医院的癌症中心经常使用这种放疗方法。

（2）近距离照射疗法（内照射）

近距离放射治疗（也称为种子植入或间质放疗）使用较小的放射性颗粒或"种子"，大小与米粒差不多，将这些颗粒直接植入患者的肿瘤里。近距离放射治疗可单独使用或与外部束辐射治疗相结合。它很少用于治疗喉及喉咽癌。

（3）可能的风险和不良反应

很多颈部和咽喉区的放疗，其主要不良反应是会照射到嘴和喉，导致嘴和喉咙里出现伤口，引起吞咽困难，出现体重减轻和营养不良。停止照射后伤口会愈合。放射治疗的其他潜在不良反应包括：

◇ 放射线照射区域出现皮肤刺激

◇ 口干

◇ 声音嘶哑

◇ 吞咽问题

◇ 味觉丧失

◇ 因喉肿胀导致呼吸困难

◇ 疲乏

以上多数症状在治疗结束后会逐渐消失，请主动与自己的医生沟通，采取措施缓解或治愈它们。

放疗有时会影响到牙齿，导致患者现有的任何牙齿疾病，都有可能加重。因此，根据放疗计划和患者的牙齿状况，开始放疗前，要治疗牙病，部分牙可能需要拔除。

头部和颈部的放疗可能损坏唾液腺，导致患者出现口干，症状随时间的推移并不能得到改善。除了感到口腔不适和吞咽的问题外，口干还可能导致蛀牙。口干症状在放疗后需要进行处理，患者也应密切关注自己的口腔健康。

放疗用作喉癌的主要治疗方法时，有可能导致喉软骨塌陷，这种情况很少发生，一旦出现，就需要进行气管切开术。

4. 化疗

化疗使用静脉注射或口服的方式，让抗癌药物进入体内。抗癌药物经血液到达全身，这种方式适用于以下不同情况的喉及喉咽癌：

1）与放疗一起作为晚期喉癌的主要治疗方法，也称为放化疗，能使一些患者避免喉切除术，从而保留语言功能。

2）用于癌症手术后，杀死可能残留的癌细胞，以降低癌症复发机会，称为辅助治疗。

3）有时用于那些由于癌肿太大或远处转移而无法手术切除的患者，帮助减轻症状。

（1）常规化疗

常规化疗药物攻击那些分裂快的细胞，包括肿瘤细胞在内。主要用于喉和喉咽癌的化疗药物有：

◇ Cisplatin（顺铂）

◇ Carboplatin（卡铂）

◇ 5-fluorouracil（5-FU）（5 - 氟尿嘧啶）

◇ Docetaxel（多西他赛）（Taxotere®）

◇ Paclitaxel（紫杉醇）（Taxol®）

◇ Bleomycin（博来霉素）

◇ Methotrexate（甲氨蝶呤）

◇ Ifosfamide（异环磷酰胺）

根据患者具体情况、癌症的分期以及整体健康状况等，决定是否使用化疗与放疗联合使用，选择有针对性的药物单独或与其他化疗药联合应用。化疗是周期性的，每治疗一段时间后会休息一段时间，好让机体恢复，每个周期通常持续几周。

（2）放化疗

放化疗是在放疗的同时给予化疗，在缩小喉及喉咽肿瘤方面，它比单独治疗效果要好。放化疗可以使用于以下不同情况：

1）作为一种主要的治疗方法，代替外科手术治疗一些喉及喉咽癌。如果放化疗后肿瘤完全消失，可能不再需要其他治疗，但如果癌症仍然存在，需要再进行手术治疗。

2）用于手术后降低癌症复发的风险。建议用在那些在手术切除标本的边缘发现有癌细胞的患者，这些患者有可能在手术后出现癌症复发。

常用的治疗方法是每2周给予1次顺铂，总剂量为3次。不能耐受放化疗的患者，给予靶向药物西妥昔单抗联合放疗使用。

（3）化疗的不良反应

化疗的不良反应取决于药物的类型、剂量以及使用时间的长短。

这些不良反应可能包括：

◇ 脱发

◇ 口腔溃疡

◇ 食欲减退

◇ 恶心呕吐

◇ 腹泻

◇ 易感染（由于低血细胞计数）

◇ 易淤伤或出血（由于低血小板计数）

◇ 疲劳（由于低细胞计数）

这些不良反应大部分是暂时性的，化疗结束就会消失。有些药物的不良反应，如恶心和呕吐等，可以通过其他药物来缓解。还有些药物能帮助刺激生成血细胞。

5. 喉及喉咽部的靶向治疗

已开始研制出针对个体癌细胞的新型药物，研究人员认为，癌症与基因和蛋白质的改变有关，所以开发专门针对这些变化的药物，与标准化疗药物不同，靶向治疗药物针对癌细胞上一个或多个特定目标，迅速、单向地攻击它们。该治疗可与化疗联合使用，或在化疗无效时使用，具有不同的（不太严重）的不良反应。

Cetuximab（Erbitux®）西妥昔单抗是一种人工合成的免疫蛋白，作用于某些细胞表面能促进细胞生长分裂的表皮生长因子受体（EGFR）。

喉及喉咽癌细胞表皮生长因子数量往往高于正常。西妥昔单抗通过阻断表皮生长因子来减缓或阻止细胞生长。西妥昔单抗与放疗联合使用，用于这些癌的较早期阶段，单独或与常规化疗药物如顺铂联合使用，用于治疗这些癌的晚期阶段。

西妥昔单抗通过静脉注射给药，每周一次，其罕见但严重的不良反应是输液过程中的过敏反应，可能引起呼吸和低血压，一旦出现这种情况，医生会立即处理。

很多人在治疗期间，脸和胸部会因感染而出现痤疮样皮疹等皮肤问题，其他不良反应还有发热、疲乏、头痛、恶心及腹泻等。

6. 临床试验

自从癌症被确诊后，你可能不得不做很多决定，其中最重要的是选择最适合自己的治疗方案。在美国，临床试验是被严格监控的学习型研究，被研究者是患者中的志愿者，医生通过研究来寻找有希望的新的治疗方法或手术。如果患者有意向参加临床试验，先咨询医生所在的医院是否正在进行该试验。

7. 补充和替代疗法

身患癌症时，患者很想听到一些治疗癌症及缓解症状的方法，这些方法是医生没有提到过的。朋友和家人们通过互联网组成群体，在网站上发布各种方法，这些方法中有些可能对你有帮助，比如维生素、草药、特殊饮食、针刺、按摩等。

补充疗法指的是和常规医疗一起使用的治疗方法，而替代疗法可用来代替医生的治疗。

补充疗法包括：通过冥想来减轻压力，运用针灸帮助缓解疼痛，饮用薄荷茶来减轻恶心感等，这些辅助治疗方法通常不是用来治疗癌症的，但可以帮助你感觉更好。有一些补充疗法已经知道确实有用，有一些方法的功效还没有经过测试，有些则已经被证明没有用，甚至还有些方法被发现对人有害。

替代疗法可能会用来治疗癌症，但这些疗法还没有经过临床试验证明是安全和有效的。这些方法中一些可能会造成危险，甚至威胁到生命，但在大多数情况下，最大的危险是，你可能失去得到正规医疗帮助的机会，延误或中断正规治疗，会给癌细胞提供生长时间，使治疗产生效果的可能性降低。

8. 根据分期选择治疗方案

在选择最佳治疗方案时，需要考虑的最重要的因素之一是癌症的分期，但是有些因素，如整体健康状态也必须考虑。事实上，很多医生在确定治疗方案时不仅要看分期，也要考虑患者初始治疗后癌症的复发风险以及他们的生存期望。

（1）喉癌

0期

这部分癌几乎都是声门癌，由于声音发生变化，因而能被较早发现。选择声带剥离术、激光手术或放疗等治疗方法可能治愈疾病。要密切观察患者是否有癌症复发迹象。如果在声带剥离术或激光手术后出现癌症复发，可以选择放疗。

几乎该期的所有患者都可以不经广泛手术而治愈，但重要的是他们是否吸烟，如果继续吸烟，这无疑会继续增加癌症风险。

Ⅰ期和Ⅱ期

大部分Ⅰ期和Ⅱ期喉癌可以在无需完全切除喉的情况下被成功治愈。

大部分患者的治疗方法是单独使用放疗（不手术）或进行部分喉切除术。在保持发声的效果方面，放疗要好于部分喉切除术，且通常并发症也较低。很多医生使用放疗治疗较小的癌肿，仅使用手术治疗复发癌。

声门癌和声门上癌的治疗略有不同。

早期声门癌可通过切除声带或激光手术治疗。放疗或手术可用来治愈大部分声门癌，除非有迹象表明无法完全治愈，如在手术标本边缘发现有癌细胞。如果手术后需要进一步治疗，可考虑放疗、放化疗或更广泛的手术。

声门上癌更容易侵入颈部淋巴结。因此需要治疗淋巴结，如果患者进行肿瘤手术，医生可能切除颈部淋巴结。如果进行放疗，医生会对颈部淋巴结进行照射。手术后发现癌症复发，可进一步放疗，也可以进行放化疗或更广泛的手术治疗。

Ⅲ和Ⅳ期

Ⅲ期和Ⅳ期喉癌往往需要联合使用手术、放疗或化疗进行治疗。

该期癌症恶性程度高，通常首先选择的治疗方法是外科手术或放化疗。

放疗单独使用一般是患者不能耐受联合治疗。

这些肿瘤使用的手术方式几乎都是全喉切除术，部分癌症可选择部分喉切除术。

癌症侵犯颈部周围淋巴结时，手术中常需清扫淋巴结。手术后常需放疗配合化疗，特别是对于那些癌细胞已经扩散到淋巴结或其他部位，更有可能复发的患者。

目前，很多医生首选的治疗方法是放化疗联合治疗而不是手术。如果治疗后还有癌肿残留，再进行手术切除。这种方法可以起到和全喉切除术治疗一样的效果，但它更有机会保留喉部。如果癌细胞已经侵入甲状软骨，那么喉就不可能正常工作了，此时选择那种治疗方案都一样。在这种情况下，最好的治疗可能是采用手术切除喉。

另一种观点是先单纯使用化疗，即所谓诱导化疗。如果肿瘤缩小，然后再进行放疗（有时会再加化疗）。如果肿瘤没有缩小，接下来可用手术切除。因为有研究表明，开始使用放疗的效果较好，因此不是所有的医生都同意一开始就使用单纯化疗的方法。

癌肿如果太大，或已经扩散到较大范围，治疗选择手术完全切除，再进行放疗，通常与化疗联合使用。有时，如果肿瘤较小，可选择手术中进行颈部淋巴结清扫。许多晚期癌症治疗的目的常常是阻止或减缓癌肿的增长，尽可能地帮助缓解症状。

（2）喉咽癌

喉咽癌往往比喉癌治疗起来更难，因为它们早期没有症状，所以被确诊时大多已是晚期。有时癌细胞已经扩散到淋巴了，甚至没有颈部淋巴结肿大反应，正由于存在这种风险，通常治疗癌症的同时考虑治疗颈部淋巴结。

Ⅰ期和Ⅱ期

小肿瘤的首选治疗方法是放疗和手术切除，大一些的肿瘤通常选择手术治疗。

手术切除全部或部分的咽及颈部淋巴结，有时还需要切除喉。对于复发概率较高的患者，选择术后进行放疗或放化疗。

术后进行放疗的患者，如果癌症继续在喉咽部复发，可选择手术治疗。

Ⅲ和Ⅳ期

Ⅲ期和Ⅳ期癌往往需要广泛的手术治疗，然后再进行放疗或化疗，尤其是针对那些癌症复发概率大的患者。

另一种选择是一开始使用放化疗治疗，治疗后如果还有癌肿存在，再选择手术切除。

第三种选择是先单纯使用化疗，即所谓诱导化疗。如果肿瘤缩小，再进行放疗（有时会再加化疗）。如果肿瘤没有缩小，接下来可用手术切除。如果术后颈部淋巴结仍然肿大，选择淋巴结清扫术切除淋巴结。

如果癌肿太大，或已经扩散到较大范围，治疗选择手术完全切除，再进行放疗，通常与化疗联合使用。有时，如果肿瘤较小，可选择手术中进行颈部淋巴结清扫。许多晚期癌症治疗的目的常常是阻止或减缓癌肿的增长，尽可能地帮助缓解症状。

9. 复发癌

治疗后癌症重新出现称为复发。复发可以是原位即与发现位置相同，也可以是扩散到远处器官如肺或骨等。对于喉及喉咽癌治疗后又复发的患者，其治疗方法的选择取决于初始治疗方法和癌症复发的部位。

已经做过喉部分切除术的患者，如果出现局部复发，就需要选择更广泛切除手术，如全喉切除术，也可以选择放疗。如果放疗后癌症在局部复发，常规治疗方法是选择全喉切除术，但有时会使用加量的放疗。

远处复发和局部复发的患者，放疗和手术治疗效果欠佳，如果患者能耐受的治疗，可以选择化疗或靶向治疗，还可以结合放疗。这些癌症通常治疗起来很难。

九、咨询医生时准备的问题

喉癌和喉咽癌患者在面对医生时，应该问哪些问题呢？

当患者面对癌症和癌症治疗时，需要诚实地与医生公开讨论，询问任何问题，不管这个问题看起来多微不足道，都应该放松心态。这些问题包括：

◇ 我患的是怎样的癌？

◇ 我的癌细胞已经扩散了吗？

◇ 我的癌症处于什么阶段？这意味着什么？

◇ 治疗前我需要做哪些检查？

◇ 我需要去看其他科的医生吗？

◇ 您对治疗这种类型的癌症有多少经验？

◇ 我能选择哪些治疗方法？

◇ 你推荐什么样的治疗方案，为什么？

◇ 治疗的目标是什么？

◇ 使用这些治疗，我的癌症被治愈的概率是多少？

◇ 我们需要多快决定治疗？

◇ 治疗前我要准备什么？

◇ 治疗要多长时间？会包含哪些内容？会在哪里做？

◇ 治疗的不良反应是什么？会持续多长时间？

◇ 这种治疗方法对我的声音有影响吗？如果喉被切除了，我怎样才能说话？

◇ 这种治疗方法会影响我的日常生活吗？

◇ 经过我们讨论的治疗方案后，我癌症的复发概率有多大？如果复发了，怎么治疗？

◇ 手术后需要注意些什么？

除了这些问题之外，也请记住，一定要记下一些自己的问题。例如，可能还需要了解更多关于康复时间的信息，这样你可以安排你的工作日程，或者你可能想知道有没有别的治疗方案可以选择等。

十、治疗后的康复

对于一些癌症患者来说，治疗可能会清除或消灭癌细胞。完成治疗后，患者可能既紧张又兴奋。一方面治疗终于结束了，可以长舒一口气；另一方面发现很难彻底放松，因为担心癌症会复发，这对于得过癌症的人来说是一个普遍关心的问题。

你可能需要一段时间才能减少担心，但有一点可以肯定的是，许多癌症的治愈者已经学会接受这种不确定性，并且过上全新的生活。对于另一些人来说，癌症可能永远不会完全消失，他们会接受定期的化疗、放疗或其他治疗，试图抑制癌症生长。学会接受癌症不会消失这个事实，可能对某些患者来说非常困难。

1. 后续治疗

当治疗结束以后，医生仍会告诉患者需要回访。因此，回访十分重要。喉和喉咽癌的患者在头颈部复发和生成新的癌症的机会比较大，因此，医生会密切观察治疗后的情况。根据患者的癌症类型、治疗方法来决定做哪些检查。

癌症复发往往是在治疗后的头几年，因此，医生随访的次数很频繁。治疗后第一年大约每隔一个月检查一次，包括喉镜。如果没有复发，间隔时间会延长。如果有新的症状出现，常检查胸部 X 线片和其他影像学检查。

如果患者的治疗方法是放疗，它也会影响到甲状腺，医生会定期检查血，检查甲状腺功能。医生也可能会通过检查牙来检测患者语言和吞咽功能，尤其治疗后有任何问题的时候。

几乎任何癌症治疗方法都可能有不良反应。有些持续几周到几个月，但有些会持续至患者的余生。如果有任何问题，都可以与医生讨论。一旦出现新的症状，就马上应该向医生汇报，这非常重要，因为它们可能会帮助患者尽早发现癌症，越早发现，成功治愈的可能性越大。如果癌症已经复发了，治疗方法的选择将取决于癌症的位置和曾用过的治疗方法。

2. 全喉切除术后恢复语言功能

全喉切除术后，患者不能用自己的声带发音。有些方法可以帮助全喉切除的患者恢复语言功能。失去声带并不意味着患者失去了说话能力，但是需要时间和精力学习再说话，而且患者的声音听起来会有些不一样。患者需要言语治疗师的培训。此时言语治疗师将发挥重大作用，帮助患者学会说话。

食管语音：全喉切除术后喉已经与气管分离，因此患者在说话时不再从肺里排出空气。经过训练，有些人可以学会吞咽空气，迫使空气通过嘴排出。当空气通过食管引起振动时，食管就变成了说话用的喉咙。这是言语康复的最基本形式。新的设备和手术将使患者不再需要进行食管语音学习。

气管食管穿刺（TEP）：这是最常见的外科尝试还原语音的方式。手术治疗癌症过程中和以后都可以进行。该手术是在造口部位创建一个小孔将气管和食管连接。在此小孔位置放置一个小单向阀，使空气从肺部进入患者的口腔，以恢复患者说话的能力。完成此手术后，患者可以用一根手指覆盖造口，迫使嘴里的空气产生持续的语音。有些新的"免提"模型甚至不需要患者掩造口说话。手术后患者可以与言语治疗师了解这项种技术。

电子喉：如果患者因医学原因不能进行 TEP，或正在学习使用 TEP 声音，还可以使用电子设备进行辅助发音。电子设备放在嘴角或颈部皮肤。按下按钮，它能使振动发声。通过嘴和舌头的活动，可以逐字发音。患者可以通过言语治疗师培训，学习正确地使用电子喉。

3. 全喉切除术后造口（气管造口术）护理

气管造口意味着患者呼吸的空气不再通过鼻子或嘴巴。鼻腔和口腔有湿润、温暖和过滤空气的作用。喉切除术和气管切开术后，吸入到肺的空气是干燥而冷的，可能会导致呼吸管反应，产生厚的黏液。因此，要学习照顾好造口。患者需要尽可能多地在造口使用加湿器。特别是在手术后，直到气道适应干燥的空气。同时患者还需要了解如何吸出和清洁造口，保持气道通畅。医生护士会教患者如何处理造口，包括在淋浴时如何预防水进入气管和如何阻止小颗粒进入气管。

4. 吞咽和营养问题

喉或喉咽部癌症和治疗有时会导致吞咽困难、口干甚至牙齿脱落等问题。因此患者难以饮食，导致体重减轻和营养不良。有些人在治疗过程中和治疗后需要调整吃的东西，以补充足够的营养。有些人甚至可能需要在治疗后短时间放入胃管。医生和营养学家会帮助患者管理营养需求，维持体重和获取营养。

5. 喉切除术的性影响

全喉切除术与气管造瘘术，有可能改变患者的外表、语音和呼吸。因此会影响到性的亲密关系。

围巾或高领衬衫是个不错的选择，可以隐藏造口盖板。即使是在性生活中，隐藏造口可能比裸造口看起来更具吸引力。避免食用大蒜等辛辣食物，使用香水、古龙水、剃须后使用某些洗剂，也可以减轻造口的气味。

有时发音会影响沟通，患者学会用食管讲话，说话在做爱期间就不是很大的问题。内置造口语音支持可能效果更好。

6. 看新医生

在患者进行癌症的诊断和治疗以后，有时会找另外的医生继续看病。而这个新医生不了解患者以前的病史，此时就需要给新医生提供有关病情诊断和治疗的详细情形。在治疗的同时收集这些资料更容易些。因此，请保存以下资料：

◇ 活检或手术病理报告

◇ 手术报告

◇ 放疗治疗摘要

◇ 出院小结

◇ 化疗或靶向治疗的药物名称、剂量明细表，以及服用时间表

◇ X线和其他影像学检查（这些可以放在 CD 或 DVD 里）

医生会需要这些资料的复印件用来做记录，但始终要保管好自己资料的复印件。

7. 治疗后生活方式的改变

你不能改变得过癌症这一事实，但是可以改变以后的生活方式，选择有助于保持健康和良好的生活方式。这是以一种全新的方式看待自己的人生的时候了，也许患者正在考虑怎样在很长的一段时间里改善健康，有些人甚至在癌症治疗期间已经开始考虑了。

很多人想知道，是否能通过改变某些具体的生活方式来减少自己癌症进展或复发的风险。不幸的是，对大多数癌症而言，很少有确凿的证据来指导他们。这并不意味着什么帮助也没有，仅仅是由于多数时候这个领域还没有得到很好的研究，大部分研究首先将生活方式改变作为预防癌症的方法，而不是减缓它或防止它复发。详细内容见"什么是癌症"。

十一、最新研究进展

1. 基因

有关基因突变在喉或喉咽癌变中的作用，目前正在进行大量的研究。

*TP*53 抑癌基因往往在喉及喉咽癌中有改变。该基因还出现在许多头颈部癌症中。检测 *TP*53 基因的变化或许有助于及早发现喉及喉咽癌，该检测也可用于判断手术后切除的样本边缘是否存在癌细胞，并能更好地告诉医生哪些癌肿适合采用手术或放疗。该检测方法仍然处于试验阶段，不用于癌症患者的常规治疗。

喉及喉咽癌中还发现了几个其他基因的变化，如 *p*16、*NOTCH*1 和 *cyclin D*1 基因。研究人员期待研究结果能有助于更好地检测早期癌症，并帮助研究新的靶向治疗。

2. 预防

目前，研究人员正在努力寻找那些有助于防止癌前病变发生癌变的药物、维生素及其他补充剂，但到目前为止，尚未成功。

对于手术切除癌变的患者，其头颈部仍是癌症复发的部位。目前有些研究正在观察各种药物和补品，是否有助于减少发生癌症复发的风险。维 A 酸类似物（与维生素 A 有关的化学物质）曾经被报道有一定作用，但迄今为止，结果不太理想。

3. 治疗

（1）手术和放疗

医生们正持续完善外科技术，尽可能多地保留肿瘤手术中要被切除的正常组织，这有助于减轻治疗后的不良反应。

目前正在研究一项新的手术技术，经口咽机器人手术治疗早期癌症。在该手术中，医生通过精确移动机器人手臂来确保手术器械在喉咙区域的操作。该手术技术切口小，降低了手术的不良反应，最常用于治疗咽部肿瘤。

医生们继续提高放疗技术。放疗在头颈部癌症中的应用十分重要。头颈部结构复杂、空间小，新的技术如调强放疗（IMRT），可以让医生更精确地定位肿瘤目标，限制到达附近正常组织的辐射量。

另一种新的放疗方法是质子束（刀）治疗，它使用质子束，而不是 X 线来杀死肿瘤细胞。质子束治疗需要高度专业的设备，即使是在美国，也只有少数质子治疗中心。

（2）化疗和放化疗

晚期喉及喉咽癌，正在观察配合放疗以及新的化疗方法，如直接将药物注入滋养癌肿的血管观察治疗效果。

新的化疗药物也正在测试中。临床试验正在研究化疗药物联合以及化疗与放疗联合的最佳方式。

（3）靶向治疗

和常规化疗药物攻击快速分裂的细胞（包括癌细胞）不同，靶向治疗药物攻击肿瘤细胞上特定的目标，并可能存在着不同（及较不严重）的不良反应。当癌症对化疗不敏感时可以使用靶向治疗。

表皮生长因子受体（EGFR）抑制剂：喉及喉咽部鳞状细胞癌（包括其他头颈部癌）晚期常发现表皮生长因子受体（EGFR）异常升高。西妥昔单抗是一种阻止表皮生长因子的抗体，有时用于治疗喉及喉咽癌。其他表皮生长因子受体阻滞剂正在研究用于头部及颈部癌症，包括帕尼单抗（Vectibix®），拉帕替尼（Tykerb®）和厄洛替尼（特罗凯®），这些药似乎最好与其他治疗一起使用，如与放疗和化疗联合使用。

血管生成抑制剂：在肿瘤不断增长的过程中，需要的血液供应量也逐渐增加，来获取足够的营养。肿瘤会释放化学物质，促进生成新的血管。有些药物能关闭这一信号过程，阻止血管生成，被称为血管生成抑制剂。贝伐单抗（商品名Avastin®）和舒尼替尼（索坦）已被证明有助于治疗其他癌症，目前正在研究是否可以用于治疗头颈部癌症。

（4）光动力疗法

该疗法使用药物让患者的癌细胞对光发生敏感，然后再用激光照射治疗。目前正在研究用于治疗早期喉癌。

参考文献

1　Atkinson JC, Harvey KE, Domingo DL, et al. Oral and dental phenotype of dyskeratosis congenita. Oral Dis，2008，14：419-427.

2　Bonner JA, Harari PM, Giralt J, et al. Radiotherapy plus cetuximab for squamous-cell carcinoma of the head and neck. N Engl J Med，2006，354：567-578.

3　Carvalho AL, Nishimoto IN, Califano JA, Kowalski LP. Trends in incidence and prognosis for head and neck cancer in the United States：A site-specific analysis of the SEER database. Int J Cancer，2005，114：806-816

4　Forastiere AA, Goepfert H, Maor M, et al. Concurrent chemotherapy and radiotherapy for organ preservation in advanced laryngeal cancer. N Engl J Med，2003，349：2091-2098.

5　Gold KA, Lee HY, Kim ES. Targeted therapies in squamous cell carcinoma of the headand neck. Cancer，2009，115：922-935.

6　Haddad RI, Shin DM. Recent advances in head and neck cancer. N Engl J Med，2008，

359：1143-1154.

7　Kutler DI, Auerbach AD, Satagopan J, et al. High incidence of head and neck squamous cell carcinoma in patients with Fanconi anemia. Arch Otolaryngol Head Neck Surg，2003，129：106-112.

8　Mendenhall WM, Werning JW, Pfister DG. Treatment of head and neck cancers. In：DeVita VT, Lawrence TS, Rosenberg SA, eds. DeVita, Hellman, and Rosenberg's Cancer：Principles and Practice of Oncology. 9th ed. Philadelphia, Pa：Lippincott Williams & Wilkins，2011：729-780.

9　Moyer JS, Wolf GT. Advanced stage cancer of the larynx. Part A：General principles and management. In：Harrison LB, Sessions RB, Hong WK, eds. Head and Neck Cancer：A Multidisciplinary Approach. Philadelphia, Pa：Lippincott Williams and Wilkins，2009：367-384.

10　Quon H. Cancer of the head and neck. In：Abeloff MD, Armitage JO, Lichter AS, Niederhuber JE. Kastan MB, McKenna WG, eds. Abeloff's Clinical Oncology. 4th ed.

11　Philadelphia, Pa：Elsevier，2008：1177-1228.

12　Vermorken JB, Mesia R, Rivera F, et al. Platinum-based chemotherapy plus cetuximab in head and neck cancer. N Engl J Med，2008，359：1116-1127.

第九章 肺类癌

一、肺类癌简介

肺类癌是一种罕见类型的始于肺部的肿瘤，往往比其他类型的肺癌生长速度更慢，由特殊类型的神经内分泌细胞构成。

1. 弥漫性神经内分泌系统

类癌从弥漫性神经内分泌系统的细胞衍生而来。该系统内的细胞在某些方面像神经细胞，在其他方面又像激素内分泌细胞。这些细胞不形成真实的器官，如肾上腺或甲状腺。相反，它们分散在整个身体的器官内，如肺、胃和肠。

神经内分泌细胞可以生成肾上腺素和类似物质。在肺中，这可能有助于控制空气流量和血流量，并可能有助于控制其他类型的肺细胞的生长。神经内分泌细胞可以检测到我们呼吸的空气中的氧气和二氧化碳水平，然后释放化学信息，帮助肺部适应这些变化。生活在高海拔地区的人有更多的肺神经内分泌细胞，可能是因为他们呼吸空气中的氧气含量更少。

2. 神经内分泌肿瘤的类型

就像身体内的大多数细胞，肺神经内分泌细胞有时会通过一定的变化，导致生长过度并形成肿瘤，被称为神经内分泌肿瘤或神经内分泌癌症。类癌是一种神经内分泌肿瘤。神经内分泌肿瘤在体内任何地方都可以发生，最早是在消化系统被发现的，如胃肠道类癌和胰腺癌症等。

肺神经内分泌肿瘤有 4 种类型。从生长最快的开始，分别是：

◇ 小细胞肺癌

◇ 大细胞神经内分泌癌

◇ 非典型类癌

◇ 典型类癌

3. 小细胞癌

小细胞肺癌（SCLC）是所有肿瘤中生长最快的，将在本书中肺癌（小细胞）一章单独介绍。

4. 大细胞神经内分泌癌

大细胞神经内分泌癌（LCNEC）是一种罕见的癌症，属大细胞癌，实际上是一种非小细胞肺癌（NSCLC）。虽然与小细胞肺癌具有一些相同的特征（包括快速生长等），但它通常被视为一种非小细胞肺癌。

5. 典型和非典型性肺类癌

其他 2 种类型的肺神经内分泌肿瘤是类癌。

本章节其余部分将只介绍这两类癌。

典型和不典型肺类癌在显微镜下看起来不同。

◇ 典型性肺类癌：往往生长缓慢，很少扩散到肺以外。大约 9 成的肺类癌是典型性类癌。

◇ 非典型性肺类癌：生长较快，有些可能扩散到其他器官。在显微镜下看，非典型性肺类癌有更多的细胞在分裂过程中，看起来更像是一个快速增长的肿瘤。它们比典型类癌更少见。

类癌有时以在肺内的生长部位进行分类。

（1）中央型类癌在大气管壁靠近肺部中央的位置形成。大多数肺类癌是中央型类癌，同时几乎所有此类类癌都是典型性类癌。

（2）周围性类癌在肺部外缘狭窄的气管（支气管）生成。相比中央型类癌，这些癌更可能发展为非典型性肺类癌，当然绝大多数的周围性类癌还是典型性的。

这些区别非常重要，因为肿瘤的位置会影响患者的症状以及肿瘤的治疗手段。

二、主要统计数据

约 1%~2% 的肺癌是类癌。在美国，每年有 4000 例左右的新发肺类癌。实际上，类癌更常见于消化道肿瘤，而不是肺部肿瘤，只有约 30% 的类癌始发于肺部。

相比其他类型的肺癌，类癌患者的年龄相对较小。诊断时的平均年龄 60 岁左右。

三、危险因素、产生原因和预防

危险因素是可以影响疾病（如肿瘤）发生危险的任何因素。不同的癌症具有不同的危险因素。一些危险因素，如吸烟，是可以改变的。其他如年龄或家族史，不能改变。但危险因素不能说明一切问题。具有一个已知的危险因素，甚至几个危险因素，并不意味着会得病。而一些得病的人可能很少或根本没有已知的危险因素。对于为什么有些人会患肺类癌有些人不会，原因尚不明确。

1. 危险因素

（1）性别

类癌在女性中比男性中更高发。原因尚不明确。

（2）种族／族裔

相比非裔、亚裔、西班牙裔／拉丁裔美国人，肺类癌更多见于白种人。

（3）年龄

此类肿瘤发病年龄通常在 60 岁左右，比其他类型肺癌患者的平均年龄要小。同时类癌几乎在各个年龄段都可能发生。肺类癌有时会发生在儿童，但非常罕见。

（4）1 型多发性内分泌腺瘤

1 型多发性内分泌腺瘤（MEN1，遗传性综合征）患者是某些内分泌器官肿瘤的高危人群，如胰腺、垂体和甲状旁腺肿瘤。这些人的肺类癌发病风险也有所增加。

（5）家族史

多数肺类癌患者并没有这类肿瘤的家族史，但是肺类癌通常可以遗传。在一些罕见情况下，几个家庭成员都被诊断出罹患这种疾病。但由于类癌十分罕见，因此总的发病风险仍然非常低。

（6）吸烟

非典型的肺类癌似乎与吸烟，以及任何已知的环境，或工作场所中的化学物质无关。但一些研究发现，非典型肺类癌在抽烟的人群可能更常见。

2. 产生原因

究竟是什么原因导致肺类癌，对此我们知之甚少。

研究人员已经了解了很多关于致癌化学物质或辐射等风险因素引发肺部细胞癌变的信息，但这些危险因素在肺类癌的发病中并没有起到关键作用。肺类癌可能是从肺部气道中被称为类癌微小瘤的小丛神经内分泌细胞发展而来的。微小瘤有时可在诊断或治疗其他疾病的肺活检材料中被发现。

在显微镜下，微小瘤类似于类癌，只是它们要小得多，通常直径小于 5 毫米。大多数的微小瘤永远长不大，但有些最后会发展成癌瘤。研究人员仍然不知道肺部的神经内分泌癌是如何发展为微小瘤，又进一步发展为肺类癌的。

3. 可以被预防吗？

因为我们还不知道是什么原因导致肺类癌，因此不可能知道如何预防。

一些研究发现，吸烟与非典型类癌有相关性，因此戒烟可能会降低发病危险。

四、早期检测

肺类癌并不常见，因此对于大多数人并不推荐此类肿瘤的早期筛查。筛查是对没有任何癌症症状的人的检查。

1 型多发性内分泌腺瘤病（MEN1）患者患此类肿瘤的风险增加，一些医生建议，这些患者从 20 岁开始每 3 年进行一次胸部计算机断层扫描（CT）。

由于类癌肿瘤通常生长和扩散都很缓慢，即使已经引发一些症状，多数都能在早期或局限期被发现。

许多周围型类癌或小型中央型类癌患者完全没有症状。没有症状的类癌，往往因其他原因做胸部 X 线或 CT 扫描时被发现。

五、诊断

某些症状和体征可能表明一个人可能得了肺类癌，但是需要进行检测以明确诊断。

1. 症状

肺类癌患者中每 3 人中会有 2 人具有可以进行鉴别诊断的症状或体征。但由于类癌往往生长缓慢，在一些人中可能几年都不引起症状，有些因其他原因进行医疗检测时被发现。

（1）中央型肺类癌

这些癌肿在进入肺部的大支气管内开始生长。癌症患者可能有咳嗽，有时痰中带血，或可能有喘息症状，如哮喘。其他可能的症状包括气短、呼吸和胸部疼痛，特别是深呼吸时。

大的类癌可导致部分或完全堵塞呼吸道，导致肺部感染，称为后阻塞性肺炎。有时医生可能因为使用抗生素能治愈肺炎而怀疑是否患有肺类癌。

（2）周围性肺类癌

这些肿瘤在肺部外边缘的较小的呼吸道内生长，很少引起症状，除非生长过密干扰了呼吸。通常由于无关的其他情况进行胸部 X 线或 CT 扫描被发现。

（3）肿瘤内激素所引起的症状

一些类癌可以释放激素样物质到血液中，但相比胃肠道类癌，肺类癌这种情况非常少。

癌综合征：在极少数情况下，肺类癌释放出足够的激素样物质进入血液，从而引起某些症状，导致类癌综合征。这些症状包括：面部潮红（发红和潮热的感觉）、严重腹泻、气喘、心跳加速等。很多患者发现，压力、剧烈运动和饮酒会使这些症状更加严重。长此以往，这些激素样物质会对心脏瓣膜造成损害，导致呼吸急促、虚弱和心脏杂音（心脏异常的声音）。

Cushing 综合征：在极少数情况下，肺类癌可生成促肾上腺皮质激素。这种物质会导致肾上腺分泌过多的皮质醇等激素，从而导致体重增加、乏力、高血糖（甚至是糖尿病），并增加身体和面部的毛发。

上述症状和体征可能是肺类癌引起的，但也可能是其他情况引起的。尽管如此，如果患者有类似情况，必须马上去看医生，必要时接受治疗。

2. 病史和体检

如果患者有任何迹象或症状表明可能患了肺类癌，医生会完整了解患者病史，包括家族史、症状和可能的风险因素。体检可以提供患者的一般健康状况，肺类癌可能的迹象，以及其他健康信息。体检中，医生将密切关注患者的胸部和肺部。如果症状或检查结果表明患者可能患有肺类癌（或其他类型的肿瘤），会进行更多的检测，包括影像学检查、实验室检测以及其他检测。

3. 影像学检查

影像学检查使用 X 射线、放射性粒子或其他方式来构建身体内部的图像。进行影像学检查的原因，包括帮助寻找肿瘤的可能区域，考察肿瘤的扩散情况和帮助确定治疗方案。

（1）胸部 X 线

如果医生怀疑你有肺部疾病，一般最开始会进行胸部 X 线检测。该检测可以显示肺部是否有肿瘤，但一些较小的或被其他器官遮挡的肺类癌可能无法被发现。如果医生仍然觉得怀疑，会进一步进行 CT 扫描。

（2）计算机断层扫描（CT）

胸部 CT 扫描，能发现非常小的肺部肿瘤，并有助于确定肿瘤的确切位置和程度。

CT 扫描可帮助癌症分期（确定其扩散的程度），例如，腹部 CT 扫描可以显示，癌细胞是否已经扫散到肝脏或其他器官，帮助确定手术治疗是否可行。

CT 扫描也可用于精确地引导活检针到疑似肿瘤或转移瘤的位置，这叫 CT 引导下穿刺活检。CT 扫描也可以在治疗中和治疗后观察治疗效果。

（3）放射性核素扫描

该扫描使用少量的放射性元素，用专业摄像机寻找类癌。扫描能帮助确定肿瘤的位置和范围。

生长抑素受体显像：最常用的扫描是生长抑素受体显像（SRS），也被称为奥曲肽扫描（OctreoScan）。它使用奥曲肽绑定铟 -111 放射性物质。奥曲肽是一种激素样物质，可黏附于类癌细胞，被少量注入静脉后，经血液运输并黏附到类癌。注射后约 4 小时，使用一种专业相机可以观察到放射性物质在体内的积聚情况。随后几天内还可以进行多次扫描。

[131]I MIBG：该检测并不常用。它使用一种化学名为 MIBG 的放射性碘（[131]I），该物质被注入静脉几小时或几天后，用专业相机寻找体内积聚放射性物质的部位，这些部位最有可能是类癌，但也有其他类型的神经内分泌肿瘤积聚这种化学物质。

正电子发射断层扫描（PET）：该检测用于肺类癌尚在研究之中。

4. 痰细胞学检查

即使成像检查，如胸部 X 线或 CT 扫描发现一个肿块，医生仍然不能辨别出肿块是类癌，还是其他类型的肺癌，或是感染。此时，需要将肿块内的异常细胞在显微镜下进行镜检。

痰细胞学检查是其中的一种方法。取痰液样本（从肺部咳出黏液）在显微镜下进行观察，看它是否含有癌细胞。痰液检查的最佳样本是在清晨取得的样本，连续三天进行同样的检查。

该检测更容易发现肺大呼吸道内的肿瘤细胞，对寻找肺其他部位的肿瘤不是很有效。对于肺类癌的检查，痰细胞学检查也没有其他类型的肺癌那样有效。

5. 活检

在多数情况下，直接从肿瘤组织中取下细胞并镜检是了解肺癌细胞类型最确实有效的方法。此过程被称为切片检查法。从肺部肿瘤中取样有以下几种方法。

◇ 支气管镜活检

用于大型气道肿瘤，如中央型类癌的检查和取样。医生将气管镜，一种细长、可弯曲的光纤管，穿过喉管通过气管和支气管进入肺部，观察肺主气道的内面。该过程中会使用镇静剂。如果发现有肿瘤，医生会通过管子拿出一个小的肿瘤样本，还会用一把小刷子（支气管刷）从呼吸道内皮细胞的肿瘤表面刷下部分细胞，或用无菌盐水冲洗呼吸道并收集冲洗液（支气管冲洗）。刷下和洗涤下的样品作为对镜检切片样本的补充是非常有用的。然而相比其他肿瘤，这些方法对于类癌的诊断不是非常有用。

活检的优点之一是无手术切口，不需要住院，在完成后几小时内就可以回家。缺点是，并不总能收集到足够的样本以确认是否是类癌。但得益于最近肺癌相关的实验室技术的新进展，医生已经能使用非常小的样本做出精确的诊断。类癌活检后出血十分罕见，但却是一个严重的问题。一旦发生出血，医生可以通过纤维支气管镜注入药物使肿瘤血管缩小，或者通过纤维支气管镜用激光封闭出血的血管。

支气管内超声（EBUS）：采用顶端有个小气球的特殊的纤维支气管镜，像普通支气管镜那样进入体内。其顶端的气球可以发出和收集反射回的声波（类似超声换能器），显示气管边的淋巴结。如果CT扫描显示大气管任一侧或气管分叉处的淋巴结增大，可采用这种微创方法对这些节点进行活检，在超声引导下，将针插入支气管壁进入这些淋巴结，取出一些细胞进行镜检。

◇ **穿刺活检**

肺部外侧（而不是靠近大气道）的肿瘤，通常可以采用穿刺活检取样。长的空心针通过胸前肋骨间的皮肤进入肺，用CT扫描引导针刺入肿瘤，获取一小块组织用来镜检。该过程无手术切口，不需要隔夜住院，可能出现的并发症是气胸，即在肺和胸壁内产生空腔。气胸通常会自行消失，但有时可导致部分肺出现崩塌，造成气短。一旦出现这种情况，可通过皮肤进入胸腔暂时放置吸管，来帮助肺重新扩张。

◇ **手术活检**

有时，通过支气管镜活检和穿刺活检都无法获得足够的组织来确定肿瘤类型。此时，医生可能需要做手术活检。手术活检的类型有多种。

开胸手术：手术中，外科医生在肋骨间切口，到达胸壁和肺部之间。如果医生强烈怀疑类癌或其他类型的肺癌，可能会不做活检直接开胸切除整个肿瘤。

胸腔镜：也可用于检测肺和胸壁之间的空间，相对于开胸手术，这种方法创伤要小得多。手术通常在手术间，患者全麻状态下进行。医生通过胸部切开的小口插入顶端带有微型摄像机的细长小管，检查肺外侧肺部和胸壁之间的空间。通过这一方法，医生可以观察到可能有肿瘤的区域，并切下小块组织用以镜检。胸腔镜也可以检查淋巴结和液体组织，以确定肿瘤是否转移。

纵隔镜扫描：如果CT扫描等影像学检查提示癌细胞可能已经扩散到两肺之间的淋巴结，那么建议进行纵隔镜扫描。操作在手术室，患者全麻状态下进行，在颈前胸骨上方开一个小切口，在胸骨后方插入一个中空小管，该管内可以通过其他一些特殊构造的仪器，用以采集气管和支气管沿线的淋巴结组织。

6.血液和尿液测试

由于类癌可以分泌激素类的物质进入血液，所以有时通过简单的血液或尿液测试即可检测类癌，尤其是有类癌综合征症状时，因为激素类物质在血液中含量过高会导致类似症状。

5- 羟色胺是一些类癌分泌的物质，可能会导致一些症状。该物质在体内转化分解为 5- 羟吲哚乙酸(5-HIAA)，并被释放到尿液中。测量 24 小时尿液样本中的 5-羟吲哚乙酸水平有助于检测类癌综合征，测量血液或尿液中的 5- 羟色胺水平也能提供有用的信息。这些检测可以帮助诊断一些类癌，但并不总是很准确，因为其他一些疾病，以及食品和药物，可能影响检测结果，同时有些类癌可能无法释放出足够该类物质，从而影响到检测结果。

其他检测,包括血液中的嗜铬粒蛋白 A(CGA)、神经元特异性烯醇化酶(NSE)、皮质醇和 P 物质检测。根据肿瘤的具体位置和症状，医生还会选择其他血液检测，相比与其他位置的肿瘤，这些检测对于诊断肺类癌更有效。

7.肺功能检查

如果发现肺类癌，肺功能检查可用来确定患者的肺部工作状况。如果有可能进行手术，该项检查就显得尤为重要。因为手术将取出部分或全部的肺，因此之前了解肺功能很重要，它会告诉医生手术是否是一个不错的选择，如果要进行肺部手术，有多少肺可以被安全切除。

肺功能检查有几种不同类型，但基本上都是让你通过一根管子呼吸，并将管子连接到一台机器上测量气流。

六、分期

AJCC 分期系统

分期是一个判断肿瘤细胞扩散程度的过程。患者的治疗和诊断很大程度上都依赖于肿瘤的分期。肿瘤分期基于体检、病理学和各类影像学检测（CT 扫描，PET 扫描等）结果，肺类癌的分期和其他类型的肺癌一样，都是遵照美国癌症分期联合委员会（AJCC）制定的 TNM 分期系统。TNM 系统描述了 3 类关键的信息：

（1）T 描述肿瘤原发灶的大小，以及邻近组织的受累情况

（2）N 描述附近区域淋巴结的受累情况（淋巴结是免疫细胞的豆状集合，经

常会发生肿瘤细胞的转移）。

（3）M 描述肿瘤是否向远处其他器官进行转移（最常见的转移部位是肝脏）。

T、N、M 后跟着的数字分别描述了这 3 类信息的严重程度。从 0 到 4，数字越大情况越严重越恶劣。字母 X 表示信息不完整或无法获得。

1.T 类

TX：原发肿瘤的情况无法评估，或在痰细胞学检查或支气管灌洗液中发现肿瘤细胞，但是未能找到肿瘤组织。

T0：没有证据说明存在原发肿瘤。

Tis：只在靠近气体通道处顶层细胞发现肿瘤细胞，没有播散到相邻组织，又被称为原位癌。

T1：肿瘤直径不大于 3cm（略小于 1 1/4 英寸），未到达肺部周围包裹的胸膜，不影响支气管分支。

T1a：肿瘤组织直径小于 2cm（大约 4/5 英寸）。

T1b：肿瘤直径大于 2cm 小于 3cm。

T2：肿瘤具有至少以下 1 个特征：

✧ 肿瘤直径大于 3cm 小于 7cm，介于 3cm 和 5cm 之间的，被称为 T2a，介于 5cm 和 7cm 之间的，被称为 T2b。

✧ 包含一个主支气管，距离气管隆嵴大于 2cm（即气道左右支气管分叉处）。

✧ 发展到肺胸膜，肿瘤部分阻塞气道，但没有引起整个肺崩塌或肺炎。

T3：肿瘤有以下一个或者多个特征：

✧ 直径大于 7cm。

✧ 累及胸壁，或横膈，或纵隔胸膜。

✧ 累计支气管（距隆突 < 2cm，但未及隆突）。

✧ 产生全肺不张或阻塞性肺炎。

✧ 原发肿瘤的同一肺叶出现卫星结节。

T4：肿瘤有以下一个或者多个特征：

✧ 任何大小的肿瘤，侵入以下之一者：心脏、大气管、食管、气管、纵隔、隆突或椎体。

✧ 原发肿瘤同侧的不同肺叶出现卫星结节。

2.N 类

Nx：淋巴结转移情况无法判断。

N0：无区域淋巴结转移。

N1：同侧支气管或肺门淋巴结转移。

N2：同侧纵隔或隆突下淋巴结转移。

N3：对侧纵隔或对侧肺门，或同侧或对侧前斜角肌或锁骨上区淋巴结转移。

3.M 类

Mx：无法评价有无远处转移。

M0：无远处转移。

M1a：胸膜播散（恶性胸腔积液、心包积液或胸膜结节）

M1b：原发肿瘤对侧肺叶出现卫星结节；有远处转移（肺或胸膜以外）。

4.肺癌和肺类癌的分期

一旦 T、N、M 分类确定，这些信息整合后即被用于确定整体的 0、Ⅰ、Ⅱ、Ⅲ、Ⅳ分期，有些阶段被进一步分为 A 和 B 类。分期可以将具有类似预后的肿瘤归类，并给予类似的治疗方法。通常，分期越低的患者预后越好。

潜伏期癌症

TX、T0、M0：在痰液或者其他肺部液体样本中发现肿瘤细胞，但是癌症的位置不能确定。

0 期

Tis、N0、M0：只在呼吸道内膜的顶层细胞发现肿瘤，还没有侵犯到更深的肺部组织，没有扩散到淋巴结和远处。

Ia 期

T1、N0、M0：肿瘤不超过 3cm，还没有达到肺膜，没有影响到支气管的主要分支，没有扩散到淋巴结和远处。

Ib 期

T2a、N0、M0：肿瘤有以下一个或者多个特征：

◇ 直径在 3~5cm（大于 3cm 且不大于 5cm）。

◇ 侵入主支气管，但是距离气管隆嵴超过 2cm。

◇ 侵入脏层胸膜。

◇ 部分堵塞气管，但未扩散到淋巴结和远处。

IIA 期

3 个主要类别的组合构成这一级别。

T1、N1、M0：肿瘤不超过 3cm，还没有侵入肺膜，未影响支气管的主要分支，已经扩散到肺部或周围支气管，进入肺部区域的淋巴结（门淋巴结），这些淋巴结转移都在肿瘤的同侧肺，尚未扩散到远处。

T2a、N1、M0：肿瘤具有以下一个或多个特征：

◇ 主要肿瘤直径在 3~5cm（大于 3cm 且不大于 5cm）。

◇ 侵入主支气管，但是距离气管隆嵴超过 2cm。

◇ 侵入脏层胸膜。

◇ 部分堵塞气管，同时扩散到肺部或周围支气管，进入肺部区域的淋巴结（门淋巴结），这些淋巴结转移都在肿瘤的同侧肺，尚未扩散到远处。

T2b、N0、M0：肿瘤具有以下一个或多个特征：

◇ 主要肿瘤直径在 5~7cm（大于 5cm 且不大于 7cm）。

◇ 侵入主支气管，但是距离气管隆嵴超过 2cm。

◇ 侵入脏层胸膜。

◇ 部分堵塞气管，但未扩散到淋巴结和远处。

ⅡB 期

2 个主要类别的组合构成这一级别。

T2b、N1、M0：肿瘤具有以下一个或多个特征：

◇ 主要肿瘤直径在 5~7cm 之间（大于 5cm 且不大于 7cm）。

◇ 侵入主支气管，但是距离气管隆嵴超过 2cm。

◇ 直径大于 5cm，侵入脏层胸膜。

◇ 直径大于 5cm，部分堵塞气管，同时扩散到肺部或周围支气管，进入肺部区域的淋巴结（门淋巴结），这些淋巴结转移都在肿瘤的同侧，同时肿瘤尚未扩散到远处。

T3、N0、M0：肿瘤具有以下一个或多个特征：

◇ 直径大于 7cm。

◇ 侵入胸壁、腹部隔膜、肺部纵隔胸膜或心脏囊膜（心包壁层）。

◇ 侵入主支气管，与隆突的距离小于 2cm，但尚未侵犯隆突。

◇ 侵入气管造成全肺塌陷或整个肺部炎症。

◇ 同侧肺叶有两个或者两个以上的肿瘤结节，但未扩散至淋巴结或远处。

ⅢA 期

3 个主要类别的组合构成这一级别。

T1 to T3、N2、M0：肿瘤尺寸不限，或者具有以下任何特征：

◇ 侵入主支气管，与隆突的距离小于 2cm，但尚未侵犯隆突。

◇ 侵入脏层胸膜。

◇ 部分堵塞呼吸道。

◇ 侵入气管造成全肺塌陷或整个肺部炎症。

◇ 侵入胸壁、腹部隔膜、肺部纵隔胸膜或心脏囊膜（心包壁层）。

◇ 同侧肺叶有两个或者两个以上的肿瘤结节。肿瘤同时扩散到隆突（左右支气管分叉处）周围的淋巴结，或肺部之间的空间（纵隔）。这些淋巴结在肿瘤的同侧，同时肿瘤尚未扩散到远处。

T3、N1、M0：肿瘤具有以下一个或多个特征：

◇ 直径大于 7cm。

◇ 侵入胸壁、腹部隔膜、肺部纵隔胸膜或心脏囊膜（心包壁层）。

◇ 侵入主支气管，与隆突的距离小于 2cm，但尚未侵犯隆突。

◇ 同个肺叶内有两个或更多肿瘤结节。

◇ 同侧肺叶有两个或者两个以上的肿瘤结节。肿瘤同时扩散到隆突（左右支气管分叉处）周围的淋巴结，或肺部之间的空间（纵隔）。这些淋巴结在肿瘤的同侧肺，同时肿瘤尚未扩散到远处。

T4、N0 或 N1、M0：肿瘤具有以下一个或多个特征：

◇ 任何大小的肿瘤已侵入肺部纵隔、心脏、靠近心脏的大血管（如主动脉）、气管、食管（连接喉咙到胃的管腔）、脊椎或隆突。

◇ 同侧肺的不同肺叶中有两个或者两个以上独立的肿瘤结节。肿瘤可能已经扩散到肺内或支气管，进入肺门区域周围的淋巴结（肺门淋巴结）。受影响的淋巴结在肿瘤的同侧肺，尚未扩散至远处。

ⅢB 期

2 个类别的组合构成了这个级别。

任何 T、N3、M0：肿瘤可以是任意大小，可能会或可能不会侵入附近的结构，或引起肺炎或肺塌陷，已经扩散到任一侧锁骨附近的淋巴结，或已经扩散到原发肿瘤的对侧肺门或纵隔淋巴结。尚未扩散到远处。

T4、N2、M0：肿瘤具有以下一个或多个特征：

◇ 任何大小的肿瘤已侵入肺部纵隔、心脏、靠近心脏的大血管（如主动脉）、气管、食管（连接喉咙到胃的管腔）、脊椎或隆突。

◇ 在同侧肺的不同肺叶上有两个或两个以上独立的肿瘤结节。同侧肺的不同肺叶有两个或两个以上独立的肿瘤结节。肿瘤可能已经扩散到肺内或支气管，进入肺门区域周围的淋巴结（肺门淋巴结）。受影响的淋巴结在肿瘤的同侧肺，尚未扩散至远处。

Ⅳ期

2 个类别的组合构成了这个级别。

任何 T、任何 N、M1a：肿瘤可以是任意大小，可能会也可能不会影响附近的结构或淋巴结。此外，具有以下任一特征：

◇ 扩散到另一侧肺。

◇ 在肺部周围的液体中发现肿瘤细胞（称为恶性胸腔积液）。

任何 T、任何 N、M1b：肿瘤可以是任意大小，可能会也可能不会影响附近的结构或淋巴结。已扩散到远处。

七、存活率统计

存活率是医生用来作为判断患者预后的标准。有些癌症患者可能想知道，患有相同疾病的人的存活率是多少。

5 年生存率是指在癌症确诊后，至少生存 5 年的患者所占的百分比。有很多人生存时间比 5 年更长，还有许多被治愈的。

5 年相对存活率是指，观察到的存活率和没有癌症的人的预期值相比较，因为有些人会死于其他原因。这是一个观察癌症对生存影响的更好的指标。

存活率通常是基于以前大量患者的统计成果，但它无法预测某个单个个体的预后。有许多因素都可能影响患者的预后，如癌症的类型和等级、患者的年龄、癌肿的位置和大小以及治疗方法等。医生熟悉患者的具体情况。

为了获得 5 年生存率，医生必须跟踪至少 5 年前治疗过的患者。从那时起，治疗方式上的改进将为现在被诊断为癌症的患者提供更好的预后。

总的来说，典型肺类癌患者的 5 年生存率为 85%~90%，而非典型肺类癌患者的 5 年生存率 50%~70%。这些不同生存率范围被几家不同的医学杂志所引用。

生存率并不与 TNM 分期相关，而与"位置分期"的分期系统相关。这种分期系统将癌症分为局部（肿瘤只在原发灶生长）、区域（肿瘤扩散至附近的淋巴结和附近的组织）、远端（肿瘤扩散到远处器官和组织）三种。

对于典型性类癌，相关的数据可能更好些，而对于非典型性类癌，总体数据不是那么好。在少数的情况下，即使类癌似乎已经被成功治疗，癌症仍可能在多年后复发，因此，医生通常建议患者密切随访至少 10 年。

包括典型和非典型类癌在内，5 年生存率分别为：

局部肿瘤：84%，区域肿瘤：72%，远端肿瘤：27%。

八、治疗方法

在肿瘤被发现和分期后，患者的肿瘤治疗小组会和患者讨论治疗方案。影响肺类癌治疗方案选择的主要因素包括：癌的种类、大小和位置，是否扩散到淋巴结和其他器官，以及是否有其他严重疾病。基于这些因素，对于肺类癌患者的治疗方案包括：

◇ 外科治疗

◇ 化疗

◇ 其他药物治疗

◇ 放疗

在有些案例中，多种治疗方案会被同时使用。选择治疗方案是一个重要的决定，你需要好好花时间考虑你的选择。如果时间允许，寻求多种意见往往是个好主意。不同的意见通常会给出不同的信息，并能够使你对自己选择的方案更有信心。在患者的治疗小组中，根据患者癌症的分期以及治疗方案的选择，可能会有不同类型的医生。这些医生包括：

（1）胸外科医生：对肺部或者胸部疾病进行手术的医生。

（2）肿瘤内科医生：用化疗等药物治疗肿瘤的医生。

（3）肺脏学家：用药物治疗肺病方面的专家。

（4）肿瘤放射医生：用放射疗法治疗肿瘤的医生。

还有其他许多专家会参与你的治疗，包括护理师、护士、呼吸治疗师、社会工作者和其他卫生专业人员。接下来的几节描述了各种用于治疗肺类癌的方法，以及根据疾病严重程度所采用的最常用方法的说明。

1. 肺类癌的外科治疗

在可能的情况下，手术是肺类癌最主要的治疗方案。如果肿瘤还没有扩散，它往往可以单纯通过手术被治愈。手术的类型将取决于很多因素，包括肿瘤的大小和位置，是否有任何其他肺部疾病或其他严重疾病等。胸和心胸外科医生在这类手术中的经验最为丰富。

有几种类型的手术可用于治疗肺类癌。通常，外科医生必须切除一些肿瘤附近的正常肺组织，但尽可能不切除其他正常组织。

手术需要全身麻醉，手术切口通常在胸部肋骨之间，术后通常需要住院5~7天。

（1）袖状切除术

对于大气道（如支气管）的中央类癌，可选择袖状切除术。如果你将大气道内的肿瘤，想象成衬衫袖子上靠近袖口 2~5cm 处的一处污点，那么袖状切除术就像切除污点上下方的袖子，然后再将袖口缝回去，从而形成了缩短的袖子。外科医生做这种手术时不切除部分或全部肺，从而可以保留更多的肺功能。

（2）楔形切除术

对于远离大气道的肺外缘的肿瘤，外科医生会在手术中切除一片楔形的肺，被称为楔形切除术或节段性切除。

（3）肺叶切除术

由于肿瘤的大小或位置，而导致不能进行袖状或楔形切除术时，外科医生通常会进行肺叶切除术，将整个肺叶切除。有时，可能会切除双肺叶。

（4）全肺切除术

极少数情况下，肺内有多个病灶点，或病灶在一个较难移除的位置，这时需要切除整个左肺或右肺，称为全肺切除术。

（5）淋巴结取样

以上任何一种手术，通常都需要切除邻近肺部的淋巴结，以寻找可能存在的肿瘤扩散。这很重要，因为大约有 10% 的典型类癌和 30%~50% 的不典型类癌在被诊断时已扩散到了淋巴结。

如果不切除这些淋巴结，可能会增加肿瘤扩散到其他器官的危险性，一旦发生这种情况，你可能就失去手术治疗的机会了。在显微镜下寻找淋巴结上的癌细胞，也能提供一些肿瘤复发的危险迹象。

（6）胸腔镜手术（VATS）

这是一个侵入性较小的用于治疗某些肺部肿瘤的方法。在手术中，一根顶端带有微小视频摄像头的超薄伸缩管穿过胸前一个小孔。通过它，外科医生可以观察胸腔内部。同时，皮肤上还会另外开一到两个小孔，以便其他长形的器械通过并切除肿瘤。由于切口很小，手术后的疼痛也较少。

该手术还有一个优点，就是住院时间短，通常只需 4~5 天。大多数专家建议，只有在肿瘤直径小于 4~5 厘米时，才使用该手术治疗。该手术适用于大多数类癌，手术后的治愈率和传统手术方法几乎是相同的。同时，要强调的是，该手术需要经验丰富的外科医生来做，因为手术需要高度的技巧。

（7）手术治疗可能的不良反应

可能会出现哪些并发症，要看手术的程度以及患者手术前的健康情况。严重的并发症包括出血过多、伤口感染、肺炎等。

在胸廓切开术中，外科医生必须扩开肋骨以达到患者肺部，所以手术后一段时间内切口会疼痛，至少 1~2 个月内，患者的活动将受到限制。如果患者的肺部整体状态良好（而不是带有肿瘤），患者通常可以在切除一片肺叶乃至全肺以后很快恢复正常活动。

如果患者同时患有非癌性疾病，如肺气肿或慢性支气管炎（在重度吸烟者中很常见），手术后活动时，你可能会出现呼吸急促。

（8）肺类癌症状的姑息性手术

如果患者的肺功能下降，或有其他严重疾病，或肿瘤已经广泛扩散，那么要采用其他治疗方案来缓解症状。

如果肿瘤阻塞气道，并有可能导致肺炎或呼吸急促，可通过支气管镜或用激光汽化去除大部分肿瘤。这些治疗方法，被称为姑息性手术，可用来缓解症状，但并不能治愈癌症，建议只有当患者无法通过手术彻底根治肿瘤时才使用。进行此类治疗时，也可能进行放疗。

有时，胸部有胸水，并影响你的呼吸。要去除胸水并防止它重新生成，医生有时会采取胸膜固定术，手术时，在胸壁皮肤上开一小切口，将一根中空管放置到胸内，来引流液体，将滑石粉，或强力霉素以及化疗等药物灌输到胸腔。肺脏层胸膜和胸壁（壁层胸膜）粘在一起形成密封的空间，进而防止液体进一步积聚。通常，管子被留置 1~2 天，以收集新生成的液体。

（9）缓解肝转移症状的姑息性方法

如果癌症扩散到肝脏，治疗肝肿瘤可能有助于缓解症状。当肝内肿瘤只有 1~2 个时，可以使用外科手术去除。如果不仅仅只有几个肝肿瘤，或如果患者太虚弱以至于无法进行手术，那么将采用其他方法治疗。

消融

消融技术摧毁肿瘤但不切除他们，一般不用于处理大的肿瘤，直径不超过约 2cm。

射频消融治疗使用高能量的无线电波。一根细的针状探头经超声或 CT 引导通过皮肤进入肿瘤，探针的顶端释放高频电流加热肿瘤，并破坏癌细胞。

乙醇（酒精）消融术，也被称为经皮乙醇注射，是将浓缩乙醇直接注入肿瘤中杀死癌细胞，注射通常也需要超声或 CT 扫描引导。

微波热疗用微波来加热和破坏异常组织。

冷冻治疗使用金属探头冻结并摧毁肿瘤。探头经超声引导经皮进入肿瘤，然后非常冷的气体通过探头冷冻肿瘤，杀死癌细胞。与其他消融技术相比，这种方法可用于治疗较大的肿瘤，但有时需要全身麻醉。

栓塞

动脉栓塞，也被称为经动脉栓塞（TAE），可作为无法手术切除的肿瘤的另一种选择。相比消融术，栓塞可用于直径达 5 厘米的较大肿瘤。该技术通过注入材料堵塞动脉，阻断或减少肝动脉分支的血流，以减少病灶肝脏区域的血液供给，大多数健康的肝细胞不会受到影响，因为它们的血液供应来自门静脉。

手术中，一根导管经大腿内侧动脉放入，并推送到肝脏。通常，会注射一种特殊的染料到血流，使医生能通过血管造影（特殊类型的 X 线）监测导管的位置，一旦导管到位，再将微小的球状颗粒注入，使之堵塞动脉。

放疗栓塞将栓塞治疗与放疗相结合，通过注射放射性小珠进入肝动脉，这些小珠移动到肿瘤部位，并仅在肿瘤部位释放低剂量的辐射。

2. 化疗

化疗可用于某些已扩散到肺外的肺类癌患者。不幸的是，通常类癌的化疗效果欠佳。化疗主要用于已扩散到其他器官，症状严重，其他药物治疗无效的肿瘤患者。在某些情况下，会在手术后给予化疗。由于化疗并不总能缩小肿瘤，因此与医生讨论从化疗受益的概率是否大于不良反应的概率就显得尤为重要。

一些可用于晚期肺类癌的化疗药物，包括：

◇ Streptozocin（链脲佐菌素）

◇ Etoposide（叶乙苷）（VP‑16）

◇ Cisplatin（顺铂）

◇ Temozolomide（替莫唑胺）

◇ Cyclophosphamide（环磷酰胺）（环磷酰胺）

◇ 5‑ 氟尿嘧啶（5-FU）

◇ Doxorubicin（多柔比星）（Adriamycin 阿霉素®）

◇ Dacabazine（达卡巴嗪）（DTIC）

在大多数情况下，几种化疗药物会联合使用，或与其他类型的药物联合使用。

医生周期性地进行化疗治疗，每治疗一段时间后会休息一段时间，让身体有时间恢复，化疗周期一般持续 3~4 周，初始治疗通常 4~6 个周期。对于健康状况不佳的患者通常不建议化疗，但年龄本身不是化疗的障碍。

化疗药物攻击迅速分裂中的细胞，这是化疗药物对抗肿瘤细胞的原理。但体内的其他细胞，如骨髓里面、口腔黏膜、肠以及毛囊的细胞，都会快速分裂。因此这些细胞也可能受到化疗的影响，这可能会导致不良反应。化疗的不良反应依赖于给药的类型和剂量，以及用药的时长。常见的不良反应包括：脱发、口腔溃疡、食欲缺乏、恶心和呕吐、腹泻、感染机会增加（由于白细胞计数降低导致）、容易淤伤或出血（低血小板计数导致）、疲劳（低红细胞计数导致）。

这些不良反应通常是短期的，在治疗结束后很快消失。有一些办法可以减轻或预防这些不良反应发生。例如，可用药物预防或减轻恶心和呕吐。一些药物还有其他不良反应。例如，顺铂可损害神经（称为神经病），可能会导致疼痛、烧灼感或刺痛的感觉、对冷热的敏感以及无力等症状（主要是手和脚）。大多数情况下，一旦治疗停止症状就会消失，但也可能持续很长时间。化疗中出现任何不良反应，应该告知自己的医疗团队，以便得到及时地治疗，有时，可能需要减少化疗药物的剂量，或延迟乃至停止治疗，以防不良反应持续恶化。

3. 其他药物

对于患有转移性类癌并出现类癌综合征（面部潮红、腹泻、气喘、心率快速）的患者，以下几种药物可以帮助控制症状，并有助于在一段时间内控制肿瘤的增长。

（1）Octreotide（奥曲肽）

这种药物是一种生长抑素，属天然激素，有助于减缓神经内分泌细胞的生长，对于改善类癌综合征的症状非常有用。有时可暂时使类癌缩小，但并不能完全治愈。不良反应包括：注射部位出现疼痛或烧灼感、胃痉挛、恶心呕吐、头痛头晕和疲劳。

奥曲肽的给药方式是皮下注射，每天至少两次，你可以自己在家注射。一种新的长效型奥曲肽（Sandostatin LAR®），每月一次，可以由医生或护士注射到肌肉内。刚开始治疗时，多数患者每天都给予奥曲肽注射，一旦医生确认合适的剂量，即可使用长效型奥曲肽。

（2）Lanreotide（兰瑞肽）

Lanreotide（兰瑞肽）（Somatuline®）是一种与奥曲肽类似的药物，每月一次，经皮下注射给药，可以由医生或者护士注射，或者自己学习在家注射。不良反应类似于奥曲肽，注射部位较少出现疼痛。

（3）干扰素

这些药物是体内的天然物质，通常有助于激活免疫系统，同时抑制某些肿瘤的生长。干扰素 α 有时能缩小转移性类癌或减缓其生长，并改善类癌综合征的症状。但由于可能出现非常严重的类似流感的不良反应，干扰素的作用有限。它还能导致抑郁症。干扰素 α 每天或一周数次经注射给药。

（4）靶向药物

近年来，与标准化疗药物起效原理不同的抗癌药物已经开发出来，并用于治疗某些类型的癌症。这些药物针对癌细胞的特定部分。有时，在化疗无效的情况下，靶向药物有很好的效果，且往往不良反应较小。

两种靶向药物，Sunitinib（舒尼替尼）（Sutent®）和 everolimus（依维莫司）（Afinitor®），已被证明对胰腺神经内分泌肿瘤有治疗作用。这些药物也可能对类癌有效，因为类癌也属于一种神经内分泌肿瘤。有研究正试图证明这一点，但有些医生可能已经在使用这些药物治疗类癌了。其他药物可以用来帮助控制特定症状。向自己的医生描述症状尤为重要，这有助于医生进行有效治疗。

4. 放疗

很不幸，放疗对肺类癌的治疗效果有限。手术是大部分类癌最主要的治疗方法，但放疗可能是由于各种原因而无法手术患者的一种选择。在某些情况下，术后使用放疗，有助于清除残余的肿瘤细胞。如果癌细胞已经扩散到骨或其他区域，使用放疗也有助于缓解疼痛等症状。

（1）外照射治疗

外照射治疗使用仪器将射线瞄准人体的特定部位，是最常用的肺类癌的辐射治疗。

治疗开始之前，辐射小组将确定辐射束瞄准的正确角度和适合剂量。治疗是很像接受 X 线，但辐射更强。这个过程本身是无痛的。每次治疗只持续几分钟，但让患者进入治疗的准备时间通常较长。

放疗每周 5 天，持续数周。

肺癌放疗的主要不良反应是疲乏和短时间皮肤类似晒伤的症状。如果使用高剂量放疗可造成肺内出现瘢痕组织，可能会导致呼吸困难、增加感染的风险。

（2）放射性药品

含有放射性粒子的药物对于广泛类癌可能是有效的。

在此类治疗中，医生使用的药物和一些放射性核素扫描中所使用的相同，如 MIBG 和奥曲肽。这些药物会附着在类癌细胞上。通过使用比扫描中辐射更强的放射性粒子颗粒，可直接对肿瘤给予更高的辐射剂量。一些早期研究结果令人振奋，但目前这类治疗还未被广泛临床运用。

5. 临床试验

自从被确诊为癌症之后，患者可能不得不做出很多决定。最重要的决定之一是选择最适合自己的治疗方案。在美国，有临床试验，是一种被严格控制的学习型研究，被研究者是患者中的志愿者，医生通过研究来寻找有希望的新的治疗方法或手术。如果患者有意向参加临床试验，先咨询患者医生所在的医院是否正在进行该试验。

6. 补充和替代疗法

身患癌症时，患者很想听到一些治疗癌症及缓解症状的方法，这些方法是医生没有提到过的。朋友和家人们通过互联网组成群体，在网站上发布各种方法，这些方法中有些可能对患者有帮助，比如维生素、草药、特殊饮食、针刺、按摩等。

补充疗法指的是和常规医疗一起使用的治疗方法，而替代疗法可用来代替医生的治疗。

补充疗法包括：通过冥想来减轻压力，运用针灸帮助缓解疼痛，饮用薄荷茶来减轻恶心感等，这些辅助治疗方法通常不是用来治疗癌症的，但可以帮助患者感觉更好。有一些补充疗法已经知道确实有用，有一些方法的功效还没有经过测试，有些则已经被证明没有用，甚至还有些方法被发现对人有害。

替代疗法可能会用来治疗癌症，但这些疗法还没有经过临床试验证明是安全和有效的。这些方法中一些可能会造成危险，甚至威胁到生命。但在大多数情况下，最大的危险是，患者可能失去得到正规医疗帮助的机会，延误或中断正规治疗，会给癌细胞提供生长时间，使治疗产生效果的可能性降低。

如何去治疗或控制癌症，这永远是患者要做出的决定。如果想使用非常规的治疗，了解所有可以使用的方法，然后就这些方法和医生交谈。有了较多的信息和你的医疗团队的支持，患者也许可以安全使用这些方法来获得帮助，同时避免那些可能有的伤害。

7. 根据肺类癌的类型和严重程度进行治疗

肺类癌的治疗在很大程度上取决于肿瘤的类型（典型和非典型）和范围。其他因素，例如患者整体健康状况和承受手术的能力，也很重要。许多医生使用的TNM分期系统正式描述这些癌症的程度。但对于治疗的目的，大多数医生使用一个简单的系统，分为可以手术治疗的（可切除癌）和不能完全切除的（不能手术切除的癌）。

（1）可切除的类癌

可切除的类瘤尚未从原发灶扩散，可以被完全切除。在TNM分期系统，这包括大部分Ⅰ、Ⅱ、ⅢA阶段癌症。

这些癌症通过手术治疗。手术的程度取决于肿瘤的类型以及大小和位置。相比典型类癌，非典型类癌可能需要更广泛的手术，附近淋巴结通常要被切除，特别是对于不典型类癌。

多数可切除类癌患者单纯使用手术可治愈，不需要其他治疗。一些专家建议，扩散到淋巴结的不典型类癌需要接受其他治疗，如化疗、放疗或两者兼有的放化疗，但增加治疗是否能降低复发率以及延长生存期，答案并不明确。

（2）不能切除的类癌

不能手术切除的类癌包括那些长得太大或扩散太远，无法通过手术完全去除的肿瘤（包括Ⅲ B 期和Ⅳ期癌症），还包括因患者健康状况而无法手术的肿瘤。

癌症的治疗取决于肿瘤的位置，以及是否有类癌综合征的症状。一般情况下，类癌生长缓慢，而化疗尚未被证明对其非常有效，如果只有少数几个可以被切除的肿瘤（肺和转移的部位），手术可能是患者最好的选择。

肺类癌通常先扩散到肝脏，如果只转移到肝脏，但无法进行标准手术，还有另一种选择是进行肝移植手术。这是非常复杂的大手术，大多数医生认为该手术仍处于实验阶段，只有在少数移植中心可以完成。

如果类癌在肝脏并引发症状，进行消融或肝动脉栓塞治疗，可能有助于缓解症状或减缓癌细胞的生长，但不太可能完全治愈。在外科可以对这些治疗方案进行详细讨论。

如果肝脏肿瘤过大或过多难以直接处理，或类癌已扩散到身体其他部位，可以进行药物治疗。药物奥曲肽和兰瑞肽通常有助于减缓癌细胞的生长，并阻止导致类癌综合征化学物质的分泌。在某些情况下，甚至可以缩小肿瘤。另一种药物干扰素同样有作用。有时这些药物可以联用。新研发的靶向药物，如舒尼替尼（Sutent）和依维莫司（Afinitor），可能也会有帮助，尽管这仍然有待证明。化疗可以帮助减轻症状，但很少能使肿瘤缩小。

对于无法手术的早期癌症患者，大多数医生建议，典型类癌使用放疗，非典型类癌使用放化疗结合治疗。外部放疗可用来缓解由肿瘤引起的骨痛等症状。

对于更广泛转移的类癌，放射性药品可能会有帮助。

（3）复发性的类癌

癌症复发可以是原发部位的（或接近肿瘤发生部位的）或远端的（扩散到远处器官，如肝或骨骼）复发。

一些类癌在治疗后数年复发。如果发生这种情况，进一步的治疗方案取决于肿瘤的位置以及前期的治疗方案。在局部或局限在 1 或 2 个区域内的复发癌，有时可以进一步手术治疗。如果手术不是一种好的选择，那么可以尝试放疗、化疗或其他药物治疗。由于复发癌通常较难治疗，参加临床试验可能是一个不错的选择。

九、咨询医生时准备的问题

当你面对癌症和癌症治疗时，需要诚实地与医生公开讨论，询问任何问题，不管这个问题看起来多微不足道，都应该放松心态。这些问题包括：

◇ 我患上什么类型的肺类癌？

◇ 癌已经扩散到了肺外了吗？

◇ 我的癌症的临床分期是什么？意味着什么？

◇ 治疗前我需要做哪些检查？

◇ 你做这种治疗方法的经验怎么样？

◇ 我能选择哪些治疗方法？

◇ 你的建议是什么？为什么？

◇ 你建议的治疗方案不良反应是什么？风险是什么？

◇ 治疗前我要准备什么？

◇ 治疗后，我的肺类癌会复发吗？

◇ 如果治疗无效，癌症复发了，我们怎么办？

◇ 我需要什么类型的随访治疗？

除了这些问题之外，也请记住，一定要记下自己的问题。例如，可能还需要了解更多关于康复时间的信息，这样可以安排好工作日程，或者可能想知道有没有别的治疗方案可以选择等。

十、治疗后的康复

对于一些癌症患者来说，治疗可能会清除或消灭癌细胞。完成治疗后，患者可能既紧张又兴奋，一方面治疗终于结束了，可以长舒一口气，另一方面发现很难彻底放松，因为担心癌症会复发，这对于得过癌症的人来说是一个普遍关心的问题。

患者可能需要一段时间才能减少担心，但有一点可以肯定的是，许多癌症的治愈者已经学会接受这种不确定性，并且过上全新的生活。对于另一些人来说，癌症可能永远不会完全消失，他们会接受定期的化疗、放疗或其他治疗，试图抑制癌症生长。学会接受癌症不会消失这个事实，可能对某些患者来说非常困难。

1. 后续治疗

当治疗结束以后，医生仍会告诉患者需要回访。因此，回访十分重要。医生会密切观察治疗后的情况。医生会根据情况询问患者有关的任何问题，还可能进行各种检查，包括实验室检查或者 X 线检查。

医生会告诉患者相当频繁地进行回访，如果检查没有问题，会延长回访的时间。肺类癌经最初的治疗一般会治愈，但小部分患者在多年后会复发，因此，医生建议回访的时间是 10 年。

有些癌症的治疗方法会有些不良反应，会持续几周或者几个月，有的会持续至患者的余生。在看医生过程中，与自己的医疗护理团队沟通，告诉他们自己的问题，让他们帮助解决这些问题。

2. 看新医生

在你进行癌症的诊断和治疗以后，有时会找另外的医生继续看病。而这个新医生不了解你以前的病史，此时就需要给新医生提供有关病情诊断和治疗的详细情形。在治疗的同时收集这些资料更容易些。因此，请保存以下资料：

　　◇ 活检或手术病理报告

　　◇ 手术报告

　　◇ 放疗治疗摘要

　　◇ 出院小结

　　◇ 化疗或靶向治疗的药物名称、剂量明细表，以及服用时间表

　　◇ X 线和其他影像学检查（这些可以放在 CD 或 DVD 里）

医生会需要这些资料的复印件用来做记录，但始终要保管好自己资料的复印件。

3. 治疗后生活方式的改变

你不能改变得过癌症这一事实，但是可以改变以后的生活方式，选择有助于保持健康和良好的生活方式。这是以一种全新的方式看待自己人生的时候了，也许患者正在考虑怎样在很长的一段时间里改善健康，有些人甚至在癌症治疗期间已经开始考虑了。详细内容见"什么是癌症"。

十一、最新研究进展

由于肺类癌并不常见，因此研究它非常具有挑战性。但每年科学家对肺类癌致病原因及治疗方案的研究都有新的进展。

1. 遗传学

在了解什么样的 DNA 变化可以导致正常细胞发生癌变方面，研究人员已经

取得了很大的进展。在过去的几年中，研究人员已经确认了许多肺类癌相关的DNA突变。对于这些突变的研究将有助于开发肺类癌的早期诊断试剂盒以及新的治疗药物的研究。

2. 诊断

因为肺类癌的治疗和预后与其他肺部肿瘤有很大的不同，精确的诊断是非常重要的。大量杰出的研究已经开发出许多能够检测肺类癌细胞特异性物质的试剂盒，这些检测多数是在实验室中使用人造抗体检测特殊肿瘤的特异性物质。

3. 治疗

医生们正在研究如何更有效地治疗肺类癌。例如，新的手术技术让医生可以通过较小的切口移除部分肺，以缩短住院时间，减少患者的痛苦。新的放疗技术帮助医生更精确将辐射集中到肿瘤上，降低对正常组织的辐射量并减少不良反应。

转移性类癌仍然难以治疗。大多数癌瘤生长相当缓慢，由于标准化疗药物攻击快速生长的细胞，因此对肺类癌都不是非常有效。

新的靶向治疗药物，被证明可以更有效地攻击类癌。靶向治疗药物可以从内部攻击类癌细胞，因为它们不同于正常细胞。这些药物攻击癌细胞，同时对于正常细胞的损伤非常小。每种类型的靶向治疗原理各不相同，但都可以改变癌细胞的生长、分裂、自我修复以及与其他细胞的相互作用。

两个靶向治疗药物舒尼替尼（Sutent®）和依维莫司（Afinitor®），最近已被证明在胰腺的神经内分泌肿瘤的治疗中是有效的。虽然是不同的神经内分泌肿瘤，但这些药物在类癌的相关研究仍在进行中。

血管生成抑制剂的靶向药物可以影响新的血管生成，从而切断肿瘤细胞的营养供应。这些药物已被用于治疗其他类型的癌症，现在正在研究用于类癌，包括贝伐单抗（Avastin®）、帕唑帕尼（Votrient®）和阿西替尼（Inlyta®）。

研究人员也正在设法提高生长抑素，这可能有助于类癌的治疗，在这方面，pasireotide（帕瑞肽）可能比奥曲肽更有效。另一个正在研究的新疗法是90Y-edotreotide（依度曲肽）的联用，这对药物类似奥曲肽与放射性原子联用，可以结合到类癌细胞，对它们进行辐射，同时减少对正常细胞的影响。早期研究发现，这种治疗方法可以帮助对其他治疗方法无效的晚期类癌患者。

这些药物以及其他新的药物目前正在进行临床实验研究。

参考文献

1　American Joint Committee on Cancer. Lung. AJCC Cancer Staging Manual. 7th ed. New York：Springer，2010：253–266.

2　Bertino EM, Confer PD, Colonna JE, Ross P, Otterson GA. Pulmonary neuroendocrine/carcinoid tumors：A review article. Cancer，2009，115：4434–4441.

3　Bushnell DL Jr, O'Dorisio TM, O'Dorisio MS, et al. 90Y-edotreotide for metastatic carcinoid refractory to octreotide. J Clin Oncol，2010，28：1652–1659.

4　Gustafsson BI, Kidd M, Chan A, et al. Bronchopulmonary neuroendocrine tumors. Cancer. 2008,113：5–21.

5　Hage R, de la Riviere B, Selenrijk CA, et al. Update in pulmonary carcinoid tumors：A review article. Ann Surg Oncol，2003，10：697–703.

6　Kosmidis PA. Treatment of carcinoid of the lung. Curr Opinion Oncol，2004，16：146–149.

7　Krug LM, Pietanza MC, Kris MG, Rosenzweig K, Travis WD. Small cell and neuroendocrine tumors of the lung. In：DeVita VT, Lawrence TS, Rosenberg SA, eds.

8　DeVita, Hellman, and Rosenberg's Cancer：Principles and Practice of Oncology. 9th ed. Philadelphia, Pa：Lippincott Williams & Wilkins，2011：848–870.

9　Kulke MH, Mayer RJ. Carcinoid tumors. New Engl J Med，1999，340：858–868.

10　Modlin IM, Lye KD, Kidd M. A 5-decade analysis of 13,715 cases of carcinoid tumors. Cancer，2003，97：934–959.

11　Pinchot SN, Holen K, Sippel RS, Chen H. Carcinoid tumors. Oncologist，2008，13：1255–1269.

12　Rosai J. Rosai and Ackerman's Surgical Pathology. 9th Ed. New York, NY：Mosby，2004：407–412.

13　Sachithanandan N, Harle RA, Burgess JR. Bronchopulmonary carcinoid in multiple endocrine neoplasia type 1. Cancer，2005，103：509–515.

14　Yao JC, Hassan M, Phan A, et al. One hundred years after "carcinoid"：Epidemiology of and prognostic factors for neuroendocrine tumors in 35,825 cases in the United States. J Clin Oncol，2008，26：3063–3072.

15　Zuetenhorst JM, Taal BG. Metastatic carcinoid tumors：A clinical review. Oncologist，2005，10：123–131.

第十章 肺癌

注意：肺癌的两种类型主要是小细胞和非小细胞肺癌，这是两种不同的癌症，因此，一种癌症的信息不能运用于另外一种癌症，如果你不确定你的癌症类型，询问医生，并确认你的癌症类型。

肺癌是发病于肺的癌症，了解肺的结构有助于了解肺癌。

一、肺癌简介

1. 肺的结构

肺位于胸部，呈海绵状，分左右两叶，右肺分3叶，左肺分2叶。左肺小，因为心脏占据胸腔左侧位置。

我们吸气时，空气进入嘴或鼻子，然后通过气管进入肺。气管又分为支气管，支气管进入肺部，分为更小的分支叫细支气管，支气管底部的微小气囊叫肺泡。

许多微小血管通过肺泡运行。我们吸入的空气中的氧气经肺泡吸收进入血液，身体代谢出的二氧化碳经肺泡随呼气时排出体外。吸入氧气和呼出二氧化碳是肺的主要功能。

肺的表面有一层薄的内层，为肺部周围的胸膜，它保护肺，并让肺来回滑动，因为在呼吸过程中随着胸壁收缩扩张，肺内空气会进入和排出。

肺下面薄的穹隆形的肌肉就是膈肌，它将胸腔和腹腔分开。呼吸时，膈肌上下移动，迫使空气在肺内进出。

2. 肺癌的开始与转移

肺癌可以发病于支气管内壁和肺的细支气管或肺泡的细胞。

肺癌始于肺的癌前病变。起先，肺细胞内基因（DNA）的改变可能会导致细胞生长速度过快，在显微镜下，这些细胞看起来有点不正常，但这时候并没有形成肿块或肿瘤。这时，它们不会被 X 线发现，也不会引起症状。

随着时间的推移，这些异常细胞可能出现其他基因的改变，导致它们成为真正的癌细胞。随着癌细胞生长，它们会分泌某些化学物质，这些化学物质促使肿瘤周围生成新血管，以滋养癌细胞继续增长，最终形成可被 X 线等影像学检查检测到的肿瘤。

在某些时候，癌细胞会从原发部位转移（传播）到身体其他部分。通常，肺癌可危及生命，因为肺癌细胞往往会通过这种方式扩散，甚至在被胸部 X 线检测到以前癌细胞就已经扩散。

淋巴系统是肺癌扩散的另一种途径。淋巴系统由淋巴结、淋巴管和淋巴细胞组成。淋巴结是小的豆状结构，由免疫系统细胞构成，主要作用是对抗感染。淋巴结由淋巴管相连。淋巴管像小的静脉，里面流动的是淋巴液而不是血液，淋巴液通过淋巴管回流到静脉。淋巴液包含人体组织多余的液体和废物，以及免疫系统的细胞。

肺癌细胞进入淋巴管后，开始在支气管和纵隔内的周围淋巴结中生长。一旦肺癌细胞扩散到淋巴结，它们就更有可能扩散到身体其他器官。肺癌的分期和治疗方案的选择取决于癌症是否扩散到附近和纵隔的淋巴结。

3. 肺癌类型

肺癌的主要类型有两类：

◇ 非小细胞肺癌（NSCLC）

◇ 小细胞肺癌（SCLC）

如果部分细胞是 SCLC 的特征，部分细胞是 NSCLC 的特征，这种类型的肺癌称为小 / 非小细胞结合型肺癌，并不常见。

这两种肺癌的治疗方法差异很大。

（1）小细胞肺癌

小细胞肺癌（SCLC）占肺癌的 10%~15%，由于在显微镜下观察，癌细胞看起来小，因此命名为小细胞肺癌，其他名称还有燕麦细胞癌和小细胞未分化癌。

通常，小细胞肺癌从支气管附近的胸部中心开始发病，往往在疾病的早期就已经扩散。

（2）非小细胞癌

85%~90% 的肺癌是非小细胞肺癌（NSCLC），依据显微镜下观察到的癌细胞的大小、形态和化学结构，将这种类型又分为三种主要亚型，即：鳞状细胞癌、腺癌和大细胞（未分化的）癌等，这三种亚型的治疗方法和预后往往非常相似。

鳞状细胞癌（表皮）：占所有肺癌的 25%~30%，其始发于覆盖于肺部气道内部的扁平细胞，即鳞状上皮细胞。这种癌发病和吸烟有关，通常发生在肺部中间，支气管附近。

腺癌：腺癌占肺癌约 40%，其始发于早期的那些分泌物质如黏液的细胞，主要发生于最近或以前吸烟的人身上，但该类型也是非吸烟者最常见的肺癌类型。

该类型肺癌，女性多于男性，且相比其他类型的肺癌，更多发生在年轻人。

腺癌通常发生在肺的外部。相比其他类型的肺癌，往往生长较慢，且常在发现前就已经扩散到肺外了。

腺癌的其中一种类型是原位腺癌（以前称为细支气管肺泡癌），它往往比其他类型的肺癌预后要好。

大细胞（未分化的）癌：这种类型的癌症占肺癌的 10%~15%，可以出现在肺的任何部分。通常，其生长和扩散很快，相比其他类型，这种癌治疗起来更难。A 型大细胞癌是一种大细胞的神经内分泌癌，其发展快速，与小细胞肺癌非常相似。

其他亚型：还有非小细胞肺癌，例如腺鳞癌和肉瘤样癌，不太常见。

（3）其他类型的肺癌

肺类癌：1%~2% 的肺癌是类癌，它往往生长缓慢，很少扩散到肺以外。大约90% 的肺类癌是典型性类癌，一般可通过手术治愈。类癌比小细胞和非小细胞癌的预后好。非典型性肺类癌较少见，但生长较快，有些可能扩散到其他器官，其预后介于典型类癌和小细胞肺癌之间。

其他肺部肿瘤：其他类型的肿瘤，如腺样囊性癌、错构瘤、淋巴瘤和肉瘤等，很罕见。它们不同于常见肺癌，不在本文中讨论。

扩散到肺的癌：始发于其他器官（如乳腺、胰、肾或皮肤）的癌，有时可能会扩散（转移）到肺，但这些都不是肺癌，如始发于乳房转移到肺部的叫乳腺癌，不叫肺癌。肺部的转移癌，其治疗根据它在哪里原发的。

二、主要统计数据

大部分肺癌的统计包括小细胞和非小细胞癌。一般来说，小细胞肺癌占所有肺癌的 10%~15%。

在美国，无论是在男性还是女性中，肺癌（包括小细胞和非小细胞肺癌）都是排名第二的癌症（男性中排第一的癌症是前列腺癌，女性中排第一的是乳腺癌）。肺癌占美国新发癌症的 14%。

根据美国癌症协会对 2013 年美国肺癌的预测数据（包括小细胞和非小细胞肺癌）：

◇ 大约新增 228 190 例肺癌病例（其中男性 118 080 例，女性 110 110 例）

◇ 大约 159 480 人将死于肺癌（其中男性 87 260 人，女性 72 220 人），占全部癌症死亡病例的 27%。

肺癌是男性和女性癌症死亡的首要原因。每年有大量的人死于肺癌、结肠癌、乳腺癌和前列腺癌。

肺癌主要发生在老年人。有 2/3 的肺癌病例发生在年龄 65 岁或以上，只有不到 2% 的病例发生在 45 岁以下，平均诊断年龄是 70 岁左右。

总体而言，一个人一生中患肺癌的概率约为 1/13，女性约为 1/16，包括吸烟者和非吸烟者。对于吸烟者来说，风险要高得多，对非吸烟者的风险较低。

男性中，黑种人比白种人更容易患上肺癌，其中黑种人男性患肺癌的概率约为 20%；女性中，黑种人比白种人患病风险低 10% 左右。但无论是在黑种人还是白种人中，女性患病概率都低于男性。然而，目前该差距正在缩小。最近 20 年来男性的肺癌患病率一直在下降，而女性则刚开始下降。

肺癌的存活率统计数据跟诊断时的分期有关。

无论肺癌的预后有多么严重，早期肺癌仍可被治愈。目前在美国有超过 380 000 例肺癌患者还存活，他们被诊断时有着不同的分期。

三、危险因素、产生原因和预防

危险因素是可以影响疾病（如肿瘤）发生危险的任何因素。不同的癌症具有不同的危险因素。一些危险因素，如吸烟，是可以改变的。其他如年龄或家族史，不能改变。但危险因素不能说明一切问题。具有一个已知的危险因素，甚至几个危险因素，并不意味着会得病。而一些得病的人可能很少或根本没有已知的危险因素。对于为什么有些人会患肺类癌有些人不会，原因尚不明确。

有一些危险因素与肺癌的发生、发展有关。

1. 危险因素

（1）吸烟

目前为止，吸烟是肺癌的主要危险因素。早在 20 世纪初，肺癌并不比其他类型的更常见，但自从人工制造卷烟后，越来越多的人开始吸烟。

至少 80% 的肺癌死亡病例被认为是吸烟导致的，吸烟者患肺癌的风险要比不吸烟者高出数倍，抽的烟越多，患肺癌的风险就越大。

抽雪茄和烟斗烟，跟卷烟一样，也会导致肺癌，低焦油或"淡味"卷烟对肺癌的风险不亚于普通香烟。甚至是薄荷香烟也可能会增加患肺癌的风险，因为吸烟者会吸得更深。

二手烟：不抽烟的人呼吸别人吐出的烟，称为吸二手烟或环境烟雾，这种情况也会增加患肺癌风险。与吸烟者一起生活的非吸烟者，患肺癌的风险会比一般人增加 20%~30%。工人暴露于烟草工作场所的烟雾中，也会增加患肺癌的风险。二手烟导致每年有超过 3000 例肺癌患者死亡。

有证据表明，某些人更容易受到烟草烟雾的致癌影响。

（2）氡

氡是一种天然放射性气体，它看不见、尝不出、闻不到。根据美国环境保护署（EPA）报告，在美国，氡气是导致肺癌的第二大原因，可导致非吸烟者患上肺癌。

户外空气中的那么一点氡不太可能对人产生危险，但在室内，氡气比较集中，当它被吸入肺部，会产生少量辐射，这可能会增加一个人患肺癌的风险。

虽然氡导致肺癌的风险远远低于烟草烟雾，但对于那些抽烟的人，氡导致的危害却远高于不抽烟的人。

不同的国家，土壤中的氡气水平不同。在美国，有些地区的房屋建造时由于土壤中天然铀释放氡，因此室内氡的水平高（尤其是地下室）。多年居住在高氡气污染房子里的人患肺癌的风险较高。

（3）石棉

工作场所接触石棉纤维是肺癌的重要危险因素。研究发现那些与石棉密切接触的人中，如在矿山、钢厂、纺织厂、绝缘材料、船厂等工作的人，他们中死于肺癌的人比一般人群中死于肺癌的人多好几倍。暴露于石棉环境的工人，如果同时还吸烟，患肺癌的风险会成倍加大，比分别暴露在这些风险因素中的人大得多。目前尚不清楚低水平或者或短期暴露于石棉，是否会增加患肺癌的风险。

暴露于石棉环境的吸烟者和非吸烟者，患胸膜间皮瘤机会都有会加大。胸膜间皮瘤通常不认为是一种肺癌，过去被称为恶性间皮瘤。

近年来，美国政府法规大大降低了石棉商业和工业产品的使用率。目前，石棉仍用在许多家庭和老建筑中。只要这些房屋不老化、不被拆迁或改造，这些石棉就不会释放到空气中，通常不被认为有害。

（4）工作场所的其他致癌物质

工作场所其他致癌物质也会增加患肺癌的风险，如：

◇ 放射性矿石，如铀

◇ 吸入的化学品或矿物质，如砷、铍、镉、氧化硅、乙烯基氯离子、镍化合物、铬化合物、煤产品、芥子气、氯醚

◇ 柴油车尾气

政府和产业界近年来已采取措施，以帮助保护工人避开这些风险。但这些危险因素仍然存在，因此，如果工作在这些物质周围，应该小心做好防护措施，尽可能地降低风险。

（5）空气污染

在城市，空气污染（尤其是在繁忙道路附近）会使肺癌风险略有增加，但远小于由吸烟引起的风险。一些研究人员估计，在全球，约有 5% 的肺癌死亡原因可能是室外空气污染。

（6）肺部的放射治疗

接受胸部放射治疗的其他癌症患者有较高的患肺癌的风险，特别是那些同时吸烟的患者，如接受治疗的霍奇金病患者，乳腺癌乳房切除术（mastectomy）后接受放疗的女性等。但接受乳房切除术（lumpectomy）后进行放疗的女性患肺癌的风险似乎并没有高于预期。

（7）饮水中的砷

研究发现，东南亚和南美部分地区的饮用水砷含量高，患肺癌的风险也高。在大多数这些研究中，水中的砷含量都高出正常许多倍。

（8）肺癌的家族史

如果已经患有肺癌，那么患另一种肺癌的风险也增高。

肺癌患者的兄弟、姐妹和孩子患肺癌的风险偏高，特别是在患者肺癌诊断年龄偏小时。目前尚不清楚这种风险的来源有多少是由于遗传，又多少是因为暴露在共同的家庭环境中（如烟草烟雾或氡）。

研究人员发现，在一些有强肺癌遗传史的家庭中，遗传发挥一定作用。例如，某些发生在特定染色体（6 号染色体）DNA 的变化更容易使人患肺癌。遗传有这些变化的人，即使他们不抽烟，或只抽一点点烟，患肺癌的风险依旧会增高。但目前，常规检测并不能检测这些 DNA 改变，相关研究工作还在进行中。

（9）某些膳食补充剂

研究发现，维生素补充剂可能不会降低患肺癌的风险。事实上，两个大型研究发现，吸烟者补充胡萝卜素补充剂会增加患肺癌的风险。这些研究结果还表明，吸烟者应避免服用 β 胡萝卜素补充剂。

2. 不确定或未经证实的肺癌的影响因素

（1）大麻

有理由认为，吸食大麻可能会增加患肺癌的风险。在许多烟草中的致癌物质中发现了大麻。大麻包含的焦油比香烟多，焦油是一种固体的黏性物质，是香烟燃烧后剩下的物质，被认为是烟雾中的有害物质。吸食大麻时，大麻烟被吸入的位置很深，而且烟在肺里会停留很长一段时间，同时由于大麻属非法物质，因此其中包含其他什么物质是不能监测的。

但通常，在一天或一周内，吸食大麻者所吸食的大麻比吸烟者所消耗的香烟要少。例如，一个抽烟少的人可能在一天抽一包烟（10 支），但如果一天吸食 10 个大麻，这个剂量就属非常大的了。一项研究表明，大多数吸食大麻的人一个月会吸食 2~3 次。较小的大麻吸入量很难使患肺癌的风险增加。

很难研究大麻与肺癌之间的联系，因为人麻是违禁药物，有隐匿性，故不容易收集到确切统计数据。此外，许多大麻吸食者也抽烟，这使得很难知道这其中有多少风险是从烟草来的，有多少风险是从大麻造成的。迄今所做的有限的研究认为，大麻与肺癌之间关系并不密切，必须要有更多这方面的研究。

（2）滑石和滑石粉

滑石是一种矿物质，它的自然形态中可能含有石棉。一些研究表明，滑石矿工和糖厂工人由于接触到工业级滑石粉，可能有较高患肺癌和其他呼吸系统疾病的风险。但研究并没有发现肺癌发病率增加。

滑石粉是由滑石制成的。自 1973 年以来，根据法律规定，在美国，所有的家庭使用滑石粉产品（婴儿、身体和面部粉末）中不能有石棉。尚未发现化妆品使用滑石粉有增加患肺癌的风险。

3. 产生原因

我们并不知道什么原因导致了肺癌，但我们知道某些肺癌的风险因素。

（1）吸烟

吸烟是目前为止肺癌的首要原因。至少有 80% 的肺癌死亡是由吸烟引起的，还有很多是由于接触吸烟者造成的二手烟。

吸烟显然是最强的肺癌危险因素，但它往往与其他因素一起作用。吸烟者暴露于其他已知的危险因素，如氡和石棉，患肺癌的风险会更高。不是每个肺癌患者都抽烟，所以患肺癌还有其他因素，如基因等，可能在其中发挥作用。

（2）非吸烟者肺癌

并不是所有肺癌患者都是吸烟者。许多肺癌患者从前有吸烟史，但还有许多患者从未吸过烟。

肺癌患者中的非吸烟者可能与接触氡、二手烟、空气污染或其他因素有关。接触石棉、柴油车尾气或某些工作场所的其他化学物质也可以导致不抽烟患上肺癌。

一小部分肺癌患者并没有已知的危险因素，其中一部分可能属随机事件，没有外部原因，也有可能是由于我们还不知道的某些因素。

（3）基因变化，可能导致肺癌

科学家现在已经知道，一些肺癌的危险因素会导致肺细胞的 DNA 发生改变，这些改变可以导致异常细胞的生长，有时会引发癌症。

遗传基因改变：

有些人从父母那里遗传了基因突变，从而增加了患某些癌症的风险。但遗传突变本身不认为会导致肺癌。

尽管如此，基因似乎在肺癌家族史中发挥着作用。例如，有些遗传了基因突变的人身体内对致癌化学物质，如烟草烟雾中的承受能力下降，从而导致他们患肺癌的风险较高。

其他人遗传了错误的 DNA 修复机制，导致不能修复 DNA 的损伤。当一个细胞分裂成两个新的细胞，它必须复制一个新的 DNA 链，这个过程有时会发生复制错误，正常细胞修复酶可校对 DNA 防止出现错误，但如果细胞的修复酶不工作，就会特别容易受到化学品和辐射的攻击。

研究人员正在研究用于这些的患者的测试方法，但这些测试尚未常规使用。目前，医生建议所有的人避免烟草烟雾和其他暴露环境，以免增加他们患癌症的风险。

后天的基因变化

肺癌细胞中的后天基因突变，通常与暴露于环境中的某些因素，如烟草烟雾中的致癌化学物质有关。但是某些基因的变化可能只是随机事件，有时在细胞内发生的，并不具有某些外部原因。

后天基因突变中的 *TP*53 基因和 *RB*1 肿瘤抑制基因，被认为是发生小细胞肺癌的重要基因。后天基因突变中的 *TP*53 基因、*p*16 肿瘤抑制基因和 *K-RAS* 基因，被认为是发生非小细胞肺癌的重要基因。这些基因以及其他基因的突变可能使某些肺癌生长和转移。并非所有的肺癌都有相同的基因变化，毫无疑问，存在着其他基因的变化，只是我们还没有发现。

4. 可以被预防吗？

并非所有的肺癌可以预防，但也有一些方法可以降低患肺癌的风险。

最好的减少患肺癌的风险的方法是不吸烟，以及避免吸入二手烟。

如果在癌症发展之前停止吸烟，受损的肺组织会逐渐开始自我修复，不管患者的年龄和吸烟时间长短，只要戒烟，就可降低患肺癌的风险，并能帮助你活得更长。相比那些在未来 15 年还会继续吸烟者来说，50 岁之前戒烟的人会使他们的死亡风险降低一半。

氡气是肺癌的一个重要原因。应减少接触氡，如果需要，可以对家庭进行氡的检测。

避免在工作场所和其他地方接触已知的致癌化学物质可能也有帮助。

当人们在这些环境里工作时，他们应保持在最低限度。

富含水果和蔬菜的健康饮食也可以帮助减少患肺癌的风险。一些证据表明，饮食中的水果和蔬菜可能有助于对抗吸烟者和非吸烟者的肺癌，但是，任何水果和蔬菜降低肺癌风险的积极作用，远远小于吸烟所增加的危害。

补充高剂量的维生素或维生素类药物不能降低现在或以前吸烟的人患肺癌的风险。事实上，一些研究发现，β 胡萝卜素与维生素 A 会增加这些人患肺癌的风险。

有些肺癌患者没有任何已知的明确的危险因素。虽然我们知道如何防治大多数肺癌，但在目前我们不知道如何防治所有肺癌。

四、早期检测

直到肺癌已经处于晚期非固化性的阶段，患者才会出现症状。即使肺癌的症状出现，许多人可能也会误认为是其他问题，如感染或长期吸烟导致的，这可能会延误诊断。

有些肺癌得以早期诊断是因为在其他的医疗检查意外发现。例如，有些肺癌可能是在针对心脏病患者或因肺炎或其他肺部疾病原因进行影像学检查，如胸部 X 线片或胸部 CT 扫描、纤维支气管镜或痰检查时发现的，这些患者中一小部分可能能被治愈。

筛查是使用检查手段来检测没有疾病症状的人。医生们多年来一直希望找到一种检查能发现早期肺癌，以延长患者寿命，只在最近几年的一项研究中表明，肺癌筛查可以帮助降低死于肺癌的风险。

1. 全美肺癌筛查检查

全美肺癌筛查检查（NLST）是一项大型临床检查，用低剂量 CT 扫描（有时也用低剂量的螺旋 CT 扫描）筛查肺癌。胸部 CT 扫描比胸部 X 线检查可提供更详细的图片，能更好地发现小的肺部异常。胸部低剂量 CT（LDCT）比标准胸部 CT 放射线剂量低，不需要静脉注射造影剂。

比较 NLST 和 LDCT 和胸部 X 线扫描那些肺癌高风险的人，看这些扫描能否有助于降低他们死于肺癌的风险。该研究对象超过 50 000 人，他们的年龄在 55~74 岁，有现在吸烟的，也有以前吸烟的，健康状况良好。他们必须有至少 30 包 - 年的吸烟史，包 - 年是每天的烟盒数乘以吸烟的年数，如一个人每天的吸烟数是 1 盒，吸了 30 年，他的包 - 年就是 30 包 - 年，另外一个人每天两包吸了 10 年，然后一天一包又吸了 10 年，也是一样 30 包 - 年。在过去的 15 年里不再吸烟的人为以前吸烟人群。这个研究不包括那些有肺癌病史或者被切除一部分肺，需要在家里辅助吸氧等有其他严重的医疗问题的患者。

在此研究中，人们每年进行 3 次 LDCT 扫描或 3 次胸部 X 线检查，观察肺部是否有癌症的异常区域。几年后发现，进行 LDCT 扫描的患者比进行 X 线检查的患者，死于肺癌的比例降低了 20%，而进行胸部 X 光检查的患者死于肺癌的比例比因其他任何原因死亡的比例降低了 7%。

LDCT 筛查存在一些缺点，需要加以考虑改进。其中一个缺点是，它会发现有许多异常的但不是癌症（约 1/4 的做 NLST 的人有同样的发现），此时需要做更多的检查，如增加 CT 扫描或其他更具侵入性的检查，如穿刺活检甚至手术取出部分肺。这些检查有时可引起肺塌陷等并发症，甚至死亡（虽然很罕见），这些情况甚至可出现在那些没有患癌的人或非常早期的癌症患者中。

LDCTs 筛查时，每个人都要暴露于少量的辐射。它小于标准的 CT 的剂量，但超过胸部 X 线剂量，筛查中的部分最终可能需要进行进一步 CT 扫描，这意味着最终反而增加了辐射。当成千上万的人都进行这个筛查时，这种辐射可能会导致少数人以后患乳腺癌、肺癌和甲状腺癌。

NLST 是一项大型研究，但它仍留下了一些需要回答的问题。例如，目前尚不清楚，LDCT 扫描筛查发现不同的人有相同的效果，如少抽烟（或根本不抽烟的人），年龄小于 55 岁，年龄超过 74 人的人。而且 NLST 中，患者是超过 2 年共计 3 次扫描。目前还不清楚超过 2 年的效果是什么。

由于这些因素以及其他的因素，需要医生考虑 LDCT 扫描或筛查是否合适。

2. 美国癌症协会对肺癌筛选的指导方针

美国癌症协会肺癌全面回顾了有关肺癌的筛查，特为医生和其他卫生保健提供者制定指导方针：

应询问患者的吸烟史。符合下列条件可能是肺癌筛查的对象：

◇ 55~74 岁

◇ 健康状况不错

◇ 有至少 30 包 - 年的吸烟史

◇ 仍然在吸烟或过去 15 年之内戒烟

在此标准的基础上使用 NLST。

医生应该向这些患者讲明肺癌筛查的好处、限制和潜在危害。筛查只用合适类型的 CT 扫描和有大量 LDCT 扫描肺癌的经验。该筛查也应该有一个专家团队，可以提供适当的护理和随访那些扫描结果异常的患者。

五、诊断

大多数肺癌直到开始有症状才会发现。症状可表明一个人患肺癌，但确诊还要通过显微镜下观察肺细胞。

1. 症状

大多数肺癌不引起任何症状，直到他们已经转移到远处而没有办法治愈，有些早期肺癌也会有症状。当你第一次注意到症状，并看医生的时候，医生可能会在肺癌发生的早期进行确诊，治疗效果会好得多。肺癌最常见的症状有：

（1）咳嗽一直不能缓解或加剧

（2）胸部疼痛，在深呼吸、咳嗽或笑时疼痛加剧

（3）声音嘶哑

（4）体重减轻和食欲缺乏

（5）咯血或铁锈色痰

（6）气短

（7）感觉疲倦或虚弱

（8）感染，如支气管炎和肺炎等，不容易治愈或治愈后又复发

（9）新发喘息

当肺癌扩散到远处器官，它可能会导致：

（10）骨痛（如背部或臀部疼痛）

（11）神经系统的变化（如头痛、手臂或腿部无力或麻木、头晕、平衡问题、癫痫）

（12）黄疸（皮肤和眼睛发黄）

（13）身体表面淋巴结肿大，由于癌症扩散到皮肤或颈部和锁骨上淋巴结

上面所列出的症状也可能是比肺癌更常见的其他疾病导致。尽管如此，如果患者有任何这些问题，重要的是马上看医生，发现疾病并治疗。

有些肺癌可引起一组非常特殊的症状，这些通常称为综合征。

（1）Horner 综合征

癌肿位于肺部上半部分（有时称为肺上沟肿瘤）时可能损伤从颈部到上胸部的神经，导致严重的肩部疼痛。这些肿瘤导致的综合征有时也称为 Horner 综合征：

1）一侧眼睑下垂或无力

2）同侧眼瞳孔较小

3）同 1 侧脸颊出汗减少或缺如

除肺癌以外，其他疾病也可导致 Horner 综合征。

（2）上腔静脉综合征

上腔静脉（SVC）是将血液从头部和手臂输送回到心脏的大静脉，在胸腔内，位于右肺和淋巴结的上部，发生于此位置的肿瘤可能会压迫上腔静脉，使血液回流受阻，可能会导致面部、颈部、手臂和上胸部肿胀，有时使皮肤颜色呈现出蓝红色。如果影响了大脑的血液回流，还可能引起头痛、头晕，出现意识改变。虽然 SVC 综合征是随着时间的推移慢慢发展的，在某些情况下，它可能威胁生命，此时需要马上处理。

（3）副瘤综合征

有些肺癌虽然癌细胞还没有扩散到远处组织和器官，但其癌细胞会分泌激素样物质进入血液，导致远处组织或器官出现问题，称为副瘤综合征。有时这些症状可能是肺癌的首发症状。由于其他器官症状的影响，患者和他们的医生可能首先怀疑其他问题而不是肺。

有些小细胞肺癌引起的较常见的副瘤综合症状包括：

抗利尿激素增多综合征（SIADH）：此时，癌细胞分泌抗利尿激素（ADH），使肾脏保留水分，这将导致血液中的盐含量非常低。SIADH 的症状包括疲劳、食欲缺乏、肌肉无力或痉挛、恶心、呕吐、烦躁不安、思维混乱。如果不治疗，严重时可能出现癫痫发作和昏迷。

Cushing 综合征：在某些情况下，肺癌细胞分泌促肾上腺皮质激素（ACTH），导致肾上腺分泌皮质醇。可能出现的症状有：体重增加、易青紫、乏力、嗜睡和体液潴留。Cushing 综合征还会引起高血压和高血糖水平，甚至导致糖尿病。

神经系统的问题：小细胞肺癌有时会使人体的免疫系统攻击神经系统，从而出现问题。如导致的肌肉问题称为 Lambert-Eaton 综合征，表现为臀部周围肌肉变弱，最初的表现是从座位到站起来有困难，后来发展到肩关节周围的肌肉也变得虚弱。还有一个罕见的问题是副瘤性小脑变性，可能会导致身体失去平衡，手臂和腿部的运动不稳定，同时表现出说话或吞咽的问题。小细胞肺癌也能引起其他神经系统的问题，表现为：肌肉无力、感觉变化、视力问题甚至行为改变。

有些非小细胞肺癌引起的较常见的副瘤综合症状包括：

1）高血钙水平（高钙血症），可引起尿频、口渴、便秘、恶心、呕吐、肚子痛、乏力、疲劳、头晕、意识混乱和其他神经系统问题。

2）骨过度生长，特别是那些位于指尖的骨，常导致这些部位出现疼痛。

3）血栓。

4）男性乳房发育。

同样，许多上面所列的症状更容易由肺癌以外的其他疾病导致。尽管如此，如果患者有任何这些问题，重要的是马上看医生，发现疾病并治疗。

2. 病史和体检

如果患者有任何迹象或症状表明可能患了肺癌，医生会完整地询问患者的病史，包括家族史、症状和可能的风险因素。医生会检查肺癌的体征和其他健康问题。

如果现病史和体检结果提示可能患有肺癌，医生会做更多的检查，包括影像学检查和肺活检等。

3. 影像学检查

影像学检查使用 X 线、磁场、声波和放射性粒子来构建身体内部的图像。在确诊肺癌前后都会用影像学检查，用以寻找肿瘤的可能区域；观察肿瘤扩散与否；明确治疗是否有效；查找癌症是否复发。

（1）胸部 X 线

如果医生怀疑你有肺部疾病，一般最开始会进行胸部 X 线检查。该检查是医生所做的第一个检查，用以查看肺部的肿块或斑点。如果 X 线结果正常，那么你可能没有患肺癌（虽然有些肺癌不会被 X 线显示）。如果医生觉得有怀疑，会进一步进行更多检查。

（2）计算机断层扫描（CT）

CT 扫描比常规 X 线胸片更能显示肺部肿瘤，同时能显示肿瘤的大小、形状和在肺里的确切位置，还能发现淋巴结是否有肿大。

大多数 SCLC 患者需要进行胸部和腹部 CT，检查肺部和淋巴结、肾上腺、肝和其他胸腹腔脏器。有些患者还需要进行大脑 CT 扫描以明确癌细胞是否扩散到脑，但脑扫描更常使用 MRI。

CT 扫描也可用于精确地引导活检针到疑似肿瘤或转移瘤的位置，这叫 CT 引导下穿刺活检。

（3）MRI

大多数肺癌患者需要进行大脑 MRI 扫描，查看癌细胞是否转移到大脑，但有时也用 CT 扫描代替。当患者有相应的症状时，MRI 也可用来查看癌细胞是否扩散到脊髓。

（4）正电子发射断层扫描（PET）

PET 扫描可以是一个非常重要的测试，特别是针对早期小细胞肺癌。医生可以用这个检查查看癌细胞是否已经扩散到淋巴结或其他器官，还可以帮助确定你的治疗方案。当胸部 X 线或 CT 扫描怀疑有异常区可能是癌症时，PET 扫描十分有帮助。

PET 扫描还用于癌症可能已经扩散，但不知道扩散到哪里，它可以显示癌症扩散到肝、骨骼、肾上腺或其他器官。但不能用于大脑的检测，因为人体所有的脑细胞都只能用大量的葡萄糖供能。在 PET 检测中，会将放射性糖注入血液中。

PET 的图像不如 CT 或 MRI 清晰，但它能提供整个人体的信息。PET 和 CT 扫描可同时进行即 PET/CT 扫描。医生可将 PET 上的高放射性区域和 CT 上该区域图像进行比较。小细胞肺癌患者中最常用这种 PET 检测方式。

（5）骨扫描

骨扫描帮助显示癌肿是否转移到骨。

在此检查中，将少量的低放射性材料注射到静脉中，这些物质会沉淀在骨骼，用特殊的相机拍摄骨活性的变化。

放射性物质沉积，显示为"热点"的区域可能是转移性的癌，但也可由关节炎或其他骨疾病引起。为了区分是癌还是疾病，癌症治疗团队会用其他影像学检查如普通 X 线或 MRI 扫描，来观察热点区域，甚至还有可能取骨样进行活检。

骨扫描用于怀疑癌细胞可能已经扩散到骨时，如因为有骨骼疼痛的症状，或者其他检查结果不明确。PET 扫描通常可以显示癌症扩散到骨头，如果已经做了 PET 扫描，骨扫描通常就不需要了。

4. 诊断和判断肺癌转移的其他检查

根据症状和影像学检查的结果，可能就能高度怀疑一个人是否患有肺癌，但实际诊断肺癌仍需要在显微镜下找到肺癌细胞。

细胞可来自肺的分泌物痰中，从可疑区域（活检）中咳出，或者在胸水中被发现。下面有一个或多个检查可用于分析从影像学上看到的肺的肿块是否是肺癌。这些检查也用于判断肺癌的类型和扩散的程度。

选择哪个检查，要根据患者的具体情况而定。

（1）痰细胞学检查

取痰液样本（从肺部咳出黏液）在显微镜下进行观察，看它是否含有癌细胞。痰液检查的最佳样本是在清晨取得，连续 3 天进行同样的检查。该检查更容易发现肺大呼吸道内的癌细胞，更多用于帮助发现始发于各大肺呼吸道内的癌症，包括大多数小细胞肺癌和鳞状细胞肺癌，可能对其他类型癌症的诊断帮助不大。

（2）穿刺活检

医生常用一个中空的针从一个可疑区域得到一个小样本即为针刺活检，其优点是不需要手术切口，但有时样本量不够。

穿刺活检有两种，细针抽吸（FNA）活检和针芯穿刺活检。如果怀疑肿瘤位于肺的外周，两种活检针都可以通过胸壁上的皮肤插入肿块。长的空心针通过胸前肋骨间的皮肤进入肺，用 CT 扫描引导针刺入肿瘤，获取一小块组织用来镜检（经皮肺穿刺）。可能的并发症是气胸，即在肺和胸壁内产生空腔。气胸通常会自行消失，也可以在胸腔里放置吸管 1~2 天，自身可愈合。

FNA 穿刺检查也可用于检查肺间淋巴结是否有转移：

1）气管活检或经支气管针吸活检通过支气管镜或支气管内超声的协助完成，穿刺针穿过气管或支气管壁到达肿瘤部位取样。

2）在某些情况下的 FNA 活检用食管超声内镜协助，穿刺针穿过食管壁到达肿瘤部位。

（3）支气管镜活检

用于大型气道肿瘤，如中央型类癌的检查和取样。

医生将气管镜，一种细长、可弯曲的光纤管，穿过喉管通过气管和支气管进入肺部，观察肺主气道的内面。该过程中会使用镇静剂。

如果发现有肿瘤，医生会通过管子取出一个小的肿瘤样本，还会用一把小刷子（支气管刷）从呼吸道内皮细胞的肿瘤表面刷下部分细胞，或用无菌盐水冲洗呼吸道并收集冲洗液（支气管冲洗）。刷下和洗涤下的样品作为对镜检切片样本的补充非常有用。

（4）支气管内超声（EBUS）

采用顶端有个小气球的特殊的纤维支气管镜，像普通支气管镜那样进入体内。其顶端的气球可以发出和收集反射回的声波（类似超声换能器），显示纵隔内的结构。如果发现可疑区域，通过支气管镜取活检，送检。此检查还可作为手术治疗的一部分，但更常用于非小细胞癌，而不是小细胞癌。

（5）内镜下食管超声

这个检查类似支气管内超声，患者采用局部麻醉，医生将内镜通过喉进入食管，观察淋巴结是否有癌细胞转移。和支气管内超声一样，该检查可以看到不同方向的淋巴结和其他内部结构，如果超声发现可疑区域，用内镜取样送检。此检查还可作为手术治疗的一部分，但更常用于非小细胞癌，而不是小细胞癌。

（6）纵隔镜和纵隔

这些检查可直接从两肺之间的纵隔中取样。此检查还可作为手术治疗的一部分，但更常用于非小细胞癌，而不是小细胞癌。

纵隔镜检查：在颈部前面做一小切口，将纵隔镜插入到胸骨后和气管前，观察该区域。可观察气管和主要支气管区域淋巴结。

纵隔：外科医生在胸骨旁的第二和第三肋之间切一个较大的切口（通常为约5cm）。医生可看到纵隔镜看不到的某些纵隔淋巴结。

（7）胸腔积液

如果肺周围有水，即胸水，医生可以用胸腔穿刺术以减轻症状，并检查是否是癌细胞扩散到胸膜引起。胸水也可能由其他疾病，如心脏衰竭或感染引起。

检查时，皮肤局部麻醉，在肋间插入中空针，抽取液体。类似的检查也可以抽取心脏周围的心包液，称为心包穿刺。在显微镜下检查液体中是否有癌细胞。有时也将该液体进行化学检测，以明确胸腔积液是癌性还是良性。

如果胸腔积液被确诊癌性，可能会重复胸腔穿刺抽出更多的液体。胸腔积液会导致肺部空气难以进出，因此胸腔穿刺可以帮助患者更好地呼吸。

（8）胸腔镜

该检查多用于检查癌细胞是否已经扩散到胸膜腔，也可用于位于肺上部表面癌肿的取样以及附近淋巴结和液体的取样，以评估肿瘤是否侵犯附近的组织或器官。该检查通常不是为了诊断癌症，除非针刺活检的样本量不足以明确诊断。

手术通常在手术室进行，患者全麻。医生通过胸部的小切口插入顶端带有微型摄像机的细长小管，检查胸膜腔。通过这一方法，医生可以观察到可能有肿瘤的区域，并切下小块组织用以镜检。胸腔镜也可以检查淋巴结和液体组织，以确定肿瘤是否转移。

相对于开胸手术，这种方法创伤要小得多。但如果胸腔镜不能到达目标区域，外科医生就需要在胸壁做大切口，即开胸手术。

胸腔镜可作为治疗的一部分，用以部分早期肺癌切除部分肺叶，这类操作称为胸腔镜手术。由于手术不是小细胞肺癌的常用治疗，因此这种检查不经常做。

（9）骨髓穿刺和活检

该检查是为了检测癌症是否扩散到骨髓。

最近PET扫描已经很常使用，因此该检查目前较少用于小细胞肺癌。

常用髂骨穿刺。患者躺在治疗台上，侧卧，清洁臀部以上部位的皮肤，局部麻醉皮肤和骨表面，将穿刺针插入骨，用注射器吸出少量骨髓。即使使用麻醉剂，当抽取骨髓时，大多数人还是有疼痛感。骨髓活检通常用较大的针切除一小块骨。活检也可能有短暂疼痛。完成检查后，按压穿刺部位止血。

5. 实验室活检和其他样本

病理实验室可活检各种样本，医生和病理学家将样本置于显微镜下观察，也可能做其他特殊的测试，更好地将癌症进行分类。由于来自其他器官的癌症可能扩散到肺部，因此，找到癌症初发部位十分重要。根据癌症的分类选择治疗方法。

这些测试的结果的有关病理报告通常在1周内完成。

（1）免疫组化

取样，涂薄片于载玻片上，然后用特定的抗体检测特定的蛋白质。

（2）分子测试

在某些情况下，医生可能会寻找癌细胞中的特定基因变化，寻找相应的靶向药物治疗癌症。

例如，表皮生长因子受体（EGFR）是一种蛋白质，有时在癌细胞表面上的表达增加，帮助癌细胞生长。较新的靶向药物表皮生长因子受体，用以对抗肺癌某些EGFR基因的变化，常用于比较常见的非吸烟者、妇女和亚洲人等群体。但这些药物似乎对癌细胞有KRAS基因中的变化的患者不是很有帮助。现在许多医生测试EGFR和KRAS基因的变化，以明确这些新的治疗方法是否有效。

约5%的非小细胞肺癌已发现存在ALK的基因重排。这种变化是最常见的非吸烟者（或轻度吸烟者）的非小细胞肺癌腺癌的亚型。医生可能会检测癌症ALK的变化，针对这种变化，找到靶向药物，如crizotinib，看使用这种药物是否有效。

1%~2%的非小细胞肺癌有ROS1基因变化，这可能使这部分肿瘤对靶向药物crizotinib有反应。1%~2%的患者存在RET基因重排，某些针对RET基因变化的靶向药物可能用于治疗这类肿瘤。

新的实验室测试某些其他基因或蛋白质的方法，也可能有助于指导治疗的选择。

6. 血液检查

虽然血液检查结果对诊断肺癌帮助不大，但可用于判断患者的整体健康状况，判断患者是否足够健康能耐受手术，并有助于判断癌症是否已经扩散到其他部位。

完整的血细胞分析计数（CBC）可了解患者不同血细胞的计数，判断是否贫血、是否有出血问题和是否有感染风险。该检查在化疗过程中会定期重复，因为化疗药物会影响骨髓的造血细胞。

血生化检查还用以判断你的器官，如肝、肾的功能。如果癌细胞已经扩散到肝和骨骼，可能会导致血液中的某些化学物质水平的异常，如乳酸脱氢酶（LDH）和碱性磷酸酶水平升高。

7. 肺功能检查

肺功能检查（pulmonarty function test, PFTs）可用来确定你的肺部工作状况。

如果有可能进行手术，该项检查就显得尤为重要。因为手术将取出部分或全部的肺，因此之前了解肺功能很重要。因为手术很少用于治疗小细胞肺癌，因此该检查不常做。

有些人肺功能不好（如吸烟与肺损伤），没有足够的肺功能储备，不能承受切除全肺或者部分肺叶。这些检查有助于外科医生判断是否采用手术治疗，如果能手术治疗，切除多少肺叶是安全的。

肺功能检查有几种不同类型，但基本上都是让你通过一根管子呼吸，并将管子连接到一台机器上测量气流。有时肺功能检查与测试又被称为动脉血气分析，在该试验中，从动脉中抽取血液，检查动脉血中的氧和二氧化碳的量。

六、分期

分期是一个判断肿瘤细胞扩散程度的过程。患者的治疗和诊断很大程度上都依赖于肿瘤的分期。

肺癌的分期有两种：临床分期和病理分期。临床分期基于体检、活检和各类影像学检查（CT扫描，PET扫描等）结果进行分期。病理分期基于临床分期的数据和手术结果发现。

临床分期和病理分期在有些病例并不一致。比如，手术中医生发现的癌肿，影像学并没有显示，这可使癌症的分期更高。

因为大部分的小细胞肺癌和非小细胞肺癌患者都不必手术，因此常用临床分期描述癌症的程度。病理分期在得到手术观察到的信息后比临床分期准确。

标准的分期系统能告诉肿瘤治疗团队有关肿瘤的大小和扩散范围的大致信息。小细胞肺癌有两种分期系统。

1. 局限和扩散分期系统

这个分期系统中，大部分医生将小细胞肺癌分为两种：局限期和扩散期。

局限期是指癌症仅限于胸部一侧，能被一个简单的放射区域治疗。包括病灶在一侧肺（除非肿瘤扩散到整个肺），同时受影响的淋巴结也在同一侧肺。如果受影响的锁骨上淋巴结在同一侧肺也被认为是局限期。一些医生认为，即使受影响的淋巴结位于胸腔中，甚至是在另一侧肺，也考虑为局限期。重要的是局限在一个区域，意味着小细胞肺癌能用一个放射野治疗。首次被发现肺癌时，大约只有1/3患者属于局限期。

扩散期常用于描述肺癌已经广泛扩散到另一侧肺、胸部对侧淋巴结或者其他远处器官包括骨。许多医生认为小细胞肺癌扩散到胸腔积液也属于扩散期。约2/3 患者在首次诊断时属于扩散期。

小细胞肺癌使用这种分期系统，因为该分期可帮助不同的患者选择不同的治疗方法，如有的患者可选择化疗联合放疗治愈局限期癌症，扩散期则可能只选择化疗。

2.TNM 分期系统

美国癌症分期联合委员会（AJCC）制定的 TNM 分期系统是一个更正规的分期系统。TNM 系统描述了 3 类关键的信息：

（1）T 描述肿瘤原发灶的大小，以及邻近组织的受累情况。

（2）N 描述附近区域淋巴结的受累情况（淋巴结是免疫细胞的豆状集合，经常会发生肿瘤细胞的转移，多发生在向远处器官转移前）。

（3）M 描述肿瘤是否向远处其他器官进行转移（最常见的转移部位是脑、骨、肾上腺、肝脏、肾和另一侧肺）。

T、N、M 后跟着的数字分别描述了这 3 类信息的严重程度。从 0 到 4，数字越大情况越严重越恶劣。字母 X 表示信息不完整或无法获得。

TNM 分期系统很复杂，患者常难以理解。如果你有任何问题，可询问医生。

小细胞肺癌和非小细胞肺癌都会采用 TNM 分期系统。

（1）T 类

TX：原发肿瘤的情况无法评估，或在痰细胞学检查或支气管灌洗液中发现肿瘤细胞，但是未能找到肿瘤组织。

T0：没有证据说明存在原发肿瘤。

Tis：只在靠近气体通道处顶层细胞发现肿瘤细胞，没有播散到相邻组织，又被称为原位癌。

T1：肿瘤直径不大于 3cm，未到达肺部周围包裹的胸膜，不影响支气管分支。

T1a：肿瘤组织直径小于 2cm。

T1b：肿瘤组织直径大于 2cm 小于 3cm。

T2：肿瘤具有至少以下 1 个特征：

◇ 肿瘤直径大于 3cm 小于 7cm

◇ 包含一个主支气管，距离气管隆嵴大于 2cm（即气道左右支气管分叉处）。

◇ 发展到肺胸膜，肿瘤部分阻塞气道，但没有引起整个肺崩塌或肺炎。

T2a：肿瘤组织直径介于 3cm 和 5cm 之间。

T2b：肿瘤组织直径介于 5cm 和 7cm 之间。

T3（非小细胞肺癌）：肿瘤有以下一个或者多个特征：

◇ 直径大于7cm。

◇ 累及胸壁、呼吸肌或膈肌、纵隔胸膜、心包。

◇ 累计支气管（距隆突 < 2cm，但未及隆突）。

◇ 产生全肺不张或阻塞性肺炎。

◇ 原发肿瘤的同一肺叶出现两个或两个以上的独立的肿瘤结节。

T4：肿瘤有以下一个或者多个特征：

◇ 任何大小的肿瘤，侵入以下之一者：心脏、大气管、食管、气管、纵隔、隆突、胃或椎体。

◇ 原发肿瘤同侧的不同肺叶出现卫星结节。

（2）N类

Nx：淋巴结转移情况无法判断。

N0：无区域淋巴结转移。

N1：同侧支气管或肺门淋巴结转移。

N2：同侧纵隔或隆突下淋巴结转移。

N3：对侧纵隔或对侧肺门，或同侧或对侧前斜角肌或锁骨上区淋巴结转移。

（3）M类

Mx：无法评价有无远处转移。

M0：无远处转移，包括另侧肺、淋巴结，其他器官组织包括肝、骨和脑。

M1a：以下任何一个：

◇ 转移到另一侧肺

◇ 胸腔积液中有癌细胞

◇ 心包积液中有癌细胞

M1b：原发肿瘤对侧肺叶出现卫星结节；有远处转移如肝、骨和脑。

（4）**肺癌和肺类癌的分期**

一旦T、N、M分类确定，这些信息整合后即被用于确定整体的0、Ⅰ、Ⅱ、Ⅲ、Ⅳ分期，有些阶段被进一步分为A和B类。分期可以将具有类似预后的肿瘤归类，并给予类似的治疗方法。通常，分期越低的患者预后越好。

潜伏期癌症

TX、T0、M0：在痰液或者其他肺部液体样本中发现肿瘤细胞，但是癌症的位置不能确定。

0 期

Tis、N0、M0：只在呼吸道内膜的顶层细胞发现肿瘤，癌细胞还没有侵犯到更深的肺部组织，还没有扩散到淋巴结和远处。

ⅠA 期

T1a/T1b、N0、M0：肿瘤不超过 3cm，还没有达到肺膜，没有影响到支气管的主要分支，没有扩散到淋巴结和远处。

ⅠB 期

T2a、N0、M0：肿瘤有以下一个或者多个特征：

◇ 直径在 3~5cm（大于 3cm 且不大于 5cm）。

◇ 侵入主支气管，但是距离气管隆嵴超过 2cm。

◇ 侵入脏层胸膜，但不大于 5cm。

◇ 部分堵塞气管，但不大于 5cm。

但未扩散到淋巴结和远处。

ⅡA 期

有三种组合：

T1、N1、M0：肿瘤不超过 3cm，还没有侵入肺膜，未影响支气管的主要分支，已经扩散到肺部或周围支气管，进入肺部区域的淋巴结（门淋巴结），这些淋巴结转移都在肿瘤的同侧肺，尚未扩散到远处。

T2a、N1、M0：肿瘤具有以下一个或多个特征：

◇ 主要肿瘤直径在 3~5cm（大于 3cm，但不大于 5cm）。

◇ 侵入主支气管，但是距离气管隆嵴超过 2cm，不大于 5cm。

◇ 侵入脏层胸膜，不大于 5cm。

◇ 部分堵塞气管，不大于 5cm。

肿瘤可同时扩散到肺部或周围支气管，进入肺部区域的淋巴结（门淋巴结），这些淋巴结转移都在肿瘤的同侧肺，尚未扩散到远处。

T2b、N0、M0：肿瘤具有以下一个或多个特征：

◇ 主要肿瘤直径在 5~7cm（大于 5cm 且不大于 7cm）。

◇ 侵入主支气管，但是距离气管隆嵴超过 2cm。

◇ 侵入脏层胸膜（5~7cm）。

◇ 部分堵塞气管，但未扩散到淋巴结和远处。

ⅡB 期

2 种类型：

T2b、N1、M0：肿瘤具有以下一个或多个特征：

◇ 主要肿瘤直径在 5~7cm（大于 5cm 且不大于 7cm）。

◇ 侵入主支气管，但是距离气管隆嵴超过 2cm。

◇ 直径大于 5cm，侵入脏层胸膜。

◇ 直径大于 5cm，部分堵塞气管。

同时扩散到肺部或周围支气管，进入肺部区域的淋巴结（门淋巴结），这些淋巴结转移都在肿瘤的同侧，同时肿瘤尚未扩散到远处。

T3、N0、M0：肿瘤具有以下一个或多个特征：

◇ 直径大于 7cm。

◇ 侵入胸壁、腹部隔膜、肺部纵隔胸膜或心脏囊膜（心包壁层）。

◇ 侵入主支气管，与隆突的距离小于 2cm，但尚未侵犯隆突。

◇ 侵入气管造成全肺塌陷或整个肺部炎症。

◇ 同侧肺叶有两个或者两个以上的肿瘤结节，但未扩散至淋巴结或远处。

Ⅲ A 期

3 种类型：

T1 到 T3、N2、M0：肿瘤大小不限，没有侵犯纵隔、心脏、大血管、气管、食管、脊椎和隆突（左右支气管分叉处）。癌肿扩散到隆突淋巴结，肿瘤同时扩散到周围的淋巴结或纵隔。这些淋巴结在肿瘤的同侧，同时肿瘤尚未扩散到远处。

T3、N1、M0：肿瘤具有以下一个或多个特征：

◇ 直径大于 7cm。

◇ 侵入胸壁、腹部隔膜、肺部纵隔胸膜或心脏囊膜（心包壁层）。

◇ 侵入主支气管，与隆突的距离小于 2cm，但尚未侵犯隆突。

◇ 同个肺叶内有两个或更多肿瘤结节。

◇ 同侧肺叶有两个或者两个以上的肿瘤结节。

肿瘤同时扩散到隆突（左右支气管分叉处）周围的淋巴结或纵隔。这些淋巴结在肿瘤的同侧肺，同时肿瘤尚未扩散到远处。

T4、N0 或 N1、M0：肿瘤具有以下一个或多个特征：

◇ 任何大小的肿瘤已侵入肺部纵隔、心脏、靠近心脏的大血管（如主动脉）、气管、食管（连接喉咙到胃的管腔）、脊椎或隆突。

◇ 同侧肺的不同肺叶中有两个或者两个以上独立的肿瘤结节。

肿瘤可能已经扩散到肺内或支气管，进入肺门淋巴结。受影响的淋巴结在肿瘤的同侧肺，尚未扩散至远处。

ⅢB 期

2 种类型：

任何 T、N3、M0：

肿瘤可以是任意大小，可能会或可能不会侵入附近的结构，或引起肺炎或肺塌陷，已经扩散到任一侧锁骨附近的淋巴结，或已经扩散到原发肿瘤的对侧肺门或纵隔淋巴结。尚未扩散到远处。

T4、N2、M0：肿瘤具有以下一个或多个特征：

✧ 任何大小的肿瘤已侵入肺部纵隔、心脏、靠近心脏的大血管（如主动脉）、气管、食管（连接喉咙到胃的管腔）、脊椎或隆突。

✧ 在同侧肺的不同肺叶上有两个或两个以上独立的肿瘤结节。

肿瘤可能已经扩散到肺内或支气管，进入肺门淋巴结。受影响的淋巴结在肿瘤的同侧肺，尚未扩散至远处。

Ⅳ期

2 种类型：

任何 T、任何 N、M1a：肿瘤可以是任意大小，可能会也可能不会影响附近的结构或淋巴结。此外，具有以下任一特征：

✧ 扩散到另一侧肺。

✧ 在肺部周围的液体中发现肿瘤细胞（称为恶性胸腔积液）。

任何 T、任何 N、M1b：肿瘤可以是任意大小，可能会也可能不会影响附近的结构或淋巴结。已扩散到远处。

七、存活率统计

存活率是医生用来作为判断患者预后的标准。有些癌症患者可能想知道，患有相同疾病的人的存活率是多少。

5 年生存率是指在癌症确诊后，至少生存 5 年的患者所占的百分比。有很多人生存时间比 5 年更长，还有许多被治愈的。

5 年相对存活率是指，观察到的存活率和没有癌症的人的预期值相比较，因为有些人会死于其他原因。这是一个观察癌症对生存影响的更好的指标。

为了获得 5 年生存率，医生必须跟踪至少 5 年前治疗过的患者。从那时起，治疗方式上的改进将为现在被诊断为癌症的患者提供更好的预后。

存活率通常是基于以前大量患者的统计成果，但它无法预测某个单个个体的预后。有许多因素都可能影响患者的预后，如癌症的类型和等级、患者的年龄、癌肿的位置和大小以及治疗方法等。医生熟悉每位患者个人的具体情况。

美国癌症研究会 1988~2001 年数据显示小细胞肺癌的 5 年存活率：

Ⅰ 期：31%；Ⅱ 期：19%；Ⅲ 期：8%；Ⅳ 期：2%。

美国癌症研究会的 1988-2001 年数据显示非小细胞肺癌的 5 年存活率：

Ⅰ A 期：49%；Ⅰ B 期：45%；Ⅱ A 期：30%；Ⅱ B 期：31%；

Ⅲ A 期：14%；Ⅲ B 期：5%；Ⅳ 期：1%。

八、治疗方法

1. 常规治疗方法

在肿瘤被发现和分期后，患者的肿瘤治疗小组会和患者讨论治疗方案。影响肺类癌治疗方案选择的主要因素包括：癌的种类、大小和位置，是否扩散到淋巴结和其他器官，以及是否有其他严重疾病。

（1）小细胞肺癌

基于这些因素，小细胞肺癌患者的治疗方案包括：

◇ 外科治疗

◇ 放疗

◇ 化疗

小细胞肺癌患者常会考虑化疗，只要身体健康状况允许。如果是局限期肺癌，放疗也会考虑，很少考虑手术。

在小细胞肺癌的治疗小组中，根据患者癌症的分期以及治疗方案的选择，可能会有不同类型的医生。这些医生包括：

◇ 肿瘤内科医生：用化疗等药物治疗肿瘤的医生。

◇ 肺病学家：用药物治疗肺病方面的专家。

◇ 肿瘤放射医生：用放射疗法治疗肿瘤的医生。

◇ 胸科医生：治疗胸和肺疾病的医生。

（2）非小细胞肺癌（NSCLC）

根据疾病的分期和其他因素的影响，非小细胞肺癌的治疗方案包括：

◇ 手术

◇ 放射治疗

◇ 其他局部治疗

◇ 化疗

◇ 靶向治疗

在许多情况下，使用一个以上的这些治疗。

在非小细胞肺癌的治疗小组中，根据患者癌症的分期以及治疗方案的选择，可能会有不同类型的医生。这些医生包括：

◇ 胸外科医生：肺部和胸部手术医生。

◇ 放射肿瘤学家：用放射疗法治疗肿瘤的医生。

◇ 肿瘤内科医生：用化疗等药物治疗肿瘤的医生。

◇ 肺科医生：治疗胸和肺的疾病的医生。

还有其他许多专家会参与你的治疗，包括护理师、护士、呼吸治疗师、社会工作者和其他卫生专业人员。

重要的是和医生讨论治疗方案，以及其可能带来的不良反应，帮助自己作出最适合自己的决定。选择治疗方案的重要因素是癌症的分期，所以要确保医生已经做了所有必要的检查。其他需要考虑的因素，有整体健康状况、可能出现的不良反应、治愈疾病的概率、延长寿命还是缓解症状。

年龄不是治疗的障碍。年龄大的人的治疗效果不亚于年轻人，只要自己的整体健康良好。

如果时间允许，也可以选择其他会诊医生的意见，这可以为你提供更多信息，并帮助你感觉更自信有关的治疗计划的选择。

2. 外科治疗

（1）小细胞肺癌

外科手术很少作为小细胞肺癌（SCLC）的主要治疗手段。偶尔（少于1/20）应用于癌症被发现时只存在于单一的肺，没有扩散到淋巴结或其他器官的患者。手术是早期肺癌的一个选择，通常手术后进行化疗，常与放疗一起使用。

（2）非小细胞肺癌

手术去除肿瘤（常与其他治疗方法一起使用）是早期非小细胞肺癌（NSCLC）一种选择。如果可以做手术，这会提供最佳治疗非小细胞肺癌的机会。肺癌手术是一项复杂的手术，必须选择经验丰富的外科医生执行手术。

如果医生考虑可以进行肺癌手术，首先应该检查肺功能，查看手术后患者是否仍然有足够的健康肺组织，还要做其他检查，如检查心脏和其他器官的功能，以确保患者的健康状况足以耐受手术。

晚期肺癌手术效果不好，医生不能确定癌症是否已经扩散到纵隔淋巴结。

（3）手术方式

治疗肺癌有不同的手术方式。这些手术必须进行全麻，切口有胸骨和肋骨之间。

◇ 全肺切除术：整个肺被切除。

◇ 肺叶切除术：一叶肺被切除。

◇ 肺段或楔形切除术：部分肺叶被切除。

◇ 袖状切除术：一个大的气道的一段被切除。

在一般情况下，肺叶切除术是小细胞肺癌的首选手术，它比肺段或楔形切除术手术效果好，可切除所有的肿瘤，同时手术时可切除附近可能受侵犯的淋巴结。

对于非小细胞肺癌的患者，医生建议什么样的手术类型取决于肿瘤的大小、位置以及患者的肺功能是否正常。如果患者的肺功能健康，可以承受切除更多的肺组织，医生往往喜欢做一个更广泛的切除，比如不是切除一个肺段而是选择整个肺叶切除，因为它可能会提供一个更好的机会治愈癌症。

手术后，患者醒来时，会发现医生会在胸部放置一根引流管，让多余的液体和空气排到引流罐中。一旦引流液和空气不再流出，该管会被拔除。大多数人需要手术后住院 1 周。

胸腔镜手术（VATS）：治疗一些早期肺癌的新技术是胸腔镜手术。在手术中，一根顶端带有微小视频摄像头的超薄伸缩管穿过胸前一个小孔，通过它，外科医生可以观察胸腔内部。同时，皮肤上还会另外开 1~2 个小切口，以便于其他长形的器械通过并切除肿瘤。由于切口很小，手术后的疼痛也较少。有时也需要放大切口，如果一个肺叶被切除，也取出切除的肺。由于切口小，因此术后疼痛轻，住院时间短，通常只需 4~5 天。

大部分专家认为，只有早期的靠近肺表面的癌肿可以用胸腔镜手术，手术治愈率与大的开胸手术一样。同时，要强调的是，该手术需要经验丰富的外科医生来做，因为手术需要高度的技巧。

（4）手术治疗可能的不良反应

期间可能会出现的并发症要看手术的程度以及患者手术前的健康情况。严重的并发症包括出血过多、伤口感染、肺炎等。很罕见的情况下，人们可能无法从手术中生存下来，这就是为什么外科医生慎重选择为患者手术的重要原因。

肺癌的手术是大手术，手术后恢复需要几周到几个月。在胸廓切开术中，外科医生必须扩开肋骨以达到患者肺部，所以手术后至少 1~2 个月内切口会疼痛，患者的活动将受到限制。使用胸腔镜的患者没有开胸手术后的疼痛，因此恢复较快。如果患者的肺部整体状态良好，通常可以在切除一片肺叶乃至全肺以后很快恢复正常活动。

如果患者同时患有非癌性疾病，如肺气肿或慢性支气管炎（在重度吸烟者中很常见），手术后活动时，患者可能会出现呼吸急促。

（5）手术治疗非小细胞肺癌扩散到其他个别器官

对于非小细胞癌来说，如果肺部的癌细胞已经扩散到脑或肾上腺，但只有一个肿瘤时，可以考虑切除转移癌，只有当肺部的肿瘤也能完全切除时才考虑手术。即使是这样，也不是所有肺癌专家都同意这样的手术，特别肿瘤转移到的是肾上腺时。

肿瘤转移到脑时，手术方式是开颅手术。只有在肿瘤能完全切除并不破坏控制运动、感觉和语言中枢时才考虑手术。

（6）减轻肺癌症状的姑息性手术

如果患者有肺功能降低或其他严重医疗方面的问题，不能进行大手术，或者如果你的癌症已经扩散广泛，仍可以进行姑息性手术以减轻某些症状。

胸水

有时，胸部会有胸水，压迫肺并影响呼吸。

胸膜固定术：要去除胸水并防止它重新生成，医生有时会采取胸膜固定术，手术时，在胸壁皮肤上开一小切口，将一根中空管放置到胸内，来引流液体，将滑石粉或强力霉素以及化疗等药物灌输到胸腔。肺脏层胸膜和胸壁(壁层胸膜)粘在一起形成密封的空间,进而防止液体进一步积聚。通常,管子被留置1~2天,以收集新生成的液体,导管可以连接到一个特殊的瓶或其他装置,以定期排出胸水。

固定导管术：这是另一种控制胸腔积液的方法，通过在皮肤上的小切口，将导管的一端的置于胸前，另一端留在身体外，将导管连接到特殊的瓶，收集液体并定期排出。

解除气道阻塞

如果肿瘤阻塞气道，并有可能导致肺炎或呼吸急促，可用激光疗法或者光动力疗法以减轻气道阻塞。也可以通过支气管镜放置一个金属或硅管支架，保持后气道开放。其他治疗，如放疗也可考虑。

3. 放疗

放射治疗是利用高能量射线（如 X 线）或粒子杀死癌细胞。通常分为外照射放疗和内照射放疗。

（1）小细胞肺癌的外照射疗法

常用于治疗小细胞肺癌（SCLC）的放疗是外照射放疗（EBRT）。它用放射线从身体外面集中照射癌症组织。

适用于放疗的情况：

1）治疗局限型小细胞肺癌时，放疗与化疗一起使用，治疗肿瘤和胸部淋巴结。化疗后放疗，用于试图杀死任何一个小区域的癌细胞。

2）在局限性小细胞肺癌中，放疗常用在另外的治疗方法后，以期降低癌细胞转移到大脑的机会（大脑是小细胞肺癌的常见的转移部位），这就是所谓的预防性头颅照射。

3）放疗可以用来缩小肿瘤，以减轻肺癌的症状，如出血、吞咽困难、咳嗽、气促、骨痛及扩散到其他器官，如脑所造成的问题。

在治疗开始之前，患者的放疗团队会仔细检查以精确的角度瞄准的放疗光束，计算适当的照射剂量。治疗过程本身无痛。每次治疗仅持续几分钟。大多数情况下，放疗作为小细胞肺癌初始治疗的一部分，1天1~2次，1周5天，持续3~7周。如果用于缓解症状和预防性头颅照射时，放疗时间短，通常小于3周。

使用标准EBRT目前比较少见。新技术得以应用，医生在给予高剂量照射肿瘤的同时会减少附近的健康组织的暴露，效果好于常规治疗。许多医生建议使用新的技术。

三维适形放疗（3D-CRT）

三维适形放射治疗是一种高精度的放射治疗。它利用CT图像重建三维的肿瘤结构，在不同方向上设置一系列不同的照射野，并采用与病灶形状一致的适形挡铅，使得射线高剂量区的分布形状在三维方向（前后、左右、上下方向）上与靶区形状一致，同时使得病灶周围正常组织接受的辐射量降低。

调强适形放射治疗（Intensity modulated radiation therapy，IMRT）

调强放疗即调强适形放射治疗，是三维适形放疗的一种高级形式，要求辐射野内剂量强度按一定要求进行调节，简称调强放疗。

使用计算机辅助优化程序，针对靶区三维形状和要害器官与靶区的具体解剖关系对束强度进行调节，尽量达到最敏感的正常组织的剂量，因此允许医生对癌症部位提供甚至更高的剂量，特别是当癌肿靠近重要脏器，如脊髓时。现在，许多医院的癌症中心经常使用这种放疗方法。

（2）非小细胞肺癌外照射疗法

放疗可在非小细胞肺癌的不同时间根据不同的治疗目的使用：

1）作为肺癌的主要治疗手段，有时也与化疗一起使用，主要针对由于肿瘤的大小和位置不能进行手术治疗的患者，还有健康状况太差不能耐受手术的患者和那些不想手术的患者。

2）手术后（单独或者与化疗一起）杀死任何可能手术可能遗留的癌细胞。

3）手术前（单独或者与化疗一起）缩小肺部肿瘤以方便手术切除。

4）减轻晚期肺癌的症状，如疼痛、出血、吞咽困难、咳嗽或扩散到其他器官如脑后引起的问题。例如，近距离放射治疗常用来缓解肿瘤堵塞了大的气道。

外照射放疗（EBRT）也是最常用于治疗原发性非小细胞肺癌或扩散到其他器官的非小细胞肺癌的方法。

除上述两种放疗方法外，还会用到以下两种放疗方法。

立体定向消融放射治疗（SBRT）

SBRT 也被称为立体定向消融放射疗法（SABR），有时被用来治疗早期肺癌患者，适用于由于健康问题不能手术的患者，或者不愿意手术的患者。

代替几周每天给予小剂量的常规放疗，SBRT 使用的是次数少（通常为 1~5 次）剂量大的放疗聚焦光束到肿瘤目标。操作时，首先将人固定在一个专门设计的人体框架中，减少肺肿瘤在呼吸过程中的运动，根据治疗计划和辐射剂量从不同角度对肿瘤进行照射。与其他形式的外照射一样，该治疗本身是无痛的。SBRT 对于较小的早期肺肿瘤非常有效，并发症也很低。目前正在研究这种放疗方法用于肺癌已扩散到身体的其他部分，如骨或肝脏的情况。

立体定向放射治疗（SRS）

SRS 立体定向放射治疗是一种只有一个方向的放疗类型。有时，它可以被用来代替或者与手术一起治疗已经扩散到大脑的单一肿瘤。在这种治疗方法中，一种被称为伽玛刀的仪器，利用 200 束的放射线从不同的角度聚集到肿瘤，持续时间为几分钟到几小时。患者头部被固定在一个钢性支架中，保持不动。每个光束本身能量不高，但它们一起会聚在肿瘤处就有较高的辐射剂量。

另一种方法是使用计算机控制一个可移动产生辐射的直线加速器。这种仪器围绕头部从不同角度旋转照射肿瘤。立体定向放射外科（SRS）使用的主要仪器是 X 线、电脑刀和医用直线加速器，通常是单次大剂量照射，如果需要可重复多次。

（3）非小细胞肺癌内照射疗法

肺癌患者有时用近距离放射治疗来缩小气道里的肿瘤，以缓解症状。但相比其他头颈部癌症而言，近距离放射疗法不常用于治疗肺癌。

该治疗中，医生将一颗小粒状的放射性物质直接放入气道内的癌肿里面或者旁边，通过使用支气管镜进行操作，也可能采用手术完成。该放疗射线传播距离很短，对周边健康组织影响小。放射线物质通常照射很短时间后取出。有时也会将小放射性"种子"永久地留在肿瘤位置，几周后放射线会减弱。

（4）放疗的不良反应

放疗的不良反应包括：

◇ 辐射集中的位点有类似晒伤皮肤问题

◇ 放疗部位脱发

◇ 疲劳

◇ 恶心和呕吐

◇ 体重下降

这些不良反应在治疗结束后消失。当放疗与化疗同时进行时，不良反应更强。

胸部放射治疗可能会损坏你的肺部，这可能导致咳嗽、呼吸困难和呼吸急促。这些通常会在治疗后改善，虽然有时候并不能完全缓解。位于你胸部的食管可能也暴露在放射线下，可能会导致喉咙痛、吞咽困难，在治疗过程中，可能需要吃软质食物或流质一段时间。大脑区域的放射治疗，有时会导致记忆力减退、头痛、思维混乱或性欲降低。通常情况下，这些症状比脑肿瘤症状轻，但会降低患者的生活质量。放疗对大脑的不良反应通常在治疗后最初的1~2年最严重。

（5）非小细胞肺癌的其他治疗方法

有时，手术或放射治疗以外的治疗，可用于治疗特定位置的肺肿瘤。

1）射频消融（RFA）

这种技术适用于一些近外肺边缘的小细胞肺癌，特别是患者不愿意或者不能手术时。通过穿透皮肤的薄的针状探头，用高能无线电波加热肿瘤和破坏癌细胞，可用CT扫描引导探针。

RFA通常是门诊手术，局部麻醉后插入探针。

主要的罕见并发症是局部肺塌陷或肺出血。

2）光动力疗法（PDT）

光动力疗法有时用于治疗肺癌非常早期的阶段，仅局限于肺的外层。也可以用于肿瘤阻塞气道时打开气道，帮助患者更好地呼吸。

将光活化药物卟吩姆钠注入患者静脉，这种药物在肿瘤细胞聚集比正常细胞要多，几天后局麻或全麻后，用纤维支气管镜插入肺。支气管镜顶端部有特殊的光，用于激活药物，达到杀死细胞的目的。几天后，再用纤维支气管镜检查，如果需要的话，可重复该过程。

PDT可能会引起呼吸道肿胀，持续数天，导致气急、咯血或黏脓痰。这类药物还会在皮肤和眼的正常细胞聚集。因此，术后可能导致患者对阳光或室内灯光非常敏感，过多接触强光可引起严重的皮肤反应，如严重晒伤，所以医生建议术后 4~6 周避免强光照射。

3）激光治疗

激光有时可被用来治疗小细胞肺癌的主气道癌症，也可用来帮助气道被肿瘤阻塞时打开气道，帮助患者更好地呼吸。

全麻后，将支气管镜插入肺部，支气管镜顶端有激光探头，利用激光束烧灼喉和气道里的肿瘤。如果需要的话，治疗可重复进行。

4）支架置入术

生长在气道的肺肿瘤有时可引起呼吸困难或其他问题。为了帮助保持呼吸道通畅，之前通常要经过 PDT 或激光疗法等其他疗法，再将硬硅树脂或金属管支架放置在气道中，以保持气道通畅。

4. 化疗

化疗可用于某些已扩散到肺外的肺类癌患者。根据非小细胞肺癌的分期考虑使用化疗。化疗是治疗小细胞肺癌的主要方法。

医生周期性地进行化疗治疗，每治疗一段时间通常为 1~3 天后会休息一段时间，让身体有时间恢复，化疗周期一般持续 3~4 周，初始治疗通常 4~6 个周期。对于健康状况不佳的患者通常不建议化疗，但年龄本身不是化疗的障碍。

（1）非小细胞肺癌

根据非小细胞肺癌的分期，使用化疗主要适用于以下情况：

◇ 手术前（有时伴放疗），以尽量缩小肿瘤。即新辅助治疗。

◇ 手术后（有时伴放疗），试图杀死手术后可能残留的癌细胞，即辅助治疗。

◇ 作为主要的治疗方法（有时伴放疗）治疗不能够耐受手术的晚期非小细胞肺癌。

常用于非小细胞肺癌的化疗药物有：

◇ Cisplatin（顺铂）

◇ Carboplatin（卡铂）

◇ Paclitaxel（Taxol®，紫杉醇）

◇ Albumin-bound paclitaxel（nab-paclitaxel, Abraxane®，白蛋白结合型紫杉醇）

◇ Docetaxel（Taxotere®，多西他赛）

◇ Gemcitabine（Gemzar®，吉西他滨）

◇ Vinorelbine（Navelbine®，长春瑞滨）

◇ Irinotecan（Camptosar®，伊立替康）

◇ Etoposide（VP-16®，足叶乙甙）

◇ Vinblastine（长春碱）

◇ Pemetrexed（Alimta®，培美曲塞）

大多数情况下，会联合使用两种化疗药物进行非小细胞肺癌的治疗。有研究表明增加第三种化疗药物并不会增加效果，而且容易造成更多的不良反应。针对不能耐受联合化疗的患者，如健康状况差或者老年人，也采用于单药化疗。

联合用药时，通常是一个铂类药物如顺铂或卡铂，外加一个其他药物。有时也不包括铂类药物。如有两种方法，是用吉西他滨联合长春瑞滨或紫杉醇。

对于晚期癌症患者，满足一定条件时，可加用靶向药物如 bevacizumab（Avastin®，贝伐单抗）或 cetuximab（Erbitux®，西妥昔单抗，爱必妥）。

晚期癌症的化疗通常是为期 4~6 个周期的初始联合化疗。现在有些医生建议给予一种单一化疗药物和靶向药物，甚至在初始治疗中，化疗反应良好。有研究发现，维持治疗可能帮助部分患者活得更长。

如果晚期肺癌患者对初始化疗的药物不再有反应，医生可能会建议用二线方法单药治疗，用多西他赛或培美曲塞单药化疗。年龄不是化疗的关键问题，即使高龄，只要健康情况大致良好就可以使用这些药物。

（2）小细胞肺癌

小细胞肺癌的化疗通常是两种药物的组合。

最经常被用来治疗小细胞肺癌的组合是：

◇ Cisplatin（顺铂）和 etoposide（依托泊苷）

◇ Carboplatin（卡铂和）etoposide（依托泊苷）

◇ Cisplatin（顺铂）和 irinotecan（伊立替康）

◇ Carboplatin（卡铂）和 irinotecan（伊立替康）

如果在治疗过程中癌症病情恶化或治疗完成后癌症复发，也会尝试使用其他化疗药物。药物的选择在一定程度上取决于癌症再次生长的速度，癌症复发的时间越长，越有可能响应进一步的治疗。

◇ 如果癌症在治疗后超过 6 个月复发，它可能会再次对第一次使用的化疗药物作出响应，所以，可考虑再次使用这些药物。

◇ 如果癌症复发时间越快，或在治疗过程中就不断生长，使用相同的药物治疗可能帮助不大。如果进一步使用化疗，大多数医生喜欢用单一的不同的药物进行治疗，以减少不良反应。Topotecan(托泊替康)可用于静脉注射或使用片剂口服，这是一种最常用的药物，但其他药物可能也可以尝试。

◇ 小细胞肺癌继续生长或复发后，很难用药物治疗。对于某些人来说，可在美国考虑参加的临床试验进行新的治疗，这可能是个不错的选择。

（3）化疗可能的不良反应

化疗药物攻击迅速分裂中的细胞，这是化疗药物对抗肿瘤细胞的原理。但体内的其他细胞，如骨髓里面、口腔黏膜、肠以及毛囊的细胞，都会快速分裂。因此，这些细胞也可能受到化疗的影响，这可能会导致不良反应。化疗的不良反应依赖于给药的类型和剂量，以及用药的时长。常见的不良反应包括：

◇ 脱发

◇ 口腔溃疡

◇ 食欲缺乏

◇ 恶心和呕吐

◇ 腹泻

◇ 感染机会增加（由于白细胞计数降低导致）

◇ 容易淤伤或出血（低血小板计数导致）

◇ 疲劳（低红细胞计数导致）

这些不良反应通常是短期的，在治疗结束后很快消失。有一些办法可以减轻或预防这些不良反应发生。例如，可用药物预防或减轻恶心和呕吐。一些药物还有其他不良反应。例如，卡铂和顺铂可损害神经末梢，可能会导致疼痛、烧灼感或刺痛的感觉、对冷热的敏感以及无力等症状（主要是手和脚）。顺铂还可能产生肾毒性，为了预防这个不良反应，在使用顺铂前后，医生常用大量液体进行静脉滴注。

大多数情况下，一旦治疗停止症状就会消失，但也可能持续很长时间。化疗中出现任何不良反应，应该告知你的医疗团队，以便得到及时的治疗。有时，可能需要减少化疗药物的剂量，或延迟乃至停止治疗，以防不良反应持续恶化。

5. 非小细胞肺癌的靶向治疗

随着研究人员对肺癌细胞生长过程的了解，他们已经开发出新的药物，专门针对这些变化。这些药物不同于标准化疗药物，是靶向药物。在化疗药物无反应时，他们往往可以起作用，而且不良反应较小。常用于晚期肺癌，有时与化疗同时使用，有时单用。

（1）抑制肿瘤血管生长

肿瘤的生长必须依靠新的血管生成以滋养肿瘤细胞。这过程被称为血管生成。一些有针对性的药物阻断新血管生长。

Bevacizumab （Avastin®，贝伐单抗）：贝伐单抗是一种单克隆抗体，针对特定免疫系统进行人工合成的蛋白质。这是一种新药，主要作用于有助于形成新的血管的内皮生长因子（VEGF）的蛋白质。

这种药物在被添加到标准化疗方案的一线治疗方案时，已被证明能延长晚期非小细胞肺癌（NSCLC）患者的生存期。贝伐单抗的给药方式是静脉注射，每2~3周一次。虽然化疗联合贝伐单抗通常是给予4~6个周期，许多医生会一直使用贝伐单抗直到癌症再次生长。

这种药物可能出现的不良反应根据化疗药物不同而不同。有些不良反应很严重，贝伐单抗可引起严重的出血，在某种程度上限制了它的使用。因此，目前大多数的治疗指南不建议使用贝伐单抗治疗非小细胞的鳞状细胞型肺癌患者，因为它可能会导致肺部严重出血。

其他罕见的但可能是严重的不良反应包括：血栓形成、肠穿孔、心脏问题和伤口愈合慢。常见的不良反应有：血压高、疲劳、白细胞计数低、头痛、口舌生疮、体重下降、食欲缺乏和腹泻。

（2）目标 EGFR 的药物

表皮生长因子受体（EGFR）是细胞表面上发现的一种蛋白质。它通常可以帮助细胞生长和分裂。某些非小细胞肺癌细胞表面有太多的表皮生长因子受体，增加细胞的生长速度。

Erlotinib（Tarceva®，厄洛替尼）：厄洛替尼是一种阻止表皮生长因子受体信号的细胞增长的药物。它已被证明可以用来控制部分肺癌，特别是女性和不吸烟的肺癌患者。使用方法为单独使用，用在晚期非小细胞肺癌患者的初次化疗不再反应的时候，也用于有 EGFR 基因突变的癌症患者的初始治疗。

给药方式是每天一片，口服。厄洛替尼的不良反应，往往不同于标准的化疗药物。对许多人来说，最令人担忧的不良反应是面部和胸部的痤疮样皮疹，有时会导致皮肤感染。其他不良反应包括腹泻、食欲减退和感到疲倦。

Cetuximab（Erbitux®，西妥昔单抗）：西妥昔单抗是一种针对表皮生长因子受体的单克隆抗体。有些医生用于治疗晚期非小细胞肺癌患者，跟标准化疗药物一起作为一线治疗方法。

西妥昔单抗还没有被 FDA 批准用来治疗非小细胞肺癌，但它被 FDA 批准用来治疗其他癌症，因此有些医生用它来治疗非小细胞肺癌。此药价格昂贵。

西妥昔单抗的给药方式为静脉滴注，每周1次。罕见但严重的不良反应是第一次用药时出现过敏反应，可能会导致呼吸问题和低血压。治疗前可以给予药物以防止过敏。很多人出现面部和胸部的痤疮样皮疹等皮肤问题，有时会有皮肤感染。其他不良反应包括头痛、疲倦、发热和腹泻。

Afatinib（Gilotrif™）：Afatinib 与厄洛替尼作用机制一样，是一种阻断

EGFR 信号的药物。最近被 FDA 批准用于治疗（不伴化疗）有一定的表皮生长因子受体 EGFR 基因突变的晚期非小细胞肺癌的第一次治疗。

给药方式，每天 1 次，口服。常见的不良反应包括皮肤问题（皮疹、皮肤干燥和瘙痒）、腹泻、口舌生疮、食欲缺乏。

（3）药物治疗的目标 ALK 基因

约 5% 的非小细胞肺癌已被发现存在 ALK 的基因重排。这种变化最常见于非吸烟者或轻度吸烟者的非小细胞肺癌腺癌的亚型。ALK 基因重排会产生异常 ALK 蛋白，导致细胞的生长和扩散。

Crizotinib（Xalkori®）是一种阻断 ALK 异常蛋白药物，此药已证明能缩小一半的 ALK 基因变化的肺癌患者的肿瘤，甚至是那些已经在做化疗的患者。现在该药常成为 ALK 基因重排患者的首选治疗，代替化疗。

给药方式为口服，每日 2 次。不良反应轻微，常见的有恶心、呕吐、腹泻、便秘、水肿、疲劳和眼的问题。有些不良反应可能很严重，如低白细胞计数、肺炎和心律不齐等问题。

6. 临床试验

自从被确诊为癌症之后，你可能不得不作出很多决定。最重要的决定之一是选择最适合自己的治疗方案。在美国你可以选择参加临床试验。

临床试验是一种被严格控制的研究，被研究者是患者中的志愿者，医生通过研究来寻找有希望的新的治疗方法或手术。如果患者有意参加临床试验，先咨询患者的医生所在的医院是否正在进行该试验。

参加任何临床试验是有要求的，如果患者符合临床试验的要求，患者可以决定是否进入临床试验。临床试验是美国用来获得最先进的癌症治疗方法的方式。有时他们可能是唯一的获得新治疗方法的途径，也是医生用来获得更好的治疗方法的途径。不过，不是每个人都合适。

7. 补充和替代疗法

身患癌症时，你很想听到一些治疗癌症及缓解症状的方法，这些方法是医生没有提到过的。朋友和家人们通过互联网组成群体，在网站上发布各种方法，这些方法中有些可能对你有帮助，比如维生素、草药、特殊饮食、针刺、按摩等。

补充疗法指的是和常规医疗一起使用的治疗方法，而替代疗法可用来代替医生的治疗。

补充疗法包括：通过冥想来减轻压力，运用针灸帮助缓解疼痛，饮用薄荷茶来减轻恶心感等。这些辅助治疗方法通常不是用来治疗癌症的，但可以帮助患者感觉更好。有一些补充疗法已经知道确实有用，有一些方法的功效还没有经过测试，有些则已经被证明没有用，甚至还有些方法被发现对人有害。

替代疗法可能会用来治疗癌症，但这些疗法还没有经过临床试验证明是安全和有效的。这些方法中一些可能会造成危险，甚至威胁到生命，但在大多数情况下，最大的危险是，你可能失去得到正规医疗帮助的机会，延误或中断正规治疗，会给癌细胞提供生长时间，使治疗产生效果的可能性降低。

如何去治疗或控制癌症，这永远是患者要做出的决定。如果想使用非常规的治疗，了解所有患者可以使用的方法，然后就这些方法和患者的医生交谈。有了较多的信息和患者的医疗团队的支持，你也许可以安全使用这些方法来获得帮助，同时避免那些可能有的伤害。

8.根据分期选择治疗方法

非小细胞肺癌（NSCLC）的治疗方案的选择主要是根据癌症的分期（程度），但其他因素，例如患者的整体健康状况、肺功能以及癌症本身的性状等也很重要。

由于实际原因，小细胞肺癌（SCLC）通常分为局限型和广泛扩散型。大多数情况下，小细胞肺癌已经扩散才会被发现。即使 X 线和其他影像学检查没有发现扩散，所以它通常可以不用手术治疗。如果你健康状况足以耐受化疗，医生会选择化疗而不考虑肺癌的分期。

如果患者吸烟，准备治疗前，患者需要做的最重要的事情之一是尝试戒烟。有研究表明，患者诊断肺癌后戒烟，比那些不戒烟的患者，治疗能获得更好的疗效。

（1）隐匿癌

隐匿癌是指痰细胞学检查中发现癌细胞，但支气管镜检查或影像学检查没有明显的肿瘤。它们通常是早期癌症。支气管镜检查及其他可能的测试通常要重复进行，每隔几个月做一次，尽可能寻找肿瘤的位置。如果发现了肿瘤，肿瘤的治疗取决于分期。

（2）0 期非小细胞肺癌

由于 0 期 NSCLC 仅限于呼吸道的里层，并没有侵入深部肺组织或其他地区，它通常是单纯手术治愈，没有化疗或放射治疗的必要。

如果患者足够健康，能够耐受手术，通常可以选择肺段切除术或楔形切除术。癌症位于某些部位，如位于气管的左和右主支气管，可选择袖状切除术，但在某些情况下，如果不切除肺叶或整个肺，可能很难将肿瘤切除完全。

在某些情况下，一些局部治疗方法如光动力疗法（PDT）、激光治疗或近距离放射治疗，可能会替代 0 期癌症的手术。如果患者的癌症是真正的 0 期，这些治疗方法足以治好患者的病。

（3）Ⅰ期

小细胞肺癌

如果只在患者的肺部发现有一个单独的小肿瘤，没有证据表明癌症扩散到淋巴结或其他地方，医生可能会建议手术切除肿瘤和附近肿大的淋巴结。如果患者健康状况还算不错，并且能够耐受切除全部或部分的肺的话，这是一个选择。手术前将用纵隔镜检查和其他检查来确定癌细胞是否有扩散到胸部淋巴结的迹象。很少 SCLC 患者选择这种治疗方法。

化疗后可考虑手术。胸部放疗通常用于切除的淋巴结中发现有癌细胞。放疗的同时使用化疗，虽然这样会增加不良反应，但它似乎比一种治疗方法更有效。如果患者已经有除癌症外的严重肺部疾病，或其他严重的健康问题，可能医生不会建议患者放疗。

如果不采取预防性措施，大约有一半的小细胞肺癌患者的癌细胞最后会扩散到脑。因此，出于这个原因，医生会建议给予头部的预防性头颅照射或 PCI 的放疗，以尽量避免出现脑转移。放疗通常使用的剂量比已知有转移时低。尽管如此，给一些患者使用 PCI 时仍可能有不良反应。

非小细胞肺癌

Ⅰ期非小细胞肺癌首选的且唯一的治疗方法是手术。手术方式是肺叶切除术、袖状切除术、肺段或楔形切除术。部分肺和肺外的纵隔淋巴结被切除，并作病检，检查淋巴结中是否有癌细胞。

肺段或楔形切除术适用于最小的肺部肿瘤患者，肿瘤直径小于 2 厘米；也适用于由于其他疾病切除整个肺叶有危险的患者。目前尚不清楚这类手术是否好于切除整个肺叶，甚至是针对那些小肿瘤患者。这种手术现在正在研究中。结果众所周知，大多数医生相信如果患者能耐受，肺叶切除术会是最好的选择，因为它提供了最好的治愈机会。

因为，Ⅰ期非小细胞肺癌患者存在复发的高风险，根据肿瘤的大小、位置或其他因素决定，在手术后辅助化疗可降低癌症复发风险。但医生并不总是知道如何确定哪些人会受益于化疗。采用新的实验室检查癌细胞的基因类型，有可能对化疗的选择有帮助。这些检查是否准确，目前正在进行研究。最近的研究表明，肿瘤大于 4 厘米的患者可能从辅助化疗中获益。

手术后，如果病理报告表明，切除组织的边缘有癌细胞，意味着可能残留部分癌症组织，可能会尝试做第二次手术，以确保所有的癌症已被切除。也可能在化疗后做。另一个选择是手术后放疗。

如果患者有严重的医疗问题不能手术，可选择立体定向放射治疗（SBRT）或常规放射治疗作为患者的主要治疗手段。射频消融（RFA）也是一种选择，适用于肿瘤较小和位置靠近肺的外部。

（4）Ⅱ期非小细胞肺癌

Ⅱ期 NSCLC 患者在足够健康的健康下，可选择肺叶切除或袖状切除术进行手术切除癌症，有时进行全肺切除术。需要切除可能受累淋巴结。受累淋巴结的范围和是否在切除组织的边缘发现癌细胞是考虑下一步的治疗是重要的因素。

有时，化疗（常联合放疗）会在手术前实行，以缩小肿瘤，方便切除。

手术后，化疗（带或不带放射治疗）通常用于试图杀死任何可能遗留的癌细胞。

跟Ⅰ期癌症一样，新的实验室检查癌细胞的基因类型有可能对化疗的选择有帮助。

手术后，如果病理报告表明，切除组织的边缘有癌细胞，意味着可能残留部分癌症组织，可能选择化疗和放疗。或者医生会建议化疗后进行第二次更广泛的切除手术。

如果患者有严重的医疗问题不能手术，患者可能只能选择放疗作为主要治疗手段。

（5）ⅢA期非小细胞肺癌

ⅢA期非小细胞肺癌的治疗方法选择包括放疗、化疗、手术或联合治疗。因此，ⅢA期非小细胞肺癌的治疗往往需要内科肿瘤学家、放射肿瘤学家和胸外科医生联合给予治疗方案。治疗方案的选择取决于肿瘤的大小、位置、是否侵犯淋巴结、患者的整体健康状况，以及如何进行姑息治疗。

对于可以耐受的患者，治疗方法往往先开始化疗或放疗，如果医生认为患者足够健康，手术可以切除剩余癌肿时会考虑手术。如果之前不能进行放疗和化疗，有时会选择进行第一次手术，然后再进行化疗或者放疗。

不能耐受化疗或者手术的患者，放疗是唯一的选择。

（6）ⅢB期非小细胞肺癌

ⅢB期非小细胞肺癌通常已经广泛扩散到淋巴结，已无法完全通过手术切除。如果患者健康状况还算不错，患者可能可以选择化疗和放疗。有些人甚至可以通过放疗和化疗治愈癌症。

其次，治疗依据一个人的整体健康，以及他们的耐受程度。不能进行化疗的患者选择放疗。

这些癌症很难治疗，参加的临床实验，试验新的治疗方法，对某些人来说是个不错的选择。

（7）Ⅳ期非小细胞肺癌

Ⅳ期 NSCLC 常在诊断时已经广泛转移，因为他们已经转移到远处器官，所以都非常难以治愈。癌症的治疗方案取决于肿瘤的转移、肿瘤的数量和患者的整体健康状况。如果患者的健康状况不错，治疗方法可选择手术、化疗和放疗，以帮助延长寿命和缓解症状。其他治疗方法，如光动力疗法（PDT）或激光治疗也可用于缓解症状。在任何情况下，如果患者是晚期非小细胞肺癌，治疗前要了解治疗的目的。

癌症如果仅限于肺部和只转移到一个器官（如脑）并不常见，但有时也可以选择手术和（或）放射治疗。例如，治疗脑中的单个肿瘤可用手术或立体定向放射（如伽玛刀），其次进行全脑放疗。肺肿瘤然后根据其 T 和 N 分类，可选择手术、化疗，或两者联合治疗。

已全身广泛扩散的癌症，只要患者足够健康，可选择化疗。不是鳞状细胞非小细胞肺癌且没有咯血症状，即不存在高出血风险的患者，可选择靶向药物贝伐单抗（Avastin）与化疗同时给予。鳞状细胞癌的部分患者，只要肿瘤不在胸部大血管的中心附近，有些人也可选择给予贝伐单抗。如果给予贝伐单抗，化疗结束后仍会继续使用。

其他靶向药物也可能在某些情况下使用。有 ALK 基因变化的肿瘤患者会选择 crizotinib（Xalkori）作为首选治疗方案。有表皮生长因子受体基因变化的癌症患者不使用化疗，优先使用抗 EGFR 药物 erlotinib（厄洛替尼，Tarceva）或者 afatinib （Gilotrif）。其他患者（例如由于医疗原因不能使用贝伐单抗），化疗中可加抗 EGFR 药物 cetuximab（西妥昔单抗，Erbitux）。

癌症引起恶性胸腔积液的患者可选择胸膜固定术或导管排出胸腔积液，然后给予化疗和（或）靶向药物。

跟其他分期一样，Ⅳ期肺癌治疗方法的选择取决于个人的整体健康。例如，健康状况不好的患者，只能选择一种化疗药物而不能选择联合两种化疗药物治疗。不能耐受化疗的患者只能选择放疗。局部治疗，如激光疗法、PDT 或支架置入术，可用于缓解肺部肿瘤引起的症状。

因为所有的治疗方法都不可能治愈癌症，所以参加新的临床试验治疗可能是一个不错的选择。

（8）局限性小细胞肺癌

对于大多数局限性小细胞肺癌患者来说，手术不是选择的治疗方法，因为肿瘤已经太大，或者它已扩散到邻近淋巴结或肺的其他地方。如果患者的健康状况良好，可采用标准的治疗方法是化疗同时加放疗。同时使用两种治疗方法的患者往往比那些只有一种治疗方法的患者活得更长时间，但这种治疗方法难以耐受。

如果患者有肺部疾病或其他严重的健康问题，可能只能单独选择化疗。

如果没有采取预防性治疗措施，大约有一半小细胞肺癌的患者会转移到脑。因此，如果患者的癌症已初步治疗反应良好，医生可能会给予预防性头颅照射或PCI对头部进行放疗以尽量防止癌扩散到脑。通常剂量比已经扩散到脑的剂量低。但有些患者PCI治疗时仍可能有不良反应。

大多数患者在用化疗治疗（有或者没有放疗）后，肿瘤都会显著缩小。大约一半患者的肿瘤会缩小到不能被影像学检查检测到。但不幸的是，大多数癌仍会在某些时候复发。

新的化疗药物的组合和其他新的临床试验正在进行，以改善目前的治疗结果。由于这些癌症难以治愈，在美国对某些人来说，考虑参加临床试验也是个不错的选择。如果患者想参加的临床试验，与医生深入交谈，以进一步了解。

（9）扩散型小细胞肺癌

如果患者是扩散型小细胞肺癌，而且健康状况还算不错，可以选择化疗，治疗可以缓解患者的症状，还可以帮助患者活得更长。约有3/4的患者的癌肿化疗后会显著缩小。但不幸的是，癌症仍然会复发。

如果化疗效果好，应用放疗预防性头颅照射或PCI对脑进行放疗，预防扩散型癌转移到脑。

因为这些癌症难以治疗，新的化疗药物组合的临床试验以及其他新的治疗方法，对某些人来说，可能是个不错的选择。如果患者认为可能有兴趣参加临床试验，与医生谈谈。

放疗有时被用来帮助缩小肿瘤和控制身体某些部位的症状。例如，肺内癌肿的生长导致呼吸困难或出血，其他处理方法，如激光手术有时也可能用来缓解症状。放疗也用于癌细胞已经扩散到骨骼或脑时，用以缓解症状。

如果患者的一般健康情况欠佳，可能无法耐受化疗的不良反应，化疗的效果也不好。此时，医生可能会根据患者的个人情况选择治疗计划。如果患者太虚弱了，无法进行化疗，最好的治疗计划可能是支持性护理，包括疼痛治疗和控制呼吸问题或缓解其他可能有的症状。

（10）非小细胞肺癌的继续生长或复发

如果癌症在治疗期间继续增长，或治疗后复发，进一步的治疗将取决于患者癌症的位置和范围、曾用过的治疗方法、个人的健康状况和你对进一步治疗的愿望。重要的是任何进一步的治疗开始之前，患者都应该了解治疗的目的是什么，是为了治愈癌症；还是让其生长缓慢；或是为了缓解症状，还应了解治疗方法的好处和风险。

如果初始治疗选择的是放疗，肿瘤继续增长，二线治疗可能会选择化疗。如果初始治疗是化疗，肿瘤继续增长，二线治疗常联合单一的化疗药物 docetaxel （多西紫杉醇）或 pemetrexed（培美曲塞），或靶向药物 erlotinib（厄洛替尼，Tarceva）。如果初始治疗选择的靶向药物不起作用，联合化疗可能可以尝试。

较小的在肺部的局部复发癌，有时可选择手术或放疗（之前没有被使用过）。在两肺之间的淋巴结复发的癌，通常选择化疗治疗，如果之前没有使用过放疗，可选择同时使用放疗。对于远处复发的癌，治疗的首选往往是化疗和（或）靶向治疗。

有些人癌症可能永远不会消失，学习带癌生存是十分困难和有压力的。这些人需要定期进行治疗：化疗、放疗或其他疗法和进行癌症的检查。

（11）小细胞肺癌的继续生长或复发

如果癌症在治疗期间继续增长，或治疗后复发，进一步的治疗将取决于癌症的位置和范围、曾用过的治疗方法、个人的健康状况和患者对进一步治疗的愿望。重要的是任何进一步的治疗开始之前，患者都应该了解治疗的目的是什么，是为了治愈癌症，让其生长缓慢，或缓解症状，以及治疗方法的好处和风险。

如果癌症在化疗期间继续生长，可以尝试另外的化疗方法，虽然它可能不太有效。治疗后癌症复发，其化疗药物的选择与癌症多久复发有关（见"小细胞肺癌的化疗"一节）。

学习带癌生存是十分困难和有压力的。

（12）如果治疗无效

在某些时候，很清楚地知道常规治疗已经不能控制癌肿的生长。如果患者想继续抗癌治疗，患者可能认为应该参加新的肺癌治疗的临床试验。虽然这些并不总是适合每个人，但有可能对患者和未来的患者有利。

即使不能治愈癌症，也应该尽可能地缓解症状。如果治愈癌症是不可能的，治疗的目的往往是缓解特定区域的癌症导致的症状，甚至可能减缓癌的扩散。肺部气道的癌症可引发呼吸急促或咯血，往往能用放疗和激光进行有效的治疗，如果需要也可能用于其他部位的治疗。放疗常用于癌症扩散到脑或者癌细胞扩散到骨缓解疼痛。

很多肺癌患者关心疼痛。如果某些癌细胞生长靠近神经有时可引起疼痛，可以用止痛药进行有效的治疗。有时放疗或其他治疗也会有所效果。重要的是患者跟医生沟通，利用这些治疗。

决定在合适的时间停止治疗癌症和缓解症状从来都是不容易的。与医生、护士、家人、朋友和神职人员进行良好的沟通往往可以有助于患者面对这种情况。

九、咨询医生时准备的问题

当患者面对癌症和癌症治疗时，需要诚实地与医生公开讨论，询问任何问题，不管这个问题看起来多微不足道，都应该放松心态。这些问题包括：

◇ 我患上什么类型的肺癌？

◇ 癌已经扩散到了肺外了吗？

◇ 我的癌症临床分期是什么，意味着什么？

◇ 治疗前我需要做哪些检查？

◇ 我需要看其他的医生吗？

◇ 你做这种治疗方法的经验怎么样？

◇ 我能选择哪些治疗方法？

◇ 你的建议是什么？为什么？

◇ 治疗的目的是什么？

◇ 根据你看到的我的癌症的情况，我的预期存活率是多少？

◇ 你建议的治疗方案不良反应是什么，风险是什么？持续多久？

◇ 我需要多久做决定？

◇ 治疗前我要准备什么？

◇ 治疗会持续多久？包括什么？在哪里做？

◇ 治疗会怎样影响我的日常生活？

◇ 治疗后，我的肺类癌会复发吗？

◇ 如果治疗无效，癌症复发了，我们怎么办？

◇ 我需要什么类型的随访治疗？

除了这些问题之外，也请记住，一定要记下一些自己的问题。例如，可能还需要了解更多关于康复时间的信息，这样患者可以安排自己的工作日程，或者可能想知道有没有别的治疗方案可以选择等。

十、治疗后的康复

对于一些癌症患者来说，治疗可能会清除或消灭癌细胞。完成治疗后，患者可能既紧张又兴奋。一方面治疗终于结束了，可以长舒一口气；另一方面发现很难彻底放松，因为担心癌症会复发，这对于得过癌症的人来说是一个普遍关心的问题。

患者可能需要一段时间才能减少担心，但有一点可以肯定的是，许多癌症的治愈者已经学会接受这种不确定性，并且过上全新的生活。对于另一些人来说，癌症可能永远不会完全消失，他们会接受定期的化疗、放疗或其他治疗，试图抑制癌症生长。学会接受癌症不会消失这个事实，可能对某些患者来说非常困难。

1. 后续治疗

当治疗结束以后，医生仍会告诉患者需要回访。因此，回访十分重要。医生会密切观察治疗后的情况。医生会根据情况询问患者有关的任何问题，还可能进行各种检查，包括实验室检查或者 X 线检查。

在没有癌症的迹象的患者，医生建议随访（其中可能包括 CT 扫描和验血）时间为治疗后的头两年每 3 个月 1 次，以后每 6 个月 1 次，持续至少 5 年。有些医生可能建议不同的时间表。

后续检查主要是需要寻找癌症复发或扩散的迹象，尽可能地减少治疗的不良反应。复查是个很好地与你的医疗团队讨论问题的时候，此时可以回答和讨论患者关心的各种问题。

每一种类型的肺癌治疗都会有不良反应。有些人可能会持续数周至数月，但其他人可以持续你的余生。一定要立即向癌症治疗团队报告你的任何新的症状和困扰自己的不良反应，他们可以帮助患者控制它们。

如果癌症复发，治疗将取决于癌症的位置和曾用过的治疗方法。放疗、化疗或者其他类型的治疗可能有帮助。

2. 看新医生

在进行癌症的诊断和治疗以后，患者有时会找另外的医生继续看病。而这个新医生不了解患者以前的病史，此时就需要给新医生提供有关病情诊断和治疗的详细情形。在治疗的同时收集这些资料更容易些。因此，请保存以下资料：

◇ 活检或手术病理报告

◇ 手术报告

◇ 放疗治疗摘要

◇ 出院小结

◇ 化疗药物的名称、剂量明细表，以及服用时间表

◇ X 线和其他影像学检查（这些可以放在 CD 或 DVD 里）

医生会需要这些资料的复印件用来做记录，但始终要保管好自己的资料的复

印件。

3. 治疗后生活方式的改变

患者不能改变得过癌症这一事实，但是可以改变以后的生活方式，选择有助于保持健康和良好的生活方式。这是以一种全新的方式看待自己的人生的时候了，也许患者正在考虑怎样在很长的一段时间里改善健康，有些人甚至在癌症治疗期间已经开始考虑了。详细内容见"什么是癌症"。

大多数人想知道，如果有特定的生活方式的改变，他们是否可以减少患癌症的风险进展或癌症复发。不幸的是，对于大多数癌症来说，人们都没有确凿的证据。这并不意味着什么都不会有帮助。只是在大多数情况下，这个领域还没有得到很好的研究。大多数研究都关注生活方式的改变能作为预防癌症的首要方法，而不是减缓或者预防癌症的复发。

不过，有些可以做的事情以帮助人们活得更久或减少肺癌复发的风险。

戒烟：如果患者吸烟，戒烟很重要。戒烟已被证明有助于肺癌患者活得更长，即使癌细胞已经扩散。它也降低了患另一个肺癌的机会，特别是那些患有早期肺癌的人。

当然，戒烟可能有其他健康益处，包括降低其他癌症的危险。

饮食和营养：饮食与肺癌的增长和复发之间的联系并不清楚。一些研究表明，饮食富含水果和蔬菜可能有助于预防肺癌的发展，但是并未研究那些已经患有肺癌的人。

另一方面，有研究发现，β 胡萝卜素补充剂实际上可能增加吸烟者患肺癌的风险。由于缺乏这方面的数据，重要的是在作出任何重大改变之前，需要缺乏与健康护理团队就饮食问题（包括服用任何补充剂）进行讨论，以尽可能提高预后。

十一、最新研究进展

世界各地的许多医疗中心正在做有关小细胞肺癌的预防、早期发现和治疗的研究。

1. 预防

（1）烟草

预防是战胜肺癌重要的机会。虽然几十年过去了，吸烟和肺癌之间的联系变得清晰，吸烟仍是导致至少 80% 的肺癌死亡的原因，而且对小细胞肺癌来说，这一比例甚至有可能更高。正在继续研究：

1）帮助人们戒烟和保持戒烟辅导的方法，如尼古丁替代疗法和其他药品。

2）说服年轻人从来不开始吸烟。

3）遗传基因差异，如果他们吸烟或吸二手烟，使有些人更容易得肺癌。

（2）环境因素

研究人员还继续寻找到一些其他原因引起的肺癌，如暴露于氡气和柴油车尾气。寻找新的方法来降低这些风险，可能挽救更多人的生命。

（3）饮食、营养和药物

研究人员正在寻找方法来使用维生素或药物以预防高风险肺癌的人，但到目前为止没有好的发现能降低风险。

一些研究表明，饮食中的水果和蔬菜可以提供一些保护作用，更多的研究证实了这一点。但是在患肺癌的风险中，水果和蔬菜中的任何保护作用远小于吸烟后所增加的风险。美国癌症协会的饮食建议包括：保持健康的体重、吃水果、蔬菜和高谷物的饮食可能会有所帮助。

2. 早期检测

一项大型临床试验称为全美肺癌筛查试验（NLST），发现与胸部 X 线相比，螺旋 CT 扫描肺癌高风险者（由于吸烟史）的死亡风险降低。这一发现是肺癌筛查的指南。

目前正在研究的另一种方法，使用更新、更灵敏的测试，寻找痰标本中癌细胞。研究人员已经发现了肺癌细胞中的 DNA 常见变化。目前的研究正在寻找新的测试，可以早期找到 DNA 变化，是否可以在较早阶段发现肺癌。

3. 诊断

（1）荧光支气管镜检查

也称为自发荧光支气管镜检查，这种技术可以帮助医生发现某些更早期的肺癌，可能会更容易治疗。在此检查中，医生使用支气管镜通过口或鼻插入肺部，支气管镜前端加装有特殊的荧光灯光而不是正常的白光。荧光会让呼吸道以不同的颜色显示在异常区和健康区。这些异常区在白光下可能不能被发现，所以色差可能会帮助医生发现异常区域。有些癌症中心现在使用这种技术来寻找早期肺癌，尤其是在正常支气管镜没有看到明显的肿瘤时。

（2）虚拟支气管镜

这种影像学检查是使用 CT 扫描呼吸道创建详细的肺部三维图片，就像医生实际使用支气管镜看到的图像。

比起标准支气管镜检查，虚拟支气管镜检查的优势是它是非侵入性的检查，不需要麻醉，还可以让医生看到标准支气管镜看不到的可能被肿瘤阻挡的呼吸道部分。但它也有一些缺点，例如，它不能显示气道颜色的变化，也不能让医生在像使用纤维支气管镜那样看到可疑区域取样。尽管如此，在某些情况下，它可能是一个有用的工具，比如有些患者太虚弱而不能耐受标准的支气管镜。

随着技术的进步，这个检查可能会有更广泛的用途。

4. 治疗

（1）手术

医生现在使用的胸腔镜手术（VATS）治疗某些小细胞肺癌。它可以让医生通过小切口，去除部分肺，缩短住院时间，减少患者的痛苦。医生正在研究中是否可以用于较大的肺肿瘤。

还可使用机器人辅助外科手术进行胸腔镜的操作，医生在专门的手术室控制面板，控制手术器械的机械臂。目前正在一些较大的癌症中心试用。

（2）肿瘤实时成像

研究人员正在寻找使用新的成像技术，如四维计算机断层扫描（4DCT），有助于提高治疗效果。在这种技术中，用 CT 机器扫描胸部持续约 30 秒。它显示肿瘤的位置及其他相关结构，在患者呼吸过程中，而不是标准的 CT 中的一个时间点的快照。

4DCT 可用于确定呼吸过程中肿瘤的确切位置，它可以帮助医生提供更精确的定位放疗肿瘤。这项技术也可能被用于显示肿瘤是否侵犯胸部重要的结构，帮助医生判断患者是否能进行手术治疗。

（3）化疗

许多临床试验正在寻找新的化疗药物组合治疗小细胞肺癌，确定哪些是最安全和最有效的治疗方法。这特别重要，特别是针对老年人和有其他健康问题的患者。医生也在寻找更好的方法将化疗与放疗和其他治疗方法相结合。

小细胞肺癌：一些新的化疗药物，如 amrubicin（氨柔比星）和 belotecan，在早期的研究结果和目前正在测试在大规模的临床试验，已经显示出大有希望的治疗前景。

非小细胞肺癌：实验室检查预测化疗效果：医生想知道手术后辅助化疗对某些早期肺癌（Ⅰ期或Ⅱ期）患者更好的疗效，但要明白对哪些患者有效是不容易的。在早期研究中，新的实验室测试癌细胞中基因类型可能告诉医生哪些患者可受益于化疗，更大的研究现正在进行以确认其有效性。

其他实验室测试也在预测肺癌是否会响应特定的化疗药物。例如，有研究发现，肿瘤的 ERCC1 蛋白水平高是不太可能响应顺铂或卡铂的化疗，而 RRM1 蛋白水平高的肿瘤似乎不太可能响应化疗药物吉西他滨。医生们现在希望看到如果这些标记的测试可以帮助指导治疗方法的选择。

维持化疗：对于晚期肺癌患者如果可以耐受化疗，通常给予化疗（有时一起使用靶向药物）4~6 个周期。最近的一些研究发现，如果癌症不继续发展，持续治疗 4~6 周期后继续使用单一化疗药物如培美曲塞或靶向药物如厄洛替尼，可能帮助某些患者活得更久。这就是所谓的维持治疗。维持治疗可能的缺点是患者一直有化疗的不良反应。有些医生建议维持治疗，其他医生正在等待进一步研究结果。

（4）靶向疗法

小细胞肺癌：研究人员正在研究更多有关肺癌细胞的内部控制生长和扩散的途径，用来开发新的靶向治疗药物。这些药物不同于标准化疗药物。在标准化疗药物无效的情况下使用，其不良反应比常规化疗药物轻。这些治疗方法的临床试验正在研究，希望能有助于患肺癌的人活得更长，或减轻其症状。

抗血管生成药物：血管生成抑制剂的靶向药物可以影响新的血管生成，从而切断肿瘤细胞的营养供应。这些药物已被用于治疗其他类型的癌症，如贝伐单抗（Avastin®）已经显示出对某些类型的非小细胞肺癌患者有效。但到目前为止，没有证据证明能让患者活得更长。

其他影响血管生长的药物，如舒尼替尼（Sutent®）和 nintedanib（BIBF 1120），也正在测试用于小细胞肺癌。

非小细胞肺癌：靶向治疗药物如 bevacizumab（Avastin，贝伐单抗），erlotinib（Tarceva，厄洛替尼），cetuximab（Erbitux，西妥昔单抗）和 crizotinib（Xalkori）已被用于治疗非小细胞肺癌。其他临床试验，目前正在测试是否可以帮助晚期肺癌患者活得更长或减轻其症状。

其他靶向药物正在进行后期的临床试验包括 afatinib、ganetespib、custirsen 和 dacomitinib。有些有针对性的药物已经批准用于对其他类型的癌症，如 sorafenib（Nexavar，索拉非尼）和 sunitinib（Sutent，舒尼替尼），也被用于治疗非小细胞肺癌。

有研究发现，有些患者对靶向治疗无效，有些人则可能使其肿瘤缩小。例如，有 EGFR 基因变化的癌症患者对表皮生长因子受体阻滞剂厄洛替尼反应良好。相似的基因测试现在研究中。

（5）免疫疗法

研究人员希望开发药物，可以提高人体的免疫系统用以对抗癌症。

疫苗：几类疫苗可刺激机体的免疫反应，用以对抗肺癌细胞，其临床试验正在测试。麻疹或腮腺炎疫苗被设计用来帮助治疗而不能预防肺癌。这类治疗方法的不良反应不大，可用于不能耐受其他治疗方法的患者。目前疫苗疗法只用于临床试验。

小细胞肺癌：Ipilimumab（Yervoy）：此药物靶点是 CTLA-4 蛋白，该蛋白在体内的正常作用是抑制免疫反应。阻断这种蛋白质可能会帮助免疫系统攻击癌细胞。该药物已经用于治疗黑色素瘤，现在在用于其他癌症，包括小细胞肺癌研究。

非小细胞肺癌：阻断 PD-1 和 PD-L1 药物：癌细胞在体内能逃避免疫系统的检测和杀灭。例如，癌细胞表面有一种蛋白质称为 PD-L1 能帮助癌细胞逃避免疫系统。相应的新药物能阻断 PD-1 蛋白或者使机体的免疫细胞 T 细胞对 PD-L1 蛋白反应，可以帮助人体的免疫系统识别和攻击癌细胞。

在早期的研究中，一种抗 PD-1 的药物称为 nivolumab（BMS-936558）能使1/5 的非小细胞肺癌的肿瘤缩小，而 PD-L1 药物（被称为靶向药物 BMS-936559）能使 1/10 的非小细胞肺癌的肿瘤缩小。大部分肿瘤至今仍存在着长期效应。较大的有关这类药物的研究正在进行中。

疫苗

有些肺癌疫苗已在实验室培养成功甚至是部分成分如肿瘤细胞的普通蛋白质部分。例如，某些肺癌细胞有存在 MUC1 蛋白质。TG4010 疫苗针对该蛋白进行免疫反应。最近的一项研究比较联合疫苗的化疗和单独使用化疗的治疗晚期肺癌患者。疫苗组癌症患者的肿瘤比对照组似乎缩小或停止生长。更多的研究正在观察疫苗似乎能帮助晚期癌症患者延长寿命。

L-BLP25（Stimuvax）是另一种针对 MUC1 蛋白质的疫苗。这种疫苗将蛋白（MUC1）包裹在脂肪滴（脂质体）中以提高疗效。一个小型的针对晚期非小细胞肺癌患者的研究表明，这种疫苗可能提高生存时间，但最近一个更大的研究，并没能发现这种疫苗帮助人们活得更长。

所有的疫苗都在临床实验阶段。

参考文献

1　American Cancer Society. Cancer Facts & Figures 2013. Atlanta, Ga：American Cancer Society，2013.

2　American Cancer Society. Cancer Facts & Figures for African Americans 2013-2014. Atlanta, Ga：American Cancer Society，2013.

3　American Joint Committee on Cancer. Lung. AJCC Cancer Staging Manual. 7th ed. New York：Springer，2010：253–256.

4   Amos CI, Pinney SM, Li Y, et al. A susceptibility locus on chromosome 6q greatly increases lung cancer risk among light and never smokers. Cancer Res, 2010, 70: 2359–2367.

5   Bach PB, Silvestri GA, Hanger M, Jett JR. Screening for lung cancer: ACCP evidencebased clinical practice guidelines. Chest, 2007: 69S–77.

6   Cohen AJ, Ross Anderson H, Ostro B, et al. The global burden of disease due to outdoor air pollution. J Toxicol Environ Health A, 2005, 68: 1301–1307.

7   Jackman DM, Johnson BE. Small-cell lung cancer. Lancet. 2005;366: 1385–1396. Johnson DH, Blot WJ, Carbone DP, et al. Cancer of the lung: non-small cell lung cancer and small cell lung cancer. In: Abeloff MD, Armitage JO, Niederhuber JE. Kastan MB, McKenna WG, eds. Abeloff's Clinical Oncology. 4th ed. Philadelphia, Pa: Elsevier, 2008: 1307–1366.

8   Krug LM, Pietanza C, Kris MG, Rosenzweig K, Travis WD. Small cell and other neuroendocrine tumors of the lung. In: DeVita VT, Lawrence TS, Rosenberg SA, eds. DeVita, Hellman, and Rosenberg's Cancer: Principles and Practice of Oncology. 9th ed. Philadelphia, Pa: Lippincott Williams & Wilkins, 2011: 848–870.

9   Masters GA, Clinical presentation of small cell lung cancer. In: Pass HI, Carbone DP, Johnson DH, Minna JD, Scagliotti GV, Turrisi AT, eds. Principles and Practice of Lung Cancer. 4th ed. Philadelphia, Pa: Lippincott Williams & Wilkins, 2010: 341–351.

10 National Lung Screening Trial Research Team, Aberle DR, Adams AM, Berg CD, et al. Reduced lung-cancer mortality with low-dose computed tomographic screening. N Engl J Med, 2011, 365: 395–409.

11 Parsons A, Daley A, Begh R, Aveyard P. Influence of smoking cessation after diagnosis of early stage lung cancer on prognosis: Systematic review of observational studies with meta-analysis. BMJ, 2010, 340: b5569.

12 Pletcher MJ, Vittinghoff E, Kalhan R, Richman J, Safford M, Sidney S, Lin F, Kertesz S. Association between marijuana exposure and pulmonary function over 20 years. JAMA, 2012, 307: 173–181.

13 Price T, Nichols F. Surgical management of small cell lung cancer. In: Pass HI, Carbone DP, Johnson DH, Minna JD, Scagliotti GV, Turrisi AT, eds. Principles and Practice of Lung Cancer. 4th ed. Philadelphia, Pa: Lippincott Williams & Wilkins, 2010: 521–529.

14 Reck M, Bondarenko I, Luft A, et al. Ipilimumab in combination with paclitaxel and carboplatin as first-line therapy in extensive-disease-small-cell lung cancer: Results from a randomized, double-blind, multicenter phase 2 trial. Ann Oncol, 2013, 24: 75–83.

15 Schottenfeld D. The etiology and epidemiology of lung cancer. In: Pass HI, Carbone DP, Johnson DH, Minna JD, Scagliotti GV, Turrisi AT, eds. Principles and Practice of Lung Cancer. 4th ed. Philadelphia, Pa: Lippincott Williams & Wilkins, 2010: 3–22.

16 Spigel DR, Townley PM, Waterhouse DM, et al. Randomized phase II study of bevacizumab

in combination with chemotherapy in previously untreated extensive-stage small-cell lung cancer: Results from the SALUTE trial. J Clin Oncol, 2011, 29: 2215–2222.

17 US Preventive Services Task Force. Lung cancer screening. Ann Int Med, 2004, 140: 738–739.

18 Wender R, Fontham E, Barrera E, et al. American Cancer Society lung cancer screening guidelines. CA Cancer J Clin, 2013, 63: 106–117.

19 Alberg AJ, Brock MV, Stuart JM. Epidemiology of lung cancer: Looking to the future. J Clin Oncol, 2005, 23: 3175–3185.

20 American Cancer Society. Cancer Facts & Figures 2013. Atlanta, Ga: American Cancer Society, 2013.

21 American Cancer Society. Cancer Facts & Figures for African Americans 2013-2014. Atlanta, Ga: American Cancer Society, 2013.

22 American Joint Committee on Cancer. Lung. AJCC Cancer Staging Manual. 7th ed. New York: Springer, 2010: 253–266.

23 Amos CI, Pinney SM, Li Y, et al. A susceptibility locus on chromosome 6q greatly increases lung cancer risk among light and never smokers. Cancer Res, 2010, 70: 2359–2367.

24 Bach PB, Silvestri GA, Hanger M, Jett JR. Screening for lung cancer: ACCP evidencebased clinical practice guidelines. Chest, 2007: 69S–77.

25 Brahmer JR, Tykodi SS, Chow LQ, et al. Safety and activity of anti-PD-L1 antibody in patients with advanced cancer. N Engl J Med, 2012, 366: 2455–2465.

26 Butts C, Maksymiuk A, Goss G, et al. Updated survival analysis in patients with stage IIIB or IV non-small-cell lung cancer receiving BLP25 liposome vaccine (L-BLP25):

27 phase IIB randomized, multicenter, open-label trial. J Cancer Res Clin Oncol, 2011, 137: 1337–1342.

28 Ciuleanu T, Brodowicz T, Zielinski C, et al. Maintenance pemetrexed plus best supportive care versus placebo plus best supportive care for non-small-cell lung cancer: A randomised, double-blind, phase 3 study. Lancet, 2009, 374: 1432–1440.

29 Cohen AJ, Ross Anderson H, Ostro B, et al. The global burden of disease due to outdoor air pollution. J Toxicol Environ Health A, 2005, 68: 1301–1307.

30 Groome PA, Bolejack V, Crowley JJ, et al. The IASLC Lung Cancer Staging Project: Validation of the proposals for revision of the T, N, and M descriptors and consequent stage groupings in the forthcoming (seventh) edition of the TNM classification of malignant tumours. J Thorac Oncol, 2007, 2: 694–705.

31 Johnson DH, Blot WJ, Carbone DP, et al. Cancer of the lung: non-small cell lung cancer and small cell lung cancer. In: Abeloff MD, Armitage JO, Niederhuber JE. Kastan MB, Mk-Kenna WG, eds. Abeloff's Clinical Oncology. 4th ed. Philadelphia, Pa: Elsevier, 2008: 1307–1366.

32 Kaufman EL, Jacobson JS, Hershman DL, et al. Effect of breast cancer radiotherapy and cigarette smoking on risk of second primary lung cancer. J Clin Oncol, 2008, 26: 392–398.

33 Kwak EL, Bang Y, Camidge DR, et al. Anaplastic lymphoma kinase inhibition in nonsmall cell lung cancer. New Engl J Med, 2010, 363: 1693–1703.

34 National Cancer Institute. Physician Data Query (PDQ). Non-Small Cell Lung Cancer Treatment. 2013. Accessed at www.cancer.gov/cancertopics/pdq/treatment/non-smallcell-lung/healthprofessional on March 18, 2013.

35 National Comprehensive Cancer Network. NCCN Clinical Practice Guidelines in Oncology: Non-Small Cell Lung Cancer. V.2.2013. Accessed at www.nccn.org/professionals/physician_gls/PDF/nscl.pdf on March 18, 2013.

36 National Lung Screening Trial Research Team, Aberle DR, Adams AM, Berg CD, et al. Reduced lung-cancer mortality with low-dose computed tomographic screening. N Engl J Med, 2011, 365: 395–409.

37 Obedian E, Fischer DB, Haffty BG. Second malignancies after treatment of early-stage breast cancer: Lumpectomy and radiation therapy versus mastectomy. J Clin Oncol, 2000, 18: 2406–2412.

38 Parsons A, Daley A, Begh R, Aveyard P. Influence of smoking cessation after diagnosis of early stage lung cancer on prognosis: Systematic review of observational studies with meta-analysis. BMJ, 2010, 340: b5569.

39 Posther KE, Harpole DH. The surgical management of lung cancer. Cancer Investigation, 2006, 24: 56–67.

40 Pletcher MJ, Vittinghoff E, Kalhan R, et al. Association between marijuana exposure and pulmonary function over 20 years. JAMA, 2012, 307: 173–181.

41 Quoix E, Ramlau R, Westeel V, et al. Therapeutic vaccination with TG4010 and first-line chemotherapy in advanced non-small-cell lung cancer: A controlled phase 2B trial. Lancet Oncol, 2011, 12: 1125–1133.

42 Schrump DS, Carter D, Kelsey CR, Marks LB, Giaccone G. Non-small cell lung cancer. In: DeVita VT, Lawrence TS, Rosenberg SA, eds. DeVita, Hellman, and Rosenberg's Cancer: Principles and Practice of Oncology. 9th ed. Philadelphia, Pa: Lippincott Williams & Wilkins, 2011: 799–847.

43 Sequist LV, Yang JC, Yamamoto N, et al. Phase III Study of Afatinib or Cisplatin Plus Pemetrexed in Patients With Metastatic Lung Adenocarcinoma With EGFR Mutations. J Clin Oncol. 2013 Jul 1. [Epub ahead of print]

44 US Preventive Services Task Force. Lung cancer screening. Ann Int Med, 2004, 140: 738–739.

45 Schottenfeld D. The etiology and epidemiology of lung cancer. In: Pass HI, Carbone DP,

Johnson DH, Minna JD, Scagliotti GV, Turrisi AT, eds. Principles and Practice of Lung Cancer. 4th ed. Philadelphia, Pa： Lippincott Williams & Wilkins，2010：3–22.

46　Topalian SL, Hodi FS, Brahmer JR, et al. Safety, activity, and immune correlates of anti-PD-1 antibody in cancer. N Engl J Med，2012，366：2443–2454.

47　Travis WD, Brambilla E, Noguchi M, et al. International Association for the Study of Lung Cancer/American Thoracic Society/European Respiratory Society international multidisciplinary classification of lung adenocarcinoma. J Thorac Oncol，2011，6：244–285.

48　Wender R, Fontham E, Barrera E, et al. American Cancer Society lung cancer screening guidelines. CA Cancer J Clin，2013，63：106–117.

49　Wozniak AJ, Gadgeel SM. Clinical presentation of non-small cell carcinoma of the lung. In：Pass HI, Carbone DP, Johnson DH, Minna JD, Scagliotti GV, Turrisi AT, eds. Principles and Practice of Lung Cancer. 4th ed. Philadelphia, Pa： Lippincott Williams & Wilkins，2010：327–340.

50　Zhou W, Heist RS, Liu G, et al. Circulating 25-hydroxyvitamin D levels predict survival in early-stage non-small-cell lung cancer patients. J Clin Oncol，2007，25：479–485.

第十一章　食管癌

一、食管癌简介

1. 正常食管

食管是一条连接咽和胃的中空肌性管道，位于气管后面，脊柱前面。食管本身没有任何的消化作用，其主要功能只是将食物和水从咽传递到胃。当食物进入咽部时会触动吞咽的反射动作，这个吞咽反射动作主要是蠕动以将食物推入胃中。在成人，食管通常长 25~40cm，最窄的地方直径约 2cm。

食管属于消化管的一部分，管壁结构同消化管的管壁结构。由内向外分为四层。分别是：

黏膜层：黏膜层沿食管的内侧排列，分 3 个部分：

◇ 上皮细胞层：形成食管的最内层，通常由扁平的鳞状细胞构成，大部分食管癌从这里开始发病。

◇ 固有层：是一层薄的结缔组织层，位于上皮细胞正下方。

◇ 黏膜肌层：是固有层下面一层非常薄的肌肉层。

黏膜下层：是黏膜层正下方的一种结缔组织层，包含血管和神经，在食管的某些部分，含有能分泌黏液的腺体。

肌层：是位于黏膜下层的一层厚厚的肌肉群，这层肌肉以一种协调而有节奏的方式收缩，推进食物沿食管从喉咙进入胃。

外膜：是食管的最外层，由结缔组织构成。

食管的上部有一块特殊的肌肉，称为食管上括约肌，其功能是一旦该肌肉感受到食物或水液，就开始松弛打开食管。

食管下部连接到胃的地方称为胃食管交界（GE），GE 交界处附近有一块特殊的肌肉，称为食管下括约肌，控制食物不断从食管进入胃，并阻止胃酸和消化酶反流入食管。

2. 胃食管反流和巴雷特（Barrett）食管

胃里含有较强的酸和酶，用来消化食物，胃的上皮细胞的腺细胞分泌酸、酶和黏液，这些细胞具有特殊的功能，防止自身免受胃酸和消化酶的伤害。

有部分患者，胃酸从胃反流入食管，医学术语称为胃食管反流病（GERD）或反流。大部分反流患者有症状，如胃灼热、有灼热感从胸部中间扩散开来等，少数反流患者完全没有任何症状。

胃酸反流到食管下段，持续很长一段时间后，会损坏食管内壁，导致沿食管内壁排列的鳞状上皮细胞被腺细胞代替，这些腺细胞通常看起来像排列在胃和小肠内壁的细胞，并且更耐胃酸，在食管出现腺细胞被称为巴雷特食管。

有巴雷特食管的人更容易患上食管癌，这些人需要密切随访，以期早期发现癌症。不过，虽然有较高的风险，但大多数有巴雷特食管的人不会继续发展成食管癌。

3. 食管癌

食管癌从内层（黏膜层）开始发病，并向外增长（通过黏膜下层和肌肉层），由于沿食管内壁排列的细胞有两种，一是鳞状细胞，二是腺细胞。因此，食管癌主要类型有 2 种：鳞状细胞癌和腺癌。

起始在鳞状细胞的癌变称为鳞状细胞癌，简称鳞癌，可发生在沿食管的任何一处。过去曾是美国食管癌最多见的类型，现在约占美国食管癌的一半。

起始于腺细胞的癌变称为腺癌，腺细胞不是食管内壁正常的部分，腺癌发生之前，腺细胞必须替代鳞状细胞的位置，这种情况发生在巴雷特食管患者，主要发生在食管下段，这正是大多数腺癌发生的位置。

癌变发病地点在食管与胃交界处，其中包括胃的开始部分——贲门，其表现类似食管癌，治疗方法与食管癌相同，因此它们也被归为食管癌。

二、主要统计数据

据美国癌症协会预测，2013 年美国食管癌：

◇ 约有 17 990 例新增食管癌病例，其中男性 14 440 例，女性 3 550 例。

◇ 约有 15 210 例食管癌病死病例，其中男性 12 220 例，女性 2 990 例。

食管癌男性多于女性，男性是女性的 3-4 倍。在美国，一个人一生中患食管癌的风险，男性大约是 1/125，女性大约是 1/435。

在美国，多年来食管癌的发病率一直相当稳定，过去，食管癌在非裔美国人中比在白种人中更常见，但现在两者几乎相同。非裔美国人中多见鳞状细胞癌，白人中多发腺癌。在中国，食管癌发病率比美国高 10~100 倍，其主要类型是鳞状细胞癌。其他地区，如伊朗、印度北部和非洲南部的发病率也很高，多见鳞状细胞癌。

三、危险因素、产生原因和预防

1. 危险因素

危险因素能就是任何能改变你患上某种疾病如癌症的机会的因素，不同的癌有不同的危险因素，例如，吸烟是肺癌的危险因素，许多其他类型的癌也同样。

科学家已经发现了几个能影响食管癌风险的危险因素，其中一些容易增加食管腺癌的风险，另一些则容易增加食管鳞状细胞癌的风险。

但风险因素不会告诉我们一切，有一个危险因素，甚至是好几个，并不意味着会得这种疾病，许多有危险因素的人永远不会患食管癌，而其他有这种病的人可能有很少的或根本没有已知的危险因素。

（1）年龄

年轻时患食管癌的概率很低，随着年龄增大患病概率也会增加，不到15%的病例发生在年龄小于 55 岁的人。

（2）性别

与女性相比，男性的食管癌发病率高出 3 倍多。

（3）胃食管反流病

患有胃食管反流病（GERD）的人患食管腺癌的风险较高，风险上升程度取决于反流持续的时间以及症状的严重程度。GERD 也可以引起 Barrett 食管，会更增加患病风险。

（4）Barrett 食管

胃液反流到食管下段持续很长一段时间，可以损坏食管内壁，导致沿食管内壁排列的鳞状上皮细胞被腺细胞代替。这些腺细胞通常看起来像排列在胃和小肠内壁的细胞，并且更耐胃酸，此时食管被称为巴雷特（Barrett）食管。

患者胃液反流的时间越长，患 Barrett 食管的可能性越大。大多数有 Barrett 食管的人有"胃灼热"的症状，但很多完全没有症状。

Barrett 食管会增加食管腺癌的风险，因为 Barrett 食管的腺细胞随着时间的推移会变得更加异常，导致不典型增生这种癌前状态。根据异常细胞在显微镜下的形态将不典型增生分级，高级不典型增生的细胞结构最不正常，癌症风险也最高。

有 Barrett 食管的人比没有 Barrett 食管的人更容易发展成食管癌，然而大部分有 Barrett 食管的人并没有患食管癌，但那些出现不典型增生的人，或者家庭中其他人也有 Barrett 食管的人，患食管癌风险是最高的。

（5）烟草和酒精

吸烟包括香烟、雪茄、烟斗和咀嚼烟草等，是食管癌的主要危险因素。随着吸烟增加，患癌风险也会增加。一个人吸烟越多、时间越长，患癌的风险就越高。那些一天抽一包或一包以上香烟的人，患食管腺癌的概率至少是不吸烟的人的 2 倍，和食管鳞状细胞癌的关系就更紧密了。如果戒烟，患食管癌的风险会下降。

饮酒也会增加食管癌的风险，随着酒精摄入量的增加，患食管癌的概率也随之上升，酒精对鳞状细胞癌风险的影响超过对腺癌的影响。

同时吸烟和饮酒引发食管癌的风险远远超过单独吸烟或饮酒的风险。

（6）肥胖

超重或肥胖（过于超重）的人患食管腺癌的机会较高，部分原因是肥胖的人容易患食管反流。

（7）饮食

水果和蔬菜含量高的饮食能降低食管癌风险，虽然其中确切的原因还不清楚，但水果和蔬菜提供了大量的维生素和矿物质，它们可以帮助预防癌症。

另一方面，饮食中的某些物质可能会增加患癌症的风险，例如，有一个还没有得到证实的提示，加工肉类含量高的饮食可能会增加患食管癌的概率，这有助于解释在世界上某些地区这种癌的高发病率。

经常饮用很烫的液体可能增加患上食管鳞状细胞癌的风险，这可能是高热液体对食管内壁细胞长期损害的结果。

暴饮暴食，会导致肥胖，从而增加患食管腺癌的风险。

（8）贲门失弛缓症

患贲门失弛缓症时，食管下端的肌肉——下食管括约肌不能适当松弛，人们吞咽下的食物和液体不能顺利进入胃，堆积在食管，随着时间的推移，食管变得向外扩张，食管内壁细胞由于长时间接触食物，受到刺激而发炎。

有贲门失弛缓症的人患食管癌的风险是正常人的数倍，被诊断贲门失弛缓症后 15~20 年后可能发现食管的癌症。

（9）胼胝症

胼胝症是一种罕见的遗传性疾病，有这种疾病的人，手掌和脚掌的皮肤表层会出现过度增长，食管黏膜也会长出小瘤子（乳头状瘤），同时食管鳞状细胞癌患病风险非常高。

密切关注胼胝症患者，及早发现食管癌，通常需要定期胃镜检查来监测。

（10）食管蹼

食管蹼是由食管腔内仅由黏膜层和黏膜下层构成的薄（2~3mm）而脆的蹼状隔膜，可见于食管的任何部位，能导致食管变窄，大部分食管蹼不会有任何问题，但更大的食管蹼可能导致食物被卡在食管，从而导致吞咽困难。

食管蹼伴有贫血、口腔黏膜白斑、匙状指甲和脾肿大时，被称为 Plummer-Vinson 综合征（或 Paterson-Kally 综合征），该综合征患者约有 10% 最终会发展为食管鳞状细胞癌。

（11）工作场所风险

在某些工作场所接触化学气体会导致食管癌的风险增加，例如，接触干洗剂能导致食管癌风险增大。一些研究已经发现，干洗工人的食管癌发病率较高。

（12）食管受伤

碱液是一种化学物质，用于强效工业和家用清洁剂，如管道疏通中。碱液是一种腐蚀剂，意味着它可以灼伤和破坏细胞。儿童误服清洁剂瓶里的碱液，会导致严重的食管化学灼伤，损伤逐渐愈合后，瘢痕组织会导致该食管部位狭窄。有这些狭窄的成年人，食管鳞状细胞癌发病率会增加，癌症的发生时间平均在误服碱液大约40年后。

（13）某些其他癌症病史

患有其他癌症，如肺癌、口腔癌和咽喉癌的人，患食管鳞状细胞癌的风险也会较高，这可能是由于所有这些癌症都与吸烟有关。

（14）人类乳头状瘤病毒

在亚洲和南非，有多达1/3的食管癌患者中已经发现了有人类乳头状瘤病毒HPV基因，包括美国在内其他地区的食管癌症患者中没有发现HPV感染的迹象。

HPV是一组100多个相关病毒，因为其中一些会导致乳头状瘤疣的增生，所以统称为乳头状瘤病毒。某些类型的HPV感染与癌症有关，这些癌症主要是咽喉癌、肛门癌和宫颈癌。

2. 产生原因

我们还不知道究竟是什么原因导致了大部分食管癌，不过，确实存有某些使人容易患上食管癌的危险因素。

科学家们认为某些危险因素，如吸烟或饮酒可能会通过损伤食管内细胞的DNA导致食管癌。长期刺激食管内壁，如反流、Barrett食管、贲门失弛缓症、食管蹼、或吞咽碱液后留下的瘢痕等，也可能会导致DNA损伤。

食管癌细胞有多种不同基因的DNA常常出现改变，然而，目前还不清楚是否所有（或大多数）食管癌中有某些特定的基因改变。

3. 食管癌可以预防吗？

并不是所有的食管癌都是可以预防的，但是通过避免某些危险因素，可以大大降低发生这种疾病的风险。

在美国，食管癌最重要的生活方式危险因素是吸烟和饮酒，其中一个因素就足以数倍增加食管癌的风险，这两个因素叠加风险就更大了。因此，戒烟戒酒是减少食管癌风险的最佳途径之一。

健康的饮食和保持健康体重也很重要。包含丰富的水果和蔬菜的饮食可能有助于预防食管癌。肥胖已证实与食管癌尤其是食管腺癌有关，所以保持健康的体重也可能有助于减少这种疾病的风险。

一些研究已经发现，那些服用阿司匹林或其他非甾体类抗炎药（NSAIDs），例如布洛芬的人患食管癌的风险较低。然而，每天服用这些药物可能导致另外的问题，如肾脏损伤和胃出血等。因此，大多数医生不建议通过使用非甾体抗炎药来预防癌症。如果患者正在考虑定期使用非甾体抗炎药，应与医生讨论其中潜在利益和风险。

一些研究还发现，Barrett 食管患者服用一种他汀类药物可以降低食管癌的风险。他汀类药物可用于治疗高胆固醇，例如阿托伐他汀 atorvastatin（Lipitor，立普妥）和瑞舒伐他汀 rosuvastatin（Crestor®）。当服用这些药物来降低胆固醇时，同时也能帮助一些患者降低食管癌的风险，但医生不建议服用它们来预防癌症，因为这些药物有严重的不良反应。

有 Barrett 食管的人，患食管癌的风险增加，医生会密切观察食管内壁细胞是否有异常增生，如果细胞出现不典型增生的癌前状态，医生可能建议治疗，以防止它发展成食管癌。

对患有食管反流的人进行治疗，可能有助于预防 Barrett 食管和食管癌。治疗方法通常选择使用质子泵抑制剂（PPIs）的药物，如 omeprazole（奥美拉唑，Prilosec®）、lansoprazole（兰索拉唑，Prevacid®）或 esomepraxole（埃索美拉唑，Nexium®）。手术是另外一种治疗方法。

有 Barrett 食管的人，使用高剂量的 PPI 治疗可能会降低细胞发生不典型增生进而癌变的风险。如果你觉得有慢性胃灼热心感（或反流），应该去看医生，进行治疗，以改善症状，并预防食管癌。

四、早期筛查

筛查的目的是及早发现可治愈阶段的癌症等疾病，从而延长人们的寿命，提高生活质量。

目前，美国没有任何专业组织向处于食管癌平均风险的人推荐食管癌筛查，因为没有筛查试验能降低病死风险。

但对处于高食管癌风险的人群，如 Barrett 食管人群，需要密切观察监测，以期发现癌前病变和早期癌症。

检查高危人群

许多专家建议，有高食管癌风险人群，如有 Barrett 食管的人，应该定期作上消化道内镜检查。医生通过内镜检查食管内部，并从 Barrett 区切除少量组织样本进行活检，观察细胞结构是否异常，是否有癌细胞，医生还会从任何看起来异常的区域取样进行活检。

医生们不能确定重复检查的间隔时间，但大多数医生建议，如果发现有异常细胞，即不典型增生，应该增加检查次数，如果有高级异型增生，即细胞看起来异常程度高，检查次数应该更加频繁。

如果 Barrett 面积很大或有多个高级异型增生点，患食管癌风险很高，医生会建议手术切除异常部位。这种情况往往表明要么已经发生腺癌，只是还没有发现而已，要么会在几年内发生腺癌。手术治疗后，患者的预后相对较好。

对于健康状况不佳无法承受手术的患者，可以不选择手术治疗。其他可选择的方案有内镜下黏膜切除术（EMR）、光动力疗法（PDT）和射频消融术。

密切的监测和必要的治疗有助于预防部分食管癌的发生，也可以及早发现癌症，更容易治愈癌症。

五、诊断

食管癌通常是因为患者有症状或体征而被发现，如果怀疑有食管癌，需要进一步检查以明确诊断。

1. 症状

大部分食管癌是因为它们所引起的症状而被发现的，无症状而被诊断往往出于偶然，如因为其他医疗问题进行检查时被发现等。不幸的是，大部分食管癌直到晚期才表现出症状，治疗难度加大。

（1）吞咽困难

食管癌最常见的症状是吞咽障碍，像食物卡在喉咙或胸部的感觉，医学术语叫吞咽困难。开始的时候症状通常很轻，随着时间的推移，食管内腔越来越窄，症状会逐渐加重。吞咽困难是巨大癌肿引起的常见的晚期症状。

当吞咽困难时，人们常常会下意识地改变自己的饮食和饮食习惯，他们一小口一小口地咬，更仔细更缓慢地咀嚼食物。当癌肿一天天长大，这个问题会变得更糟，于是他们改吃更软的食物，以便它们能更顺利地通过食管。他们通常不吃面包和肉，因为这些食物会被卡住。吞咽困难甚至可能严重到有些人完全不能进食固体食物,只能吃流质饮食。癌肿持续增大,有一天甚至连液体都将无法吞下去。

为了帮助食物通过食管,机体会分泌更多唾液,因此有些患者首先表现出有大量浓稠的黏液或唾液。

(2)胸痛

你感觉胸口中间疼痛或不舒服,有些人形容是一种压榨感或者在胸口有灼烧感。更多时候这种灼热感是由癌症以外的问题引起的,很少被当做癌症的症状。

癌肿生长到足够大时,阻碍食物通过食管,你会感觉吞咽疼痛。吞咽后几秒,食物或液体到达肿瘤部位,发生通过困难,患者就会感觉到疼痛。

(3)体重减轻

大约有一半的食管癌患者在没有刻意减肥的情况下体重减轻,原因是吞咽困难导致他们无法吃饱,食欲下降也是原因之一,另外癌症使新陈代谢加快。

(4)其他症状

食管癌其他可能出现的症状有:

◇ 声音嘶哑

◇ 慢性咳嗽

◇ 打嗝

◇ 肺炎

◇ 骨痛

◇ 食管出血。食管流出来的血进入胃,然后通过消化道,使大便发黑。随着时间推移,这种失血还会导致贫血,人会感到疲惫。

事实上,这些症状更多时候在其他疾病时出现。不过,如果患者有任何这些症状,特别是有吞咽困难时,一定要去看医生,接受检查,找出原因,必要时接受治疗。

2. 病史和体检

如果患者有食管癌的症状,医生会询问病史,核查可能有的风险因素,并进一步了解患者的症状。通常,医生会对患者做一次全面体检,寻找食管癌迹象以及其他健康问题,可能会特别注意患者的颈部和胸部区域。

如果体检结果不正常,医生可能会申请相关检查。

3. 影像学检查

在食管癌诊断之前和之后进行影像学检查的目的是:

◇ 寻找可能发生癌变的可疑区域

◇ 了解癌细胞的扩散范围

◇ 判断治疗是否有效

◇ 寻找治疗后癌症复发的迹象

（1）钡餐

在检查前患者需要吞服钡剂，这是一种浓稠的白石灰状的液体。吞服后，液体会覆盖在食管壁，接着进行食管 X 线，可清晰显示钡覆盖在食管上的轮廓。该检查可单独进行，也可作为上消化道整个 X 线检查的一部分。钡餐检查可以显示通常表面光滑的食管内壁上任何的不规则。

钡餐检查是吞咽困难患者首选的检查，能发现很小的早期癌变。肿瘤从食管内壁向外生长，伸入到管腔，从而导致食管钡层不平整。X 线显示有小的圆形肿块或扁平状凸起的区域，也称斑块，是早期癌症；X 线显示有一大块不规则的区域并导致食管的宽度变窄的是晚期癌症。

钡餐检查还可以用来诊断食管癌的严重的并发症气管 - 食管瘘。肿瘤破坏食管和气管之间的组织，就会在食管和气管之间形成一个洞，两者相互贯通。在吞咽时，食物会通过食管进入气管和肺部，导致呛咳、咳嗽，甚至引发肺炎。处理方法有手术和内镜处理。

钡餐检查的缺点是只能显示食管内壁的结构，不能用于判断癌细胞在食管外的扩散范围。

（2）CT 扫描

CT 扫描通常不用于食管癌的初诊，而用于明确癌细胞扩散的范围。CT 扫描可显示癌肿在食管的位置，并显示是否侵犯邻近器官和淋巴结，以及癌细胞转移到的远处器官。CT 扫描还能帮助确定是否手术是最好的治疗选择。

CT 引导下穿刺活检：CT 扫描可用来精确地引导活检针进入疑似癌细胞扩散部位，取样进行活检。

（3）磁共振成像（MRI）扫描

MRI 扫描对观察大脑和脊髓非常有帮助，但不常用于检查食管癌转移。

（4）正电子发射断层扫描（PET）

如果其他影像学检查没有什么发现，PET 扫描可用来寻找癌细胞扩散的可能部位。同时进行 PET 和 CT 扫描（PET/CT 扫描），可用 PET 上放射性较高的部位与该部位在 CT 上更精细的显像进行对比，更好地评价癌细胞的转移部位。

4. 内镜

内镜是一种末端有视频摄像头和照明的柔软细管，用于观察身体内部的结构。

使用内镜用来诊断食管癌或判断食管癌扩散的程度。

（1）胃镜

胃镜是诊断食管癌时的重要检查。胃镜检查时，医生可给你服用镇静剂，医生将内镜通过喉咙插入食管和胃，摄像头和显示器相连，医生可以清晰地从显示器上看到食管壁任何异常的部位，并可从任何异常区切除样本，送活检，病理医生在显微镜下观察细胞的结构和是否存在癌细胞。

食管癌如果堵住食管的管腔，可利用某些器械帮助扩大管腔，帮助食物和液体通过。

胃镜可以给医生提供有关肿瘤大小和扩散的重要信息，医生可凭借这些信息判断肿瘤是否可以被手术完全切除。

（2）内镜超声

内镜超声是内镜的一种，内镜末端带有能发射声波的探头，该检查无辐射，非常安全。

患者在被局部麻醉和轻度镇静后，医生将该超声内镜从咽喉插入食管，探头可以离癌肿很近，从探头发出的声波会从正常组织和癌块上反弹回来，探头收集回波，再由计算机将声波转换成图像，图像可以显示肿瘤已侵入食管有多深。

内镜超声可用于很好地检查极小的癌变。还可用于确定食管癌肿瘤的大小及侵犯邻近组织的程度，并协助判断附近淋巴结是否转移。如果医生用超声内镜发现肿大的淋巴结，并且不在肿瘤附近，需要取淋巴结活检，判断肿瘤是否能手术切除。

（3）支气管镜检查

支气管镜检查用于检测食管上部癌是否已经扩散到气管或支气管。

检查前，医生对患者的口腔和喉进行局部麻醉，也可静脉麻醉。医生将支气管镜从患者的嘴或鼻腔插入到气管和支气管，观察气管和支气管的结构，如果看到异常部位，通过支气管镜取活检标本，送活检。

（4）胸腔镜和腹腔镜

医生利用内镜观察胸腔内或腹腔内食管附近的淋巴结和其他脏器，其中观察胸腔的叫胸腔镜，观察腹腔的叫腹腔镜。

手术在手术室完成，你需要全麻，胸腔镜是胸壁侧部开一小切口，腹腔镜则是在腹部开一到几个小切口。医生通过切口插入一根细的有光的管子，末端装有小型摄像机上，观察食管周围的结构，医生如果发现癌肿已经扩散，会利用长器械取淋巴结样品和其他组织样本，送活检。获得的信息对判断你是否可以手术起重要作用。

（5）活检

活检是医生取病变组织，在显微镜下仔细观察是否有癌细胞存在。如果有癌细胞，病理学家会确定类型，是腺癌还是鳞状细胞癌，并判断癌症的分期。

HER2 检测：

如果发现患有食管癌，而且已经处于极度晚期，无法进行手术，此时，可用活检标本检测 HER2 基因或蛋白质。某些食管癌患者的癌细胞表面会表达大量的 HER2 蛋白质，帮助癌细胞生长。一种针对 HER2 蛋白的药物称为曲妥珠单抗（赫赛汀），可和化疗同时使用，帮助治疗这类癌症。只有那些 HER2 基因或蛋白质表达过量的食管癌，才会对该药有响应，因此医生要送检肿瘤样本先进行检测。

（6）其他检测

全血细胞计数（CBC）和粪便潜血检查，检查目的是看是否存在贫血，也可能由内脏出血引起。

如果发现有食管癌，尤其当可能用手术治疗时，医生可能会建议进行其他检查。血液肝肾功能检查确定患者的肝肾功能是否正常，肺功能检查用于防止有些患者术后出现肺炎等肺部问题。如果计划进行手术治疗，还需要进行心电图和超声心动图检查，确定患者的心脏功能。

六、分期

癌症分期的过程是弄清癌症的扩散程度。食管癌患者的治疗和预后在很大程度上取决于它的分期。

1.TNM 分期系统

美国癌症体系联合委员会（AJCC）的分期系统。

它从 3 个因素来确定分期，分期为代表肿瘤特征的缩写字母 T、N、M。

◇ T 代表肿瘤（tumor）侵犯到食管壁和邻近器官的程度；

◇ N 代表是否扩散到淋巴结（lymph nodes）；

◇ M 代表是否转移（metastasis）到远处器官；

◇ G 依据癌细胞在显微镜下的形态，描述癌症的级别。

分期还应考虑到癌细胞的类型（鳞状细胞癌或腺癌）。对鳞状细胞癌来说，肿瘤的位置也是分期时考虑的因素之一。

（1）T 类

描述癌细胞已经侵入食管壁或附近结构的深度。大多数食管癌从食管壁的最内层上皮细胞开始发病，随着时间的推移，逐渐侵入深层。

TX：原发肿瘤无法评估。

T0：没有原发肿瘤的迹象。

Tis：癌细胞仅在食管的上皮层，还没有开始侵入深层，这一期也被称为高级异型增生，在过去也叫原位癌。

T1：癌细胞正侵入上皮层以下的组织，如固有层、黏膜肌层、或黏膜下层。

T1a 期：癌细胞正侵入固有层或黏膜肌层

T1b 期：癌细胞已经通过其他层侵入黏膜下层

T2：癌细胞正侵入厚厚的肌肉层（固有肌层）。

T3：癌细胞正侵入食管外层（外膜）。

T4：癌细胞正侵入附近结构。

T4a 期：癌细胞正侵入胸膜、心包或隔膜。癌症可以通过手术切除。

T4b 期：癌症无法通过手术切除，已侵入气管、主动脉、脊柱或其他关键结构。

（2）N 类

NX：附近淋巴结无法评估。

N0：癌细胞还没有扩散到附近淋巴结。

N1：癌细胞已经扩散到 1 或 2 个附近淋巴结。

N2：癌细胞已经扩散到 3-6 个附近淋巴结。

N3：癌细胞已经扩散到 7 个或 7 个以上附近淋巴结。

（3）M 类

M0：癌细胞还没有扩散到远处器官或淋巴结。

M1：癌细胞已经扩散到远处淋巴结和（或）其他器官。

（4）分级

癌症的级别依据细胞在显微镜下的分化状态。数字越高，表示细胞形态越不正常。高级别的肿瘤往往比低级别的肿瘤生长和扩散得更快。

GX：等级无法进行评估（治疗同 G1 组）。

G1：细胞分化良好。

G2：细胞中度分化。

G3：细胞低分化。

G4：细胞未分化型。细胞极度不正常，医生不能分辨腺癌和鳞状细胞癌。G4 癌按 G3 鳞状细胞癌分组。

（5）位置

早期鳞状细胞癌的某些分期还要考虑到肿瘤在食管的位置。位置依据肿瘤上缘的位置被定为上、中、下。

（6）分期分组

一旦 T、N、M、G 分期确定以后，这些信息将被组合成一个整体分期阶段 0、
Ⅰ、Ⅲ、Ⅳ，这一过程叫分期分组，某些分期阶段进一步细分为 A、B、C，用来
区别有类似预后的癌，级数较低的患者往往预后较好。

鳞状细胞癌和腺癌的分期分组不同，同时具有鳞状细胞癌和腺癌特征的癌，
其分期同鳞状细胞癌。

（7）鳞状细胞癌分期

0 期：Tis,N0，M0，GX 或 G1；任何位置；是食管癌最早期。癌细胞仅在上
皮细胞被发现，还没有侵入这些细胞以下的结缔组织，还没有扩散到淋巴结（N0）
或其他器官（M0），该期也被称为高级异型增生，肿瘤分化良好（G1）或等级的
信息无法评估（GX），并且可以在食管的任何一处。

Ⅰ A 期：T1，N0，M0，GX 或 G1；任何位置；癌细胞已经从上皮层侵入下
面几层，如固有层、黏膜肌层或黏膜下层，但还没有侵入更深处（T1），还没有
扩散到淋巴结（N0）或到远处部位（M0），肿瘤分化良好（G1）或等级信息无法
评估（GX）。可以在食管的任何一处。

Ⅰ B 期：以下情况的任意一种：

T1，N0，M0，G2 或 G3；任何位置；癌细胞已经从上皮层侵入下面几层，
比如固有层，黏膜肌层或黏膜下层，但还没有侵入更深处（T1），还没有扩散到
淋巴结（N0）或到远处部位（M0），中度（G2），或低分化（G3）。可以在食管
任何一处。

T2 或 T3，N0，M0，GX 或 G1；位置较低；癌细胞已经侵入到被称为固有
肌层的肌肉层（T2),这还可能通过肌肉层侵入外膜，覆盖食管外的结缔组织（T3），
还没有扩散到淋巴结（N0）或远处部位（M0），分化良好（G1）或等级信息无法
评估（GX）。其最高点在食管下部。

Ⅱ A 期：以下情况的任意一种：

T2 或 T3，N0，M0，GX 或 G1；位置在上部或中部；癌细胞已经侵入到被
称为固有肌层的肌肉层（T2），这还可能通过肌肉层侵入外膜，覆盖食管外的结
缔组织（T3），还没有扩散到淋巴结（N0）或远处部位（M0）。癌肿在食管上部
或中部，分化良好（G1）或等级信息无法评估（GX）。

T2 或 T3，N0，M0，G2 或 G3；位置较低；癌细胞已经侵入到被称为固有肌
层的肌肉层（T2），这还可能通过肌肉层侵入外膜，覆盖食管外的结缔组织（T3），
还没有扩散到淋巴结（N0）或远处部位（M0）。癌肿在食管的下部，中度（G2），

或低分化（G3）。

ⅡB期： 以下任一情况：

T2或T3，N0，M0，G2或G3；位置在上部或中部； 癌细胞已经侵入到被称为固有肌层的肌肉层（T2），这还可能通过肌肉层侵入外膜，覆盖食管外的结缔组织（T3），还没有扩散到淋巴结（N0）或远处部位（M0），在食管上部或中部，中度（G2），或低分化（G3）。

T1或T2，N1，M0，任意G；任何位置； 癌细胞已经侵入上皮层以下，如固有层，黏膜肌层或黏膜下层（T1），还可能侵入肌层（T2），还没有侵入覆盖食管的外层组织，已经扩散到1或2个食管附近的淋巴结（N1），但还没有进一步扩散到食管以外的淋巴结或远处部位（M0）。可以是任意级别，可以在食管任何位置。

ⅢA期： 以下任一情况：

T1或T2，N2，M0，任意G；任何位置； 癌细胞已经侵入上皮层以下，如固有层，黏膜肌层或黏膜下层（T1），还可能侵入肌层（T2），还没有侵入覆盖食管的外层组织，已经扩散到3~6食管附近的淋巴结（N2），但还没有进一步扩散到食管以外的淋巴结或远处部位（M0）。可以是任意级别，可以在食管任何位置。

T3，N1，M0，任意G；任何位置； 癌细胞已经通过食管壁侵入其外层，外膜（T3），已扩散到1或2食管附近的淋巴结（N1），但还没有扩散到食管以外的淋巴结或远处部位（M0）。可以是任意级别，可以在食管任何位置。

T4A，N0，M0，任意G；任何位置； 癌细胞已经侵入食管所有层以及到邻近器官或组织（T4a），但仍然可以被切除，还没有扩散到附近淋巴结（N0）或远处部位（M0）。可以是任意级别，可以在食管任何位置。

ⅢB期：T3，N2，M0，任意G；任何位置； 癌细胞已经通过食管壁侵入其外层，外膜（T3）。已经扩散到3~6食管附近的淋巴结（N2），但还没有扩散到食管以外的淋巴结或远处部位（M0）。可以是任意级别，可以在食管任何位置。

ⅢC期： 以下任一情况：

T4a，N1或N2，M0，任意G；任何位置； 癌细胞已经侵入食管所有层以及到邻近器官或组织（T4a），但仍然可以被切除，已经扩散到食管附近1~6个淋巴结（N1或N2），但还没有扩散到食管以外的淋巴结或远处部位（M0）。可以是任意级别，可以在食管任何位置。

T4b，任何N，M0，任意G；任何位置； 癌症无法通过手术切除，因为已经侵入气管、主动脉、脊柱，或其他重要结构（T4b），可能会或可能不会扩散到附近淋巴结（任意N），但还没有扩散到食管以外的淋巴结或远处部位（M0）。可以是任意级别，可以在食管任何位置。

任意 T，N3，M0，任意 G；任何位置；癌细胞已经扩散到 7 个或 7 个以上附近淋巴结（N3），但还没有扩散到食管以外的淋巴结或远处部位（M0）。可以是任意级别，可以在食管任何位置。

Ⅳ期：任意 T，任意 N，M1，任意 G；任何位置；癌细胞已经扩散到远处淋巴结或其他部位（M1）。可以是任意级别，可以在食管任何位置。

（8）腺癌分期

食管癌发生于食管的位置不影响腺癌的分期。

0 期：TIS，N0，M0，GX 或 G1：这是食管癌的最早期，这一阶段也被称为高级异型增生。癌细胞仅见于上皮层，还没有侵入这些细胞以下的结缔组织，还没有扩散到淋巴结或其他器官，分化良好（G1）或等级无法进行评估（GX）。

Ⅰ A 期：T1，N0，M0，GX，G1 或 G2：癌细胞已经从上皮细胞侵入到下层，如固有层，黏膜肌层或黏膜下层，但还没有侵入更深处（T1），还没有扩散到淋巴结（N0）或远处部位（M0），分化良好（G1）或中度分化（G2），或等级无法进行评估（GX）。

Ⅰ B 期：以下任一情况：

T1，N0，M0，G3：癌细胞已经从上皮细胞侵入到下层，如固有层，黏膜肌层或黏膜下层，但还没有侵入更深处（T1）。还没有扩散到淋巴结（N0）或远处部位（M0）。低分化（G3）。

T2，N0，M0，GX，G1，G2：癌细胞已经侵入到被称为固有肌层的肌肉层（T2），还没有扩散到淋巴结（N0）或远处部位（M0），分化良好（G1）或中度分化（G2），或等级无法进行评估（GX）。

Ⅱ A 期：T2，N0，M0，G3：癌细胞已经侵入到被称为固有肌层的肌肉层（T2），还没有扩散到淋巴结（N0）或远处部位（M0），低分化（G3）。

Ⅱ B 期：以下任一情况：

T3，N0，M0，任意 G：癌细胞已经通过食管壁侵入其外层（外膜）（T3），还没有扩散到淋巴结（N0）或远处部位（M0），可以是任意级别。

T1 或 T2，N1，M0，任意 G：癌细胞已经从上皮细胞侵入到下层，如固有层，黏膜肌层或黏膜下层（T1），也可能已经侵入固有肌层（T2），但还没有侵入到覆盖食管的外层组织，已经扩散到 1 或 2 个食管附近的淋巴结（N1），但还没有扩散到食管以外的淋巴结或远处部位（M0）。可以是任意级别。

Ⅲ A 期：以下任何一种：

T1 或 T2，N2，M0，任意 G：癌细胞已经从上皮细胞侵入到下层，如固有层，黏膜肌层或黏膜下层（T1），也可能已经侵入固有肌层（T2），但还没有侵入到覆盖食管的外层组织，已经扩散到3~6个食管附近的淋巴结（N2），但还没有扩散到食管以外的淋巴结或远处部位（M0）。可以是任意级别。

T3，N1，M0，任意G：癌细胞已经通过食管壁侵入其外层，外膜（T3），已经扩散到1或2个食管附近的淋巴结（N1），但还没有扩散到食管以外的淋巴结或远处部位（M0），可以是任意级别。

T4a，N0，M0，任意G：癌细胞已经侵入食管各层和邻近器官或组织（T4a），但仍然可以被切除，还没有扩散到食管以外的淋巴结或远处部位（M0），可以是任意级别。

ⅢB期：T3，N2，M0，任意G：癌细胞已经通过食管壁侵入其外层，外膜（T3），已经扩散到3~6个附近淋巴结（N2），但还没有扩散到食管以外的淋巴结或远处部位（M0），可以是任意级别。

ⅢC期：以下任何一种：

T4a，N1或N2，M0，任意G：癌细胞已经侵入食管各层和邻近器官或组织（T4a），但仍然可以被切除，已经扩散到1~6食管附近的淋巴结（N1或N2），但还没有扩散到食管以外的淋巴结或远处部位（M0），可以是任意级别。

T4b，任意N，M0，任意G：癌症无法通过手术切除，因为它已侵入气管、主动脉、脊柱，或其他关键结构（T4b），它可能会或可能不会扩散到附近淋巴结（任意N），但还没有扩散到食管以外的淋巴结或远处部位（M0），可以是任意级别。

任意T，N3，M0，任意G：癌细胞已经扩散到7个或7个以上附近淋巴结（N3），但还没有扩散到食管以外的淋巴结或远处部位（M0），可以是任意级别。

Ⅳ期：任意T，任意N，M1，任意G：癌细胞已经扩散到远处淋巴结或其他部位（M1），可以是任意级别。

2. 可切除与不可切除的癌

AJCC分期系统详细地概括了癌细胞的扩散程度，但就治疗目的来说，医生们往往更关心癌症是否可以通过手术完全切除。依据癌肿的位置和扩散程度，如果可以通过手术完全切除，就被认为是潜在可切除的，即可切除；如果癌细胞已经扩散太远以至于无法完全被切除，就被认为是不可切除的。

一般原则，所有的0、Ⅰ和Ⅱ期食管癌是潜在可切除的，大部分Ⅲ期癌也是潜在可切除，甚至还包括扩散到附近淋巴结的癌，只要还没有侵入气管、主动脉、脊柱或者其他附近重要结构。不幸的是，很多患有潜在可切除癌的患者无法通过手术切除癌肿，因为他们健康状况不足以耐受手术。

已经侵入重要结构或已扩散到远处淋巴结或其他器官的癌，被认为是不可切除的，因此最好选择除手术外的其他治疗方法。

七、分期存活率

存活率是医生用来作为判断患者的预后的一个标准。有些癌症患者可能想知道，患有相同疾病的人的存活率是多少。5 年生存率是指在癌症确诊后，至少生存 5 年的患者所占的百分比。当然，有很多人生存时间比 5 年更长。5 年相对生存率，如下面这些数字，是假设有些人会死于其他原因，将观察到的存活率和没有癌症的人的预期值相比较，在描述那些特定类型和阶段的癌症患者的预后时，这是一种更为准确的方式。

要获得 5 年生存率，医生必须观察至少在 5 年前开始接受治疗的患者，由于治疗手段不断改善，因此，对于现在被确诊为食管癌的人，结局可能会更好一些。

生存率通常是基于以前对很大数量患者的统计得出的，但它无法预测任何一个单独个体会发生什么。知道个人癌症的类型和阶段，对评价它们的预后很重要，但许多其他因素也会影响一个人的预后，比如所接受的治疗、癌症对治疗的反应情况和一个人的整体健康状况等，即使将这些其他因素考虑进去，生存率仍然是最好的粗略估计。

食管癌 AJCC 分期系统中，并没有现成的每期的生存率，以下生存率来自美国国家癌症研究所的监测，基于 2002~2008 年的被诊断的食管癌患者。该系统将癌症划分为 3 个更大更笼统的阶段：

◇ **局限性**：癌肿只生长在食管。包括Ⅰ期和一些Ⅱ期肿瘤（如 T1、T2 或 T3、N0、M0 期）。不包括 0 期癌。

◇ **区域性**：癌细胞已经扩散到邻近淋巴结或组织。包括 T4 肿瘤和淋巴结扩散的癌（N1、N2、N3）。

◇ **远处性**：癌细胞已经扩散到肿瘤外的器官或淋巴结，包括所有 M1（Ⅳ期）癌。

食管癌的生存率没有区分鳞状细胞癌和腺癌，虽然腺癌的总体预后稍好一点。5 年相对生存率：局限性：38%；区域性：20%；远处性：3%。

八、治疗方法

1. 常规治疗

发现并且给癌症分期后，将要考虑选择治疗方案。在这个过程中，需考虑 2 个主要因素：整体健康状况和癌症分期。

食管癌主要治疗选项包括：

- ◇ 手术
- ◇ 放疗
- ◇ 化疗
- ◇ 靶向治疗
- ◇ 内镜下治疗

内镜下治疗方法，包括内镜下黏膜切除术、射频消融、光动力疗法，可用于早期癌症和食管的癌前病变。在癌肿不能完全被切除的情况下，其中一些治疗也可以作为姑息治疗，姑息治疗可以减轻疼痛及吞咽困难等症状，但不能治愈癌症。

根据患者癌症的分期和一般状况，可以单独使用或联合使用不同的治疗方法。在美国，医院会在治疗小组里配备不同类型的医生，包括：胸外科医生、放射肿瘤学家、肿瘤内科专家和肠胃病专家。许多其他专家参与患者的护理工作，包括护士、护理人员、营养专家、社会工作者和其他健康专业人员。患者能与医生讨论所有治疗方法的利弊，帮助自己作出最适合的决定。如果时间允许，听听其他不同的意见也是一个不错的主意，这些意见会提供更多的信息，有助于患者选择治疗计划。

2. 外科手术

对于一些早期癌症，手术可用来尽可能地切除癌肿和一些周围正常组织，在某些情况下，它可能会和其他治疗方法，如化疗和放射疗法联合使用。

（1）食管切除术

食管切除术是指手术切除部分或大部分食管，通常也会同时切除一小部分胃，然后将食管的上半部分连接到胃的剩余部分，部分胃被拉升到胸腔或颈部成为新的食管。切除食管的多少取决于肿瘤的分期和位置。

如果癌肿位置在食管下部靠近胃，或者在食管和胃结合的地方（胃食管结合部），外科医生将切除包含癌细胞的部分食管和上面 7~10cm 的正常食管，另外切除部分胃，然后将残胃连接到食管下端。

如果癌肿位于食管上部或中部，需要切除大部分食管，以确保切掉足够的癌肿组织，接着将胃向上提，与颈部的食管连接。如果不能用胃来代替食管，医生会用一段肠管代替食管，必须在不损坏这段肠管血管的情况下切除肠管。一旦肠管的血管被破坏，没有充足的血液到达代替食管的肠管，肠管组织会坏死。

食管切除术有开放食管切除术和微创食管切除术两种。

开放食管切除术： 切口开在胸部和腹部，进行食管切除术，称为经胸食管切除术。切口开在腹部和颈部的食管切除术，称经裂孔食管切除术。有医生采用切口开在颈部、胸部和腹部。在美国，患者可以与医生讨论手术计划和预期效果，外科医生会用图片来描述手术的完成过程。

微创食管切除术： 切除某些早期小的癌肿，可以通过几个小切口切除食管。手术过程中，医生将一个类似微小望远镜的观测设备穿过切口观察体内，接着通过其他小切口穿进手术器械进行手术切除。完成这个手术需要外科医生具备高度的技巧，并对用这种方式切除食管富有经验。由于采用小切口，微创食管切除术可以缩短住院时间和康复时间。

无论采用哪种方法，食管切除术都不是一个简单的手术，可能需要住院很长时间。

若癌细胞尚未扩散到食管以外，切除食管可以治愈癌症。不幸的是，大多数食管癌不能及早发现，医生不能通过手术治愈它们。

（2）淋巴结清扫

食管切除术的手术过程中会切除食管附近的淋巴结，并送实验室活检，检查淋巴结中是否有癌细胞。如果癌细胞已经扩散到淋巴结，表示预后不好，手术后医生可能建议进行其他治疗，如化疗或放疗。

（3）手术的风险和不良反应

像大多数大手术一样，食管手术也有一定的风险。手术过程中或手术之后会出现心脏病发作，肺部和脑部出现血栓，感染则是任何手术都有的风险。

肺部并发症很常见，可发生肺炎，导致住院时间延长，有时甚至导致病死。

胃和食管连接的地方会出现瘘，需要进行另一个手术修补。因为手术技术的不断改进，这种并发症已经不太常见。

手术后由于控制食管收缩的神经受到手术的影响，胃排空会变得很慢，少数患者会导致频繁的恶心和呕吐。

食管经手术连接到胃的地方可能形成狭窄，导致某些患者出现吞咽困难，可用胃镜手术扩张以缓解症状。

手术后，胆汁和胃内容物会反流进入食管，因为控制反流的食管下括约肌通常被手术切除，导致胃灼热等症状。可用抗酸药或胃动力药减轻这些症状。

有些并发症可能致命。手术病死的风险和医生的手术经验有关。一般情况下，有经验的外科医生和医院会取得最好的结果。因此患者应询问外科医生的手术经验，包括他们多长时间做一次食管手术，该手术他们已经做了多少次了，患者手术后的病死比例是多少。进行手术的医院也很重要，患者选择的任何一家美国医院都能给患者提供生存率统计。

3. 放疗

放疗常与其他治疗，如化疗或手术联合起来治疗食管癌。放疗可用于：

✧ 作为一些食管癌患者主要治疗方法的一部分，通常和化疗一起使用，常用于健康状况欠佳不能手术治疗的患者。

✧ 手术前（通常和化疗一起）尽可能缩小癌肿，使之容易被切除，即新辅助治疗。

✧ 手术后（通常和化疗一起）试图杀灭任何部位残留的由于太小而无法看见的癌细胞，即辅助治疗。

✧ 为了缓解晚期食管癌的症状，如疼痛、出血或吞咽困难，这被称为姑息治疗。

放疗主要有两种类型。

外照射疗法：将来自于体外的放疗射线照射癌肿，常用于试图治愈食管癌。大多数情况下，放射治疗一周进行 5 天，持续数周。

内部放射疗法（近距离放射治疗）：医生通过内镜将放射性物质放置在离癌肿非常近的地方，辐射只经过很短的距离，因此它能在对附近正常组织影响很小的情况下到达肿瘤。近距离放射治疗有 2 种给予方式：高剂量率（HDR）近距离放射治疗，医生每次将放射性物质留在肿瘤附近几分钟，可能需要几个疗程。低剂量率（LDR）近距离放射治疗，医生每次将低剂量的辐射放置在肿瘤附近更长的时间（1 天或 2 天），要求患者在治疗过程中留在医院，通常只需 1 个或 2 个疗程。

近距离放射治疗最常用于较晚期的食管癌，用来缩小肿瘤，使患者吞咽更容易。这种技术不能用在大面积治疗，所以它最好是作为一种缓解症状的方法，而不是去治疗癌症。

外部放射疗法的不良反应包括：皮肤变化，包括从阳光灼伤样到起泡和开放性溃疡、恶心和呕吐、腹泻、疲劳、口舌生疮、口干或唾液浓稠。

如果放疗的同时进行化疗，这些不良反应通常会加重。

无论是外照射还是近距离放射治疗，在治疗过程中，放疗都会杀死食管内的正常细胞，导致吞咽疼痛。这种情况在治疗开始后不久就会出现，但通常在完成后几周内会得到改善。

大多数放疗的不良反应是暂时的，但一些罕见而严重的不良反应可能会持续很久。例如，放疗导致的食管狭窄需要做进一步治疗。放疗到胸部导致肺损伤，引发呼吸困难和气短。

4. 化疗

依据食管癌的类型和分期，给予化疗：

（1）和放疗一起使用，作为主要治疗的一部分。

（2）在手术前（通常和放疗一起）试图缩小癌肿，使之容易被切除，即新辅助治疗。

（3）手术切除癌肿之后（通常和放疗一起使用）试图杀灭任何小的部位残留的癌细胞，这就是辅助治疗。

（4）当癌症无法被治愈时，单独或与放疗一起使用，帮助控制像疼痛或吞咽困难这样的症状，这被称为姑息治疗。

化疗本身很难治愈食管癌，它通常和放疗一起组合使用，称为放化疗，针对那些不能用别的方法清除的大肿瘤有效，有时能够缩小肿瘤使手术能够进行。

针对较小的肿瘤，放化疗经常在手术前使用。手术前使用放化疗，相比单独手术治疗而言，可以帮助患者延长寿命。手术后有时也给予放化疗，但不清楚是否能像手术前给予那样有用。

有时候，放化疗会被作为唯一的治疗方法，特别是针对那些因为有其他严重的健康问题而无法手术的患者。即使是对能进行手术的患者，仍然可以作为一种选择。

医生会周期性地给予化疗，每个化疗周期通常会持续数周。

可以使用多种不同的化疗药物来治疗食管癌。常见的方案是：

◇ Carboplatin（卡铂）和 paclitaxel（Taxol®，紫杉醇，泰素）（可以和放疗联合使用）

◇ Cisplatin（顺铂），5-fluorouracil（5-FU）5-氟尿嘧啶（经常和辐射联合使用）

◇ ECF：Epirubicin（Ellence®，表柔比星），Cisplatin（顺铂）和 5-FU（尤其针对胃食管结合部肿瘤）

◇ DCF: docetaxel（Taxotere®，多西他赛，泰索帝），Cisplatin（顺铂）和 5-FU

◇ Cisplatin（顺铂）与 capecitabine（Xeloda®，卡培他滨，希罗达）

其他已被用于治疗食管癌的化疗药物包括：Oxaliplatin（奥沙利铂），Doxorubicin（Adriamycin®，多柔比星，阿霉素），Bleomycin（博莱霉素），Mitomycin（丝裂霉素），Methotrexate（甲氨蝶呤），Vinorelbine（Navelbine®，长春瑞滨，诺维®），Topotecan（拓扑替康），Irinotecan（Camptosar®）伊立替康（Camptosar®）。

对于某些食管癌，化疗药物可以和靶向药物 Trastuzumab（曲妥珠单抗，Herceptin®）（赫赛汀）一起使用。

化疗药物对抗癌细胞的作用机制是攻击那些正在快速分裂的细胞。身体其他细胞如骨髓里面、口腔黏膜、肠以及毛囊的细胞，也在进行快速分裂。因此，这些细胞也容易受化疗的影响，从而产生不良反应。化疗的毒不良反应取决于药物的种类和剂量，以及服用时间的长短。化疗常见的不良反应包括：恶心和呕吐、食欲缺乏、脱发、口腔溃疡、腹泻、低血细胞计数感染机会增加（由于白细胞减少）、容易淤伤或出血（由于血小板减少）、疲劳或呼吸短促（由于红细胞减少）等。

除了上述风险，一些化疗药物还可以导致其他一些不太常见的不良反应。例如，顺铂、多西他赛、紫杉醇可以导致神经损伤，引起手脚麻木、刺痛或疼痛；顺铂可以导致听力丧失和肾损害；阿霉素和表柔比星这两种药，如果给予足够的药量，都可以导致心脏受损。

一旦治疗停止，大多数不良反应会得到改善，但有些会持续很长时间，甚至是永久性的。许多化疗不良反应可以采用一些措施来预防和治疗，例如，用药物预防或治疗恶心和呕吐。

食管癌患者在病灶被发现之前往往已经出现体重减轻，像化疗、放疗和放化疗这样的治疗又容易导致口腔和咽喉出现让人疼痛难忍的溃疡，患者很难吃饱吃好，得不到足够的营养，因此体重下降会更严重。有些食管癌患者可能需要胃管常称为空肠造口管（或 J 管），治疗前通过一个小手术在腹部皮肤开一个小孔，放置 J 管让营养液直接进入小肠，以防止体重进一步减轻，改善营养，耐受治疗。不需要时，胃管可以轻易被取出。

5. 靶向治疗

随着研究人员不断深入了解癌细胞的变化，已经开发新药专门针对这些变化，靶向治疗药物与常规化疗药物功效不同，通常不良反应也不同。

少数食管癌的细胞表面 HER2 蛋白质表达过多。由于 HER2 基因过度复制，大量表达这种蛋白质，帮助癌细胞生长。针对 HER2 蛋白的药物称为曲妥珠单抗（赫赛汀），和化疗一起使用时，可能对治疗癌症有帮助。如果食管癌患者不能手术治疗，医生可能会检测活检样本中的 HER2 蛋白质或基因，只有那些 HER2 蛋白或基因含量过多的病例才对这种药物有响应。给药方式是曲妥珠单抗通过静脉注射给药，每 3 周一次，和化疗药物一起使用。但多长时间给药一次最理想，目前还不清楚。

大多数曲妥珠单抗的不良反应相对温和，可能包括发热、畏寒、乏力、恶心、呕吐、咳嗽、腹泻、头痛等，这些症状有时发生在首次剂量之后。该药偶尔会引起心脏损伤，导致心脏肌肉力量不足，因此不与某些蒽环类化疗药物，如表柔比星（Ellence）或多柔比星（阿霉素）一起使用，因为同时使用这些药物会进一步加重心脏损害的风险。用该药治疗前，超声心动图或多门电路探测（MUGA）可以检查患者的心脏功能。

6. 内镜治疗

内镜治疗食管癌可用于极早期病灶，甚至通过治疗 Barrett 食管或不典型增生来预防癌症发生。其他治疗用途主要用来帮助缓解那些晚期无法手术切除的食管癌引发的症状。

（1）内镜下黏膜切除术

内镜下黏膜切除术（EMR）是利用安装到内镜的器械切除食管内壁的技术，用于不典型增生（癌前病变）和一些非常早期的食管癌变病灶（单个的小肿瘤）。

异常组织被切除后，患者服用质子泵抑制剂类药物来抑制胃酸分泌，有助于防止疾病复发。

（2）光动力疗法

光动力疗法 （PDT）是一种用于治疗食管癌癌前病变（不典型增生）和早期食管癌的方法，可用于 Barrett 食管活检，还用于缓解晚期无法被切除的食管癌引发的症状。

PDT 治疗过程中，将卟吩姆钠（Photofrin）的这种光活化药物注入患者静脉，相比正常细胞，几天后药物会更多地聚集在癌细胞内。通过内镜将特殊的激光集中对准癌肿，激光引起聚集在癌细胞内的药物发生改变，变成一种可以杀死癌细胞的新的化学物质。几天后，再用胃镜清除病死细胞。如果需要的话，这个过程可以重复进行。

PDT 的优点在于在无损于正常细胞损伤的情况下杀死癌细胞，但因为这种化学物质必须通过光激活，所以它只能杀死靠近食管内表面的癌细胞。这种光不能到达那些已经扩散深入食管或其他器官的癌细胞。

PDT 的不良反应是可能导致食管肿胀几天，出现一定的吞咽困难。有些患者还可以发生狭窄，需要扩张治疗。其他可能的不良反应还包括出血或食管穿孔。

部分药物可能聚集到人体正常细胞，如皮肤和眼睛的细胞，导致患者对太阳光或明亮的室内光敏感。过多接触光可引起严重的皮肤反应，所以医生建议注射治疗后 4~6 周要远离任何强光。

PDT 可治愈一些极早期的食管癌，此时癌细胞还没有扩散到深层组织。但该方法会对组织造成破坏，所以很难确定癌细胞没有扩散到食管深层。由于 PDT 中的光只能到达邻近食管表面的癌细胞，深层的癌细胞会残留下来，长成一个新肿瘤。经治疗的患者，需要继续内镜检查，确保癌症没有复发，还需要持续服用质子泵抑制剂药物，阻止胃酸分泌。

PDT 可用于治疗 Barrett 食管以及 Barrett 食管中极早期的食管癌。用 PDT 治疗 Barrett 食管的不典型增生，会减少约 50% 的食管癌发生概率。

PDT 还可用于治疗阻塞食管的大癌肿，目的并不是摧毁所有的癌细胞，而是通过杀死足够的癌细胞来改善患者的吞咽能力，从而缓解症状。

（3）射频消融（RFA）

射频消融（RFA）用于 Barrett 食管区域的不典型增生，降低癌变机会。

一个包含许多小电极的气球通过内镜被送到 Barrett 食管位置，然后通气使气球膨胀，使电极接触食管内壁，通电，通过电加热杀死内层食管黏膜细胞。

随着时间推移，正常细胞会长出来代替 Barrett 细胞。治疗后，患者需要靠药物来阻止胃酸分泌，定期胃镜检查和活检，观察食管内壁的变化。RFA 很少引起食管狭窄或出血。

（4）激光烧蚀

激光烧蚀可用于晚期癌肿阻塞食管时，打开食管，改善吞咽困难症状。激光束经内镜前端瞄准癌肿，通过汽化和凝结癌变组织，打开食管。使用的激光束有钕和钇铝石榴石（Nd：YAG）激光。虽然激光内镜可改善大部分患者的症状，但往往会因为癌症复发，需要 1~2 个月重复治疗一次。

（5）氩离子凝固

氩离子凝固技术和激光烧蚀相似，只是它使用的是氩气，经内镜前端释放高压火花，火花使气体达到非常高的温度，然后瞄准肿瘤，汽化和凝结肿瘤。该方法用于患者出现吞咽困难时打开食管，改善症状。

（6）电凝（电灼）

电凝法的目的是减轻食管堵塞，它利用内镜用电流烧灼肿瘤。

（7）食管支架

食管支架是由金属网状材料制成，也可以由塑料制造。使用内视镜检查时，将支架放入食管，横贯肿瘤的长度。安装到位后，支架扩张成一根管，保持食管张开。

支架是否能成功安装取决于所使用支架的类型和被放置的位置。支架可用于减轻大多数患者的吞咽困难，常用于其他治疗后，保持食管张开状态。

7. 临床试验

自从癌症被确诊后，患者可能不得不做很多决定，其中最重要的是选择最适合自己的治疗方案。在美国，临床试验是被严格监控的学习型研究，被研究者是患者中的志愿者，医生通过研究来寻找有希望的新的治疗方法或手术。如果患者有意向参加临床试验，先咨询患者医生所在的医院是否正在进行该试验。

8. 补充和替代疗法

身患癌症时，患者很想听到一些治疗癌症及缓解症状的方法，这些方法是医生没有提到过的。朋友和家人们通过互联网组成群体，在网站上发布各种方法，这些方法中有些可能对患者有帮助，如维生素、草药、特殊饮食、针刺、按摩等。

补充疗法指的是和常规医疗一起使用的治疗方法，而替代疗法可用来代替医生的治疗。

补充疗法包括：通过冥想来减轻压力，运用针灸帮助缓解疼痛，饮用薄荷茶来减轻恶心感等，这些辅助治疗方法通常不是用来治疗癌症的，但可以帮助患者感觉更好。有一些补充疗法已经知道确实有用，有一些方法的功效还没有经过测试，有些则已经被证明没有用，甚至还有些方法被发现对人有害。

替代疗法可能会用来治疗癌症，但这些疗法还没有经过临床试验证明是安全和有效的。这些方法中一些可能会造成危险，甚至威胁到生命。但在大多数情况下，最大的危险是，患者可能失去得到正规医疗帮助的机会，延误或中断正规治疗，会给癌细胞提供生长时间，使治疗产生效果的可能性降低。

如何去治疗或控制癌症，这永远是患者要作出的决定。如果患者想使用非常规的治疗，了解所有患者可以使用的方法，然后就这些方法和你的医生交谈。有了较多的信息和患者的医疗团队的支持，患者也许可以安全使用这些方法来获得帮助，同时避免那些可能有的伤害。

9. 根据分期选择治疗方案

多数时候，食管癌的首选治疗方案依据它的分期进行选择，但也要考虑到其他因素，个人的整体健康状况可影响治疗方案的选择。

（1）0 期

0 期肿瘤不是真正的癌，称为高级异型增生的异常细胞，实际上是一种癌前病变。虽然异常细胞看起来像癌细胞，但它们只出现在食管壁的内层细胞，还没有长入食管较深层。这一期往往是在 Barrett 食管患者例行活检时被诊断出来的。

治疗方案包括光动力疗法、射频消融或内镜下黏膜切除术（EMR）内镜治疗。但许多医生仍然认为手术是最好的治疗方法。

（2）Ⅰ期

癌细胞已经长入食管的某些较深层处，但还没有到达淋巴结或其他器官。

T1 癌

一些非常早期的Ⅰ期癌，仅侵犯一小块黏膜，还没有长入黏膜下层（T1a 期肿瘤），可采用内镜下黏膜切除术（EMR）治疗，然后用内镜技术破坏食管内壁任何残留的异常区域。

但大多数 T1 癌患者都很健康，能耐受食管癌手术切除部分包含癌细胞的食管。有些医生会建议手术后进行化疗和放射治疗，尤其是当有迹象表明，癌细胞没有被全部清除干净时。

T2 癌

对癌细胞已经侵入固有肌层（T2 期肿瘤）的患者，手术前往往给予放化疗治疗。单纯手术可能针对较小的肿瘤（小于 2 厘米）。如果癌肿位于邻近胃食管部分，手术前会给予化疗，不加放疗。如果癌细胞表面 HER2 阳性，靶向药物曲妥珠单抗（赫赛汀）可以和化疗一起给予，不加放疗。

如果癌症位于食管上部，主要治疗方法选择放化疗代替手术。采用内镜检查密切随访非常重要，以寻找癌症复发的可能迹象。

对那些因为有其他严重健康问题无法手术治疗的患者，可以选择化疗、放疗或放化疗治疗。

（3）Ⅱ期

Ⅱ期包含癌细胞已经侵入食管主要肌肉层，或通过肌肉层进入食管外侧结缔组织的癌症，以及一些已经扩散到 1 个或 2 个附近淋巴结的癌症。

对于那些个体健康状况良好的患者，可选择的治疗方法是先放化疗再手术。位置在胃食管交界处的腺癌，有时可选择手术前化疗，再进行手术治疗。如果癌细胞表面 HER2 阳性，靶向药物曲妥珠单抗可以和化疗一起给予，不加放疗。单纯手术治疗只针对小于 2 厘米的小肿瘤。

如果首选的治疗方法是手术治疗，手术后可能会建议放化疗，尤其是针对腺癌和有迹象表明可能残留有癌细胞的情况。

食管上部的鳞状细胞癌，可以选择放化疗代替手术作为主要的治疗手段。对没有进行手术治疗的患者，需要采用内镜检查密切随访，寻找癌细胞残留的可能迹象。不幸的是，即使无法看到癌细胞，它仍然可以存在于食管内壁下方，因此密切跟踪非常重要。

针对有其他严重健康问题而无法耐受手术的患者，通常采用放化疗治疗。

（4）Ⅲ期

Ⅲ期包括一些已经穿过食管壁侵入外层的癌，以及侵入附近器官或组织的癌，此外，还包括大部分已扩散到邻近淋巴结的癌。

Ⅲ期癌的治疗方法类似Ⅱ期癌。

（5）Ⅳ期

Ⅳ期食管癌已经扩散到远处淋巴结或其他远处器官。

一般情况下，癌细胞很难完全被清除，所以选择手术治愈通常不合适。治疗的目的只是为了在尽可能长的时间内控制癌症发展，以及缓解症状。

化疗可以尽可能地让患者感觉更好，延长寿命，但化疗的效果并不确定。放疗或其他治疗可用来帮助患者缓解疼痛或吞咽困难。有些患者不喜欢有严重不良反应的治疗方法，只愿意接受那些将让他们感觉舒适，并能提高他们生活质量的治疗方法。

（6）食管复发癌

当癌症经治疗后又出现时，称为复发癌。在初发的部位或附近复发的癌被称为局部复发，复发在远处器官或组织比如肝，称为远处复发。食管复发癌的治疗取决于它复发的位置和之前的治疗方法。

癌症首选的治疗方法是内镜治疗，如内镜下黏膜切除术或光动力疗法。复发的位置通常在食管，这种复发往往采取切除食管治疗。如果患者因为健康问题无法进行手术，选择化疗、放疗或两者结合来治疗。

手术后局部复发（如附近的淋巴结），可选择放疗或化疗。如果首选治疗方法中有放疗，复发时不用。而以前用过化疗，复发时还会再次使用。有时，以前用过的相同药物也会再次使用，但通常情况下会改用其他药物。

在身体远处部位复发的食管癌，其治疗类似Ⅳ期癌。必要时使用姑息治疗。

（7）食管癌的姑息治疗

姑息治疗的目的在于缓解症状，改善患者的舒适度和提高生活质量，并不是为了治疗癌症。

目前有几种姑息治疗的方法：

食管扩张

手术是将一个小球状或圆筒状的装置通过咽向下推进食管狭窄或阻塞的区域，保持食管张开，帮助患者更好地吞咽。必要时可以重复这一手术。手术前，患者可服用镇静剂，用麻醉药局部麻醉喉。

该治疗的风险较小，可能会导致出血或食管穿孔，需要手术或其他治疗来修补。食管经过扩张后，通常只能保持开放约 2 周的时间，随后再通过其他方法来帮助保持食管张开。

其他内镜手术

对那些有吞咽困难的人，可以用内镜手术来帮助他们保持食管张开。这些手术已在上文做了详述，包括食管支架置入术、光动力疗法、电凝、激光烧蚀、氩离子凝固等。

放射治疗

外照射治疗常常能缓解晚期食管癌的某些症状，如疼痛和吞咽困难等。放疗通常用于已经扩散到脑或脊柱的癌，对因食管狭窄或阻塞引起的吞咽困难也有用。

如果之前某区域前期已经使用过外照射治疗，复发就不能再用放疗，此时可选择近距离放射治疗，该治疗方法尤其针对缓解食管阻塞。

止痛

对癌症患者来说，疼痛是个重要的问题。止痛的方法很多，如果患者正处于疼痛的痛苦之中，应告诉医生，他们会用药物和其他姑息治疗来缓解疼痛。

营养支持

营养是许多食管癌患者关心的另一个大问题。吞咽困难的人，可以放置胃管即空肠造口管（或 J 管），放进小肠的开始部分。J 管能让营养液直接进入小肠，以防止体重进一步减轻，并能改善营养。较少情况下，管子会直接放置到胃，称为胃造口管或 G 管。

九、咨询医生时准备的问题

患者在面对医生时，应该问哪些问题呢？

当患者面对癌症和癌症治疗时，需要诚实地与医生公开讨论，询问任何问题，不管这个问题看起来多微不足道，都应该放松心态。这些问题包括：

◇ 我得的是哪种食管癌？

◇ 我的癌症已经扩散到食管点以外了吗？

◇ 我的癌症处于什么分期，这种情况意味着什么？

◇ 在决定治疗方案前，是否还需要做其他的检测？

◇ 我还需要去看别的医生吗？

◇ 您对治疗这种类型的癌症有多少经验？

◇ 我有哪些治疗选择？

◇ 你推荐什么样的治疗方案，为什么？

    ◇ 治疗的目标是什么？

    ◇ 使用这些治疗，我的癌症被治愈的概率是多少？

    ◇ 我应该预计到的风险或不良反应有哪些？它们可能会持续多久？

    ◇ 我们需要多快决定治疗？

    ◇ 治疗前我应该做些什么准备工作？

    ◇ 请问我因为食管癌需要特殊的营养需求吗？

    ◇ 治疗要多长时间？会包含哪些内容？会在哪里做？

    ◇ 如果治疗没有效果，或者如果癌症复发，我们该怎么办？

    ◇ 治疗以后，我还需要哪种后续护理？

除了这些问题之外，也请记住，一定要记下一些自己的问题。例如，患者可能还需要了解更多关于康复时间的信息，这样可以安排工作日程，或者可能想知道有没有别的治疗方案可以选择等。

十、治疗后的康复

对于一些癌症患者来说，治疗可能会清除或消灭癌细胞。完成治疗后，患者可能既紧张又兴奋。一方面治疗终于结束了，可以长舒一口气；另一方面发现很难彻底放松，因为担心癌症会复发，这对于得过癌症的人来说是一个普遍关心的问题。

患者可能需要一段时间才能减少担心，但有一点可以肯定的是，许多癌症的治愈者已经学会接受这种不确定性，并且过上全新的生活。对于另一些人来说，癌症可能永远不会完全消失，他们会接受定期的化疗、放疗或其他治疗，试图抑制癌症生长。学会接受癌症不会消失这个事实，可能对某些患者来说非常困难。

1. 后续治疗

当治疗结束以后，医生仍会告诉患者需要回访。因此，回访十分重要。在随访期间，医生会询问症状，进行体检，申请血液化验，胃镜，或上消化道（GI）X 线，钡餐或 CT 扫描等影像学检查来复查是否还有癌细胞存在，并观察治疗是否存在不良反应。

几乎所有的癌症治疗都有不良反应，有些可能会持续几周到几个月，但另一些可以持续患者的余生。患者需要跟医生谈任何问题，任何疑问和担心，医生可以帮助解决问题。

向医生及时汇报任何新症状非常重要，特别在患者有吞咽困难或胸痛时，早期治疗可以缓解许多症状，并能提高生活质量。

2. 帮助减轻吞咽困难和疼痛，增进营养

姑息治疗的目的是帮助减轻食管癌的症状，而不是试图去治愈癌症。某些情况下，它们与其他以治愈为目的的治疗方法一起使用，但姑息治疗通常是用于晚期癌症的患者，以帮助提高他们的生活质量。

食管癌常常造成吞咽困难，所以患者常常会因为营养不良而出现体重下降和身体虚弱的问题。营养师提供营养补充剂和个人营养需求，维持体重和营养摄入量。

有多种方法来控制食管癌引起的疼痛。如果患者感觉疼痛，可立即告诉癌症治疗团队，他们会及时有效地止痛。

3. 看新医生

在进行癌症的诊断和治疗以后，有时患者会找另外的医生继续看病。而这个新医生不了解患者以前的病史，此时就需要给新医生提供有关病情诊断和治疗的详细情况。在治疗的同时收集这些资料更容易些。因此，请保存以下资料：

- ◇ 活检或手术病理报告
- ◇ 手术报告
- ◇ 放疗治疗摘要
- ◇ 出院小结
- ◇ 化疗或靶向治疗的药物名称、剂量明细表，以及服用时间表
- ◇ X 线和其他影像学检查（这些可以放在 CD 或 DVD 里）

医生会需要这些资料的复印件用来做记录，但始终要保管好自己资料的复印件。

4. 癌症治疗后生活方式的改变

患者不能改变得过癌症这一事实，但可以改变以后的生活方式，选择有助于患者保持健康和良好的生活方式。这是以一种全新的方式看待自己的人生的时候了，也许患者正在考虑怎样在很长的一段时间里改善你的健康，有些人甚至在癌症治疗期间已经开始考虑了。详细内容见"什么是癌症"。

很多人想知道，是否能通过改变某些具体的生活方式来减少自己癌症进展或复发的风险。不幸的是，对大多数癌症患者而言，很少有确凿的证据来指导他们，这并不意味着什么帮助也没有，仅仅是由于多数时候这个领域还没有得到很好的研究，大部分研究首先将生活方式改变作为预防癌症的方法，而不是减缓它或防止它复发。

究竟哪些事情确实会对食管癌有帮助，现在我们知道的还不多。烟草和酒精

的使用明显与食管癌有关，所以戒烟戒酒可能有助于降低风险，虽然我们还不确定这样是不是真的有用，但我们确实知道，它有助于改善患者的食欲和整体健康，还可以降低发生其他癌症的机会。

采用其他健康的行为，如饮食健康，经常锻炼身体，维持健康的体重可能也会有所帮助，但没有人能确定。然而我们确实知道的是，这些改变不但会降低患癌症的风险，而且会对患者的健康产生积极的作用。

十一、最新研究进展

有关食管癌成因、预防和治疗的研究，目前正在许多医疗中心、大学医院和全国各地其他机构开展。

1. 遗传学

研究人员已经发现，Barrett 食管患者存在某些基因的变异，进一步的研究可能会发明新的检测方法，用于及早发现那些容易患 Barrett 食管和食管癌的人。了解这些基因变化也可用于新的靶向治疗，用来治疗基因异常的癌症。

2. 筛查和预防

最近的几十年，食管腺癌发病率急剧上升，目前正在努力减少肥胖，这是食管癌的主要危险因素。

在 Barrett 食管患者中，研究人员正试图确定是否有新的检测方法可以明确哪些患者可能发展成癌，这有助于医生判断哪些患者需要密切的后续检查。

另外，研究人员正在寻找办法帮助阻止 Barrett 细胞变成癌前病变细胞或癌细胞，质子泵抑制剂和阿司匹林等药物正在研究是否有用。

3. 药物治疗

许多新的方法，联合已知的治疗食管癌有效的药物以提高疗效。其他研究正在测试联合化疗与放疗的最佳途径。

靶向药物能攻击癌细胞中的某些物质，已经成功用于其他癌症，目前正在研究是否可用于食管癌。例如药物曲妥珠单抗（赫赛汀）干扰食管癌细胞上的 HER2 蛋白，而这种蛋白有助于癌细胞成长和扩散。只有一小部分食管癌（主要是腺癌）表达过量的这种蛋白质，这种药物可能只对这些癌有帮助。

目前也在研究用于治疗食管癌的其他靶向药物。

参考文献

1　Burmeister BH, Smithers BM, Gebski V, et al. Surgery alone versus chemoradiotherapy followed by surgery for resectable cancer of the oesophagus： a randomised controlled phase III trial. Lancet Oncol. 2005, 6： 659–668.

2　Chak A, Chen Y, Vengoechea J, et al. Variation in age at cancer diagnosis in familial versus nonfamilial Barrett's esophagus. Cancer Epidemiol Biomarkers Prev. 2012, Feb;21(2)： 376-83. Epub 2011 Dec 16.

3　Enzinger PC, Mayer RJ. Esophageal cancer. New Engl J Med. 2003, 349： 2241–2252.

4　Kantor ED, Onstad L, Blount PL, Reid BJ, Vaughan TL. Use of statin medications and risk of esophageal adenocarcinoma in persons with Barrett's esophagus. Cancer Epidemiol Biomarkers Prev. 2012, Mar;21(3)： 456-61. Epub 2012 Jan 12.

5　Kastelein F, Spaander MC, Biermann K, Steyerberg EW, Kuipers EJ, Bruno MJ; Probarstudy Group. Nonsteroidal anti-inflammatory drugs and statins have chemopreventative effects in patients with Barrett's esophagus. Gastroenterology. 2011, Dec;141(6)： 2000-8; quiz e13-4. Epub 2011 Aug 28.

6　Kleinberg LR, Brock MV, Jagannath SB, Forastiere AA. Cancer of the esophagus. In： Abeloff MD, Armitage JO, Lichter AS, Niederhuber JE. Kastan MB, McKenna WG, eds. Abeloff's Clinical Oncology. 4th ed. Philadelphia, Pa： Elsevier; 2008, 1399–1429.

7　Koshy M, Esiashvilli N, Landry JC, et al. Multiple management modalities in esophageal cancer. Oncologist. 2004, 9： 137–146 and 147–159.

8　Nguyen DM, Richardson P, El-Serag HB. Medications (NSAIDs, statins, proton pump inhibitors) and the risk of esophageal adenocarcinoma in patients with Barrett's esophagus. Gastroenterology. 2010, Jun;138(7)： 2260-6. Epub 2010 Feb 23.

9　Posner MC, Minsky B, Ilson DH. Cancer of the esophagus. In： DeVita VT, Hellman S, Rosenberg SA, eds. DeVita, Hellman, and Rosenberg's Cancer： Principles and Practice of Oncology. 9th ed. Philadelphia, Pa： Lippincott-Williams & Wilkins; 2011, 887–923.

10　Shaheen NJ, Sharma P, Overholt BF, et al. Radiofrequency ablation in Barrett's esophagus with dysplasia. N Engl J Med. 2009, 360： 2277-2288.

11　Souza RF, Spechler SJ. Concepts in the prevention of adenocarcinoma of the distal esophagus and proximal stomach. CA Cancer J Clin. 2005, 55： 334–351.

12　The Esophageal Adenocarcinoma Genetics Consortium; The Wellcome Trust Case Control Consortium 2, Su Z, Gay LJ, Strange A, et al. Common variants at the MHC locus and at chromosome 16q24.1 predispose to Barrett's esophagus. Nat Genet. 2012, Sep 9;44(10)： 1131-1136.

13　van Hagen P, Hulshof MC, van Lanschot JJ, et al. Preoperative chemoradiotherapy for esophageal or junctional cancer. N Engl J Med. 2012, May 31;366(22)： 2074-84.

第十二章 胃　癌

一、胃癌简介

胃癌是胃部的恶性肿瘤，是一种在胃里发生的癌。了解胃癌，先要了解胃正常的结构和功能。

1. 胃的正常组织

食物在被咀嚼和吞咽后进入食管，通过颈部和胸部的食管进入胃，食管和胃的连接处叫贲门。胃呈囊状，功能是储存食物，分泌胃液消化吸收食物。食物和胃液充分混合后，进入小肠的第一段——十二指肠。平时我们所说的胃部指的是胸部和骨盆之间的部位，在医学上称为腹部。

有些人认为腹部疼痛是"胃痛"，其实这种疼痛可能来自阑尾、小肠、结肠（大肠）或者是腹部其他器官，医生称这种临床症状为腹痛，而胃只是腹部众多器官之一。

胃癌与其他腹部癌症，如结肠癌、肝癌、胰腺癌、小肠癌等有着不同的症状、体征和治疗方法。

胃有 5 个部分：

◇ 贲门：第一部分（最接近食管）。

◇ 胃底：靠近贲门的胃上部。

◇ 胃体：胃上部和下部之间的主要部分。

◇ 胃窦：胃较低部分（靠近肠道），食物与胃液在此混合。

◇ 幽门：胃的最后部分，像阀门一样控制排空胃容物进入小肠。

贲门、胃底和胃体合称为近端胃，这里产生胃酸和胃蛋白酶，帮助消化食物，同时生成内因子蛋白质，该蛋白可帮助吸收人体所必需的维生素 B_{12}。

胃窦和幽门部分合称尾区胃。胃有两个弯曲，胃小弯和胃大弯，分别形成其内部和外部边界。与胃相邻的其他器官包括结肠、肝、脾、小肠和胰腺。

胃壁由内而外有 5 层结构，分别是：

（1）黏膜层，产生胃酸和消化酶，大多数胃癌发病于这一层。

（2）黏膜下层，是支撑层。

（3）固有肌层，由肌肉组成的厚厚的一层结构，作用是蠕动胃和混合胃内容物。

（4）浆膜下层和浆膜层，包裹在胃的最外面。

胃的分层结构在判断胃癌的分期中扮演着重要角色，医生根据癌细胞侵犯胃壁的情况预测患者预后。当癌细胞由黏膜层侵入到更深层时，胃癌的分期会更接近晚期，预后不良。

2.胃癌的形成

胃癌的形成比较缓慢，往往需要很多年。胃癌形成前，癌前病变常出现在胃黏膜里，这些变化几乎不会表现出症状，因此很难被发现。

癌症出现在胃的不同区域会产生不同的症状，导致不同的结果。患癌的部位影响治疗方法的选择，例如，食管胃连接处（GE）的癌和食管癌的治疗方法一致，起于胃贲又侵入 GE 的癌与食管癌的治疗方法也一样。

胃癌转移有不同的途径。一种是穿过胃壁侵犯邻近的组织，另一种是侵犯淋巴管和附近的淋巴结。胃具有十分丰富的淋巴管和淋巴结系统。随着胃癌恶化，癌细胞通过血液转移到肝、肺、肾等其他器官，如果转移到淋巴结或者其他器官，预后不良。

3.胃癌的类型

（1）腺癌（Adenocarcinoma）
90%~95% 的胃癌是腺癌。当我们说胃癌时，通常指的是腺癌。腺癌发生于胃内分泌黏液的细胞。

（2）淋巴瘤
淋巴瘤是免疫系统的癌症，经常出现在胃壁上。4% 的胃癌是淋巴癌，治疗方法和预后要看其类型。

（3）胃肠道基质瘤
这是一种罕见的肿瘤，它们形成于胃壁细胞 Cajal 的间质细胞，并开始生长。这些肿瘤中部分会癌变，而有些不会癌变。虽然胃肠道基质瘤可在整个消化道发生，但是大部分还是出现在胃里。

（4）类癌瘤
这类肿瘤细胞在胃的激素分泌细胞中产生，大部分不会转移到其他的器官。大约 3% 的胃癌是类癌瘤。

发生在胃部其他类型的癌症，有胃鳞状细胞癌、小细胞癌、肌内瘤等，这些癌很罕见。

二、主要统计数据

美国癌症协会估计美国 2013 年的胃癌数据：

✧ 约 21 600 例胃癌诊断（其中 13 230 名男性和 8 370 名女性）。

✧ 约 10 990 人将死于这种类型的癌症（其中 6 740 名男性，4 250 名女性）。

胃癌主要发生在老年人。胃癌的平均诊断年龄为 70 岁，几乎 2/3 的患者在 65 岁以上。一般人被诊断出胃癌的概率为 1/116。

男性中发病略高于女性，可能受到其他因素的影响。

胃癌的发病在美国以外的世界其他地区更常见，特别是在欠发达国家。在世界范围内，它是癌症病死的首要原因。直到 20 世纪 30 年代末，胃癌仍是美国癌症病死的首要原因。现在，胃癌致死已大幅度降低。导致这种趋势的原因并不完全清楚，可能与增加使用冷冻储存食品有关，使新鲜的水果和蔬菜更容易获得，从而减少了食用盐腌、烟熏食品。一些医生认为这种下降也可能与频繁使用抗生素治疗感染有关。抗生素可以杀死被称为幽门螺杆菌的细菌，这种细菌被认为是引起胃癌的一个主要原因。

三、危险因素、产生原因和预防

1. 危险因素

危险因素会影响一个人得某种疾病的概率，如一个人患癌的概率。不同的癌症有不同的危险因素，比如，暴露皮肤在强烈的阳光下，这是患皮肤癌的一个危险因素，吸烟是患肺癌、口腔癌、喉癌、膀胱癌、肾癌以及其他一些器官癌的共同危险因素。但有一个，甚至几个危险因素，并不意味着就会得某种病。许多得病的人可能很少或根本没有已知的危险因素。科学家们已经发现了几个风险因素，使人更容易得胃癌，其中的有一些是可以被控制的。

（1）性别

男性比女性多见。

（2）年龄

50 岁以上胃癌发病率急剧增加。大多数被确诊为胃癌的人是 60~80 岁。

（3）种族

在美国，胃癌在西班牙裔、非洲裔美国人和亚洲 / 太平洋岛民中比在非西班牙裔白种人中更常见。

（4）地理位置

在世界范围内，胃癌在日本、中国、南欧和东欧、南美和中美更常见，在非洲北部和西部、南中亚、北美不太常见。

（5）幽门螺杆菌感染

感染幽门螺杆菌（H. pylori）似乎是引起胃癌的一个主要原因，尤其是在胃底部。长期感染这种细菌可能会导致炎症（慢性萎缩性胃炎）和在胃内层发生癌前病变。胃癌患者感染幽门螺杆菌的比率较常人高很多。幽门螺杆菌与其他类型的胃淋巴瘤也相关。即便如此，大多数人胃里携带这种病菌，却从来没有患上癌症。

（6）胃恶性淋巴瘤

有些被确诊为 mucosaassociated lymphoid tissue 肺黏膜相关性淋巴瘤（MALT）的患者得胃腺癌的风险会增加。这可能是因为 MALT 是由于感染幽门螺杆菌而引起的。

（7）饮食

如果人们的饮食中有大量烟熏食品、盐渍鱼肉和泡菜，患胃癌的风险将会增加。硝酸盐和亚硝酸盐常见于熏肉，它们可以被某些细菌，如幽门螺杆菌转化为能够引起胃癌的化学物质。另一方面，吃大量的新鲜水果和蔬菜似乎能降低胃癌的风险。

（8）吸烟

吸烟增加胃癌风险，尤其是胃上部靠近食管部分的癌症。胃癌患者中抽烟者是不抽烟者的 2 倍。

（9）超重或肥胖

超重或肥胖可能导致贲门部位的癌症，但相关性的强度不清楚。

（10）胃部手术

进行过非癌原因（如胃溃疡）胃部切除手术的人，更容易得胃癌。这可能是由于胃产生更少的酸，从而使更多的产生亚硝酸盐的细菌存在。手术后胆汁从小肠倒流到胃部可能增加患胃癌的风险，典型的肿瘤在手术多年后发生。

（11）恶性贫血

胃黏膜中某些特定的细胞会产生称为内因子（intrinsic factor，IF）的物质，来保证我们从食物中获得维生素 B_{12}。如果没有足够的内因子可能会导致 B_{12} 缺陷，从而影响人体制造新的血红细胞的功能，这种情况被称为恶性贫血。随着贫血的发生，患胃癌的风险可能会增加。

（12）梅内特里耶病（肥大性胃炎）

在这种情况下，超额增长的胃黏膜引起大的黏膜褶皱，导致低水平的胃酸。

由于这个疾病非常罕见，对增加患胃癌风险的概率也不清楚。

（13）A 型血

A 型血的人患胃癌的风险较其他血型高，原因尚不明确。

（14）遗传癌症综合征

遗传的原因可能增加一个人患胃癌的风险：

遗传性弥漫性胃癌 这种遗传综合征大大增加了患胃癌的风险。这种遗传病比较少见，但是有 70%~80% 的人会有患胃癌的风险。女性有这种遗传病将会增加患乳腺癌的风险。这种情况是由于 *CDH*1 基因突变引起的，一些癌症中心可以测试这些基因突变。

遗传性非息肉结直肠癌（HNPCC） 也称为林奇综合征，是一种遗传疾病，增加患结直肠癌的风险，也会增加患胃癌（或其他癌症）的风险。在大多数情况下，这种疾病是由 *MLH*1 或 *MSH*2 基因缺陷引起的，但一些基因如 *MLH*3、*MSH*6、*TGFBR*2、*PMS*1 和 *PMS*2 缺陷可以导致 HNPCC。

家族性腺瘤性息肉病（FAP）： FAP 综合征在结肠中有很多息肉，很多时候在胃和肠道内也有。有该症状的人会大大增加患结直肠癌和胃癌的风险，这是由于 APC 基因突变引起的。

*BRCA*1 和 *BRCA*2：那些携带突变的乳腺癌遗传基因 *BRCA*1 或 *BRCA*2 的人患胃癌的风险也可能增加。

Li-Fraumeni 家族性肉瘤综合征： 有该症状的人患几种类型癌症的风险会增加，包括在年轻人中的胃癌。该综合征是由 *TP*53 基因突变引起的。

杰格斯综合征（PJS）： 有这种症状的人在胃、肠都会有息肉，在其他的器官如鼻腔、肺气管，膀胱也会有。在胃、肠中的息肉是一种特殊类型称为错构瘤，它们会导致出血或肠堵塞等问题。PJS 也会导致嘴唇、脸颊内部或其他部位的黑色雀斑状斑点。PJS 会增加患乳癌、结肠癌、胰腺癌、胃癌和一些其他器官癌症的风险。这种综合征是由于 *STK*1 基因突变引起的。在人的一生中，大多数癌症是由基因的变化引起的，如果有这些罕见的遗传变异则患癌症风险增高。医生可以通过对某些特定的基因进行测试来推测某人患上癌症的可能性。

（15）**胃癌的家族病史**

直系亲属（如父母、兄弟姐妹或孩子）患有胃癌，那么此人更易患这种疾病。

（16）**胃息肉的类型**

胃黏膜上的息肉属于非癌性生长。大多数类型的息肉（如增生性息肉或炎症性息肉）似乎并不增加一个人患胃癌的风险。但腺瘤息肉，也称为腺瘤，有时会发展成癌症。

（17）巴尔病毒（EBV）感染

巴尔病毒会引起传染性单核细胞增多症（也称为 mono）。几乎所有的成年人在幼年或青少年的时候都感染过这种病毒。EBV 与某些类型的淋巴瘤有关系。5%~10% 的胃癌患者的癌细胞中发现有巴尔病毒，这些癌往往生长过程较慢，低侵袭性，扩散趋势较低。已经在一些胃癌细胞中发现 EBV，但目前尚不清楚该病毒是否确实会导致胃癌。

（18）特定职业

煤炭、金属和橡胶行业的工人似乎有较高的患胃癌的风险。

常见变异型免疫缺陷病（CVID）患者患胃癌的风险会增加。患者的整个免疫系统不能产生足够的抗体来对抗细菌，会频繁的感染萎缩性胃炎和恶性贫血，也更容易患胃淋巴瘤和胃癌。

2. 产生原因

有许多已知的可能导致胃癌的危险因素，但我们不清楚这些因素如何导致胃黏膜的细胞发生癌变的，这是正在进行研究的课题。

一些改变被认为是发生在胃黏膜中的癌前病变。

在慢性萎缩性胃炎中，胃的正常腺体要么减少要么消失，存在某种程度的炎症反应（胃细胞受到免疫系统的免疫细胞的破坏），常因幽门螺杆菌感染引起，也可能由自身免疫反应（指免疫系统攻击胃细胞）引起。萎缩性胃炎患者通常会发展成恶性贫血或产生其他胃部问题，包括癌症。现在还不知道到底萎缩性胃炎患者是否确定会发展为癌症。

另一个可能的癌前期变化是肠上皮化生，正常胃黏膜细胞被与肠道细胞类似的细胞所替代，此类患者通常伴随有慢性萎缩性胃炎。如何以及为什么会发生这种变化，以及和发展到胃癌之间的联系，这些尚未得到很好的解释，也可能与幽门螺杆菌感染有关。

最近的研究提供了部分胃癌形成的线索。例如，幽门杆菌特别是某些亚型的细菌，可以将某些食物转化成某些化学物质，这些物质会引起胃黏膜细胞 DNA 的突变。这也可以用来解释为什么某些食物，如腌制的肉类可以增加一个人患胃癌的风险。另一方面，有些食物可能降低患胃癌风险，如水果和蔬菜富含抗氧化剂，可以阻止某些物质损害细胞的 DNA。

在过去的几年中，科学家们在理解 DNA 的某些特定变化是如何导致胃部细胞生长异常并发生癌变方面有了很大的进步。癌症可能是由于致癌基因开启或肿瘤抑制基因关闭而产生，这些类型基因的遗传变化可以增加一个人患胃癌的风险。

但遗传基因改变只是胃癌的一小部分原因,大多数导致胃癌的基因改变发生在出生后,这些改变可能是由幽门螺杆菌感染或抽烟引起的,但有些基因的改变可能是偶尔发生在细胞内的随机事件,无需外部诱因。

3. 胃癌可以预防吗?

目前为止,没有明确的办法来预防胃癌,但某些改变可以帮助降低患胃癌的风险。

(1)饮食、营养、体重和体力活动

在过去几十年里,胃癌患者明显减少被认为是由于人们减少了许多已知的危险的饮食习惯,如更多使用冷藏保存食品来代替腌制、酸洗和烟熏的方法,尽量少食烟熏、腌制食品和咸肉咸鱼等。

食用新鲜水果和蔬菜也能降低胃癌风险,尤其是柑橘类水果(如橘子、柠檬、葡萄柚),但葡萄柚和葡萄柚汁能改变血液中的某些药物水平,因此在饮食中添加葡萄柚之前应该和自己的医疗团队讨论。

美国癌症协会建议吃富含植物性食物的健康饮食,这包括每天至少 2.5 杯蔬菜和水果,用全麦面包、意大利面、谷物来替代细粮,吃鱼、家禽或者豆子代替加工过的肉类和红肉,这些都可以帮助降低患癌症的风险。研究使用膳食补充剂来降低胃癌风险的实验结果到目前为止喜忧参半。

一些研究表明,补充抗氧化剂的组合(维生素 A、C、E 和矿物质硒)可能会降低那些因营养不良患胃癌的风险。但大多数研究表明,营养良好的人在日常饮食中添加维生素药片并没有任何好处,所以这一领域仍需要进一步研究。

尽管一些小型研究表明,喝茶特别是绿茶,可能有助于预防胃癌,但一些深入的研究并没有发现这个关联。

超重或肥胖可能增加胃癌的风险,另一方面来说,锻炼身体可能有助于降低患胃癌的风险。美国癌症协会建议在生活中通过平衡热量摄入量和锻炼身体来保持健康的体重。除了可能对患胃癌的影响,减肥和活动也可能影响患其他几种癌症的风险和健康问题。

(2)避免使用烟草

烟草的使用会增加头区胃(最靠近胃食管部分)患癌症的风险。烟草使用会引起许多其他类型的癌症。在美国,有 1/3 的癌症病死率和烟草使用有关。如果你不吸烟,就请远离它。

(3)治疗幽门螺杆菌感染

胃黏膜是否被幽门螺杆菌慢性感染是不清楚的,即使是没有任何症状的也应

该使用抗生素治疗。这是当前研究的一个主题。早期的研究表明，用抗生素治疗幽门螺杆菌感染可能会降低癌前病灶的数量，也可能会减少发展成胃癌的风险。但并不是所有的研究都得到这样结果，还需要更多的研究来证实这是一种防止那些被幽门螺杆菌感染的人患胃癌的方法。

如果医生认为患者可能感染幽门螺杆菌，有几种方法来测试：

1）最简单的方法是血液测试，寻找幽门螺杆菌抗体。抗体是人体的免疫系统回应感染的蛋白质。一个阳性的抗体检测结果表明患者目前感染幽门螺杆菌或者过去感染过幽门螺杆菌。

2）另一种方法是内镜检查，采取胃黏膜的活检样本，用化学测试检测这种细菌。医生可以在显微镜下识别活检组织中的幽门螺杆菌。活检样本也可以通过培养，观察幽门螺杆菌是否生长。

3）特殊的呼吸测试细菌的方法。在这个测试中，患者先饮用含有尿素的液体，如果幽门螺杆菌存在，它会将尿素转化成某种化学物质，可以在呼出的气体中检测到这种化学物质。

（4）阿司匹林的使用

使用阿司匹林或其他非甾体抗炎药（NSAIDs），如布洛芬和萘普生，似乎能降低胃癌的风险。这些药物还可以降低发展成结肠息肉和结肠癌的风险。但是有些人也可以导致严重的（甚至危及生命）内出血以及其他潜在的危害健康的风险。大多数医生认为患者不管是因为治疗什么疾病（如关节炎）服用这些药物，都会降低患癌症的风险。医生会不定期的推荐服用 NSAIDs 专门预防胃癌。研究尚未明确对哪些患者而言，降低患癌症风险的好处是大于出血并发症的风险的。

（5）得胃癌风险很高的人

只有一小部分胃癌症患者是由于遗传性漫射胃癌综合征引起的。但认识它很重要，因为大多数遗传这种综合征的人最终会患胃癌。有胃癌家族史的人应该检测患胃癌的可能性，如果家族史表明他们可能会患胃癌，可以进行基因检测。如果测试显示有异常形式的 CDH1 基因，许多医生会建议他们在发展成胃癌之前进行胃切除手术。

3. 不是所有的胃癌都可以预防

尽可能避免导致患胃癌的所有危险因素可以降低患胃癌的风险，但它无法保证一个人不会得胃癌。早期检测可能是提高成功率和降低胃癌病死率的最好方式，尤其是在胃癌常见的国家，以及某些有遗传综合征而处于胃癌高风险的人群中。

四、早期检测

筛查是寻找疾病，比如在那些没有症状的人群中寻找癌症。在有些国家如日本，胃癌是很常见的，大规模筛选已经帮助发现许多处于早期可治愈阶段的患者。这可能会减少这种疾病的病死率，但还没有得到证实。

在美国的研究没有发现在人群中常规筛查胃癌有用，因为这种疾病并不普遍。另一方面，某些有确定胃癌风险因素的人可能会受益于筛查。如果患者有任何关于胃癌风险因素或筛查益处的问题，请咨询医生。

有些测试可用于筛查，如消化道上部内镜检查。因为常规胃癌筛查在美国没有进行，所以大多数患者未被诊断出来，直到他们有一定体征和症状之后才会进行医学检查。

五、诊断

胃癌通常是一个人有迹象或症状去看医生的时候被发现的。如果医生怀疑你是胃癌，将进行测试来诊断。

1. 症状

很遗憾，早期胃癌很少有症状，这是胃癌很难早期被发现的一个原因。胃癌的症状和体征包括：

◇ 食欲缺乏
◇ 体重减轻（没有刻意减肥）
◇ 腹部（肚子）疼痛
◇ 腹部感觉不适，通常在肚脐以上
◇ 吃一点东西上腹部就有饱胀感
◇ 胃灼热、消化不良
◇ 恶心
◇ 呕吐或呕吐物带血
◇ 腹部肿胀或积水

大部分这些症状更可能是由于其他原因如胃病毒所引起，也可能是其他类型癌症的症状。但是有任何这些症状的人，尤其是症状不消失或恶化，应立刻看医生，以利于早期发现和治疗疾病。

由于胃癌的症状直到晚期才会出现，因此在美国只有1/5的胃癌患者是在早期胃癌未扩散之前被发现的。

2. 病史

医生会询问患者的症状（如饮食问题、疼痛、腹胀等）和可能的风险因素，根据这些情况是否可以判断患的是胃癌还是其他疾病。体检报告会给医生提供有关患者的健康状况，患胃癌的迹象或其他病症等信息。医生会特别注意患者腹部的任何异常变化。在美国，如果医生认为患者可能有胃癌或另一种类型的胃部的问题，他会将患者转给胃肠病专家，进行进一步检查。

3. 胃镜检查

胃镜检查，也称为十二指肠内镜或 EGD，是用来诊断胃癌的主要检查方法。当患者存在一定患胃癌的风险因素，症状表明可能患有胃癌时，可申请该检查。

在检查过程，医生用细小灵活的携带一个小型摄像机的管子通过咽插入到食管、胃黏膜和小肠的第一段。如果看到异常区域，可以通过内镜取组织样本准备活检。活检样本被送到实验室后，病理学家们在显微镜下观察细胞，查看是否存在癌细胞。

内镜观察到的胃癌，看起来像一个蘑菇形状或突起的团状溃疡，或者是弥散扁平增厚的皮革状胃黏膜。内镜检查还可以用来作为内镜超声的一个特殊的影像学检查。

4. 活检

如果医生在内镜成像检查中怀疑形态异常区是癌病灶，唯一确诊的办法是活检。

活检时，医生取出异常区域的组织。活检检查胃癌组织常包含在胃镜检查中。如果医生在内镜检查中观察到胃黏膜有任何异常区域，将通过内镜用小型仪器进行活检取样。

有些胃癌位于胃壁深处，很难进行标准内镜活检。如果医生怀疑病灶可能存在于更深的胃壁，可以通过内镜超声引导穿刺针进入胃壁中取样。

活检也可取自癌症可能扩散的区域，比如附近的淋巴结或身体其他可疑区域组织。

活检样品被送到实验室在显微镜下观察，来检查是否含有癌细胞。如果有癌细胞，将进行如下分类：腺癌、类癌、胃肠道间质瘤、淋巴瘤。

如果样本有腺癌细胞，会用来检查是否有大量的促生长蛋白质 HER2/neu（通常缩写为 HER2），*HER2/neu* 基因指导细胞表达这种蛋白质。肿瘤细胞的 *HER2/neu* 表达水平增加称为 *HER2* 阳性。*HER2* 阳性的胃癌可以使用针对 *HER2/neu* 蛋白质的药物 trastuzumab（曲妥珠单抗，赫塞汀®）进行治疗。

活检样本的检查方法有两种：

◇ 免疫组织化学（IHC）：在检查过程中，将 *HER2/neu* 蛋白的特异性抗体用于样品，如果有蛋白，细胞将会改变颜色，这种颜色变化在显微镜下可以见到。测试结果报告为 0、1＋、2＋、3＋。

◇ 荧光原位杂交（FISH）：检查原理是检测吸附到 *HER2/neu* 基因上的带荧光的 DNA 片段，在特殊显微镜中可以观察到荧光强度。

通常是先进行 IHC 测试。

（1）结果是 0 或 1＋，癌症是 *HER2* 阴性。*HER2* 阴性肿瘤不会使用针对 *HER2* 的药物（如 trastuzumab）进行治疗。

（2）结果是 3＋，癌症是 *HER2* 阳性。*HER2* 阳性肿瘤患者使用药物如 trastuzumab（曲妥珠单抗）进行治疗。

（3）结果是 2+，*HER2* 的状态是不清楚的。通常会进行 *FISH* 检查。

5. 影像学检查

影像学检查的目的是寻找可疑区域是否是癌变，癌症可能蔓延多远，确定治疗是否有效。

（1）上消化道钡餐摄片

该检查用 X 线片来观察食管、胃和小肠的十二指肠内壁，目的是寻找胃癌或其他胃部问题。使用频率低于内镜测试，因为它可能会错过一些异常区域并且不能用来采取活检样本。但好处是微创，在某些情况下是很有用的。

在这个测试中，患者先喝下含钡的白色的溶液，钡就会包被在食管、胃和小肠内壁，然后拍摄 X 线片。由于 X 线不能通过钡涂层，可大致看出这些器官的内壁是否异常。

可用双对比技术寻找早期胃癌。喝钡餐后，将一个细管插入胃中并泵入空气，使钡涂层在胃内壁变很薄，可以发现很小的异常。

（2）超声内镜

内镜超声（EUS）是将一个小的超声探头放置在内镜的前端，内镜通过咽进入胃，将传感器直接安置在有胃癌的胃壁上，医生可以清楚看到胃壁层、附近的淋巴结以及胃的其他结构。图像质量比标准超声波好，因为声波只经过较短的距离。

EUS 是检查癌症扩散到胃壁层、邻近组织或淋巴结的最有效的方法，还可以用来指导取样针到可疑区域获取组织样本（EUS-guided 针活检）。

（3）计算机断层扫描（CT or CAT）

CT 扫描图片相当清楚，常可以确定胃癌的位置，也可以显示邻近胃的器官如肝脏，用于检查癌症可能蔓延的淋巴结和远处器官。CT 扫描可以帮助确定癌症的分期以及手术是否可能是一个好的治疗方案。

CT 引导穿刺活检透过皮肤进入可疑区域，定位穿刺活检样本送实验室检查。

（4）磁共振成像（MRI）

大多数医生喜欢用 CT 扫描观察胃，但 MRI 有时可能会提供更多的信息。磁共振成像通常用来观察大脑和脊髓。

（5）正电子放射断层造影术（PET）

PET 常用于癌症可能会扩散但又不知道扩散在哪里的情况。图像不如 CT 或 MRI 扫描那么精密，但它能告诉我们全身是否有癌症转移。这个测试对于发现已经扩散到胃部以外的癌症是很有用的，将决定是否使用手术方法治疗。

有些机器可以同时做 PET 和 CT 两个扫描（PET/CT 扫描），医生可以对比高放射性的 PET 图像和有详细外观的 CT 图像。PET 扫描和 PET/CT 可以帮助显示已经扩散到胃部以外的癌症。在这种情况下，手术可能不是一个好的治疗方法。做这个测试之前，可向医生咨询检查结果是否可能改变治疗计划。

（6）胸部 X 线片

目的是检查癌症是否已经扩散到肺部。这个测试还可以确定患者是否有任何严重的肺部或心脏疾病存在。如果已经做胸部 CT 扫描，则不需要该检查。

6. 其他测试

（1）腹腔镜

通常只用于发现胃癌后的检查，虽然 CT 或 MRI 扫描可以详细描述身体内部结构，但还是可能错过一些非常小的肿瘤。医生在做胃部手术之前会做腹腔镜，以确定胃癌细胞只存在于胃中，并且确定手术可以将癌细胞完全清除。

该检查在手术室中进行，患者需要全身麻醉。腹腔镜通过一个小的手术开口插入患者体内，医生可以仔细观察附近器官和淋巴结，甚至可以获取组织样本或腹部积水来明确癌症还没有扩散或可以被完全清除。有时腹腔镜结合超声波可以得到更好的癌症图像。

（2）实验室测试

全血细胞计数（CBC）的血液检查患者是否存在贫血，粪便隐血试验检查是否有便血。

如果发现癌症需要手术，医生可能会推荐其他测试，如肝、肾功能检查肝和肾功能。如手术计划或将使用的药物会影响心脏，也需要做心电图和超声心动图。

六、分期

癌症分期描述癌症扩散的程度。胃癌分期是选择治疗方案和预测患者预后的重要因素。

实际上有两种胃癌分期，癌症的临床分期是医生对癌症扩散程度的最佳估计值,是基于已经完成的体检、内镜检查、活检和任何成像测试（如CT扫描）的结果。如果手术已经完成，病理分期可以使用临床分期所使用的测试结果和手术切除组织的检测结果来决定。

临床分期用来帮助制定治疗计划。有时，尽管癌症已经扩散到比临床分期的估计要远，但由于病理分期是基于手术时的发现，因此它可以更准确地预测患者的预后。

这里描述的分期是病理分期。在美国最常用于胃癌分期的系统是美国癌症联合委员会（AJCC）的TNM系统。TNM分期的系统包含3个关键信息：

◇ T描述原发性肿瘤的范围（已经发展到胃壁的深度和进入附近器官的程度）。

◇ N描述了扩散到附近的淋巴结范围。

◇ M表示癌症是否已经转移到较远的身体部位。胃癌最常见的扩散部位是肝脏、腹膜和远处的淋巴结。不太常见的部位是肺部和脑部。

在T、N和M后的数字或者字母提供这些因素的更多细节：

（1）数字0~4显示越来越严重。

（2）字母X的意思是"不能评估"，因为信息是不可用的。

（3）字母"is"指原位癌，这意味着肿瘤存在于黏膜细胞顶层，尚未侵入组织深层。

本胃癌的分期系统，不针对起始于胃食管连接部（胃和食管连接的地方）或贲门（胃的第一部分）以及进入胃食管连接处的癌症分期，此类癌症的分类或治疗同食管癌。

1.T类

几乎所有的胃癌开始在胃壁最里层（黏膜）。T类描述侵入胃5层组织的癌症。

◇ 最里层是黏膜。黏膜有三部分：上皮细胞，在结缔组织（固有层）上层，结缔组织在薄的肌肉（黏膜肌）上层。

◇ 在黏膜的下面是称为黏膜下层的支持层。

◇ 支持层下面是固有肌层，一层厚厚的移动和混合胃内物质的肌肉。

◇ 接下来的两层，是浆膜下层和最外层的浆膜，是胃的外包装。

TX：主要（初级）肿瘤不能被评估。

T0：没有发现主要肿瘤的迹象。

Tis：癌症细胞只在表层的细胞黏膜（最内层的胃），没有扩散到深层组织如固有层或黏膜肌层。这一阶段也称为原位癌。

T1：肿瘤已从顶部层细胞黏膜进入下一层低于如固有层、黏膜肌层，或黏膜下层。

T1a：肿瘤增长到固有层和黏膜肌层。

T1b：肿瘤已经通过固有层和黏膜肌层，进入黏膜下层。

T2：肿瘤成长到固有肌层。

T3：肿瘤成长到浆膜肌层。

T4:肿瘤成长到浆膜,或可能长到附近的器官(脾、肾、肠、胰腺等)或其他结构,如主要的血管。

T4a：肿瘤已经穿过胃壁到达浆膜，但是癌细胞还没有侵入附近任何器官或结构。

T4b：肿瘤已经通过胃壁侵入附近的器官或结构。

2.N 类

NX：附近（局部的）淋巴结不能被评估。

N0：未扩散到邻近的淋巴结。

N1：癌症已经扩散到附近 1~2 个淋巴结。

N2：癌症已经扩散到附近 3~6 个淋巴结。

N3：癌症已经扩散附近 7 个或更多个淋巴结。

N3a：癌症已经扩散到邻近的 7~15 个淋巴结。

N3b：癌症已经扩散到邻近 16 个或更多的淋巴结。

3.M 类

M0：没有远端转移（癌细胞还没有扩散到远处的器官或位点，如肝、肺、脑）。

M1：远处转移（癌症已经扩散到远离胃的器官或淋巴）。

4.TNM 分期分组

一旦 T、N 和 M 类别已经确定,这信息组合和表示为一个阶段,使用数字 0(零)和罗马数字 Ⅰ ~ Ⅳ,这被称为阶段分组。有些阶段被分成子阶段,用字母标明。

0 期:Tis,N0,M0

这是胃癌的早期阶段,它没有超出胃的内层细胞(Tis),癌细胞还没有扩散到任何淋巴结(N0)或其他地方(M0)。这一阶段也称为原位癌。

Ⅰ A 期:T1,N0,M0

癌症已经穿过顶层黏膜细胞到达下面的组织,如结缔组织(固有层),薄肌肉层(黏膜肌层),或黏膜下层(T1)。癌细胞还没有扩散到任何淋巴结(N0)或其他地方(M0)。

Ⅰ B 期

(下面任何一个):

T1,N1,M0:癌细胞已经扩散到结缔组织层(固有层),并可能侵入它下面的肌肉薄层 (黏膜肌层)或深入到黏膜下层(T1),已扩散到靠近胃的 1 到 2 个淋巴结 (N1),没扩散到远处组织或器官(M0)。

T2,N0,M0:癌细胞已经扩散到胃壁固有肌层(T2)的主肌肉层,尚未扩散到邻近的淋巴结(N0)或任何远处的组织或器官(M0)。

Ⅱ A 期

(下面任何一个):

T1,N2,M0:癌细胞已经从表层的黏膜细胞进入结缔组织层(固有层)、薄肌肉层(黏膜肌层)或黏膜下层(T1),已扩散到邻近的 3~6 个淋巴结 (N2),没有扩散到到远处的组织或器官(M0)。

T2,N1,M0:癌细胞已经扩散到胃壁的主肌肉层(T2),已经扩散到邻近的 1~2 个淋巴结 (N1),还没有扩散到远处的组织或器官(M0)。

T3,N0,M0:癌细胞已经通过主要肌肉层到达浆膜下层,但并没有到达胃的最外层(T3),没有扩散到附近的淋巴结(N0)和远处的组织或器官(M0)。

Ⅱ B 期

(下面任何一个):

T1,N3,M0:癌细胞已经从表层的黏膜细胞进入结缔组织层(固有层)、薄肌肉层(黏膜肌层)、或黏膜下层(T1),已扩散到不少于 7 个邻近淋巴结 (N3),没有扩散到远处的组织或器官(M0)。

T2,N2,M0:癌细胞已经扩散到胃壁的主肌肉层(T2),已经扩散到 3~6

个邻近的淋巴结（N2），没有扩散到远处的组织或器官（M0）。

T3，N1，M0：癌细胞已经通过主要的肌肉层到浆膜下层，但并没有到达胃的最外层（T3），已经扩散到邻近的1~2个淋巴结（N1），还没有扩散到远处的组织或器官（M0）。

T4a，N0，M0：肿瘤已经穿过胃壁到达浆膜，但是癌细胞还没有侵入附近的任何器官或结构，如脾、肾、肠或胰腺（T4a），没有扩散到附近的淋巴结（N0）和远处的组织或器官（M0）。

Ⅲ A 期

（下面任何一个）：

T2，N3，M0：癌细胞已经扩散到胃壁的主肌肉层（T2），已经扩散到邻近的多于7个的淋巴结（N3），没有扩散到远处的组织或器官（M0）。

T3，N2，M0：癌细胞已经通过主要的肌肉层到浆膜下层，但并没有到达胃的最外层（T3），已经扩散到3~6个邻近的淋巴结（N2），没有扩散到远处的组织或器官（M0）。

T4a，N1，M0：肿瘤已经穿过胃壁到达浆膜，但是癌细胞还没有侵入附近的任何器官或结构，如脾、肾、肠或胰腺（T4a），已经扩散到邻近的1~2个淋巴结（N1），还没有扩散到远处的组织或器官（M0）。

Ⅲ B 期

（下面任何一个）：

T3，N3，M0：癌细胞已经通过主要的肌肉层到浆膜下层，但并没有到达胃的最外层（T3），已扩散到不少于7个邻近淋巴结（N3），没有扩散到远处的组织或器官（M0）。

T4a，N2，M0：肿瘤已经穿过胃壁到达浆膜，但是癌细胞还没有侵入附近的任何器官或结构，如脾、肾、肠或胰腺（T4a），已经扩散到3~6个邻近的淋巴结（N2），没有扩散到远处的组织或器官（M0）。

T4b，N0，N1，M0：肿瘤已经通过胃壁侵入附近的器官或结构，如脾、肠道、肝、胰腺或主要血管（T4b），没有扩散到附近的淋巴结（N0）或只扩散到附近的1~2个淋巴结（N0或N1），没有扩散到远处的组织或器官（M0）。

Ⅲ C 期

（下面任何一个）：

T4a，N3，M0：肿瘤已经穿过胃壁到达浆膜，但是癌细胞还没有侵入附近的任何器官或结构，如脾、肾、肠或胰腺（T4a），已扩散到不少于7个邻近淋巴结，没有扩散到远处的组织或器官（M0）。

T4b，N2，N3，M0：肿瘤已经通过胃壁侵入附近的器官或结构，如脾、肠道、肝、胰腺或主要血管（T4b），已经扩散到附近不少于3个淋巴结（N2或N3），没有扩散到远处的组织或器官（M0）。

Ⅳ期：

任何T，任何N，M1

癌细胞已经扩散到其他器官，如肝、肺、脑或骨（M1）。

如果患者有任何关于疾病分期的问题，请咨询患者的医生。胃癌的分期是一个很重要因素，但并不是考虑治疗方案和预测存活前景的唯一因素。

5. 可切除的与不可切除的肿瘤

AJCC分期系统详细总结了胃癌的扩散范围。但就治疗目的而言，医生往往更关心的是肿瘤是否可以通过手术切除。

◇ 可切除的癌症是医生认为可以通过手术被完全移除的肿瘤。

◇ 不可切除的肿瘤是不能被完全移除的肿瘤。这可能是由于肿瘤扩散到附近的器官或淋巴结，或太接近主要的血管，或已经扩散到身体其他部位，或患者身体健康状况差无法进行手术。

在TNM分期中对可切除和不可切除癌症没有明确的分界线，但癌症早期更多是可切除的。

七、存活率统计

存活率经常被医生用来作为判断患者的预后（前景或结局）的标准。有些癌症患者可能想知道，那些有相同疾病的人，他们的存活率是多少，而有些人不觉得这些数字能有什么帮助，甚至可能不想知道它们。

5年生存率，是在癌症确诊后，至少生存5年的患者所占的百分比。当然，很多人生存时间比5年更长，还有许多被治愈的。5年相对存活率，假设有些人会死于其他原因，将观察到的存活率和没有癌症的人的预期值相比较，这是观察癌症对生存影响的更好办法。为了获得5年生存率，医生必须至少在5年前开始观察接受治疗的患者，不断改进治疗方案，从而使被确诊患有胃癌的患者有更好的生存前景。

存活率通常是基于以前大量患者的统计成果，但它无法预测某个单独个体会发生什么，许多因素都可能影响一个人的预后，比如癌症的类型和等级、患者的年龄、癌肿的位置和大小，以及所接受的治疗等。医生熟悉患者的具体情况，可以告诉患者下面的数字可能有用。

下面的存活率数据来自美国国家癌症研究所 SEER 数据库，数据基于 1991~2000 年被诊断出患有胃癌并进行手术治疗的患者。没有进行手术治疗的患者的生存率更低。

下面的比率是基于癌症诊断时的分期。从存活率来看，即使癌症有发展，癌症的阶段也不随时间变化而改变。癌症复发或扩散仍然是指第一次被发现和诊断时的鉴定结果，但更多的信息用来解释当前癌症的情况。

不同胃癌阶段手术治疗后的 5 年生存率如下：

Ⅰ A 期 71%；Ⅰ B 期 57%；Ⅱ A 期 46%；Ⅱ B 期 33%；

Ⅲ A 期 20%；Ⅲ B 期 14%；Ⅲ C 期 9%；Ⅳ期 4%。

在美国，所有胃癌患者的 5 年相对存活率约是 27%。5 年相对存活率是用胃癌患者的生存率与没有患胃癌的人的生存率比较。因为有些人可能死于其他原因，这是一个更好的观察癌症影响生存的方法。存活率在过去 30 年逐渐提高，在美国总体存活率低的原因之一是大多数胃癌被诊断时是在晚期而不是早期。癌症的分期对患者的预后影响很大。

八、治疗方法

本文中的治疗信息是协会的官方政策，不打算作为医疗建议取代患者的癌症治疗团队的专业知识和判断。本文的目的是帮助患者和家人与医生一起作出明智的决定。医生可能由于种种原因，提出了与这些常规治疗方案不同的治疗计划，请不要犹豫，与医生就治疗方案的选择问题多进行沟通。

1. 常规治疗信息

癌症被确诊和分期后，患者和医生在选择治疗方案之前有很多值得思考的东西。可能患者自己觉得必须迅速做出决定，但重要的是要给自己一段时间来消化刚刚得到的信息。主要的治疗胃癌的方法是：

◇ 手术

◇ 化疗

◇ 靶向治疗

◇ 放射治疗

一般会使用一种以上不同的治疗类型。需要权衡每种治疗方法可能的风险和不良反应，治疗方案取决的因素。肿瘤的定位和分期（扩散程度）非常重要。在选择治疗计划时，癌症治疗小组还将把年龄、健康状态和个人偏好纳入考虑。在美国，治疗胃癌的康复计划制订团队包含不同专业的医生，他们是：

（1）胃肠病学家：专攻消化系统疾病医生。

（2）外科肿瘤学家：手术治疗癌症的医生。

（3）内科医学肿瘤学家：化疗治疗癌症的医生。

（4）辐射肿瘤学家：放疗治疗癌症的医生。

许多其他的专家也可以参与你的康复，包括护士、营养专家、社会工作者和其他专业保健人员。在治疗开始前了解治疗的目标很重要，是要试图治愈癌症、控制癌症或缓解症状。如果治疗目标是治愈，将接受解除症状和不良反应的治疗。如果治愈是不可能的，治疗的目的是尽可能长时间控制癌症和缓解症状。如进食困难、痛苦，或出血等。如果时间允许，患者可能会得到关于治疗方案的其他意见，它可以提供更多的信息，使患者对选择治疗计划更自信。

接下来描述不同类型的治疗胃癌的方法，最常见的治疗方法的选择是基于癌症的分期。

2.手术

许多不同阶段的胃癌患者都可选择手术治疗。如果癌症处在0期、Ⅰ期、Ⅱ期、Ⅲ期并且足够健康，那么手术配合其他治疗方法是唯一治愈的机会。

手术的目的主要是为了切除肿瘤、部分或全部胃和邻近的淋巴结，取决于胃癌的类型和分期。外科医生将努力尽可能多地留下正常的胃，有时其他器官需要同时切除。另外，手术可用于肿瘤由于广泛扩散而不能被完全切除的患者，目的是减轻或防止症状，如防止肿瘤出血或防止阻塞胃，但不会治愈癌症，这类手术被称为姑息性手术，

手术类型通常取决于胃癌存在的部位及扩散到周围组织的程度。治疗胃癌的手术主要有：

（1）内镜下黏膜切除术

适合非常早期的癌症，此时扩散到淋巴结的概率非常低。

手术不需要皮肤切口，医生将内镜通过咽喉插入到胃，再将手术工具穿过内镜来切除肿瘤和围绕肿瘤的小的楔形的正常胃壁。

这种手术在美国较少做，多在日本和其他一些国家应用于早期胃癌。

（2）胃局部切除术

适合于病灶只存在于胃下部的癌，有时也用于只存在于胃上部的癌。

手术方式是只切除部分胃。有时也切除部分食管或小肠的十二指肠，然后将

剩下的胃重新连接上。有时还会切除部分像围裙一样覆盖在胃、肠上的脂肪组织层，即网膜，切除邻近淋巴结，也可能切除脾和附近的器官的部分组织。

其中部分胃切除后手术后进食比较容易。

（3）全胃切除术

适用于癌细胞已经扩散到整个胃部，以及病灶位于胃上部靠近食管部分的癌。

手术方式是医生切除整个胃、附近的淋巴结和网膜，也可能切除脾和附近食管、肠、胰腺等部分组织，然后将食管的末端与小肠连接起来，这样使食物直接从食管进入小肠。由于进行全胃切除的患者每次只能吃少量的食物，因此，他们必须增加进食次数。

大部分的局部胃切除和全部胃切除手术通过腹部皮肤的大切口进行。一些癌症中心现在正在研究使用腹腔镜进行手术，医生只需要通过几个较小的腹部切口进行手术。

（4）放置胃管

有些患者在胃癌的手术后很难摄取足够的营养，进一步化疗或放疗会使这个问题更糟。为了解决这一问题，手术的同时会在肠内放置一根管子，空肠造口术管或J管，管末端仍然在腹部皮肤外侧。这样，营养液可以直接进入肠道，预防和治疗营养不良。

（5）淋巴结清扫

无论是部分胃还是全胃切除术，都会切除附近的淋巴结。

这是手术中重要的一部分，许多医生认为手术的成功与否直接与多少淋巴结被切除有关。

在美国，进行胃切除手术时，至少要切除15个附近的淋巴结（称为D1淋巴结切除术）。在日本，手术的治愈成功率非常高，其原因就是在肿瘤附近做了更广泛的淋巴结切除（称为D2淋巴结切除术）。

在欧洲和美国，手术的结果一直无法与日本相提并论，究竟是因为日本外科医生更有经验（胃癌在日本更常见），还是因为日本胃癌患者病情大多处于早期（因为筛查胃癌）或身体更健康，还是其他因素发挥作用尚且不清楚。

无论如何，有丰富治疗胃癌经验的外科医生和医院会使手术效果更好。

（6）不可切除癌症的姑息性手术

对于不可切除的胃癌患者，手术往往用来控制癌症，以及预防或缓解症状和并发症。

胃大部切除术：对能进行手术的健康患者来说，即使不能治愈癌症，切除部分有肿瘤的胃仍可以帮助治疗如胃出血、疼痛和堵塞等问题。因为手术的目的不是为了治愈癌症，因此附近的淋巴结和其他器官通常不需要切除。

胃旁路手术（胃空肠吻合术）：胃下部的肿瘤可能会增大到足以阻止食物离开胃，对能够耐受手术的患者来说，会切除部分胃下部，将部分小肠空肠连接到胃的上部，允许食物通过新的连接而促进胃的排空。

内镜肿瘤消融：在某些情况下，患者不能耐受手术，内镜手术可以用来引导激光束消融部分肿瘤，阻止出血或缓解堵塞。

支架植入：另一个用来阻止肿瘤阻塞胃的方法是用内镜将支架（一个空心金属管）放置于胃的开口端或末端，保持端口开放，允许食物通过。胃上部肿瘤的支架放置在食管和胃交界的地方，胃下部肿瘤的支架放置在胃和小肠交界的地方。

胃管放置：有些胃癌患者不能靠主动饮食来获得足够营养。可以做一个小手术，将管子通过腹部皮肤放到胃末端（称为胃造口术管或 G 管）或进入小肠（称为空肠造口术管或 J 管），然后将营养液直接放入管中。

（7）手术可能的并发症和不良反应

胃癌手术很困难且有并发症，包括手术期间的出血、血栓和附近器官受损。少见的是，胃与食管或胃与小肠间的新连接可能出现泄漏。

外科手术近年来有所改善，1%~2% 的人死于胃癌手术。当手术范围广泛时，比如需要切除所有淋巴结时，病死率较高。但是如果有丰富经验的医生进行手术，则病死率可以降低。

全部或部分胃切除手术后至少几天内，不允许饮食。给消化道一段时间愈合，以确保手术缝合的地方不出现泄漏。

患者手术后康复期可能会有的不良反应包括恶心、胃灼热、腹痛、腹泻等症状，尤其是吃东西后。这些不良反应会随时间推移而逐渐好转，但有些人持续很长时间，医生会给予缓解不良反应的药物。

手术后通常需要改变患者的饮食习惯，最大的改变是患者需要少食多餐。胃切除的多少影响患者的食量。

胃能帮助人体吸收部分维生素，所以胃切除术后的患者可能会缺乏维生素。如果部分胃被切除，医生会让患者口服或注射维生素补充剂。手术前可与医生讨论会切除多少胃。

有些医生试图留下尽可能多的胃部，可以让患者康复后的饮食较正常，但是代价是癌症更有可能复发。必须要强调的是，应该确保医生治疗胃癌的经验丰富，能够执行最先进的手术，并能降低并发症的风险。

3. 化疗

胃癌的化疗有很多种。化疗可以在胃癌外科手术前进行，即新辅助化疗法，可以缩小恶性肿瘤，尽早进行外科手术，延迟癌症的复发，延长患者的生命。在胃癌的不同时期使用新辅助化疗法，是常规治疗方法。通常情况下，化疗在外科手术后还需再进行。

在外科切除癌症病灶的手术后化疗称为辅助治疗，目的是杀死那些因太小而无法被看到的残余癌细胞，避免癌症的复发。通常，在胃癌外科手术后同时给予放疗和化疗方法称为放化疗，目的是杀死外科手术不能完全去除的癌细胞。

化疗是已经扩散到其他器官的胃癌的主要治疗方法，可以缩小癌肿，并减缓其生长。医生在对患者进行化疗是间隔循环的，每个化疗后都有一段修复期，给身体恢复的时间。一次周期持续几周。

被经常用来对抗胃癌的药物有以下几种：

✧ 5-FU（5-氟尿嘧啶，氟二氧嘧啶），常常和甲酰四氢叶酸（亚叶酸）一起使用

✧ capecitabine（卡培他滨，Xeloda®）

✧ carboplatin（卡铂）

✧ cisplatin（顺铂）

✧ docetaxel（多烯紫杉醇，Taxotere®）

✧ epirubicin（表柔比星，Ellence®）

✧ irinotecan（伊立替康，Camptosar®）

✧ oxaliplatin（奥沙利铂，Eloxatin®）

✧ paclitaxel（紫杉醇，Taxol®）

根据癌症分期、患者的整体身体状况、化疗是否和放疗结合等不同情况，这些化疗药物可能单独或组合使用，也可结合其他的化疗方法或靶向药物使用。

外科手术前可用的药物组合主要有：

✧ ECF（表柔比星、顺铂、5-氟尿嘧啶），可用于手术前后。

✧ 多烯紫杉醇或者紫杉醇和5-氟尿嘧啶或卡培他滨组合，结合放疗，用于手术前。

✧ 顺铂和5-氟尿嘧啶或卡培他滨组合，结合放疗，用于手术前。

✧ 紫杉醇和卡铂组合，结合放疗，用于手术前。

术后的化疗和放疗结合的治疗方案中，可单独使用5-氟尿嘧啶或卡培他滨。晚期胃癌也常使用ECF组合，其他组合主要有：

✧ DCF（多烯紫杉醇、顺铂和5-氟尿嘧啶）

✧ 伊立替康和顺铂

◇ 伊立替康和 5- 氟尿嘧啶或卡培他滨

◇ 奥沙利铂和 5- 氟尿嘧啶或卡培他滨

许多医生更喜欢使用 2 种化疗药物来治疗晚期胃癌，3 种药物的组合可能会带来其他不良反应，所以医生只将 3 种药物组合应用于身体状况良好和十分信赖医生的患者。

化疗药物能够攻击那些快速分裂的细胞，这也是其对抗癌细胞的机制。但是身体的其他细胞比如骨髓细胞（新的血细胞产生的地方）、口腔和肠的内层细胞、毛囊细胞，它们也同样快速分裂。这些细胞同样会受化疗药物的影响，这样就会产生一些不良反应。这些不良反应会受药物的类型、服用的量、治疗时间长短因素影响。

一般情况下大多数药物的短期不良反应有以下几个方面：

◇ 恶心和呕吐

◇ 厌食

◇ 脱发

◇ 腹泻

◇ 口腔溃疡

◇ 被感染概率的增加（白细胞减少）

◇ 受伤后出血和淤伤（血小板减少）

◇ 疲劳和呼吸困难（红细胞减少）

这些不良反应一般都是短期的，随着治疗的结束也会消失。但是需要告诉医生自己出现有什么样的不良反应，这样医生可以帮助减轻它们，比如，可以服用一些药物来预防或者减轻恶心和呕吐。有些化疗药物有特殊的不良反应，在接受任何一种药物时都会给一些特别的相关信息，每次治疗之前都应该了解这些。

神经损伤：顺铂、奥沙利铂、多烯紫杉醇和紫杉醇可能会损坏外脑和脊髓的神经，有时会引起疼痛、烧灼或刺痛的感觉、对冷或热的敏感或无力等症状（主要是手和脚）。在大多数情况下，一旦停止治疗，这些症状便会消失。但对于一些患者也有可能是持久的。奥沙利铂也可以影响咽喉里的神经，当患者吃某些食物或冷饮时，可能会导致咽喉疼痛，进而引起吞咽甚至呼吸困难，并且在治疗后会持续好几天。

心脏损害：阿霉素、表柔比星和其他一些药物，如果长时间或者高剂量的使用可能会造成永久性心脏损害。出于这个原因，医生必须小心控制剂量并对患者心脏进行检查，如用超声心动图或 MUGA 扫描来监测心脏功能。若有心脏损害的征兆，将停止使用这些药物。

血细胞数量下降：这是化疗一个很常见的不良反应。白细胞数量降低将会增加严重感染的风险。如果患者白细胞数量在治疗过程中很低，可以通过避免接触病菌来降低感染的风险。在这段时间，医生可能会建议：

◇ 常洗手

◇ 避免食用新鲜未煮过的水果和蔬菜等食物，因其中可能携带病菌

◇ 避免接触鲜花和植物，因为其中可能携带真菌

◇ 确保他人在和患者接触前已经洗过手

◇ 避免接触患者群（戴口罩提供一些防护）

化疗时，可能会使用生长因子的类似药物，例如 G-CSF（Neupogen®）和 GM-CSF（Leukine®）来增加白细胞的数量，从而减少感染的机会。在患者出现感染迹象或其感染恶化之前，可能会用抗生素进行治疗。如果血小板数量降低，可能会进行药物治疗或血小板输注，预防出血。由于红细胞数量的下降引起的呼吸困难和极度疲劳，可以通过药物治疗或进行红细胞输血。

4. 靶向治疗

化疗药物针对快速分裂的细胞，但癌细胞与正常细胞不同。近年来，研究人员已经研制新药物来针对这些差异。当标准化疗药物不起作用时，靶向药物可能会起作用，也往往比标准的化疗药物的不良反应轻。

（1）曲妥珠单抗

大约 1/5 的胃癌患者的癌细胞表面有大量的 HER2 促生长蛋白。HER2 蛋白水平高的肿瘤被称为 HER2 阳性肿瘤。

Trastuzumab 曲妥珠单抗（赫赛汀）是一种单克隆抗体，人造的特异性针对 HER2 蛋白的免疫系统蛋白。赫赛汀结合化疗治疗 HER2 阳性的晚期胃癌，以延长患者生命。

该药只对表达过多 HER2 蛋白的癌细胞起作用，因此患者在进行靶向治疗前必须先进行 HER2 蛋白测试。

赫赛汀的给药方式是静脉注射，给药时间为每 2 周或 3 周一次，与化疗同步进行，但最好的给药时间目前尚不清楚。

赫赛汀的不良反应往往相对温和，包括发热、寒战、虚弱无力、恶心、呕吐、咳嗽、腹泻、头痛等。这些不良反应在第一次给药后很少发生，这种药物很少导致心脏损伤。如果赫赛汀与 anthracyclines 氨茴环霉素类化疗药物如 epirubicin（盐酸表柔比星，Ellence）或 doxorubicin（阿霉素，Adriamycin）一起使用时，会增加心脏损伤风险。

（2）其他的靶向药物

正在测试其他的靶向治疗药物对胃癌的治疗效果，其中一些仍然集中在HER2蛋白上，而另一些则有不同的靶点。

5. 放疗

放疗是指使用高能射线或粒子杀死身体特定区域的癌细胞。放疗使用方法有:

◇ 在某些癌症手术前，与化疗一起使用，试图缩小肿瘤以使手术容易进行。

◇ 手术后，可用于杀死无法看到和手术移除的非常小的残余癌细胞。放疗，特别是与化疗药物 5-FU 结合时，可能会延迟或阻止癌症在手术后复发，帮助患者延长生命。

◇ 用来减缓胃癌增长，以及缓解胃癌引起的症状，如疼痛、出血和饮食问题等。

外照射治疗是胃癌的常用治疗类型，通常一周治疗 5 天，持续数周或数月。

放疗的不良反应包括: 辐射集中的位点有皮肤问题（类似晒伤）、恶心和呕吐、腹泻、疲劳、低血细胞数。这些不良反应在治疗完成后几周内通常会消失。当放疗与化疗同时进行时，不良反应更强。如果你有任何不良反应，请一定要告诉医生，通常他们有方法来缓解。放疗还能损害暴露在射线附近的器官，可能导致心脏或肺损伤等问题，甚至可能增加患其他癌症的风险。医生们尽力避免发生这种情况发生，只使用所需要剂量的放射线，小心地控制射线束的目标，在放疗期间屏蔽身体其他部位。

6. 临床试验

自从癌症被确诊后，患者可能不得不做很多决定，其中最重要的是选择最适合自己的治疗方案。在美国，临床试验是被严格监控的学习型研究，被研究者是患者中的志愿者，医生通过研究来寻找有希望的新的治疗方法或手术。如果患者有意向参加临床试验，先咨询自己的医生所在的医院是否正在进行该试验。

7. 补充和替代疗法

身患癌症时，患者很想听到一些治疗癌症及缓解症状的方法，这些方法是医生没有提到过的。朋友和家人们通过互联网组成群体，在网站上发布各种方法，这些方法中有些可能对你有帮助，比如维生素、草药、特殊饮食、针刺、按摩等。

补充疗法指的是和常规医疗一起使用的治疗方法，而替代疗法可用来代替医生的治疗。

补充疗法包括：通过冥想来减轻压力，运用针灸帮助缓解疼痛，饮用薄荷茶来减轻恶心感等。这些辅助治疗方法通常不是用来治疗癌症的，但可以帮助患者感觉更好。有一些补充疗法已经知道确实有用，有一些方法的功效还没有经过测试，有些则已经被证明没有用，甚至还有些方法被发现对人有害。

替代疗法可能会用来治疗癌症，但这些疗法还没有经过临床试验证明是安全和有效的。这些方法中一些可能会造成危险，甚至威胁到生命。但在大多数情况下，最大的危险是，患者可能失去得到正规医疗帮助的机会，延误或中断正规治疗，会给癌细胞提供生长时间，使治疗产生效果的可能性降低。

如何去治疗或控制癌症，这永远是患者要做出的决定。如果想使用非常规的治疗，了解所有可以使用的方法，然后就这些方法和自己的医生交谈。有了较多的信息和医疗团队的支持，也许可以安全使用这些方法来获取帮助，同时避免那些可能有的伤害。

8.根据分期选择治疗方案

胃癌治疗方案的选择，很大程度上取决于胃癌起病的位置和扩散的范围。

（1）0期

因为 0 期癌仅限于胃内部的黏膜层，没有扩散到更深层组织，因此它们可以单纯接受手术治疗，不需要化疗或放疗。

主要治疗手段是大部分胃切除术或全胃切除术手术，邻近的淋巴结也同时被切除。

有些小的 0 期肿瘤可以通过内镜黏膜切除术切除。手术通过咽插入内镜切除肿瘤。在日本经常这么做，因为那里的胃癌多是筛查发现的早期胃癌。在美国很难发现这样早期的胃癌，因此这类手术在美国不常用。如果需要做这个手术，要选择一个有丰富经验的癌症中心进行。

（2）Ⅰ期

ⅠA期

ⅠA 期胃癌患者典型的治疗方法是进行部分或全部胃切除手术，切除附近的淋巴结。内镜黏膜切除术很少作为小的 T1a 癌的治疗选择，手术后通常不需要进一步的治疗。

ⅠB期：此期癌症的主要治疗手段是部分或全部胃切除手术。化疗或放化疗（化疗＋放疗）会在手术前进行，以缩小癌肿，使它更容易被切除。

手术后，即使手术切除的淋巴结并没有显示出有肿瘤扩散，医生也建议要做手术后放化疗或单独化疗。另一个选择是手术前接受化疗的患者在手术后给予相同的化疗，不加放疗。

如果肿瘤在淋巴结被发现，经常被推荐进行放化疗和化疗两者结合进行。如果患者身体虚弱（由于患其他病）而无法手术，在他们身体能够耐受的情况下可能会选择放化疗方案，另外的选择还包括单独进行放疗或化疗。

（3）Ⅱ期

此期癌症的主要治疗手段是手术切除部分或全部的胃、大网膜、附近的淋巴结。许多患者会在手术前进行化疗或放化疗（化疗＋放疗），来缩小癌肿，使它更容易被切除。手术后的治疗可能包括单独化疗或放化疗。如果患者身体虚弱（由于患其他病）而无法手术，在他们身体能够耐受的情况下可能会选择放化疗方案，另外的选择还包括单独进行放疗或化疗。

（4）Ⅲ期

此期胃癌的主要治疗方法是手术，除非患者有其他疾病，身体不能耐受手术。有些患者可能通过手术结合其他疗法被治愈，而对于有些患者来说，手术只帮助控制癌症发展或缓解症状。

许多患者会在手术前进行化疗或放化疗（化疗＋放疗）来缩小癌肿，使它更容易被切除。手术前进行化疗的患者，手术后通常也会进行相同的化疗。手术前没有进行化疗和手术后仍有癌细胞残留的患者，在手术后，通常会进行放化疗。

如果患者身体虚弱（由于患其他病）而无法手术，在他们身体能够耐受的情况下可能会选择放化疗方案，另外的选择还包括单独进行放疗或化疗。

（5）Ⅳ期

此期胃癌已经扩散到其他器官，治愈通常是不可能的，但治疗常常有助于控制癌症发展并缓解症状。治疗手段包括胃旁路手术或大部分胃切除手术，来阻止胃或肠阻塞，或控制出血。

在某些情况下，通过内镜的激光可以摧毁大部分肿瘤组织，缓解阻塞。如果需要的话，放置一个支架在食管和胃的交界处，使之开放以通过食物，另放置一个支架在胃和小肠的交界处。

化疗或放射治疗通常可以帮助缩小肿瘤和缓解症状，延长患者生命，但通常不会治愈癌症。化疗药物组合使用是最常用的，但哪种是最好的组合尚不清楚。靶向药物 trastuzumab（赫赛汀）可能被添加到 HER2 阳性患者的化疗过程中。

由于这类肿瘤很难被治愈，临床试验中一些新的治疗方法可能会使一些患者受益。即使治疗不能摧毁或缩小肿瘤，仍有助于减轻疾病疼痛和其他症状。患者应该告诉他们的护理团队自己所拥有的任何症状或痛苦，这以利于控制症状。

营养是很多胃癌患者担心的问题，可以从医生那里得到营养咨询，也可以通过放置胃管为那些有进食困难的人提供营养。

（6）复发癌

复发癌的治疗方案选择通常与Ⅳ期癌一样，但也取决于癌症复发的位置、已经进行了什么治疗，以及患者的健康程度。临床试验或更新的治疗方法可能是经常被建议的选择。

九、咨询医生时准备的问题

关于胃癌，面对医生，应该问哪些问题？当面对癌症和癌症治疗时，需要诚实地与医生公开讨论，询问任何问题，不管这个问题看起来多微不足道，患者都应该放松心态。护士、社会工作者和治疗团队的其他成员同样也可以回答患者的问题。这些问题包括：

- ◇ 我得的是哪种胃癌？
- ◇ 我的癌症已经扩散了吗？
- ◇ 我的癌症处于什么阶段，我这种情况意味着什么？
- ◇ 我们决定治疗方案前还有哪些测试可以做？
- ◇ 我需要看其他医生吗？
- ◇ 你有治疗我这类癌症的经验？
- ◇ 我有什么治疗方案可以选择？
- ◇ 你有什么建议？为什么？
- ◇ 治疗的目的是什么（治愈、延缓生长、缓解症状）？
- ◇ 有没有我需要现在考虑的临床试验？
- ◇ 我们需要多久能确定治疗方案？
- ◇ 治疗持续多久？都包括什么？在哪里进行？
- ◇ 你建议的治疗方案有何风险和不良反应？会持续多久？
- ◇ 治疗会如何影响我的日常生活？会影响我吃饭吗？
- ◇ 根据你的判断，我的预后如何？后续还需要怎样的治疗？
- ◇ 如果治疗不起作用或者癌症复发，我还有什么选择？
- ◇ 我可以在哪里找到更多的信息和支持？

除了这些问题样本外，请记住，一定要记下一些自己的问题。例如，可能还需要了解更多关于康复时间的信息，或者，有没有第二选择方案等。

十、治疗后的康复

对于一些癌症患者而言，治疗可能会清除或消灭癌细胞。完成治疗后，患者可能既紧张又兴奋。一方面治疗终于结束了，可以长舒一口气；另一方面发现很难彻底放松，因为担心癌症会复发，这对于得过癌症的人来说是一个普遍关心的问题。

患者可能需要一段时间才能减少担心，但有一点可以肯定的是，许多癌症的治愈者已经学会接受这种不确定性，并且过上全新的生活。对于另一些人来说，癌症可能永远不会完全消失，他们会接受定期的化疗、放疗或其他治疗，试图抑制癌症生长。学会接受癌症不会消失这个事实，可能对某些患者来说非常困难。

1. 后续治疗

当治疗结束以后，医生仍会告诉患者需要回访。因此，回访十分重要。在随访期间，医生会询问症状，进行体检，申请血液化验、胃镜或上消化道（GI）X线、钡餐或 CT 扫描等影像学检查来复查是否还有癌细胞存在，并观察治疗是否存在不良反应。

几乎所有的癌症治疗都有不良反应，有些可能会持续几周到几个月，但另一些可以持续患者的余生。患者需要跟医生谈任何问题、任何疑问和担心，医生可以帮助解决它们。

大多数医生建议后续护理，至少前几年中每 3~6 个月进行身体检查和症状回顾，也可以做实验室测试。扫描通常不需要在每次检查时都做，但如果有任何可疑的症状或体检结果时需要做。

如果已经进行过手术，健康护理小组会建议患者请一个营养师来帮助调整饮食。已经进行过手术的人，尤其是胃的上部被切除的患者，可能需要定时检测血液维生素水平，需要时额外补充维生素，如注射维生素 B_{12}。如果胃的上部被切除，药丸形式的维生素 B_{12} 不能被吸收。

2. 看新医生

在你进行癌症的诊断和治疗以后，有时会找另外的医生继续看病。而这个新医生不了解你以前的病史，此时就需要给新医生提供有关病情诊断和治疗的详细情形。在治疗的同时收集这些资料更容易些。因此，请保存以下资料：

◇ 活检或手术病理报告

◇ 手术报告

◇ 放疗治疗摘要

◇ 出院小结

◇ 化疗或靶向治疗的药物名称、剂量明细表，以及服用时间表

◇ X 线和其他影像学检查（这些可以放在 CD 或 DVD 里）

医生会需要这些资料的复印件用来做记录，但始终要保管好自己的资料的复印件。

3. 癌症治疗后生活方式的改变

患者不能改变得过癌症这一事实，但是可以改变自己以后的生活方式，有助于保持健康。这是以一种全新的方式看待自己的人生的时候了。也许人们正在考虑怎样在很长的一段时间里改善健康，有些人甚至在癌症治疗期间已经开始考虑了。详细内容见"什么是癌症"。

对普通人来说，做到正确的饮食都很不容易。在癌症治疗期间和治疗之后，饮食要求会更严。治疗可能会改变患者的味觉，恶心感也是一个问题，患者可能不想吃东西，眼看着自己体重减轻，或者可能已经发胖了，怎么也减不下来。所有这些事情都很让人沮丧。

治疗过程中，如果某种治疗方法导致患者体重改变，或饮食口味出现问题，患者需要尽力去做到更好些。这些问题通常会随着时间的推移而改善。有时候患者会发现每 2~3 小时吃点东西很有帮助，直到病情改善。也许可以通过营养师来解决这些治疗的不良反应。

治疗后，如果部分或全部的胃已经被切除，可能需要少食多餐。医生或营养学家也可能建议患者吃饭后站立一段时间。如果饮食有问题时，健康护理小组可以帮助调整患者的饮食。

有时患者会在吃东西后出现恶心、腹泻、出汗和脸红等症状，这叫做倾倒综合征。当部分或全部的胃被移除后，食物迅速进入肠道，导致这些症状，这些症状会随着时间慢慢变好。

有时患者可能需要营养补充剂，以确保身体得到需要的营养。有时你甚至可能需要一个胃管放入小肠，通常称为空肠造口术管（或 J 形管）。通过一个小手术在腹部皮肤开一个小洞，用 J 形管让营养液直接进入小肠，以阻止体重减轻和改善营养。少数情况下，小管可能被放置到胃底端，这被称为胃造口术管或 G 管。

癌症治疗后，患者最好选择坚持健康的饮食习惯。一些最简单的改变，比如增加健康食品的种类等，可以给患者带来长远利益。达到并保持正常体重，吃健康食品、控制饮酒等好习惯都可能降低患某些癌症的风险，同时还有其他健康益处。

很多人想知道，是否能通过改变某些具体的生活方式来减少自己癌症进展或复

发的风险，不幸的是，对大多数癌症而言，很少有确凿的证据来指导他们。这并不意味着什么帮助也没有，仅仅是由于多数时候这个领域还没有得到很好的研究，大部分研究首先将生活方式改变作为预防癌症的方法，而不是减缓它或防止它复发。

究竟哪些事情确实会对癌症有帮助，现在我们知道的还不多。烟草和酒精的使用明显与食管癌有关，所以戒烟戒酒可能有助于降低风险。虽然我们还不确定这样是不是真的有用，但我们确实知道，它有助于改善患者的食欲和整体健康，还可以降低发生其他癌症的机会。

采用其他健康的行为，如饮食健康，经常锻炼身体，维持健康的体重可能也会有所帮助，但没有人能确定。然而我们确实知道的是，这些改变不但会降低患癌症的风险，而且会对健康产生积极的作用。

十一、胃癌研究和治疗的新进展

与胃癌有关的研究一直在进行和开展中。随着胃癌的成因和预防的研究，科学家也继续在寻找更好的治疗方法。

1. 危险因素

（1）饮食

研究已清晰表明，在世界范围内，饮食是胃癌发病的一个重要影响因素。最新的癌症低发风险的研究提供了一些可观察到的危险因素。多食用新鲜肉、新鲜水果和蔬菜对胃癌的发病有一定影响。

（2）幽门螺杆菌感染

最新研究表明,幽门螺杆菌(尤其是 cagA 菌)和胃癌的发病有着很重要的关联。一些与血型相关的遗传也对一个人是否会感染幽门螺杆菌有影响，从而影响癌症的发病风险。进一步的研究能够帮助医生通过相关信息，检测到哪些人群有较高的胃癌风险。最新的研究也发现幽门螺杆菌与其他致癌因素的相互关联，例如，健康的饮食能减少因幽门螺杆菌导致的胃癌风险。

2. 化学预防

化学预防就是通过自然或人工合成的化学药品来降低癌症的发生概率。有些类型的化学药品可以帮助预防胃癌。

（1）抗氧化剂

很多致癌因子引起细胞产生一种叫做自由基的化学物质，自由基能够破坏细胞的一些重要结构,如基因。根据破坏程度的不同,细胞可能发生病死或者是癌变。

抗氧化物是营养素和其他化合物的聚合体,它可以破坏自由基或者阻碍其形成。这些营养素包括维生素 C、植物性的维生素 A、维生素 E 和硒。通过食用补品来降低胃癌的发生风险的研究结果还不能下定论。在初始阶段的研究中,营养不良的人群中,饮食中增加抗氧化物补品可以降低胃癌的发生风险。在这个领域的进一步研究还是十分必要的。

(2)抗生素

目前,有关长期感染幽门螺杆菌应用抗生素疗法能否预防胃癌发生的研究正如火如荼地进行。一些研究已经发现这种治疗方法可能预防癌变前的异常情况,然而这还需要进一步研究。

虽然不是化学预防,但是抗生素疗法可以预防一些情况下的胃癌复发。研究表明,抗生素疗法能降低那些早期胃癌黏膜层切除术后的胃癌复发。然而,遗憾的是,在美国,胃癌经常是已到晚期才被发现,所以以上结论的价值显得不是很明朗。

(3)非甾体抗炎药(包含阿司匹林)

一些(并非全部)研究发现,服用阿司匹林或布洛芬等非甾体抗炎药可以降低胃癌的风险,然而这种关联的内在原因还需要进一步研究。与此同时,医生们通常不推荐仅仅为了降低癌症发生风险而去服用这类药物,因为这些药物在会一些人中可能产生其他方面更严重的危害。

3. 分期

哨淋巴结定位技术

应用这种技术,医生已经成功发现黑素肿瘤和乳腺癌向淋巴结的扩散,现在医生也正在试着用于确认胃癌向淋巴结的扩散。

在前哨淋巴结中,外科医生注射一种蓝色染料,或一种放射性的示踪物进入恶性肿瘤中。这些物质的浓缩点就是癌细胞扩散的位置,医生可以切除这些有染料显示的淋巴结来寻找癌细胞。如果在这些淋巴结中没有发现癌细胞,那么癌细胞就不可能扩散到其他部位,那么整个淋巴结的清扫也就没有必要了。如果在淋巴结中发现有癌细胞的存在,就需要切除整个淋巴结。这种技术可以帮助医生来判断淋巴结是否应该切除,但这种技术在胃癌中的应用还没有普及。

4. 治疗

(1)腹腔镜手术

腹腔镜检查常常用来帮助鉴定胃癌的分期。医生们正在研究如何运用腹腔镜手术进行胃部肿瘤的切除。

这个手术需要在腹部开几个小孔，然后用特制的比较细长的仪器插入这些小孔中。其中一个仪器末端带有小的摄像头，其他一些仪器用来辅助做切除缝合等操作。通常医生坐在操作室通过操控极板的机器人手来完成手术。这就是大家熟知的机器人辅助腹腔镜手术。

这种手术的优势是不需要在腹部留很大的切口，所以伤口会很快愈合。在早期的研究中，腹腔镜被认为和标准手术一样有效，在美国，目前为止在治疗胃癌方面，这个技术还未得到广泛应用。在这项技术成为标准手术之前还有许多研究需要被证实。

（2）化疗的药物和组合

有研究正在测试使用新的方法，把已经确认对治疗胃癌或其他癌症有效的药物合并使用。新的化疗药物也同时正在研究中，例如，S-1 是一种口服化疗药物，与 5-FU 有关，但是目前在美国还没有被使用。

其他的研究正在测试把化疗同放疗、靶向疗法和免疫疗法联合起来使用。大量的实验通过在手术前后同时增加化疗或放疗来试图提高治疗效果。

化疗新的给药方法也正在研究之中，例如，有医生正在研究通过直接向腹部灌输化疗药物，看能否取得更好的效果，同时不良反应又比较小。

（3）靶向治疗

封闭 HER2 的药物：有些胃癌细胞在细胞的表面有大量的 HER2 蛋白，这些蛋白能够帮助细胞生长，这些药物可以对抗这些蛋白以帮助对付这些癌细胞。曲妥单抗（赫塞丁）应用于治疗晚期胃癌已经被大家所认可。其他能对抗 HER2 的药物，比如 lapatinib（拉帕替尼，Tykerb）、pertuzumab（帕妥珠单抗，Pdrjeta）和 trastuzumab emtansine（曲妥珠单抗，TDM-1），现在都在临床试验中。

封闭 EGFR 的药物：EGER 是另外一种在胃癌细胞中发现的能够帮助胃癌细胞生长的蛋白。对抗 EGFR 的药物有很多，如 cetuximab（西妥昔单抗，Erbitux）、panitumumab（帕尼单抗，Vectibix），它们在早期的研究中已经证实可以治疗胃癌，现在正在进行大量的临床试验中。这些药物也已经被美国食品及药物管理局 FDA证实可用于治疗其他癌症。

其他的靶向药物：还有可以靶向癌细胞的其他部位的药物。美国食品及药物管理局认可的在其他一些癌症中可以对抗癌细胞，并且正在研究用于对抗胃癌的药物有 everolimus（依维莫司，Afinitor）、sorafenib（索拉非尼，Nexavar）等。

大部分这个领域的研究都在关注靶向疗法和化学疗法的结合，或者它们两者之一。

（4）免疫治疗

免疫疗法是一种通过药物来试图帮助身体免疫系统对抗癌症的方法。一个韩国的研究表明，化疗结合一种叫做 polyadenylic-polyuridylic acid（聚腺尿苷酸，poly A：U）的免疫疗法，在外科手术后作为辅助疗法，可以减缓胃癌复发，还可以帮助延长患者生命。

参考文献

1　Avital I, Pisters PWT, Kelsen DP, Willett CG. Cancer of the stomach, In： DeVita VT, Lawrence TS, Rosenberg SA, eds. DeVita, Hellman, and Rosenberg's Cancer： Principles and Practice of Oncology. 9th ed. Philadelphia, Pa： Lippincott Williams & Wilkins; 2011.

2　Bae J, Lee E, Guyatt G. Citrus fruit intake and stomach cancer risk： A quantitative systematic review. Gastric Cancer. 2008, 11： 23–32.

3　Bang YJ, Van Cutsem E, Feyereislova A, et al. Trastuzumab in combination with chemotherapy versus chemotherapy alone for treatment of HER2-positive advanced gastric or gastro-oesophageal junction cancer (ToGA)： A phase 3, open-label, randomized controlled trial. Lancet. 2010, 376： 687-697.

4　Bendell J. Latest data on the treatment of upper gastrointestinal cancers. ASCO Education Book. 2008, 184-190.

5　Brooks-Wilson AR, Kaurah P, Suriano G, et al. Germline E-cadherin mutations in hereditary diffuse gastric cancer： Assessment of 42 new families and review of genetic screening criteria. J Med Genet. 2004, 41:508–517.

6　Capelle LG, de Vries AC, Looman CW, et al. Gastric MALT lymphoma： Epidemiology and high adenocarcinoma risk in a nation-wide study. Eur J Cancer. 2008, 44： 2470–2476.

7　Cunningham D, Allum W, Stenning S et al. Perioperative chemotherapy vs surgery alone for resectable gastroesophageal cancer. N Eng J Med. 2006, 355： 11–20.

8　Dhalla F, da Silva SP, Lucas M, Travis S, Chapel H. Review of gastric cancer risk factors in patients with common variable immunodeficiency disorders, resulting in a proposal for a surveillance programme. Clin Exp Immunol. 2011, 165： 1-7.

9　Fukase K, Kato M, Kikuchi S, et al. Effect of eradication of Helicobacter pylori on incidence of metachronous gastric carcinoma after endoscopic resection of early gastric cancer： An open-label, randomised controlled trial. Lancet. 2008, 372： 392–397.

10　Gunderson LL, Donohue JH, Alberts SR. Cancer of the Stomach. In： Abeloff MD, Armitage JO, Lichter AS, Niederhuber JE. Kastan MB, McKenna WG, eds. Abeloff's

Clinical Oncology. 4th ed. Philadelphia, Pa: Elsevier; 2008, 1431–1464.

11　Hohenberger P, Gretschel S. Gastric cancer. Lancet. 2003, 362: 305–315.

12　Hundahl SA, Phillips JL, Menck HR. The National Cancer Data Base report on poor survival of U.S. gastric cancer patients treated with gastrectomy. Cancer. 2000, 88: 921–932.

13　Huscher CG, Mingoli A, Sgarzini G, et al. Laparoscopic versus open subtotal gastrectomy for distal gastric cancer: Five-year results of a randomized prospective trial. Ann Surg. 2005, 241: 232–237.

14　Hwang J. Resectable esophageal, gastroesophageal and gastric cancers: Therapy is distinct for gastric cancer. ASCO Education Book 2008, 172–176.

15　Jeung H, Moon Y, Rha S, et al. Phase III trial of adjuvant 5-flourouracil and adriamycin versus 5-flourouracil and adriamycin and polyadenylic-polyuridylic acid (poly a: u) for locally advanced gastric cancer after curative surgery: Final results of 15 year follow-up. Annals of Oncology. 2008, 19: 520–526.

16　Kang Y, Chang H, Zang D et al. Postoperative adjuvant chemotherapy for grossly serosa positive advanced gastric cancer: A randomized phase III trial of intraperitoneal cisplatin and early mitomycin C plus long term doxifluridine plus cisplatin versus mitomycin-Cplus short-term doxifluridine. J Clin Oncol. 2008, 26 (May 20 suppl; abstr LBA4511).

17　Kappas AM, Roukos DH. Quality of surgery determinant for the outcome of patient with gastric cancer. Ann Surg Oncol. 2002, 9: 828–830.

18　Koizumi W, Akiya T, HaraT et al. S-1 plus cisplatin versus S-1 alone for first line treatment of advanced gastric cancer (SPIRITS trial): A phase III trial. Lancet Oncol. 2008, 9: 215–221.

19　MacDonald JS, et al. Chemoradiotherapy after surgery compared with surgery alone for adenocarcinoma of the stomach or gastroesophageal junction. New Engl J Med. 2001, 345: 725–730.

20　Märkl B, Moldovan AI, Jähnig H, et al. Combination of ex vivo sentinel lymph node mapping and methylene blue-assisted lymph node dissection in gastric cancer: a prospective and randomized study. Ann Surg Oncol. 2011, 18: 1860-1868.

21　Masciari S, Dewanwala A, Stoffel EM, et al. Gastric cancer in individuals with Li- Fraumeni syndrome. Genet Med. 2011, 13: 651–657.

22　Muro K, Boku N, Yamada Y et al. Multicenter phase II study of RAD001 for previously treated metastatic gastric cancer: Preliminary results. J Clin Oncol. 2008, 26 (May 20suppl; abstr 4541).

23　Pozzo C, Barone C. Is there an optimal chemotherapy regimen for the treatment of advanced gastric cancer that will provide a platform for the introduction of new biological agents？

Oncologist. 2008, 13：794–806.

24　Sousa H, Pinto-Correia AL, Medeiros R, Dinis-Ribeiro M. Epstein-Barr virus is associated with gastric carcinoma：The question is what is the significance ? World J Gastroenterol. 2008, 14：4347–4351.

25　Tian W, Zhao Y, Liu S, Li X. Meta-analysis on the relationship between nonsteroidal anti-inflammatory drug use and gastric cancer. Eur J Cancer Prev. 2010, 19：288–298.

26　Wong H, Yau T. Targeted therapy in the management of advanced gastric cancer：Are we making progress in the era of personalized medicine ? Oncologist. 2012, 17：346–358.

27　Yang P, Zhou Y, Chen B, et al. Overweight, obesity and gastric cancer risk：Results from a meta-analysis of cohort studies. Eur J Cancer. 2009, 45：2867–2873.

第十三章　小肠癌

一、小肠癌简介

消化系统里的胃和小肠吸收食物作为能量，结肠和直肠吸收液体，形成固体废物粪便，然后排出体外。

食物经过口腔咀嚼和吞食后，通过食管移行到胃，经过部分分解消化后，送到小肠。小肠之所以称之为小肠是因为它比大肠窄，实际上小肠是最长的消化系统（GI）——5~6 米长。小肠之所以如此长的原因是在这里继续分解食物和吸收大部分的营养物质。它有很多皱褶。

小肠分为三段，第一段是十二指肠，直接与胃相连，长度很短，约 25cm。胰管和胆管直接开口于十二指肠，排放胆汁和胰液进入十二指肠，进一步消化食物，开口处稍微膨大，称为 Vater 壶腹。

后面的两段是空肠和回肠，主要作用是消化和吸收食物，将食物中的营养成分吸收进入血液和淋巴液。它们占小肠的大部分，回肠略长。十二指肠接空肠，然后接回肠，然后接大肠（结肠）。大部分的大肠由结肠组成，结肠从食物中吸收水和无机盐，并储存废物。经过结肠剩下的废物称为粪便，粪便进入直肠（消化系统的最后部分），存储在直肠，通过肛门排出体外。

小肠癌一共有 4 个主要类型：类癌肿瘤、胃肠道间质瘤、淋巴瘤和腺癌，前三种肿瘤占小肠肿瘤的 60%~70%。腺癌占小肠肿瘤的 30%~40%。

本文主要介绍小肠癌的腺癌类型。

小肠腺癌的癌细胞起源于肠道。大多数专家认为，小肠癌的发生、发展很像大肠癌的发展。它开始于一个个小的息肉，随着时间的推移，息肉突变成癌症。

大多数小肠癌发生位置在十二指肠，其余发生在空肠和回肠。十二指肠壶腹部，是癌变的一个主要位置，但是这个位置与胰腺关系密切，处理方法如胰腺癌。

二、主要统计数据

小肠的腺癌病例少。2013 年美国癌症协会估计小肠腺癌的例数是：

✧ 约 8 810 小肠腺癌新增确诊病例。

✧ 约 1 170 小肠腺癌病死病例。

三、危险因素、产生原因和预防

1. 危险因素

（1）性别

小肠腺癌男性多于女性。

（2）年龄

小肠腺癌老年人常见，平均诊断年龄是 60 岁。

（3）吸烟和酗酒

有些但不是所有的研究发现，吸烟和酗酒增加患小肠癌的风险。

（4）麸质过敏症

麸质过敏症（Celiac disease），也称为乳糜泻和麸质敏感性肠病。谷物蛋白 gluten 是一种许多类型的谷物包括小麦、黑麦、大麦和燕麦中的蛋白质。麸质过敏症患者吃谷物蛋白会出现免疫反应，会使体内产生抗体攻击肠道，因此很难消化和吸收食物，往往导致腹泻和体重减轻。患有这种麸质过敏症的人患小肠肿瘤，包括淋巴瘤和腺癌的风险性增加。患此疾病的人吃无麸质饮食似乎能降低患癌症的风险。

（5）结肠癌

结肠癌的幸存者患小肠癌的风险增加，这可能是由于危险因素相同。

（6）克罗恩病

克罗恩病是一种免疫系统攻击的胃肠道（GI）的疾病，影响胃肠道的任何部分，但它最常影响小肠下部。患有克罗恩病的人患小肠腺癌的风险比正常人高出 28 倍左右。这些癌症最常见的位置在回肠。

（7）饮食

有研究显示高纤维素饮食可降低小肠腺癌的风险。

（8）遗传疾病

家族性腺瘤性息肉病（FAP）：FAP 是从父母遗传 APC 基因突变引起的。患有 FAP 的人在其结肠和直肠通常会生数百乃至数千个息肉，胃和小肠的息肉也是这种综合征的一部分，如果没有先切除结肠的话，息肉可能癌变，此类患者的小肠癌大部分发生在十二指肠。

遗传性非息肉病性大肠癌（HNPCC）：HNPCC 也称为 Lynch 综合征，是由于 *MLH*1 基因或 *MSH*2 基因的遗传缺陷引起的，但其他的基因也会导致 *HNPCC*，如 *HNPCC MLH*3、*MSH*6、*TGBR*2、*PMS*1 和 *PMS*2。任何一项基因不正常，都会减少自身修复 DNA 损伤的能力，从而增加癌症风险，患结肠和小肠癌的风险会升高，同时患子宫内膜癌和卵巢癌的风险也升高。患这种综合征的人有多达 4% 的概率患小肠癌。

黑斑息肉综合征（PJS）：存在这种罕见的遗传病的人会出现胃和肠道息肉，以及其他地方，如鼻子、肺部气道和膀胱出现息肉。胃和肠道的息肉称为错构瘤，是一种特殊类型，它们能引起点状出血或肠阻塞的问题。PJS 可以造成嘴唇和脸颊生成雀斑样斑点，还能增加许多类型的癌症风险，包括患小肠腺癌的风险。这种综合征是 STK1 基因突变引起的。

MUTYH 关联性息肉病：有此遗传病的人，如果不切除结肠的话，其结肠息肉将会发生癌变。他们患小肠、皮肤、卵巢及膀胱癌的风险也会增加。该遗传病由 MUTYH 基因突变引起。

囊性纤维化（CF）：患这种病的人会有严重的肺部问题。通常情况下，有些 CF 患者，其胰腺不能分泌使食物分解的酶，食物不能被消化吸收。患 CF 的人回肠腺癌的风险增加。该疾病与基因 CFTR 有关，携带 2 个不正常的这种基因（分别来自父母）的孩子会发病。

2. 产生原因

小肠腺癌的原因知之甚少。事实上，许多专家不知道为什么它如此罕见。小肠是胃肠道最长的结构，但只有 2% 或更少的腺癌。

与其他癌症一样，科学家们已经确认了一些变化，小肠腺癌细胞的 DNA 突变可能原因之一。许多这些肿瘤显示特定的遗传异常，但这些变化的原因尚不清楚。第二种理论是，突变发生于自然老化，导致癌症的形成。

3. 小肠腺癌可以预防吗？

不能。

由于吸烟会增加癌症的风险，而不是启动原因，也许戒烟可减少本病的风险。

家族性腺瘤性息肉病（FAP）的人患十二指肠球部癌的风险增高。医生可能会建议患者在癌症被发现以前手术切除十二指肠，最经常使用的手术方式是胰十二指肠切除术，常切除胰腺、部分胆囊、胆总管和胃。

四、早期检测

如果一个人有易感基因，可能发展为小肠腺癌，内镜检查可以做到早期发现。

五、诊断

1. 症状

小肠肿瘤的症状往往很模糊。其最常见症状有腹痛、体重下降、虚弱和疲劳。

通常表现出来的第一个症状是胃区疼痛，这种疼痛可能会在餐后痛，或者餐后疼痛加重。由于肿瘤不断生长，可能阻止食物的通道，因此疼痛加剧，变得很剧烈，持续时间更长，称为肠梗阻。肠梗阻时，肠道完全堵塞，会导致严重的恶心、疼痛和呕吐。极少数情况下，会出现癌症肠壁穿孔，肠内容物溢出进入腹腔。穿孔的症状包括突然剧烈疼痛、恶心和呕吐。

有时，肿瘤长大，侵犯肠道，会导致出血。如果缓慢出血，可导致贫血。贫血的症状包括虚弱和疲劳。如果出血快，大便呈黑色，患者可能会感到头昏眼花，甚至晕厥。

2. 病史和体征

医生会询问患者的所有症状和风险因素，会特别检查肠道，并检查肠鸣音，发现任何试图堵塞肠道的肿胀或声音。

3. 血液检查

如果医生怀疑患者患有小肠癌，会申请血液检查。

全血细胞计数（CBC）：检查血细胞，包括红细胞、白细胞和血小板。有些小肠癌患者因肿瘤出血导致贫血。

血生化检查可用于判断癌细胞是否转移到了肝脏。

4. 影像学检查

（1）钡餐

在这些检查中，患者服下含钡的液体，钡涂覆在胃肠道，然后拍 X 线片，观察钡显示的食管、胃和肠道。这些 X 线最常用于观察消化系统的上部或下部，帮助发现肿瘤。它们是寻找小肠肿瘤的最有效方法，常用于内镜检查前。

上消化道钡餐：该检查中，患者服下的钡穿过食管和胃，到达小肠的第一部分。如果要观察小肠的其余部分，测试称为小肠钡餐。这种测试往往能提供有关小肠十二指肠的良好图片，其余小肠细节可能很难看到。

灌肠：此检查能观察到更详细的小肠图像。从鼻子或嘴插管，通过胃进入小肠，然后灌注钡直接进入小肠，进行 X 线检查。

钡剂灌肠：该检查用于观察大肠。检查前进行肠道准备，前一天晚上和早上用强泻剂灌肠，保持肠道清洁，再使钡溶液通过肛门进入大肠（如灌肠）。为了得到更好的图片，将通过管子注入空气到肠道，这就是所谓的空气对比度。本检查主要是用来观察大肠和小肠下端。

（2）计算机断层扫描

腹痛的人经常使用 CT 扫描，来查找腹痛的原因。虽然小肠肿瘤可能不能通过 CT 观察到，但这些扫描还可以发现由肿瘤引起的别的问题，如梗阻或穿孔等。

CT 扫描还用于癌症确诊后，判断癌细胞是否转移到肺部、肝脏或其他器官，也被用来精确地引导活检针到疑似转移部位，称为 CT 引导下穿刺活检。

5. 其他测试

（1）胃镜

患者服用少许镇静剂，医生将内镜通过口腔和咽插入食管进入胃，然后到小肠的第一段十二指肠。检查中，可清楚地看到任何从咽到小肠的内壁，如发现异常，可通过内镜取活检或切除。活检组织送实验室，观察是否有癌细胞，如果有，将对癌细胞进行分类。

胃镜检查（也称为胃镜或 EGD）用于检查食管、胃和十二指肠。它不能用于检查小肠，因为小肠很长，而且有许多转弯和循环。新方法胶囊内镜和双气囊内镜常用来检查空肠和回肠。

（2）胶囊内镜

该检查过程中，并未使用内镜。患者吞下一个约维生素药片大小的胶囊，胶囊前端有一盏灯和一个很小的摄像头，像任何其他药片一样，胶囊通过胃进入小肠，通常它需要约 8 小时穿过小肠。在那里，它可拍摄数千张图片。图片发到患者腰上佩戴的相机，不影响患者正常的日常活动。然后下载图片到电脑里，医生在电脑上观察视频。该胶囊可通过人体正常排便排出。

（3）双气囊小肠镜

特殊的内镜由 2 根管组成，一根管套在另一根管上。内管是内镜，检查时，当内管前进大约 30cm 后使其前端气囊充气锚定，然后推进外管到达内管前端，挂在气囊处，然后不断循环。通过这种方法，医生可以看清整个肠管。

该检查的优点是医生能取任何一段组织进行活检。检查前，患者进行全麻。

（4）活检

肠肿瘤的采样方法，主要有两种。一种是内镜取样，在做内镜的过程中，发现肿瘤用活检钳（钳子或夹钳）取样，送活检。出血是活检一种罕见但潜在的严重问题，可通过药物和内镜止血。另一种方法是手术活检，主要针对内镜达不到的位置。

（5）分期

1）T类

小肠癌的T类描述其通过各壁层的扩散程度，这些壁层从内到外包括：内层（黏膜层）；肌肉层下方的纤维组织（黏膜下层）；收缩时推动小肠内容物前行的厚实的肌肉层（固有肌层）；和覆盖小肠的薄薄的最外层结缔组织（浆膜下和浆膜层），浆膜也被称为内脏腹膜。

Tx：可能因为信息不完整，无法描述肿瘤的扩散程度。

Tis：癌细胞仅在上皮层（黏膜细胞的最上层），还没有侵入更深层组织。是最早期阶段，也被称为原位癌（CIS）。

T1：分成2组。

T1a：癌细胞已经从黏膜细胞的最上层侵入结缔组织以下（固有层）。

T1b：癌细胞已经通过黏膜层侵入黏膜下层。

T2：癌细胞已经通过黏膜层和黏膜下层侵入固有肌层。

T3：癌细胞已经通过肠壁内层（黏膜层、黏膜下层和固有肌层）侵入浆膜，还没有开始侵入任何附近器官或组织。

T4：癌细胞已经侵入整个小肠壁（包括浆膜层），可能正侵入邻近组织或器官。

2）N类

N类显示癌细胞是否已经扩散到附近淋巴结。

Nx：无法获得受累淋巴结信息（往往因为没有淋巴结被切除）。

N0：肿瘤附近淋巴结经检查不包含癌细胞。

N1：1~3个附近淋巴结中发现有癌细胞。

N2：4个或更多附近淋巴结中发现有癌细胞。

3）M类

M类显示癌细胞是否已经扩散到远处器官，如肝、肺、或远处淋巴结。

M0：其他器官或组织没有发现癌细胞。

M1：其他器官或组织发现有癌细胞。

4）分期编组

T、N和M各类组合起来用来确定分期，以罗马数字从Ⅰ～Ⅳ期表示，Ⅰ期是最低级别，Ⅳ期是最高级别。下面我们来说明TNM各类是如何进行分期编组的。

0期：Tis, N0, M0

癌症的最早期阶段，癌细胞还没有侵入小肠黏膜细胞最上层以外，该期也被称为原位癌。

Ⅰ期：T1 或 T2，N0，M0。

癌细胞已经从黏膜细胞最上层侵入更深层，如固有层（T1a），黏膜下层（T1b），或固有肌层（T2），还没有扩散到附近淋巴结（N0）或远处部位（M0）。

ⅡA 期：T3 或 T4，N0，M0。

癌细胞几乎通过整个小肠壁侵入浆膜层（T3 或 T4），还没有扩散到附近淋巴结（N0）或远处部位（M0）。

ⅡB 期：T4，N0，M0。

癌细胞已经通过小肠壁侵入浆膜层或邻近组织器官（T4），还没有扩散到附近淋巴结（N0）或远处部位（M0）。

ⅢA 期：任何 T，N1，M0。

癌细胞已经扩散到 1~3 个附近淋巴结（N1），但还没有到远处部位（M0）。

ⅢB 期：任何 T，N2，M0。

癌细胞已经扩散到 4 个或更多附近淋巴结（N2），但还没有到远处部位（M0）。

Ⅳ期：任何 T，任何 N，M1。

癌细胞已经扩散到远处部位，如肝、肺、腹膜（腹腔内层膜），或卵巢。

六、存活率统计

存活率是医生用来作为判断患者预后的一个标准。有些癌症患者可能想知道，患有相同疾病的人的存活率是多少。

5 年生存率是指在癌症确诊后，至少生存 5 年的患者所占的百分比。有很多人生存时间比 5 年更长，还有许多被治愈的。

5 年相对存活率是指，观察到的存活率和没有癌症的人的预期值相比较，因为有些人会死于其他原因。这是一个观察癌症对生存影响的更好的指标。

为了获得 5 年生存率，医生必须至少在 5 年前开始观察接受治疗的患者，不断改进治疗方案，从而使被确诊患有癌的患者有更好的生存前景。

存活率通常是基于以前大量患者的统计成果，但它无法预测某个单个个体的预后。有许多因素都可能影响患者的预后，如癌症的类型和等级、患者的年龄、癌肿的位置和大小以及治疗方法等。对于某个患者来说，医生熟悉具体情况。

以下是小肠癌各期的 5 年存活率，来自美国国家癌症研究所 1998~2002 年的数据：

Ⅰ期：55%；ⅡA 期：49%；ⅡB 期：35%；

Ⅲ A 期：31%；Ⅲ B 期：18%；Ⅳ期：5%。

七、治疗方法

1. 一般治疗信息

根据所患癌症的类型和分期，可能需要多种类型的治疗，在美国有专门的癌症治疗小组，小组里有：

◇ 外科医生：采用手术治疗肿瘤及其他疾病的医生。

◇ 放射肿瘤学家：采用放射疗法治疗癌症的医生。

◇ 肿瘤内科专家：采用化疗及其他药物治疗癌症的医生。

◇ 胃肠病专家：擅长治疗消化系统疾病的医生。

还有其他许多专业人员将参与到护理工作，包括护士、护理人员、心理学者、社会工作者、康复专家以及其他健康专业人员。小肠癌被发现并确诊之后，癌症治疗团队会制订出一个或多个治疗计划，选择治疗计划是一个重要的决定，你可以多花时间来思考自己的选择。小肠腺癌的主要治疗方法有：

（1）手术

（2）化疗

（3）放疗

选择小肠腺癌的治疗方案时，需要考虑的主要因素包括肿瘤的大小和位置，是否扩散到淋巴结、肝、骨或其他器官，是否有其他严重的健康问题，以及肿瘤是否已经产生了严重的症状。也可以多听不同意见，让自己对选择的治疗计划更加充满信心。

2. 手术治疗

手术是小肠癌的主要治疗方法，往往也是唯一的治疗方法。手术是唯一能治愈小肠癌的方法。手术的类型将取决于若干因素，包括肿瘤的大小和位置，以及患者是否有任何其他器官的严重疾病。

（1）切除术

手术一般通过腹部切口进行，切除包含有肿瘤和肿瘤两侧的部分正常组织的肠管，然后将肠的切口两端重新缝合，并同时切除周围包含有淋巴结的组织。手术后，患者需要几天后才能正常饮食。切除一小段肠管通常不会出现长期的饮食或排便问题。

（2）胰腺十二指肠切除术（Whipple 手术）

该手术用于治疗十二指肠癌，然而它更多用于治疗胰腺癌。手术会切除十二指肠、部分胰腺、附近淋巴结和部分胃，还有胆囊和部分胆总管，剩余的胆管被连接到小肠。这样，肝脏分泌的胆汁可以继续进入小肠。这项手术很复杂，需要高度的技巧和丰富的经验，同时出现并发症的风险也相对较高，有些并发症甚至是致命的。

它们包括：医生必须所做的各种连接会导致渗漏、感染、出血和进食后胃自身排空困难。大多数患者手术后体重下降很多。

（3）姑息性手术

如果癌症已经在腹部广泛扩散，无法通过手术完全清除，医生通过手术帮助改善癌症导致的某些症状，称姑息性手术。通常情况下，手术用于缓解肠道阻塞，减少疼痛、恶心、呕吐，并有助于患者在一段时间内正常进食。如果有可能，医生会切除足够多的肿瘤以及附近的小肠，好让消化的食物通过。

另外，医生也可能选择不切除肿瘤，但为肿瘤周围的正常小肠另外接一个通路，通过这种方式来缓解或预防任何堵塞。在极度晚期的情况下，在肠管中放置"支架"穿过堵塞区，并被留置在那儿，以便让消化的食物通过。管子还可以被放置在胃里，以利于它排泄，从而减少恶心、呕吐。

3. 化疗

小肠腺癌对化疗似乎并不很敏感，所以通常不把它作为小肠腺癌的主要治疗方法。可能用于癌细胞已扩散到其他器官。

化疗在手术切除肿瘤后进行辅助治疗，清除手术后残余的癌细胞，降低癌症复发概率。辅助化疗通常用于结肠癌，但还不清楚对小肠癌是否也会同样有效。

用于小肠癌的化疗药物主要有：capecitabine（卡培他滨）（Xeloda, 希罗达），5- 氟尿嘧啶（5-FU），oxaliplatin（奥沙利铂）和 irinotecan（伊立替康）（Camptosar, CPT-11）。5-FU 常与维生素类药物 leucovorin 亚叶酸钙同时使用，以提高疗效。

由于小肠癌很少见，只有少数患者使用过化疗，所以很难知道哪种药效果最好。某些药物联合使用似乎对晚期小肠癌有效，包括卡培他滨和奥沙利铂联合的方案（CAPOX），5-FU 和亚叶酸钙和奥沙利铂联合方案（FOLFOX），5-FU 和亚叶酸钙和伊立替康联合方案（FOLFIRI）。

肿瘤科医生还经常用这些联合药物来治疗结肠癌或胃癌。

化疗能杀死癌细胞，但也会伤害某些正常细胞，因此要特别注意避免或减少不良反应。化疗的不良反应和药物的种类、服用剂量、服药时间长短有关。

一些常见的暂时性不良反应包括：

- ❖ 恶心和呕吐
- ❖ 食欲缺乏
- ❖ 脱发
- ❖ 口腔溃疡
- ❖ 血细胞计数低。

化疗可以影响骨髓形成血液，导致血细胞计数低。因此可能会导致：

- ❖ 感染（白细胞少）的机会
- ❖ 增加出血机会（血小板少）
- ❖ 易疲劳（红细胞少）

有些不良反应是某些药物特殊的。

手足综合征：Capecitabine（卡培他滨）或 5- 氟尿嘧啶（静脉输液）治疗期间可能发生。表现为开始手和脚发红，然后手掌和脚底会产生疼痛敏感性。如果病情加重，伤口可发生起泡或皮肤脱皮，有时需要切开。常见的奥沙利铂的不良反应，症状包括手和脚的麻木、刺痛感和甚至疼痛，它还可能发生在喉和食管，患者有强烈的冷热敏感，可能导致吞咽疼痛，甚至呼吸困难。这些症状可以持续很长一段时间，甚至是永久性的。治疗后还能持续好几天。

4. 放疗

放疗用于不能通过手术切除但有症状的小肠癌，最多的放疗方法是外照射治疗。患者一周治疗 5 天，持续数周。放疗主要用于扩散到骨或其他部位的小肠癌所致的疼痛。对胃肠放射治疗的主要不良反应包括：疲乏、恶心、呕吐、腹泻、轻度暂时性的阳光灼伤样皮肤改变。

5. 临床试验

自从癌症被确诊后，患者可能不得不做很多决定，其中最重要的是选择最适合自己的治疗方案。在美国，临床试验是被严格监控的学习型研究，被研究者是患者中的志愿者，医生通过研究来寻找有希望的新的治疗方法或手术。如果患者有意向参加临床试验，先咨询自己的医生所在的医院是否正在进行该试验。

6. 补充和替代疗法

身患癌症时，患者很想听到一些治疗癌症及缓解症状的方法，这些方法是医生没有提到过的。朋友和家人们通过互联网组成群体，在网站上发布各种方法，这些方法中有些可能对患者有帮助,比如维生素、草药、特殊饮食、针刺、按摩等。

补充疗法指的是和常规医疗一起使用的治疗方法,而替代疗法可用来代替医生的治疗。

补充疗法包括:通过冥想来减轻压力,运用针灸帮助缓解疼痛,饮用薄荷茶来减轻恶心感等。这些辅助治疗方法通常不是用来治疗癌症的,但可以帮助患者感觉更好。有一些补充疗法已经知道确实有用,有一些方法的功效还没有经过测试,有些则已经被证明没有用,甚至还有些方法被发现对人有害。

替代疗法可能会用来治疗癌症,但这些疗法还没有经过临床试验证明是安全和有效的。这些方法中一些可能会造成危险,甚至威胁到生命。但在大多数情况下,最大的危险是,患者可能失去得到正规医疗帮助的机会,延误或中断正规治疗,会给癌细胞提供生长时间,使治疗产生效果的可能性降低。

如何去治疗或控制癌症,这永远是患者要做出的决定。如果患者想使用非常规的治疗,了解所有患者可以使用的方法,然后就这些方法和自己的医生交谈。有了较多的信息和医疗团队的支持,也许可以安全使用这些方法来获得帮助,同时避免那些可能有的伤害。

八、咨询医生时准备的问题

患者在面对医生时,应该问哪些问题呢?

当患者面对癌症和癌症治疗时,需要诚实地与医生公开讨论,询问任何问题,不管这个问题看起来多微不足道,都应该放松心态。这些问题包括:

- ◇ 我的癌的分期是什么?意味着什么?
- ◇ 我能选择什么样的治疗方法?
- ◇ 你的建议是什么?为什么?
- ◇ 基于你的经验,我的预后怎么样?
- ◇ 你建议的治疗方法有什么不良反应吗?怎么预防?
- ◇ 经过这些治疗,会复发吗?
- ◇ 我应该为治疗准备什么?

除了这些问题之外,也请记住,一定要记下一些自己的问题,在与医生沟通时可以更详细了解病情。

九、治疗后的康复

对于一些癌症患者而言,治疗可能会清除或消灭癌细胞。完成治疗后,患者可能既紧张又兴奋。一方面治疗终于结束了，可以长舒一口气；另一方面发现很难彻底放松，因为担心癌症会复发，这对于得过癌症的人来说是一个普遍关心的问题。

患者可能需要一段时间才能减少担心，但有一点可以肯定的是，许多癌症的治愈者已经学会接受这种不确定性，并且过上全新的生活。对于另一些人来说，癌症可能永远不会完全消失，他们会接受定期的化疗、放疗或其他治疗，试图抑制癌症生长。学会接受癌症不会消失这个事实，可能对某些人来说非常困难。

1. 后续治疗

当治疗结束以后，医生仍会告诉患者需要回访。因此，回访十分重要。在随访期间，医生会问到患者可能有的任何问题，会进行体检、血液检查、X线扫描等来复查是否还有癌细胞存在，并观察治疗是否存在不良反应。

2. 看新医生

在患者进行癌症的诊断和治疗以后，有时会找另外的医生继续看病。而这个新医生不了解患者以前的病史，此时就需要给新医生提供有关病情诊断和治疗的详细情形。在治疗的同时收集这些资料更容易些。因此，请保存以下资料：

   ◇ 活检或手术病理报告
   ◇ 手术报告
   ◇ 放疗治疗摘要
   ◇ 出院小结
   ◇ 化疗或靶向治疗的药物名称、剂量明细表，以及服用时间表
   ◇ X线和其他影像学检查（这些可以放在 CD 或 DVD 里）

医生会需要这些资料的复印件用来做记录，但始终要保管好自己资料的复印件。

3. 癌症治疗后生活方式的改变

患者不能改变得过癌症这一事实，但可以改变以后的生活方式，选择有助于保持健康和良好的生活方式。这是以一种全新的方式看待自己的人生的时候了，也许患者正在考虑怎样在很长的一段时间里改善自己的健康，有些人甚至在癌症治疗期间已经开始考虑了。详细内容见"什么是癌症"。

十、最新研究进展

关于小肠腺癌的研究比一些其他胃肠道（GI）癌要少，因为它罕见。最近研

究治疗这种癌症的方法主要着眼于疫苗、化疗和手术。此外，有关结肠癌等其他胃肠道癌症的研究可能证明对小肠腺癌有用。这些研究涉及早期检测、药物治疗、手术方法和导致这些癌症的原因。大部分小肠癌和结肠癌细胞在显微镜下看起来非常相似。经详细研究，已经发现了它们的癌细胞在染色体和 DNA 上的一些不同之处。研究人员希望，这些结果以及其他研究小肠腺癌细胞的分子变化，最终会产生更多更有效的治疗方法。

参考文献

1　Gill SS, Heuman DM, Mihas AA. Small intestinal neoplasms. J Clin Gastroenterol. 2001, 33：267-282.

2　Howe JR, Karnell LH, Menck HR, Scott-Conner C. Adenocarcinoma of the small bowel. Cancer. 1999, 86：2693-2706

3　Hutchins RR, Hani AB, Kojodjojo P, et al. Adenocarcinoma of the small bowel. ANZ J Surg. 2001, 71：428-437

4　Johnson JC, DiSario JA, Grady WM. Surveillance and Treatment of Periampullary and Duodenal Adenomas in Familial Adenomatous Polyposis. Curr Treat Options Gastroenterol. 2004, Apr;7(2)：79-89.

5　Key C, Meisner LAW. Cancers of the esophagus, stomach, and small intestine. In：Ries LAG, Young JL, Keel GE, Eisner MP, Lin YD, Horner M-J (editors). SEER Survival Monograph：Cancer Survival Among Adults：U.S. SEER Program, 1988-2001, Patient and Tumor Characteristics. National Cancer Institute, SEER Program, NIH Pub. No. 07-6215, Bethesda, MD, 2007.

6　Kummar S, Ciesielski TE, Fogarasi MC. Management of small bowel denocarcinoma. Oncology. 2002, 16：1364-1369

7　Neugut AI, Jacobson JS, Suh S, et al. The epidemiology of cancer of the small bowel.

8　Cancer Epidemiol Biomark. 1998, 7：243-251.

9　Overman MJ, Varadhachary GR, Kopetz S, et al. Phase II study of capecitabine and oxaliplatin for advanced adenocarcinoma of the small bowel and ampulla of Vater. J Clin Oncol. 2009, 27：2598-2603.

10　Overman MJ, Kopetz S, Wen S, et al. Chemotherapy with 5-fluorouracil and a latinum compound improves outcomes in metastatic small bowel adenocarcinoma. Cancer.2008, 113：2038-2045.

11　Schatzkin A, Park Y, Leitzmann MF, Hollenbeck AR, Cross AJ. Prospective study of dietary fiber, whole grain foods, and small intestinal cancer. Gastroenterology. 2008, 135：1163-1167.

12　Schottenfeld D, Beebe-Dimmer JL, Vigneau FD. The epidemiology and pathogenesis of neoplasia in the small intestine. Ann Epidemiol. 2009, 19：58-69.

13　Vogt S, Jones N, Christian D, et al. Expanded extracolonic tumor spectrum in MUTYHassociated polyposis. Gastroenterology. 2009, Dec;137(6)：1976-85.e1-10. Epub 2009, Sep 2.

14　Zaanan A, Gauthier M, Malka D, et al. Second-line chemotherapy with fluorouracil, leucovorin, and irinotecan (FOLFIRI regimen) in patients with advanced small bowel adenocarcinoma after failure of first-line platinum-based chemotherapy： a multicenter AGEO study. Cancer. 2011, Apr 1;117(7)：1422-1428.

15　Zureikat AH, Heller MT. Zeh HJ. Cancer of the small intestine. In： DeVita VT, Lawrence TS, Rosenberg SA, eds. Cancer： Principles and Practice of Oncology. 9th ed. Philadelphia, PA：Lippincott Williams & Wilkins; 2011, 1048-1059.

第十四章　结肠直肠癌

一、结肠癌简介

大肠癌是指发生于结肠或直肠的癌症，也可分为结肠癌或直肠癌。结肠癌和直肠癌有许多共同点。

1. 正常消化系统

结肠和直肠是消化道的一部分，也被称为胃肠道（GI）系统的一部分。消化系统里的胃和小肠吸收食物的营养作为能量，结肠和直肠吸收液体，形成固体废物即粪便，然后排出体外。了解大肠癌之前，需要了解消化系统的正常结构和它是如何工作的。

食物是经过口腔咀嚼和吞食后，通过食管移行到胃。经过部分分解消化后，送到小肠。小肠之所以称为小肠是因为它比大肠窄。实际上，小肠是最长的消化系统——5~6米长。小肠继续分解食物和吸收大部分的营养物质。

小肠连接大肠的地方在人体的右下腹。大部分的大肠由结肠组成，大约5英尺长。结肠从食物中吸收水和无机盐，并储存废物。结肠分四部分：

1）升结肠：始于盲袋，在小肠与大肠的结合部分沿腹部右侧延伸。盲肠连接到结肠。

2）横结肠：在身体的上腹部，从左侧横到右侧。

3）降结肠：在左侧继续向下。

4）乙状结肠：呈"S"形。

经过结肠剩下的废物称为粪便，粪便进行直肠（消化系统的最后部分），储存在直肠，通过肛门排出体外。

结肠和直肠的肠壁有四层结构。

◇ 黏膜层

◇ 黏膜下层

◇ 肌层

◇ 浆膜层（外层）

（1）结肠或直肠的异常增生

大肠癌发展缓慢，超过几年的时间。发展成为癌症之前，组织或肿瘤的增长通常只是作为一个非癌性息肉生长在结肠或直肠的内壁。肿瘤是非正常的组织，可以是良性的，也可以是恶性的。息肉是良性的，是非癌性肿瘤。有些息肉可以发展为癌症，但不是所有的息肉都会发展为癌症。发展为癌症的关键在于息肉的种类。

◇ 腺瘤性息肉（腺瘤）：转变成癌症的息肉，也叫癌前病变。

◇ 增生性息肉和炎性息肉：一般情况下，不是癌前病变。但有些医生认为有些增生性息肉可以成为癌前病变，或者可能发展为更大的腺瘤和癌症，特别是当这些息肉生长在结肠上的时候，可作为一个风险标志。

另一种癌前状态称为发育不良。发育不良是结肠或直肠的某段内壁细胞在镜下看起来异常，但又不是真正的肿瘤细胞。随着时间的推移，这些细胞有的可以转变为癌细胞。发育不良通常出现在溃疡性结肠炎或克罗恩病中，可以持续很多年。溃疡性结肠炎和克罗恩病会导致慢性结肠炎。

（2）大肠癌的发生和转移

癌症起源于息肉，息肉开始生长在结肠或直肠的内壁。当癌细胞在内壁上生长时，会生成血管或淋巴管。淋巴管是带走废物和液体的小而薄的管道，淋巴液首先进入附近的淋巴结，淋巴结呈豆状，内含有免疫细胞，防止感染。一旦癌细胞进入血液或淋巴液，他们就可以扩散到附近的淋巴结或者远处的器官，如肝脏。扩散到身体远处的部位称为转移。

（3）大肠癌的种类

腺癌：超过 95% 的大肠癌是腺癌。癌细胞起于结肠和直肠里的腺体细胞，腺细胞分泌黏液，润滑肠道。医生说起大肠癌时，主要是腺癌。

其他不太常见的大肠肿瘤主要有：

类癌肿瘤：这些肿瘤起于肠道内的激素细胞。

胃肠道间质瘤（GISTs）这些肿瘤细胞起于结肠内的间质细胞。有些是良性，有的是恶性的。这些肿瘤可以在消化道任意位置生长，但通常在结肠。

淋巴瘤：免疫系统细胞的癌症，起于淋巴结，但也可能起于结肠、直肠或其他器官的淋巴结。

肉瘤：这些肿瘤起于结肠和直肠壁的血管、肌肉和结缔组织。结肠或直肠的肉瘤罕见。

二、主要统计数据

2013 年美国癌症协会估计结肠癌的例数是：

◇ 约 102 480 新增结肠癌病例。

◇ 约 40 340 新增直肠癌病例。

总体而言，个人一生的发生大肠癌风险约 1/20（5%）。女性比男性略低。

大肠癌是美国癌症中病死排名第三的癌症，预计 2013 年将有约 50 830 人死于大肠癌。

大肠癌的病死率（每 10 万人每年的病死数）近 20 年来一直在下降。原因可能是：通过筛查发现息肉，在发展成癌症以前切除息肉。筛查还发现了很多早期的大肠癌，早发现也提高了治愈率。近年来，治疗大肠癌的方法也在不断改进。美国现在至少 100 万大肠癌患者还在继续他们的生活。

三、危险因素、产生原因和预防

1. 危险因素

（1）不能改变的危险因素

◇ 年龄

50 岁以后患大肠癌概率显著增加，9/10 的人诊断出患有大肠癌时超过 50 岁。

◇ 大肠息肉或患大肠癌

有腺瘤性息肉（腺瘤）的病史增加大肠癌的患病风险。特别是息肉较大且多发的时候。

患有大肠癌，即使它已经完全被切除，仍有可能在结肠和直肠的其他部位发生新的癌症。如果发现大肠癌时的患者年龄较小，那么以后发生癌症的概率更大。

◇ 炎症性肠病

炎症性肠病（IBD）包括溃疡性结肠炎和克罗恩病，它们的结肠在很长一段时间内有炎症。患有炎症性肠病的人常常发展为肠道的发育不良，结肠或直肠的肠壁细胞在镜下看起来异常的，但又不是真正的肿瘤细胞。随着时间的推移，这些细胞可以癌变。

炎症性肠病会增加患大肠癌的风险，因此，可能需要早期更频繁地进行大肠癌筛查。

炎症性肠病不同于肠易激综合征（IBS），IBS 不会增加患大肠癌的风险。

◇ 大肠癌或腺瘤性息肉的家族史

大多数大肠癌的发患者群没有大肠癌家族史。但是，大肠癌患者中 5 人中有 1 人的其他家庭成员受到了这种疾病的影响。

如果有一个或多个直系亲属（父母、兄弟姐妹或子女）患有大肠癌，那么此人患大肠癌风险增加，大约是在那些只有一个影响因素的人的 2 倍。如果亲属诊断癌症的年龄小于 45 岁，或者不止一个影响因素，那么风险也相对高。

风险增加的原因并不清楚。癌症存在着家族史，原因是遗传基因、环境因素相同，或者两者均有。

有腺瘤性息肉的家庭成员患结肠癌的风险较高。腺瘤性息肉可能转变成癌。

如果你有家族性腺瘤性息肉或大肠癌，应告诉你的医生，你可能需要在 50 岁之前就开始进行筛查。如果患者已有腺瘤性息肉或大肠癌，告诉患者的亲人和医生很重要，因为医生可以在合适的年龄对他们进行筛检。

✧ 遗传疾病

大肠癌者中，有 5%~10% 的人遗传了缺陷基因。有这些基因缺陷的人发生癌症的年龄比正常人发病年龄要早。了解这些遗传综合征的家庭很重要，因为它可以让医生进行早期筛选和提供其他预防性措施。

这些综合征与几种癌有关。因此，检查患者的家庭医疗史，不只是对大肠癌和息肉，对其他类型的癌症也很重要。

虽然了解直系亲属中患癌症的信息很重要，但知道阿姨、叔叔、爷爷奶奶、侄女、侄子和表兄弟这样的亲属患癌的信息也很重要，而他们也会从遗传咨询中受益。

有某种异常基因的人可以采取措施预防结肠癌，如早期筛查甚至手术切除。

与大肠癌有关的遗传病最常见的有两种：家族性腺瘤性息肉病（FAP）和遗传性非息肉病性结直肠癌患者 （HNPCC）。其他罕见综合征也可以增加患大肠癌的风险。

家族性腺瘤性息肉病（FAP）： FAP 是个人从他的父母继承的 APC 基因的突变引起。约 1% 的大肠癌患者由 FAP 引起。

患有 FAP 的人在其结肠和直肠通常会生数百乃至数千个息肉，通常发生在他们的青少年或成年早期。20 岁以前，患者就有可能在 1 个或者多个息肉中出现癌细胞。如果没有首先切除结肠的话，到 40 岁的时候，几乎所有的人都会患上结肠癌。

Gardner 综合征是 FAP 的一种，其肿瘤是良性，主要出现在患者的皮肤、软组织和骨骼。

遗传性非息肉病性大肠癌 （HNPCC）： HNPCC 也称为 Lynch 综合征，占大肠癌的 2%~4%。大多数情况下，HNPCC 是由于 MLH1 基因或 MSH2 基因的遗传缺陷引起的，这些基因能帮助修复 DNA 损伤，但其他的基因也会导致 HNPCC。

有此遗传病的癌症患者发病年龄相对比较年轻，但与 FAP 不一样。HNPCC

的人也可能有息肉，但一般只有几个，不像 FAP 那么多，但其一生中患直肠癌的风险可能会高达 80%。

有此遗传病的女性患子宫内膜癌的风险非常高。与 HNPCC 有关的癌症还有：卵巢癌、胃癌、小肠癌、胰腺癌、肾癌、脑癌、输尿管癌及胆道癌。

黑斑息肉综合征：有这种罕见的遗传病的人会出现口（以及手和脚）周围出现雀斑，消化道中有特殊的息肉（称为错构）。他们患大肠癌和其他几种癌的风险会大大增加，且比正常发病年龄要早。此遗传病由 *STK*1 基因突变引起。

MUTYH 关联性息肉病：有这种遗传病的人如果不切除结肠的话，其结肠息肉将会发生癌变。他们患小肠癌、皮肤癌、卵巢癌及膀胱癌的风险也会增加。此遗传病由 *MUTYH* 基因突变引起。

✧ 种族和族裔背景

在美国，非洲裔美国人大肠癌发病率和病死率是所有种族群体中最高的。原因不明。东欧血统的犹太人（德系犹太人）是所有族裔群体中患结直肠癌风险最高的。已在这些种群发现了几个会导致大肠癌的风险增加的基因突变，最常见的 DNA 改变是 I1307KAPC 突变，占美国犹太人的 6%。

✧ 2 型糖尿病

2 型糖尿病（非胰岛素依赖型）患者患大肠癌的风险增加，他们和大肠癌患者存在一些相同的风险因素，如体重过重，但即使考虑到这些因素，2 型糖尿病的人患大肠癌的风险仍是增加的，且往往预后不良。

（2）与生活方式相关的因素

几个与结直肠癌相关的生活方式的因素已经被找到。事实上，饮食、体重和锻炼，这几个因素和结直肠癌风险之间是所有癌症中关系最为密切的。

✧ 饮食类型

喜欢吃红肉（如牛肉、羊肉或肝）和加工过的肉类（热狗和一些午餐肉）的饮食方式增加患大肠癌的风险。烹饪肉类温度很高（煎炸或烧烤）生成可能增加癌症风险的化学物质，但不清楚会使大肠癌风险增加多少。

饮食中蔬菜、水果和全谷类高食物与降低大肠癌风险有关，但纤维补充剂似乎没有帮助。尚不清楚其他膳食的条件，如某些类型的脂肪是否影响大肠癌的风险。

✧ 体力活动

缺乏体力活动增加患大肠癌风险。增加体力活动可能有助于降低患大肠癌的风险。

✧ 肥胖

肥胖使患有和死于大肠癌的风险都会增加。肥胖使患结肠癌的风险增加，无论男性和女性，但似乎对男性的影响更大。

◇ **吸烟**

长期吸烟者比非吸烟者患有和死于大肠癌的可能性更大。吸烟是导致肺癌的主要原因，但它也与其他癌症，如大肠癌有关。

◇ **酗酒**

大肠癌与酗酒有关。原因至少有一点，酗酒的人体内叶酸水平低。但低度酒可以少量饮用，女性应不超过每天 1 杯，男性不超过每天 2 杯。

（3）与大肠癌有关的不确定、有争议的或未经验证影响因素

◇ **夜班工作（熬夜）**

一项研究结果认为，夜班工作的女性，如果一个月至少有三晚，持续至少 15 年，会增加妇女患大肠癌的风险。该研究的作者建议，这可能是因为人体内的褪黑激素（对光的变化作出反应的一种激素）水平变化引起。需要更多研究来证实或反驳这一发现。

◇ **以前某些癌症的治疗**

有研究发现，患睾丸癌的男性中似乎有较高的大肠癌及其他癌的发病率。这可能是因为他们接受了治疗。有研究认为，放疗治疗前列腺癌的男性患直肠癌的风险较高，因为直肠接收了一些放疗的放射线。这些研究中的大部分是在 20 世纪 80 年代和 90 年代做出来的，现在新放疗方法对男性和直肠癌风险的影响尚不清楚。这是前列腺癌接受放疗时可能出现的不良反应，因此，在考虑治疗方法时应加以考虑。美国癌症协会和其他协会都建议，结直肠癌风险增加的人应该进行早期筛查。

2. 产生原因

我们不知道大部分大肠癌的发病原因。

科学家们已经发现，个体 DNA（脱氧核糖核酸）的某些变化可能会导致正常细胞癌变。DNA 携带遗传指令，建构细胞内其他化合物，我们看起来通常很像我们的父母，就是因为是他们把自己 DNA 的一部分复制遗传给我们。然而，DNA 影响我们的远远不止是外形，它还可能影响我们患上某些疾病的风险，包括某些癌症。

带有遗传信息的 DNA 片段称为基因。基因携带有遗传信息，能够编码一条氨基酸肽链蛋白质以及决定细胞所有功能的分子。还有一些基因虽然也是 DNA 分子上的一个特定区段，但它并不作为蛋白质合成的模板，而是对其他基因的表达起调节或辨认的作用，发出控制细胞生长和分裂的指令。促进细胞分裂的基因叫致癌基因，减慢细胞分裂或在合适的时间促使细胞病死的，叫抑癌基因。由于DNA发生突变，使致癌基因激活，或者使抑癌基因失活，就会引发癌症。

几个不同基因的突变似乎可能导致大肠癌。一些DNA突变可能会遗传，出现在身体的所有细胞中，称为遗传性突变。其他的突变可发生在一个人出生后，并不会遗传，他们只影响最初变异的细胞。这些DNA变化是后天的突变，叫获得性突变，是最常见的突变类型。有些基因既参与遗传性突变，也参与获得性突变。

（1）遗传性突变

小部分大肠癌是由遗传性基因突变引起的。目前已知的部分DNA改变会影响细胞生长。

APC基因的遗传性突变导致家族性腺瘤性息肉病（FAP）和Gardner综合征。APC基因是抑癌基因，通常是抑制细胞生长的，在遗传性APC基因基因突变的人中，没有了对细胞生长的抑制作用，结果是在结肠中生成了数以百计的息肉。随着时间的推移，这些息肉中总会有一个或者多个息肉发生癌变，因为息肉中的细胞发生了新的基因突变。

遗传性非息肉病性结肠癌（HNPCC），也称为Lynch综合征，是由通常帮助修复有缺陷的DNA的基因突变引起的。细胞在进行有丝分裂时将DNA复制，并分为2个细胞，在复制DNA代码时，有时会出现错误。幸运的是，细胞中有DNA修复酶，就像检查程序时的校对或拼写行为一样，对错误进行纠正。DNA修复酶基因有$MLH1$、$MSH2$、$MLH3$、$MSH6$、$PMS1$和PMS，其中一个如果出现突变，就会允许错误的DNA不被修正。这些错误有时会影响基因的生长调节，可能就会导致癌症的发生。$TGFBR2$是与HNPCC有关的另一种基因，有助于调节细胞的生长。

罕见的黑斑息肉综合征是由$STK11$基因的遗传突变引起的。这似乎是抑癌基因，尽管其确切的作用不清楚。

基因测试可以检测到这些与遗传突变有关的基因突变。如果有家族史的大肠息肉或癌症，或其他有关综合征的症状，可以向医生进行有关遗传咨询和基因检测。

（2）获得性突变

大多数情况下导致患大肠癌的基因突变是在一个人出生后发生的，不是遗传性的，而是获得性的基因突变。有些风险因素可能发挥了作用，从而导致这些基因的后天突变，但到目前为止，其中大部分基因突变的原因并不知道。

所有结直肠癌患者中，好像并没有发现一个统一的途径。有许多病例的第一次突变是发生在APC基因，直接导致结直肠癌细胞的生长，因为细胞生长抑制作用已经消失，进一步突变可能发生于基因 *KRAS*、*TP*53 和 *SMAD*4 等。这些基因突变可能导致癌细胞生长，以至于扩散到全身。目前并不知道其他基因是否涉及。

（3）结肠癌可以预防吗

虽然我们不知道大肠癌的确切原因，但能对很多人进行预防。

◇ 筛查

经常进行大肠癌的筛查是预防大肠癌的最有力武器之一。筛查是寻找无症状的癌或癌前病变的过程。

从第一次的异常细胞开始生长成息肉开始，10~15 年后会发展成为直肠癌。在很多情况下，定期筛查可以预防大肠癌，这是因为大多数息肉可以在它们有机会转化为癌症前被发现并切除。筛查还可以发现早期大肠癌，它是很可能被治愈的。

没有确定的危险因素的人可以在 50 岁时开始定期筛查。那些有家族史或其他风险因素，如有大肠息肉或癌症，以及炎症性肠病，应该与医生讨论。可以在较年轻的年龄，或更加频繁地进行筛查。

◇ 有家族史的人进行遗传测试、筛查和治疗

如果患者有大肠息肉或大肠癌的家族史，应该跟医生讨论有关遗传咨询的问题，看看患者是否有这些症状之一，讨论是否进行遗传测试，帮助患者决定接下来所要采取的步骤，进行筛查和早期治疗，预防大肠癌。

在基因检测之前，需提前知道，这些结果也许能也许不能告诉患者风险。基因检测不是完美无缺的，在某些情况下测试结果可能不可靠。这就是为什么在决定是否应做测试前要咨询遗传咨询师或者癌症遗传学专业人士。

如果某些家庭成员遗传了患大肠癌的高风险的综合征，如家族性腺瘤性息肉病（FAP）或遗传性非息肉病性结直肠癌（HNPCC），可以考虑做基因测试。没有做遗传测试，那些已经有遗传的结直肠癌患者的家庭所有成员也应早期频繁地进行筛查。如果做了基因测试,知道家庭成员中,有些成员被发现没有突变的基因,可以与相同年龄和平均风险人一样进行筛查。

在看测试结果时，遗传咨询师将获取有关患者家族史的详细信息。例如，医生发现 HNPCC 的家族往往具有以下特征：

◇ 至少有 3 人患有大肠癌。

◇ 1 个是直系亲属（父母、兄弟姐妹或儿童），2 个是其他亲属。

◇ 至少有 2 代人。

◇ 至少有 1 人癌症发病年龄小于 50 岁。

这些被称为阿姆斯特丹的标准。如果你满足这些条件，可能应该去做遗传

咨询。但即使你的家族史满足阿姆斯特丹条件，并不一定就是有 HNPCC。只有大约一半的家庭达到阿姆斯特丹标准时有 HNPCC，另一半没有，但他们患结直肠癌的概率仍是正常人的 2 倍，尽管没有 HNPCC 的人那么高。另一方面，有 HNPCC 的家族也并不一定满足阿姆斯特丹标准。

另一个判断指标是经修订的贝塞斯达准则，用于患大肠癌的人进行基因测试，以判断他们的癌症是否与 HNPCC 有关。这些标准包括至少下列之一：

1）发病年龄小于 50 岁。

2）已患有大肠癌，或者患有第二个大肠癌，或患有与 HNPCC 相关的另一种癌，如子宫内膜、胃、胰腺、小肠、卵巢、肾、脑、输尿管或胆道等部位的癌。

3）发病年龄不满 60 岁，能在显微镜下或其他实验室测试看到与 HNPCC 相关的特征。

4）有 2 个或更多直系亲属或二级亲属（包括伯父、伯母、祖父母、侄女、侄子和孙子）曾患大肠癌或与 HNPCC 相关的癌，发病可以在任何年龄。

如果一个人患有结直肠癌，并有贝塞斯达标准中的任何一条，建议进行遗传性 HNPCC 相关基因突变的基因检测。尽管如此，大多数人满足的贝塞斯达标准并没有 HNPCC 和并不是所有 HNPCC 家庭都符合上述标准。

即使你没有癌症，如果医生怀疑你有 HNPCC 家族史，可能会建议你进行遗传咨询评估风险。一生中有 HNPCC 突变的人患结直肠癌的风险可能会高达 80%。已经携带 HNPCC 基因突变的家族，医生会建议检测呈阳性的突变，那些尚未经过测试的家庭成员应进行结肠镜检查，在 20 多岁的时候切除结肠，以预防癌症。

遗传咨询和测试也适用于 FAP 成员，他们一生中患大肠癌风险接近 100%，并且大多数情况下发生在 40 岁之前。如果发现有与 FAP 有关的基因突变的人，建议在他们十几岁的时候就开始进行结肠镜检查。大部分医生建议在 20 多岁的时候就切除结肠，预防癌症。

❖ 饮食、运动和体重

人们通过调节生活方式可降低大肠癌的发病风险，如控制饮食和体力活动。

大多数的研究发现，超重或肥胖增加了男性和女性患大肠癌的风险，似乎对女性比对男性的关系更大。腹部脂肪多（就是腰围较大）与大肠癌有关。

总的来说，蔬菜、水果和全谷类（和低红肉和加工肉）的饮食与降低结直肠癌风险有关，虽然并不太清楚哪些因素很重要。许多研究发现红肉或加工肉的摄入量和大肠癌风险增加之间有关。

研究表明，增加体力活动降低大肠癌和息肉的风险。常规的适度活动能降低风险，但剧烈活动效果更好。

近年来，研究表明饮食尤其是来自全谷物中的纤维可降低结直肠癌风险。这一领域的研究仍在进行之中。

研究发现，增加酒精摄入量，特别是男性，会增加大肠癌的风险。

因此，有关饮食和活动降低结直肠癌风险最好的建议是：

✧ 增加体力活动的量和强度

✧ 限制红肉和加工肉类摄入量

✧ 合理补充钙和维生素 D

✧ 多吃蔬菜和水果

✧ 避免肥胖和控制体重，尤其避免增加腹围

✧ 控制酒精摄入量

✧ 维生素、钙和镁

一些研究表明，补充日常多种维生素和叶酸，可能降低结直肠癌风险，但并不是所有的研究都同意此说法，有研究认为叶酸可能帮助现有肿瘤生长。

有研究表明，通过晒太阳，以及从某些食品中或服用维生素丸补充维生素 D 可以降低大肠癌的风险。但是，过多的阳光照射可导致皮肤癌的问题，大多数专家不建议将晒太阳作为降低结直肠癌风险的方法。

其他研究表明，增加钙摄入可降低大肠癌的风险。钙是重要的健康因素，不只对癌症风险的影响。但是，过多摄入钙增加男性患前列腺癌的风险，因此，美国癌症协会建议不增加钙的摄入量。

钙和维生素 D 常常一起补充，维生素 D 促进钙的吸收。尽管如此，并不是所有的研究发现这些营养素补充都能降低大肠癌风险。

几项研究表明，高镁饮食和减少大肠癌风险之间可能存在联系，但不是所有的研究都赞成这个观点。

✧ **非甾体类抗炎药**

许多研究已发现，定期使用阿司匹林和其他非甾体类抗炎药（NSAIDs），如布洛芬（Motrin®, Advil®）和萘普生（Aleve®）等，患大肠癌及腺瘤性息肉的风险较低。服用这些药物是为了治疗关节炎或防止心脏病发作。更强的研究提供了证据表明，那些在大肠癌早期阶段治疗接受的，或以前做过息肉切除手术的人，服用阿司匹林可以防止息肉生长。

但阿司匹林和其他非甾体抗炎药可能会导致严重的，甚至危及生命的不良反应，如胃部不适和出血，可能会超过这些药物给人们带来的好处。因此，专家不建议将非甾体类消炎药作为大肠癌平均风险的人的癌症预防手段。

Celecoxib（Celebrex®）已获美国食品和药物管理局批准，用于家族性腺瘤

性息肉病（FAP），以减少息肉生成。这种药物可能比其他非甾体抗炎药导致胃出血的不良反应少，但它可能增加心脏病发作和中风的风险。

服用阿司匹林或其他非甾体抗炎药有严重的不良反应，所以使用前要询问医生。

✧ 女性激素

更年期后使用雌激素和孕激素（有时称为更年期激素治疗或联合激素替代疗法），可能会降低绝经妇女患肠癌的风险，但发现更年期后服用这些激素的妇女，一旦患癌，则恶性程度高。因此，可能增加患晚期癌症的风险。

更年期后服用雌激素和孕激素，可以降低患骨质疏松症的风险，但可能增加妇女患心脏病、血栓以及乳腺癌和肺癌的风险。

决定在更年期使用激素疗法前，可以与医生仔细讨论。有研究发现，口服避孕药可能降低妇女患大肠癌的风险。

四、早期检测

定期筛查往往可以发现早期大肠癌，此时疾病是最有可能被治愈的。在许多情况下，筛查还可以防止大肠癌，这是因为一些息肉或增生可以在它们转化为癌症前被发现和切除。

1. 筛查大肠癌

癌症筛查是寻找有这种癌症而无症状的人的过程。可以使用几种不同的检查方法筛查大肠癌，它们分两类：

（1）找到大肠息肉和癌症的检查：此类检查是为了查看结肠结构，发现任何异常的区域。检查方法是插入直肠里面或使用特殊成像（X线）检查，发现息肉，在它们癌变前切除，所以可用来预防大肠癌，为首选的检查方法。

（2）主要是发现癌症的检查：此类检查不具有侵入性，也更容易实现，但很少用来检测息肉。

这些检查也可用于大肠癌患者及其他有消化系统疾病症状的人。

2. 寻找大肠息肉和癌症的检查

（1）乙状结肠镜检查

检查时，医生用乙状结肠镜前端的小视频摄像头，查看结肠和直肠，显示器上可看到图像。使用乙状结肠镜，医生可以看到直肠和结肠的内部任何异常的部分（并可以切除）。因为乙状结肠镜只有 60 厘米长。因此，医生只能看到直肠和乙状结肠的一半。

在测试之前：

保持结肠和直肠是空的清洁的，这样医生才能清晰地看到乙状结肠和直肠的内壁。医生会给患者具体指示，可能要求患者在检查前一天服用特殊饮食（如饮用的某种液体），还可能要求患者使用灌肠或使用强泻药，来清洁要检查的结肠。患者一定要告诉医生正在服用的任何药物。

在测试期间：

乙状结肠镜检查通常需要 10~20 分钟。大多数人不需要服用镇静剂。镇静剂可以使测试舒服些，但需要一些恢复时间，因此需要有人陪同患者一起检查，在检查结束后带患者回家。

测试时，患者可能会被要求面向左侧躺着，膝盖靠近胸部。医生先做直肠指检或肛门指诊（润滑的手指插入直肠），然后润滑乙状结肠镜，使它更容易插入直肠。镜子感觉是冰冷的。乙状结肠镜会拉伸结肠壁，可能会导致肠道痉挛或下腹部疼痛。检查时会注入空气，以便于医生更好地看到结肠内壁。在检查过程中，如果你感到有压力和下腹部轻微抽筋，或者迫切想要大便，缓解的办法是用嘴缓慢地进行深呼吸。检查结束后，一旦空气离开结肠，患者就会感觉好多了。

测试过程中，如果医生发现一个小息肉，可能就会利用乙状结肠镜直接切除，然后将息肉送到实验室做病理检查。测试过程中，如果发现癌前息肉（腺瘤）或大肠癌，患者将需要做结肠镜检查，寻找其他结肠部分的息肉或癌肿。

可能出现的并发症和不良反应：

该检查可能很不舒服，因为医生要将空气注入结肠，但应该不会痛，可以忍受，患者一定要让医生知道是否在检查过程中感觉到疼痛。检查结束后，可能会在第一次大便中看到少量血。大量出血和结肠穿孔也可能出现，但很少见。

（2）结肠镜检查

此检查医生可以看到结肠和直肠的整个长度。结肠镜比乙状结肠镜更长，其末端有一部摄像机与显示器相连，结肠镜通过直肠插入结肠，经显示器医生可以看到并仔细检查结肠内部。通过结肠镜可以进行活检或切除任何可疑区域，如息肉。在医院门诊、诊所或医生的办公室，都可以做结肠镜检查。

在测试之前：

你需要告诉医生正在服用的任何药物。

保持结肠和直肠是空的和清洁的。测试前一天，需要灌肠或者服用泻药。医生会给具体的指示。很多人认为肠道检查准备是该检查中最糟糕的部分，因为患者服用泻药后通常需要在卫生间里呆一晚上，可能还会有其他要求说明，如医生可能会告诉患者在检查前一天只喝清除液体，不允许喝水、苹果或蔓越莓汁、任何明胶，以及红色或紫色的液体，茶或加糖的咖啡通常可以喝，但不允许加奶或奶精。红色或紫色食物色素有可能被误认为是结肠中的血。

很可能也让患者在检查前一天的晚上午夜后不吃任何东西。

如果患者在检查时使用了镇静剂，通常需要安排人开车送患者回家，因为镇静剂会让人迷糊，并影响开车。大部分医生要求患者认识的人开车送患者回家（不是出租车）。

在检查过程中：

检查通常需要约 30 分钟，但如果发现息肉并实施切除，时间可能会延长。

结肠镜检查开始之前，可能使用镇静剂，使患者感觉舒适，大多数情况下回家的时候患者会完全清醒。

测试过程中，会要求患者侧面躺下，双膝屈曲，盖上单子。监控血压、心率和呼吸。医生先做直肠指检（DRE），然后润滑结肠镜，将其插入结肠，通过直肠、结肠一直到盲肠。当插入或进一步推结肠镜时，患者可能会迫切地想要大便，通过嘴深而缓慢呼吸可以减轻不适感。

结肠镜会注入空气到结肠，方便医生查看结肠的内壁。及时清除任何血液或液体。然后慢慢退出结肠镜，医生会仔细观察结肠的内壁，发现小息肉，及时切除，因为它最终可能会癌变，切除的息肉会送病理检查。如果医生看到一个较大的息肉或肿瘤，以及任何其他异常，可能做活检，通过结肠镜取出一小块组织，用显微镜观察细胞，辨别癌性、良性增长还是炎症。

可能的不良反应和并发症：肠道准备过程令人不快，测试本身可能使人感到不舒服，但使用镇静剂后会感觉好一点，大部分人感觉正常。检查结束后一段时间内，有些人可能会有气痛或抽筋。有时使用镇静剂后在检查过程中，出现血压低或心脏节律改变。

如果切掉一个息肉，或结肠镜检查时取活检，患者可能会在一天或两天后大便带点血。与乙状结肠镜检查相比，结肠镜检查出现大量出血的可能性大一些，但仍不常见。在极其少见的情况下，可能要处理持续的出血。结肠镜检查是一个安全的检查，在罕见情况下，结肠镜可能使结肠或直肠穿孔，导致严重腹部感染，这是一种严重的并发症，可能需要手术修复。

（3）双重造影钡灌肠

双重造影钡灌肠（DCBE）也称为空气造影钡灌肠或空气造影钡灌肠。它主要是一种 X 线检查，先服用硫酸钡液体和空气进入结肠和直肠，然后在 X 线片寻找肠壁的异常区域。如果该检查怀疑有可疑区域，再进一步使用结肠镜检查。

检查前：

与结肠镜检查一样，同样需要清洁肠道。

医生会给出检查前的准备特别说明，如要求在检查前一天晚上用泻药清洁肠道，检查前 1~2 天流质饮食，避免进食或饮用乳制品等。检查前一天的午夜过后不吃任何东西。很多人认为肠道准备是检查中最不舒服的部分，因为它通常需要很长时间待在厕所里。

检查中：

该过程需要 30~45 分钟，不需要镇静。患者需要躺在 X 线室的桌上，医生将小而且灵活的管插入直肠，注入硫酸钡，部分填充结肠，打开结肠，当结肠里灌满一半钡剂时，患者被要求翻身，此时钡就铺满整个结肠了。然后将空气注入结肠，使其扩张，这可能会导致腹部痉挛和不适，而且患者会感到迫切地想要大便。进行 X 线拍片，医生在 X 线片查找息肉或癌症，拍片时，医生可能会要求患者改变体位，这样就可以在 X 线片上看到不同视图的结肠和直肠。如果此检查上看到有息肉或其他可疑区域，就需要做结肠镜进一步检查或将其切除。

可能的不良反应和并发症：

检查完后可能有腹胀或腹部痉挛，可能觉得要清空肠道。钡会导致检查后几天内出现便秘，大便呈现出灰色或白色，一直到钡完全排出体外。空气进入结肠，可能对结肠造成损伤，或者使结肠穿孔，但这种风险远远小于结肠镜检查。跟其他 X 线检查一样，该检查会对有少量辐射。

（4）计算机断层扫描（CT）

CT 结肠造影对于那些不想使用有创检查，如结肠镜的人特别有用。它操作时间短，并且不需要镇静。但仍然需要肠道准备，然后将管子放入直肠，类似于用于钡灌肠管，只充入空气，使直肠结肠中充满空气。另外，即使发现了息肉或者可疑区，仍需要结肠镜做进一步检查及摘除。

检查前：

清空结肠和直肠，为检查提供最佳图像。肠道准备类似于双重造影钡灌肠或结肠镜检查。

检查中：

该检查在 CT 扫描机房中完成，约 10 分钟。医生会要求患者喝些液体，以拍摄安静状态的结肠和直肠图。然后患者被要求躺在 CT 扫描仪的台子上，医生将一根小管插入直肠，灌入空气，打开结肠。台子滑进 CT 扫描仪，在扫描时患者被要求屏住呼吸。从前面和后面进行两次扫描，每次扫描通常只需要 10~15 秒。

可能的不良反应和并发症：

CT 结肠造影不良反应很少。因为结肠中有空气，所以，患者可能会感到腹胀或腹部痉挛，一旦空气从身体排出去，这种感觉就会消失。空气灌入结肠也会导致结肠损伤或穿孔，但与结肠镜检查相比，这种风险要小得多。像其他类型的 CT 扫描一样，该检查存在少量的辐射。

3. 主要针对大肠癌的检查

这些检查往往用来检查癌细胞。大多数人发现这些检查更容易，因为它们不是有创的检查，往往在家里就可以完成。但这些检查不擅长发现息肉，检查之后，很可能还需要结肠镜检查。

（1）粪便隐血试验

粪便隐血试验（粪隐血）用于查找在粪便中的隐血（不能用肉眼看到的血液）。此测试的原理是，较大的大肠息肉或癌肿的血管通常很脆弱，在粪便通过时容易破裂出血。血管破裂时通常会释放少量血液到粪便中排出，但量很少，不足以在粪便中看到出血。

检测粪便中是否有隐血，使用化学反应方法，检查结果不能告诉血液是来自于结肠还是消化道的其他部分（如胃）。如果该检查结果为阳性，需要用结肠镜检查找到出血的原因。癌症和息肉都可以导致粪便中带血，其他原因还有：溃疡、痔疮、憩室（在肠壁上形成的小袋）或炎症性肠病（肠炎）。

该检查可以在家里进行，检查试剂盒可以检查多个粪便样本，这是一种重要的筛查方法。与其他筛查检查（如结肠镜检查）相比，不同之处是每年都必须重复检查。

患者可以从医生那里拿到这个检测试剂盒，试剂盒附带有说明。患者可以自己取大便并进行测试，通常 2 周内将测试结果汇报给医生，医生会告诉患者更多的更详细的结果。

检查前：

某些食物或药物可能会影响测试，医生可能会建议患者在检查前避免使用以下药物：

1）非甾体类抗炎药（NSAIDs），如布洛芬（Aleve）、萘普生（Aleve）或阿司匹林，在测试之前的 7 天禁用。它们可以导致出血，产生假阳性的结果。根据需要，这些药物可以用对乙酰氨基酚（Tylenol®）代替。

2）维生素 C 每日超过 250 毫克，或柑橘类水果和果汁，在检查前 3 天禁用（这可以影响测试中的化学物质，使即使有出血也检查不出来）。

3）红肉（牛肉、羊肉、或肝）在检查前 3 天禁用（肉中的成分影响血液结果）。

有些人之前因为从来没有做过检查，或者检查过却不告诉医生，因为担心他们吃的东西可能会干扰测试。因此，很多医生会告诉你重要的是检查，不是这些禁忌。

收集样本：

准备好所有材料，包括测试组件、测试卡、棉签、信封。每个工具包可能不一样，说明可能会稍有不同。按说明进行就可以了。

如果检查结果为阳性，则需要进一步做结肠镜检查，寻找出血来源。

（2）粪便免疫化学试验

粪便免疫化学试验（FIT），也称为免疫化学粪便隐血试验（iFOBT），是较新的检查粪便中潜血的方法。原理是与人体红细胞中的血红蛋白起反应，与粪隐血检查本质上是相同的，但有些人认为这个检查做起来更容易，因为没有任何药物或饮食上的限制（维生素或食品不会影响结果），样本收集也比较简单。该检查不与其他消化道，如胃里的出血发生反应，适合粪隐血试验无法检测到的肿瘤出血。可以对多个粪便样本进行检测，如果结果为阳性，需要再做结肠镜检查。该检测每年一次。

（3）粪便 DNA 检查

该检查可代替大便潜血检查，用于查找大便中是否有息肉或肿瘤的某些异常的 DNA（基因物质）。大肠癌细胞通常有某些基因的 DNA 突变，大肠癌或息肉的突变细胞往往会脱落进入粪便，检查粪便就能检测到这些细胞。

过去粪便 DNA 测试用于大肠癌的筛查，但现在已不用。

4. 筛查检查的优点和缺点

测试	优点	缺点
灵活性乙状结肠镜	相当快速和安全 通常并不需要完全的肠道准备 也不需要镇静 只需要做约1/3的结肠 每5年一次	只看见1/3的结肠 错过小息肉 不能切除所有息肉 可能会有些不适 风险很小，如果异常作 结肠镜检查可以查看整个结肠
结肠镜检查	查看整个结肠 可活检和摘除息肉 每10年一次 可诊断其他疾病	会错过小息肉 需要整个肠道准备 价格昂贵 需要镇静 需要有人开车送你回家 可能会错过一天的工作 出血和感染

测试	优点	缺点
双重造影钡灌肠（DCBE）	通常可以查看整个结肠 相对安全 没有镇静 每5年一次	错过小息肉 充分肠道准备 假阳性检测结果 不能摘除息肉 如果异常需要结肠镜检查
CT结肠造影	快速和安全 可以查看整个大肠 每5年一次 无需镇静	错过小息肉 充分肠道准备 假阳性检测结果 不能摘除结肠息肉 如果异常仍需要结肠镜检查
粪便隐血试验	没有直接的结肠风险 没有肠道准备 在家采样 价格低廉	可能会错过很多息肉和一些癌症 产生假阳性检验的结果 预先有膳食限制 每年一次 如果异常做结肠镜检查
粪便免疫化学试验（FIT）	没有直接的结肠风险 没有肠道准备 在家采样 价格低廉	可能会错过很多息肉和一些癌症 产生假阳性检验的结果 每年一次 如果异常做结肠镜检查

5.早期发现检查程序

（1）平均风险的人

美国癌症协会认为早期检测（不只是早期发现癌症）是预防大肠癌的主要方法。查找并切除息肉是预防一些人患大肠癌的重要手段。如果患者愿意进行这些检查，医生就有机会发现息肉和癌症。从50岁起开始，无论男性还是女性，只要有平均风险存在的人都应使用以下筛查检查：

发现息肉和癌症

✧ 灵活乙状结肠镜检查每5年一次 *

✧ 结肠镜检查每10年一次

✧ 双重造影钡灌肠每5年一次 *

✧ CT造影每5年一次 *

主要针对大肠癌的检查

✧ 粪便隐血检查每年一次 *，**

✧ 粪便免疫化学检查每年一次 *，**

✧ 粪便DNA检查 ***

* 如果测试结果异常，做结肠镜检查。

** 粪隐血和免疫化学检查适用作筛查试验，应在家用多个样本做。粪隐血和免疫化学检查如果是在医生的办公室做直肠指检期间做的，不能用于筛查。

*** 这是 2008 年的指南，但现在已经不用这种方法。

（2）直肠指检可否筛查大肠癌？

直肠指检（DRE）时，医生用润滑的带指套的手指检查直肠。虽然 DRE 以往列为身体例行检查的一部分，但不建议作为一个独立的筛查大肠癌的方法。这个检查很简单，也没有痛苦，可以检查肛管或直肠下端的肠道。但对于大肠癌来说，因其检查范围有限，医生经常在直肠做肛门指诊时发现少量粪便，影响检查结果。然而，仅检查大便出血与粪隐血，或直肠指检，不是筛查大肠癌的可行方法。有研究表明这种检查会错过 90% 以上的结肠异常，包括大多数癌症。

（3）高风险的人

如果患者存在患大肠癌风险增加或处于高风险，应该在 50 岁前开始大肠癌筛查。高风险的条件有：

◇ 结直肠癌或腺瘤性息肉患者

◇ 炎症性肠病（溃疡性结肠炎或克罗恩病）患者

◇ 有家族性大肠癌或息肉的人群

◇ 已知有遗传性大肠癌综合征家族性腺瘤性息肉病（FAP）或遗传性非息肉病性大肠癌（HNPCC）家族史的人群

五、诊断

1. 症状

如果有任何迹象或症状表明可能患上大肠癌，应该去看医生。医生会记录病史，检查症状，了解风险因素和家族史，还会进行体检，并做直肠指检。

◇ 排便习惯改变，如腹泻、便秘、大便变细持续几天时间

◇ 肠蠕动加强，感觉不舒服

◇ 直肠出血、黑便或大便带血（通常情况下，大便看上去正常）

◇ 腹部痉挛或疼痛

◇ 疲劳

◇ 不明原因的体重减轻

大部分的这些症状更常见于大肠癌以外的原因，如感染、痔疮、肠易激综合征或炎症性肠病。如果患者有任何这些问题，应该去看医生，及时发现和治疗疾病。

2. 血液检查

全血细胞计数（CBC）：检查是否有贫血。有些大肠癌患者可因肿瘤出血导致贫血。

肝酶：检查肝功能，大肠癌可能转移至肝脏。

肿瘤标志物：结直肠癌细胞有时会释放癌胚抗原（CEA）和 CA19-9 这样的蛋白质到血液。检查血液中的这些肿瘤标记物，结合其他检查结果，用于检测那些已经被诊断出患有大肠癌或经过治疗的患者，可协助判断治疗是否有效和癌症是否复发。

这些肿瘤标志物不用于大肠癌的筛查和诊断，因为检查结果不能确定人们是否患有癌症。肿瘤标志物水平升高，有时是因为患上了大肠癌，也有可能是因为患上了其他的癌症。肿瘤标志物水平升高有时还与溃疡性结肠炎、肠出血、某些肝脏疾病或慢性肺部疾病以及非癌性肿瘤有关。吸烟也会升高癌胚抗原水平。

3. 检查大肠息肉或癌症的测试

如果患者的症状表现、体检和血液检查结果显示可能患有结直肠癌，医生可能建议作更多的检查。最常见的是结肠镜检查，有时也用乙状结肠镜检查或影像学检查如可能第一次做钡灌肠（下消化道）。

4. 活检

如果怀疑有大肠癌，医生会在结肠镜检查过程中取样进行活检，摘除一小块结肠组织，送检病理，之后可能有一些出血，不过很快就会止住。

把结肠镜检查或手术中活检的样本送到实验室，病理学家在显微镜下观察细胞来诊断癌症和其他疾病。其他的检查结果也可用于诊断大肠癌，但显微镜下观察样品是确诊的唯一方法。

基因检测：其他实验室检查可能还需要进行取样活检，以便更好地对癌症进行分类。医生通过检查特定基因中的改变，选择治疗癌症的最佳方法。例如，医生检测癌细胞中 *KRAS* 基因是否有改变，这种基因突变存在于大约 4/10 的大肠癌患者中。有医生可能还会检测 *BRAF* 基因突变。某些抗肿瘤药物如 cetuximab（Erbitux®）和 panitumumab（Vectibix®）对这些基因突变的患者治疗无效。

MSI 检测：有时还会对肿瘤组织进行微卫星不稳定性（MSI）检测。这种改变常存在于由遗传性非息肉病性结肠病（HNPCC）所致的大部分大肠癌中，并且还可影响一些不是由 HNPCC 导致的癌症患者。

测试大肠癌的 MSI 有两个原因。第一个原因是确定患者是否有 HNPCC。如果发现患者有 MSI，就需要进行 HNPCC 测试。诊断 HNPCC 可以进一步筛查癌症患者，如妇女有 HNPCC，需要进行宫颈癌筛查。而且如果患者有 HNPCC，他们的亲属可能也有，也可能需要进行检测。如果患者亲属也有 HNPCC，那么他们患癌的风险也将增加，因此需要相应地甄别。第二个原因是了解早期大肠癌是否有 MSI，可能会根据检测结果改变治疗方法。

有些医生建议，当患者符合贝塞斯达标准才进行 MSI 测试。其他方法检测所有大肠癌的 MSI，但是是基于患者的年龄或癌症分期。检测 MSI 的方法有几种。一种是检测 MSI 的 DNA。另一种是首先进行免疫组化检测，观察 MSI 的某些蛋白质在肿瘤细胞中是否缺少，如果该测试的结果可疑，再进行 MSI 的 DNA 测试。不是所有患者的癌细胞都显示有 MSI。想要测试的 HNPCC 患者需要进行血液 DNA 检测，寻找导致 HNPCC 的原因。

5. 影像学检查

影像学检查是为了寻找癌变的可疑区域，观察癌症是否扩散，并帮助确定治疗是否有效。

（1）计算机断层扫描（CT）

CT 门静脉血管造影：门静脉是从肠道进入肝脏的大静脉。在此检查过程中，将对照材料注入静脉，到达肝脏，检查大肠癌是否已经扩散到肝脏。

CT 引导下的穿刺活检：癌肿疑似部位所在位置较深，CT 扫描可用于引导穿刺针精确穿刺到疑似部位，活检取样。在此过程中，患者躺在 CT 扫描仪的台子上，医生将穿刺针穿过皮肤和组织，经过大量的重复 CT 扫描，直到医生看到细针穿刺进入取样区。细针穿刺活检样本是组织的小片段，芯针活检的样本是肠壁组织，在显微镜下观察细胞形态。这些方法都不是结肠肿瘤的常规活检方法，往往用于 CT 检查怀疑肝脏有结肠肿瘤的转移病灶时。

（2）超声

腹部超声常用于检查肝脏、胆囊、胰腺以及腹部其他部位的肿瘤，但一般不用于结肠肿瘤。结直肠癌所用的超声检查有两种特殊的方式。

直肠腔内超声：该检查将特殊的探头直接插入患者的直肠进行超声，用以观察癌症是否穿透直肠壁和是否已扩散到附近器官或组织，如淋巴结。

术中超声：该检查用于手术中，外科医生打开腹腔后，将探头对准肝脏表面，用于检测大肠癌是否在肝脏有转移十分有用。

（3）磁共振成像（MRI）扫描

磁共振成像扫描可用于观察结直肠癌症是否扩散到附近或远处的器官。为了提高检测的准确性，医生会使用直肠内磁共振成像。医生将探头，即直肠内线圈，插入直肠，持续 30~45 分钟，观察结果。该检查让患者感觉很不舒服。磁共振成像有时用于观察大肠癌有无肝脏、脑和脊髓的转移。

（4）胸片

检测大肠癌是否已经扩散到肺部。

（5）正电子发射断层扫描（Positron emission tomography，PET）

PET 扫描用于发现癌症是否有转移。如果患者已经诊断出患有癌症，该检查用于观察癌细胞是否已扩散到淋巴结或身体的其他部位。PET 扫描也可以用于医生认为癌症可能已经扩散，但不知道扩散在哪里的时候。PET 能够同时进行 PET 扫描和 CT 扫描，医生会更清楚地看到 PET 高放射性区域在 CT 上的更详细的图片。

（6）血管造影

血管造影用 X 线观察血管。将对照剂或者染料注入人体的动脉中，用 X 线观察被染料染到的血管。

如果大肠癌已经转移到肝，血管造影可以显示出供应肿瘤的动脉，有助于确定肝肿瘤是否可以被切除，帮助外科医生设计具体的手术方式。血管造影也可用于当癌症扩散到肝时，进行小叶切除的方法，如栓塞。

血管造影的过程不太舒服。医生会用一根小的导管通过动脉到达肝脏，注入染料。通常切口在大腿内侧的股动脉，导管通过血管到达肝动脉。患者必须静止不动，直到检查结束。医生通常会在插入导管之前进行局部麻醉，然后快速注入染料，用 X 线显示所有的血管。

血管造影也用于 CT 扫描（CT 血管造影）或磁共振成像扫描（MRI 血管造影）。这些技术不需要在腿动脉插入导管进入肝脏血管，但仍然需要四个导管，将对比染料注入血液并进行扫描。

六、分期

分期可以告诉医生癌症的扩散程度，显示癌症是否已经侵犯肠壁，有没有扩散到周围器官，有没有扩散到淋巴结，有没有扩散到远处的器官，扩散范围有多大，有助于诊断和选择治疗方法。

结直肠癌的分期有临床分期和病理分期。

❖ 临床分期是医生用于评价患者的最好方式，依据体检、活检和其他测试结果进行分期。

◇ 如果患者做过手术，医生可以用活检结果进行病理分期，因此既可以进行临床分期，还可以确定病理分期。病理分期使用与临床分期同样的资料，另外加手术送检样本的病理报告。

在临床和病理阶段可能会在某些情况下有所不同。例如，医生在做手术时发现了影像学检查没有发现的癌症，可能会给癌症更高级的病理分期。大肠癌多数患者要做手术，所以病理分期常用于描述这种癌症的程度。病理分期似乎比临床分期更准确。

1.AJCC 分期系统

美国癌症体系联合委员会（AJCC）的分期系统。

它从 3 个因素来确定分期，分期为代表肿瘤特征的缩写字母 T、N、M。

◇ T 代表肿瘤（tumor）侵犯的方法和距离，侵犯到肠壁或者邻近区域

◇ N 代表是否扩散到淋巴结（lymph nodes）

◇ M 代表是否转移（metastasis）到远处器官

结合肿瘤、淋巴结、转移和等级等信息，进行分期编组，然后以从 Ⅰ ~ Ⅳ 的罗马数字表示。

（1）T 类

大肠癌 T 类别描述肿瘤侵犯结直肠壁的程度。肠壁从内到外依次为：

◇ 黏膜

◇ 肌层黏膜

◇ 黏膜下层

◇ 固有肌层

◇ 最外层的结缔组织浆膜层

Tx：无法描述肿瘤的程度，可能因为信息不全。

Tis：癌症在原位，只影响到黏膜层，没有超出肌层黏膜层。

T1：癌症已经通过肌层黏膜，延伸到黏膜下层。

T2：癌症已经通过黏膜下层，侵犯到固有肌层。

T3：已通过固有肌层进入结肠或直肠的最外层，但未通过它们，未侵犯任何邻近器官或组织。

T4a：癌症已经通过浆膜到肠道的最外层。

T4b：已通过结肠或直肠壁，侵入到附近组织或器官。

（2）N 类

N 类说明癌细胞是否已扩散到附近的淋巴结，如果已扩散，有多少淋巴结受

累。若要获取准确的淋巴结扩散的数据，大多数医生会建议手术至少取 12 个淋巴结送检，镜下观察。

Nx：不确定是否有淋巴结转移。

N0：无淋巴结转移。

N1：在 1~3 个淋巴结中发现有癌细胞。

N1a：在 1 个淋巴结中发现有癌细胞。

N1b：在 2~3 个淋巴结中发现有癌细胞。

N1c：癌细胞出现在周围的脂肪组织中，但淋巴结中没有。

N2：在 4 个以上的淋巴结中发现有癌细胞。

N2a：在 4~6 个淋巴结中发现有癌细胞。

N2b：在 7 个以上的淋巴结中发现有癌细胞。

（3）M 类

M 类表示癌症是否存在远处器官，如肝、肺或者远处的淋巴结转移。

M0：无远处转移。

M1a：癌症转移到一个远处器官或集合淋巴结。

M1b：癌症转移到超过一个远处器官，或已经转移到多个集合淋巴结，或者转移到腹膜。

（4）分期

进行 T、N、M 分类以后，就确定了癌症的类别，将这些信息组合起来表述一个整体的阶段称为分期分组。使用 AJCC 系统确定癌症的分期分组，共有以下分组，用罗马数字分为 I ~ IV 期。

0 期：

Tis、N0、M0：癌症早期。癌症局限于结肠或直肠，也称为原位癌。

I 期：

T1~T2、N0、M0：癌症通过肌层到达外膜层，也可以只在肌层，没有扩散到周围淋巴结或者远处部位。

II A 期：

T3、N0、M0：癌症生长到结肠直肠的最外层，但还没有穿通（T3），没有扩散到周围淋巴结或者远处部位。

II B 期：

T4a、N0、M0：癌症生长穿过结肠直肠的最外层，但还没有侵犯周围的组织或者器官（T4a），没有扩散到周围淋巴结或者远处部位。

II C 期

T4b、N0、M0：癌症生长穿过结肠直肠的最外层，侵犯周围的组织或者器官（T4b），没有扩散到周围淋巴结或者远处部位。

Ⅲ A 期：

T1~T2、N1、M0：癌症生长穿过黏膜层到黏膜下层（T1），通过黏膜下层（T2），侵犯了周围 1-3 个淋巴结（N1a/N1b），或者侵犯了周围脂肪组织中的非自身的淋巴结。

T1、N2a、M0：癌症生长穿过黏膜层到黏膜下层（T1），侵犯了周围 4-6 个淋巴结（N2a），没有扩散到远处部位。

Ⅲ B 期：

T3~T4a、N1、M0：癌症生长穿过结肠直肠的最外层（T3），到达腹膜（T4a），但还没有侵犯周围的组织或者器官（T4b），有 1~3 个淋巴结被侵犯（N1a/N1b），没有扩散到远处器官。

T2~T3、N2a、M0：癌症生长到达结肠直肠的固有肌层（T2），或者到达外膜层（T3），有 4~6 个淋巴结被侵犯（N2a），没有扩散到远处器官。

T1~T2、N2b、M0：癌症生长到达结肠直肠的黏膜下层（T1），固有肌层（T2），有 7 个以上的淋巴结被侵犯（N2a），没有扩散到远处器官。

Ⅲ C 期：

T4a、N2a、M0：癌症生长到达结肠直肠外膜层（T4a），但还没有侵犯周围的组织，有 4~6 个淋巴结被侵犯（N2a），没有扩散到远处器官。

T3~T4a、N2b、M0：癌症生长到达结肠直肠的固有肌层（T3），到达腹膜（T4a），有 7 个以上的淋巴结被侵犯（N2a），没有扩散到远处器官。

T4b、N1~N2、M0：癌症生长到达结肠直肠的整个肠壁（T4b），扩散到至少 1 个淋巴结，或者脂肪组织中的淋巴结（N1，N2），没有扩散到远处器官。

Ⅳ A 期：

任何 T 类、任何 N 类、M1a：无论癌症是否侵犯整个肠壁，是否扩散到淋巴结，只要扩散到远处的器官如肝、肺，或者集合淋巴结（M1a）。

Ⅳ B 期：

任何 T 类、任何 N 类、M1b：无论癌症是否侵犯整个肠壁，是否扩散到淋巴结，只要扩散到远处的器官如肝、肺，或者多个集合淋巴结，或者扩散到腹膜（M1b）。

2.Dukes 和 Astler-Coller stages 分期系统

有时医生也会使用另外的分期系统,如 Dukes 和 Astler-Coller stages 分期系统。AJCC 有时并不准确，因此，也会使用 Dukes 和 Astler-Coller stages 分期系统。

3. 分级

分级是影响结直肠癌患者生存的另外一个因素。等级依据癌细胞与正常结直肠细胞在显微镜下的差别程度来描述。从 G1（癌细胞很像正常结直肠组织）到 G4（癌细胞高度异常）。G1 或 G2 为低级，G3 或 G4 为高级。低级癌症往往生长得比高级癌症慢。

AJCC/TNM	Dukes	Astler-Coller
0	-	-
I	A	A, B1
IIA	B	B2
IIB	B	B2
IIC	B	B3
IIIA	C	C1
IIIB	C	C1,C2
IIIC	C	C2,C3
IV	-	D

大多数情况下，低级癌症的预后要好于同一阶段的高级癌症

七、存活率统计

存活率是医生用来作为判断患者预后的一个标准。有些癌症患者可能想知道，患有相同疾病的人的存活率是多少。

5 年生存率是指在癌症确诊后，至少生存 5 年的患者所占的百分比。有很多人生存时间比 5 年更长，还有许多被治愈的。

5 年相对存活率是指，观察到的存活率和没有癌症的人的预期值相比较，因为有些人会死于其他原因。这是一个观察癌症对生存影响的更好的指标。

为了获得 5 年生存率，医生必须至少在 5 年前开始观察接受治疗的患者，不断改进治疗方案，从而使被确诊患有癌的患者有更好的生存前景。

存活率通常是基于以前大量患者的统计成果，但它无法预测某个单个个体的预后。有许多因素都可能影响患者的预后，如癌症的类型和等级、患者的年龄、癌肿的位置和大小以及治疗方法等。对于某个患者来说，患者的医生熟悉他的具体情况。

下表来自于美国 AJCC 系统于 2010 年的报告。数据来源于美国国家癌症研究

所 SEER 数据库，基于 1998~2000 年间研究的 28 000 多例结肠癌患者，观察他们的存活率，其中还包括那些诊断出患有结直肠癌，后来死于其他原因，如心脏疾病的人。结直肠癌患者由于年龄较大，往往伴随其他严重的健康问题。因此，结直肠癌本身的病死百分比可能会更高。

分期与5年观察生存率

分期	结肠癌	分期	直肠癌
I	74%	I	74%
II A	67%	II A	65%
II B	59%	II B	52%
II C	37%	II C	32%
III A	73%*	III A	74%*
III B	46%	III B	45%
III C	28%	III C	33%
IV	6%	IV	6%

* 在此研究中，某些III 期的癌症比某些II期的癌症患者生存更好，原因尚不清楚。

八、治疗方法

1.常规治疗信息

根据结直肠癌的分类和分期，可能需要多种治疗方法。在选择治疗方案时，要考虑的因素很多，包括癌症的分类、分期、健康状况等。结直肠癌的治疗选项主要有：

- ◇ 手术
- ◇ 放疗
- ◇ 化疗
- ◇ 靶向治疗

根据癌症的分期，最好的治疗方法往往使用两种或更多的方法，而不是一个结束再用一个。

在选择治疗方法的时候，最重要的考虑因素是癌症的分期，还要考虑到健康状态、治疗方法的不良反应，治疗的目的是治愈，还是延长寿命，也可能是缓解症状。

主要根据结肠和直肠癌的分期介绍治疗方法。

大多数结肠癌可以治好，特别是那些没有扩散到身体远处器官的癌。如果不能治愈癌症，那么治疗的目的就是尽可能多的杀死癌细胞，防止癌细胞种植、扩散和尽可能地拖延复发的时间。有时治疗目的只是为了缓解或减轻症状，如疼痛、呼吸和吞咽问题。

有些结肠癌的治疗方法可能会影响患者以后的生育能力，在决定治疗之前，要与医生做好沟通。

2. 手术治疗

结肠癌与直肠癌的治疗方法略有不同，因此分开描述。

（1）结肠

手术是最常用的治疗早期结肠癌的方法。

开放式结肠切除术

结肠切除术（有时称为降结肠、部分结肠切除术或节段性切除术）切除部分结肠及附近淋巴结。开放式结肠切除术的意思是指，切口在腹部，只有一个。

手术的前一天，医生会告诉患者要进行清空肠道即肠道准备，可能使用泻药和灌肠。手术前进行全麻。

手术时，医生在患者腹部做切口，将切除部分患癌的结肠和小部分两端正常结肠。通常情况下，会切掉约 1/4~1/3 的结肠，切除结肠的确切长度要根据癌症的大小和位置来决定。然后将剩下的结肠重新接上，同时切除周围淋巴结。大多数专家认为应该切除尽可能多的周围淋巴结，至少切除 12 个以上。

手术结束后，患者醒来时会有一些疼痛，可能需要止痛药，持续 2~3 天。手术结束后两天，医生会给予静脉注射大量液体，因为这段时间患者可能不能进食，或者只可能允许一点有限的液体进入，因为结肠需要时间来恢复。但结肠切除的长度很少，不会导致消化功能出现大的问题。因此，几天以后，患者应该可以吃固体食物。

患者最好选择自身健康状态良好时做这类大手术，这十分重要。但有些时候，需要马上手术。比如肿瘤很大，已经阻塞了结肠，医生可能会使用结肠镜在结肠中放一个支架（空心金属或塑胶管），保持结肠打开，短时间减缓堵塞，准备几天后进行结肠手术。如果不能放置支架，或者肿瘤导致结肠穿孔，就需要马上手术。通常这类手术是要切除癌症，但又不能重新连接结肠的后面部分，因此，就会在腹部开一个造口，将身体遗留的废物排出体外，称为结肠造瘘术。该手术通常是暂时性的，有时是在小肠的回盲部皮肤上进行造口，称为回肠造瘘。可替换的收集袋连接至造口，收集身体遗留的废物等。一旦患者健康状态好些，会进行另一个手术，称为结肠造口术逆转或回肠逆转，将结肠回肠重新连接在一起。在很少的情况下，肿瘤不能被切除或不能放置支架，将永久性使用结肠造瘘术或回肠造瘘术。

腹腔镜辅助结肠切除术

腹腔镜辅助结肠切除术是一个比较新的方法，适用于早期结肠癌，切除部分结肠及邻近淋巴结。

不需要在腹部做一个长切口，外科医生会在腹部切几个小的切口，将器械插入切除结肠和部分淋巴结。腹腔镜的末端有一个小型摄像机，医生利用这个摄像机观察结肠内部情况，一旦看到病变的结肠，就可以进行切除。

该手术的术前准备同开放式结肠切除术：肠道准备和全麻。由于其切口小于开放式结肠切除术，患者恢复略快，疼痛略轻。腹腔镜辅助手术是治疗结肠癌的新手段，但手术需要特别的操作，患者需要找熟练的外科医生来做这个手术。

息肉切除术和局部切除术

早期结肠癌（0 期和某早期的 I 期肿瘤）可以通过结肠镜手术切除息肉。此时，不需要腹部切口。对于息肉切除术来说，只切除了一部分癌症，类似于秆部的部分。局部切除术切除癌症表面和少量的附近组织。

（2）直肠

手术通常是治疗直肠癌的主要方法，虽然术前或术后也常使用放疗和化疗。外科手术的几种方法都可以用于切除直肠癌。

息肉切除术和局部切除术

这种手术方式已经在结肠手术中进行过描述，可用于切除表浅的癌症或息肉。医生可以从肛门进行切除，而不从腹部作开放式切口。

局部经肛门切除术（全厚切除术）

局部经肛门切除术，也称为经肛门切除术是指手术从肛门进入而不做腹部皮肤切口。此手术方式在直肠操作，切除癌症的所有层次及部分周围的正常直肠组织，然后缝合直肠壁。主要针对 T1、N0 和 M0 期的早期相对较小和离肛门不太远的直肠癌。麻醉通常采用局部麻醉。

经肛门内镜显微手术（TEM）

此手术方式适用于早期的 T1、N0 和 M0 的 I 期直肠癌，比标准经肛门切除术要求更高。专业的仪器通过插入肛门到达直肠，要求医生经肛门切除的精度更大，准确性更好。但它需要特殊的设备和经特殊训练后富有经验的外科医生才能完成。

低位前切除术

低位前切除术适用于部分 I 期、大部分 II 期和 III 期的靠近结肠的直肠癌。该手术切除包含肿瘤的部分直肠而不会影响到肛门。切除结肠连接直肠的部分，其他部分保持完好。

低位前切除术像大多数腹部手术。术前准备是用泻药和灌肠全面清理肠道。全身麻醉后，腹部进行切口。医生切除癌症和癌症两端的部分肠管，以及附近的淋巴结，还包括直肠周围的脂肪和纤维组织。结肠重新缝合，不需要进行永久性结肠造瘘。

如果在手术前已给放疗和化疗，常见的手术方式是临时回肠造瘘，大约8周后进行逆转恢复。低位前切除术通常在医院住4~7天，具体取决于患者的整体状况，在家里的恢复时间可能是3~6周。

直肠癌伴结-肛吻合术

Ⅰ期和大多数Ⅱ、Ⅲ期的直肠癌侵犯了直肠的中段和下段，需要切除整个直肠，然后结肠要直接连接到肛门，称为结-肛吻合术。切除直肠的同时要做全直肠系膜切除（TME），切除直肠附近所有的淋巴结。这本来是个困难的过程，但现代技术的发展使之成为可能。在完成结-肛吻合术后，可以由一段短的结肠（结肠袋）通过扩大形成一个小袋，充当直肠的角色，作用为粪便的存储空间。但这需要特殊的技术，为避免永久性结肠造瘘，需要临时造瘘8周，等待肠管恢复。然后做第二个手术重新连接肠管和关闭瘘口。此手术是全麻。像低位前切除术，结-肛吻合术通常住院是4~7天，具体取决于患者的整体健康。在家里的恢复时间可能是3~6周。

经腹会阴联合切除术（APR）

此手术类似低位前切除术。主要用于治疗一些Ⅰ期和许多Ⅱ、Ⅲ期直肠癌及下1/3的直肠癌（靠近肛门的部分），特别适合于癌症正在侵犯肛门括约肌（防止粪便泄漏和保持闭合的肛门肌肉）的癌症。

手术中，医生会在腹部和肛门周围的会阴区同时进行切口，医生要切除肛门和包括肛门括约肌的周围组织。由于肛门被切除，医生需要腹部切口进行永久性结肠造瘘术。

该手术需全麻。同低位前切除术或结-肛吻合术，APR切除术通常需要住院4~7天，具体取决于患者的整体健康，在家里的恢复时间可能是3~6周。

盆腔脏器联合切除

如果直肠癌侵犯了附近器官，医生会建议进行盆腔脏器联合切除。这是一个广泛性手术。如果癌症已经扩散到器官，医生不只切除直肠，还会切除膀胱、前列腺或子宫等器官。可能还需要结肠造瘘术。如果膀胱被切除，还将需要尿管造瘘术（尿液直接从尿袋排出）。

（3）风险和手术并发症的不良反应

手术的潜在不良反应取决于若干因素，如手术和手术前患者的健康状况等。手术后，大多数人会有些疼痛，通常可以用药物控制。饮食问题也要在手术后几天解决。

其他的问题，包括手术出血、腿部的血栓以及手术时对附近器官的损伤。罕见的是新的肠管之间的连接可能会漏，导致感染。腹部切口可能感染。术后，腹部导致器官或组织由于瘢痕组织而粘连。在某些情况下，粘连可以导致肠梗阻，需要再次手术。

结肠或回肠造瘘术：

有些人术后需要临时或永久性结肠加回肠造瘘术。患者需要一段时间去适应，可能需要调整生活方式。

受过专门训练的护士或治疗师会在医院里帮助患者管理造口，在术前和术后培训他们自己管理造口。

性功能和生育能力：

如果患者是男性，AP 切除可能会导致勃起或达到性高潮的能力消失。在其他情况下，高潮乐趣可能会变得没有那么激烈。正常衰老可能也会产生一些这样的变化，但手术会使这种情况更加严重。

AP 切除术可能损坏控制射精的神经以至于发生"干"高潮（无精液性高潮）。有时手术导致逆行射精，即在高潮期间精液进入膀胱。如果患者还想当父亲，专家可以协助解决问题。逆行射精不太严重，不孕不育专家可以从尿中提取用于受精的精子细胞。如果无法从精液或尿液中得到精子细胞，专家还可以直接从睾丸提取精子细胞，然后进行体外受精。

如果患者是女性，大肠癌手术中除外盆腔脏器联合切除手术外，其他手术通常不会导致性功能的损失。腹腔疤痕粘连有时会导致性交时的疼痛或不适。如果子宫被切除，将不可能怀孕。

结肠造瘘术有可能会影响身体形象，以及男女的性舒适程度，调整和适应一段时间，患者仍可以有愉快的性生活。

（4）外科手术和其他地方法治疗大肠癌转移

手术治疗已转移到其他器官的癌症可以使患者活得更长，如果疾病程度不重，也可能会治愈。如果肝脏或肺部（和其他地方）只有少量的癌肿转移，可进行切除手术。手术取决于肿瘤的大小、数量和位置。

有时，手术不可能完全切除肿瘤，可采用非手术疗法消融肝脏肿瘤，但这些方法有时不太有效。可以使用几种不同的技术。

射频消融治疗：

射频消融术（RFA）使用高能无线电波来杀死肿瘤。细得像针一样的探头在CT或超声指导下通过皮肤进入肿瘤，电流通过探针释放高频率无线电波，加热肿瘤和破坏癌细胞。

乙醇（酒精）消融：

也称为经皮酒精注射（PEI），针在CT或超声指导下通过皮肤进入肿瘤，注入高浓度的酒精，直接杀死肿瘤细胞。

冷冻：

针在CT或超声指导下通过皮肤进入肿瘤，注入很冷气体直接杀死肿瘤细胞。比起其他消融技术，这种方法可以处理更大的肿瘤，但有时需要全身麻醉。

以上三种治疗方法通常不需要切除肝脏，常用来治疗有肝脏转移，或者其病变部位不能经手术治愈，或由于各种原因无法手术的癌症患者。

肝动脉栓塞：

肝动脉检塞是用于不能切除肿瘤的另一种方法，用于减少肝动脉的血流量，大多数癌细胞在肝脏的血流供应是由肝动脉供给，这种方法是将能堵塞动脉的材料注入肝动脉。而其他从门静脉得到血液供应的大部分健康肝细胞将不受影响。

手术过程中，医生将一根导管从大腿内侧的动脉放入，注入一种染料到血液，医生通过血管造影术监测导管的路径。将导管引入肝动脉后，注入小的粒子，阻塞肝动脉。

肝动脉栓塞也会减少一些血液供应到正常肝组织。这种治疗方法对于那些肝脏功能不好的患者，如肝炎和肝硬化患者来说，较危险。

3. 放疗

放疗利用高能射线或粒子破坏癌细胞。它是结肠癌或直肠癌治疗的一部分。化疗可以增加结肠癌和直肠癌的放射治疗效果。同时使用这两种治疗方法称为放化疗。

放疗主要用于癌症已经侵犯到内部器官或腹膜的结肠癌。如果医生不能确定是否已经切除了所有癌症，就有可能使用放疗，杀死任何可能在手术后留下的癌症细胞。

放射治疗也用来治疗转移的结肠癌，其转移最常见的部位是骨骼或脑。

放射治疗无论在手术前还是手术后用于直肠癌，其目的都是为了阻止癌症在原来的部位复发。常与化疗一起使用。很多医生建议在手术前使用放疗，它可以使手术切除癌症更轻松，特别是对那些因肿瘤的大小或位置导致手术有困难的患者。

手术前使用放疗可以降低肿瘤在骨盆复发的风险。它还可能减轻并发症，如瘢痕形成导致大便的问题。放疗还可以帮助治疗那些因为健康状况而无法手术的患者，并能减轻晚期癌症患者肠道阻塞、出血或疼痛的症状。

（1）外照射放疗

这是最常用的治疗大肠癌的放疗类型。

外照射治疗的方法通常是每周 5 天，持续数周。时间不等。有时会在手术前 5 天使用。

（2）腔内放射治疗

该疗法用于直肠癌。通过肛门在直肠里放置一个能提供几分钟的高强度辐射的小设备。可以反复多次使用，全剂量，两周 3 次。该疗法的优点是在腹腔内的辐射束直达直肠，不通过皮肤和其他组织，产生的不良反应小。特别适合那些老年患者，避免了大手术和结肠造瘘术。仅适用于小的肿瘤。有时也同时使用外照射放疗。

（3）近距离放射治疗（内照射放疗）

近距离放射治疗是使用较小的放射性颗粒或"种子"，大小与米粒差不多，将这些种子直接植入患者的癌肿里。从种子到癌细胞的距离很短，而辐射范围又很大。种子很小，可以置入到很小的区域，从而降低周围正常组织所受的损伤。它有时用于直肠癌患者的治疗，特别针对那些健康状况不好，不能耐受手术的患者。而且只需要植入一次，不需要持续几周每天去医院接受治疗。

（4）90 钇（Yttrium -90）微粒放射性栓塞

90 钇微球经肝动脉灌注适用于有广泛肝转移，但较少或还没有扩散到身体的其他远处器官的大肠癌患者。手术中，放射科医生通过股动脉插入一根长而细的管子进入肝动脉，再注入有放射性原子（90 钇）涂层的小玻璃珠。这些微粒释放射线杀死癌细胞，有阻止一些营养肿瘤的小血管生成的作用。最近研究发现，这种治疗可以延缓肝转移肿瘤的癌肿生长、减轻症状和帮助患者活得更长。该疗法不适用于以前曾用过肝放射治疗或者有肝脏疾病的患者。

（5）风险和不良反应

放疗治疗结肠癌和直肠癌的潜在不良反应包括：

✧ 放射线照射区域的皮肤刺激

✧ 恶心

✧ 直肠刺激，包括腹泻、便秘或便血，肠痉挛

✧ 膀胱刺激，包括尿频、尿急、小便时烧灼样疼痛

✧ 疲劳

✧ 性问题（男性阳痿和女性阴道刺激征）

大多数症状会在完成治疗后逐渐消失，但如果直肠和膀胱炎问题不能完全消失，应主动和医生沟通，他们会采取措施，使不良反应减缓或治愈。

4. 化疗

化疗是指口服或注射抗肿瘤药物进入体内的治疗方法。

全身化疗：全身治疗，药物通过口服或者静脉注射的方式进入血液，在整个身体里循环，以达到破坏癌细胞的目的。用于治疗转移癌。

局部化疗：在局部将化疗药物直接注入肿瘤的动脉。这种方法能集中化疗药物直达癌细胞，由于到达身体其他部位的药物量减少，不良反应较少。最常用的方法是肝动脉灌注，将药物直接注入肝动脉化疗，常用于结肠癌已转移到肝脏的局部化疗。这种方法比全身化疗应用少。

（1）化疗时间

化疗可能在结肠癌或直肠癌治疗期间，选择不同时间使用。

辅助化疗：手术切除癌症后，再进行化疗，称为辅助化疗。它可以减少癌症复发，可以让Ⅱ期、Ⅲ期的结肠癌和直肠癌患者活得更长。在手术后进行化疗，以确保所有的癌细胞被清除，从而降低复发的机会。它的工作原理是杀死手术后可能遗留的癌细胞，这些细胞太小了，也无法知道具体的数目。辅助化疗还可以杀死那些不在原位已到达身体其他部位的癌细胞（但都太小，无法利用影像学检查检测到）。

新辅助化疗：用于手术前，用化疗方法使癌肿缩小，使手术切除癌肿更容易。有时与放疗一起使用。往往用于治疗直肠癌。

晚期癌症化疗：化疗可用于癌症已经扩散到肝脏等其他器官的患者，目的是缩小肿瘤和缓解症状。虽然它不可能治愈癌症，但是可以延长患者生命。

（2）用于治疗大肠癌的化疗药物

有几种药物可用于治疗结直肠癌。通常会使用2种或以上的药物进行组合，以增加疗效。化疗药物的作用非常强，也会影响机体的健康细胞。因此，化疗周期分为治疗期和休息期，治疗期一般为2~4周。

最经常使用的大肠癌的药物包括：

◇ 5-Fluorouracil（5-FU），常与维生素类药物亚叶酸钙同时使用，增加疗效（有国家亚叶酸钙缺乏，用左旋亚叶酸钙代替）。

◇ Capecitabine（Xeloda®）片剂，进入人体后，当它到达肿瘤部位时转化成5-FU。

◇ Irinotecan（Camptosar®，伊立替康）

✧ Oxaliplatin（Eloxatin®，奥沙利铂，乐沙定®）

✧ **毒品和药物组合经常用来治疗结肠癌和直肠癌**

常用毒品和药物联合使用的方法有：

✧ FOLFOX：5-FU，leucovorin（亚叶酸）和 Oxaliplatin（奥沙利铂）

✧ CapeOx：Capecitabine（卡培他滨）和 oxaliplatin（奥沙利铂）

✧ 5-FU 和 leucovorin（亚叶酸）

✧ Capecitabine（卡培他滨）

FOLFOX 和 CapeOx 方法效果很好，但有很大的不良反应。

如果是应用于转移的癌症，方法主要有：

1）FOLFOX：5-FU，leucovorin（亚叶酸）和 oxaliplatin（奥沙利铂）

2）FOLFIRI：5-FU，leucovorin（亚叶酸）和 irinotecan（伊立替康）

3）FOLFOXIRI（leucovorin 亚叶酸，5-FU，Oxaliplatin, 奥沙利和 irinotecan 伊立替康）

4）CapeOx： Capecitabine and oxaliplatin

5）5-FU 和 leucovorin（亚叶酸）

6）Capecitabine（卡培他滨）

7）Irinotecan（伊立替康）

这些化疗药物也是靶向治疗的药物。对于直肠癌来说，常在手术前，用 5-FU 或 Capecitabine（卡培他滨）联合放疗一起使用（肿瘤辅助治疗）。

（3）风险和不良反应

化疗能杀死癌细胞，但也会伤害某些正常细胞，因此要特别注意避免或减少不良反应。化疗的不良反应和药物的种类、服用剂量以及服药时间长短有关。

一些常见的暂时性不良反应包括：

✧ 恶心和呕吐

✧ 食欲缺乏

✧ 脱发

✧ 口腔溃疡

✧ 血细胞计数低。

化疗可以影响骨髓形成血液，导致血细胞计数低。因此可能会导致：

✧ 增加感染的机会（白细胞少）

✧ 增加出血机会（血小板少）

✧ 易疲劳（红细胞少）

有些不良反应是某些药物特有的。

手足综合征：Capecitabine（卡培他滨）或 5- 氟尿嘧啶（静脉输液）治疗期间可能发生。表现为开始手和脚发红，然后手掌和脚底会产生疼痛敏感性。如果病情加重，伤口可发生起泡或皮肤脱皮，有时需要切开。要及时告诉医生，早期出现手和脚的发红或敏感的时候，医生通过使用某些方法进行预防和控制。

神经病（痛苦的神经损伤）：常见的奥沙利铂的不良反应。症状包括手和脚的麻木、刺痛感甚至疼痛。它还可能发生在喉和食管，患者有强烈的冷热敏感，可能导致吞咽疼痛。如果患者在使用奥沙利铂，事前应被告知可能的不良反应，如果出现了这些不良反应，如麻木和刺痛等，及时向医生汇报。

腹泻：许多药物的常见不良反应，但在使用伊立替康时更要注意。它需要马上治疗，防止出现严重脱水。常用药物是洛哌丁胺（loperamide，Imodium®）。如果某种化疗药物导致患者腹泻，医生会给予处理，并告知患者如何控制症状。

大部分的这些不良反应通常是短暂的，化疗结束就会消失。有些药物可能通过别的药物缓解，如减少恶心和呕吐。可以给其他药物刺激血细胞合成。

老年人有时候不能耐受化疗，主要是因为健康原因而不是年龄原因。

5. 靶向治疗

研究人员已开始制定针对具体个体的癌变细胞的新型药物。研究人员认为导致癌症的基因和蛋白质的变化有关，开发研究专门针对这些变化的药物，与标准化疗药物，靶向治疗药物攻击迅速，单向攻击癌细胞，这些药物可以攻击肿瘤细胞上的一个或多个特定目标。不良反应与化疗不同。可以与化疗同时使用，也可以在化疗无效时使用。

（1）VEGF 靶向药物

Bevacizumab（贝伐单抗，Avastin®）和 ziv-aflibercept（Zaltrap®）是结肠癌患者的血管内皮生长因子（VEGF）的靶向药物。VEGF 是一种蛋白质，可以帮助肿瘤新血管形成获取养分（该过程称为血管生成）。

Bevacizumab 贝伐单抗是一种人工合成的免疫球蛋白的单克隆抗体。常结合化疗用于治疗晚期大肠癌。

Ziv-aflibercept（Zaltrap®）是另外一种靶向 VEGF 的蛋白质。它只与某些化疗药物组合批准用来治疗晚期大肠癌。

这两类药物的作用方式是静脉输注，每 2~3 周一次。结合化疗，这些药物可以延长晚期结肠癌或直肠癌患者的生命。存在一定的不良反应，常见的有高血压、疲倦、出血、低白细胞计数、头痛、口腔溃疡、丧失食欲和腹泻等。罕见的严重的不良反应有血栓、严重出血、穿孔、心脏问题和延缓伤口愈合等。如果结肠穿孔，可能导致严重的感染，需要手术纠正。

（2）EGFR 靶向药物

Cetuximab （Erbitux®）和 panitumumab（Vectibix®）是两个专门攻击表皮生长因子受体 （EGFR）的分子，它们常出现在癌症细胞的表面，数量很多，维持细胞生长。

Cetuximab 常用于转移性结直肠癌，既可以作为首次治疗的一部分，也可以在其他疗法无效后进行尝试使用。最常用于与 irinotecan（伊立替康）同时使用，也用于不能使用 irinotecan（伊立替康）的患者，还用于癌症不再响应 irinotecan 的患者。

Panitumumab 用来治疗转移性结直肠癌，通常在其他方法无效时使用。

在大肠癌患者中，10 个中有 4 个以上患者存在 KRAS 基因突变，这些药物对这类患者不起作用。现在医生常检测这一基因变化的肿瘤患者，仅在未有突变的人中使用这些药物。医生还可能检测另一种突变基因 *BRAF* 基因，这些药物对这些患者也不起作用。

这些药物每周或每隔一周经静脉滴注给予。

最常见的不良反应是，治疗期间导致感染的脸上和胸上痤疮样皮疹等皮肤问题。 panitumumab（维克替比）的皮肤问题会更严重，可见皮肤剥落。其他不良反应可能还有头痛、疲倦、发热和腹泻。

罕见但严重的药物不良反应是输液期间的过敏反应，会引起呼吸和血压的问题。与医生沟通，他们会帮助患者防止出现这种情况。

（3）其他靶向治疗药物

Regorafenib （Stivarga®）是另一种治疗晚期大肠癌靶向的药物。它是另外一种靶向治疗药物，是一种酶抑制剂。酶是靠近细胞表面的一种蛋白质，作用是将信号从细胞表面传至细胞内部。

Regorafenib 能阻断几种酶蛋白。这些酶蛋白的作用是促进肿瘤细胞生长，促进新血管形成以供应肿瘤细胞。阻止这些蛋白质可以阻止癌细胞的生长。

有研究称，与其他药物治疗结直肠癌患者相比，Regorafenib 能延长患者寿命，平均约 6 周甚至更长。

该药物是胶囊制剂。常见的不良反应有疲劳、食欲下降、手足综合征（手和脚红肿和发炎）、腹泻、口腔和喉咙发炎、体重减轻、声音变化、感染和高血压。严重的不良反应有肝损伤、胃或肠严重出血和穿孔。

6. 临床试验

自从癌症被确诊后，患者可能不得不做很多决定，其中最重要的是选择最适合自己的治疗方案。在美国，临床试验是被严格监控的学习型研究，被研究者是患者中的志愿者，医生通过研究来寻找有希望的新的治疗方法或手术。如果患者有意向参加临床试验，先咨询自己的医生所在的医院是否正在进行该试验。

7. 补充和替代疗法

身患癌症时，患者很想听到一些治疗癌症及缓解症状的方法，这些方法是医生没有提到过的。朋友和家人们通过互联网组成群体，在网站上发布各种方法，这些方法中有些可能对患者有帮助，比如维生素、草药、特殊饮食、针刺、按摩等。

补充疗法指的是和常规医疗一起使用的治疗方法，而替代疗法可用来代替医生的治疗。

补充疗法包括：通过冥想来减轻压力，运用针灸帮助缓解疼痛，饮用薄荷茶来减轻恶心感等。这些辅助治疗方法通常不是用来治疗癌症的，但可以帮助患者感觉更好。有一些补充疗法已经知道确实有用，有一些方法的功效还没有经过测试，有些则已经被证明没有用，甚至还有些方法被发现对人有害。

替代疗法可能会用来治疗癌症，但这些疗法还没有经过临床试验证明是安全和有效的。这些方法中一些可能会造成危险，甚至威胁到生命。但在大多数情况下，最大的危险是，患者可能失去得到正规医疗帮助的机会，延误或中断正规治疗，会给癌细胞提供生长时间，使治疗产生效果的可能性降低。

如何去治疗或控制癌症，这永远是患者要做出的决定。如果想使用非常规的治疗，了解所有可以使用的方法，然后就这些方法和自己的医生交谈。有了较多的信息和医疗团队的支持，也许可以安全使用这些方法来获得帮助，同时避免那些可能有的伤害。

8. 结肠癌根据分期选择治疗方案

医生会根据癌症的分类和分期及患者的整体健康来选择合适的治疗方案。本节讨论典型的结肠癌的分类分期的治疗方案选择，但针对个人情况不同，医生会有不同的建议。此时，要仔细询问医生的选择。

没有扩散到远处部位的结肠癌，手术通常是首选治疗方法。也可使用辅助化疗，大多数辅助治疗的时间是 6 个月。

（1）0 期

因为这些癌症没有超过结肠内壁，因此，手术是首选。大多数情况下行息肉切除术，通过结肠镜进行局部切除术。如果肿瘤太大，则需要做局部切除术，偶尔也可能需要切除部分结肠（结肠切除术）。

（2）Ⅰ期

癌症已经侵犯结肠的几层结构，但没有侵犯到结肠壁外，也没有侵犯附近的淋巴结。标准的治疗方法是部分结肠切除术，切除患癌部分结肠及邻近淋巴结。其他不需要额外的治疗。

（3）Ⅱ期

Ⅱ期癌症已侵犯结肠壁，还扩散到邻近组织，但尚未扩散到淋巴结。因此治疗的唯一方法是手术行结肠切除术。

如果癌症风险较高，医生可能会建议辅助化疗。这些因素包括：

◇ 癌细胞在显微镜下观察，看起来异常程度高，属于高等级

◇ 癌细胞侵犯邻近器官

◇ 医生切除至少 12 个淋巴结

◇ 癌症侵犯周围组织，发现邻近器官可能没有切除干净，可能边缘有遗留的癌细胞。

◇ 癌肿已经阻塞结肠

◇ 癌症引起结肠穿孔

不是所有医生都同意在此阶段使用化疗。重要的是与医生讨论化疗的降低风险的作用和可能有的不良反应。

这一阶段的化疗的主要药物是 5- 氟尿嘧啶和亚叶酸钙（单独）或卡培他滨，也可以用其他组合方式。

如果医生不确定是否已经切除了所有的癌，可以使用放疗，以杀死任何剩余的癌细胞。放疗也可以用于腹腔生长癌症的部位。

（4）Ⅲ期

在此阶段，癌细胞已扩散到附近淋巴结，但尚未扩散到身体的其他部位。

标准治疗是手术（部分结肠切除术）后辅助化疗。选择 FOLFOX（5- 氟尿嘧啶、亚叶酸钙和奥沙利铂）或 CapeOx（卡培他滨和奥沙利铂）的治疗方案，但有些患者可能不能使用 5- 氟尿嘧啶与亚叶酸钙，根据他们的年龄和健康状态，只能选择卡培他滨。

如果医生认为手术后还有些癌细胞可能遗留，会建议放疗。

不能耐受手术的患者，选择放疗和化疗。

（5）Ⅳ期

此阶段癌症已从结肠转移到远处器官和组织。结肠癌最常转移的部位是肝脏，也可以转移到肺、腹膜等其他地方，或转移到远处的淋巴结。

在大多数情况下手术不可能治愈这些癌症。然而，如果肝脏或肺只有几个小

区域有转移癌，也可以手术完全切除。手术可以延长寿命，也可能治愈。手术前后常给予化疗。如果癌细胞已扩散到肝脏，可能使用肝动脉灌注。

因为癌肿太大或太多，不能手术切除转移，可以选择先用化疗缩小肿瘤，然后手术，手术后再次给予化疗。另一种选择是用冷冻治疗、射频消融治疗或其他非手术的方法治疗肝脏的癌肿。

如果癌症广泛存在，而又想通过手术治愈，某些情况下需要进行结肠切除术或分流结肠造瘘术，在高于癌症的结肠水平皮肤上造瘘，让粪便从这里排出体外，也可以减轻或防止结肠阻塞。有时，会通过结肠镜在结肠中放置支架（空心金属或塑胶管），保证造瘘期间结肠开放。

如果患者是Ⅳ期癌，那么去了解医生进行手术的目的很重要。手术的目的一是治愈癌症，二是减轻症状。大多数的Ⅳ期癌都会进行化疗或有针对性的治疗方法来控制癌症。最常用的治疗方案包括：

1）FOLFOX：leucovorin，5-FU，和 oxaliplatin（Eloxatin，奥沙利铂）

2）FOLFIRI：leucovorin，5-FU，和 irinotecan（Camptosar，伊立替康）

3）CapeOX：capecitabine（Xeloda）和 oxaliplatin（卡培他滨和奥沙利铂）

4）上述组合 + bevacizumab（Avastin）贝伐单抗

5）上述组合 + cetuximab（Eribitux）西妥昔单抗

6）5-FU 和 leucovorin，加或者不加 bevacizumab 贝伐单抗

7）Capecitabine，加或者不加 bevacizumab 贝伐单抗

8）FOLFOXIRI：leucovorin，5-FU，Oxaliplatin（奥沙利铂）和 irinotecan（伊立替康）

9）Irinotecan（伊立替康），加或者不加 cetuximab（西妥昔单抗）

10）Cetuximab（西妥昔单抗）

11）Panitumumab（Vectibix，帕尼单抗）

12）Regorafenib（Stivarga）

治疗方案的选择取决于以前的治疗方法和患者的健康状况。如果这些治疗方案中某一种没有效果，可以选择另外一种。对于晚期癌症，放疗可能用于防止或减轻疼痛等症状，虽然它可在一段时间里缩小肿瘤，但是它很难治愈。医生建议放疗时多了解治疗目的。

（6）结肠癌复发

癌复发意味着癌症治疗无效。复发的位置可以是原位（初始肿瘤的附近），也可能是远处器官。

如果癌症在原位复发，选择手术治疗，然后辅助化疗有时可以延长寿命，甚

至可能治愈。如果不能通过手术切除癌症，第一次可以尝试化疗，如果化疗缩小了肿瘤，再进行手术，然后再化疗。

如果癌症在远处器官复发，最有可能的部位是肝脏，此时可以选择手术切除肿瘤。如果无法手术，可选择化疗缩小肿瘤，然后进行手术。如果癌肿太多太普遍，可能会使用化疗或靶向治疗。Ⅳ期癌症的治疗方法是相同的，选择药物取决于癌症复发和健康状况，可能仍需要手术来减轻和防止结肠阻塞，以及防止其他并发症。某些情况下选择放疗，只是为了减轻症状。

9. 直肠癌根据分期选择治疗方案

（1）0 期
因为这些癌症没有超过直肠内壁，因此，手术是首选。大多数情况下行息肉切除术、局部切除或经肛门切除治疗术，不需要进一步治疗。

（2）Ⅰ期
在这个阶段，癌症侵犯黏膜下层，但已不完全侵犯直肠壁。

Ⅰ期的癌症是部分的息肉阶段。如果息肉被完全切除，边缘无癌细胞，不需要其他治疗。如果息肉中的癌细胞级别很高或息肉边缘有癌细胞，可能需要更多的手术。

对于其他的Ⅰ期癌症，手术通常是最主要的治疗方法。可以选择低前切除术（LAR）和结-肛吻合术或经腹会阴联合切除术（APR），切除直肠里的癌肿。术后一般不需要辅助治疗，除非医生在手术前认为癌症级别很高，需要进行辅助治疗。

对于一些小的 T1 期直肠癌，另一种选择通过肛门无腹部切口（经肛门切除术或经肛门内镜显微手术）切除癌肿。如果肿瘤有高风险（如在显微镜看到级别较高或切除边缘有癌细胞），会建议采用Ⅱ期癌症的外科手术方式。在某些情况下，建议辅助放化疗。化疗最常使用的药物是 5-氟尿嘧啶。

如果患者实在不愿意做手术，可以选择放疗，如腔内放射治疗或近距离放疗（将放射性颗粒置于直肠癌肿里）等。然而，并不证明这些方法同外科手术一样有效。

（3）Ⅱ期
Ⅱ期癌症已侵犯直肠壁，还扩散到邻近组织，但尚未扩散到淋巴结。因此治疗的唯一方法是手术治疗如 LAR 结-肛吻合术或 APR，单独或同时使用化疗和放疗。

大部分医生现在建议手术前给予放射治疗和化疗（新辅助治疗），然后给手术后辅助化疗，治疗时间通常为 6 个月（包括化疗和放疗的时间）。与放疗一起使用化疗，化疗常用的药物有是 5-FU 和 capecitabine（Xeloda）。手术后化疗可以使用 FOLFOX regimen（oxaliplatin，5-FU 和 leucovorin），5-FU 和 leucovorin，CapeOx（capecitabine 加 oxaliplatin）或者 capecitabine 单独使用。根据患者的健康状况选择使用。

如果新辅助治疗缩小肿瘤到足够小，有时可采用全厚度直肠切除术来替代低位前切除术或经腹会阴联合切除肛门术。这可能会使患者避免结肠造瘘术，但在一些情形下，医生无法查看癌细胞是否已经扩散到淋巴结和骨盆。因此，该手术方式一般不建议使用。

（4）Ⅲ期

在此阶段，癌细胞已扩散到附近淋巴结，但尚未扩散到身体的其他部位。大多数情况下，手术前给予放疗和化疗（称为放化疗），使肿瘤缩小便于手术，同时降低癌症在骨盆复发的机会。

在手术前进行放疗，其不良反应小于手术后放疗。直肠肿瘤及附近淋巴结会被切除，手术方式是低位前切除术、直肠结 - 肛吻合术或经腹会阴联合切除术，具体根据癌症在直肠中的位置选择。

在癌症侵犯附近器官的罕见情况下，可能需要盆腔脏器联合切除。化疗和放射治疗通常是治疗的一部分。在Ⅱ期，很多医生更愿意在手术前给予化疗和放疗，以降低癌症在骨盆的复发机会，这比手术后进行放疗不良反应要小。这种治疗也适用于较大的肿瘤进行手术治疗。

手术后化疗通常为 6 个月左右。最常见的治疗方案包括 FOLFOX（奥沙利铂、5- 氟尿嘧啶和亚叶酸钙）、5- 氟尿嘧啶及亚叶酸钙或卡培他滨单。但有些患者可能不能使用 5- 氟尿嘧啶与亚叶酸钙，根据他们的年龄和健康状态，只能选择卡培他滨。化疗也用于放化疗和手术之前。

（5）Ⅳ期

癌症已经扩散到远处器官和组织（如肝脏或肺部）。Ⅳ期治疗方法的选择取决于癌症的分布程度。如果有机会还是选择切除所有癌症，比如只有几个肿瘤在肝脏或肺部这种情况。治疗方法包括：

◇ 手术切除直肠病变和远处器官的肿瘤，然后化疗和放疗

◇ 先化疗，然后外科手术切除直肠病变和远处的肿瘤后辅助化疗和放疗

◇ 先化疗和放疗，然后再手术切除直肠病变和远处的肿瘤加化疗

这些方法可能延长患者寿命，在某些情况下还可能治愈患者。

外科手术切除直肠肿瘤的方式通常选择低位前切除术、直肠结肠吻合术或经

腹会阴联合（AP）切除术，具体选择取决于癌肿所在的位置。

如果肝脏是癌症扩散的唯一位置，可能选择肝动脉灌注的动脉化疗。这可能会比静脉注射或由口服给予化疗能更有效地缩小肝脏癌肿。

如果癌症广泛，手术不能完全切除，治疗的关键在于癌症是否阻塞了肠道。如果阻塞肠道，需要马上手术，如果没有堵塞，可以选择化疗。

1）FOLFOX：leucovorin，5-FU 和 oxaliplatin（Eloxatin，奥沙利铂）

2）FOLFIRI：leucovorin，5-FU 和 irinotecan（Camptosar，伊立替康）

3）CapeOX：capecitabine（Xeloda）和 oxaliplatin（卡培他滨和卡培他滨）

4）上述组合 + bevacizumab（Avastin，贝伐单抗）

5）上述组合 + cetuximab（Eribitux，西妥昔单抗）

6）5-FU 和 leucovorin，加或者不加 bevacizumab（贝伐单抗）

7）Capecitabine 卡培他滨，加或者不加 bevacizumab（贝伐单抗）

8）FOLFOXIRI: leucovorin，5-FU，Oxaliplatin（卡培他滨）和 irinotecan（伊立替康）

9）Irinotecan, 加或者不加 Cetuximab（西妥昔单抗）

10）Cetuximab（西妥昔单抗）

11）Panitumumab（Vectibix，帕尼单抗）

12）Regorafenib（Stivarga）

治疗方案的选择取决于以前的治疗方法和患者的健康状况。

如果化疗使肿瘤缩小，在某些情况下可能要考虑手术，以试图在此时切除所有癌肿。手术后再给予化疗。

那些化疗不能缩小的癌肿，以及那些广泛扩散的癌所导致的症状，是无法被治愈的，因此，治疗的目的只能是缓解症状，同时避免出血或肠阻塞等长期并发症。

治疗方案可包括以下一种或多种：

  ❖ 手术切除直肠肿瘤

  ❖ 手术建结肠造瘘术，绕过直肠肿瘤

  ❖ 特殊激光破坏肿瘤

  ❖ 直肠内内置支架（空心塑料或金属管），防止阻塞

  ❖ 放疗和化疗

  ❖ 化疗

如果手术不能切除肝脏肿瘤，因为太大或太多，可以使用冷冻疗法、射频消融、激光气化等非手术的方法。

（6）直肠癌复发

癌复发意味着癌症治疗无效。复发的位置可以是原位（初始肿瘤的附近），也可能是远处器官，如肺或肝脏。癌症复发通常是在手术后 2~3 年后。

如果癌症在原位复发，可能选择手术切除。手术范围比初次手术广泛。有时手术中或手术后给予放疗，也可能给予化疗。

如果癌症复发在远处的器官，治疗的选择在于是否能手术切除。

如果癌症复发，手术后可以选择辅助化疗，也可以在手术前辅助化疗。

如果癌症在肝脏复发，可选择肝动脉化疗。如果不能手术切除癌症，化疗通常是首选。化疗方法取决于患者已经用过的治疗方法和健康状况，如果癌肿缩小了，可选择手术，然后化疗。如果癌肿不缩小，可选择不同的化疗组合。

治疗方法主要为了缓解症状和避免出血或肠阻塞等长期并发症。

九、咨询医生时准备的问题

当患者面对癌症和癌症治疗时，需要诚实地与医生公开讨论，询问任何问题，不管这个问题看起来多微不足道，都应该放松心态。这些问题包括：

◇ 我的癌位置在哪里？

◇ 我的癌症扩散了吗？

◇ 我的癌症处于什么阶段，我这种情况意味着什么？

◇ 治疗前我要做哪些测试？

◇ 你有治疗这种类型的癌症的经验吗？

◇ 我是不是还需要找别的医生？

◇ 我要进行什么样的治疗？

◇ 你建议的方法有些怎样的危险或不良反应？怎样减少这些不良反应？

◇ 我应该为治疗做些什么准备？

◇ 需要治疗多长时间？怎么做？在哪里做？

◇ 治疗会影响我的日常活动吗？

◇ 我的癌症再次发生的可能性有多大？

◇ 如果治疗停止，癌症会复发吗？

◇ 后续我还要做什么？

◇ 后续的治疗将是什么？

除了这些问题之外，也请记住，一定要记下一些自己的问题。例如，患者还可能需要了解更多关于康复时间的信息，这样可以安排工作日程，或者还想知道有没有别的治疗方案可以选择等。

十、治疗后的康复

对于一些癌症患者而言，治疗可能会清除或消灭癌细胞。完成治疗后，患者可能既紧张又兴奋。一方面治疗终于结束了，可以长舒一口气；另一方面发现很难彻底放松，因为担心癌症会复发，这对于得过癌症的人来说是一个普遍关心的问题。

患者可能需要一段时间才能减少担心，但有一点可以肯定的是，许多癌症的治愈者已经学会接受这种不确定性，并且过上全新的生活。对于另一些人来说，癌症可能永远不会完全消失，他们会接受定期的化疗、放疗或其他治疗，试图抑制癌症生长。学会接受癌症不会消失这个事实，可能对患者来说非常困难。

1. 后续治疗

当治疗结束以后，医生仍会告诉患者需要回访。因此，回访十分重要。在随访期间，医生会问到患者可能有的任何问题，会进行体检、血液检查、X线扫描等来复查是否还有癌细胞存在，并观察治疗是否存在不良反应。有时会持续几周到几个月，你需要跟医生谈你的任何改变，任何问题和任何疑问担心。在某种程度上，后续的随访频率和检查取决于癌症的分期和后面的复发机会。

（1）病史和体检

医生建议每3~6个月进行一次体检，头两年里，每6个月检查一次。未来几年都是如此。早期癌症治疗的人可能需要更频繁地检查。

（2）结肠镜

大多数情况下使用结肠镜检查，医生会在手术后一年之内进行结肠镜检查。如果检查结果正常，3年后再做一次结肠镜，如果检查结果仍正常，以后大约每5年做一次。

（3）影像学检查

CT扫描可定期做，每年一次，特别是那些高复发风险的人，治疗后的头3年每年做一次。对于肝脏或肺部肿瘤切除患者，检查时间将缩短。

（4）肿瘤标志物的血检

癌胚抗原（CEA）和CA 19-9是大肠癌患者中的肿瘤标志物。医生经常在治疗前检查这些标志物水平。这些指标手术前升高，手术后会下降到正常水平，手术后还会继续检测，如果肿瘤标志物水平再次升高，说明癌症复发，医生可能会做结肠镜检查或影像学检查找到复发的位置。肿瘤标志物往往用于检测治疗是否有效，指标在治疗后第一个2年常出现升高，这也是癌症容易复发的时候。

如果癌症已经复发，进一步治疗将取决于癌症所在的位置、患者曾经的治疗方法和患者的健康问题。

（5）结肠或回肠造瘘术

有结肠或回肠造瘘术的患者，常担心与正常活动隔绝了，无论造口是临时或永久的，造瘘治疗师会教会你如何照顾它。

2. 看新医生

在患者进行癌症的诊断和治疗以后，有时会找另外的医生继续看病。而这个新医生不了解患者以前的病史，此时就需要给新医生提供有关病情诊断和治疗的详细情形。在治疗的同时收集这些资料更容易些。因此，请保存以下资料：

✧ 活检或手术病理报告

✧ 手术报告

✧ 放疗治疗摘要

✧ 出院小结

✧ 化疗或靶向治疗的药物名称、剂量明细表，以及服用时间表

✧ X 线和其他影像学检查（这些可以放在 CD 或 DVD 里）

医生会需要这些资料的复印件用来做记录，但始终要保管好自己资料的复印件。

3. 癌症治疗后生活方式的改变

患者不能改变你得过癌症这一事实，但可以改变以后的生活方式，选择有助于保持健康和良好的生活方式。这是以一种全新的方式看待自己的人生的时候了，也许患者正在考虑怎样在很长的一段时间里改善自己的健康，有些人甚至在癌症治疗期间已经开始考虑了。详细内容见"什么是癌症"。

十一、最新研究进展

1. 基因

遗传学测试（包括 Oncotype Dx® Colon Cancer Assay, ColoPrint®, 和 ColDx ™）检测了许多不同基因在结肠癌症肿瘤中的活动。这些测试可用于预测哪些患者癌症扩散的风险更高。不过，到目前为止，没有证据证明可以帮助预测哪些患者能受益于化疗或其他治疗方法。

2. 化学预防

化学预防使用自然或人为的化学物质来降低一个人患癌的风险。研究人员正在测试某些补充剂，如矿物质（如钙）和维生素（如叶酸或维生素 D）是否可以降低大肠癌的风险。

一些研究发现，服用多种含叶酸维生素（也称为叶酸）、维生素 D 补充剂或钙（通过饮食或补充剂）的人可能有较低的结直肠癌风险。现在正在研究这些物质和其他物质，如硒和姜黄素等，是否有好处。很多人认为他汀类药物可以降低胆固醇水平，因此也可以帮助降低患息肉和大肠癌的风险。

还有研究正在观察罗伐他汀（Crestor ®）给有息肉或早期结肠癌的人使用，是否会降低他们结肠癌或息肉复发的风险。

3. 早期检测

如果能在早期发现大肠癌，就能对其进行有效的治疗。

研究当前大肠癌筛查方法的有效性以及评估新的方法很重要。只有约半数 50 岁以上的美国人进行大肠癌筛查。如果每个人都能被筛查，每年就可以拯救成千上万人的生命。

新的影像学技术和实验室检查正在研究中。CT 结肠造影（也称为虚拟结肠镜检查）是一种特殊类型的可以找到许多大肠息肉和早期癌症的 CT 扫描技术。这种检测必须在肠道清洗后进行，对于这些大量的清洗液体，正在进行一项研究，看能否在其中发现某些结果。

4. 治疗方法

（1）外科手术新方法

外科医生正在继续改进大肠癌的手术技术。

腹腔镜手术通过腹部几个小的切口，可以更广泛地用于结肠癌。优点是患者恢复更快，术后痛苦更少。

机器人遥控腹腔镜手术也在研究中。

（2）化疗

临床试验正在研究不同的化疗方法，包括：

1）新的化疗药物或已经用来治疗其他癌症的药物（如顺铂或吉西他滨）。

2）针对微卫星不稳定性（MSI）的大肠癌的患者，化疗药物选择中不包括 5-氟尿嘧啶。这些患者希望术后活得更长，但由于它们的分子功能，不能使用包括 5-氟尿嘧啶作为术后的辅助治疗。

3）新的化疗药物联合使用方法，如伊立替康联合奥沙利铂，可以提高大肠癌治疗效果。

4）化疗结合放疗、靶向治疗及免疫治疗的最佳途径。

（3）靶向治疗

几个有针对性的治疗方法已经被用于治疗结直肠癌，包括 bevacizumab（Avastin）、cetuximab（Erbitux）和 panitumumab（Vectibix）。医生继续研究这些药物的更有效的使用方法。

靶向治疗目前用来治疗晚期癌症，更新的研究，在确定它们是否能与化疗药物一起辅助治疗早期癌症，以进一步减少癌症复发的风险。

（4）免疫治疗

研究人员正在研究几种疫苗来尝试治疗结直肠癌，防止复发。与防止传染性疾病的疫苗不同，这些疫苗都是为了提高患者的免疫反应，以更有效地攻击大肠癌细胞。

我们正在研究许多类型的疫苗。例如，在从患者的血液中提取免疫系统细胞，使之暴露在实验室中的一种物质中，然后将它们放回患者的身体，这些细胞会攻击肿瘤细胞。这些类型的疫苗目前仅在临床试验中使用。

十二、其他资讯和参考

得知自己身患癌症时，就意味着给自己和家属带来了许多变化。患者可能有很多问题，比如：

◇ 我的病能治愈吗？

◇ 什么是最佳的治疗方案？

◇ 治疗会很痛苦吗？

◇ 治疗要多长时间？

◇ 我必须要留在医院吗？

◇ 要花多少钱？

只要得到一些答案，就可以帮助患者感觉更踏实，对眼前少些担忧。

我们希望能给患者的各种有关癌症和癌症治疗的问题提供答案，尽可能地帮助患者应对癌症，也希望做那些致力于服务的人。

参考文献

1 Aune D, Chan DS, Lau R, Vieira R, Greenwood DC, Kampman E, Norat T. Dietary fibre, whole grains, and risk of colorectal cancer: systematic review and dose-response

metaanalysis of prospective studies. BMJ. 2011, Nov 10;343: d6617.

2　Cohen AM, Garofalo MC, DeSimone PA, et al. Cancer of the rectum. In: Abeloff MD, Armitage JO, Niederhuber JE. Kastan MB, McKenna WG, eds. Abeloff's Clinical Oncology. 4th ed. Philadelphia, Pa: Elsevier; 2008, 1535–1568.

3　Cole BF, Baron JA, Sandler RS, et al. Folic acid for the prevention of colorectal adenomas: a randomized clinical trial. JAMA. 2007, 297: 2351–2359.

4　Compton C, Hawk E, Grochow, et al. Colon cancer. In: Abeloff MD, Armitage JO, Niederhuber JE. Kastan MB, McKenna WG, eds. Abeloff's Clinical Oncology. 4th ed. Philadelphia, Pa: Elsevier; 2008, 1477–1534.

5　Hawk ET, Levin B. Colorectal cancer prevention. J Clin Oncol. 2005;23: 378–388.

6　Hendriks YM, de Jong AE, Morreau H, et al. Diagnostic approach and management of Lynch syndrome (hereditary nonpolyposis colorectal carcinoma): a guide for clinicians. CA Cancer J Clin. 2006, 56: 213–225.

7　Johns LE, Houlston RS. A systematic review and meta-analysis of familial colorectal cancer risk. Am J Gastroenterol. 2001, Oct;96(10): 2992-3003.

8　Kushi LH, Doyle C, McCullough M, et al. American Cancer Society Guidelines on nutrition and physical activity for cancer prevention: reducing the risk of cancer with healthy food choices and physical activity. CA Cancer J Clin. 2012, Jan-Feb;62(1): 30-67.

9　Levin B, Brooks D, Smith RA, Stone A. Emerging technologies in screening for colorectal cancer. CA Cancer J Clin. 2003, 53: 44–55.

10　Levin B, Lieberman DA, McFarland B, et al. Screening and surveillance for the early detection of colorectal cancer and adenomatous polyps, 2008: a joint guideline from the American Cancer Society, the US Multi-Society Task Force on Colorectal Cancer, and the American College of Radiology. CA Cancer J Clin. 2008, 134: 1570–1595.

11　Libutti SK, Salz LB, Willett CG. Cancer of the colon. In: DeVita VT, Lawrence TS, Rosenberg SA, eds. DeVita, Hellman, and Rosenberg's Cancer: Principles and Practice of Oncology. 9th ed. Philadelphia, Pa: Lippincott Williams & Wilkins; 2011, 1084–1126.

12　Libutti SK, Willett CG, Salz LB. Cancer of the rectum. In: DeVita VT, Lawrence TS, Rosenberg SA, eds. DeVita, Hellman, and Rosenberg's Cancer: Principles and Practice of Oncology. 9th ed. Philadelphia, Pa: Lippincott Williams & Wilkins; 2011, 1127–1141.

13　Lin J, Zhang SM, Cook NR, et al. Oral contraceptives, reproductive factors, and risk of colorectal cancer among women in a prospective cohort study. Am J Epidemiol. 2007, 165: 794–801.

14　Lindor NM, Petersen GM, Hadley DW, et al. Recommendations for the care of individuals with an inherited disposition to Lynch syndrome: a systematic review. JAMA. 2006, 296:

1507–1517.

15 Locker GY. Lynch HT. Genetic factors and colorectal cancer in Ashkenazi Jews. Familial Cancer. 2004, 3：215–221.

16 Lynch HT, de la Chapelle A. Hereditary colorectal cancer. N Engl J Med. 2003, 348：919–932.

17 Meyerhardt JA, Giovannucci EL, Holmes MD, et al. Physical activity and survival after colorectal cancer diagnosis. J Clin Oncol. 2006, 24：3527–3534. Meyerhardt JA, Giovannucci EL, Ogino S, et al. Physical activity and male colorectal cancer survival. Arch Intern Med. 2009, 169：2102–2108.

18 Meyerhardt JA, Heseltine D, Niedzwiecki D, et al. The impact of physical activity on cancer recurrence and survival in patients with stage III colon cancer： findings from CALGB 89803. J Clin Oncol. 2006, 24：3535–3541.

19 Meyerhardt JA, Niedzwiecki D, Hollis D, et al. Association of dietary patterns with cancer recurrence and survival in patients with stage III colon cancer. JAMA. 2007, 298：754–764.

20 Rex DK, Kahi CJ, Levin B, et al. Guidelines for colonoscopy surveillance after cancer resection： A consensus update by the American Cancer Society and US Multi-Society Task Force on Colorectal Cancer. CA Cancer J Clin. 2006, 56：160–167.

21 Rosenberg R, Maak M, Simon I, Nitsche U, Schuster T, Kuenzli B, Bender RA, Janssen K, Friess H. Independent validation of a prognostic genomic profile (ColoPrint) for stage II colon cancer (CC) patients. J Clin Oncol. 2011, 29(suppl 4; abstr 358)

22 Schernhammer ES, Laden F, Speizer FE, et al. Night-shift work and risk of colorectal cancer in the Nurses' Health Study. J Natl Cancer Inst. 2003, 95：825-828.

23 Simon MS, Chlebowski RT, Wactawski-Wende J, Johnson KC, Muskovitz A, Kato I, Young A, Hubbell FA, Prentice RL. Estrogen plus progestin and colorectal cancer incidence and mortality. J Clin Oncol. 2012 Nov 10;30(32)：3983-90. Epub 2012 Sep 24. Erratum in： J Clin Oncol. 2013, Jun 1;31(16)：2063.

24 Winawer SJ, Zauber AG, Fletcher RH, et al. Guidelines for colonoscopy surveillance after polypectomy： A consensus update by the US Multi-Society Task Force on Colorectal Cancer and the American Cancer Society. CA Cancer J Clin. 2006, 56：143-159.

25 Vogt S, Jones N, Christian D, et al. Expanded extracolonic tumor spectrum in MUTYHassociated polyposis. Gastroenterology. 2009 Dec;137(6)：1976-85.e1-10. Epub 2009, Sep 2.

26 Zalis ME, Blake MA, Cai W, et al. Diagnostic accuracy of laxative-free computed tomographic colonography for detection of adenomatous polyps in asymptomatic adults： a prospective evaluation. Ann Intern Med. 2012, May 15;156(10)：692-702.

第十五章　肝　癌

一、肝癌简介

1. 肝脏的正常结构和功能

肝脏是我们人体最大的内脏器官，它位于右侧肋骨下方，右肺下面，形状像一个金字塔，分左叶和右叶，肝叶又进一步分肝小叶。肝脏的血液供应有两个来源：一个是肝动脉，提供来自于心脏的富含氧气的血液；二是门静脉，带来于肠的营养丰富的血液。

肝脏的主要功能有：

（1）分解并储存大量肠道吸收的营养物质，满足身体各种功能的需要。一些营养素必须在肝脏经过代谢发生变化之后，才能被身体其他部分利用，产生能量，建立和修复身体组织。

（2）制造大部分凝血因子。有伤口或受伤时，凝血因子使身体不至于出血太多。

（3）分泌胆汁到肠道。帮助吸收养分，尤其是脂肪。

（4）排毒。血液中的有毒废物，经肝脏分解后排出体外。

肝脏主要由肝细胞构成，沿血管排列的肝细胞和沿胆管排列的细胞组成。胆管是肝脏中的胆汁管道，延伸到肝脏以外，将胆汁从肝脏输送到胆囊，或直接排到肠道。根据肝脏内细胞的不同类型，将肿瘤分为恶性（癌性）和良性（非癌性的）。这些肿瘤发生原因不同，治疗方法各异，预后不同。

2. 良性肝肿瘤

良性肿瘤有时会长得非常大，产生各种问题，但它们并没有侵入附近的组织，也没有扩散到身体远处的部位。如果需要接受治疗，患者通常可以通过手术治愈。

（1）血管瘤

最常见的良性肝肿瘤。血管瘤从血管开始发病。大部分肝血管瘤没有症状，不需要治疗，但有一些会出血，需要手术切除。

（2）肝腺瘤

肝腺瘤是一种从肝细胞开始发病的良性肿瘤，大部分没有症状，不需要治疗。但其中一些最后会产生症状，如疼痛、在腹部（胃区）出现肿块、失血等。风险是肿瘤一旦破裂，会导致严重失血，另外，肝腺瘤最终可能发展成肝癌。所以大多数专家通常会建议，在可能的情况下，通过手术摘除肿瘤。

使用某些药物，可能会增加患这些肿瘤的风险。对女性来说，服用避孕药，增加肿瘤风险，但并不常见；对男性而言，使用合成代谢类固醇可能患病，停用药物后，腺瘤会缩小。

（3）局灶性结节性增生

局灶性结节性增生（FNH）是由肝细胞、胆管细胞、结缔组织细胞这几种细胞构成的肿瘤样生长。虽然 FNH 肿瘤是良性的，但很难将它们和真正的肝癌区别开来，当诊断不够明确时，医生有时会切除它们，如果因为 FNH 肿瘤而出现症状，可以手术切除它。肝腺瘤和 FNH 肿瘤患者都是女性多于男性。

3. 始发于肝脏的癌

（1）肝细胞癌

成人肝癌中最常见的类型，有时也叫它肝癌。起病于肝脏的癌中，大约有 4/5 是这种类型。肝癌（Hepatocellular cancer，HCC）有不同的生长模式：

◇ 一种类型是开始是单个肿瘤，然后逐渐长大，只在疾病的晚期，它才会扩散到肝脏其他部位。

◇ 另一种类型是开始就由许多个小的癌结节遍布整个肝脏。这在肝硬化（慢性肝损害）人群中最多见，在美国，也是最常见的类型。

医生通过在显微镜下观察癌细胞，将肝癌分为几种亚型，通常这些亚型对治疗和预后没有影响。有一个亚型称为纤维板层样（Fibrolamellar）肝癌，这种亚型很罕见，在肝癌中所占的比例中不到 1%，患这种癌症的患者年龄通常不到 35 岁，患者的其他部分肝脏无癌细胞，一般来说，这种亚型的肝癌比其他类型的肝癌预后要好。

（2）肝内胆管癌

10%~20% 起于肝脏的癌是肝内胆管癌，这些癌始发于肝内沿小胆管排列的细胞，这些小胆管将胆汁运送到胆囊。实际上，大部分胆管癌始发于肝外胆管。本文主要讨论肝癌，胆管癌的治疗方法常常和肝癌相同。

（3）肉瘤和血管肉瘤

肉瘤和血管肉瘤很少见，起病于沿肝脏血管排列的细胞。曾经接触氯乙烯或二氧化钍的人易患此类肿瘤。一些其他病例被认为与接触砷或镭有关，或者因为一种叫血色素沉着病的遗传性疾病。大约有一半的病例，不能确定可能的原因。这些肿瘤生长迅速，当它们被发现的时侯，通常已经广泛扩散，无法进行手术切除了。虽然化疗和放疗有助于减缓病情，但这些肿瘤通常很难治疗。

（4）肝母细胞瘤

肝母细胞瘤是一种非常罕见的发生在儿童期的肿瘤。发病年龄通常还不到4岁。肝母细胞瘤细胞和胎肝细胞类似。虽然一旦扩散到肝外，肿瘤治疗起来会更难，但患这种癌的儿童有大约2/3通过手术和化疗治疗成功。

（5）继发性肝癌

大多数时候，肝脏中发现的癌并不是从肝起病的，而是从身体其他地方转移来的，比如从胰腺、结肠、胃、乳腺或肺等地方。这些肿瘤的命名和治疗根据它们的原发病位，即始发部位，例如，始发于肺部的癌，扩散到肝脏，叫肺癌转移到肝，而不叫肝癌，当做肺癌治疗。在美国和欧洲，继发（转移）性肝癌比原发性肝癌更常见，而在亚洲和非洲的许多地区，情况刚好相反。

本文所讲的是肝细胞癌即肝癌。

二、主要统计数据

美国癌症协会预测2013年美国原发性肝癌及肝内胆管癌的数据：

◇ 大约有30 640例新发病例，其中男性22 720例，女性7 920例。

◇ 大约有21 670人会死于这些癌，其中男性14 890名，女性6 780名。

近年来，美国患肝癌的人比例缓缓上升，男性多于女性。男性一生中患肝癌或肝内胆管癌的风险大约是1/85，而女性的风险大约是1/ 204。

肝癌的平均诊断年龄为62岁，被诊断肝癌的人90%以上年龄超过45岁，大约3%在35~44岁，35岁以下的不到3%。肝癌在非洲撒哈拉以南和东南亚国家更加常见，在这些国家中，这是最常见的癌症类型，全世界每年有超过700 000人被诊断出患有这种癌，同时肝癌也是全世界癌症病死的首要原因，每年病死人数超过600 000。

三、危险因素、产生原因和预防

不同的癌有不同的危险因素。一些危险因素，像吸烟，是可以改变的，其他的，像一个人的年龄以及家族历史，是不能改变的。然而危险因素不会告诉我们一切，有一个危险因素，甚至几个危险因素，并不意味着会得到疾病，而得这种病的人可能几乎没有，或根本没有已知的危险因素。科学家们已经发现了几个危险因素，它们能使一个人更容易发展成肝癌。

1. 危险因素

（1）性别

男性多于女性，可能与某些行为有关。纤维板层型肝癌无性别差异。

（2）种族／族裔

在美国，亚裔美国人和太平洋岛民在肝癌患者中所占的比例最高，依次是美洲印第安人／阿拉斯加原住民、西班牙裔／拉丁裔、非洲美国人以及白人。

（3）慢性肝炎

在全世界范围内，肝癌最常见的危险因素是慢性的、长期的感染，包括乙肝病毒（HBV）和丙型肝炎病毒（HCV）感染，这些感染会导致肝硬化，也是导致肝癌在世界上很多地区成为了最常见的癌症。

在美国，感染丙型肝炎是肝癌较常见的原因，而在亚洲和一些发展中国家，乙型肝炎则更常见，同时感染这两种病毒的人发展成慢性肝炎、肝硬化和肝癌的风险非常高。

乙型肝炎病毒和丙型肝炎病毒在人和人之间通过以下途径传播：共用污染的针头，比如在吸食毒品时；无保护的性行为；分娩。还可以通过输血传播。在发展中国家，儿童有时会因为长期接触被感染的家庭成员而感染乙型肝炎，感染上乙肝病毒很可能导致一些症状，如流感样症状；眼睛、皮肤泛黄（黄疸）等，然而大部分 HBV 感染者会在短短几个月内完全康复，在成人中，只有极少比例的人成为慢性携带者（具有较高的肝癌风险），在被感染的婴幼儿和小孩子中，成为慢性携带者的风险则较高。

另一方面，感染 HCV 很少引起症状，但大部分感染它的人会发展成慢性肝炎，这更容易导致肝脏损害，甚至癌症。

其他病毒，如甲型肝炎病毒和戊型肝炎病毒，也可以导致肝炎，但是感染这些病毒的人不会发展成慢性肝炎或肝硬化，患肝癌的风险也就不会增加。

（4）酗酒

美国，酗酒是导致肝硬化的首要原因，而肝硬化又常常与肝癌联系在一起。

（5）肝硬化

肝硬化是一种疾病状态，在这种病中肝细胞被破坏，代之以瘢痕组织。有肝硬化的人患癌症的风险会增加。大部分发展为肝癌的人，已经有部分肝硬化的迹象。

导致肝硬化可能的原因有几种：在美国，大部分病例发生在那些酗酒，或有慢性乙型肝炎病毒、丙型肝炎病毒感染的人群。

非酒精性脂肪肝病，一个很少喝酒乃至不喝酒的人发展为脂肪肝，常见于肥胖人群，这种病叫非酒精性脂肪性肝炎（NASH），有这种病的人进一步可能会导致肝硬化。

某些遗传代谢性疾病会导致肝脏出现问题，进而发展成肝硬化。一些自身免疫病会影响到肝，也可以导致肝硬化。

（6）肥胖

肥胖增加发生肝癌的风险，这可能是因为它可以导致脂肪肝和肝硬化。

（7）2 型糖尿病

2 型糖尿病增加肝癌风险，通常发生在还有其他危险因素的患者，比如有酗酒、慢性病毒性肝炎等。2 型糖尿病的人一般会超重或肥胖，而超重或肥胖又可以导致肝脏问题。

（8）遗传代谢性疾病

某些遗传代谢性疾病可以导致肝硬化。

有血色素沉着病的人从食物中吸收过量的铁，这些铁在包括肝脏在内的全身组织中沉积下来，一旦肝脏中的铁积聚到一定程度，就会导致肝硬化和肝癌。

其他一些疾病也能增加肝癌的风险，但非常少见，包括：

- ◇ 酪氨酸血症
- ◇ Alpha1 抗胰蛋白酶缺乏症
- ◇ 迟发性皮肤卟啉症
- ◇ 糖原贮积病
- ◇ 威尔逊病

（9）黄曲霉素

黄曲霉素是由一种真菌产生。这种真菌沾染花生、小麦、大豆、磨碎的坚果、玉米以及大米。这些食物如果存放在潮湿、温暖的环境中，就会滋生这种真菌，这几乎在世界上任何一个地方都可以见到，但在温带和热带国家尤其常见。

长期接触这些物质是肝癌的主要危险因素，而对有乙肝或丙肝的人群来说，风险更高。

（10）氯乙烯和二氧化钍

接触氯乙烯和二氧化钍这些化学物质，会增加患肝血管肉瘤的风险。它们还会增加发生胆管癌和肝癌的风险，但影响程度非常小。氯乙烯是一种用来制造塑料的化学物质，二氧化钍以前常用于注入患者体内进行 X 线检查。人们认识到这些化学物质的致癌性以后，开始采取各种措施，完全杜绝或尽可能地减少接触它们。

（11）合成代谢类固醇

合成代谢类固醇类似于合成雄激素，有些运动员用它们来增强他们的体力和肌肉。长期使用合成代谢类固醇可以略微增加肝癌的风险。可的松类固醇如氢化可的松、泼尼松、地塞米松不存在这样的风险。

（12）砷

长时间饮用被天然存在的砷污染的水，比如一些井水，会增加某些肝癌的风险。虽然这种情况多见于东亚部分地区，但在美国某些地区也可能存在这个问题。

（13）其他不确定、有争议、未经证实的因素

避孕药

在极少数情况下，口服避孕药，会导致一种叫肝腺瘤的良性肿瘤，但不清楚它们是否会增加肝癌的风险。有一些研究认为两者之间可能有关联，但这些研究大部分质量不高，而且观察的是已经不再使用的避孕药。目前避孕药使用的是不同类型的雌激素，不同的雌激素剂量，以及雌激素与其他激素不同的组合，这些新药是否会增加肝癌的风险，目前并不清楚。

烟草

有些研究发现吸烟和肝癌之间有关联。但这一直是个很难研究的问题，因为吸烟的人也比较喜欢喝酒。吸烟和肝癌之间的联系，在病毒性肝炎患者或酗酒人群中似乎表现得最强。

2. 产生原因

尽管我们知道了一些导致肝癌的危险因素，然而这些因素究竟是怎样引起正常肝细胞发生癌变的呢？关于这个问题，我们了解得很少。

当细胞的 DNA 受到损坏时，会发生癌变。基因能发出指示来控制细胞生长，分裂成新细胞，以及病死。促进细胞生长和分裂的基因叫致癌基因，减慢细胞分裂或促使细胞在合适的时间病死的，叫抑癌基因。由于 DNA 发生突变，使致癌基因激活启动，或者使抑癌基因失活关闭，就会引发癌症。

细胞发生癌变，通常要有几种不同的基因发生变化，某些导致肝癌的化学物质，如黄曲霉素，被认为是损伤了肝细胞的 DNA。研究已经表明，黄曲霉素会损坏 *TP*53 抑癌基因。正常情况下，*TP*53 基因片段可以防止细胞过度生长，一旦遭到破坏，会导致异常细胞生长失控，形成癌肿。

肝细胞受到肝炎病毒感染时，DNA 也会遭到破坏。病毒有自己的 DNA，会发出指示感染细胞，制造出更多的病毒。在有些患者体内，这种病毒的 DNA 可以嵌入到肝细胞的 DNA 中去，从而使肝细胞的基因受到影响。

但是，科学家们仍然不能确切知道这究竟是怎样导致癌症的。肝癌的发生有许多原因，多个不同的基因和其发生有关。

3.肝癌可以预防吗？

可以。减少接触那些我们已知的危险因素，许多肝癌是可以预防的。

（1）防范和治疗肝炎感染

在全球范围内，肝癌首要的危险因素是乙型肝炎病毒（HBV）和丙型肝炎病毒（HCV）感染。这些病毒通过共用污染的针头（如在吸食毒品时），无保护的性行为等，在人与人之间相互传播。因此，避免共用针具，采用更安全的有保护的性行为，如坚持使用避孕套等，有些肝癌是可以预防的。

乙肝疫苗是帮助预防乙肝感染的，已经从20世纪80年代初开始使用。美国疾病控制和预防中心（CDC）建议，所有儿童和那些处于高风险的成人，比如医护人员及那些有危险行为的人，必需注射乙肝疫苗，减少患肝炎和肝癌的风险。

目前还没有预防丙型肝炎的疫苗。如何预防丙型肝炎病毒感染，以及那些没有接种的人如何预防乙型肝炎病毒感染，让我们了解这些感染是怎样发生的，并以此为依据预防它们。这些病毒主要通过共用污染的针头，无保护的性行为，以及分娩传播。

输血也曾经是一个主要感染来源，血库对捐献者血液中这些病毒进行检测，因此，通过输血感染肝炎的风险就变得非常低了。

存在乙型或丙型肝炎的高风险人群，应该及时检测，是否存在感染，可以监测肝脏是否发病，必要时采取治疗措施。

治疗丙肝的药物主要有聚乙二醇干扰素（peg-interferon）和利巴韦林（ribavirin），用药时间约为6个月到一年，可以清除很多人的丙型肝炎病毒，但是存在着严重的不良反应，包括流感样症状、乏力、抑郁、血细胞计数降低等，这些不良反应使治疗很难进行下去。

一些药物可以用来治疗慢性乙型肝炎，已被证明能减少血液中的病毒数量，并减轻肝损害，虽然这些药不能治愈乙型肝炎，但降低患肝硬化的风险，同时也就降低了肝癌的风险。

（2）限制酒精和烟草

酗酒是导致肝硬化的一个主要原因，而肝硬化又会导致肝癌。因此，如何预防和酗酒相关的肝癌是个挑战。戒烟可以使肝癌的风险略微降低，同时还可以预防许多其他的危及生命的疾病。

（3）达到并保持健康的体重

避免肥胖，可能是帮助预防肝癌的另一种方法。肥胖的人更容易得脂肪肝和糖尿病，而这两种病都和肝癌有关。

（4）限制接触致癌化学物质

在热带和亚热带国家，通过改变粮食的储存方法，可以减少接触像黄曲霉素类致癌物质。许多发达国家已经有防止和监测粮食污染的法规．大部分发达国家有法规来保护消费者和工人们不受某些能导致肝癌的化学物质的伤害。

（5）治疗会增加肝癌风险的疾病

某些遗传性疾病会导致肝硬化，增加肝癌的风险，及早发现并治疗这些疾病，可以降低这种风险。例如，血色素沉着病家族的所有儿童应接受筛查，如果发现患有这种遗传病，应该早期接受治疗，定期去除少量血液，以降低体内多余铁的含量。

四、早期发现

肝癌通常很难及早地被发现，因为它们一般没有明显的症状和体征，除非到了晚期。体检时，小的肝脏肿瘤很难被检测出来，因为大部分肝脏被右侧肋骨覆盖，到肿瘤可以被触摸到的时候，它可能已经相当大了。

对于那些不处在高风险中的人，目前还没有广泛推荐的肝癌筛查试验。但对那些有较高风险的人，会建议他们定期进行检查。

许多发展为肝癌的患者，已经长时间处于肝硬化状态（肝细胞受损，形成瘢痕组织）。如果没有明显的原因出现肝硬化加重，医生会检查患者是否患有肝癌。

对于有肝硬化或其他情况，而处于肝癌较高风险的人，大部分医生建议每6～12个月进行肝癌筛查，采用甲胎蛋白（AFP）血液测试和超声波检查。但目前还不清楚，筛查可否使肝癌的治疗更有效。

1. 甲胎蛋白（AFP）血液测试

AFP 是一种蛋白质，通常在胎儿血液中表现出较高的水平，但出生以后就会立即消退。当它在成人血液中被发现，这暗示他们可能有肝癌，或者在男性可能有睾丸生殖细胞瘤、在女性可能有卵巢生殖细胞瘤。

在肝癌高风险的人群中，AFP 血液测试可以用来发现早期肿瘤，但这项测试通常不用来筛查那些肝癌风险一般的人，因为它们并不总是正确的，因为：

♦ 一些肝肿瘤不制造很多这种蛋白质。

♦ 通常，当 AFP 水平升高时，肿瘤大到已经无法切除，或已经扩散到肝外。

♦ 一些不是癌症的肝脏疾病也可以出现 AFP 水平升高。

在世界上肝癌很常见的地区，使用 AFP 血液测试筛查，已经检查出了很多处于早期阶段的肿瘤，尽管如此，许多专家仍然觉得，对生活在美国和欧洲的人来说，它本身不是一个足够准确的测试，他们建议将超声作为主要检查手段，常常结合 AFP 检测。

2.B 超

超声波是一种检查手段，利用超声波和它们的回声显示人体内部器官或组织的图片。原理是使用换能器发射超声波，超声波从器官反射回来时收集回波，回波由计算机转换成黑白图像。该检查可以显示生长在肝脏中的肿块，因此在需要时可以用于癌症检查。

B 超检查十分简单，无辐射。进行 B 超检查时，患者只需躺在台子上，医生在需要检查部位的皮肤上用凝胶润滑，然后用探头在患者需要检查部位的皮肤上来回移动检查。

该检查适用于那些有肝癌危险因素的人群，以早期发现癌症。许多专家建议，这项检查应该每 6~12 个月做一次。

3. 筛查人群

对于那些不处在风险增加的人群，不建议做肝癌筛查。到现在为止，还没有哪种筛查手段被认为精确到能够用于普通人群筛查。

对那些处于肝癌较高风险的人，筛查可能会有帮助。许多医生建议对肝硬化患者实施检测，无论是哪种原因导致的肝硬化，特别是当患者病情已经十分严重，正在等待接受肝移植的时候。如果没有筛查，在患者等待移植的这段时间里，可能发展成肝癌。及早发现癌症，通常更可能让患者活得更长。

大部分医生建议，患有慢性乙肝病毒感染的患者接受筛查，尤其对那些有肝癌家族史的人。而其他风险增加的人群，筛查可能并不必需。如果认为自己处于肝癌风险增加的状态，和医生谈谈，看看要不要进行筛查。

五、诊断

许多肝癌是直到它们开始出现症状了才被发现。而此时，它们可能已经处于晚期了。

1.肝癌的症状和体征

肝癌的症状和体征通常直到疾病的晚期才出现。有时也会很快出现。

当患者开始注意到自己有症状时，应该去看医生，如果癌症能及早诊断，治疗是最有效的。肝癌的常见症状有：

◇ 体重减轻

◇ 食欲缺乏

◇ 吃一点东西就感觉很饱胀

◇ 恶心或呕吐

◇ 发热

◇ 肝肿大，在右侧肋骨下可以触摸到包块

◇ 脾肿大，在左侧肋骨下可以触摸到包块

◇ 腹部或右肩胛骨附近疼痛

◇ 膨胀或者腹部有液体积聚

◇ 瘙痒

◇ 皮肤和眼睛泛黄（黄疸）

◇ 透过皮肤可见腹部扩张的静脉

◇ 如果有慢性肝炎或肝硬化，病情正出现恶化

许多肝癌的症状和体征在其他情况下也可以引起，其他的肝脏疾病也可能有同样的症状。如果患者有这些症状中的任何一种，去看医生仍然十分重要，这样可以找到原因。如果需要治疗的话，可以及时进行治疗。

有些肝肿瘤产生激素，作用于肝脏以外的器官，这些激素产生的作用和导致的症状有：

◇ 高血钙水平（高钙血症）：恶心、神志不清、便秘、乏力或肌肉问题

◇ 低血糖水平（低血糖症）：疲乏或昏厥

◇ 乳房增大（男性乳房发育症）或男性睾丸萎缩

◇ 红细胞计数增高（红细胞增多症），会导致有些人看起来皮肤发红

◇ 高胆固醇水平

这些不太正常的检查结果，有时会让医生怀疑患者的神经系统疾病或者其他器官功能失调，而不怀疑到肝癌。如果你有一个或多个这些症状，医生会设法弄清楚它们是否是由于肝癌引起的，还是什么别的原因导致的。

2.病史和体检

医生会通过询问患者的病史，来检查有没有肝癌危险因素以及症状。医生还会对患者进行仔细诊察，看有没有肝癌迹象和其他健康问题，他或她可能会特别注意检查患者的腹部，还会检查皮肤和你眼睛的眼白，看看有没有黄疸。

一旦症状或体检结果提示可能有肝癌，接下来可能要做更多相关的检查，包括影像学检查、实验室检查及其他检查。

3.影像学检查

影像学检查使用X线、磁场、超声波来显现患者身体内部的图像。申请做影像学检查有很多原因，包括：

（1）发现癌变的可疑部位

（2）诊断肝癌

（3）医生引导活检针进入可疑区域提取样品

（4）弄清癌症扩散的范围

（5）帮助引导肝脏中的某些治疗

（6）判断治疗是否已经起效

（7）观察癌症可能的复发迹象

已经患有或者可能患有肝癌的人，可以申请下面一个或多个检查。

（1）B超

本项检查使用声波寻找肝脏包块（见上文）。

（2）计算机断层扫描（CT）

腹部CT扫描对确定许多类型的肝肿瘤非常有用，它可以提供肝脏或腹部其他地方任何肿瘤的详细信息，包括肿瘤的大小、形状、位置以及附近的血管等。CT扫描还可以用于精确地引导活检针进入疑似肿瘤，这个过程叫CT引导下穿刺活检。如果患者被发现患有肝癌，也可以做一个胸部CT扫描，看看有没有扩散到肺部。

CT扫描（也称为CAT扫描）是用X线对人体断层进行扫描，经计算机处理而获得的人体结构的重建图像，显示的是人体横断面的解剖图像，其密度分辨率明显优于X线图像，从而显著扩大了检查范围，提高了病变的检出率和诊断的准确率。与常规X线片不同的是，CT能显示身体软组织的图像。

有时候在进行CT扫描前，需要患者喝500~1000毫升的造影剂，帮助显示肠道的外形，不至于与肿瘤混淆。有时候还会通过静脉注射注入其他造影剂到体内，有助于更好地显现患者的身体形态。

注射造影剂有时会出现面部发红潮热的感觉，持续数小时到数天的时间。而有些人可能对造影剂过敏，出现荨麻疹。极少数情况下，有时患者可能会发生呼吸困难、低血压等类似特别严重的反应。过敏性反应可以通过药物来预防和治疗，所以在检查前患者需要告诉医生，是否曾经对任何一种造影剂有过敏反应。

如果医生怀疑患者可能患有肝癌，在患者接受静脉造影前，他会申请先对患者腹部做一组 CT 扫描，然后在接下来的几分钟里，当造影剂通过肝脏和身体其他部位时，会进行其他几组扫描，这种扫描方式统称四相或多相 CT 扫描，可以帮助发现不同类型的肝肿瘤。

CT 扫描时间长于常规 X 线片。检查过程中，需要患者完全不动地躺在床上，然后床会移入和移出环形的扫描机。检查过程中，当进入环形扫描机时，患者可能会感觉到一点压迫感。螺旋 CT 是一种速度更快的机器，能拍出更精确的图片，现在在许多医疗中心使用。

（3）磁共振成像（MRI）

磁共振成像是利用原子核在磁场内共振所产生信号经重建成像的一种成像技术。MRI 扫描使用的不是 X 线，而是电磁波。MRI 也是一种发射断层成像。发出的电磁波能量首先被人体吸收，然后再以某种形式释放出来，释放的形式因不同的组织和不同的疾病有所区别。计算机收集身体不同部位的反射信息绘制成身体部位非常精细的结构图像。跟 CT 扫描一样，有时会注射造影剂进入人体血管，但并不常用。因为扫描设备使用的是磁场，因此，安装有心脏起搏器、心脏瓣膜更换或其他医疗植入物的人不能做磁共振扫描 MRI。

MRI 磁共振成像扫描有助于诊断肝肿瘤。有时它能辨别肿瘤是良性还是恶性的，也可以用来观察肝脏内及肝脏周围的血管，并有助于显示肝癌是不是已经扩散到身体其他部位了。这些信息对医生选择治疗方法十分重要。

MRI 扫描时间长于 CT 扫描，通常超过 1 小时。扫描期间，患者需要平躺躺在一个密闭的管道里，不能移动，机器还会发出巨大的噪声，令人不安，有些医院的扫描室提供耳机，让耳机里的音乐来缓解噪声。

（4）血管造影

血管造影是一项用于观察血管的 X 线检查。血管造影可以显示为肝癌供应血液的动脉，帮助医生判定癌肿是否能够被切除，有助于制定手术计划。它还可以用来帮助指导某些类型的非手术治疗，如栓塞疗法（见下文）。

血管造影检查时，首先进行局部麻醉，然后医生将导管插入患者大腿内侧的股动脉，使之穿行向上进入肝动脉。快速注入造影剂，进行 X 线拍片显现所有肝脏血管的轮廓。

血管造影也可以和 CT 扫描一起做，叫 CT 血管造影，或者和 MRI 扫描一起做，叫 MR 血管造影。这些技术经常被用来代替 X 线血管造影，因为它们在提供肝脏血管信息的同时，不需要在动脉中插入导管，只需要进行静脉注射造影剂。

（5）骨扫描

骨扫描可以帮助发现那些已经扩散到骨的癌症。医生一般不会让肝癌患者做这个检查，除非患者有症状，如骨痛。或者这是个机会，患者可能有资格进行肝移植来治疗癌症。

检查时，将少量的低放射性物质注入患者的静脉，几小时后，这种物质会沉积在整个骨架中受损的骨区域。然后患者需要躺在检测台上大约 30 分钟，用特殊的相机来检测放射性物质进行拍片，用电脑合成骨架的图像。

骨质改变活跃的区域会在骨架上显现出来，称为"热点"，它们吸引了放射性的物质，这些区域的存在提示癌症的存在。但其他骨骼疾病也会出现这样的图像，因此需要进一步做其他影像学检查，如常规 X 线片、MRI 扫描，甚至骨活检来进一步鉴别诊断。

4. 其他检查

如果医生认为患者可能患有肝癌，但影像学检查结果无法确定，这时，还可能要做其他检查。

（1）腹腔镜

腹腔镜检查可以帮助制订手术或其他治疗计划，还可以帮助医生确定癌症的分期（程度）。如果需要的话，医生还可以将器械从切口插入，切除活检样本。然后在显微镜下观察，作出或确定癌症的诊断。腹腔镜手术一般在门诊手术中心进行。

（2）活检

活检就是切除组织样本，观察它是不是癌。唯一能确诊肝癌的办法就是取活检，在显微镜下观察。

但在某些情况下，医生根据 CT 和 MRI 扫描等影像学检查结果，就能诊断某人是否患有肝癌，这时，可能不必要做活检。医生们会担心针刺进肿瘤或者其他方式干扰了肿瘤，而肿瘤又没有被完全切除，可能会使癌细胞扩散到其他地方。

最大的顾虑是，如果肝移植是试图治愈癌症的一种选择，那么癌细胞的任何扩散都可能使一个人失去移植的资格。

如果需要活检，以下几种方法可以用来取肝组织样本。

穿刺活检：在穿刺活检中，局部麻醉，空心针通过腹部皮肤进入肝脏。可以使用不同大小的针。

⋄ 细针抽吸（FNA）活检，肿瘤细胞被吸进一个非常细的注射器针头。

⋄ 芯针穿刺活检，采用稍大一点的针，便于取出更多的样本。

这两种类型的穿刺活检都各有优缺点。细针抽吸活检通常可以确定癌症，但有时因为样本量不足，不能确定癌症的类型。芯针穿刺活检的样本量较多，可以获得更多的肿瘤信息。但是，细针抽吸活检的并发症风险低，特别是当肿瘤靠近大血管时，医生还可以利用超声或CT扫描来引导针进入肿瘤，当影像学观察显示针在肿瘤中时，取样，送检，显微镜下观察。

腹腔镜活检：在腹腔镜手术中也可以取活检样本，腹腔镜可让医生看到肝脏的表面，然后在看上去有些异常的地方取样。

外科活检：在某些情况下，一直要到打算通过手术治疗肿瘤时，才能获得活检样本。切口活检是切除一小块肿瘤。切除活检是切除整个肿瘤和一些周边正常的肝组织。然而，医生通常更希望在手术之前知道肿瘤的确切类型，所以也会采用其他活检方法。

（3）实验室测试

检查的目的：

◇ 诊断肝癌

◇ 确定癌症的原因

◇ 了解肝脏的功能状况，确定治疗方法

◇ 了解一般健康状况及其他器官的功能状况，影响治疗方法

◇ 观察治疗效果

◇ 观察是否存在癌症复发的迹象

1）甲胎蛋白（AFP）血液化验

AFP血液化验能够帮助判断肝脏肿块是不是癌。AFP水平较低或正常，意味着患者不太可能患有肝癌。一旦检查AFP水平升高，意味着患者有可能患肝癌，但这项检查并不总是很准确，所以还必须结合其他测试和检查结果。

这项检查对已经确诊为肝癌的人也有用。AFP水平可以帮助决定选择合适的治疗方案。在治疗过程中，该检查可用于了解治疗效果。治疗有效，AFP水平应该下降。该检查还用于治疗后观察癌症是否复发。

2）其他血液化验

肝功能检查（LFTs）：由于肝癌常常发生在那些已经被肝炎或肝硬化损坏的肝脏，因此，在开始治疗前，医生需要知道肝脏的功能。肝功能检查能帮助评估还没有受到癌症影响的那部分肝脏的功能，用血液中的某些物质含量来表示肝脏的功能状况。

如果肝脏不健康，可能无法通过手术治愈癌症，因为肝脏有很大一部分可能需要在手术中被切除。这在肝癌患者中是个常见的问题。

凝血检查：肝脏生成凝血因子，出血时，凝血因子帮助血液凝结成块。受损

的肝脏不能产生足够的凝血因子，这可能会增加出血的风险。医生会申请血液化验，如凝血酶原时间（PT）来判断。

病毒性肝炎检测：如果肝癌还没有被确诊，医生会检查是否有乙肝和丙肝。一旦结果显示患者已经感染两种病毒中的任一种，那么患者患有肝癌的可能性会更大。近期被诊断为肝癌的人，如果他们以前没有做过这项化验，现在也可以申请做。

肾功能检查：血中尿素氮（BUN）和肌酐水平测试，通常用来评估肾脏功能。

血细胞计数：该检查检测血中红细胞、白细胞和血小板的数量，了解患者骨髓的造血功能状况。

血液化学检查及其他检查：血生化测试检查血液中一些矿物质和其他物质的水平，有一些可能会受到肝癌的影响。

例如，肝癌会导致血液中钙的含量上升，而血糖水平会下降。肝癌有时也会引起胆固醇水平上升。

六、分期

癌症的分期是对癌症扩散程度的描述，在考虑治疗方案时，肝癌的分期是最重要的因素之一。分期系统是一套标准，癌症治疗团队用这些标准来概括有关癌细胞扩散程度的信息。医生使用分期系统，来了解患者的预后，帮助确定最合适的治疗方案。肝癌有几种分期系统，并不是所有的医生都使用同一种系统。

1. 美国癌症联合委员会（AJCC）TNM分期系统

TNM分期系统是基于体检、超声、CT或MRI扫描等影像学检查以及其他化验结果，如果做了手术，还包括手术结果，系统包含3个关键信息部分：

◇ T描述原发肿瘤的数量和大小（单位为cm），以及癌症是否已经侵入周边的血管或器官。

◇ N描述扩散到附近淋巴结的程度。

◇ M描述癌症是否已经转移到身体远处部位。肝癌最常见的转移部位是肺和骨骼。

T，N和M后面出现的数字或字母，能给以下每一项因素提供更多的细节：

（1）数字从0~4，表明严重程度逐渐增加。

（2）字母X表示"无法评估"。

（1）T类

TX：原发性肿瘤无法评估。

T0：没有原发性肿瘤迹象。

T1：单个肿瘤（任何大小）还没有侵入血管。

T2：单个肿瘤（任何大小）已经侵入血管，或者有多个肿瘤，且没有一个肿瘤直径大于 5cm。

T3a：有多个肿瘤，且至少有一个肿瘤直径大于 5cm。

T3b：至少有一个肿瘤（任何尺寸）已经侵入肝脏大静脉的主要分支（门静脉或肝静脉）。

T4：肿瘤（任何尺寸）已经侵入周围器官（胆囊除外），或者正侵入覆盖在肝脏的薄层组织（叫脏层腹膜）。

（2）N类

NX：局部（附近）淋巴结无法评估。

N0：癌细胞还没有扩散到局部淋巴结。

N1：癌细胞已经扩散到局部淋巴结。

（3）M类

M0：癌细胞还没有扩散到远处淋巴结或其他器官。

M1：癌细胞已经扩散到远处淋巴结或其他器官。

（4）分期编组

一旦 T，N 和 M 分组确定之后，接着它们被组合起来变成一个整体阶段，使用罗马数字Ⅰ~Ⅳ（1~4）表示：

Ⅰ期：T1，N0，M0：单个肿瘤（任何尺寸）还没有侵入任何血管，癌细胞还没有扩散到邻近淋巴结或远处部位。

Ⅱ期：T2，N0，M0：单个肿瘤（任何尺寸）已经侵入血管，或者有几个肿瘤，直径都小于或等于 5cm，癌细胞还没有扩散到附近淋巴结或远处部位。

Ⅲ A 期：T3a，N0，M0：有多个肿瘤，且至少有一个直径大于 5cm，癌细胞还没有扩散到邻近淋巴结或远处部位。

Ⅲ B 期：T3b，N0，M0：至少有一个肿瘤正在侵入肝脏主要静脉的分支（门静脉或肝静脉），癌细胞尚没有扩散到附近的淋巴结或远处部位。

Ⅲ C 期：T4，N0，M0：肿瘤正在侵入附近的器官（胆囊除外），或肿瘤已经侵入肝脏的外层包膜，癌细胞还没有扩散到附近淋巴结或远处部位。

Ⅳ A 期：任意 T，N1，M0：肝肿瘤，无论大小或数量，它们可能已经侵入血管或邻近器官，癌细胞已经扩散到邻近淋巴结，还没有扩散到远处部位。

Ⅳ B 期：任意 T，任意 N，M1：癌细胞已经扩散到身体的其他部位（肿瘤可以是任何大小或数量，附近淋巴结受到牵连或没有受到牵连）。

2. 其他肝癌分期系统

对于大部分癌症的分期系统来说，分期仅仅依靠癌症的严重程度，但是肝癌很复杂。事实上，大多数患者剩下的肝脏也随癌肿一起受到损害，这也会影响治疗方案和结局。虽然 TNM 分期系统在一些细节上定义了肝癌的程度，但它并没有考虑到肝脏的功能，因此，有其他几个分期系统已经被使用，将这些因素包含在内。

♦ 巴塞罗那临床肝癌（BCLC）系统

♦ 意大利肿瘤计划（CLIP）系统

♦ 奥田邦雄（Okuda）系统

这些分期系统相互之间还没有进行比较。在世界上不同地区，使用着不同的分期分级系统。目前全世界还没有一个所有医生通用的单一分期系统。

3.ChildPugh 评分（肝硬化分期系统）

ChildPugh 评分用来评价肝脏的功能，尤其用于肝硬化的患者。由于肝癌患者常常两种疾病并存：癌症和肝硬化。因此治疗肝癌的医生需要知道肝脏功能。这项分期系统包含了 5 个因素，前 3 个是血液化验结果：

（1）血胆红素水平（这种物质可引起皮肤和眼睛发黄）

（2）血白蛋白水平（通常是由肝脏制造的主要蛋白质）

（3）凝血酶原时间（评价肝脏制造凝血因子的功能如何）

（4）腹部是否有液体（腹水）

（5）肝脏疾病是否正在影响大脑功能

基于这些因素，肝功能被分为 3 个等级。

肝功能 A 级：所有结果正常。B 级：轻度异常。C 级：严重异常。患有肝癌和 C 级肝硬化的患者，常常因为病情太重而无法进行手术或其他主要癌症疗法。

ChildPugh 评分实际上是上面提到的 BCLC 和 CLIP 分期系统的一部分。

（1）局部手术切除，局部不能切除和晚期肝癌

前面提到的正式的分期系统，能够帮助医生判断患者的预后。但对于治疗来说，医生们经常会更简明地为肝癌分类，分类基于它们可不可以被彻底地切除。可切除是医学术语，意思是"能通过手术切掉"。

（2）局部可切除的癌症

这些癌症可以通过手术彻底地切除。这包括 TNM 分期系统中大部分的 I 期以及部分 II 期癌症，在没有肝硬化的患者中，只有一小部分肝癌患者的肿瘤属于

这一类。

（3）局部不能切除的癌症

局部不能切除的癌症是指那些还没有扩散到淋巴结或远处器官，但不能通过手术彻底切除的一类癌。它包括一些早期癌症、TNM 分期系统的 ⅢA、ⅢB 和 ⅢC 期癌症。导致无法安全地切除局部肝癌的原因有两种，一是肝脏中没有癌变的那部分肝，由于肝硬化等原因已不健康，手术后不可能留出足够的肝组织让它功能正常；二是癌细胞已经扩散到整个肝脏，或者癌肿靠近肝脏的主要动脉、静脉和胆管汇聚的区域（肝门），也不可能进行根治性手术。

（4）晚期癌症

晚期癌症是指那些已扩散到淋巴结或者其他器官的癌症，包括 TNM 分期系统中的 IVA 和 IVB 期癌症。绝大多数晚期肝癌不能通过手术治疗。

七、存活率统计

5 年生存率，是在癌症确诊后，至少生存 5 年的患者所占的百分比。当然，很多人生存时间比 5 年长很多。

5 年相对存活率，假设有些人会死于其他原因，将观察到的存活率和没有癌症的人的预期值相比较，在描述那些特定类型和阶段的癌症患者的预后时，这是一种更为准确的方式。

要获得 5 年生存率，医生必须至少在 5 年前开始观察接受治疗的患者，虽然下面是我们目前所能得到的最新的数字，但由于治疗手段会不断改善，因此，对于现在被确诊为肝癌的人，结局可能会更好一些。存活率通常是基于以前对很大数量患者的统计得出的，但它无法预测任何一个单独个体会发生什么。知道一个人的癌症的类型和阶段，对评价它们的预后很重要。但许多其他因素也会影响一个人的预后，比如一个人的整体健康状况（尤其是他们是否有肝硬化），以及癌症对治疗的反应情况等。

即使当这些其他的因素都考虑进去，存活率充其量也只是一个粗略的估计。医生能告诉患者下面这些数字是否适用患者的具体情况，以及是如何适用患者的具体情况的。

下面的数字来自美国国家癌症研究所的监测、流行病学和最终结果（SEER）数据库，基于 2002~2008 年间被诊断肝癌的患者。SEER 数据库没有通过 AJCC TNM 分期系统区分肝癌生存率，相反，它将癌症病例笼统地划分阶段为：

◇ 局限性，指癌细胞仍局限于肝脏，包括 Ⅰ 、Ⅱ 期和某些 Ⅲ 期癌症。它包括的癌症范围很广，其中一些比另一些要容易治疗。5 年相对存活率为 28%。

♦ 区域性，指癌细胞已经侵入邻近器官，或已经扩散到邻近淋巴结，包括Ⅲ C 期和Ⅳ A 期癌症。5 年相对存活率为 10%。

♦ 远处性，指癌细胞已经扩散到远处器官或组织，和Ⅳ B 期一样。5 年相对存活率为 3%。

将所有阶段一起看，肝癌相对 5 年生存率为 15% 左右。生存率低的部分原因是，大部分肝癌患者还有其他肝脏问题，比如肝硬化，它本身可以致命。

一般来说，通过手术切除肿瘤的患者，无论处于哪一阶段，生存率都较高。研究已经表明，那些有小的可切除的肿瘤，且没有肝硬化或其他严重健康问题的患者，如果他们的癌肿被切除，康复情况良好，其总的 5 年生存率可达到 50% 以上。能够进行肝移植的早期肝癌患者，5 年生存率为 60%~70%。

八、治疗方法

1. 常规治疗信息

在肝癌被诊断和分期以后，癌症治疗团队将和患者一起讨论治疗方案。根据个人情况，治疗小组会有不同类型的医生，包括：

♦ 外科医生：采用手术治疗疾病的医生。

♦ 放射肿瘤学家：采用放射疗法治疗癌症的医生。

♦ 肿瘤内科专家：采用药物，比如化疗等治疗癌症的医生。

♦ 胃肠病专家：擅长治疗消化系统疾病的医生，包括肝病。

还有其他许多专业人员参与到你的护理工作，包括护士、护理人员、营养师、社会工作者和其他健康专业人员。在制订治疗计划时，要考虑的重要因素是癌症的分期和剩余肝脏的健康程度。还要考虑治疗过程中可能出现的不良反应、患者整体的健康状况、治愈疾病的概率，如何延长生命以及缓解症状等。

肝癌的治疗方案包括：

♦ 手术（肝部分切除或肝移植）

♦ 其他局部治疗，如消融或栓塞

♦ 放射治疗

♦ 靶向治疗

♦ 化疗

有时，医生会建议将多种治疗方法结合起来。如果时间允许，听听其他不同

的意见也是一个不错的主意，尤其是来自在治疗肝癌方面富有经验的专家的意见，这些不同的意见可能会提供更多的信息，能让你对正在考虑的治疗计划更加充满信心。

2. 手术

手术，无论是切除，还是肝移植，都为治愈肝癌提供了唯一明智的选择。如果所有已知的肝脏癌肿被成功切除，患者将有最好的生存前景。

（1）部分肝切除术

手术切除部分肝脏叫肝部分切除术。只有患者健康状况良好，并且切除全部肿瘤的同时，还能够留下充足的健康肝脏，这种情况下，才能尝试这项手术。不幸的是，大部分肝癌不能被完全切除。癌细胞常常已经扩散到肝脏以外，或者癌肿已经长得非常大，或癌肿位于肝脏太多个不同的部位。

肝癌患者中有超过 4/5 的人同时还患有肝硬化。如果有严重的肝硬化，哪怕只切除癌肿边缘少量的肝组织，也可能会留不出足够的肝来运行基本的肝功能。有肝硬化的人，只有在癌肿小，术后依然能保证合理的肝功能时，才有机会手术。

医生常常通过 ChildPugh 评分，来评估这项功能（见上文），ChildPugh 评分是根据某些实验室化验和患者的症状，来衡量肝硬化肝脏的功能，列入 A 级的患者最可能有足够的肝功能进行手术，B 级患者不太可能能进行手术，而对于 C 级患者一般不选择手术。

可能有的风险和不良反应：肝切除是一个重要的并且危险的手术，只能由技术精湛、经验丰富的外科医生完成。通常，肝癌患者肝脏其他部分也遭到损害，因此，外科医生一方面必须切除足够的肝，以尽可能清除所有癌细胞，一方面还要留下足够的肝来行使基本的功能。

任何时候都有大量的血液流经肝脏，因此手术后出血也是一个重要的问题，此外，肝脏能生成凝血因子，它能帮助血液凝结成块，无论在手术前还是手术过程中对肝脏造成的伤害，都会增加潜在的出血风险。

另外，还可能出现其他大手术中常见的问题：感染、麻醉并发症、血凝块和肺炎等。

最后，由于剩下的肝脏仍然有引起癌变的潜在疾病，手术之后，有时新的肝癌又会长出来。

（2）肝移植

对于肿块小的患者来说，肝移植是最好的选择。小癌肿块指只有 1 个直径小于 5cm 的肿瘤，或有 2 ~ 3 个直径不大于 3cm 的肿瘤，但还没有侵入附近血管。

在大多数情况下，移植用于不能被彻底切除的肿瘤，无论是因为肿瘤的位置，还是因为肝脏病变太严重，以至于患者无法经受切除部分肝脏。

据器官征集和移植网络统计，2009年，在美国肝癌患者中进行了约1 100例肝移植手术，这是目前所能得到的最新数据，这些患者的5年生存率约为60%~70%，不仅是再次长出新肝癌的风险显著减少，而且新肝脏还会正常工作。

不幸的是，肝移植的机会有限，每年只有约6 000肝脏可供移植，其中大部分用于肝癌以外的其他患者。我们要对器官捐赠的重要性提高认识，让更多患有肝癌和其他严重肝脏疾病的人能接受这种治疗。大部分移植的肝来自刚刚去世的人，但在最近几年，少数患者已经接受来自活体捐赠的部分肝用于移植（通常是近亲）。如果一部分被切除，随着时间的推移，肝脏可以再生一些它失去的功能。尽管如此，手术仍然给捐赠者带来一定的风险。

美国每年有200～250例活体移植，他们中仅有一小部分是肝癌患者。需要移植的人必须等待，直到有可用的肝脏，这对有些肝癌患者来说等的时间太长了。在许多情况下，在等待肝移植的过程中，患者会得到其他治疗，如栓塞或消融，或者医生会建议先做局部切除或其他治疗，如果癌症复发再移植。

可能有的风险和不良反应：肝移植是一个有严重潜在风险的重要手术。潜在风险包括：出血、感染、血栓、麻醉并发症等，手术后还有一些风险。接受肝移植的患者必须服用药物来抑制他们的免疫系统，以防止身体排斥新的器官。这些药物还有风险和不良反应，特别是遭受严重感染的风险。因为这些药物抑制了人体的免疫系统，也有可能让任何残留的癌细胞长得更快。有些预防排斥反应的药物还可以导致高血压、高血脂、糖尿病，并损坏患者的骨骼和肾脏。

肝移植手术后，定期血液化验很重要，检查身体有没有排斥新肝脏的迹象。有时，也会采取肝活检来观察是否正在发生排异反应，是否需要更改抗排异药物。

（3）肝癌肿瘤消融术

消融术是在不切除肝脏的情况下破坏肝肿瘤的治疗方法。这项技术经常用在那些只有少数小肿瘤、健康状况不佳或肝功能下降的患者。此时，手术不是一个最好的选择。与手术治疗相比，这项治疗不太可能治愈癌症，但仍然对一些人非常有帮助。该治疗方法有时用于等待肝移植的患者。消融术最好用于直径不大于3cm的肿瘤，对于稍大些的肿瘤（直径3～5cm），则会和栓塞一起使用。该项治疗一般不需要住院。

射频消融（RFA）

射频消融是使用高能量的无线电进行治疗。医生用一根细的针状探针利用超声或CT扫描引导通过皮肤插入肿瘤部位，高频电流通过探针尖端，加热肿瘤，破坏癌细胞。这是针对小肿瘤常见的治疗方法。

乙醇（酒精）消融

也称为经皮乙醇注射（PEI）。在此过程中，超声或 CT 扫描引导的注射针将浓缩酒精直接注射进肿瘤，杀死癌细胞。

微波热疗

微波治疗是一个新的治疗方法，使用微波来加热和破坏癌组织。

冷冻治疗（冷冻）

冷冻治疗是将一根被超声波引导的细金属探头经皮肤进入肿瘤，通过探头注射极冷的气体去冷冻肿瘤，杀死癌细胞。相比其他消融技术，这项技术能用于治疗更大的肿瘤，但有时需要全身麻醉。

消融治疗的不良反应

消融治疗后可能出现的不良反应有：腹痛、肝脏感染、出血进入胸腔或腹部。严重的并发症很罕见，但也有可能发生。

（4）栓塞治疗

栓塞就是通过注射物质，试图阻止或减少肝癌细胞的血流量。

肝脏由两处血液供应，大部分正常肝细胞从门静脉分支得到营养，而肝脏的癌细胞通常由肝动脉的分支滋养，医生可以利用这种差异来治疗癌症。阻断营养肿瘤的肝动脉分支有助于杀死癌细胞。同时留下了大部分健康的肝细胞免受伤害，因为它们的血液供应来自门静脉。

对一些无法通过手术切除的肿瘤患者，栓塞适用于肿瘤太大（通常直径大于5cm）而无法采用消融术的肿瘤。对于直径在 3 ~ 5cm 范围内的肿瘤，可以同时使用这些方法。栓塞会减少正常肝组织的一部分血液供应，所以对肝脏已经受损的患者来说（如肝炎或肝硬化等），栓塞可能不适宜。此项治疗一般不需要住院。

1）动脉栓塞

动脉栓塞术也叫经动脉栓塞（TAE）。将导管（柔软的细管）通过大腿内侧小切口进入动脉，穿行向上进入在肝脏的肝动脉，血管造影剂通常在此时同时被注入血流，通过血管造影帮助医生监控导管的路径，导管到位后，注入小颗粒到动脉进行堵塞。

2）化疗栓塞

化疗栓塞也被称为肝动脉栓塞化疗（TACE）。该方法将栓塞与化疗相结合，注射前，将化疗药物涂覆在小颗粒上，或者化疗药物通过导管直接进入动脉，然后堵塞动脉。

3）放疗栓塞

放疗栓塞是将栓塞治疗与放射治疗相结合的一种技术。在美国，通过注射小的放射性有孔玻璃珠（称为微球）进入肝动脉，这些珠子的商品名包括 TheraSphere 和 SIRSpheres。一旦被注入，珠子就停留在肿瘤附近的血管，数天时间内它们发出少量的辐射到肿瘤，辐射经过的距离很短，因此它的影响主要局限于肿瘤。

4）栓塞的不良反应

栓塞后可能出现的并发症：腹痛、发热、恶心、肝脏感染、胆囊发炎、肝脏主要血管出现血凝块等。严重的并发症并不常见，但也有可能。

3. 放疗

放射治疗是利用高能量射线来杀死癌细胞。有多种不同种类的放射治疗。

（1）外照射疗法

肝癌的外照射放疗，从身体外面进行照射，会用于缩小肝脏肿瘤以减轻症状如疼痛，但不像其他局部治疗，如消融或栓塞等用得那样普遍。

虽然肝癌细胞对放射敏感，但这种放射方法不能使用非常高的剂量，因为正常肝组织也容易被放射损害。在治疗开始前，治疗组将通过仔细测量，以确定瞄准辐射光束的正确角度，以及适当的辐射剂量。放疗非常像进行 X 线检测，但放射线更强。治疗过程本身不痛，每次治疗只持续几分钟，虽然准备通常需要更长的时间——让患者进入治疗的位置。大多数情况下，放射治疗一周进行 5 天，持续几周。随着新的辐射技术产生，医生可以更好地瞄准肝肿瘤，同时减少对附近健康组织的辐射，这会使治疗更有效，不良反应更少。

三维适形放射治疗（3DCRT）：3DCRT 使用特殊的计算机精确地测定肿瘤的位置。然后将放射束调成一定形状从几个方向对准肿瘤，这种方法不容易对正常组织造成伤害。

体部立体定向放射治疗（SBRT）：SBRT 在一天或几天内使用非常集中的高剂量辐射光束，而不是连着几周每天给予小剂量的辐射。SBRT 光束来自许多不同的角度，集中瞄准肿瘤。要精确对准目标，每次治疗，患者要被放进一个专门设计的身架里。

（2）放疗栓塞

这在"栓塞疗法"中已提到，新的治疗技术是注入放射性小珠进入肝动脉，它们停留在肿瘤附近的肝脏，短距离内释放少量的辐射。

（3）放射治疗的不良反应

外部放射疗法的不良反应可能包括：在放射线进入身体的地方出现阳光灼伤

样的皮肤问题、恶心、呕吐、疲劳等，通常在治疗后会消失，放疗也可能使化疗的不良反应加重。

4. 靶向治疗

随着研究人员对引发癌症的细胞中的变化逐步深入地了解，他们已经开发专门针对这些变化新的药物。靶向药物与常规化疗药物功效不同，并有不同的不太严重的不良反应。

和化疗一样，这些药物通过全身起效。它们进入血流，到达身体各个地方，这使得它们可能对扩散到远处器官的癌发挥作用。由于常规化疗不是对大多数肝癌患者有效，所以医生们一直在寻找更多的靶向治疗。

索拉非尼（Sorafenib）

Sorafenib（Nexavar®，索拉非尼）是一种靶向药物，阻止肿瘤形成它们赖以生长的新血管，同时还针对癌细胞中帮助它们生长的一些蛋白质起作用。这种药物已被证明能减缓晚期肝癌的生长，并帮助延长患者生存期（平均大约3个月）。

研究人员也在研究这种药在肝癌中的早期应用。通常和其他治疗相结合，但用于肝功能已经不太好的患者的研究并不多，所以目前还不清楚它对这些人是否是安全的。

使用方法: Sorafenib片剂，每天服用2次，最常见的不良反应包括: 疲劳、皮疹、食欲缺乏、腹泻、高血压，并出现红肿、疼痛、肿胀、手掌以及脚底起水泡。

5. 化疗

化疗是用药物去杀死癌细胞。

不幸的是，肝癌对大部分化疗药物都耐受，在缩小肿瘤方面一直最有效的药物是doxorubicin [Adriamycin，多柔比星（阿霉素）、5-fluorouracil（5- 氟尿嘧啶）、cisplatin（顺铂）]，但即使是使用这些药物也仅仅能使肿瘤缩小一小部分，并且效果通常不能持久。即使药物组合使用，大多数研究仍显示全身化疗不能帮助患者活得更长。

（1）肝动脉灌注

由于全身化疗效果不太好，医生们将化疗药物直接注入肝动脉，这种技术被称为肝动脉灌注（HAI）。化疗药物虽然通过肝动脉进入肝脏，但药物到达身体其他部分之前，健康肝脏已经分解了大部分药物。相比全身化疗，这种方法在不增加不良反应的情况下，可以让更多的化疗药物到达肿瘤。最常用的药物包括氟尿苷（FUDR）、顺铂、丝裂霉素C、阿霉素。

最新的研究发现，肝动脉灌注常常能有效缩小肿瘤，但还需要进一步研究。这项技术不是对所有患者都有用，因为它需要通过手术将一根导管插入肝动脉，许多肝癌患者可能无法忍受这个过程。

（2）化疗的不良反应

化疗药物对抗癌细胞的作用机制是攻击那些正在快速分裂的细胞。身体其他细胞如骨髓里面、口腔黏膜、肠以及毛囊的细胞，也在进行快速分裂。因此，这些细胞也容易受化疗的影响，从而产生不良反应。

化疗的毒不良反应取决于药物的种类和剂量，以及服用时间的长短，主要有：

- ❖ 脱发
- ❖ 口腔溃疡
- ❖ 食欲不振
- ❖ 恶心、呕吐
- ❖ 腹泻
- ❖ 感染机会增加（白细胞减少）
- ❖ 容易淤伤或出血（血小板减少）
- ❖ 疲劳（红细胞减少）

这些不良反应一般持续时间很短，治疗结束后就会消失，通常有一些办法来缓解它们，例如，用药物来帮助预防或缓解恶心和呕吐症状，一定不要忘记咨询医生或护士，哪些药可以帮助缓解不良反应。除了上面列出的可能出现的不良反应之外，有些药物可能有自己独特的不良反应，进行化疗时，患者应当向自己的医疗团队汇报发现的任何不良反应，这样就能得到及时的治疗。在某些时候，化疗药物的剂量需要减少，或者治疗必须延迟或暂停，以防止不良反应继续恶化。

6. 临床试验

自从癌症被确诊后，患者可能不得不做很多决定，其中最重要的是选择最适合自己的治疗方案。在美国，临床试验是被严格监控的学习型研究，被研究者是患者中的志愿者，医生通过研究来寻找有希望的新的治疗方法或手术。如果患者有意向参加临床试验，先咨询自己的医生所在的医院是否正在进行该试验。

7. 补充和替代疗法

身患癌症时，患者很想听到一些治疗癌症及缓解症状的方法，这些方法是医生没有提到过的。朋友和家人们通过互联网组成群体，在网站上发布各种方法，这些方法中有些可能对患者有帮助，比如维生素、草药、特殊饮食、针刺、按摩等。

补充疗法指的是和常规医疗一起使用的治疗方法，而替代疗法可用来代替医生的治疗。

补充疗法包括：通过冥想来减轻压力，运用针灸帮助缓解疼痛，饮用薄荷茶来减轻恶心感等。这些辅助治疗方法通常不是用来治疗癌症的，但可以帮助患者感觉更好。有一些补充疗法已经知道确实有用，有一些方法的功效还没有经过测试，有些则已经被证明没有用，甚至还有些方法被发现对人有害。

替代疗法可能会用来治疗癌症，但这些疗法还没有经过临床试验证明是安全和有效的。这些方法中一些可能会造成危险，甚至威胁到生命。但在大多数情况下，最大的危险是，患者可能失去得到正规医疗帮助的机会，延误或中断正规治疗，会给癌细胞提供生长时间，使治疗产生效果的可能性降低。

如何去治疗或控制癌症，这永远是患者要做出的决定。如果患者想使用非常规的治疗，了解所有患者可以使用的方法，然后就这些方法和自己的医生交谈。有了较多的信息和医疗团队的支持，也许可以安全使用这些方法来获得帮助，同时避免那些可能有的伤害。

8. 根据分期选择治疗方案

虽然 AJCC TNM 分期系统通常能准确描述肝癌的扩散，但医生使用的是一个更实用的系统确定治疗方案，肝癌被分为 3 类：局部可切除；局部不能切除；晚期。

（1）局部可切除的肝癌（部分 T1 或 T2，N0，M0 肿瘤）

如果患者的癌症处于早期阶段，并且剩下的肝脏是健康的，那么通过手术（肝部分切除术）可以治愈。不幸的是，只有少数的肝癌患者属于这一类。影响手术效果的重要因素是肿瘤的大小，以及附近的血管是否受到影响。较大的或侵入血管的肿瘤，手术后更容易在肝脏复发，或扩散到其他地方。剩下肝脏的功能及患者的一般健康状况也很重要。对于一些早期肝癌患者来说，肝移植可能是另一种选择。

临床试验正在观察部分肝切除的患者能否从手术以外的其他治疗中获得帮助。有研究发现，栓塞化疗或其他治疗和手术一起使用，可以帮助一些患者活得更长。

（2）局部不能切除的肝癌（一些 T1 到 T4，N0，M0 肿瘤）

局部不能切除的癌，包括还没有扩散但由于某种原因不能通过肝部分切除术安全切除的癌，这些原因有：

◇ 肿瘤太大，无法安全切除

◇ 肿瘤在肝脏的位置使得切除它难度很大（如非常接近大血管等）

◇ 有数个肿瘤

❖ 剩下的肝脏不健康（因为肝硬化或其他原因）

如果可能的话，这些患者可能会进行肝移植。虽然这个手术非常困难，但它已经帮助了很多人，移植可以治愈癌症以及任何潜在的肝脏疾病。

在获得可供移植的肝脏之前，大多数患者必须等待至少几个月的时间。在许多情况下，患者在等待肝移植的过程中，可能会进行其他的治疗，比如栓塞或消融。如果患者不符合移植手术的条件，医生会建议用消融来治疗肿瘤。其他选择包括栓塞术（用或者不用化疗和放疗）、索拉非尼靶向治疗、化疗（全身或经肝动脉灌注）、放射治疗。在某些情况下，这些治疗有时会充分缩小肿瘤，使手术（肝部分切除或移植）成为可能。

虽然除了移植外，其他方法治愈癌症是不太可能的，但它们可以减轻症状，延长生命。因为肝癌本身就很难治疗。

（3）晚期肝癌（包括所有 N1 或 M1 肿瘤）

晚期癌症已经扩散到肝脏以外的淋巴结或其他器官，因为癌细胞广泛扩散，所以它们不能通过手术治疗。

如果肝脏功能很好，ChildPugh 评分为 A 或 B 级，用靶向治疗药物索拉非尼有助于在一段时间内控制癌细胞增长，帮助延长生存期。

对于局部不能切除的肝癌，靶向治疗的临床试验、新的化疗方法（包括新的药物和新的给药方式）、新的放疗形式以及其他新的治疗方法可能会有帮助，这些临床试验对于改善未来患者的预后也很重要，如放疗还可能被用于帮助缓解疼痛和其他症状。

（4）复发性肝癌

治疗后又再次出现的癌叫复发性癌。复发可以是局部的，在发病原来的地方或者附近的地方，或扩散到远处器官，如肺或骨。经过最初治疗后复发的肝癌，治疗起来很复杂，取决于许多因素，如在哪儿复发、最初的治疗方法以及目前的肝脏功能。

局部可切除癌的患者，在原位置复发，可能可以接受进一步手术或消融、栓塞等局部治疗。如果癌细胞广泛扩散，选择靶向治疗（索拉非尼）或化疗。

九、咨询医生时准备的问题

当患者面对癌症和癌症治疗时，需要诚实地与医生公开讨论，询问任何问题，不管这个问题看起来多微不足道，都应该放松心态。护士、社会工作者和治疗团队的其他成员同样也可以回答他的问题。这些问题包括：

◇ 我得的是哪种肝癌？（有些类型的肝癌比其他类型的肝癌预后要好）

◇ 我的癌肿在肝脏哪个位置？已经扩散到我的肝脏以外了吗？

◇ 我的癌症处于什么阶段，这意味着什么？

◇ 我的肝功能好不好？

◇ 在决定治疗方案前，还需不需要做其他的检测？

◇ 我还需要去看别的医生吗？

◇ 您对治疗这种类型的癌症有经验吗？

◇ 我有哪些治疗选择？

◇ 我的癌肿可以通过手术切除吗？

◇ 您有什么建议？为什么？

◇ 治疗的目标是什么？

◇ 您建议的治疗有什么风险或不良反应？

◇ 治疗前我应该做些什么准备工作？

◇ 治疗要多长时间？会包含哪些内容？会在哪里做？

◇ 治疗会对我的日常生活产生怎样的影响？

◇ 通过这些治疗，我癌症的复发概率有多大？

◇ 如果治疗没有效果，或者如果癌症复发，我们该怎么办？

◇ 治疗以后，我还需要哪些后续护理？

除了这些问题样本外，患者可能还想写下一些你自己的问题，例如，患者可能想问有没有其他选择方案，或关于患者有资格参加的临床试验等。

十、治疗后的康复

对于一些癌症患者而言，治疗可能会清除或消灭癌细胞。完成治疗后，患者可能既紧张又兴奋。一方面治疗终于结束了，可以长舒一口气；另一方面发现很难彻底放松，因为担心癌症会复发，这对于得过癌症的人来说是一个普遍关心的问题。

患者可能需要一段时间才能减少担心，但有一点可以肯定的是，许多癌症的治愈者已经学会接受这种不确定性，并且过上全新的生活。对于另一些人来说，癌症可能永远不会完全消失，患者需要接受定期的化疗、放疗或其他治疗，试图抑制癌症生长。学会接受癌症不会消失这个事实，有时可能对患者来说非常困难。

1. 后续治疗

当治疗结束以后，医生仍会告诉患者需要回访。因此，回访十分重要。在随访期间，医生会问到患者可能有的任何问题，会进行体检、实验室化验检查（如甲胎蛋白 AFP 水平，肝功能检查）或影像学检查，如 X 线、超声，CT 或 MRI 扫描等方法。

在看病期间，患者的医生会询问患者的症状，做体检，还会申请血液化验。如果你已经进行了手术切除或肝移植，且没有癌细胞遗留的迹象，大多数医生建议，在头 2 年内，每 3 ~ 6 个月进行影像学和血液化验检查，接下来每 6 ~ 12 个月进行一次检查。

需要在后续护理中检查癌症的复发或扩散，以及某些治疗可能导致的不良反应，几乎任何一种癌症治疗方法都有不良反应，有些不良反应会持续几周到几个月，但有些可能不会消失。因此，你需要及时和医生沟通，发现任何病情变化和存在的问题，以及任何疑问或担忧。

在癌症治疗结束之后，可能还需要在很多年内去拜访患者的医生，询问能要求哪种后续护理安排。

2. 肝脏移植术后的后续护理

肝移植在治疗癌症和替换受损的肝脏这两个方面都非常有效。但是，这个重要的手术在治疗后需要严格的后续护理，一方面监控患者手术后的恢复情况，一方面观察癌症复发的可能迹象。

医生护士会密切关注患者，来判断患者的身体有没有排斥新的肝脏，患者需要服用作用很强的药物来帮助预防排异反应，这些药物也有自己的不良反应，包括削弱免疫系统，易受感染。

抗病毒治疗

如果你患有可能导致肝癌的乙肝或丙肝，医生可能进行治疗或帮助控制感染。

3. 看新医生

在癌症诊断和治疗后，有时会需要找一个新的医生看病，这个医生不了解你以前的病史，因此，给新医生准备有关诊断和治疗的详细情况非常重要。这些资料包括：

◇ 任何活检或手术病理报告的副本

◇ 影像学检查（CT 或 MRI 扫描等），通常可以放在 CD 或 DVD 里

◇ 如果患者做了手术，手术报告副本

◇ 如果患者住院了，出院时医生准备的出院小结副本

◇ 如果患者做了放疗，放疗的射线种类和剂量，以及治疗时间和地点的摘要

◇ 如果患者做了化疗或靶向治疗，药物名称、剂量以及服用时间表

◇ 肝癌治疗后生活方式的改变

4.治疗后生活方式的改变

对于一些癌症患者来说，治疗可能会清除或消灭癌细胞。完成治疗后，患者可能既紧张又兴奋。一方面治疗终于结束了，可以长舒一口气；另一方面发现很难彻底放松，因为担心癌症会复发，这对于得过癌症的人来说是一个普遍关心的问题。

患者可能需要一段时间才能减少担心，但有一点可以肯定的是，许多癌症的治愈者已经学会接受这种不确定性，并且过上全新的生活。对于另一些人来说，癌症可能永远不会完全消失，他们会接受定期的化疗、放疗或其他治疗，试图抑制癌症生长。学会接受癌症不会消失这个事实，有时可能对患者来说非常困难。

很多人想知道，是否能通过改变某些具体的生活方式来减少自己癌症进展或复发的风险。不幸的是，对大多数癌症而言，很少有确凿的证据来指导他们。这并不意味着什么帮助也没有，仅仅是由于多数时候这个领域还没有得到很好的研究，大部分研究首先将生活方式改变作为预防癌症的方法，而不是减缓它或防止它复发。

例如，维持健康的体重，远离酗酒和吸烟，采取措施预防或治疗肝炎，都可能会降低一个人肝癌的风险。但还不清楚，对一个已经患过病的人，它们是如何影响复发的风险的，采取像这样一些健康的行为可能会有帮助，但没有人确切知道。

其他生活方式等改变内容，详见"什么是癌症"。

十一、最新研究进展

到目前为止，只有少数几个有效的方法可以预防和治疗肝癌，因此在肝癌领域总在进行着大量的研究。科学家们正在寻找原因和预防肝癌的方法，医生们正在努力改善治疗方法。

1. 预防

预防肝癌的发生是最有效的减少全球肝癌发病率的方法。有些科学家相信，接种疫苗和改善丙型肝炎的治疗，可以预防全球一半左右的肝癌病例。研究人员正在研究在肝炎导致肝癌之前，如何去预防或治疗这些感染。研究开发预防丙型

肝炎的疫苗目前正在进行中。慢性肝炎的治疗也正不断取得进展。

2. 筛查

研究新的血液化验，它们是否能比 AFP 和超声检查更早地检测出肝癌。

3. 外科

能使肝切除和肝移植更安全，更有效新的技术正在研究中。

（1）给手术添加其他治疗

这是一个活跃的研究领域，使用的辅助疗法——手术后马上给予治疗来尽量减少癌症复发的机会。到目前为止，关于手术后使用化疗或化疗栓塞术，大多数这方面的研究还没有表明能帮助患者延长生存期。

但是，新的药物，如靶向药物索拉非尼被证明更有效。放疗栓塞也看到一些可喜的成果，但这些都需要更大规模的研究来证实。医生们也在研究各种方法，如何通过在手术前尽量缩小肿瘤使更多肝癌变得可切除。研究正在观察不同类型的新的辅助疗法（治疗在手术前给予），包括靶向治疗、化疗、消融、栓塞、放射治疗。最新的研究结果一直被证实效果不错，但被研究的患者数量少。

（2）腹腔镜手术

对肝癌来说，腹腔镜手术仍被视为实验性的，主要研究对象为肝某些部位有小肿瘤的患者，他们的病灶通过腹腔镜很容易到达。

（3）确定手术后复发的风险

部分肝切除手术后，一个最大的担忧是癌症可能会复发。知道某个人手术后复发的风险，可能会让医生更清楚怎样才能最好地跟进随访他们，可能有一天帮助医生判断哪些人需要另外的治疗来降低这个风险。

研究人员通过检测手术样本中的细胞已经找到这样的方法。在最近的一项研究中，他们通过观察肿瘤附近的肝细胞（并不是肿瘤细胞）的基因序列，预测哪些患者的复发风险较高，这只是一个初步发现，在被广泛应用前还需要在其他研究中进一步证实。

（4）肝移植

目前只有一小部分肝癌患者成为肝移植的候选人，因为他们需要满足严格的标准（主要是根据肿瘤的大小和数量），医生期待着这些标准可以被放宽，这样只有一个稍大的肿瘤但其他方面都很健康的患者，也可能就可以进行移植了。

对于需要移植的患者，一个主要问题是缺乏可用的肝。即使对于有移植资格的患者，等待可用的肝脏也是一个漫长的过程。医生们正在观察使用其他的治疗方法，如消融等，来帮助抑制癌肿生长，直到等到可用的新的肝脏可被移植。

4. 放射治疗

放射疗法治疗肝癌的主要问题是，它同时会损害健康的肝脏组织。研究人员目前正在寻找办法，如何将射线更加精确地集中在癌肿上，保护周围正常的肝组织免受伤害，新方法如立体定向放疗正在尝试之中。增敏剂能使癌细胞更容易受到放射的杀伤作用，这类药物也在研究中。

5. 靶向治疗

与常规化疗药物功效不同的新的药物，目前正在开发之中。

这些新药针对癌细胞特定的部位或它们周围的环境。一些新药的靶点是肿瘤血管，肝肿瘤要靠新的血管来生长达到某个尺寸，药物 sorafenib（Nexavar®，索拉非尼），已经使用在一些无法手术切除的肝癌，它部分通过阻止新的血管生长发挥作用，目前正在研究这种药在肝癌中的早期应用，如在手术后或反式动脉化疗栓塞（TACE）后使用。研究人员还在研究将它与化疗或其他靶向药物 erlotinib（Tarceva®，厄洛替尼）相结合，是否会提高疗效。

Brivanib 是另一种靶向药物，它通过减缓肿瘤的血管生长发挥作用。最新的研究效果很好，目前更大规模的临床试验正在进行中。

Bevacizumab（Avastin®）也可以阻止新血管生长。在治疗肝癌方面，无论是单独使用还是和药物厄洛替尼结合使用的早期研究，都显示出满意的效果，但仍需要进一步的研究。

其他新的药物有不同的靶点，例如，药物厄洛替尼的靶点为癌细胞内一种叫表皮生长因子（EGFR）的蛋白质，最新研究表明，它对晚期肝癌患者有作用。其他几个靶向药物目前也正在研究中。

6. 化疗

采用全身和区域性化疗结合其他治疗方法的新的化疗形式，目前正在进行临床试验中。虽然还没有被证明能延长生存期，但化疗对少数肿瘤有效。新的化疗药物，如 oxaliplatin（奥沙利铂）、capecitabine（卡培他滨）、emcitabine（吉西他滨）和 docetaxel（多西他赛）等，也在肝癌临床试验中接受测试。

药物 oxaliplatin（奥沙利铂）与 doxorubicin（阿霉素）、与 gemcitabine（吉西他滨）以及靶向治疗药物 cetuximab（Erbitux®，西妥昔单抗）联合使用，其早期研究已经取得可喜的成果。

7. 病毒治疗

病毒 JX594 和用于制造牛痘苗的病毒相同，在实验室中被修改过后，用于感染癌细胞，而不感染正常细胞，制成疫苗。该病毒注入人体血液后，进入癌细胞，导致癌细胞病死，或者制造蛋白质使癌细胞被人体免疫系统攻击。这种方法治疗晚期肝癌的最新研究结果很好，甚至是对那些已经接受了其他治疗的患者效果也很好。目前，大规模的研究正在进行中。

参考文献

1　American Cancer Society. Cancer Facts & Figures 2013. Atlanta, Ga： American CancerSociety; 2013.

2　American Joint Committee on Cancer. Liver. In： AJCC Cancer Staging Manual. 7th ed. NewYork, NY： Springer; 2010, 191–195.

3　Asnacios A, Fartoux L, Romano O, et al. Gemcitabine plus oxaliplatin (GEMOX) combinedwith cetuximab in patients with progressive advanced stage hepatocellular carcinoma： Results of a multicenter phase 2 study. Cancer. 2008, 112： 2733–2739.

4　Bartlett DL, DiBisceglie AM, Dawson LA. Cancer of the liver. In： DeVita VT, Lawrence TS,Rosenberg SA, eds. DeVita, Hellman, and Rosenberg's Cancer： Principles and Practice ofOncology. 9th ed. Philadelphia, Pa： Lippincott Williams & Wilkins; 2011, 997–1018.

5　Bruix J, Sherman M. Management of hepatocellular carcinoma. Hepatology. 2005;42： 1208–1230.ElSerag HB. Hepatocellular carcinoma. N Engl J Med. 2011, 365： 1118-1127.

6　Forner A, Llovet JM, Bruix J. Hepatocellular carcinoma. Lancet. 2012, 379： 1245-1255.

7　Graf H, Jüngst C, Straub G, et al. Chemoembolization combined with pravastatin improvessurvival in patients with hepatocellular carcinoma. Digestion. 2008, 78： 34–38.

8　Hassan MM, Spitz MR, Thomas MB, et al. Effect of different types of smoking andsynergism with hepatitis C virus on risk of hepatocellular carcinoma in American men andwomen： Casecontrol study. Int J Cancer. 2008, 123： 1883–1891.

9　Hoshida Y, Villanueva A, Kobayashi M, et al. Gene expression in fixed tissues and outcomein hepatocellular carcinoma. N Engl J Med. 2008, 359： 1995–2004.

10　Howlader N, Noone AM, Krapcho M, et al (eds). SEER Cancer Statistics Review, 19752009(Vintage 2009 Populations), National Cancer Institute. Bethesda, MD,http：//seer. cancer.gov/csr/1975_2009_pops09/, based on November 2011 SEER datasubmission, posted to the SEER web site, April 2012.

11　Accessed April 23, 2012.Jemal A, Bray F, Center MM, et al. Global cancer statistics. CA Canc J Clin. 2011, 61： 69–90.

12　Lencioni R, Chen XP, Dagher L, Venook AP. Treatment of intermediate/ advancedhepatocellular carcinoma in the clinic： How can outcomes be improved ？ Oncologist.2010, 15(suppl 4)： 42–52.

13 Lencioni R, Crocetti L. Localregional treatment of hepatocellular carcinoma. Radiology.2012, 262: 43–58.

14 Lewandowski RJ, Geschwind JF, Liapi E, Salem R. Transcatheter intraarterial therapies: Rationale and overview. Radiology. 2011, 259: 641–657.

15 Llovet JM, Ricci S, Mazzaferro V, et al. Sorafenib in advanced hepatocellular carcinoma. NEngl J Med. 2008, 359: 378–390.

16 Maheshwari S, Sarraj A, Kramer J, ElSerag HB. Oral contraception and the risk ofhepatocellular carcinoma. J Hepatol. 2007, 47: 506–513.

17 Marrero JA, Fontana RJ, Fu S, et al. Alcohol, tobacco and obesity are synergistic risk factorsfor hepatocellular carcinoma. J Hepatol. 2005, 42: 218–224.

18 Miyake Y, Kobashi H, Yamamoto K. Metaanalysis: The effect of interferon on developmentof hepatocellular carcinoma in patients with chronic hepatitis B virus infection. JGastroenterol. 2009, 44: 470–475.

19 Siegel AB, Cohen EI, Ocean A, et al. Phase II trial evaluating the clinical and biologic effectsof bevacizumab in unresectable hepatocellular carcinoma. J Clin Oncol. 2008, 26: 2992–2998.

20 Thomas MB, Morris JS, Chadha R, et al. Phase II trial of the combination of bevacizumaband erlotinib in patients who have advanced hepatocellular carcinoma. J Clin Oncol.2009, 27: 843–850.

21 Uhm JE, Park JO, Lee J, et al. A phase II study of oxaliplatin in combination withdoxorubicin as firstline systemic chemotherapy in patients with inoperable hepatocellularcarcinoma. Cancer Chemother Pharmacol. 2009, 63: 929–935.

22 Weber S, Jarnagin W, Duffy A, et al. Liver and bile duct cancer. In: Abeloff MD, ArmitageJO, Lichter AS, Niederhuber JE. Kastan MB, McKenna WG, eds. Clinical Oncology. 4th ed.Philadelphia, Pa: Elsevier; 2008, 1569–1579.

23 Ye SL, Takayama T, Geschwind J, et al. Current approaches to the treatment of earlyhepatocellular carcinoma. Oncologist. 2010, 15(suppl 4): 34–41.

24 Zhang CH, Xu GL, Jia WD, Ge YS. Effects of interferon alpha treatment on recurrence andsurvival after complete resection or ablation of hepatocellular carcinoma: A metaanalysis ofrandomized controlled trials. Int J Cancer. 2009, 124: 2982–2988.

25 Zhong C, Guo RP, Li JQ, et al. A randomized controlled trial of hepatectomy with adjuvanttranscatheter arterial chemoembolization versus hepatectomy alone for Stage IIIAhepatocellular carcinoma. J Cancer Res Clin Oncol. 2009, 135: 1437–1445.

第十六章　胰腺癌

一、胰腺癌简介

1. 正常胰腺组织

胰腺位于胃的后部。它的形状较小，像一条有个宽脑袋、锥形身体、窄而尖尾巴的鱼。它大概6英寸长，不到2英寸宽，横于整个腹部。胰腺的头部处于腹部的正右方，在胃和十二指肠相交部分的后面。胰腺体位于胃的后面，胰尾在腹部的左侧，与脾脏相连。

胰腺包括两种不同的腺体：内分泌腺和外分泌腺。外分泌腺分泌胰液，流入小肠。胰液含有消化酶，能够帮助消化食物中的脂肪、蛋白质和碳水化合物。如果没有这些酶，有些食物就会直接通过小肠而不被吸收。这些酶汇入小导管，小导管合并形成大的导管注入胰管。胰管通常与胆管相连，将胰液注入十二指肠。胰腺中的95%细胞是外分泌腺和导管的细胞。

胰腺中小部分细胞是内分泌腺细胞，这些细胞排列成团索状，称为胰岛。胰岛分泌两种激素，胰岛素和胰高血糖素，直接进入血液。胰岛素可降低血糖，胰高血糖素升高血糖。糖尿病的致病原因与胰岛素有关。

2. 胰腺肿瘤的种类

胰腺肿瘤按功能分为胰腺外分泌肿瘤和胰腺内分泌肿瘤。

（1）胰腺外分泌肿瘤

胰腺外分泌肿瘤是一种最普遍的胰腺癌。胰腺肿瘤通常指的就是胰腺外分泌肿瘤。胰腺外分泌肿瘤有可能是良性肿瘤，又称为囊腺瘤，但大部分是恶性的。

恶性腺瘤是起因于腺细胞的癌症。95%的胰腺外分泌癌都是恶性腺瘤。恶性腺瘤起因于胰管，但有时也起因于分泌胰酶的细胞，如腺泡细胞癌。

胰腺外分泌癌还有一些不常见的类型，如腺鳞癌、鳞状细胞癌、印戒细胞癌、未分化癌、巨细胞未分化癌和假乳头状肿瘤。这些不常见的类型在显微镜下很容易区分开来。

胰腺外分泌肿瘤的治疗通常是以癌症的形式来治疗的。也就是说，主要考虑肿瘤的大小和扩散的速度。

胰腺癌有一种特殊癌症，称为壶腹癌，它发病于胆管、胰管和十二指肠的交界处。壶腹癌的癌细胞还很小，没有扩散的时候经常会堵塞胆管，导致胆汁滞留在体内，引起皮肤和眼睛变黄，即黄疸，并且引起尿颜色变化，很容易辨识。这就是为什么壶腹癌比其他胰腺癌容易在早期发现，壶腹癌有比其他胰腺癌容易辨识的临床表现。

壶腹癌会在后文的胰腺癌中提及，因为它们的治疗方法很相似。

（2）胰腺内分泌肿瘤

胰腺内分泌肿瘤并不常见，常称为胰腺神经内分泌肿瘤或者胰岛细胞瘤。根据分泌激素的细胞类型分为几个亚型。

◇ 胰岛瘤，起源于分泌胰岛素的细胞

◇ 胰高糖素瘤，起源于为分泌胰高糖素的细胞

◇ 胃泌素瘤，起源于分泌胃泌素的细胞

◇ 生长抑制素瘤，起源于分泌生长抑制激素的细胞

◇ 舒血管肽瘤，起源于分泌舒血管肠肽的细胞

◇ 胰多肽瘤，起源于分泌胰多肽的细胞

类癌瘤是胰腺神经内分泌肿瘤的一种。这些癌症通常会分泌血清素（5-HT）或者它的前身（5-HTP）。

胰腺神经内分泌肿瘤通常会分泌激素进入血液，所以也称为功能性肿瘤。不改变激素水平的肿瘤称为非功能性肿瘤。

胰岛细胞肿瘤既可能是良性的也可能是恶性的。良性的称为胰腺神经内分泌肿瘤，而恶性的称为胰腺神经内分泌癌症。恶性和良性肿瘤在显微镜下看起来非常相似。所以在诊断阶段很难分清良恶性。有时只有在肿瘤扩散到胰腺之外才能分清是恶性还是良性。

胰腺神经内分泌癌症占所有被诊断出来的胰腺癌的比例不到4%。其治疗和预后根据肿瘤的类型和肿瘤所处的阶段而不同，但其预后比胰腺外分泌肿瘤的预后好。最常见的胰腺内分泌肿瘤是胃泌素瘤和胰岛瘤。其他类型比较罕见。

分清楚肿瘤是内分泌肿瘤还是外分泌瘤很重要。因为危险因素不同，起源不同，症状不同，检查方法不同，诊断方法不同，治疗的方法和预后也不同。

本文的胰腺神经内分泌肿瘤是良性和恶性胰腺内分泌肿瘤的总称。

二、主要统计数据

2013年美国癌症协会估计胰腺癌的例数是：

✧ 大约 45 220 例新增胰腺癌（其中男性 22 740 例，女性 22 480 例）。

✧ 大约 38 460 例胰腺癌患者（其中男性 19 480 例，女性 18 980 例）因胰腺癌病死。

在过去的 10 年里，胰腺癌的增长速度正在下降。因胰腺癌威胁到生命的比例大概为 78 ：1，即 1.47%。病死还可能有其他因素。

三、危险因素、产生原因和预防

1. 危险因素

危险因素是可能影响患病的原因。不同的癌症有不同的危险因素。有些因素如抽烟，可以被改变。有一些因素如年龄和家族史，不能被改变。危险因素不代表一切。有一种甚至多种危险因素，也不代表就一定患病。很多患病的人也没有公认的危险因素。研究表明，多种因素会影响人患胰腺癌的概率，其中大部分是易患上胰腺外分泌癌症的原因。

（1）年龄

患胰腺癌的概率随着年龄的增长而增大。几乎所有的患者发病都在 45 岁以上。患者 90% 大于 55 岁，70% 大于 65 岁，平均年龄 71 岁。

（2）性别

男性发病率比女性高 30%。这可能是因为男性吸烟的比例高。过去男性吸烟人数多于女性，所以男性发病率高于女性，但近年来此差距有所减小。

（3）种族

非裔美国人比白种人更易患上胰腺癌。原因不明。可能和非裔美国人中，男性吸烟和糖尿病的比例高，以及女性超重的比例较高有关。

（4）吸烟

吸烟的人患胰腺癌的比例比不吸烟的人高 2 倍。科学家认为在吸烟的过程中会产生致癌化合物进入血液，对胰腺造成损害。20%~30% 的胰腺外分泌癌是因为吸烟引起的。雪茄和吸烟斗也会增加其危险性。戒烟会降低患病的风险。戒烟 10 年，其患病风险与从不吸烟的人相同。吸无烟烟草的人也一样容易患上胰腺癌。

（5）肥胖和体育运动

超重的人更容易患上胰腺癌。

（6）糖尿病

糖尿病患者更易患上胰腺外分泌癌。原因不清。在 2 型糖尿病患者中大部分人患胰腺外分泌癌。这种糖尿病患者通常是年轻时发病，经常有超重或肥胖。1型糖尿病患者者也比一般人患胰腺癌的可能性大，原因不清。反过来也一样，有些患者是先患上胰腺癌然后患上糖尿病。

（7）慢性胰腺炎

慢性胰腺炎是一种长期的胰腺炎症，增加患胰腺癌的风险。但也有许多患胰腺炎患者没有恶化为胰腺癌。吸烟者的慢性胰腺炎和胰腺癌的关系密切。

有一小部分慢性胰腺炎是由于基因突变引起的，这样的病例有非常高的发展成为胰腺癌的风险，为 40%~75%。

（8）肝硬化

肝硬化是一种肝脏瘢痕。因肝炎和喝酒导致了肝脏受损的人容易得肝硬化。患肝硬化的人有较高的患胰腺癌的风险。

（9）职业暴露

工作环境大量暴露在农药、染料和冶炼的化学品中会增加罹患胰腺癌的风险。

（10）家族史

胰腺癌可能会出现在某些家族中，在这些家族中，遗传综合征导致了高风险。其他家族中，胰腺癌基因不清楚。

（11）遗传性综合征

遗传性基因突变是基因的异常复制，由父母遗传给子女。这些异常基因有 10% 可能导致胰腺癌或者其他疾病。因遗传性综合征导致的胰腺外分泌癌有：

◇ 遗传性乳腺癌和卵巢癌，由基因 *BRCA2* 的突变引起。

◇ 家族黑色素瘤，因基因 *p16/CDKN2A* 的突变引起。

◇ 家族胰腺炎，因基因 *PRSS*1 的突变引起。

◇ 息肉病性结直肠癌，常因基因 *MLH*1 或者 *MSH*2 的缺陷引起。至少还有 5 种基因会导致息肉病性结直肠癌：*MLH3*、*MSH6*、*TGBR*2、、*PMS*1 和 *PMS*2。这些失调也称为林奇综合征。

◇ 黏膜息肉黑斑综合征，因基因 *STK*1 的缺陷引起的。这种综合征和消化道息肉及其他癌症有关。

◇ Von Hippel-Lindau 综合征，因基因 *VHL* 的突变引起的，会导致罹患胰腺癌和壶腹胰腺神经内分泌肿瘤，以及因基因综合征导致的癌症风险增高。

◇ Ⅰ类多发性神经纤维瘤，因基因 *NF1* 的突变引起。这种综合征会导致罹患包括生长抑素瘤在内的各种癌症的风险增加。

◇ Ⅰ类多发性内分泌瘤病，因基因 *MEN*1 的突变引起的，会导致罹患甲状旁腺肿瘤、脑垂体肿瘤和胰岛细胞肿瘤的风险增加。

科学家发现引起以上综合征的基因，并可通过基因检查识别出来。

（12）胃病

因幽门螺杆菌而导致的胃溃疡会增加罹患胰腺癌的风险。一些研究表明，胃酸过多也会提高罹患胰腺癌的风险。

（13）饮食

一些研究表明，胰腺癌和高脂肪饮食，或多吃红肉、猪肉、香肠和咸肉等加工肉类等有关系。一些研究发现，多吃水果和蔬菜可降低罹患胰腺癌的风险。但不是所有的研究都表明了这种联系，饮食在胰腺癌风险中的准确定位还需要进一步的研究。

（14）咖啡

较早的研究表明，喝咖啡会增加罹患胰腺癌的风险，但最近的研究没有证实这个结论。

（15）酒精

有研究表明，酗酒和胰腺癌之间有联系。

2. 产生原因

科学家仍然不知道产生胰腺癌的确切原因，但是他们发现有几种危险因素最有可能导致胰腺癌。最近的研究表明这些危险因素影响胰腺细胞的 DNA，最终导致细胞生长异常，形成肿瘤。

一些导致癌症的综合征是因遗传性 DNA 突变引起的，DNA 突变有时会增加罹患胰腺癌的风险。与胰腺癌有关的致癌基因或抑癌基因的 DNA 突变是出生后发生的，而不是遗传来的。这些后天的突变可能是因环境中的致癌化学物质、饮食或者吸烟引起的。有时也可能没有明显的原因。在胰腺癌中因非遗传性和遗传性因素而导致的 DNA 改变是类似的，如大部分的非遗传胰腺外分泌癌是因为 $p16$ 基因发生了突变。

3. 胰腺癌能预防吗？

不能。

目前还没有既定的预防胰腺癌的指导建议。至今为止最好的预防方法是尽可能避免导致胰腺癌的危险因素。

戒烟是最重要的预防方法。20%~30% 的胰腺癌是因吸烟引起的。吸烟也会增加罹患其他癌症的风险，如肺癌、口腔癌、喉头癌、食管癌、肾脏癌症、膀胱癌和其他器官的癌症。维持健康的体重、保证饮食营养和从事体育运动也都很重要。

美国癌症协会建议，通过选择食物和饮料的数量以达到和维持健康的体重。吃健康的食物，特别是植物性食物，包括每天至少吃 2½ 杯蔬菜和水果，选择吃全麦面包、面食和谷类食物代替吃精制谷物，吃鱼、家禽和豆类，不吃加工肉类和红肉，这样可降低罹患癌症和其他疾病的风险。

四、早期检测

胰腺外分泌癌在早期很难被发现，因为没有症状。胰腺位于身体的内部深处，所以早期的肿瘤不容易在体检中检查出来，也不容易被患者感觉到。患者通常直到癌症扩散到其他器官了才出现症状。目前血液检查也查不到早期的胰腺癌。医生们寄希望于超声内镜的帮助来筛查罹患胰腺癌的高危人群。

1. 血液检查

胰腺外分泌癌细胞会释放一种被称为 CA 19-9 的物质到血液中，通过血液检查可以检查得到这种物质。但是如果多次通过有效的方法检测到血液中这种物质的浓度足够高的话，表明癌症已不再是早期阶段了。这也是为什么血液检查没有被推荐来为无症状的人做例行检查，或者是作为确诊癌症的方法了。有时检查 CA 19-9 的浓度只是检查治疗是否有效，或者治疗后判断癌症是否复发。

另一种物质称为癌胚抗原，能够帮助检测晚期胰腺癌。但癌胚抗原用于发现早期癌症不够灵敏，所以也没有被推荐用于筛查试验。

2. 基因检查

10% 的胰腺癌是因为遗传性 DNA 改变导致的。因为这些遗传性改变有时也和其他癌症有关，所以判断患者的亲属是否也易患病就不是那么简单了。

美国癌症协会强烈推荐，任何想要做基因检查的人可以和基因顾问、护士和有资质的医生交谈，这样他们可以在基因检测前理解检测结果。对于患者来说，在做基因诊断之前，理解和仔细衡量基因检测的利弊非常重要。

基因检测不用于筛查普通人，而用于筛查具胰腺癌家族史的人。新的检测方法——超声内镜的应用，医生可早期发现高危家族成员中可治疗的胰腺癌。

五、诊断

1. 胰腺外分泌肿瘤的症状和体征

（1）黄疸

　　黄疸是因为身体中的胆红素增多，引起眼睛和皮肤黄染。胆红素是一种深黄褐色的物质，由肝脏产生，肝脏分泌胆红素到胆汁，胆汁经胆管进入小肠，最后通过粪便排出体外。当胆管堵塞时，胆汁不能到达肠道，体内胆红素的浓度增加。至少一半的胰腺癌患者和所有壶腹癌患者都会出现黄疸症状。

　　发生于胰腺头部的癌症靠近胆管。这些肿瘤在体积很小的时候就会压迫胆管，导致黄疸症状，可早期发现胰腺肿瘤。但是发生在胰体和胰尾的肿瘤，因为不会压迫胆管，直到癌细胞扩散到整个胰腺才可能出现黄疸。那时，癌细胞可能扩散到胰腺外的器官了。

　　胰腺癌细胞扩散到肝脏时，也会出现黄疸症状。

　　有时黄疸首先表现为尿变黑，因为血液中胆红素的水平增加。

　　如果胆管被堵塞，胆汁无法通过胆管到达肠道，这时大便的颜色会变淡。

　　胆红素堆积在皮肤中，皮肤变黄，并且出现皮肤瘙痒。

　　癌症不是引起黄疸的常见原因。其他原因，如胆结石、肝炎和其他肝脏疾病都可能引发黄疸。

　　（2）腹部或背部疼痛

　　腹部或背部疼痛是晚期胰腺癌的症状。发生在胰腺腺体和尾部的癌症会长得比较大，压迫邻近的器官导致疼痛。癌细胞扩散到胰腺周围的神经导致背部疼痛，这种疼痛可能是持续的，也可能是间断性的。胰腺癌不是引起腹部或背部疼痛的常见原因，腹部或背部疼痛常由一些非癌症疾病或者其他癌症引起。

　　（3）体重下降和胃口不好

　　非计划性的体重下降是胰腺癌患者常见症状。此外，患者还常抱怨非常疲倦或胃口不好。

　　（4）消化问题

　　如果癌细胞阻止胰液流入肠道，患者就不能消化油腻的食物。未消化的脂肪会导致大便颜色变暗，大便呈油性，漂浮在马桶水面。癌症也可能侵犯胃的远端而堵塞部分胃，导致恶心、呕吐、胃部疼痛，饭后胃部疼痛加剧。

　　（5）胆囊肿大

　　如果癌细胞堵塞了胆管，胆汁将会滞留在胆囊中，会使胆囊肿大。医生在体检时可能会发现胆囊肿大，也可以由影像学检查发现。

　　（6）血栓或者脂肪组织异常

　　有时，胰腺癌表现为腿部大静脉的血栓，称为深静脉血栓。有时血栓脱落运行到肺，堵塞肺的血管，人体很难获得足够的空气。肺部血栓也称为肺栓塞。血栓也不意味着就是癌症，其他的疾病也可能产生血栓。

另一个胰腺癌症状为皮下脂肪组织异常，因为消化脂肪的胰腺酶的分泌问题引起。

（7）糖尿病

胰腺外分泌癌很少产生糖尿病（高血糖），因为癌细胞破坏了胰岛素细胞。通常会产生轻微的糖类代谢问题，但不会导致糖尿病，能通过血液检查辨别。

2. 胰腺神经内分泌肿瘤的症状和表现

胰腺神经内分泌肿瘤的症状和表现是由肿瘤释放过多的激素到血液中产生的。不同的肿瘤产生不同的激素。

（1）胃泌素瘤

胃泌素瘤会分泌胃泌素，让胃产生更多的胃酸。太多的胃泌素会导致佐林格 - 埃利森综合征（Zollinger-Ellison syndrome）。过多的胃泌素会使胃酸分泌过多，导致胃溃疡，表现为胃部疼痛、恶心和食欲下降。如果胃溃疡严重，可能会发展为胃出血。如果出血不多，会导致贫血，表现为疲倦、运动时呼吸短促。如果出血严重，会出现黑色大便，甚至可能会对生命产生威胁。因胃泌素导致的溃疡很难治疗，需要使用大剂量的抗溃疡药物才能治愈，并且需要长期服用，因为一旦治疗停止很容易复发。

当胃酸过多时，可能会流入小肠中，破坏小肠的内表皮细胞，破坏消化酶，导致小肠消化功能减弱，产生腹泻和体重减轻。

几乎一半的胃泌素瘤是癌症。

（2）胰高血糖素瘤

这种肿瘤分泌胰高血糖素，能增加血液中葡萄糖的浓度。过量的胰高血糖素会增加血糖，有时会导致糖尿病。患者通常会有腹泻、体重下降和营养不良的症状。营养问题导致舌炎和口角炎。胰高血糖素瘤表现的症状比较温和，这些症状也可能是由其他疾病引起的。

更常见的症状是坏死游走性红斑，是一种肿胀水泡型的红斑，经常在皮肤上游走出现。这是胰高血糖素瘤特有的特征。

大多数胰高血糖素瘤是癌症。

（3）胰岛素瘤

这种肿瘤分泌胰岛素，能降低血糖水平。过量的胰岛素会导致低血糖症，出现虚弱、精神恍惚、出冷汗、心跳加速等症状。当血糖非常低的时候，会导致丧失知觉，甚至进入昏迷状态，或者出现癫痫状态。患者需要及时补充葡萄糖，可以从食物中或通过静脉注射获得，以改善症状。

大多数胰岛素瘤是良性的。

（4）生长抑制素瘤

这种肿瘤分泌生长激素抑制素，它能调整其他激素的分泌。其症状有腹泻、糖尿病、胆囊问题。胆囊问题会引发后背疼痛、恶心、食欲差和黄疸。因为生长抑制素瘤的症状较温和，这些症状也可由其他原因产生，所以生长抑制素瘤只有到晚期才能被诊断出来。

大多数生长抑制素瘤是癌症，经常是癌细胞已经扩散到肝脏引起了黄疸和疼痛，才被发现。

（5）舒血管肠肽瘤

这种肿瘤分泌舒血管肠肽。过量的舒血管肠肽会导致腹泻、低血钾、胃酸过低、消化食物困难，也会导致血糖高。初期腹泻较温和，但会慢慢恶化。到诊断出是舒血管肠肽瘤时，大部分患者会出现严重的水性腹泻，每天排便 20 次之多。

大部分舒血管肠肽瘤是癌症。

（6）胰多肽瘤

这种肿瘤分泌胰多肽，帮助协调外分泌胰腺和内分泌胰腺，会导致腹痛和肝脏肿大，部分患者会有水性腹泻。

大多数胰多肽瘤是癌症。

（7）类癌瘤

这种肿瘤分泌血清素或者 5-HTP。分泌的血清素会首先进入肝脏，在血清素进入身体其他器官从而引起疼痛之前，肝脏会分解血清素。因此，类癌瘤会在扩散到胰腺之外才出现症状。

通常类癌瘤会扩散到肝脏。这样癌细胞分泌的激素在离开肝脏时直接进入了血液，导致了类癌瘤综合征，其症状包括：脸发红、腹泻、气喘、心跳加速。这些症状经常间断性发作，在发作间隙，症状会有所好转。长时间下去，这些类激素会损坏心脏瓣膜，导致呼吸急促、虚弱和心脏杂音。

（8）非功能性肿瘤

这种肿瘤不会产生激素，所以早期不会出现症状。大部分的肿瘤是在它们变大或扩散到胰腺外才出现症状。

（9）癌细胞扩散出现的症状

胰腺内分泌肿瘤通常会扩散到肝脏，出现肝脏肿大，导致疼痛、食欲下降等症状。也可能导致肝功能紊乱，有时还会有黄疸和反常的检查指标。虽然该肿瘤通常首先扩散到肝脏，但它们还会继续扩散到其他组织和器官。

肿瘤生长的部位不同，症状也不一样。癌细胞扩散到肺部，可引发呼吸困难和咳嗽，扩散到骨，会引起骨疼痛。

3.病史和体征

医生会对患者进行一个全面的病史调查，了解是否存在罹患胰腺癌的危险因素，询问是否存在疼痛，包括疼痛持续有多长时间，哪里疼痛，疼痛严不严重，有没有变坏或变好的迹象等。还会询问食欲好不好，体重是否减轻，是否有疲倦，还有没有其他症状等。

全面的身体检查主要是检查腹部是否有肿块或液态包块。检查皮肤和眼白是否出现黄疸。堵塞胆管的癌肿会导致胆囊肿大，查体时医生可以触摸到肿大的胆囊。胰腺癌会扩散到肝脏，导致肝脏肿大。

癌症也可能会扩散到锁骨或其他部位的淋巴结，应仔细检查淋巴结是否有肿大，如果有肿大，可能意味着胰腺癌已经扩散。

4.影像学

（1）计算机断层扫描（CT）

CT扫描可非常清楚的显示胰腺并确定癌症发生的位置，还能显示胰腺附近的器官、淋巴结和癌细胞可能扩散到的远处器官。CT扫描结果也有助于判断是否适宜手术治疗。

CT扫描也用来指导对可疑的肿瘤进行精确地穿刺活检，叫CT导向的穿刺活检。

（2）磁共振成像（MRI）扫描

和CT扫描功能类似。

（3）生长抑素受体闪烁显像（SRS）

SRS也叫奥曲肽扫描，对诊断胰腺内分泌肿瘤非常有帮助。它采用了一种激素类物质[111]钢标记的奥曲肽。奥曲肽依附在胰腺内分泌肿瘤细胞的蛋白质中。但奥曲肽无助于确诊胰岛瘤。

静脉注入少量奥曲肽进入血液，奥曲肽被吸引到神经内分泌肿瘤中。注射4小时后，用专用的成像仪来显示放射线集中的部位。该扫描有助于诊断胰腺内分泌肿瘤，并且帮助确定治疗方案。如果SRS扫描到胰腺内分泌肿瘤，意味着通过奥曲肽的治疗肿瘤停止长大了。

（4）正电子发射计算机断层成像（PET）

这种检查对判断胰腺外分泌癌是否扩散非常有帮助。由于胰腺内分泌肿瘤生长很慢，因此在PET扫描中不能很好地显现出来。PET/CT扫描结合CT扫描和

PET 扫描来更好地观察肿瘤，这种检查方法对诊断扩散到胰腺外但无法手术的外分泌癌非常有帮助。它还是一种给癌症分期的有效检查方法，通过它甚至可以对早期癌症进行确诊。

（5）超声内镜检查（超声和内镜）

胰腺肿瘤产生的回波和正常胰腺组织产生的回波是不一样的，所以超声有助于区别胰腺肿瘤。如果症状和胰腺癌的症状相同的话，CT 扫描比超声波检查更有助于明确诊断。如果不清楚是否是其他疾病导致的相同症状，那么可以做超声波来确定。超声波通常用来检查肝脏，如果有人出现因肝脏问题引发的症状，如黄疸等，那么可用超声波进行检查。

超声内镜比腹部超声波检查更精准，它是诊断胰腺癌最好的方法。在超声探头上有一个内镜，是一种很细、很轻、很灵活的光纤导管，医生可通过它可以看到肠道的内部情况。检查时，患者先被催眠，然后从嘴或者鼻里插入探头，穿过食管和胃，进入小肠的十二指肠部分，然后指向靠近小肠的胰腺。探头在内镜的顶端，这样就可以靠近肿瘤来拍摄影像。这是一种非常好的检查胰腺的方法。在检查小肿瘤时，超声内镜比 CT 扫描要好。如果检查到肿瘤，可以对肿瘤进行活检。

（6）内镜逆行胰胆管造影（ERCP）

在这种检查方法中，内镜通过喉咙插下去，通过食管和胃，到达小肠的十二指肠。医生可以通过内镜看到壶腹，以及胆总管和小肠的连接处。将一根导管从内镜的末端插到胆总管中，通过它注射少量造影剂到胆总管中，然后进行 X 线成像。造影剂可显示出胆管和胰腺管。

X 线图像能够显示出胆管和胰腺管是否因胰腺癌而变窄和堵塞。医生可通过导管放置一个小刷子来对细胞进行活检，在显微镜下判断它们是不是癌细胞。该检查过程中患者进行全麻。如果胆管附近的肿瘤压迫胆管，ERCP 也可用来放置导管到胆管中，让胆管呈现打开状态。

（7）血管造影术

这是一种血管的 X 线成像过程。注射少量造影剂到动脉中用来显示血管，然后就进行 X 线成像。血管造影术可显示出特定区域的血流是否被堵塞，以及是否被肿瘤压迫，还能显示出特定区域异常的血管问题。

血管造影术有助于查明胰腺癌是否生长到某些血管壁上，主要帮助外科医生在不损坏主要血管的前提下摘除癌肿，设计手术方案。血管造影术也用来检查较小的胰腺内分泌肿瘤，因为肿瘤太小，用其他影像学检查方法发现不了，这些肿瘤会使身体中的血管回流到肿瘤中，在血管造影术中，可以看到这些额外的血管。

进行血管造影术可能会让患者感觉不舒服，因为医生必须把小导管伸到通向胰腺的动脉中去。导管从大腿内部的动脉插入到达胰腺，在插入导管之前必须进行局部麻醉，然后快速注入造影剂，在 X 线成像时显示所有血管。

5. 血液检查

多种血液检查有助于诊断胰腺癌和确定治疗方案。血液检查主要检查不同种类的血红蛋白的水平，以此来判断患者的黄疸是由肝脏问题引起的，还是由胆汁流量被堵塞引起的。

CA19-9 和癌胚抗原（CEA）的浓度升高有助于诊断胰腺外分泌癌。但血液检查结果通常不准。

其他血液检查有助于评估患者的健康状态，如肝、肾及骨髓的功能状态，也能有助于判断这些器官是否能经得起大手术。

胰腺神经内分泌肿瘤

血液检查胰腺激素水平有助于诊断胰腺神经内分泌肿瘤。在检查胰岛瘤时，需要患者空腹检查胰岛素、葡萄糖、连接肽的水平，连接肽是胰岛素的副产品。每 6~8 小时抽一次血，直到患者出现血糖较低的症状。血糖较低时出现胰岛素和连接肽的水平较高，才能诊断胰岛瘤。

其他的胰腺激素，如胃泌素、胰高血糖素、生长激素抑制素、胰多肽、舒血管肠肽都能在血液样本中检查到。可利用这些激素来诊断胰腺神经内分泌肿瘤。检查粒蛋白 A（CgA）也有助于诊断胰腺神经内分泌肿瘤。大部分胰腺神经内分泌肿瘤，甚至非功能性肿瘤中，CgA 的水平会增高。

患者如果服用了抗溃疡药物质子泵抑制剂，胃泌素的水平也会上升。服用了奥美拉唑、埃索美拉唑、兰索拉唑和其他一些药物也可能出现这种情况，这些药物治疗胃痛和胃灼热，如果要检查胃泌素水平，必须停药至少 1 周，只有这样药物才不会影响胃泌素的水平。结合胃酸检查和胃泌素水平检查更有用。因为胃酸少会引发高胃泌素水平。如果罹患了胃泌素瘤，其胃泌素水平和胃酸水平都增高。

质子泵抑制剂也会增加 CgA 的水平，所以在检查 CgA 水平时，也需要停药。对于类癌瘤，血液检查的目的是为了测定多种该肿瘤产生的血清素，身体会将血清素分解为 5- 羟基吲哚乙酸（5-HIAA），并排到尿液中。诊断类癌瘤综合征时检查 24 小时小便样本中的 5-HIAA 水平。该检查有助于诊断许多类癌瘤，但非所有类癌瘤。

有的肿瘤不分泌血清素，但分泌血清素的前身 5-HTP，它能转换成血清素。在肿瘤患者中，血清素的水平可能是正常的，但尿液中 5-HTP 水平比较高。

食用含有血清素的食物也能增加尿中 5-HIAA 水平。这些食物包括香蕉、大蕉、狝猴桃、某些坚果、鳄梨、西红柿和茄子。有些药物,如止咳糖浆和退热药(泰诺)也会影响结果。为诊断良性肿瘤而做尿检查和血液检查时,要避免食用这些食物和服用这些药物。

其他诊断良性肿瘤常用的检查包括粒蛋白、神经特异性烯醇(NSE)、肽物质和胃泌素的血液检查。根据肿瘤的位置和患者的症状,医生还可以做其他项的血液检查。

6. 活检

虽然根据患者的病史、体征和影像检查结果能较明确地诊断出胰腺癌,但从肿瘤中取出一些细胞放在显微镜下观察才是唯一的确诊方法,这也称为活体检查或活检。

活检有许多类型,细针穿刺活检可用来检查胰腺癌。在检查中,医生会将一根细针穿透皮肤到达胰腺,利用CT扫描或超声内镜显示细针的位置,确定细针穿刺到肿瘤中。有时也可以通过超声内镜直接将细针通过十二指肠壁放到肿瘤中。通过细针抽取组织小样本。这种检查主要的优点是患者不需要全身麻醉,而患者很少。

过去经常会做外科活检。外科活检需要剖腹手术用来检查内部器官,看起来异常的地方通常要进行取样活检。外科医生也会用针芯穿刺活检,这种活检最大的缺点是需全身麻醉,并需住院恢复。剖腹手术现在很少被推荐使用。

医生更喜欢腹腔镜检查,或者称为小切口手术,可用来检查胰腺和抽取胰腺活体。在整个过程中,患者需要全麻。如果依据影像学检查结果,患者的肿瘤看起来像癌症,并且这些肿瘤可以通过手术摘除,那么就不需要活检直接进行手术治疗。如果在手术时,医生发现癌症已扩散到很远的器官中,必须要被完全摘除,那么就会采集一些癌症样本来明确诊断。此时,计划好的手术会停止下来。

如果手术之前打算进行治疗,如进行化疗,那么就要通过活检来确诊。

六、分期

TNM 分期系统

分期系统是一种标准化方法,通过这种方法来代表癌症的扩散程度。描述胰腺癌分期的系统主要是美国癌症联合委员会 TNM 系统。TNM 分期系统是通过3 个因素来确定分期。

◇ T 代表原发性肿瘤的大小,表示胰腺中的癌症是否扩散到邻近的器官中。

◇ N 代表是否扩散到邻近的淋巴结。

◇ M 代表是否转移到远处器官。胰腺癌通常扩散到肝脏、肺部和腹膜。

T、N、M 字母后的数字和字母会提供更多信息。

◇ 数字 0~4 显示严重程度。

◇ 字母 X 代表因未得到信息而无法评估。

◇ 字母 is 代表原位癌，即肿瘤还处在胰腺管细胞的顶层，还未入侵到胰腺组织的深处。

（1）T 类

TX：原发性肿瘤无法评估。

T0：没有原发肿瘤。

Tis：原位癌，极少有这一阶段的胰腺肿瘤被发现。

T1：肿瘤小于 2cm，胰腺外无生长。

T2：肿瘤大于 2cm，胰腺外无生长。

T3：肿瘤扩散到胰腺邻近的组织，但还没有扩散到主要血管或神经中。

T4：肿瘤扩散到胰腺远端的组织，扩散到邻近的主要血管或神经中。

（2）N 类

NX：附近淋巴结无法评估。

N0：癌症未扩散到胰腺附近的淋巴结。

N1：癌症已扩散到胰腺附近的淋巴结。

（3）M 类

M0：癌症未扩散到远处的淋巴结和远处的器官，如肝脏、肺部、头部等。

M1：癌症已经转移。

（4）分期分组

进行 T、N、M 分期以后，将这些信息组合起来进行分期，由罗马数字 I~IV 表示。根据 TNM 分期进行分期编组的过程称为分期分组。

0 期：Tis，N0，M0，肿瘤仍处在胰腺管细胞的顶层，还未侵入深层组织，也未扩散到胰腺外部。这些肿瘤称之为胰腺原位癌或者胰腺上皮内瘤。

Ⅰa 期：T1，N0，M0，肿瘤仍处在胰腺内，大小小于 2cm。未扩散到邻近淋巴结或远处。

Ⅰb 期：T2，N0，M0，肿瘤仍处在胰腺内，大小大于 2cm。未扩散到邻近淋巴结或远处。

ⅡA 期：T3，N0，M0，肿瘤扩散到胰腺外部，但未扩散到主要血管，未扩散到邻近淋巴结或远处。

ⅡB期：T1-3，N0，M0，肿瘤可能仍处在胰腺内也可能扩散到胰腺外部，但未扩散到邻近的主要血管或神经，扩散到邻近淋巴结，但没扩散到远处。

Ⅲ期：T4，任意 N 期，M0，肿瘤扩散到胰腺外部，侵入邻近的主要血管或神经，但没扩散到远处。

Ⅳ期：任意 T 期，任意 N 期，M1，肿瘤已扩散到远处。

其他因素虽然不是正式的 TNM 分期系统的一部分，但有些也是重要的判断预后的因素。如异常细胞在显微镜下的分级，从 G1~G4，G1 癌细胞是较为正常的细胞，预后最好。另一个重要因素是手术切除肿瘤的程度，从 R0（所有可见的和微观的肿瘤被切除）到 R2（其中一些可见的肿瘤无法切除），都会影响患者的预后。

形容胰腺癌的常用词汇

从实际情况来看，不到手术的时候，很难判断癌细胞已经转移到了那里。因此，医生不只是使用一个简单的分期系统，还根据是否能手术切除将癌症分为可以手术切除癌、局部晚期不能手术切除癌和转移性癌。使用这些术语来形容外分泌和内分泌胰腺癌。

可切除癌：癌症在胰腺（或已经扩散到胰腺外），外科医生可切除肿瘤，就叫可切除癌。

局部晚期不能手术切除癌：癌症虽然尚未扩散到远处器官，但仍无法完全被切除，就叫局部晚期不能手术切除癌。不能切除癌症的原因实在太多了，如癌症在大血管附近，无法完全被手术切除，它也被称为不可切除的。对于这些肿瘤，手术只能缓解症状，或胆管阻塞及肠道问题。

转移性癌：当癌细胞已经扩散到远处器官，就叫转移性癌。可能采用手术治疗，但治疗目的是缓解症状，不是治愈癌症。

七、存活率统计

存活率是医生用来作为判断患者预后的标准。有些癌症患者可能想知道，患有相同疾病的人的存活率是多少。

5 年生存率是指在癌症确诊后，至少生存 5 年的患者所占的百分比。有很多人生存时间比 5 年更长，还有许多被治愈的。

5 年相对存活率是指，观察到的存活率和没有癌症的人的预期值相比较，因为有些人会死于其他原因。这是一个观察癌症对生存影响的更好的指标。

存活率通常是基于以前大量患者的统计成果，但它无法预测某个单个个体的预后。有许多因素都可能影响患者的预后，如癌症的类型和等级、患者的年龄、癌肿的位置和大小以及治疗方法等。医生熟悉患者的具体情况。

以下胰腺癌相对 5 年成活率的数据来自于美国 1992~1998 年年报数据，结果是：

相对 5 年存活率：

外分泌癌：

ⅠA 期：14%；ⅠB 期：12%；ⅡA 期：7%；Ⅲ期：3%；Ⅳ期：1%。

这些数据是手术治疗后患者的存活时间统计，而那些未经手术治疗的统计数据更低。每 6 例患者中只有约 1 例能用手术治疗。

对于胰腺神经内分泌肿瘤，生存期统计仅适用于手术治疗的患者。数据来源于美国国家癌症资料库从 1985~2004 年间确诊的手术患者。

胰腺神经内分泌肿瘤：

Ⅰ期：61%；Ⅱ期：52%；Ⅲ期：41%；Ⅳ期：15%。

八、治疗方法

1. 常规方法

在癌症发现后，癌症治疗团队将讨论治疗方案。根据癌症的分期、患者的整体健康状况和其他因素，治疗方案主要有：

　◇　外科手术

　◇　消融技术

　◇　放疗

　◇　化疗及其他药物

此外，疼痛控制也是许多患者的重要治疗方法。

你最好了解治疗的目标和可能产生的不良反应，和医生一起选择最适合患者需求的治疗。

2. 外科手术

通常，用于胰腺癌的手术有 2 种：

预期的根治性手术，用于影像学检查可能切除全部肿瘤时。

姑息性手术，用于影像学检查显示肿瘤太广泛，不可能完全切除时。手术的目的是为了缓解症状，或防止出现胆管阻塞等并发症。

有研究表明，切除部分癌症并不能帮助患者活得更长。胰腺癌手术是外科手术中最难操作的手术之一，对患者来说，也同样面临危险，有可能出现并发症，可能需要几周才能恢复等。患者需要权衡利弊和手术风险。

（1）预期根治性手术

大多数根治性手术用来治疗胰头癌。因为这些癌肿在胆管附近，引起黄疸而被早期发现，可以被切除。下面提到的其他部位的手术治疗，只有在可以完全切除肿瘤时才选择这种手术方式。

胰十二指肠切除术（Whipple procedure）：

这是最常见的切除胰腺外分泌癌的手术方式，它有时也被用来治疗胰腺内分泌癌。手术过程中切除胰头和胰体，另外切除部分的胃、小肠和附近的淋巴结。胆囊和胆总管也被切除，将胆管直接连接到小肠，所以肝脏分泌的胆汁直接继续进入小肠。

这是一个十分复杂的手术，需要医生拥有良好的技术与经验。它还有相当高风险的并发症，有些甚至可能是致命的。如果是在小医院或由经验较少的医生来完成时，有15%以上的患者可能死于手术并发症。相反，如果是在大医院或由经验丰富的医生来完成，只有不到5%的患者会死于手术并发症。手术的并发症包括：连接处漏、感染、出血以及进食后胃的排空问题。

胰腺癌在发现的时候，只有大约10%的癌肿局限在胰腺中，这些癌肿里面又只有一半能用手术切除。虽然手术能提供最好的机会去治愈胰腺外分泌癌，但并不总是能治愈。即使看上去所有的癌肿已经都被切除了，可能癌细胞早就扩散到身体的其他部位。这些细胞最终会在新的部位生成新的癌肿，导致新的问题，甚至病死。这就是为什么很多患者明明已经完全切除了胰腺外分泌的癌肿，然而又很快复发的原因。

胰癌的神经内分泌癌（PNETs）的长期治疗效果相对好一些。这些癌肿常可以用外科手术的方法治愈。

脾增加身体的抵抗力，因此切除脾意味着增加了人体细菌感染的风险。因此，为了解决这个问题，医生常在进行Whipple Procedure手术前推荐患者使用些疫苗。

胰尾切除术：此手术方式只切除胰尾、或部分胰尾和胰体。同时切除脾脏。这种手术方式更多用于PNET在胰腺的体和尾部，很少用于治疗胰腺外分泌癌，因为这些肿瘤发现时已经扩散。

全胰切除术：此手术方式常用于切除在胰体或胰头的肿瘤。完全切除胰腺和脾脏。现在很少用于治疗胰腺外分泌癌，因为切除全部胰腺的治疗效果并不好。没有胰腺虽然可能生存下来，但当全部胰腺被切除后，患者也没有了任何能产生胰岛素的胰岛细胞，这些患者将会患上糖尿病，很难控制血糖，虽然他们能完全依赖注射胰岛素来控制血糖，但胰岛细胞还产生其他激素，来共同维持血糖水平。

（2）姑息性手术

如果癌细胞已经扩散到身体其他部位，要完全切除癌肿是不可能的。因此任何手术都只是姑息治疗，只是为了缓解或防止出现某些症状。由于胰腺癌发展速度很快，大多数医生不建议姑息手术。有时候医生进行手术的目的是希望它能治愈患者，但开始手术后，发现这是不可能的。在这种情况下，外科医生可能会继续进行姑息性手术，防止或缓解症状。

生长在胰头的癌肿会堵塞胆总管，因为这部分胆总管在胰腺。这可能会导致胆汁不能进入肠道而出现疼痛和消化问题。胆汁的化学物质会在体内积累产生黄疸等症状。有两种缓解胆道堵塞的方法。

一种方法是通过手术将胆总管改道，使胆汁直接流入肠道。手术切口在腹部，切口大，需要数周时间恢复。这种手术方式的优点是，医生可以切断胰腺的神经或者酒精注射，减少因癌症产生的疼痛。

有时候将胃直接连接到十二指肠，建立新的通道。晚期胰腺癌时，十二指肠会被癌肿堵塞，引起疼痛和呕吐，需要手术缓解。直接进行这种手术，就绕过了十二指肠，在癌肿阻塞十二指肠前进行该手术，可避免以后进行第二次手术。

第二种减轻胆管堵塞的方法不用手术，患者在全麻下，医生用内镜通过患者的咽、食管、胃，到达小肠，然后在胆管里放置一个支架，该支架通常由金属制成，有助于保持胆管开放，抵抗周围的癌肿的压迫。几个月后，有可能支架也被堵塞，此时可能需要将其移除。如果十二指肠可能被堵塞的话，用大的支架保持十二指肠或其他部位的小肠处于开放状态。

通常，使用内镜放置支架的方法已经被解除胆管堵塞的手术所取代。支架也可用在切除胰腺前，来缓解黄疸症状。

（3）外科手术治疗胰腺神经内分泌肿瘤

除了上面讲述的手术方式外，还有些不太常用的手术方式用来治疗胰腺神经内分泌肿瘤（PNETs）。通常用腹腔镜手术完成，以便定位肿瘤及查看扩散程度。

如果肿瘤很小，将直接球摘除肿瘤。这种手术通常用腹腔镜完成，只有几个小的伤口，常用于治疗胰岛素瘤，因为通常胰岛素瘤都是良性的。

小的胃泌素瘤（6cm或更小）也可以直接球摘除，但有时十二指肠也被切除。对于较大的胃泌素瘤，根据肿瘤的位置，可能选择胰十二指肠切除术或远端胰腺切除术。

在某些情况下，会切除胰腺周围的淋巴结检查癌细胞扩散的迹象。

如果 PNET 已经扩散转移，手术可能被用来切除相应癌肿组织，如癌扩散到肝脏（最常见的扩散部位）和肺。手术目的是改善症状，延长生命。在罕见的情况下，肝移植手术可能用于治疗 PNET 已经扩散到肝脏的患者。

3. 消融技术

当胰腺神经内分泌肿瘤已扩散到其他部位，可能会通过手术和其他技术对转移癌肿进行切除。通过治疗转移癌肿，以改善患者症状，延长寿命。通常，这些技术被用于癌症已经扩散到肝脏的患者。有时，这些治疗被用来治疗胰腺外分泌癌转移部位较少的患者。

射频消融：在射频消融（RFA）中，将探针插入肿瘤，射频波通过探头加热和摧毁肿瘤。

微波热疗：此过程类似射频消融，用微波来加热和破坏异常组织。

冷冻治疗：将冷冻探针插入肿瘤组织，用液氮或液态二氧化碳作为冷冻液体，破坏冷冻区域，这也叫冷冻消融技术。

栓塞：栓塞过程中，在腹股沟的动脉插入导管，用造影剂找到营养肿瘤的小动脉。在小动脉中注入某种物质，堵塞血管，切断肿瘤的血液供应，杀死肿瘤。

注射进入血管的物质是小珠，也称为微球，手术过程称为动脉栓塞或 APR。如果使用的是放射性的有孔玻璃珠，就被称为放疗栓塞。这种技术用于治疗放疗后的肿瘤，以及切断肿瘤的血液供应。有时，化疗药物在有孔玻璃珠被注入肿瘤动脉之前注射，称为经化疗栓塞术或栓塞。

4. 放疗

放射治疗用于治疗胰腺外分泌癌。胰腺神经内分泌肿瘤（PNET）对放疗无反应，因此很少用。放疗有时也用于缓解已扩散到骨的 PNET 出现的骨疼痛，也可用放疗栓塞治疗这些肿瘤。

外照射放疗是治疗胰腺外分泌癌最常使用的放疗方式。每次治疗持续时间较长，通常每周 5 天，持续数周或数月。在患者接受手术前或手术后治疗，如果有手术计划，术前治疗是首选，术后治疗需要等患者从手术中恢复，大约要几周时间，伤口愈合后可开始治疗。

放疗配合化疗（放化疗）可用于治疗广泛转移无法手术的胰腺外分泌肿瘤。也用于手术后，以延迟癌症复发。

放疗的不良反应：晒伤样皮肤改变、恶心和呕吐、疲劳、胃口不好、体重下降。放疗也会导致血细胞数量减少，增加严重感染的风险。

通常，这些症状在治疗后会消失。放化疗的不良反应更严重。

开始治疗前与医生讨论可能出现的放疗的不良反应，尽可能减少这些不良反应。

5. 化疗

化疗使用静脉注射或口服的方式，让抗癌药物进入体内，抗癌药物经血液到达全身。这种方式适用于已经扩散到其他部位的癌症。

（1）胰腺外分泌癌的化疗方法

化疗可用于胰腺癌的任何阶段。通常用于恶性程度高的，且手术不能完全切除的癌症。化疗也可用于手术后遗留的癌细胞，这种治疗被称为辅助治疗，可以降低癌症复发的概率。此外，化疗还可以用于手术前缩小肿瘤，即新辅助化疗。

化疗的同时可以进行放疗，即放化疗，效果更好，但不良反应也更严重。

常用于治疗胰腺癌的化疗药物是 Gemcitabine（Gemzar®，吉西他滨）。另一种常用的药物是 5- 氟尿嘧啶（5-FU）。有时其他药物也与 5-FU 一起使用。这些药物有：irinotecan（Camptosar®，CPT-11，伊立替康），paclitaxel（Taxol®，紫杉醇）Docetaxel（多西他赛，Taxotere®），capecitabine（Xeloda®，卡培他滨）和 oxaliplatin（Eloxitan®，奥沙利铂）。

化疗药物作用于迅速分裂的细胞，因此对癌细胞有效，但体内的细胞如骨髓、口腔、肠道和毛囊的细胞也快速分裂。这些细胞也可能受化疗的影响，这可能会导致一定的不良反应。化疗的不良反应取决于药物的种类、剂量以及使用时间的长短。常见的不良反应包括：脱发、口腔溃疡、食欲减退、恶心，呕吐、腹泻、易感染（由于低白细胞计数）、易淤伤或出血（由于低血小板计数）、疲劳（由于低红细胞计数）。

许多用于胰腺癌的化疗药物可引起腹泻，医生会在治疗前后给患者补充大量液体。顺铂会引起肾损害，顺铂和奥沙利铂可能会损坏神经，导致神经疼痛。在大多数情况下，一旦停止治疗，不良反应就会消失，但在某些人可能持续很长时间。通常，这些不良反应大部分是短暂的，化疗结束就会消失。有些药物不良反应可以通过别的药物缓解，如用药物减少恶心和呕吐，用其他药物刺激血细胞合成等。在某些情况下，需要减少化疗药物的剂量，或者延迟乃至停止治疗，以防止不良反应继续恶化。

（2）胰腺外分泌癌的靶向治疗

研究人员已经研究出针对导致癌症的细胞基因改变的新药物。这些药物通常称为靶向药物，靶向药物也往往有不同的（不太严重）的不良反应。

靶向药物 erlotinib（Tarceva®，厄洛替尼，特罗凯®）已经开始用于晚期胰腺癌患者。厄洛替尼针对癌细胞的表面的表皮生长因子受体，这种受体的存在意味着癌细胞的生长。厄洛替尼联合吉西他滨使用时，治疗效果略好于单独使用吉西他滨。厄洛替尼常见的不良反应包括：痤疮样皮疹、腹泻、食欲减退和疲倦等。

（3）胰腺神经内分泌肿瘤的化疗治疗

化疗不常用于治疗胰腺神经内分泌肿瘤，因其疗效并不稳定。化疗的首选药物 doxorubicin（多柔比星），Adriamycin®（阿霉素®）和 streptozocin（链脲菌素）。有时使用 doxorubicin 的特殊形式 liposomal doxorubicin（Doxil®）来代替常规化疗药。这种形式的药物溶解在脂肪滴里，因此其不良反应相对不太严重。其他化疗药物有 fluorouracil（氟尿嘧啶，5-FU）治疗肿瘤，dacarbazine（达卡巴嗪，DTIC）和 temozolomide（Temodar®，替莫唑胺）。最近有研究认为，联合使用替莫唑胺加沙立度胺或者 capecitabine（Xeloda，卡培他滨）有一定疗效。

（4）胰腺神经内分泌肿瘤的靶向治疗

药物 sunitinib（Sutent®）舒尼替尼可攻击促进肿瘤的血管生长及其他刺激癌细胞生长的蛋白质。用于治疗胰腺神经内分泌肿瘤（PNETs）已经扩散到胰腺外的胰腺癌。该药已被证实能减缓肿瘤的生长，延长患者寿命。该药剂型为片剂，一天一次。常见的不良反应是恶心、腹泻、皮肤或头发的颜色改变、口腔溃疡、四肢无力、血细胞计数低。其他可能的不良反应包括疲劳、血压高、心脏问题、出血、手足综合征（发红、疼痛、手掌和脚心皮肤脱皮）和甲状腺激素含量低。此药被 FDA 批准治疗手术不能切除和胰腺外扩散的 PNETs。

Everolimus（Afinitor®，依维莫司）的工作原理是阻断细胞 mTOR 蛋白，该蛋白能促进细胞的生长和分裂。用于治疗 PNETs 已经扩散到胰腺外的胰腺癌。该药已被证明能减缓肿瘤的生长，但尚未被证明可延长患者寿命。该药剂型为片剂，一天一次。常见的不良反应是口舌生疮、感染风险增加恶心、腹泻、皮疹、疲劳、水肿（双下肢）、血糖和胆固醇水平的升高。罕见但严重的不良反应损害肺部，引起气促等呼吸问题。此药被 FDA 批准治疗手术不能切除和胰腺外扩散的 PNETs。

（5）其他治疗胰腺神经内分泌肿瘤的药物

生长抑素类似物 Somatostatin analogs：Octreotide（Sandostatin®，奥曲肽，善宁®）是一种天然的化学型生长抑素激素，对 PNETs 有效。该药能阻止肿瘤释放激素到血液中，因此可减轻患者症状，帮助患者感觉更好。该药可用于肿瘤影像学检查有生长抑素受体的患者。

奥曲肽能帮助缓解胰腺瘤、胰高血糖素瘤、生长抑素瘤患者的腹泻症状，减少胰高血糖素瘤患者的皮疹，甚至有可能阻止肿瘤生长。主要不良反应是注射部位的疼痛，但不常见的不良反应有：胃痉挛、恶心、呕吐、头痛、头晕、乏力。奥曲肽会导致胆汁过多储存于胆囊，可能会导致胆结石。此外，它可以使个体对胰岛素的作用产生耐受，使以前有糖尿病的患者控制血糖的难度加大。该药通常不用于治疗胰岛素瘤，因为肿瘤释放其他激素可导致血糖更难控制。

常规的奥曲肽剂型是短效型的，1 天注射 2-4 次。还有一种长效型的剂型（Sandostatin LAR Depot），1 个月注射 1 次。另外也常使用类似药物：lanreotide（Somatuline® Depot），1 个月注射 1 次。有关新药 psaireotide 的研究正在进行中。

Diazoxide（二氮嗪），是一种阻止胰腺释放胰岛素的药物，用于防止使用胰岛素的患者出现低血糖。这种药物往往用于术前控制血糖水平，使手术更安全。

Proton pump inhibitors 质子泵抑制剂，是常用的一种能阻止胃酸分泌的药物。通常用高于平常的剂量治疗，以预防胃泌素瘤的患者出现胃溃疡。药物包括 omeprazole（Prilosec，奥美拉唑，洛赛克）、esomeprazole（Nexium，埃索美拉唑，耐信）、lansoprazole（Prevacid），兰索拉唑以及其他药物。

（6）胰腺癌患者的疼痛控制

胰腺癌患者的一个主要问题有胃部或背部疼痛，尤其是外分泌型的患者。有多种方法用来缓解疼痛。如果患者有任何疼痛，请告诉医生和护士。疼痛在刚开始出现时更容易治疗。专业的疼痛治疗专家有助于进行疼痛治疗。

有多种缓解胰腺癌疼痛的行之有效的方法。对于大多数患者来说，吗啡或其他类似的阿片类药物就能缓解疼痛。很多人都不愿意用这些药物的原因是担心成瘾。但有研究表明，这些药成瘾的风险很低，可根据医生的要求用作止痛药物。

使用止痛药时最好有使用时间表。不使用止痛药时，疼痛会变得更严重。有些吗啡和其他阿片类药物有长效形式，只需要 1 天 1 次或 1 天 2 次。甚至芬太尼长效剂型是 3 天 1 次。

这些药物常见的不良反应是恶心和镇静（睡意），往往随着时间的推移会慢慢好转。便秘是一种常见的不良反应，一般不会好转，需要进行治疗，大多数使用这些药物的患者需要每天服用泻药。

有时会采用合适的方法治疗疼痛，如切断或者酒精注射胰腺后感受疼痛的神经，用以改善疼痛，减少阿片类药物的剂量，有时这些方法在手术切除肿瘤的过程中直接就做了，有时也用超声内镜来操作。

治疗癌症的化疗或放疗，有时也被用来缩小癌肿尺寸，使疼痛缓解。

（7）临床试验

自从癌症被确诊后，患者可能不得不做很多决定，其中最重要的是选择最适合自己的治疗方案。在美国，临床试验是被严格监控的学习型研究，被研究者是患者中的志愿者，医生通过研究来寻找有希望的新的治疗方法或手术。如果患者有意向参加临床试验，先咨询患者医生所在的医院是否正在进行该试验。

（8）补充和替代疗法

身患癌症时，患者很想听到一些治疗癌症及缓解症状的方法，这些方法是医生没有提到过的。朋友和家人们通过互联网组成群体，在网站上发布各种方法，这些方法中有些可能对患者有帮助，比如维生素、草药、特殊饮食、针刺、按摩等。

补充疗法指的是和常规医疗一起使用的治疗方法，而替代疗法可用来代替医生的治疗。

补充疗法包括：通过冥想来减轻压力，运用针灸帮助缓解疼痛，饮用薄荷茶来减轻恶心感等，这些辅助治疗方法通常不是用来治疗癌症的，但可以帮助患者感觉更好。有一些补充疗法已经知道确实有用，有一些方法的功效还没有经过测试，有些则已经被证明没有用，甚至还有些方法被发现对人有害。

替代疗法可能会用来治疗癌症，但这些疗法还没有经过临床试验证明是安全和有效的。这些方法中一些可能会造成危险，甚至威胁到生命。但在大多数情况下，最大的危险是，患者可能失去得到正规医疗帮助的机会，延误或中断正规治疗，会给癌细胞提供生长时间，使治疗产生效果的可能性降低。

如何去治疗或控制癌症，这永远是患者要做出的决定。如果患者想使用非常规的治疗，了解所有患者可以使用的方法，然后就这些方法和自己的医生交谈。有了较多的信息和医疗团队的支持，也许可以安全使用这些方法来获得帮助，同时避免那些可能有的伤害。

（9）根据分期选择治疗方案

很难准确地使用影像学检查来给胰腺癌分期。医生必须做好治疗方案的选择，确定手术是否能完全切除肿瘤。医生通常认为，胰腺外分泌癌如果是 T1、T2 或 T3，意味着可完全切除（resectalbe 完全可切除手术），这意味着胰腺癌不能侵犯到胰腺以外太远，特别是不能侵犯到附近的大血管（T4）。目前还没有准确的方法在手术前评估肿瘤是否已经扩散到淋巴结。

1）胰腺外分泌癌

可切除：如果影像学检查显示完全有机会切除癌症，那么选择手术，因为手术是唯一的治愈这种疾病的机会。根据肿瘤的位置，选择 Whipple procedure（胰十二指肠切除术）和远端胰腺切除术。

不幸的是，即使手术切除了所有肿瘤，癌症仍然会复发。有研究表明，手术后给予化疗，可延缓癌症复发约 6 个月。这也延长了一些患者的寿命。常选择的化疗药物是 gemcitabine（Gemzar，吉西他滨，健择）或 5-FU。目前尚不清楚，在化疗的基础上增加放疗会不会效果更好。

有些患者在手术前已经接受化疗，有的单独用化疗，也有的化疗与放疗联合使用。有些癌症中心优先选择手术前放疗，因为手术后康复需要时间较长，会延迟化疗的时间。但目前尚不清楚这种做法是否优于手术后化疗。

局部晚期：局部晚期胰腺癌指那些已经侵犯胰腺附近的血管和其他组织，但还没有扩散到肝脏或远处组织和器官。由于这些肿瘤已经长得大太，因此没有办法通过手术完全切除。有研究表明，切除部分癌症不会延长患者寿命。因此，手术的目的只是为了缓解胆管堵塞或肠道阻塞，这是由癌症压迫其他器官所致。

局部晚期癌症的标准治疗方案是化疗或放化疗。有时，这种治疗方法会使肿瘤缩小，直到可以手术完全切除肿瘤。该治疗方法可以延长患者寿命，即便是癌症没有缩小到足以手术切除。放疗可以和化疗药物吉西他滨或 5-FU 同时使用，使效果更好，但比单独使用的不良反应也更多。

转移性（广泛）：胰腺癌往往在腹腔内转移，首先转移到肝脏，也可以转移到肺、骨和脑。这些转移性肿瘤没有办法通过手术完全切除，也没有办法单独使用放疗。即使影像学检查显示只转移到身体的某个器官时，可能身体的其他器官已经早就有极小的癌细胞转移了。

常规的治疗方法是 gemcitabine（吉西他滨）化疗，可能缩小肿瘤，延长患者寿命。这种治疗方法用于那些有与肿瘤侵犯位置相关症状的患者。

同时加入其他药物，可能提高吉西他滨缩小肿瘤的疗效，延长患者寿命。到目前为止，只有 erlotinib（厄洛替尼）Tarceva（特罗凯）和 capecitabine（卡培他滨，Xeloda 希罗达）被证明有效。总体而言，吉西他滨＋厄洛替尼的效果非常小，患者只延长了 2 周时间的寿命。厄洛替尼似乎并不是对所有患者都有用，因此专家需要找出谁更适合使用此疗法。卡培他滨只针对那些对吉西他滨有反应的患者。大多数医生给胰腺癌患者使用吉西他滨化疗时，会根据其个人情况增加别的药物。

另一种有助于延长患者生存期的治疗是一种化疗药物的组合，称为 FOLFIRINOX。该组合包括 5-FU、亚叶酸钙、伊立替康和奥沙利铂 4 种药物。研究表明，这种治疗方法比吉西他滨在延长患者生命的作用上效果更好，但该治疗不良反应严重，不合适每一个患者。此外，亚叶酸钙存在着全美国短缺的问题，有时会限制医生使用 FOLFIRINOX 疗法。

所有的治疗效果都不好，因此，可以选择临床实验中的化疗组合（＋放疗）和靶向治疗。

复发癌：胰腺癌最先复发的位置常是肝脏，但也可以是肺、骨和脑。复发癌的治疗同广泛转移性癌，如果患者可以耐受，常用化疗。

2）Vater 壶腹癌

Vater 壶腹所在的区域是胰管和胆总管进入十二指肠的部分。壶腹癌可以在胰管、十二指肠或胆总管的部位发病，Whipple procedure 胰腺十二指肠切除术是最常用的成功治疗这种癌的方法，其 5 年生存率为 30%~50%。更恶性的壶腹部癌，处理方法同胰腺癌。在许多情况下，不做手术很难确诊到底是壶腹癌还是胰腺癌。医生通常建议成功手术后的壶腹癌患者接受放化疗。

3）胰腺神经内分泌肿瘤 PNETs

可切除：如果影像学检查显示 PNETs 是完全可切除肿瘤，那么选择手术。根据肿瘤的类型、大小、在胰腺的位置，选择合适的手术方式。在手术切除前可使用腹腔镜更好地对肿瘤进行定位和分期。手术的范围从摘除到胰十二指肠切除术（Whipple procedure）。常切除肿大的淋巴结，用以检查肿瘤是否扩散。

手术之前，可给予药品控制肿瘤引起的症状。阻止胃酸（类似质子泵抑制剂）分泌的药物可用于胃泌素瘤。使用胰岛素治疗的患者使用二氮嗪，使血糖不至于太低。如果检查发现肿瘤生长抑素受体，可以用奥曲肽（生长抑素）来控制症状。

手术后应密切观察患者，因为癌症很有可能复发。

不能手术切除：一般 PNETs 的生长速度缓慢，因此实验室检查和影像学用来监察患者和肿瘤生长的迹象。许多已扩散到胰腺外的胰腺癌，可以用药物缓解腹泻，也可用药物如奥曲肽、二氮嗪和质子泵抑制剂等治疗激素问题。

通常情况下，一直到患者的症状不能用药物控制，或者扫描发现肿瘤有生长迹象时才考虑使用化疗或靶向治疗。常用的治疗药物是 sunitinib（舒尼替尼，Sutent）或 everolimus（依维莫司，Afinitor）。手术和消融技术用于治疗肝脏转移癌。

九、咨询医生时准备的问题

当患者面对癌症和癌症治疗时，需要诚实地与医生公开讨论，询问任何问题，不管这个问题看起来多微不足道，都应该放松心态。这些问题包括：

◇ 我的胰腺癌是什么类型？

◇ 我的癌症已经扩散了吗？

◇ 我的癌症的临床分期是什么？可以切除吗？

◇ 我有哪些可以选择的治疗方法？

◇ 你的意见是什么？为什么？

◇ 你建议的治疗方法的风险和不良反应是什么？

◇ 这些治疗方法会影响我的日常生活吗?

◇ 还有哪些方法可以帮到我?

◇ 你们治疗这种癌症的经验怎么样?

◇ 根据你的经验,我还能活多久?

◇ 我应该为治疗准备什么?

除了这些问题之外,也可以了解更多的自己想知道的问题。

十、治疗后的康复

对于一些癌症患者来说,治疗可能会清除或消灭癌细胞。完成治疗后,患者可能既紧张又兴奋。一方面治疗终于结束了,可以长舒一口气;另一方面发现很难彻底放松,因为担心癌症会复发,这对于得过癌症的人来说是一个普遍关心的问题。

患者可能需要一段时间才能减少担心,但有一点可以肯定的是,许多癌症的治愈者已经学会接受这种不确定性,并且过上全新的生活。对于另一些人来说,癌症可能永远不会完全消失,它们会接受定期的化疗、放疗或其他治疗,试图抑制癌症生长。学会接受癌症不会消失这个事实,有时可能对你来说非常困难。

1. 后续治疗

当治疗结束以后,医生仍会密切观察患者,因此,根据时间安排继续看医生,医生会根据情况询问患者有关的任何问题,还可能进行各种检查,包括实验室检查和影像学检查。

几乎所有的癌症治疗都有不良反应,有的会持续几周或者几个朋,有的会持续余生。

发现癌症复发等任何问题,继续跟医生讨论治疗的方法和选择。

患胰腺外分泌癌的患者往往食欲差,体重下降。这些症状可能是由于治疗或癌症本身引起。很多人医生建议尽量少吃高能量的食物作为补充。许多患者需要补充胰酶,以帮助消化食物。胰酶是片剂,容易吸收。在某些情况下,可能暂时需要进行插入胃管,以改善营养和能量水平。

2. 看新医生

在患者进行癌症的诊断和治疗以后,有时会找另外的医生继续看病。而这个新医生不了解患者以前的病史,此时就需要给新医生提供有关病情诊断和治疗的详细情形。在治疗的同时收集这些资料更容易些。因此，请保存以下资料：

◇ 活检或手术病理报告

◇ 手术报告

◇ 放疗治疗摘要

◇ 出院小结

◇ 化疗或靶向治疗的药物名称、剂量明细表，以及服用时间表

◇ X线和其他影像学检查（这些可以放在 CD 或 DVD 里）

医生会需要这些资料的复印件用来做记录，但始终要保管好自己的资料的复印件。

3. 治疗后生活方式的改变

患者不能改变得过癌症这一事实，但是可以改变以后的生活方式，选择有助于保持健康和良好的生活方式。这是以一种全新的方式看待自己的人生的时候了，也许患者正在考虑怎样在很长的一段时间里改善健康，有些人甚至在癌症治疗期间已经开始考虑了。详细内容见"什么是癌症"。

很多人想知道，是否能通过改变某些具体的生活方式来减少自己癌症进展或复发的风险，不幸的是，对大多数癌症而言，很少有确凿的证据来指导他们。这并不意味着什么帮助也没有，仅仅是由于多数时候这个领域还没有得到很好的研究，大部分研究首先将生活方式改变作为预防癌症的方法，而不是减缓它或防止它复发。

具体细节详见"什么是癌症"章。

十一、最新研究进展

1. 基因和早期检测

科学家们正在研究与胰腺癌有关的 DNA 变化。遗传基因，如 *BRCA*2 基因，*p*16 基因突变、基因遗传性非息肉性大肠癌（HNPCC）会增加人们患胰腺癌的风险。研究人员目前正在寻找这些基因和其他基因的改变在什么样的情况下和如何导致胰腺癌的发生，胰腺癌似乎没有遗传性。他们已经发现胰腺癌并不是因为基因突变引起的，胰腺上皮瘤或 PanIN 发展为癌需要一系列的步骤。如 *PinIN*1 基因有一个小的变化时，胰腺导管细胞看上去不是十分异常，而发展到 *PanIN*2 和 *PanIN*3 期时，同时存在几个基因的变化，胆管细胞就看上去结构异常。

研究人员正将这些信息用于胰腺癌癌前病变的检查中，以了解其获得性基因改变（非遗传性）。这些癌前病变中，一个最常见的 DNA 损伤是影响了 *KRAS* 致癌基因，从而导致细胞生长的调节发生改变。新的诊断检查往往能够识别在 ERCP（经内镜逆行胰胆管造影）中收集的胰液样品的这一变化。

现在，影像学检查，如超声内镜（EUS）、ERCP 和基因测试，用于检查那些有较强胰腺癌家族史的人的基因（如 *KRAS*）改变，不建议对平均风险的人和没有任何症状的人进行广泛测试。

2. 治疗

许多研究的主要重点是在寻找更好的治疗胰腺癌的方法。主要目的是改善手术方式和放疗，结合分期确定最佳的治疗组合方式。

（1）化疗

许多临床试验正在测试治疗外分泌腺胰腺癌的新的化疗药物组合。如研究吉西他滨是否与其他药物结合能帮助患者活得更长，对此，吉西他滨加顺铂、多西他赛、伊立替康似乎并没有用。但吉西他滨加入卡培他滨（希罗达）或白蛋白结合型紫杉醇（ABRAXANE®）似乎有效，可以帮助延长患者生存期。此外，吉西他滨、伊立替康和塞来昔布（治疗关节炎）的组合显示有潜在疗效。其他研究正在探寻化疗与放疗相结合的最佳途径，以及新的靶向治疗。

（2）靶向治疗

研究人员已经了解了胰腺癌细胞和正常细胞的不同之处，并开始研究新药用来攻击使用特定目标。靶向治疗药物被证明与常规治疗一起使用，而且比常规化疗药物的不良反应较少。

生长因子抑制剂：许多类型的癌细胞包括胰腺癌细胞，表面都有某些表面分子刺激细胞生长，这些分子称为生长因子受体。其中之一就是表皮生长因子受体（EGFR）。目前正在研究表皮生长因子受体的几种药物，其中之一就是 erlotinib（Tarceva，埃罗替尼，特罗凯），已经被批准与吉西他滨一起使用。

抗血管生成因子：所有癌细胞都要依赖于新的血液来滋养，因此阻断这些肿瘤的血管，可以饿死肿瘤。科学家们研究开发抗血管生成的药物。这些正在研究在胰腺癌患者中进行临床试验。

其他靶向治疗：很多治疗其他癌症的靶向治疗药物也开始用于治疗胰腺癌。例如，farnesyl transferase 法尼基转移酶是一种刺激癌细胞生长的酶，作用于这种酶的药物目前正在研究中。其他药物如舒尼替尼也在研究中。

（3）免疫治疗

免疫疗法是希望通过提高人的免疫系统来攻击癌细胞，现在这些治疗的有关研究已经取得了可喜的成果。

免疫治疗的一种形式是将人造单克隆抗体注入患者体内，这些免疫系统的球蛋白会特殊作用于特定的分子，如癌胚抗原（CEA）。癌胚抗原有时被发现存在于胰腺癌细胞的表面。抗体直接对应作用于毒素或者放射性原子，直接杀死肿瘤细胞。研究人员希望它们只作用于癌细胞而不影响到正常细胞。在胰腺癌中，这类治疗方法目前处于临床试验阶段。

（4）放射治疗

目前有研究正在寻找治疗胰腺外分泌腺癌的不同的放疗方法。一项研究正在观察胰腺癌术中放疗的效果，摸索手术过程中放疗要使用的剂量。另一项研究观察一种特殊类型的放疗，即质子束放疗与化疗结合的治疗效果。

（5）个性化治疗

如果发现患者的肿瘤中有某种类型的基因突变，那么针对性使用某些药物能提高疗效。如针对有表皮生长因子受体基因改变的肿瘤患者，用厄洛替尼治疗效果好。个性化治疗改变了人们的观念，有些遗传变异可能影响了吉西他滨的作用。在治疗前，如何识别药物可能针对某种癌症的标记，是多种癌症研究的重要领域。

参考文献

1　American Cancer Society. Cancer Facts & Figures 2013. Atlanta, Ga： American Cancer Society; 2013.

2　American Joint Committee on Cancer. Exocrine and Endocrine Pancreas. AJCC Cancer Staging Manual. 7th ed. New York, NY： Springer; 2010, 241-246.

3　Bilimoria KY, Bentrem DJ, Ko CY, Ritchey J, Stewart AK, Winchester DP, Talamonti MS. Validation of the 6th edition AJCC Pancreatic Cancer Staging System： report from the National Cancer Database. Cancer. 2007, Aug 15;110(4)： 738-744.

4　Bilimoria KY, Bentrem DJ, Merkow RP, Tomlinson JS, Stewart AK, Ko CY, Talamonti MS. Application of the pancreatic adenocarcinoma staging system to pancreatic neuroendocrine tumors. J Am Coll Surg. 2007, Oct;205(4)： 558-563.

5　Caprotti R, Brivio F, Fumagalli L, et al. Free-from-progression period and overall short preoperative immunotherapy with IL-2 increases the survival of pancreatic cancer patients treated with macroscopically radical surgery. Anticancer Res. 2008, May-Jun;28(3B)： 1951-1954.

6　Chen J, Li D, Killary AM, et al. Polymorphisms of p16, p27, p73, and MDM2 modulate response and survival of pancreatic cancer patients treated with preoperative chemoradiation.

Ann Surg Oncol. 2009 Feb;16(2)：431-439. Epub 2008, Nov 20.

7　Conroy T, Desseigne F, Ychou M, et al. FOLFIRINOX versus gemcitabine for metastatic pancreatic cancer. N Engl J Med. 2011, May 12;364(19)：1817-1825.

8　Cunningham D, Chau I, Stocken DD, et al. Phase III randomized comparison of gemcitabine versus gemcitabine plus capecitabine in patients with advanced pancreatic cancer. J Clin Oncol. 2009, Nov 20;27(33)：5513-5518. Epub 2009 Oct 26.

9　Debrin JA, Sun W, Metz JM, Furth EE. Carcinoma of the Pancreas. In：Abeloff MD, Armitage JO, Lichter AS, Niederhuber JE. Kastan MB, McKenna WG, eds. Clinical Oncology. 4th ed. Philadelphia, Pa：Elsevier; 2008, 1595-1609.

10　Fjallskog ML, Janson ET, Falkmer UG, et al. Treatment with combined streptozotocin and liposomal doxorubicin in metastatic endocrine pancreatic tumors. Neuroendocrinology. 2008, 88(1)：53-58.

11　Freelove R, Walling AD. Pancreatic cancer：diagnosis and management. Am Fam Physician. 2006, 73：485-492.

12　Gillen S, Schuster T, Meyer Zum Büschenfelde C, Friess H, Kleeff J. Preoperative/ neoadjuvant therapy in pancreatic cancer：a systematic review and metaanalysis of response and resection percentages. PLoS Med. 2010, Apr 20;7(4)：e1000267.

13　Hirooka Y, Itoh A, Kawashima H, et al. A combination therapy of gemcitabine with immunotherapy for patients with inoperable locally advanced pancreatic cancer. Pancreas. 2009, Apr;38(3)：e69-74.

14　Kulke MH, Tempero MA, Niedzwiecki D, et al. Randomized phase II study of gemcitabine administered at a fixed dose rate or in combination with cisplatin, docetaxel, or irinotecan in patients with metastatic pancreatic cancer：CALGB 89904. J Clin Oncol. 2009 Nov 20;27(33)：5506-5512. Epub 2009, Oct 26.

15　Kwekkeboom DJ, de Herder WW, Kam BL, et al. Treatment with the radiolabeled somatostatin analog 177 Lu-DOTA 0,Tyr3octreotate：toxicity, efficacy, and survival. J Clin Oncol. 2008, May 1;26(13)：2124-2130.

16　Lai G, O'Dorisio T, McDougall R, Weigall RJ. Cancer of the endocrine system. In：Abeloff MD, Armitage JO, Lichter AS, Niederhuber JE. Kastan MB, McKenna WG, eds. Clinical Oncology. 4th ed. Philadelphia, Pa：Elsevier; 2008, 1271-1305.

17　Loehrer PJ Sr, Feng Y, Cardenes H, et al. Gemcitabine Alone Versus Gemcitabine Plus Radiotherapy in Patients With Locally Advanced Pancreatic Cancer：An Eastern Cooperative Oncology Group Trial. J Clin Oncol. 2011, Oct

18　Lucenteforte E, La Vecchia C, Silverman D, et al. Alcohol consumption and pancreatic cancer：a pooled analysis in the International Pancreatic Cancer Case-Control Consortium

(PanC4). Ann Oncol. 2012 Feb;23(2)：374-82. Epub 2011, May 2.

19　Neoptolemos JP, Stocken DD, Bassi C, et al. Adjuvant chemotherapy with fluorouracil plus folinic acid vs gemcitabine following pancreatic cancer resection：a randomized controlled trial. JAMA. 2010, Sep 8;304(10)：1073-1081.

20　Oettle H, Post S, Neuhaus P, et al. Adjuvant chemotherapy with gemcitabine vs observation in patients undergoing curative-intent resection of pancreatic cancer：a randomized controlled trial. JAMA. 2007, Jan 17;297(3)：267-277.

21　Roeder F, Timke C, Saleh-Ebrahimi L,et al. Clinical phase I/II trial to investigate neoadjuvant intensity-modulated short term radiation therapy (5 × 5 Gy) and intraoperative radiation therapy (15 Gy) in patients with primarily resectable pancreatic cancer - NEOPANC. BMC Cancer. 2012, Mar 23;12：112.

22　Royal RE, Wolff RA, Crane CH. Cancer of the Pancreas. In：DeVita VT, Hellman S, Rosenberg SA, eds. Cancer：Principles and Practice of Oncology. 9th ed. Philadelphia, Pa：Lippincott Williams & Wilkins; 2011, 961-989.

23　Terashima K, Demizu Y, Hashimoto N, et al. A phase I/II study of gemcitabineconcurrent proton radiotherapy for locally advanced pancreatic cancer without distant metastasis. Radiother Oncol.2012 Apr;103(1)：25-31. Epub 2012, Jan 31.

24　Wolff RA, Crane CH, Abbruzzese JL, Li D, Evans DB. Neoplasms of the exocrine pancreas. In：Kufe DW, Bast RC, Hait WN, Hong WK, Pollock RE, Weichselbaum RR, Holland JF, Frei E. Cancer Medicine 7. Hamilton, Ontario：BC Decker; 2006, 1331-1358.

25　Wyse JM, Carone M, Paquin SC, Usatii M, Sahai AV. Randomized, double-blind, controlled trial of early endoscopic ultrasound-guided celiac plexus neurolysis to prevent pain progression in patients with newly diagnosed, painful, inoperable pancreatic cancer. J Clin Oncol. 2011 Sep 10;29(26)：3541-6. Epub 2011, Aug 15.

26　Yao JC, Rindi G, Evans DB. Pancreatic neuroendocrine tumors. In：DeVita VT, Hellman S, Rosenberg SA, eds. Cancer：Principles and Practice of Oncology. 9th ed. Philadelphia, Pa：Lippincott Williams & Wilkins; 2011, 1489-1502.

27　Yao JC, Shah MH, Ito T, et al. Everolimus for advanced pancreatic neuroendocrine tumors. N Engl J Med. 2011, Feb 10;364(6)：514-523.

第十七章 乳腺癌

一、乳腺癌简介

乳腺癌一种发生在乳腺细胞内的恶性肿瘤。乳腺癌女性比较多见，极少数男性也有患上乳腺癌的可能。本文主要介绍女性乳腺癌。

1. 正常的乳房组织

了解正常的乳房结构，能够帮助我们更好的理解乳腺癌这一疾病。

女性乳房主要由乳腺小叶（分泌乳汁的腺体）、输乳管（能够将乳汁从乳腺运输到乳头的细管，又称乳腺导管）及基质（分布在输乳管、乳腺小叶、血管和淋巴管周围的脂肪组织和结缔组织）构成。大部分乳腺癌发生在输乳管的细胞中（乳腺导管癌）。少部分发生在乳腺小叶的细胞中（小叶癌），也有小部分乳腺癌的发生是由其他组织引起的。

2. 乳房的淋巴系统

了解淋巴系统的回流对于理解乳腺癌的转移至关重要。

淋巴系统由淋巴结、淋巴管、淋巴干组成。淋巴结是小的豆状结构，与淋巴管相连接，内有大量免疫细胞，这些细胞在抗感染中发挥着重要的作用。淋巴管的外观和小血管一样，但管内容纳的是淋巴液而不是血液，淋巴管将淋巴液输送到淋巴干。淋巴中含有一些组织液、代谢废物及免疫系统细胞。乳腺癌细胞可以进入到淋巴管，并且在淋巴结中生长。

绝大部分乳房淋巴管连接着腋窝淋巴结，其他部分连接到内乳淋巴结，还有部分连接到锁骨上淋巴结和锁骨下淋巴结。

当癌细胞通过淋巴液转移到淋巴结时，意味着癌细胞也极有可能进入了血流，转移到了身体的其他部位。在越多的淋巴结中发现乳腺癌细胞，在其他器官中发现转移癌的可能性就越高。所以，发现癌细胞的淋巴结个数不同，治疗方案也会有不同。同时，不是所有在淋巴结中发现的癌细胞都会发生转移，也有些女性患者在淋巴结中并没有发现癌细胞，但之后也发生了转移。

3. 良性乳房肿块

大部分乳房肿块是良性的，但仍需要送检后在显微镜观察细胞来确定肿块的良恶性。

（1）纤维化和囊肿

研究认为，胸部的大部分肿块都是由于纤维化或囊肿的良性改变引起的，这一过程可发生在女性一生中的各个阶段，这种现象也称为乳腺纤维囊性改变，过去称为纤维性囊肿病。纤维化是一种纤维状组织，囊肿则是一种充满液体的囊状结构。医生一般根据临床表现如乳房的肿块、肿大及乳房疼痛来确诊纤维化和囊肿。女性经期前的一段时间，这些表现会加重。女性患者会自觉乳房有肿块，有时还会发现乳头有明显或轻微移位。

（2）纤维囊肿和乳腺乳头状瘤

纤维囊肿和乳腺乳头状瘤都是异常生长的良性乳腺肿瘤，但非恶性病变，不会转移到乳房外的其他器官，也不会对生命造成威胁。但是有这些异常生长的良性乳腺肿瘤患者，患乳腺癌的可能性高于常人。

4.乳腺癌的专业术语

以下为一些描述乳腺癌种类的专业术语。

（1）癌

癌用来形容发生在器官（如乳房）内层（上皮细胞）的癌变。绝大部分的乳腺癌都属于此类如导管癌和小叶癌。

（2）腺癌

腺癌是发生在能够产生分泌物的腺组织上的一种癌变。输乳管和乳腺小叶都是腺体组织（均能产生乳汁），所以发生在这两个部位的癌症称为腺癌。

（3）原位癌

癌症发展初期，癌变集中发生在上皮基底膜结构，并未突破基底膜称为原位癌。在乳腺癌中，原位癌的意思指癌细胞只聚集在输乳管，称为乳腺导管原位癌。此时的癌细胞还没有侵犯乳房中更深层次的组织，或是侵犯到身体其他器官。乳腺原位癌一般被认为是非浸润性乳腺癌，但若置之不理，早期乳腺癌有可能逐渐发展成浸润性乳腺癌。乳腺小叶原位癌是指癌细胞聚集生长在乳腺小叶。但这并不是实际意义上的癌症或是癌前病变。

（4）侵袭性浸润癌

浸润癌是癌细胞已突破了上皮的基底膜结构，并具有破坏性。大部分乳腺癌都是侵袭性浸润癌，如浸润性导管癌和浸润性小叶癌。

（5）肉瘤

肉瘤是指发生在结缔组织的癌如肌肉组织、脂肪组织或血管。不过，乳房中的肉瘤比较罕见。

5.乳腺癌的类型

乳腺癌有几种不同的类型，但是其中一些类型非常罕见。在某些特殊情况下，一个乳腺肿瘤可能是由一种或是几种不同的浸润癌或原位癌组成。

（1）乳腺导管原位癌

乳腺导管原位癌（DCIS，也被称为腺管内癌），是最常见的非浸润性乳腺癌。乳腺导管原位癌是指肿瘤局限在输乳管内，还没有通过输乳管侵犯到乳房周围的其他组织。

新发病例中，20% 是乳腺导管原位癌。几乎所有在早期就被诊断出的乳腺导管原位癌经过治疗都会痊愈。乳房 X 线检查通常是早期诊断乳腺导管原位癌的最好方法。

诊断癌症时，病理科医生会在组织切片中找出已经凋亡或是将要凋亡的癌细胞的位置，称为肿瘤坏死区域。若有坏死的情况存在，那么肿瘤会继续恶化。术语粉刺性癌描述的就是存在大部分坏死区域的乳腺导管原位癌。病理科医生会注意到癌细胞的出现，尤其会关注细胞中 DNA 的部分（即细胞核）。

（2）乳腺小叶原位癌

乳腺小叶原位癌不是真正的癌症或是癌前病变，具体介绍见"乳腺癌的高危因素"。

（3）乳腺导管浸润癌

这是最常见的一种乳腺癌，乳腺导管浸润癌（IDC）发生在乳腺的输乳管上，并会突破输乳管，侵犯到乳房的其他脂肪组织。在这时，癌细胞可能会通过淋巴结和血流转移到身体其他部位。每 10 例浸润性乳腺癌病例中大约有 8 例都是乳腺导管浸润癌。

（4）乳腺小叶浸润癌（ILC）

乳腺小叶浸润癌发生在分泌乳汁的腺体上（乳腺小叶）。乳腺小叶浸润癌的癌细胞能够转移到身体的其他部位。大约有 1/10 的浸润性乳腺癌会是乳腺小叶浸润癌。与乳腺导管浸润癌相比，它不容易被乳房 X 线检查发现。

（5）不常见的乳腺癌类型

炎性乳腺癌

炎性乳腺癌是一种不常见的浸润性乳腺癌，占所有乳腺癌发生率的 1%-3%。通常来说，炎性乳腺癌并不伴有单个的肿块或是肿瘤，而是伴有乳房表面红肿发热。它也会使乳房的表面呈橘皮样改变，有麻点。医生已经知道这并不是由炎症或感染引起的，而是因为癌细胞阻塞了皮肤中的淋巴管，使得乳房皮肤变得或硬或软或痒。

早期炎性乳腺癌经常被误认为是乳腺感染（乳腺炎），而选择用抗生素治疗。如果症状是由肿瘤引起的，那么抗生素治疗不会缓解症状。活检有助于发现癌细胞。由于炎性乳腺癌的发生没有伴随实际的肿块，因此很难通过 X 线检查发现，早期发现更难。炎性乳腺癌与其他典型的浸润性乳腺导管癌和乳腺小叶癌相比，更容易转移而且更难治愈。

三阴性乳腺癌

三阴性乳腺癌是专指乳腺癌（通常为浸润性导管癌）中，癌细胞缺少雌激素受体和孕激素受体，并且细胞的表面没有 HER2 蛋白质（人类表皮生长受体）增加。这类乳腺癌更容易发生在非裔美籍的年轻女性中。三阴性乳腺癌比其他类型的乳腺癌生长或转移得更快，因为肿瘤细胞缺少某些特定的受体，内分泌治疗等一些以 HER2 为作用靶点的药物对治疗三阴性乳腺癌不起作用。必要时化疗可能有治疗作用。

乳头 Paget（佩吉特）病

该癌症发生在乳腺的导管（输乳管），接着癌变扩散到乳头的皮肤，然后到达乳晕（围绕乳头的黑圈）。这类乳腺癌是非常罕见的，在所有的乳腺癌中大约占 1%。乳头和乳晕通常呈现硬壳、鳞状并有发红渗血，女性患者可能会伴有烧灼和瘙痒感。佩吉特病通常与乳腺导管原位癌或是浸润性乳腺导管癌一起发生，治疗方法通常为乳房切除术。如果在乳房组织没有感觉到肿块的存在，活组织切片检查显示为乳腺导管原位癌而不是浸润性癌，预后会非常好。若是浸润性癌，预后可能没有那么好，而且会将被癌症分为各个不同分期，治疗方法同其他浸润性癌。

叶状肿瘤

叶状肿瘤是一种非常罕见的乳腺肿瘤，发生在乳房的基质（结缔组织）中，不同于发生在乳腺导管和小叶的癌。这类肿瘤也包括分叶状肿瘤、叶状囊肉瘤。肿瘤通常是良性的，但在某些情况下，也有恶变的可能。沿着正常乳房组织的边缘来切除是治疗良性叶状肿瘤的可选方案。对于恶性的叶状肿瘤会切除肿瘤以及周围的正常组织，甚至是全乳切除。但是这类癌症可能不像其他常见的乳腺癌一样，其手术效果比较好，经过外科手术通常可以治愈。当恶性叶状肿瘤已经转移时，治疗方法同软组织恶性肉瘤。

血管肉瘤

血管肉瘤发生于血管内层或淋巴管内层，在乳腺癌中并不常见。当血管肉瘤发生时，可能是放疗的并发症。这是一类极罕见的乳腺放疗并发症，发生在放疗之后的 5~10 年。血管肉瘤也会出现在淋巴水肿的女性的手臂中，因为她们曾接受过淋巴结外科手术或乳腺癌放疗。血管肉瘤生长和转移的速度极快，治疗方法通常与其他的恶性肿瘤相似。

（6）特殊的浸润性乳腺癌

几种特殊的乳腺癌是浸润癌的亚型，根据他们在显微镜下所观察到的特征来命名，用细胞命名法。有些比非特殊的浸润性乳腺导管癌的预后更好。

- ◇ 腺样囊性癌（或腺样癌）
- ◇ 低级别腺鳞癌（这是一种乳腺化生性癌）
- ◇ 髓样癌
- ◇ 黏液癌或胶样癌
- ◇ 乳头状腺癌
- ◇ 乳腺小管癌

这些亚型与非特殊的浸润性乳腺导管癌相比，预后相同或较差

- ◇ 乳腺化生性癌（绝大部分为梭形细胞和鳞状上皮细胞）
- ◇ 混合型肿瘤（具有浸润性乳腺导管癌和浸润性乳腺小叶癌的双重特征）

一般来说，所有这些亚型癌症的治疗方法同浸润性导管癌。

二、主要统计数据

乳腺癌是美国女性当中仅次于皮肤癌的最常见的一种癌症。在美国，大约有12% 的女性会患浸润性乳腺癌。美国癌症协会对 2013 年美国乳腺癌发病率的预测如下：

- ◇ 大约有 232 340 个新增浸润性乳腺癌女性病例
- ◇ 大约有 64 640 个新增原位癌病例将被确诊
- ◇ 大约有 39610 位女性患者将会死于乳腺癌

根据近 20 年的累计数据统计结果预测。女性乳腺癌的发病率自 2000 年来开始降低，从 2002~2003 年患者数下降了 7%。这样大幅度下降的原因被认为是接近于绝经后的低激素水平，2002 年开始女性健康协会对此疗法进行了大力宣传。这一研究将高危的乳腺癌、心脏疾病与激素疗法（内分泌治疗）紧密结合起来，使乳腺癌发病率近年来逐渐下降。

女性中，乳腺癌是第二大癌症杀手，仅次于肺癌。单纯因为乳腺癌病死就占了女性病死原因的 3%。乳腺癌病死率自 1989 年开始下降，主要是 50 岁以下的女性年轻患者生存率提高。通过筛查早期发现乳腺癌和自身的重视，以及先进的

医疗技术使乳腺癌的病死率大幅度下降。

至今为止，全美范围内已有 290 万乳腺癌患者，包括那些正在接受治疗及痊愈的病例。

三、危险因素、产生原因和预防

任何一个能够改变人们患病概率的因素就是危险因素，癌症也是如此。不同的癌症有不同因素。皮肤长时间暴露在强烈的阳光下是患皮肤癌的一个重要原因。抽烟是造成肺癌、口腔癌、喉癌、膀胱癌、肾癌和其他癌症的高危因素。

但是这些因素不是造成疾病的根本原因。身处在一个或者多个高危因素中间并不意味着一定会患病，对于乳腺癌也是如此。有些女性没有这些因素的干扰，依旧患上乳腺癌。即使有些女性因为高危因素而最终患上乳腺癌，也很难明确地说出到底是哪些因素导致了乳腺癌的发生。

有好几种不同的因素会使得乳腺癌比较容易发生在一些人身上，如年龄、种族，这是不能改变的。而其他的一些因素如周围环境和个人习惯的因素，如抽烟、饮酒及饮食都会对乳腺癌的发生造成影响。不同因素的影响程度不同，也会因为年龄以及生活方式的改变而改变。

1.危险因素

（1）不可改变的乳腺癌高危因素

✧ 性别

简单来说身为女性，便是患上乳腺癌的一个高危因素。当然男性也有可能患上，但是女性患病的可能性整整高了 100 倍。这可能是因为男性体内只有较少的能够促使乳腺癌细胞生长的雌激素和黄体酮（孕激素）。

✧ 年龄

年龄越大，患上乳腺癌的风险也越高。大约 8 位中有 1 位浸润性乳腺癌患者是年龄低于 45 岁的女性，而 2/3 的患者是年龄超过 55 岁的女性。

✧ 基因

大约有 5%~10% 的乳腺癌的发生是由于遗传，从父母那里遗传了有缺陷的基因（突变基因）。

*BRCA*1 和 *BRCA*2

*BRCA*1 和 *BRCA*2 基因的突变是遗传性乳腺癌中最常见的。在普通细胞中，这些基因通过制造相应蛋白质阻止细胞异常生长，从而防止癌症的发生。如果从

父母当中遗传到了其中一个突变基因，那么患上乳腺癌的可能性会大大增加。家族中有 *BRCA* 基因突变现象的人患上乳腺癌的可能性高达 80%。这类基因突变导致的乳腺癌比较容易出现在年轻女性当中，而且相比其他没有这两个基因突变的乳腺癌患者，更容受到影响。遗传到这两个突变基因除了会导致乳腺癌外，还会导致其他的癌症，尤其是卵巢癌。

在美国，*BRCA* 基因变异在德系犹太人中比其他种族多见，但是也会出现在其他种族中。

其他的基因突变

其他的一些基因突变也会带来遗传性的乳腺癌。这些基因突变情况不常见且不如 *BRCA* 基因突变那样引起乳腺癌的高发病率。

ATM：*ATM* 基因通常负责帮助修复受损的 DNA。遗传到两个这样的异常基因会导致毛细血管扩张性失调。在一些家族中，若是遗传到一个这样的变异基因便会引起乳腺癌的高发病率。

TP53：*TP53* 基因负责指导 *P53* 蛋白质的合成。这种蛋白质能够抑制异常细胞生长。这种基因的变异会导致 Li-Fraumeni 综合征。患上这种综合征也会增加乳腺癌发生可能，增加其他癌症如白血病、脑瘤和恶性肉瘤（发生在骨头和结缔组织的癌症）的发生可能，但是这种综合征导致的乳腺癌并不常见。

CHEK2：Li-Fraumeni 综合征也会由遗传性的 *CHEK2* 基因变异引起。即使基因变异不会导致这种症候群，它还是会使乳腺癌的发病率成倍增加。

PTEN：*PTEN* 通常负责调节细胞的生长。这种基因变异会导致 Cowden 综合征（错构瘤综合征的一种），这种罕见的增生紊乱会增加良性乳房肿瘤甚至消化道、甲状腺、子宫和卵巢的恶性肿瘤的发生概率。这种基因缺陷也会导致另一种完全不同的与乳腺癌无关的病症——Bannayan-Riley-Ruvalcaba 综合征，也是错构瘤综合征的一种。

CDH1：*CDH1* 的遗传性变异会导致遗传性弥漫性胃癌，这种胃癌很罕见，却常发生在年轻人当中。若是女性有 *CDH1* 基因的遗传性变异，那么她也很有可能患上浸润性乳腺导管癌。

STK11：这种基因的缺陷会导致黑斑息肉综合征，这种疾病会使得患者的嘴唇和口腔内出现色素点，在泌尿道和消化道出现息肉，并且患上各种癌症如乳腺癌的概率大大增加。

基因检测

通过基因检测可以知道 *BRCA*1 和 *BRCA*2 基因有没有突变情况（若是其他与引起乳腺癌发病的有关基因突变）。在某些情况下, 基因检测能够帮助癌症的治疗,因此需要仔细权衡它的利弊。

❖ 乳腺癌的家族史

对于那些血缘亲属中有乳腺癌患者的女性朋友，她们患上乳腺癌的可能性也非常大。

若是一级亲属（包括母亲、姐妹或是女儿）患有乳腺癌，那么其自身患上乳腺癌的可能性高于常人2倍；若是有两位一级亲属同时患上乳腺癌，那么患病可能高达常人的3倍。虽然有乳腺癌家族史的情况对其家中成员患乳腺癌的概率并不明确，但即使是家中的男性如父亲、兄弟患上乳腺癌，身为家中的女性，她的乳腺癌发病率也会增加。但是总体来说，有乳腺癌家族史的女性患者占所有乳腺癌的女性患者的比例低于15%，有85%的乳腺癌患者没有此类家族患病史，但依然遭受乳腺癌的危害。

❖ 乳腺癌个人病史

女性的一个乳房发生癌症，那么对侧乳房或是同侧乳房的其他部位发生新癌症的概率比一般人高了3~4倍，这不同于第一次患上癌症，之后又复发。

❖ 种族和族裔

总的来说，白种人女性比非裔美国女性患上乳腺癌的概率要略高一些，但是非裔美国女性因乳腺癌所导致的病死率更高一些。在所有年龄低于45岁的女性中，乳腺癌多常见于非裔美国女性，亚洲人种、西班牙人种以及美洲原住民患上和死于乳腺癌的概率都偏低。

❖ 致密的乳房组织

乳房由脂肪组织、纤维组织和腺体组织组成。当乳房中有较多腺体组织、纤维组织和较少的脂肪时，被称为致密乳房组织（通过乳房X线片观察）。有这种高密度的乳房组织的女性比低密度乳房组织的女性乳腺癌的患病率更高，而且乳房X线照片的清晰度越低。影响乳房密度的原因有很多，例如年龄、绝经情况、药物的使用（如绝经后的内分泌治疗）、怀孕以及基因原因。

❖ 某些非恶性（良性）的乳房增生

对女性来说，非恶性（良性）的乳腺增生也有可能增加其患上乳腺癌的风险。医生根据它们所带来的风险大小，将良性乳腺增生分为三种。

非增生性病变：伴随着乳房组织的过度增长，看上去不会对导致乳腺癌有任何的影响，即使有也是非常小的一部分可引起乳腺癌。包括纤维化或是单纯的囊肿（过去被称为乳腺纤维囊性疾病或改变）、轻度增生、腺病（非硬化性）、乳腺管扩张症、乳腺叶状肿瘤（良性的）、乳头状瘤、脂肪坏死和乳腺管纤维化、鳞状上皮细胞顶浆分泌腺化生、上皮细胞钙化、乳腺炎（乳房感染）和其他的良性肿瘤（脂肪瘤、错构瘤、血管瘤、神经纤维瘤）。

无异型增生性病变：属于乳房中乳腺小叶和乳腺导管内细胞的过度生长，会对女性患乳腺癌的风险有轻微影响（风险高了 1.5~2 倍）。主要有：一般性的乳腺导管增生（无异型）、纤维性瘤、硬化性腺病、乳头瘤样增生、放射状瘢痕。

异型增生性病变伴：也属于乳房组织中乳腺小叶和乳腺导管内细胞的过度生长，并且细胞呈现异常状态，这对乳腺癌的发病率有很大影响，与普通情况相比概率提高了 3.5~5 倍。这类增生包括非典型性导管增生（ADH）和非典型性小叶增生（ALH）。

有典型性增生或是非典型性增生病家族史的女性，她们患上乳腺癌的风险也更高。

◇ **乳腺小叶原位癌**

乳腺小叶原位癌（LCIS）细胞形似癌细胞，发生于分泌乳汁的乳腺小叶上，但是这些细胞的生长不会突破到乳腺小叶外面。LCIS（也叫小叶瘤变）有时也会作为非浸润性乳腺癌被归类到导管原位癌中（DCIS）。但是它与导管原位癌的不同之处在于，乳腺小叶原位癌经过适当的治疗就不会逐渐演变成浸润性癌。有导管原位癌的女性患上浸润性乳腺癌的概率高了 7~11 倍之多。所以，患有乳腺原位癌的女性应及时就诊并定期做常规检查。

◇ **生理期**

初潮较早（12 周岁之前）的或是绝经较晚（55 周岁之后）的女性比一般女性有更多的生理周期，因此更有可能患上乳腺癌。风险增高的原因可能是这样的女性体内长时间存在雌激素和孕激素的时间较长。

◇ **前胸部辐射**

无论是孩童还是青年，曾因为癌症（如霍奇金病或是非霍奇金淋巴瘤）针对胸部有过放疗的女性，乳腺癌的风险显著增加。增加风险的大小随患者接受胸部辐射治疗的年龄不同而不同。若是接受化疗，会抑制卵巢分泌激素一段时间，降低乳腺癌的风险。在青年时期，乳房还在发育时候，接受胸部放射治疗会为以后患乳腺癌埋下最大隐患。若胸部放射治疗在患者 40 岁以后，那么对患乳腺癌的影响很小。

◇ **乙烯雌酚的使用**

大约从 19 世纪 40 年代开始到 60 年代，一些怀孕的妇女曾服用乙烯雌酚（DES）来降低流产的概率。这些妇女患乳腺癌的概率因为用药而略微增加，而用药女性所孕女孩，之后患乳腺癌的概率也大大增加。

（2）**生活习惯与乳腺癌的发生**

◇ 生育

没有生育过或者是在 30 后生产的女性较容易患上乳腺癌。怀孕次数多，或是在年轻时怀孕会减少患上乳腺癌的风险。这可能是因为孕期会减少女性一生中生理周期的次数。

◇ 避孕

研究表明，那些使用口服避孕药的女性患乳腺癌风险高。停止服用避孕药一段时间后，患乳腺癌的风险也会回到正常水平。女性停止口服避孕药超过 10 年以上，不会增加患乳腺癌的概率。服用口服避孕药的女性需要时刻注意自身身体健康并且提防乳腺癌的发生。

◇ 醋酸甲孕酮

醋酸甲孕酮是一种注射形式的黄体酮，也就是避孕针，每 3 个月注射一次。有少量研究表明，醋酸甲孕酮会对乳腺癌造成影响。近期正在使用这种避孕针的女性，她们患上乳腺癌的概率增加，若是停用超过 5 年，不会对乳腺癌的发生有任何影响。

◇ 绝经后的激素疗法

使用雌激素（通常与黄体酮一起）而进行的激素疗法，目的是缓解更年期症状和预防骨质疏松。早期研究表明，这种疗法对身体还有其他益处，但是在近期先进的研究下还未被证实。此疗法也被称为绝经后激素治疗（PHT），激素替代治疗（HRT），以及更年期激素治疗（MHT）。

有两种主要的激素疗法。卵巢功能正常的女性，医生一般建议雌激素和黄体酮联合使用的疗法（称为联合激素治疗或 HT）。黄体酮是必不可少的，因为单独使用雌激素会加大患卵巢癌的可能。对于那些进行过子宫切除术的女性，可以选择单独使用雌激素，这通常被称为雌激素替代疗法（ERT）或是雌激素疗法（ET）。

联合激素疗法：在绝经后使用联合激素疗法会增加患乳腺癌的可能，甚至会增加因乳腺癌而导致的病死率。绝经后使用长达 2 年的联合激素疗法会导致乳腺癌的高发病率和病死率。

联合疗法也会使已发生的癌症更加恶化，但是风险也仅限于正在或是近期使用的女性中，只要 5 年内停止使用此疗法，患上乳腺癌的风险也会回到正常人的水平。

"生物同质性激素"是指与雌激素和孕激素不同的，而与人体自然分泌的激素有相同化学结构的激素，它是治疗更年期症状的一种较好的激素。需要注意的是，只有少量的研究将生物同质性激素和天然激素与人工合成的激素相比较，还没有证据证明生物同质性激素疗法是一种更安全有效的方法。生物同质性激素疗法应与其他激素疗法一样具有一定的风险。

雌激素疗法：绝经后单独使用雌激素不会加大乳腺癌发生的风险。事实上，一些实验研究表明，之前进行过子宫切除术的女性，使用雌激素时，患上乳腺癌的可能性很小。

使用雌激素对女性而言最大的问题是中风以及其他的一些血栓、血凝块问题。在一些研究中，长时间使用（长达 10 年以上）的雌激素疗法会增加卵巢癌发病的可能。从这点来说，除非是为了暂时缓解更年期症状的情况下，绝经后激素疗法是有必要的（联合激素疗法或是雌激素疗法）。除了乳腺癌发生风险增加，联合激素疗法也使心脏病、血栓和中风的可能性加大了。虽然它会降低大肠癌和骨质疏松的风险，但还是需要权衡利弊，尤其在当还有其他有效方法来预防和治疗骨质疏松的时候。尽管雌激素疗法看上去不会增加乳腺癌的患病风险，但是它确实会导致血栓和中风的出现。是否在绝经后使用雌激素疗法，需要女性患者与医生仔细商讨并综合所有利弊再做决定，但主要还是取决于患者更年期症状的严重程度以及患上其他疾病如心脏病、乳腺癌和骨质疏松症的风险指数。当女性患者和她的医生决定使用激素疗法来缓解更年期症状时，需注意将剂量和使用时长尽量控制在最小范围。

✧ 母乳喂养

一些研究表明，母乳喂养能够降低乳腺癌发生的可能，尤其是那些持续母乳喂养长达 1.5~2 年的女性。对于母乳喂养能够降低乳腺癌风险的解释是，母乳喂养时期女性的生理周期次数将会减少（和初潮晚、绝经早的效果一样）。

✧ 饮酒

饮酒与乳腺癌高发相关联，发病率的高低与饮酒量的多少成正比。与不饮酒的人相比，女性即使每天只喝一点酒，其患病风险也会高一点。但是那些每天喝 2~5 杯酒的会比不喝酒女性患病的概率高了 1.5 倍。众所周知，过量饮酒也会导致其他癌症的高发病率。

✧ 超重或肥胖

绝经后超重或是肥胖会增加乳腺癌的发病率。女性在绝经之前，卵巢主要负责分泌雌激素，脂肪组织也会分泌一小部分。在绝经后（卵巢停止分泌雌激素），大部分女性的雌激素会由脂肪组织分泌。所以绝经后，脂肪含量越多，其雌激素含量也会高，意味着患上乳腺癌的风险也越高。

除此之外，超重的女性胰岛素水平也较高，使之与一些癌症的发生紧密联系，例如乳腺癌。不过体质与乳腺癌风险之间的关系相当复杂。对于成年之后体重增加的女性，她们的患病概率会增加，但是对于那些自少年时期就是超重情况的女性没有影响。而且比起臀部和大腿部位的脂肪，腰腹部的脂肪更容易带来健康危害。研究人员表示，这可能是因为身体各个部分的脂肪细胞有细微差异。

❖ **体育活动**

证据表明，体育活动能够减少患乳腺癌的风险，关键还是在于运动量的多少。研究表明，每周 1.25~2.5 小时健步走能够降低女性患病率的 80%，每周走 10 小时会降低更多风险。

（3）不确定、未证实的危险因素

❖ **饮食习惯和维生素摄入**

很多研究一直尝试着找出女性饮食与乳腺癌之间的联系，但是目前的研究结果还是非常具有争议性。有研究认为，饮食确实对乳腺癌的发生有重要影响，但是有些研究认为饮食与乳腺癌并没有联系。

研究对象主要是饮食中果蔬和肉类脂肪含量的多少，着重注意维生素的摄取量，但是还未发现与乳腺癌相关的联系。一些研究确实发现女性当中某些营养的过多摄取会增加乳腺癌的发生风险。目前为止，也还没有研究表明摄入维生素能够降低乳腺癌的发生。但这不等于说健康的饮食习惯毫无意义。一份低脂、少红肉和加工肉、多果蔬的饮食是能够对身体带来好处的。

很多研究已经证实，在那些有低脂饮食习惯的国家中，乳腺癌并不常见。但是有研究表明，美国女性饮食中脂肪摄入量与乳腺癌的发生并没有联系。研究人员还是不知道该如何解释这种矛盾情况，它有可能是因为一些饮食对体重的影响（下面有讲到）。在不同国家中比较饮食与乳腺癌发生关系是非常复杂的，还需要考虑到其他的一些因素（如活动量，其他营养的摄入和基因因素）都会影响到乳腺癌的发生。

还需要更多关于脂肪摄入量与乳腺癌之间联系的研究。但是热量是明确会对乳腺癌造成影响的，而脂肪是热量的一个重要来源。高脂饮食会导致超重或是肥胖，这些都是导致乳腺癌的元凶。高脂饮食也会造成其他类型的癌症，过多摄入某些脂肪会带来心脏病的危害。

❖ **防汗剂**

互联网中有传言表明，腋下的化学物质会通过皮肤被吸收，干扰淋巴循环，导致毒素堆积在乳房，并最终导致乳腺癌，但很少有科学证据支持这样的谣言。

一个小型研究在乳腺癌肿瘤的小样本中发现了少量的类似雌激素的苯甲酸脂（在止汗剂和其他产品中作为防腐剂的成分）。但这项研究没有证明苯甲酸脂是否能引起肿瘤。这只是一个初步的发现，还需要更多的研究来具体证明苯甲酸脂类是否有可能诱发乳腺癌或对乳腺癌发生有任何影响。

另一方面，一项大型研究发现，使用腋下止汗剂或剃掉腋毛的妇女中，乳腺癌的发生风险没有增加。

✧ 胸罩

互联网上有人谣言胸罩会通过阻碍淋巴液循环引起乳腺癌。但是没有正式的科学或临床基础研究证实这一说法。不穿胸罩的女性一般更瘦并且形成致密乳房组织的概率也小，这可能会导致研究结果的错误。

✧ 人工流产

无论是人工流产还是自然流产都会增加乳腺癌患病的概率。

✧ 隆胸

有研究发现，隆胸手术不会增加患乳腺癌的风险，尽管硅胶乳房植入物会形成有瘢痕的乳房。植入物让乳房组织很难在常规的 X 线中检查发现，但使用植入位移视图可以完整地检查乳房组织。乳房植入体可能与一种罕见类型的未分化大细胞淋巴瘤有关。这种淋巴瘤很少在乳房组织植入物的周围发现。

✧ 环境中的化学物质

研究发现，实验室动物身上的雌激素对环境中的化学物质特别敏感。理论上可能会影响乳腺癌的发病率。某些在塑料、化妆品和个人护理产品、农药（如DDE）和多氯联苯上的物质有类似这样的特性。这个问题已经引起公众的关注，但研究并未显示乳腺癌患病与接触这些物质有一定联系。

✧ 吸烟

很长一段时间，研究并没有发现吸烟与乳腺癌之间的联系。然而近年来有研究发现，长期大量吸烟与乳腺癌密切相关。

一些研究发现，如果女性从年轻的时候开始吸烟，那么一些身体特定的组织就会增加发病率。2009 年国际癌症研究机构认为，有些证据表明，吸烟会诱发乳腺癌。研究的焦点在于二手烟是否也会增加乳腺癌的发病率。两个主流结论都承认二手烟含有化学物质，并且在高浓度下会导致乳腺癌发生。到达乳腺组织的烟草中的化学成分能在母乳中发现。关于二手烟和乳腺癌发病率的联系是有争议的，至少对于吸烟和乳腺癌之间的关系还是不明确的。另一个可能的解释是，抽烟与乳腺癌的发生对抽烟者和吸二手烟的人有不同影响。一份 2005 年加州环境保护机构的报告表明，二手烟与乳腺癌之间有间接联系，尤其是那些年轻的绝经前的女性。2006 年美国手术大全的"暴露在二手烟下导致的健康问题"总结说目前证明两者关系的证据还不充足，不过两者还是有可能存在着这样的联系。不过在任何情况下，这种与乳腺癌患病的可能性，也给了人们一个理由来避免吸二手烟。

✧ 夜间工作

研究表明，工作到深夜的女性，如上夜班的护士，可能会有更高的患乳腺癌风险。最近很多研究认为这种影响可能与 N- 乙酰 -5- 甲氧基色胺这种激素有关，它是人体暴露在太阳光下面的一种产物。

2. 产生原因

许多危险因素可以增加患乳腺癌的机会，但目前还不知道这些危险因素是如何导致了细胞癌变。激素似乎在许多情况下可以诱发乳腺癌，但是发生的机制尚不完全清楚。

科学家们已经发现，个体 DNA（脱氧核糖核酸）的某些变化可能会导致正常细胞癌变。DNA 携带遗传指令，作为建构细胞内其他成分的化合物，看起来很像我们的父母把自己 DNA 的一部分复制传递到我们。然而，DNA 影响我们的远远不止是外形，它还可能影响我们患上某些疾病的风险，包括某些癌症。

带有遗传信息的 DNA 片段称为基因。基因携带有遗传信息，是能够编码一条氨基酸肽链蛋白质以及决定细胞所有功能的分子。还有一些基因虽然是 DNA 分子上的一个特定区段，但它并不作为蛋白质合成的模板，而是对其他基因的表达起调节或识别的作用，是控制细胞生长和分裂的指令。促进细胞分裂的基因叫致癌基因，减慢细胞分裂或在合适的时间促使细胞病死的，叫抑癌基因。由于 DNA 发生突变，使致癌基因激活，或者使抑癌基因失活，就会引发癌症。

人们遗传的基因有两个，一个来自父亲，另一个来自母亲。我们可以从父母一方或双方继承损坏的 DNA。不过，大多数癌症不造成遗传基因的改变。在某些情况下，基因会在一个人的生命过程中发生突变，他们可能会因为外部环境的改变如辐射而使细胞中的 DNA 受损，也可能只有内部因素而没有外部原因造成细胞发生随机突变。

（1）遗传基因突变

在一些家庭中，某些遗传性的基因突变可以增加患癌的风险，并引发癌症。例如，*BRCA* 基因（*BRCA*1 和 *BRCA*2）是抑癌基因。这些基因的突变来自父母。当它们发生突变后，不再抑制异常生长，这时更容易患上癌症。基因检测可以识别某些遗传突变的 *BRCA*1 或 *BRCA*2 抑癌基因，或其他基因如 *PTEN* 或 *TP*53。进行这些检测可使女性采取措施以减少患癌的风险，并仔细监视自己乳房的改变，在早期可治疗阶段发现癌症。

（2）后天基因突变

在一个女人的一生中，与乳腺癌相关的大多数基因突变发生在单一的乳腺细胞中，而不是从父母那里遗传的。这些后天出现的癌基因和（或）抑癌基因的突变可能来自其他因素，像辐射或致癌的化学物品。

不过，到目前为止，这种能够导致癌症的基因突变的后天诱发因素还不清楚。大多数乳癌会有后天的基因突变。检测到这种后天的基因突变，可以帮助医生更准确地预测了哪些女性会患上乳腺癌。如果乳腺癌细胞中检测到较多的 *HER2* 原癌基因，那么这种类型的乳腺癌病情往往更严重。但可以开发靶向药物治疗这类乳腺癌。

3. 乳腺癌是否可以预防？

目前还没有明确的可以预防乳腺癌发生的方法，但所有女性可以通过一些办法来减少乳腺癌的发生风险并增加在早期发现癌症的机会。

（1）降低患癌风险

患者可以选择可改变的危险因素来降低患癌风险。体重、日常活动和饮食习惯都会与乳腺癌的发生有关，所以我们可以在这些方面做些努力。

女性在更年期中体重增加意味着更高的患癌风险。饮酒过量也会导致乳腺癌的发生，甚至是少量的酒精摄入也会增加致癌率。某些研究表明，在饮食方面多食用蔬菜、水果、家禽肉、鱼肉可以降低患癌风险。许多研究并未表明降低脂肪的摄入量会减少患乳腺癌的概率。同时关于饮食和日常活动的最好建议是：

1）形成有规律且有意识的锻炼习惯

2）通过控制热量的摄取和规律的锻炼来减重

3）避免和控制饮酒，一些对此比较担心的女性可选择不含酒精成分的食物

（2）尽早发现乳腺癌

尽早发现癌症并不会防止癌症的发生，但它可以大大提高癌症的治愈率。

（3）对于那些极可能患癌的女性

有些女性比普通女性更有可能患上癌症：有乳腺癌家族史、*BRCA* 基因变异、有 DCIS、LCIS 的病史、活检发现有癌症征兆的异常情况。可以采取措施来减少乳腺癌发生的机会。可以和医生讨论并了解患癌风险，并了解降低风险的方法。

BRCA 基因突变的遗传检测

许多女性亲属患有乳腺癌，但大多数并不是 *BRCA* 基因突变的结果。基因检测基因突变价格昂贵，其结果往往也不一定能够准确判断，因此做此检测要考虑好后果。只有当充分怀疑可能存在基因突变时才建议进行基因突变的检测。

美国预防服务工作委员会（USPSTF）建议，只有有严重家族史的女性才会推荐进行 *BRCA* 基因突变检测，这样的人群大概占美国所有的成年女性的2%。

USPSTF 建议，非德系（东欧）犹太裔的女性如果有以下任何情况都应该进行遗传基因突变的检测：

◇ 2 位一级亲属（母亲、姐妹、女儿）患有乳腺癌，其中一人被确诊并且年龄小于 50

◇ 3 位以上的一或二级亲属（包括祖母、阿姨）诊断患有乳腺癌

◇ 一级和二级的亲属中有人被诊断为乳腺癌和卵巢癌

◇ 一级亲属中有诊断出在双侧乳房上都患有癌症的患者

◇ 2 个位多位一级或二级亲属被诊断出患有卵巢癌

◇ 一名男性亲属患有乳腺癌

德系（东欧）的犹太裔女性如果有以下情况，应进行遗传检测：

◇ 一级亲属中有人患乳腺癌或卵巢癌

◇ 在同一家族的二级亲属中有人患乳腺癌或卵巢癌

符合其他有关癌症基因遗传的情况，医生可能会按照不同的指南要求进行基因检测。如美国国家综合癌症网络（NCCN）指南建议 60 岁以下患有三阴性乳腺癌的女性进行基因检测。

如果患者考虑基因检测，强烈建议与遗传咨询师、护士或医生沟通，因为他们有资格解释和说明这些检测的结果。在检测前知道基因检测能否告诉患者什么，这对仔细权衡检测的利弊很重要。

在美国，大部分癌症中心都会有遗传咨询师来评估患者是否有携带变异的 *BRCA* 基因的风险，并解释检测的风险和利弊。

（4）乳腺癌的药物预防

利用预防药物减少患癌的风险。目前有几种药物已在研究中以降低患乳腺癌的风险。

◇ **Tamoxifen（他莫昔芬）：**

他莫昔芬能阻断雌激素对乳腺组织的影响。作为减少局部乳腺癌复发风险的药物已使用多年，而且作为晚期乳腺癌雌激素受体（ER）阳性肿瘤的治疗方案也有多年。

他莫昔芬可以降低患癌高风险女性的得病风险。它可以降低 ER 阳性肿瘤的发生风险，但对 ER 阴性的女性无效。大多数乳腺癌发生在绝经期后 ER 阳性的女性中。

乳腺癌预防试验（BCPT）结果表明，患乳腺癌高风险的女性服用他莫昔芬后就不太可能患乳腺癌。这项研究中的女性，分别服用 5 年的他莫昔芬和安慰剂。经过 7 年的随访，与服用安慰剂的女性相比，服用他莫昔芬的女性患乳腺癌的概

率减少了 42%，但两者死于乳腺癌的风险无显著差异。他莫昔芬由 FDA 批准可用于降低患乳腺癌高风险女性的患癌风险。它也可以用在没有绝经的女性中。

他莫昔芬的不良反应是增加绝经期女性患子宫内膜癌的风险和严重的血栓，所以女性应该考虑他莫昔芬的好处和风险，根据自身情况决定是否使用。

他莫昔芬似乎还可以降低 *BRCA*2 基因突变的女性患乳腺癌的风险，但对 *BRCA*1 基因突变者不起作用。

❖ Raloxifene（雷洛昔芬）

Raloxifene（Evista®）也能阻止雌激素对乳腺组织的影响。在绝经女性中比较他莫昔芬和雷洛昔芬这两种药物的有效性，称为 STAR 试验。研究发现，他莫昔芬和雷洛昔芬在降低浸润性乳腺癌和非浸润性癌（DCIS）的发病风险方面的效果几乎是一样的。他莫昔芬有形成血栓的风险，雷洛昔芬有增加子宫癌和形成腿部或肺部血栓的风险。与他莫昔芬一样，雷洛昔芬只会降低 ER 阳性乳腺癌的风险，对 ER 阴性肿瘤没有作用。

雷洛昔芬是美国 FDA 批准用于帮助绝经后妇女减少乳腺癌发生的药物，也用于绝经后有骨质疏松症的女性，有乳腺癌发病高风险的女性，以减少患乳腺癌的风险。

（5）芳香酶抑制剂

有些药物如 anastrozole（阿那曲唑），letrozole（来曲唑）和 exemestane（依西美坦）是芳香化酶抑制剂，正在研究其作为绝经后乳腺癌患者的化学预防剂。这些药物已经被用于预防乳腺癌复发。它的作用原理是阻止绝经前的女性产生少量的雌激素。最近的一项研究显示，依西美坦能降低绝经后的女性患浸润性乳腺癌的可能性，降低约 65% 之多。像他莫昔芬和雷洛昔芬一样，依西美坦只降低 ER 阳性乳腺癌的风险，不用于 ER 阴性的女性。

依西美坦和其他芳香酶抑制剂都有不良反应，如引起关节疼痛和僵硬。这些药物还可以导致骨质流失，患骨质疏松症的风险较高。目前这些药物没有获得 FDA 批准用于降低患乳腺癌的风险。

（6）其他药物

有研究正在寻找其他药物。有研究发现，女性服用阿司匹林或非甾体类抗炎药（NSAIDs）如布洛芬似乎患乳腺癌的风险较低。研究还在检验双膦酸盐类药物是否有降低患乳腺癌的风险。双磷酸盐类药物主要用于治疗骨质疏松症，但它们也可用于治疗乳腺癌已经转移到骨骼的情况。还有其他药物和膳食补充剂没有被批准可以用于降低患乳腺癌的发病风险，但都正在研究中，观察它们是否能降低患乳腺癌的风险。

4. 患乳腺癌高风险女性的预防手术

对于少数具有非常高患乳腺癌风险的女性，手术切除乳房或卵巢可能是医生的一种建议或患者的一种选择。

预防性乳房切除术：在乳腺癌诊断之前切除两侧乳房，可以大大降低患乳腺癌的风险，高达97%。有些女性诊断出一侧乳房患有癌症，会选择将对侧健康的乳房切除，以防止第二次乳腺癌的发生。乳房切除并不能完全防止乳腺癌，因为即使是非常小心的外科医生也会留下至少几个乳腺细胞。这些细胞可以变成癌细胞。会考虑这种类型手术的原因可能包括：

◇ 通过基因检测发现 *BRCA* 基因突变

◇ 家族史（几个近亲都有乳腺癌）

◇ 活检发现小叶原位癌（LCIS）

◇ 在一侧乳房有过乳腺癌（尤其有严重家族病史的人），

虽然这种类型的手术已被证明对具备一定条件的女性有所帮助，但没有办法提前知道手术是否对每个女性都有益。

一些有 BRCA 基因突变的女性可能在年轻的时候就有非常高的患癌风险，也有很高的乳腺癌复发概率。癌症发生前进行预防性乳房切除术能帮他们延长生命。虽然大多数有 *BRCA* 基因突变的女性会患上乳腺癌，但仍然有些没有患乳腺癌。这些妇女就不会从手术中获益，但她们仍然需要面对手术后的问题。

在患者决定手术之前需要再三考虑。美国癌症协会指出："只有非常显著的临床和（或）病理特征才值得做这种类型的预防工作"。不论如何，经过慎重考虑后，某些女性可能做了正确的选择。

预防性卵巢切除术：有 *BRCA* 基因突变的妇女，在绝经前进行卵巢手术切除，患乳腺癌的风险可能会降低50%或更多。这是可能的，因为手术切除卵巢会阻断体内雌激素的主要来源。

更重要的是，有 *BRCA* 基因突变的女性有很高的患卵巢癌的风险。大多数医生建议一旦患者们完成生儿育女，进行手术切除卵巢，会降低有 *BRCA* 基因突变妇女的患癌风险。

四、早期筛查

筛查是在没有任何症状的人中发现患有疾病像癌症的患者。筛查的目的是为了在癌症开始有症状之前就发现它。有时乳腺癌被发现是因为患者已经能够感觉到肿瘤在长大，并且很可能已经转移到乳房以外的地方了。相比之下，在筛查中发现的乳腺癌还很小，并且局限在乳房内。乳腺癌的大小和它转移的范围是判断患者预后情况的重要因素。

大部分医生认为早期的乳腺癌检查，每年能挽救成千上万的生命，而且如果更多的妇女和体检机构能够充分利用这些筛查检测，可挽救更多的生命。按照美国癌症协会的指导方针，乳腺癌的早期筛查能提高早期诊断乳腺癌的概率。

1. 美国癌症协会建议早期乳腺癌检查

（1）针对 40 岁以上女性

40 岁以上的妇女应该每年进行一次乳房 X 线照片筛查，并且只要他们是健康的，就应该坚持下去。

◇ 目前的证据支持乳房 X 线照片检查有效。特别是最近的研究已经证实乳房 X 线照片检查对于 40 岁以上的女性有好处。定期进行乳房 X 线检查的女性对自己身体健康状况更加自信，并能够保证早期发现癌症。但是，乳房 X 线照片检查也有局限性。一次乳房 X 线照片检查会遗漏一些癌症，或者后来活检证实不是癌症的肿块。

◇ 妇女应该知道常规筛查的好处、局限性和潜在的风险。乳房 X 线照片检查会遗漏一些癌症，尽管存在一定的局限性，但是从减少乳腺癌的痛苦和病死率角度来说，这仍然是一个十分有效和有价值的方法。

◇ 对于中老年女性的乳房 X 线照片检查，应该考虑到个人情况、健康状况和其他严重疾病如充血性心脏衰竭、终末期肾脏疾病、慢性阻塞性肺疾病、中度至重度老年痴呆症等。单纯的年龄问题不应该是终止定期乳房 X 线照片检查的原因。只要女性是健康的，就应该为治疗做准备，应坚持进行乳房 X 线照片检查。

（2）针对 20/30 岁以上女性

20/30 岁的女性至少每 3 年应该进行一次临床乳腺检查（CBE），作为定期体检的一部分。40 岁之后的女性应该每年进行一次专业的乳房检查。

◇ CBE 是对乳房 X 线照片检查的补充，也是一次给女性和医生、护士讨论乳房变化，包括早期的检查，女性可能更容易得乳腺癌原因的机会。

◇ 在乳房 X 线照片检查前不久进行 CBE 会有许多的益处。检查应该以了解自己的乳房为目的。女性也应该更关注 CBE 和乳房自我检查（BSE）的益处和局限性。女性在二十多岁的时候得乳腺癌的风险是很小的，随着年龄的增长，女性应该向专业保健人员反映关于乳房的所有新症状。

（3）针对 20 岁以上女性

乳房自我检查（BSE）是从女性 20 岁就开始。女性应该知道 BSE 的益处和局限性。女性应该将她们乳房的所有变化及时报告给他们的保健专业人员。

◇ 研究显示，BSE 在发现乳腺癌方面的作用很小，自行发现乳房肿块或了解自己乳房正常情况，作用较大。一些女性对于做定期 BSE 检查感到非常舒服（通常是每月月经后），系统地一步一步地进行检查、观察和感觉她们的乳房。另外一些女性不用系统化的方法，只是更舒适的简单的观察感觉她们的乳房，例如，洗澡的时候，穿衣服的时候，偶尔做一个彻底的检查。有时女性太关心如何正确检查，以至于变得只强调"检查"，而忽略检查过程。定期进行乳房自我检查是一个让女性知道她们正常胸部外观和感受的方法，并且留意到乳房改变的方法。BSE 的目的是为了能立刻报告给医生或者护士乳房发生的任何变化。

◇ 选择做 BSE 的女性应该在体检人员给她们身体检查的时候，询问关于自行检查的方法。女性是否选择做 EBS 或者是否规律检查并没什么太大关系。但是，通过规律的检查，能了解自己胸部正常的外观和感觉，而且如果发生变化，可以更容易地检测出体征或症状。例如是否存在乳房增大肿胀和肿块，皮肤发炎或凹陷，乳头疼痛或回缩，乳头或乳房皮肤发红或有鳞，或分泌乳汁以外的液体等情况。女性一旦注意到乳房的任何变化，就应该尽快去看医生，确定是否发生异常。但是需记住大部分时候乳房的改变并不是癌症引起的。

（4）针对患乳腺癌的高风险女性

患乳腺癌的高风险女性（大于常人 20%）应该每年都进行 MRI 和乳房 X 线照片检查。女性中度风险（为 15%~20%）应该跟医生讨论，是否将 MRI 图像筛查加入到每年乳房 X 线照片检查中。乳腺癌终生风险小于 15% 的女性不建议每年进行 MRI 图像筛查。

那些有高风险患癌的女性的特点有：

◇ 有一个已知的 *BRCA*1 或 *BRCA*2 基因突变

◇ 有一级亲属（父母、兄弟、姐妹或孩子）携带 *BRCA*1 或 *BRCA*2 的突变基因，但没有对自己进行遗传测试

◇ 根据风险评估工具，主要是家族史，有 20%~25% 或更高的患乳腺癌终生风险

◇ 在 10~30 岁，接受过胸部放射治疗

◇ 有 Li-Fraumeni 综合征、Cowden 综合征和 Bannayan –Riley-Ruvalcaba 综合征，或有一级亲属有其中症状

女性中度以上的风险，包括这些症状。

◇ 根据风险评估工具，主要是根据家族史，有 15%~20% 的乳腺癌的终生风险

❖ 有患过乳腺癌，乳腺导管原位癌（DCIS）、小叶原位癌（LCIS）、非典型导管增生（ADH），或非典型小叶增生（ALH）

❖ 乳房X线照片检查发现有非常密集的或不均匀内部组织的致密乳房。

如果使用MRI筛查，应该加入筛查，而不是代替乳房X线照片进行筛查。这是因为MRI的检查更敏感，比乳房X线照片检查更可能检测出癌症，但它仍然可能像乳腺X线照片检查那样遗漏癌症。

对于许多患癌高风险的女性来说，MRI和乳腺X线照片筛选检查应该在30岁的时候就开始，并且只要女性是健康的就该持续下去。但由于证据有限，目前并不清楚最好的开始筛查的年龄是多少，具体要考虑患者的个人情况和选择偏向。

几个风险评估工具如Gail模型、Claus模型和Tyrer-Cuzick模型都可以帮助卫生专业人士评估女性患乳腺癌风险。这些工具能近似而不是精确评估不同的危险因素和数据。

同一个女性，不同的评估工具可能得出不同的风险评估结果。如gail模型是某个人的危险因素为基础进行评估，如年龄、初潮年龄（第一次月经）和之前的乳腺活检、自己和一级亲属是否有乳腺癌病史等资料。Claus模型是以一级和二级亲属家族史的乳腺癌的风险为基础的。这两种模型在相同的数据下的结果并不相同。任何评估工具得出的结果都应该经由女性跟医生讨论，决定是否行MRI筛查。必要时，可以在做MRI筛查的同时做一个MRI引导的乳房活检。否则她将会另外再做一次MRI活检。

现在没有证据表明，对平均风险的女性来说，MRI检查是一种有效的筛查方法。MRI比乳房X线检查更灵敏，但是也有较高的假阳性概率，发现的疑似物后来可能证实不是癌症。可能引起女性进行其他检查和不必要的活检，也会增加很多莫名的担心和焦虑。

美国癌症协会认为，使用乳腺X线检查和MRI（针对高风险妇女）、临床乳腺检查，就能早期发现和报告乳腺病变，是减少女性患乳腺癌病死风险最好的机会。这种结合方法明显优于任何一种单独检查。

毫无疑问，只有乳房的体检而无乳腺X线检查会错过许多检测出乳腺癌的机会。因为对于女性和医生，肿块太小以至于难以感觉到，但是它在乳房X线检查中却可以被看到。虽然乳腺X线检查是一个很灵敏的筛选方式，但小部分乳腺癌不会出现在乳腺X线照片上，但是会被女性跟她的医生用手感受到。对于有患乳腺癌的高风险女性，像那些有*BRCA*基因突变或者有家族遗传史的女性，检查乳房时推荐同时使用MRI检查和乳腺X线照片检查。

2. 乳房 X 线照片检查（Mammograms）

乳房 X 线检查是对乳房进行 X 线照射形成一个图片。诊断性乳房 X 线检查用来诊断、筛查有症状的乳腺癌或异常的女性乳房疾病。筛查性乳房 X 线检查用来寻找还没有症状的乳房疾病，也就是那些看上去没有乳房问题的女性。筛查性乳房 X 线照射针对每侧乳房，通常需要两种视图（X 线从不同的角度照射），而诊断性乳房 X 线可能会从更多的方向照射乳房。对于某些患者如隆胸的女性，需要拍摄更多的照片，看到尽可能多的乳腺组织图片。哺乳期的女性也可以进行乳房 X 线照射检查，但是结果可能会不太精确，因为哺乳期乳腺组织趋于致密。

胸片 X 射检查已经使用超过 70 年了，但是现代乳房 X 线检查只是从 1969 年才开始。这是第一次使 X 线给乳房组织拍片成为可能。现代乳腺 X 线使用非常低的照射剂量，通常每帧约 0.1~0.2 rads[rads（拉德）是辐射的计量单位]。

严格的指导方针确保乳房 X 线检查设备安全并尽可能使用最低剂量的辐射。许多人担心暴露在 X 线下，但用于现代的 X 线辐射水平提高不会显著增加患乳腺癌的风险。

从剂量的角度看，如果患有乳腺癌的女性进行放射性治疗，她将受到约 5000 拉德的照射剂量。如果她在 40 岁开始每年进行乳腺 X 线照片检查并且持续到她 90 岁，她也只会接收到 20~40 拉德辐射。

进行乳房 X 线检查，乳房会受到两面的挤压使得乳房呈现平坦而扩散的状态。这可能会带来一时的不适，但为了能够得到一个清晰的乳腺 X 线照片检查结果是必要的。挤压只持续几秒。筛查性乳房 X 线检查的整个过程的时间大概是 20 分钟。形成一个黑白的图像，显示在大的胶片或者计算机上，放射科医师对图片进行分析，写出报告。

数字乳腺 X 线照片检查：数字乳腺 X 线照片检查（也被称为全数字化乳腺摄影，FFDM）就是用 X 线生成乳腺图像的，跟常规乳腺 X 线检查一样，所不同的是图像记录方式。常规乳腺 X 线照片图像被记录在大的摄影胶片上。数字乳腺 X 线照片检查的图像记录和存储在计算机里。检查结束后，医生可以在电脑屏幕上看到它们，并且可以调整图片的大小、亮度或对比度来更清楚地观察某些区域。数字图像也可以传到别的地方，供其他乳腺专家远程会诊。

许多医疗中心不提供数字乳腺 X 线照片检查，但它的使用已经越来越广泛。因为数字乳腺 X 线照片检查的成本比常规乳腺 X 线照片检查要高得多，现在正在研究从长期角度看，哪种形式的乳房 X 线检查对妇女更有益。

一些研究发现，女性会在医院做 FFDM，因为数字乳腺 X 线照片可提供原始乳腺 X 线照片检查中不包含的区域。一个大型研究发现，FFDM 在发现 50 岁以下和有乳腺致密组织的女性是否得癌症方面更精确，尽管在 FFDM 与胶片乳腺 X 线照片检查之间不确定结果的概率相似。至关重要的是，一次常规的乳房 X 线检查对于女性健康也有效，如果数字乳房 X 线检查不方便的话，女性应该坚持规律的常规乳房 X 线检查。

（1）乳房 X 线照片结果

医生在看患者的乳房 X 线照片会寻找几种变化类型：钙化是在乳房组织中的少量矿物质沉淀，它在照片上看起来像白色的小斑点。他们可能会引起癌症。

有两种类型的钙化物质：

✧ 大钙化现象是粗大的钙沉积，是乳房最常见的变化。由于乳房动脉老化、旧伤或发炎引起的。这些钙沉积物不是癌变条件，也不需要进行活检。大约一半 50 岁以上的女性存在着大钙化现象，而 50 岁以下的女性只有 1/10。

✧ 小钙化现象是指乳房上的小钙化点，可能单独也可能成群出现。在乳房 X 线照片看到小钙点更让人担心，但并不意味着一定是癌症征兆。微钙化物质的形状和形态帮助放射科医生判断是否是癌症预兆的可能性。如果看起来疑似癌症，需要进行活检。

一个肿块，无论有没有钙化点，都需要行乳房 X 线检查。肿块的形式多样，可以是囊肿（不是癌变）和良性的实质固态瘤（如纤维肿瘤），也可能是癌症。

囊肿可以是单纯的充满液体的小囊称为单纯性囊肿，也可以是部分固体称为复杂囊肿。单纯性囊肿是良性的，不需要进行切片检查。任何其他类型的肿块如复杂的囊肿或实体瘤需要切片检查以确定是否是癌症。

✧ 囊肿和肿瘤在体检时感觉很相似。他们在乳房 X 线照片上看起来也很像。为了确认肿块是否是囊肿，常需要做乳房超声检查。也可以选择细针穿刺来抽空囊肿中的液体。

✧ 肿块如果不是一个单纯的囊肿，至少部分是固态的，那么患者可能需要更多的影像检查。定期乳房 X 线检查可以时刻检查这些肿块，部分患者需要进行活检。肿块的大小、形状、边缘会帮助放射科医生判定是否是癌症征兆。

对放射科医生来说，患者以前的乳房 X 线片也非常重要。这些片子可以表明肿块或钙化很多年内有没有改变。如果没有改变，意味着它可能是一个良性肿瘤，没有必要进行活检。

你的乳房 X 线检查报告也可能包含一个乳房密度或状态评估，如致密乳房。乳房密度取决于乳房的脂肪组织、纤维组织和腺体组织的含量。

致密乳房不是异常情况。尽管致密乳房组织很难在乳房 X 线照片上找到肿瘤，但医生一般不建议进行其他检查。如果有任何情况，会给有致密乳房组织的妇女加做乳房 X 线检查。

（2）乳房 X 线检查的局限性

单纯依靠乳房 X 线照片不能证明异常部位就是癌变。为了确认癌症存在，必须取少量的组织在显微镜下进行观察，即活检。

患者也应该知道通过乳房 X 线检查可以发现那些不被感知的乳腺癌。如果患者自觉有乳房肿块，应该同意医生确认并进行活检，即使乳房 X 线检查及活检结果是正常的。

对于女性来说，特别是那些有乳房植入物的女性，可能需要拍摄更多的照片。隆胸手术使乳房组织很难通过标准的乳房 X 线检查，但需要对植入物进行更多的 X 射线拍摄，植入物的位移和压缩图片可以用来对乳房组织进行一个完整的检查。

乳房 X 线检查并不能完全发现乳腺癌。他们对有致密乳房的女性的作用不大，因为致密的乳房就可以隐藏肿瘤。致密乳房更常见于年轻女性、孕妇和哺乳妇女，但任何一个女人都有可能有致密乳房。这就是个问题，特别是那些身处在患乳腺癌高危环境中的年轻女性（基因突变、乳腺癌家族史或其他因素），因为他们在年轻时就有更高的患乳腺癌的风险。这就是美国癌症协会建议使用除了乳房 X 线检查以外用 MRI 扫描来筛查癌症的原因之一。美国癌症协会不推荐给没有患乳腺癌高发风险的女性做额外的影像学检查，即使是有致密乳房的女性。

（3）乳房 X 线检查摄片过程

◇ 乳房 X 线检查，患者脱掉腰部以上所有衣物。工作人员将给患者穿上另外一个外套。

◇ 为了得到高质量的乳房 X 线检查结果，技术人员会在现场帮助摆放乳房的位置。大多数技术人员是女性。在乳房 X 线检查过程中，患者和技术人员会单独待在房间。

◇ 为了获得高质量的乳房 X 线照片，有必要在检查过程中让乳房呈现平坦状态。技术人员将乳房放在乳房 X 线机的底板上，底板是金属的，里面是一个收集 X 线胶片的盒子或可以产生数字图像的相机。上层板是塑料的，技术人员拍照时，上层板会下降，然后压缩乳房几秒。

◇ 整个过程大约需要 20 分钟。实际乳房压缩只持续几秒。

◇ 当患者乳房被压缩时，患者会感到有些不舒服，有些女性甚至感觉痛苦。尽量不要在乳房柔软的时候拍摄乳房 X 线照片，拍摄时间一般安排在生理周期前或中间。

◇ 乳房 X 线检查结果会在 30 天以内发送给患者。通常来说，患者会在 5 天里收到初步报告，告知乳房 X 线检查结果是否有问题。

◇ 如果患者被要求做更多检查并不意味着患上癌症。事实上，做额外检查的女性只有不到 10% 的人发现患有乳腺癌。被要求做额外检查的可能性很大，它只是为了更清楚地检查某个区域而再进行一次影像检查或超声波检查。这很常见，特别是那些只进行过一次乳房 X 线检查的女性，之前没有乳房 X 线照片来进行对比检查，还有绝经前做乳房 X 线检查的女性。对于数据乳房 X 线检查可能就不需要再接受额外检查。

◇ 每 1 000 例乳房 X 线检查报告中，只有 2~4 例会被确诊为乳腺癌。

40 岁或以上的女性应该每年进行一次乳房 X 线检查。可以在提供检查的机构里安排下一次检查和（或）同机构约定检查提醒。

（4）乳房 X 线检查的有关建议

为了确保患者能有一个高质量的清晰的乳房 X 线照片，提出有关建议：

◇ 拍摄乳房 X 线照片的机构必须持有资格证书。

◇ 认准一个专门提供乳房 X 线照射，每天提供很多此项服务的机构。

◇ 若是第一次到类似机构，请记录好地址、乳房 X 线照射日期、活体组织检查报告或是之前接受的乳房治疗。

◇ 如果之前在其他机构有做过乳房 X 线照射的图片，可以带或寄到新的机构以便于比较。

◇ 在接受检查的当天不要使用任何止汗除臭剂。一些止汗剂会影响到乳房 X 线照射的效果，在图片上出现白色小点。

◇ 穿着简便，利于检查，如方便脱去的 T 恤及长裤，避免衬衫等衣物。

◇ 选择在乳房没有胀痛感的时候进行 X 线照射检查以减小不舒适感。尽量避免在经期前一周进行检查。

◇ 记得询问或是告知进行检查的技术人员，有关任何乳房的症状。在检查前，告诉医生或护士可能会影响到乳腺癌发生的病史如外科手术、激素的使用、家族中的乳腺癌病史以及任何新的病情或问题。

◇ 若是在 10 天内没有收到医生的回复，不要自行判断自己的 X 线照射情况，及时联系医生或是机构。

3. 临床乳腺检查

临床乳腺检查（CBE）是一种由专业健康人员如医生、护士开展的乳房健康检查。进行检查时，需要赤裸上身。专业人员首先会看患者的乳房有无形状大小的变化、乳房皮肤和乳头的改变等。接着，检查者会用手指触摸检查乳房情况，着重于乳房的形状、感觉、肿块位置和判断肿块是否紧贴着内部皮肤或是在更深组织内，也会检查腋窝。

对于那些不知道如何从专业护理人员那里学习正确的乳房检查方法的人来说，乳房临床检查是保持乳房健康的一个好选择。咨询医生或护士来学习并指导如何自行检查乳房。

4.乳房健康意识以及自我检查

在女性 20 岁左右时，应该了解乳房自我检查（BSE）的好处以及局限性。女性更了解自身乳房的正常情况状态，并可以及时向专业人员报告乳房状态的最新情况。发现乳房的一点小变化可能意味着癌症的发生。

女性可以通过日常的自行观察来发现乳房的改变或采取循序渐进检查方法配合详细的日常计划表来检查自己的乳房。

循序渐进式乳房检查时最好在乳房不是柔软或是肿胀的时候进行。女性在进行定期的乳房检查时，也应该与护理人员讨论一下自己进行乳房检查时的方法与技巧。那些有过隆胸手术的女性也可以进行自我乳房检查，时刻注意植入物的边缘，有利于及时了解乳房状况。一些隆胸后的女性会担心植入物从脂肪组织中脱落，自我乳房检查会有助于辨别这种情况。正在怀孕或母乳喂养的女性也可以定期进行自我乳房检查。女性会在某段时间内偶尔做或是不做自我乳房检查，但即使是那些不进行自我乳房检查的女性，还是要注意自己乳房的正常状态，以便日后向医生报告。

自我检查乳房的方法

检查时应该躺下而非站着，这是因为躺下时，乳房组织会平坦分布在胸壁上并且尽可能的变薄，更容易感受到乳房组织。

✧ 躺下后把右手臂放在脑后。用左手中间的三根手指来感觉右边乳房的肿块，做划圈样的动作，划重叠的一角硬币大小的圆圈运动来感受乳房组织。

✧ 使用三种不同的力度来感受整个乳房组织，感受靠近皮肤组织使用轻力度；感受更深组织使用中力度，在感受靠近胸腔和肋骨的乳房组织时，使用强力度。在每侧乳房的下面感受到坚实的隆起是正常的情况，但是有任何超出这个范围的异常情况需要及时告诉医生。如果不确定使用多大力，也需要询问医生或护士。在移动到下一个乳房部位时，要记得使用三种不同的力度去感受乳房组织。

✧ 假想一条线在手臂下面的部分，按着线向上或是向下移动乳房并且幅度要大过中间的胸线。确保在乳房向上移动到能够感觉到肋骨的存在或是乳房移动到脖子、锁骨的地方。

◇ 有证据表明，这样的上下移动即垂直移动的方式是检查整个乳房组织的最有效的方式。

◇ 对左边的乳房重复所有动作，把左手臂放在脑后，并使用右手手指进行检查。

◇ 站在镜子前用手指用力向下按在臀部时，观察乳房大小、形状、轮廓以及乳头或乳房皮肤是否有小窝形成、发红或多鳞的状况（用力向下按臀部这个动作会收缩胸腔肌肉会使乳房改变更加明显）。

◇ 手臂微微抬起以便在坐姿或站姿时更方便地检查手臂下面的部位。伸直抬起手臂收紧了这块区域，不利于检查。

乳房自我检查的步骤跟以前不同，最新证据表明，躺下这一体位、检查部位、乳房呈现的形状和不同压力的检查方式可增加女性自身发现乳房问题的可能性。

5. 磁共振成像（MRI）

那些具有乳腺癌发生高风险的女性，建议每年进行一次乳房 X 线照射和磁共振的检查。建议进行磁共振检查的原因是 MRI 是一种非常敏感的检查，能够探测到乳房 X 线照射所遗漏的乳房问题。

磁共振检查比乳房 X 线照射更加敏感，也会更容易发现一些类似癌症的但不是癌症的症状（称为假阳性）。这些假阳性的发现需要通过活组织切片检查或更仔细的检查来排除是癌症的可能。因此，MRI 不推荐在一般女性中普遍检查乳腺癌，因为有可能导致不必要的深度检查如活检。

乳房 MRI 检查需要专门设备。乳房 MRI 设备要比检查头部、胸腔和腹部的 MRI 设备的成像质量更高。因此，很多医院和影像中心没有专业的乳房 MRI 检查设备。

五、诊断

有些乳腺癌是在出现症状后才被发现，但是很多女性患者在乳腺癌初期并不会出现任何症状。因此在任何症状出现之前对乳房进行一些影像学检查显得很重要。如果在检查中发现问题，或者患者有任何一项以下描述的症状，医生可能会使用一种或是更多的方法来检查。若确诊为癌症，也会做相应的检查来判断癌症的分期。

1. 症状

广泛的使用乳房 X 线照射检查已帮助很多患者在症状出现前就发现了乳腺癌

的存在。当然，也有一些靠 X 线照射不能够发现的乳腺癌，不是因为没有做检查或是不在最好的状态下检查，而是 X 线照射不可能发现每个乳腺癌。

最常见的乳腺癌症状是出现肿块或团块。那种无痛感、质硬而且边缘不规则的很有可能是恶性肿瘤，但是有些乳腺肿瘤也会是软的、圆形的甚至有同质感。所以一旦发现有新的乳腺肿块时，最好由经验丰富的专业人员来诊断一下。

其他的一些乳腺癌征兆包括：

◇ 乳房的某一部分有肿胀的情况（即使没有感觉到明显的肿块）

◇ 乳房皮肤发炎或是形成小凹槽

◇ 乳房或是乳头疼痛

◇ 乳头内陷

◇ 乳头或是乳房皮肤的加厚、发红、有鳞，

◇ 乳头移位（除了在进行母乳喂养的情况下）

有时甚至在肿瘤成长到可以被感知之前，癌细胞就可以转移到腋窝淋巴结或是在锁骨附近的淋巴结，引发肿块或是肿胀。

2. 病史和体检

如果患者感觉有与乳腺癌有关的症状，请及时与医生联系。您的医生会询问相关症状，以及其他的一些健康问题和患上良性或恶性乳腺肿瘤的风险概率。

为了排除任何疑虑和肿块存在的可能，患者需要接受全面的乳房检查，如乳房的手感、大小以及乳房附近皮肤与胸壁肌肉的关系。任何乳头或是皮肤的改变都需要注意。如果患者能感觉到腋窝处和锁骨上的淋巴结肿大，说明这些淋巴结变大或变硬，可能存在乳腺癌的扩散。

医生会对患者进行完整的健康检查来判断患者的整体健康情况，然后根据检查结果来判断是否有乳腺癌的发生，或许还需要进行其他的检查，包括对可能发生乳腺癌的位置取样，进行活检。

3. 影像学检查

影像学检查的目的是诊断恶性肿瘤、判断癌细胞的转移范围和评价治疗效果。

（1）诊断性乳房 X 线照片检查（Diagnostic mammograms）

乳房 X 线检查是对乳房进行 X 线照射形成一个图片。诊断性乳房 X 线照片检查用来诊断、筛查有症状的乳腺癌或异常的女性乳房疾病。筛查性乳房 X 线用来寻找还没有症状的乳房疾病，也就是那些看上去没有乳房问题的女性。筛查性乳房 X 线照射针对每侧乳房，通常只需要两种视图（X 线从不同的角度照射）。

诊断性乳房 X 线可能会从更多的方向照射乳房。用于那些已发现有乳房异常状况如乳房肿块和乳头移位以及在普通 X 线照射下发现有异常情况的女性，用来诊断乳房疾病。在特殊情况下，特殊的图片如角状或是点状的放大图都会便于小部分乳房组织异常的识别。

诊断性乳房 X 线照射可以呈现：

1）乳房无察觉的细微变化。这种情况下女性可以只需每年进行一次常规乳房 X 线照射检查。

2）乳房病变组织很有可能演变成良性肿瘤（非癌）。这种情况下，建议女性 4~6 个月做 1 次乳房 X 线照射。

3）病变组织有癌变的高发可能，建议取活检，来判断是否是癌症。

即使乳房 X 线照射显示并不是肿瘤，而患者本身或医生还是可以感觉到肿块存在，建议取活组织进行切片检查。唯一的例外情况是通过超声波检查发现肿块只是一个单纯的充满液体的囊肿，这时癌症的可能性极小。

（2）乳房的磁共振成像（MRI）

乳房 MRI 检查可以和乳房 X 线照射一起来检查具有乳腺癌高危风险女性的乳房，也可以更仔细地检查由乳房 X 线照射发现的疑似癌变处。磁共振检查也可以给那些已经被诊断出患有乳腺癌的患者来观察肿瘤的大小和排除其他乳房部位的肿瘤。MRI 对计划进行手术的乳腺癌患者可能也有帮助。在确诊一侧乳房患乳腺癌的患者中，也需要对对侧乳房进行检查来确保没有其他肿块的发生。如果在对侧乳房发现其他的异常情况，可以使用 MRI 引导下的活组织切片检查。

乳房 MRI 检查过程长达 1 小时，患者需要躺在一个狭小的管腔内，面朝下，该平面的特点是每侧乳房都有放置的空间，在检查拍摄过程中不会造成乳房压迫。检查过程中患者只需要保持身体平稳即可。

用来检查癌症的乳房磁共振检查，会在检查前或检查中给患者注射一种叫做 gadolinium（钆）的造影剂到血管中，以便获得更好的观察效果。

（3）超声波检查

超声波已经成为配合乳房 X 线照射的普遍检查，比其他检查便宜，但是不推荐单独使用超声波来代替乳房 X 线照射来筛查乳腺癌。

一般来说，乳房超声波用来检查进行过乳房 X 线照射后发现的可疑病变，帮助辨别囊肿和实质性肿块，有时也可以用来辨别良性或恶性肿瘤。超声波还能够对那些致密型乳房组织的女性获得更好的检查效果。

（4）导管造影检查

导管造影检查用来查找乳头移位的原因。在检查过程中使用一根非常细的塑料管放置到移位乳头导管中，注入少量的造影剂，X 线片显示导管形状和导管中有无杂质。

（5）新型造影检查

新型造影检查如放射性核素显像和层析 X 射线照相组合都还没有广泛投入使用，人们还在研究这些新型技术的可靠性。

（6）其他测试

乳头溢液检查

如果患者有乳头溢液现象，可以收集一些乳头分泌物并在显微镜下观察是否有癌细胞的存在。大部分乳头溢液或乳头分泌物都不是癌症引起的。

如果分泌物呈乳状，或是清澈的绿色时，癌症发生的可能性不大。如果分泌物发红或是呈红棕色，说明分泌物中有血液的成分，癌症发生的可能性大，也有可能是外伤、感染或良性肿瘤引起。

当乳头溢液中没有发现癌细胞时，不能很确定地说没有乳腺癌发生。患者有疑似肿块，即使乳头分泌物中没有检测到癌细胞，也需要对这个肿块进行活组织切片检查。

乳管灌洗法和乳头抽吸

乳管灌洗法是一种实验性检查，用于高风险患癌女性在无症状体检时的检查。其目的不是用来筛查或诊断乳腺癌，而只是为了检查女性患癌的风险。

该检查可以在医生诊疗室或是门诊部进行，先在输乳管处轻微地抽取少量液体到乳头表面，确定输乳管的开口，然后在开口处插入一根细管，缓慢地向管内注入盐水使得导管隆起并收集细胞。然后将液体从管中取出后送实验室在显微镜下进行观察。

乳头抽吸的目的也是用来检查乳腺导管中有无异常细胞，方法更简单。用一个小杯子，放置在患者的乳房上并开始加热，向乳房轻微施压，然后进行轻度的抽吸把液体吸出乳房表面。收集液体，送实验室显微镜下观察。和乳管灌洗法一样，它更适合用来检查患癌概率而不是筛查癌症。

4. 活组织切片检查（活检）

当其他检查如乳房 X 线照射，还有其他的拍片检查或是物理检查发现乳房有异常情况时，会进行活检，这是唯一能判断乳房是否发生乳腺癌的方法。

活检的方法有：细针抽吸、针芯活检和外科切片。每种方式都有利弊，根据患者的实际情况来选择活检方式。具体考虑因素有：可疑病变的严重性、大小、在乳房分布的位置、其他可能有的问题和患者自身选择。

（1）细针抽吸活检法（FNA）

FNA 用的针比验血针更细。医生如果能够用手感觉到可疑癌变的位置，便可直接在该处穿刺。如果不能够感觉到肿块，可能要使用超声波来定位。FNA 穿刺时，可以不使用麻醉，因为麻醉过程会比单独使用细针更使人不舒服。

细针穿刺到正确位置后，液体就会流出。如果液体是清澈的，肿块可能是个良性囊肿。如果液体中混有血液或浑浊的液体，可能是良性囊肿，极小可能是癌变。若肿块很硬，会有小部分组织被抽出，显微镜下观察活组织或液体，可判断是否有癌变。

细针抽吸活检是活检最简单方式，但是如果针没有穿到正确的位置，没有穿到癌变区域，可能会漏诊癌症；第二个不足是，即使发现了癌细胞，也不能知道是否是浸润性癌。有时抽取的细胞过少可能不足以做乳腺癌的排查。如果一次检查不能够给出明确的诊断结果，医生不能明确诊断，就还需要进行第二次活检。

（2）针芯活检

针芯活检用于医生检查、超声波和乳房 X 线照射发现有乳房异常的患者。如果用乳房 X 线和 MRI 扫描定位活检部位，称为立体定位针芯活检。针芯活检所用的针比 FNA 的针粗，可以从乳腺异常部位取出一小条组织，通常会取好几个部位。活检可在门诊局麻下进行，尽管抽取的样本较多，但仍可能漏诊癌症。

（3）真空组织辅助活检

活检可以用特殊的装置协助完成如 Mammotome® or ATEC®（自动取样并收集装置）。

局部麻醉，切个小口（约 1/4 英寸），空心探针穿过切口插入乳房组织的异常部位。可以使用 X 线、超声或 MRI 定位。探针内有旋转刀片，可从乳房中切取组织样本，然后从探针另一侧吸出一小条组织样本。从同一个切口中取出多个样品。真空辅助活检比针芯活检抽取的组织更多，是门诊手术，无需缝针，伤口小。

（4）外科手术活检

一般乳腺癌用针吸活检诊断即可。很少需要手术切除全部或部分的肿块进行活检。手术活检也称开放性活检。

大部分情况下，手术会切除整个不正常的组织和部分周围正常组织，这就是所谓的切除活检。如果异常组织体积太大，会选择切除部分而不是全部，称为切开活检。

在少数情况下，手术活检可在医生诊疗室内完成，大部分情况在门诊完成。

如果不能察觉到乳房的变化，可在乳房 X 线照射下放置一根导丝用来给手术定位，这项技术称为线定位或立体定位导丝定位。

麻醉后，将一根空心细针放在乳房内，用 X 线帮助细针定位到疑似癌变位置。一旦细针的尖端达到准确位置，再将一根导丝穿过细针的中心插入乳房。导丝的末端有小钩子会帮助固定位置，然后移开中空的针。外科手术可以只用导丝来定位异常部位然后切除。将样本送实验室，在显微镜下观察。

手术活检比起细针穿刺（FNA）活检和针芯活检用得更多。该方法会象征性缝针，可能会留下一个小瘢痕。切除的组织越多，手术后乳房的变化越大。

所有的活组织检查都会出现流血，甚至肿胀，术后看起来肿块变得更大了。不需要担心，术后的流血和肿胀情况很快会恢复。

（5）淋巴结切除和前哨淋巴结活组织检查

这些检查是专门用来排除淋巴结转移癌，会在乳腺癌确诊后进行，不包括在之前的乳房活检中。

5.乳腺组织的实验室检查

活检组织样本会送到实验室检查来判断是否有乳腺癌的发生，如果确定是乳腺癌，便会确定是什么类型的乳腺癌。实验室的一些检测可以帮助知道癌症的生长速度和应该选择哪些有效疗法。有些时候，这些检查要等到整个肿块通过外科手术切除后才能进行。

如果确定为良性肿瘤，那么不需要进一步治疗。但是也要询问医生这种非恶性乳腺癌的状况会不会导致以后患癌风险的增加，以及之后需要什么样的随访检查。

如果确诊为恶性肿瘤，那么患者自己需要一些时间来了解这种疾病，与医生讨论治疗方案，没有必要着急选择治疗方案。在确定什么治疗方案最适合自己之前，可以仔细考虑一段时间。

（1）癌症的类型

通过活检取出的组织首先需要在显微镜下观察判断是否是癌症，以及是否是其他类型的肿瘤。如果样本量足够，病理学家能够判断是否是浸润性癌。活检也用来确诊癌症的类型如浸润性导管癌还是浸润性乳腺小叶癌。

在细针活检中，取的细胞少，与剩下的乳房组织分离，所以只可能说癌细胞存在，但不能判断是否是原位癌还是浸润性癌。

最常见的乳腺癌类型是浸润性导管癌和浸润性小叶癌，治疗方法相同。

（2）乳腺癌的分级

病理学家根据活检组织与正常组织的相似程度和癌细胞的分裂速度给出一个癌症分级。癌症分级也可以帮助预测女性患者的预后。通常来说，级别越低，肿瘤成长速度越慢，转移可能性越低，反之亦然。癌症等级也是判断是否需要进一步治疗的一个因素。

肿瘤的组织学的分级有 Bloom-Richardson 分级系统、Nottingham 分级系统、Scarff-Bloom-Richardson 分级系统和 Elston-Ellis 分级系统。分级因素包括：细胞的排列状况、是否形成小管、他们和正常细胞的相似度（细胞核级）、正在分裂的细胞数量（有丝分裂计数）。这种分级系统是针对浸润性癌而言，而不针对非浸润性癌。

◇ 一级（高分化）：癌细胞看起来像是正常细胞，生长速度不是很迅速并且排列在小管内

◇ 二级（中分化）：癌细胞形态介于一级和三级之间

◇ 三级（低分化）：癌症最高级，没有正常细胞的特征，生长迅猛而且转移快速

（3）导管原位癌（DCIS）

导管原位癌也分级，但是分级方式基于这些不正常细胞（细胞核级）呈现的状态和细胞坏死现象（细胞病死或退化的部分）。粉刺性癌指的是伴有显著细胞坏死现象的导管原位癌。

对于患有 DCIS 的女性，其他能够影响细胞坏死现象的因素有手术切缘（取决于肿瘤与样本边缘的距离）以及恶性肿瘤的大小（被 DCIS 影响到的乳房组织）。那些体积较大，有高度细胞核分化或是坏死现象的原位癌很有可能含有浸润性癌的成分，并在治疗后有可能还会反复出现。如果癌细胞靠近样本的边缘，也会导致 DCIS 治疗后复发的可能。

（4）雌激素受体（ER）和孕激素受体（PR）状态

受体是分布在细胞中或表面的蛋白质，能够吸附其他物质如血液循环中的激素。正常的乳腺细胞和一些乳腺癌细胞都有能够吸附雌激素和孕激素的受体。这两种激素经常刺激乳腺癌细胞的生长。

检查乳腺癌很重要的一步就是，通过活检（或手术）取出的肿瘤，检测是否有雌激素和孕激素受体成分。有雌激素受体的肿瘤，通常被称为 ER 阳性（或 ER＋）肿瘤；有孕激素受体的肿瘤称为 PR 阳性（或 PR＋）肿瘤。如果两者都存在，称为激素受体阳性肿瘤。

激素受体阳性乳腺癌与无受体的乳腺癌相比，癌细胞生长更加缓慢，并且会对内分泌治疗有反映。所有类型的乳腺癌，都应该将活检组织进行激素受体检测。大约 2/3 的乳腺癌会携带受体，这个比例在老年女性中更高。

（5）HER2/neu 状态

大约有 1/5 的乳腺癌，有大量的促生长的 HER2/neu 蛋白质（通常简写为 HER2）。*HER2* 基因负责指导细胞合成蛋白质。当肿瘤中 *HER2/neuDE* 的含量大幅度增加则被称为 *HER2-* 阳性。患有 HER2- 阳性乳腺癌的女性患者通常有很多的 *HER2/neuDE* 基因，导致大量的 *HER2/neuDE* 蛋白质产生，超过正常数量。这些癌细胞比其他乳腺癌细胞的生长速度和转移速度都更迅猛。

所有新确诊为乳腺癌的患者应该做一个 *HER2/neuDE* 的检测，因为 *HER2-* 阳性乳腺癌使用以 *HER2/neuDE* 蛋白质为靶点的靶向药物有显著效果，例如 trastuzumab 曲妥珠单抗（Herceptin®）和 lapatinib 拉帕替尼（Tykerb®）。

方法有：

1）免疫组化法（IHC）：将能够识别 HER2/neu 蛋白的特殊抗体加入到样本中，有很多 *HER2/neuDE* 基因存在时会导致细胞颜色改变。这种颜色的变化可以在显微镜下看出。检测结果报告为 0，1+，2+，3+。

2）荧光原位杂交法（FISH）：在细胞中，荧光标记的 DNA 特别容易与 *HER2/neu* 基因片段结合，在特殊的显微镜下计数 *HER2/neu* 基因数量。

许多乳腺癌专家觉得比起 IHC，FISH 检测更准确。然而，FISH 检测更昂贵，并需要更长时间来获得满意的结果，所以一般先用 IHC 测试。如果结果表示为 1+（或 0），则认为是 *HER2* 阴性。*HER2* 阴性肿瘤患者的治疗，不会使用以 HER2 基因为靶点的药物（如曲妥珠单抗）。

如果测试结果为 3+，则为 HER2 阳性。HER2 阳性肿瘤患者可能会使用曲妥珠单抗等药物治疗。

结果是 2+ 时，肿瘤的 *HER2* 状态不清晰。这种情况下，通常会再使用 FISH 检测法。新的检测显色原位杂交（CISH），类似于 FISH 检测法，通过使用小 DNA 探针来计算在乳腺癌细胞中 *HER2* 基因的数量。这个测试只需要注意颜色的变化，非荧光，也不要求使用特殊的显微镜，所以价格便宜。但目前显色原位杂交（CISH）检测法还没有像 IHC 或 FISH 一样普及。

（6）染色体倍数测试和细胞增殖率

肿瘤细胞染色体倍数是指它们所包含的 DNA 的量。如果有一个细胞中有正常的 DNA 含量，那就是二倍体。如果该数量出现异常，那么这些细胞则称为非整倍体。染色体倍数测试可能有助于判断预后的情况，但很少能够改变治疗方案，这种检查不是必要的。通常在乳腺癌的常规检查中使用。

S 期分数是样本中处在 DNA 复制合成期的细胞的百分比。DNA 复制是指 1 个细胞分成为 2 个新细胞。肿瘤细胞分裂的速度也可以通过 *Ki-*67 的检测估计得知。如果 S 期分数或 *Ki-*67 标记指数高，表示癌细胞的分裂更为迅速，癌症恶性程度高。

（7）基因图谱测试

研究人员已经发现依靠看部分基因的图谱能够帮助预测经过治疗后的乳腺癌是否还会复发，这个方法也称为基因表达分析。

对于不同的基因组，测试方法有两种：Oncotype DX®和 MammaPrint®。

Oncotype DX®：Oncotype DX 可能会帮助决定是否需要额外的辅助化疗（于术后），辅助治疗通常对早期乳腺癌患者（Ⅰ期或Ⅱ期雌激素受体阳性无淋巴结转移的乳腺癌）有抑制复发的作用。最近的数据显示，此疗法对淋巴结阳性患者也有用。

测试会检查肿瘤样本细胞内 1 组 21 个基因，在 0~100 之间确定得分。

复发得分 17 或以下的使用内分泌治疗的女性，被视为低风险复发人群，可能不会从化疗中获益。

得分为 18~30 的女性有中度风险，部分人可能从化疗中获益。

女性患者 31 或以上的得分是高风险复发人群，可能从化疗和内分泌治疗中获益。

测试只是估计复发的风险，但它不能明确告诉人们，哪个个体肯定会复发。它是一个工具，与其他因素一起，帮助患者和医生，决定是否使用更多的可能更有用的治疗。

MammaPrint®：这个检查可以用来帮助确定某些早期（Ⅰ期，Ⅱ期）乳腺癌，经过初步治疗后在身体其他部位复发的可能性。它可以用于判断 ER 阴性或 ER 阳性肿瘤的复发概率。检查 70 个不同的基因的活性，以确定癌症为低风险或高风险。

这些测试的用处：虽然许多医生使用这些检测及信息，帮助作出是否采取化疗的决策，但仍需要更多的研究来证明有效性。

（8）判断乳腺癌

通过基因表现型的研究也提出了一些新的乳腺癌分类方法。当前乳腺癌的分类主要是根据肿瘤细胞在显微镜下的形态决定。新的分类方式将根据分子特征将乳腺癌分为 4 类。这个检查称为 PAM50，目前已经广泛使用但不作为治疗方法的决定选择：

腺腔 A 型和腺腔 B 型：管腔类型的肿瘤是雌激素受体（ER）阳性型。这些癌症的基因型与乳腺导管和腺体内正常细胞（导管或腺体内侧被称为内腔）相似。腺腔 A 型肿瘤是低级别类型，往往生长相当缓慢，有较好的预后。腺腔 B 型肿瘤一般生长略快于腺腔 A 型，而且预后不太好。

HER2 型：这些肿瘤有多余的 *HER*2 和其他的一些基因。在显微镜下，癌细胞通常呈现高级别状态。这些肿瘤往往增长更快速，并且预后治疗差，虽然他们在针对性的疗法下有所好转，如在化疗同时使用曲妥珠单抗和拉帕替尼。

基底型：这些肿瘤大部分是三阴性类型，也就是说，它们缺乏雌激素或孕激素受体，并有正常 HER2 基因数量。这些肿瘤的基因表现型类似于乳腺导管和腺体更深的基底层细胞。这种类型的肿瘤在 BRCA1 基因突变的女性中较常见，原因不明。更常见于年轻的非洲裔女性。这些肿瘤恶性程度高，往往生长迅速，预后也差。内分泌治疗和抗 HER2 疗法，如曲妥珠单抗和拉帕替尼效果不好时，化疗可能有所帮助。

6. 乳腺癌扩散的影像检查

一旦确诊乳腺癌，将进行如下的一个或多个检查。这些检查在早期乳腺癌不常做。根据肿瘤的大小、淋巴结扩散情况及患者出现的症状来安排检查，主要取决于癌细胞是否已经扩散。

（1）胸部 X 线

此检查用来检查癌细胞是否已经转移到肺部。

（2）乳房 X 线检查

如果没有做过乳房 X 线检查，可能会补做乳房 X 线来检查乳房内部情况。用来检查是否还有其他异常部位。

（3）骨扫描

骨扫描用来检查癌细胞是否已经转移到骨。它比常规的 X 线更有用，因为它显示身体所有的骨，同时可发现常规 X 线无法看到的小面积转移。

（4）计算机断层扫描（CT）

乳腺癌患者中，这是最常用的检查胸部和（或）腹部的方法，判断肿瘤是否已经转移到其他脏器如肺部或肝脏。

CT 引导的穿刺活检：如果 CT 扫描发现异常，但尚不清楚是否是癌症，可能需要进一步的切片检查。使用 CT 扫描可以精确地引导活检针进入可疑的转移部位，并且做取样活检。

（5）磁共振成像（MRI）扫描

MRI 扫描用于寻找已经转移到身体其他部分的癌症。MRI 扫描特别有助于寻找大脑和脊髓的病变。

（6）超声技术

使用这个检查可查看乳房情况，也可以用来寻找肿瘤是否已经转移到身体其他部位。腹部超声检查可以用来检查肝脏或其他腹部脏器内的肿瘤。

（7）正电子发射断层扫描（PET）

大多数研究显示，PET 扫描对早期乳腺癌帮助不大，但它可用于非常大的肿瘤如炎性乳腺癌和已经转移的乳腺癌。

六、分期

分期可以告诉医生癌症的转移程度。分期会显示癌症是否已经转移，转移范围有多大，帮助选择治疗方法和预测预后。

医生可能会要求患者进行一定的影像检查，如胸部 X 线、两侧乳房的 X 线照片、骨扫描、CT、MRI 和（或）正电子发射断层扫描（PET）。血液检查用来评估患者的健康状况，有时也可以用来判断癌症是否已经转移到某些脏器。

乳腺癌的分期判断，可以基于体格检查、活检及影像学检查（称为临床分期）的结果，或这些检查结果再加上手术结果（称为病理分期）。这里所描述的是病理分期，包括手术后结果，病理科医生会检查乳腺肿块和附近的淋巴结。病理分期可能比临床分期更加准确，因为它让医生对癌症转移的范围有了大致了解。

AJCC 分期系统是美国癌症体系联合委员会（AJCC）的分期系统。

它从 3 个因素来确定分期，分期为代表肿瘤特征的缩写字母 T、N、M。

◇ T 代表肿瘤（tumor）的特点，包括肿瘤的大小，肿瘤侵犯到了皮肤或乳房下的胸壁。较高的 T 数字意味着更大的肿瘤和（或）肿瘤侵犯到了靠近乳腺组织的位置。

◇ N 代表是否转移到淋巴结（lymph nodes）；乳房附近的淋巴结有多少受到了侵犯。

◇ M 代表是否转移（metastasis）到远处器官如肺和骨等；

（1）T 类：原发肿瘤

TX：原发肿瘤无法评估。

T0：无原发肿瘤发生的证据。

TIS：原位癌（DCIS，或无肿块的乳头 Paget 病）

T1（包括 T1a、T1b，T1c）：肿瘤最大径 ≤ 2cm

T2：肿瘤最大径 > 2cm，但 ≤ 5cm

T3：肿瘤最大径 > 5cm

T4：任何大小的直接侵犯到胸壁或皮肤的肿瘤。包括炎性乳腺癌。

（2）N 类（区域淋巴结；根据他们在显微镜下的状态）

随着技术改进，淋巴结分期的方式已经改变。

　　早期的方法对寻找存在大量癌细胞的淋巴结还是有用的，但可能错过小范围的转移情况。较新的方法使人们有可能找到以小量存在的癌细胞。专家们不知道该如何解析这些新的信息。小量存在的癌细胞是否会与大量存在的癌细胞带来一样的预后情况？多少淋巴结转移癌会带来预后或治疗的变化？这些问题仍在研究中，但现在，必须有至少 200 个癌细胞，或至少为 0.2mm 大小（小于 1/100 英寸）的癌转移灶才诊断有区域淋巴结转移，即 N1。癌转移灶若是小于 0.2mm（或少于 200 个细胞）则诊断无区域淋巴结转移，即 N0。用缩写来记录肿瘤的转移情况。缩写"＋"是指在组织分型中看到少数的癌细胞（称为分离的肿瘤细胞），或使用特殊染色技术免疫组化能看到少数的癌细胞。

　　缩写"MOL＋"用在被 RT–PCR 技术发现的癌症。RT-PCR 是一种分子的检测，可以发现极少量的细胞，少到免疫组化都不能够观察到。然而，这种检测不常用于发现淋巴结中的乳腺癌细胞，因为其结果不影响治疗方法的选择。

　　如果癌转移灶 > 0.2mm（或 200 个细胞），但 ≤ 2mm，称为微小转移。如果没有任何大面积的癌转移情况，对微小转移的淋巴结进行计数。癌转移灶 > 2mm 时，足够影响预后和改变 N 分期。这些较大的转移灶，有时也被称为巨转移，也可直接称为转移。

　　NX：区域淋巴结无法评估。

　　N0：无区域淋巴结转移。

　　N0（i+）：通过常规或特殊染色剂发现孤立肿瘤细胞，即癌细胞数目少于 200 个并且最大径小于 0.2mm 的小灶瘤细胞。

　　N0（MLO+）：在腋窝淋巴结无法发现癌细胞（即使使用特殊的着色剂），但采用 RT-PCR 法能检测到癌细胞。

　　N1：1 ~ 3 枚腋窝淋巴结转移和（或）前哨淋巴结活检发现内乳淋巴结（胸骨附近）镜下转移灶。

　　N1mi：1 ~ 3 枚腋窝淋巴结发现微转移（微小癌细胞转移）。即转移灶 ≤ 2mm，但 > 0.2mm 或至少有 200 个癌细胞。

　　N1A：1 ~ 3 枚腋窝淋巴结转移，并且至少有一个转移灶 > 2mm。

　　N1B：内乳淋巴结转移，但是只能通过前哨淋巴结活检观察到（因为它没有引起淋巴结肿大）。

　　N1C：N1A 和 N1B 均有。

　　N2：4 ~ 9 枚腋窝淋巴结转移，或有临床可查出的内乳淋巴结转移而无腋窝淋巴结转移（两者不同时出现，即 N 或 N2B）。

　　N2A：4 ~ 9 枚腋窝淋巴结转移，并至少有一个转移灶 > 2mm。

N2B：一个或多个内乳淋巴结转移而无腋窝淋巴结转移，并有淋巴结肿大。

N3：以下任何一种情况：

N3A：其中一个。

10 枚或更多腋窝淋巴结转移，至少有一个转移灶 > 2mm。

锁骨下淋巴结转移，至少有一个转移灶 > 2mm。

N3B：其中一个。

至少 1 枚腋窝淋巴结转移，至少有一个转移灶 > 2mm，并有内乳淋巴结肿大

4 枚或更多腋窝淋巴结转移，至少有一个转移灶 > 2mm，并且前哨淋巴结活检发现内乳淋巴结微转移。

N3C：癌细胞已经扩散到锁骨上淋巴结，并至少有一个转移灶大于 2mm。

（3）M 类（远处转移）：

MX：远处转移无法评估。

M0：X 线或其他影像检查或体格检查没有发现远处转移。

CM0（i + ）：通过特别检查在血液或骨髓中发现少量肿瘤细胞，在远离乳房的地方发小灶瘤细胞，不大于 0.2mm。

M1：远处转移，最常见的部位是骨、肺、脑、肝。

（4）乳腺癌分期

一旦 T，N 和 M 类别确定，这些信息组合的过程称为分期。类似分期的癌症往往有类似的预后状况，因此常以类似的方式治疗。分期由罗马数字表示从 I 期（早期）到 IV 期（晚期）。非浸润性癌被列为 0 期。

0 期：TIS，N0，M0：导管原位癌（DCIS），乳腺癌的最早形式。在 DCIS 情况下，癌细胞仍然停留在管内，并没有入侵到更深的周围的脂肪乳房组织中。原位小叶癌（LCIS）有时也被列为 0 期乳腺癌，但大多数肿瘤学家认为它不是一个真正的乳腺癌。乳头 Paget 病（没有实质肿块）也是 0 期。以上所有情况，癌细胞尚未扩散到淋巴结或远处部位。

I A 期：T1，N0，M0：肿瘤最大径 ≤ 2cm（T1），并无淋巴结转移（N0）和远处转移（M0）。

I B 期：T0 或 T1，N1mi，M0：肿瘤最大径 ≤ 2cm（或没有发现）（T0 或 T1）在 1 ～ 3 枚腋窝淋巴结中有微转移现象（淋巴结内转移灶 > 0.2mm 和（或）多于 200 个细胞，但 ≤ 2mm）（N1mi）。无远处转移（M0）。

II A 阶段：下列任何一种情况：

T0 或 T1，N1（但不是 N1mi），M0：肿瘤最大径 ≤ 2cm（或没发现）（T1 或 T0）：

◇ 1 ~ 3 枚腋窝淋巴结转移，淋巴结内转移灶 > 2mm（N1A）。

◇ 通过前哨淋巴结活检，发现在内乳淋巴结的镜下转移（N1B）。

◇ 1 ~ 3 枚腋窝淋巴结及内乳淋巴结（通过前哨淋巴结活检）转移（N1C）。

T2，N0，M0：肿瘤最大径 > 2cm，但 ≤ 5cm（T2），但无淋巴结转移（N0）。无远处转移（M0）。

Ⅱ B 期：下列任何一种情况：

T2，N1，M0：肿瘤肿瘤最大径 > 2cm，但 ≤ 5cm（T2）。1 ~ 3 枚腋窝淋巴结转移，和（或）通过前哨淋巴结活检发现内乳淋巴结镜下转移（N1）。无远处转移（M0）。

T3，N0，M0：肿瘤最大径 > 5cm，但还没有侵犯到胸壁或皮肤，并无淋巴结转移（T3，N0）。无远处转移（M0）。

Ⅲ A 级：下列任何一种情况：

T0 到 T2，N2，M0：肿瘤最大径 ≤ 5cm（或没发现）（T0 ~ T2）。4 ~ 9 枚腋窝淋巴结转移，或内乳淋巴结肿大（N2）。无远处转移（M0）。

T3，N1 或 N2，M0：肿瘤最大径 > 5cm，但没有侵犯到胸壁或皮肤（T3）。1 ~ 9 枚腋窝淋巴结转移，或内乳淋巴结转移（N1 或 N2）。无远处转移（M0）。

Ⅲ B 期：T4，N0 ~ N2，M0：肿瘤已侵犯到胸壁或皮肤（T4），下列任何一种情况：

无淋巴结转移（N0）。

1 ~ 3 枚腋窝淋巴结转移，和（或）通过前哨淋巴结活检发现内乳淋巴结镜下转移（N1）。

4 ~ 9 枚腋窝淋巴结转移，或内乳淋巴结肿大（N2）。无远处转移（M0）。

炎性乳腺癌被归类为 T4 和至少 Ⅲ B 期。如果已转移到多个区域淋巴结内（N3），它可能到了 Ⅲ C 期，如果已有远处转移（M1），那就到了 Ⅳ 期。

Ⅲ C 期：任何 T，N3，M0：肿瘤可以是任何大小（或无法找到），以下任意一种情况：

10 枚或 10 枚以上腋窝淋巴结转移（N3）。

锁骨下淋巴结转移（N3）。

锁骨上淋巴结转移（N3）。

腋窝淋巴结转移，并内乳淋巴结肿大（N3）。

4 枚或更多的腋窝淋巴结转移，并且通过前哨淋巴结活检发现内乳淋巴结的镜下转移（N3）。无远处转移（M0）。

Ⅳ 期：任何 T，任何 N，M1：肿瘤可以是任意大小（任何 T），并可能会或可能不会转移到区域淋巴结中（任何 N ）。但有远处转移（M1）。最常见的转移部位是骨、肝、脑、肺。

七、生存率统计

生存率是医生用来判断患者预后的一个标准。有些癌症患者可能想知道，患有相同疾病的人的存活率是多少。

5 年生存率是指在癌症确诊后，至少生存 5 年的患者所占的百分比。有很多人生存时间比 5 年更长，还有许多被治愈的。

5 年相对生存率是指，观察到的生存率和没有癌症的人的预期生存率之比，因为有些人会死于其他原因。这是一个观察癌症患者生存率的更好的指标。

为了获得 5 年生存率，医生必须至少在 5 年前开始观察接受治疗的患者，不断改进治疗方案，从而使癌症患者有更好的生存前景。

生存率是基于以前大量患者的统计成果，但它无法预测某个单个个体的预后。有许多因素都可能影响患者的预后，如肿瘤的类型和分期、患者的年龄、癌肿的位置和大小以及治疗方法等。对于某个患者来说，医生熟悉具体情况。

下面的数据来自国家癌症资料库，来自 2001 年和 2002 年被诊断患有乳腺癌的人。

0 期：93 %，Ⅰ期：88%；ⅡA：81%；ⅡB：74%；

ⅢA：67%；ⅢB：41%*；ⅢC：49%*；Ⅳ：15%。

* 这些数据都是可靠的（ⅢB 期生存率比ⅢC 期低）

八、治疗方法

1. 常规治疗方法

治疗乳腺癌的主要方案是：

✦ 外科手术

✦ 放射治疗

✦ 化疗

✦ 内分泌治疗

✦ 针对性的治疗

✦ 骨疗法（双磷酸盐类药物狄诺塞麦），

根据治疗的作用原理以及运用时机，可分为几大类。

（1）局部与全身治疗

局部治疗用于治疗局部的肿瘤，并不影响身体的其他部位。手术和放射治疗都是局部治疗。全身治疗是指可以通过口服或静脉给药，药物直接进入血液，作用体内任何地方的癌细胞。化疗、内分泌治疗和靶向治疗都是全身治疗。

（2）辅助治疗和新辅助治疗

常给予手术后没有检查到癌症的患者额外的治疗，以帮助防止癌症复发，这就是辅助治疗。医生们认为，即使在乳腺癌的早期阶段，癌细胞也可能脱离乳房原发肿瘤，并开始扩散。这些细胞不能被体格检查或X线或其他影像检查检查到，它们也不会引起任何症状。但可以在附近组织，其他器官和骨骼处成为新的肿瘤。辅助治疗的目的是杀死这些隐匿的癌细胞。全身治疗（如化疗、内分泌治疗、靶向治疗）和局部放疗可以用作辅助治疗。

大多数但不是全部患者能从辅助治疗中获益。受益于辅助治疗的程度取决于癌症的分期和类型，以及进行过的手术类型。一般来说，如果肿瘤较大或已有区域淋巴结转移，它更可能发生血行转移，更容易从辅助治疗中受益。

2. 手术

大多数患有乳腺癌的女性会进行一些类型的手术。手术通常需要取出一个乳腺肿瘤。手术方式包括：保乳手术和乳房切除术。在进行手术时或手术后也可以做乳房再造术。手术也用于检查腋窝下淋巴结癌细胞扩散情况如前哨淋巴结活检和腋窝淋巴结切除术。

（1）保乳手术

这种类型的手术有时也被称为部分乳房切除术。它只是切除了部分受影响的乳房，但切除多少取决于肿瘤的大小和位置及其他因素。如果是手术后给予放射治疗，在手术过程中，可能在乳房内放小金属夹（X线可照射显示），标注接受放射治疗的位置。

病灶切除术只切除乳房肿块和周围正常组织。术后进行辅助放疗。如果要进行辅助化疗，完成化疗后再进行放疗。

象限切除术比病灶切除术切除更多的乳房组织，一般会切除1/4的乳房。通常术后再行放疗。如果辅助化疗，完成化疗后放疗。

如果在切除组织的边缘发现癌细胞，表明切缘阳性切除组织边缘无癌细胞，即为阴性或无染切缘。切缘阳性意味着手术后可能留下了一些癌细胞。如果病理学家在切除的组织上发现阳性切缘，医生可能需要再进行一次手术，切除更多的组织，此操作被称为再切除。如果医生不能切除足够的乳房组织使切缘阴性，可能需要进行乳房切除术。

肿瘤至切缘的距离也是至关重要的。即使切缘是"无染的"，它们也可以是"很靠近的"，意思是切除的肿瘤边缘和切缘之间的距离太小，可能需要进行更多的手术。外科医生对什么是适当的（或好）切缘有自己的定义。

对于大多数患 I 或 II 期乳腺癌的女性来说，保乳手术（BCS）外加放射治疗和乳房切除术一样有效。其生存率一样。但保乳手术不是所有乳腺癌患者最好的选择。有时放疗，作为保乳治疗的一部分也可以省略掉。对此治疗方法目前有些争议。所以女性患者在考虑接受保乳手术而不接受放疗时，需考虑以下情况之一：

70 岁以上的老年人。

只有一个肿瘤，最大径 ≤ 2cm 且被完全切除（切缘阴性）。

肿瘤为激素受体阳性，而且正要接受内分泌治疗（如他莫昔芬或芳香酶抑制剂）。

淋巴结无癌细胞。

患者应当与医护人员讨论是否可以这样做。

不良反应：

这些手术的不良反应包括疼痛、暂时肿胀、压痛，并在手术部位留下坚硬的瘢痕组织。和所有手术一样，可能出现手术部位出血和感染。

乳房切除的部分越大，术后乳房形态改变越明显。如果乳房在术后看起来变化很大，也可以进行乳房重建手术，或切除健侧乳房的部分组织使乳房更对称。重建术甚至有可以在首次的切除手术中进行。在手术前与医生进行沟通，也可能是与整形外科医生沟通，这很重要，以了解手术后乳房的形态和患者之后的处理方法。

（2）乳房切除术

乳房切除术是切除整个乳房的手术。所有的乳房组织以及周围其他的组织会被切除。

单纯乳房切除术：也称为全乳切除术。医生会切除整个乳房包括乳头，但不会切除腋下淋巴结或乳房下方的肌肉组织。有时两侧乳房都会被切除（双乳房切除术），常作为乳腺癌高发风险女性的预防手术。大多数女性只需要住院一天，第二天便可以回家。乳房切除术是最常见的治疗方法。

保留皮肤的乳房切除术：对于那些想立即重建乳房的女性来说，可以选择保留皮肤的乳房切除术。在此手术过程中，大部分乳房的皮肤保持不变（除了乳头和乳晕），对肿瘤的治疗效果和切除的乳房组织有关，同普通的乳房切除术一样。

这种方法只用于即时的乳房重建计划，这可能并不适合于较大的或者是接近皮肤表面的肿瘤。

重建乳房的材料有身体其他部位的组织或植入物。这种方法并没有标准的乳房切除术一样时间久，但许多女性会比较青睐它，因为它会留下较少的瘢痕并使重建的乳房看起来更自然。

同保留皮肤的乳房切除术类似的是保留乳头的乳房切除术。它给早期癌症患者提供更多的选择，早期癌症在皮肤或乳头附近没有表现出病症可以行保留乳头的乳房切除术。

在手术过程中，乳头（和乳晕）下面的乳房组织都会被切除，然后检查其中的癌细胞。如果在这个组织中发现癌细胞，那么乳头必须被切除。即使乳头下面的组织中没有发现癌细胞，一些医生仍会在手术期间或之后会给乳头组织一定剂量的放射治疗，以减少癌症复发的可能性。

保留乳头的手术可能还存在某些问题。术后乳头没有良好的血液供应，它可能会失去活力或变形。而且乳头的神经也会被切断，乳头很难或基本没有感觉。

乳房较大的女性重建后的乳房可能会看起来不太好。因此，许多医生认为，重建乳房手术最好针对小到中型乳房的女性。手术不会留下太多明显的瘢痕。但如果处理不好，会比其他形式的乳房切除术留下更多的乳腺组织，这比保留皮肤的乳房切除术和单纯的乳房切除术有更高的乳腺癌复发风险。随着手术技术的改进，这种手术变得更安全。尽管如此，许多专家仍认为保留乳头对于标准的乳房切除术来说复发风险太高。

乳腺癌改良根治术：这是一个单纯的乳房切除术再加腋窝淋巴结清除术。通过外科手术来切除这些淋巴结将在后面的章节中仔细讨论。

乳腺癌根治术：这是一个比较大的手术，医生会切除整个乳房、腋窝淋巴结和乳房下的胸壁肌肉。这种手术在以前是很常见的，价格比较便宜，而且证实和其他手术一样有效。但手术的缺陷和不良反应是不可避免的，所以现在很少做这种手术。只有对那些肿瘤侵犯到乳房下胸肌中的患者才会选择这种手术方式治疗。

可能的不良反应：除了手术后的疼痛和乳房的形态的明显变化，乳房切除术可能带来的不良反应包括伤口感染、血肿、血清肿（透明液体积聚在伤口）等。如果腋窝淋巴结也被切除，可能会有其他的不良反应发生。

（3）选择保乳手术或乳房切除术

许多早期癌症患者可以选择保乳手术和乳房切除术。

保乳手术（BCS）的主要优点是可以让女性保留大部分乳房组织。缺点是需要在手术后的5~6周接受放疗。只有少数进行保乳手术的女性可能不需要接受放疗。

需要结合所有的情况和信息再来决定是行 BCS 还是乳房切除术。在乳房切除术时，患者可能有一个想法就是，"采取一切尽可能快的方式来切除恶性肿瘤。"这种想法可能会导致女性选择单纯的乳房切除术，甚至在他们的外科医生不赞成的情况下也坚持。

但事实是，在大多数情况下，单纯乳房切除术并不能保证生存率更高，或者治疗效果更好。超过 20 年的研究表明，女性可以选择做 BCS 时，选择行单纯的乳房切除术生存率不会提高。因此，比较合理的选择是 BCS 加放疗，但同时要考虑一些因素，如：

    ✧ 你觉得是什么使你失去你的乳房

    ✧ 你个人对接受放射治疗的感觉如何

    ✧ 您的个人行程问题，您有多少时间进行放射治疗

    ✧ 你是否希望乳房切除术后，进行更多的乳房重建手术

    ✧ 您对乳腺癌复发可能的恐惧程度

对于一些女性单纯的乳房切除术显然是一个更好的选择，通常不建议保乳手术：

    ✧ 已经使用乳房放射治疗来改善乳房情况的妇女

    ✧ 女性在同一乳房有 2 个或更多的地方发生癌变，并且相距太远，感觉不可能通过外科手术切口来切除，同时确定乳房的外观令人满意

    ✧ 妇女在之前的 BCS 中，还没有完全去掉的癌变

    ✧ 患上某些严重的结缔组织疾病的女性，如硬皮病或狼疮，这可能使患者对放射治疗的不良反应特别敏感

    ✧ 还在怀孕期间，但需要放射治疗的女性，放疗对胎儿有害

    ✧ 肿瘤大（最大径大于 5 厘米）的女性患者，并且对新辅助化疗没有反应

    ✧ 炎性乳腺癌的患者

    ✧ 乳腺癌与乳房大小有密切关系

其他因素也需要考虑。如，年轻女性乳腺癌患者和 *BRCA* 基因突变导致的癌症具有两次癌症发生的风险。这些妇女往往认为进行乳房切除会减少复发风险，因此尽可能选择乳房切除手术。可能会做两次乳房切除术治疗降低癌症两次发生的风险。重要的是要明白，单纯乳房手术切除，而不是保乳手术再加放疗，只是降低了在同一乳房发生第二次乳腺癌的风险。它并没有降低身体其他部位发生癌症的概率。因此，重要的是，患者不要急于作出决定，而是把握时间，好好考虑，然后再决定哪个是适合各人情况的手术，到底是乳房切除术还是保乳手术加放疗。

    （4）淋巴结手术

要判断乳腺癌是否已经扩散到腋窝淋巴结，需要切除这些淋巴结中的一个或多个，并在显微镜下观察是否有癌细胞。这是判断分期和确定治疗方式和观察治疗效果的重要步骤。当淋巴结有癌细胞时，癌细胞也很有可能已经通过血行转移到身体的其他部分。是否需要进行术后的辅助治疗等其他治疗也常常取决于腋下淋巴结中的癌细胞情况。

腋窝淋巴结清扫术（ALND）：在此过程中，会切除 10~40 枚（虽然通常小于 20 个）腋窝淋巴结来检查乳腺癌的转移情况。腋窝淋巴结清扫术通常与乳房切除术或 BCS 一起进行，也可以在第二次手术时进行。如果先前的活检显示有淋巴结转移，ALND 可以用来进一步检查。这是检查乳腺癌是否转移到淋巴结的最常见方式。

前哨淋巴结活检（SLNB）：虽然腋窝淋巴结清扫术（ALND）是一种安全和不良反应低的手术，但切除这么多的淋巴结可能导致患者术后淋巴结水肿。为了降低淋巴水肿的风险，医生可能会使用前哨淋巴结活检（SLNB）来检查淋巴结中的癌细胞，可以帮助了解癌细胞是否已经扩散到淋巴结，而不是靠大量切除淋巴结之后来做检查的方式。

在此过程中，医生会找到并切除第一个有癌变现象的淋巴结，称为前哨淋巴结。如果癌细胞已经开始转移，那么这个淋巴结是最有可能含有癌细胞的一个。因此，医生会注射放射性物质和（或）蓝色染料进入肿瘤或肿瘤周围，淋巴管会回收这些物质进入前哨淋巴结。用特殊的移动设备检测淋巴结中放射性物质的量，或寻找已经变成蓝色的淋巴结。有几种方法可以找到前哨淋巴结，但为确保检查的准确性，会同时做 2 个不同的检查。外科医生会切开检查部位上方的皮肤，并切除含有染料的淋巴结。然后病理科医生再仔细检查这些淋巴结（通常是 2 个或 3 个）。因为比 ALND 切除的淋巴结少，每一个都会被检查有无癌变现象。

有时在手术过程中检查淋巴结内的癌变情况。如果前哨淋巴结中发现癌变现象，医生可能会接着做一个完整的腋窝淋巴结清扫术。手术中如果没有在淋巴结中发现癌细胞，或是在前哨淋巴结中没有检测到癌细胞，随后几天，会更仔细地检查淋巴结。如果淋巴结中发现癌细胞，医生会建议之后接受一个完整的 ALND 检查。

如果没有在前哨淋巴结中发现癌细胞，没有必要进一步行淋巴结切除手术，尽管癌细胞也有可能已经扩散到身体其他淋巴结中了。这样患者可避免完整 ALND 带来的潜在不良反应。

如果在前哨淋巴结中发现有癌细胞，医生就会做一个完整的 ALND 来确定涉及多少其他淋巴结。但一项研究表明，这可能并不总是必不可少的一步。在某些情况下，不对其余部分的淋巴结做任何处理也还是一样安全健康。这可能要涉及其他因素，如使用什么类型的手术来切除肿瘤、肿瘤的大小和手术后将进行什么样的辅助治疗。

目前，只有进行保乳手术（肿瘤并不大的情况）并接受放疗的患者能够跳过ALND腋窝淋巴结清扫术。对要进行乳房切除术的患者还是建议做腋窝淋巴结清扫术。

前哨淋巴结活检用来查看乳房癌细胞是否已经扩散到附近的淋巴结中。如果没有发现含有癌细胞的淋巴结，就不用完成所有手术步骤。如果腋窝或锁骨周围的淋巴结都肿大，可直接检查到癌细胞扩散情况。大多数情况下，需通过穿刺活检来检查癌细胞扩散情况。如果发现癌细胞，会建议接受一个完整的ALND。SLNB虽然已经成为一种常见的手术方式，但它需要很多的手术技巧，只能由有经验的外科医生进行。如果患者正在考虑这种类型的活检，需询问医生定期是否提供这样的检查项目。

可能的不良反应：与任何其他手术一样，会有疼痛、肿胀、出血、感染的可能性。切除腋窝淋巴结的主要可能的长期影响是手臂的淋巴水肿。因为手臂中多余的液体需通过血液循环进入淋巴系统，切除淋巴结有时会阻塞手臂的排水功能，导致液体的堆积，手臂肿胀。

在进行ALND的女性中淋巴水肿发生可能性高达30%。在进行过前哨淋巴结活检的女性中也有3%。如果在手术后进行过放射治疗，手臂水肿将更加常见。有时肿胀持续时间只有几周，然后逐渐消退。有些时候，肿胀会持续很长一段时间。如果患者的手臂在淋巴结手术后有水肿、紧张或有痛感时，一定要马上告诉医生。

手术后，对手臂和肩膀的活动范围会有短期或长期的限制，尤其是在ALND和前哨淋巴结活检之后。医生可能会给一些康复练习，确保患者的手臂不会有永久性的运动问题如肩周炎。手臂上面、里侧部分皮肤可能出现麻木，这是另一种常见的不良反应，因为控制感觉的神经会穿过淋巴结区。

有些妇女会发现在手臂下的带状结构，朝着肘部向下延伸，这种情况有时也被称为腋网络综合征或淋巴盘带，在进行ALND和SLNB之后是较常见的。手术后的几周甚至几个月，症状可能消失。它可以引起疼痛和对手臂和肩膀有运动范围的限制。往往不需要治疗。这种症状也会慢慢消失，但也有一些患者觉得物理治疗会有所帮助。

（5）重建手术

在乳房切除术或一些保乳手术后，有些女性可能要考虑乳房重建。即为手术后的乳房重塑外观。

如果患者考虑重建手术，建议在癌症手术前就与外科医生和经验丰富的整形外科医生讨论如何重建乳房。这可以让患者考虑所有的乳房重建方法。乳房外科医生和整形外科医生会共同努力，拿出一个治疗方案，为患者的乳房重建手术创造良好条件，即使是患者想等到癌症手术后再来进行乳房重建。

决定乳房重建的方法以及何时完成手术取决于每位女性的医疗状况和个人偏向。可以选择在乳房切除术后立即重建乳房，也可以选择在稍后的时间即延迟重建。重建手术有几种类型，有些人用生理盐水或硅胶植入物，而其他人会使用身体的其他部分的组织即自体组织重建。

（6）手术准备

对于许多人来说，讲到手术两个字便觉得可怕。更好地了解手术之前的准备、手术过程和手术后的步骤，可以缓解患者很多恐惧。

手术前

在手术之前，患者通过活检查到乳腺癌，等到影像学检查和手术局部切除后可确诊乳腺癌。一般来说，患者会在手术前几天与医生讨论手术方式。这时候最好问清楚手术的具体问题和潜在的风险。要确保患者明白手术的程度和对手术后情况的预期结果。如果患者还考虑乳房重建，也要一并询问。

患者会被要求签署一份手术同意书，给医生进行手术的权限。患者有足够的时间仔细阅读理解自己所签署的文件。患者也可能被要求给予医生使用任何组织或血液的权利，有时不是用来确诊疾病。这可能对患者没有什么帮助，但它可能对其他女性是非常有益的。

如果医生认为可能需要输血时，还会要求患者在手术前献血。这样当需要输血时，会回输患者自己的血液，可能更安全。如果需要输入他人的血液，也会签署输血同意书。在美国，输入另一个人的血液和接受自己的血一样安全。问问医生，是否需要输血。

医生还会查看医疗记录，并问患者正在服用的药物，要确定患者所服用的药物不会干扰手术。例如，如果患者正在服用阿司匹林、关节炎药或血液稀释药物，可能会被要求手术1~2周前停止服用这种药物。一定要告诉医生服用的所有药物，包括维生素和草药补充剂。

患者会被告知，手术前8~12小时内不要吃或喝任何东西，尤其是进行全麻时。也会与麻醉师或麻醉护士见面，他们会在手术过程中实施麻醉。使用麻醉的方法在很大程度上取决于手术方式和病史。

手术中

根据手术大小，可能会进行门诊手术，可以当天回家，也可以选择住院。大多数乳腺癌手术都会使用全身麻醉。医生会通过静脉注射将手术过程中可能需要的药物输入体内。通常情况下，还会连接心电图机并绑一个血压袖带在手臂上，在手术过程中用以监控心脏节律和血压。手术时间的长短取决于手术类型。乳房切除和腋窝淋巴清扫术可能长达 2~3 小时。

手术后

手术后，患者将会被送往恢复室，在那里停留直到醒来，此时患者的病情、血压、脉搏和呼吸都是稳定的。患者住院时间根据整体健康状况、是否有任何其他的医疗问题、手术过程中的情况和手术后的感觉来决定。

在美国，一般情况下，进行乳房切除术和（或）腋窝淋巴结切除术的女性需要留院观察 1 晚或 2 晚，然后可以回家。有些女性在观察 24 小时后即可以回家。较小的手术如保乳手术和前哨淋巴结活检通常在门诊手术中心完成，并且通常不需要在医院过夜检查。

手术部位会贴上敷料。乳房或腋下区域可能会有 1 个或多个引流管，在愈合过程中收集血液和淋巴液。患者需要向医生和护士了解相关问题，学习如何护理自己的引流管，包括排空和测量液体量。大多数引流管会放置 1 周或 2 周。当排出液体量下降至每天约 30 毫升时，会拔除引流管。

大多数医生会要求患者在手术后不久即开始活动手臂，保证手臂不会僵硬。

乳腺癌手术恢复需要多长时间，取决于做的手术方式。在进行 ALND 的 BCS 后 2 周内，大多数女性可以恢复到正常情况，如果是 BCS 检查之后再加一个前哨淋巴结活检恢复时间更短。乳房全切除术恢复时间可以长达术后 4 周。如果还进行了乳房重建，恢复时间会更长，可能需要几个月时间。尽管如此，每个人恢复时间都不同，所以患者需要与医生讨论一些术后的情况。

即使在医生说患者已回到正常活动水平，患者还可能觉得手术还有些不良反应。一段时间后，患者可能会感到僵硬或疼痛，胸部或腋下的皮肤也可能会感到紧张。这些感觉往往随着时间的推移也会有所改善。有些女性在手术后很长一段时间，继续感到胸部和手臂的疼痛、麻木或刺痛，也被称为乳房切除后疼痛综合征。

许多做过保乳手术或乳房切除术的女性常常感觉乳房部位的疼痛，腋下还有使人烦恼的奇怪的感觉如麻木、牵拉的感觉等。向医护人员咨询如何护理手术部位和手臂。通常情况下，手术后患者和看护人将得到书面护理指导。这些说明应包括：手术伤口的护理和包扎。

1）如何护理引流和引流管

2）如何认识到感染的迹象

3）手术后的沐浴

4）何时打电话给医生或护士

5）何时开始使用手臂和怎么做手臂练习，以防止手臂僵化

6）何时开始穿胸罩

7）何时开始使用乳房假体，以及该使用什么类型（乳房切除后）

8）饮食上该吃什么，不该吃什么

9）使用的药物，包括止痛药，或是抗生素

10）活动范围的限制

11）对手术后乳房和手臂该有的感觉和麻木的了解

12）对手术后身体形象的了解

13）知道医生何时会进行后续治疗

多数患者会在手术后 7~14 天再见到他们的外科医生。医生应该会向患者解释病理报告结果并和患者谈是否需要接受进一步治疗。如果患者需要更多治疗，放射肿瘤学家和（或）肿瘤内科开始介入。如果患者考虑乳房重建，需要与整形外科医生交流沟通。

（7）乳腺癌手术后慢性疼痛

有些妇女手术后，胸壁、腋窝和（或）手臂有神经疼痛问题，随着时间的推移，手臂疼痛的问题还没有改善。这就是所谓乳房切除后疼痛综合征（PMPS），这种病症是在接受了乳房切除术的女性中第一次发现的，但是也会发生在保乳治疗后。

有研究表明，20% 和 30 % 的女性手术后会发生乳房切除后疼痛综合征。乳房切除后疼痛综合征的典型症状是疼痛和胸壁、腋窝和（或）手臂的刺痛感；或在肩部或手术瘢痕，也会感到疼痛。其他不适包括麻木、剧痛或刺痛、奇痒难忍。对大多数有乳房切除后疼痛综合征的女性来说，症状并不严重。

乳房切除后疼痛综合征的痛感可能是因为在手术过程中伤到了后壁和胸腔的神经。但具体原因尚不清楚。较年轻的女性,并进行过一个完整的 ALND 检查（不只是前哨淋巴结活检），或在手术后进行放射治疗的人，更可能有乳房切除后疼痛综合征的问题。因为 ALNDs 现在不常用，比起以前乳房切除后疼痛综合征是不太常见的。

重要的是患者有任何疼痛的感觉都要告诉医生。乳房切除后疼痛综合征让患者手臂活动不便，随着时间的推移，手臂可能会失去正常的功能，但乳房切除后疼痛综合征可以治疗。阿片类药物或麻醉药是治疗疼痛的常用药物，但对于神经性疼痛效果不总是那么好。还有其他治疗这种疼痛的药物和方法。与医生沟通，谈谈如何控制那些疼痛感。

3. 放疗

放疗是用高能射线或粒子来摧毁癌细胞的治疗方法。保乳手术后，患者往往还会接受放疗，有助于降低乳房或附近淋巴结癌症复发的机会。乳房切除术后的患者若肿瘤大于 5cm 时，或者当发现有淋巴结转移时，也可能会采用放疗。放疗还用来抑制肿瘤的转移，例如抑制肿瘤转移到骨或脑等部位。

放疗主要有两种方法：外照射和内照射疗法。

（1）外照射

对患有乳腺癌的女性，外照射最常用。

外照射的范围取决于手术方式，是否做乳房切除术或保乳手术以及是否有淋巴结癌变。

如果手术方式是乳房切除术，无淋巴结癌变，放射范围是正对胸壁的地方。

如果手术方式是 BCS，一般来说，整个乳房都会接受照射，并且对癌症切除的部位增加照射量，以防止癌症在该部位复发。对特殊部位增加照射量通常在全乳放疗完后再进行。治疗上使用同一机器，但光束会定向瞄准去除肿瘤的位置。大多数女性没有注意到增加的照射和全乳照射带来的不良反应的差别。

如果在腋下发现淋巴结有癌变，可能考虑到照射该区域，以及在某些情况下，还应该考虑照射锁骨上淋巴结和和内乳淋巴结。

手术后接受体外照射治疗的时间一般是从伤口愈合，才会开始额外的放疗，常常是 1 个月或更长的时间。如果还要接受化疗,放射治疗会推迟到化疗完成以后。

在治疗开始前，放疗医生会进行仔细测量，以确定正确的辐射光束角度和适当照射剂量。他们会在患者的皮肤上划出一些墨迹，为之后的放疗区域做标记。患者可能要询问一下医生，这些标记是否是永久性的。

使用乳液、粉末、除臭剂和止汗剂可干扰外照射放疗，所以医护人员可能会告诉患者直到治疗完成不要使用它们。

额外的放射治疗很像是 X 线，但照射量更大。这个过程本身无痛，每次治疗只持续几分钟，但准备时间通常比治疗时间长。

最常见的乳房照射治疗方法是每周 5 次（周一至周五），持续 5~6 周。

加速乳腺照射：常规外照射治疗是每周 5 次，持续几周，对很多女性来说，可能不方便。有医生使用每天加大剂量，持续 3 周的方法。给予较大剂量配合较少治疗次数的疗法，被称为 hypofractionated radiation therapy（大分割放射治疗）。这种方法主要针对接受过 BCS 治疗和无区域淋巴结转移的女性。

与超过 5 周的放疗相比，只有 3 周的治疗方法一样能够保证治疗后的头 10 年里不会在同侧乳房复发癌症。有另一种方法是每天给大剂量的照射，疗程仅 5 天。术中放疗（IORT）也是一种方法，在手术室行 BCS 后，使用单一的大剂量放疗（在切口缝合前进行）。更短时间的新放疗方法还在研究中。

三维适形放射治疗（3D-conformal radiotherapy）：该技术能更好地锁定肿瘤位置，使更多的健康乳房组织免于辐射。治疗一天 2 次，连续 5 天。因为只有部分乳房接受治疗，这被称为加速部分乳腺照射疗法。

外部辐射可能的不良反应：

外照射疗法主要的不良反应，短期出现乳房的肿胀和沉重感，类似在治疗部位出现皮肤晒伤和疲劳的变化。医护人员会建议避免在阳光下暴露手术过的部位，因为它可能使皮肤变得更糟。大多数情况下，皮肤会在几个月内得到改善。乳房组织的变化通常在 6~12 个月内消失，但也可能需要长达 2 年的时间。

有些女性在放疗后乳房变得更小和更硬。放疗还可能影响女性后期的乳房重建术。如果乳房重建后进行放疗，会提高发生问题的风险，特别是组织瓣的问题。接受过乳房放疗的女性，还会对之后的母乳喂养有影响。乳房辐射有时会损坏手臂的某些神经即臂丛神经，导致肩、手臂和手的麻木、疼痛和无力。腋窝淋巴结放疗会引起淋巴水肿。

极少数情况下，放疗损伤肋骨导致骨折。以前放疗会损伤肺和心脏部分，可能导致这些器官长期损坏。但现在的现代放疗设备，让医生更好地集中照射光束，所以放疗对其他器官的影响并不常见。对乳房的复杂放疗可能会促进另一种癌症肉瘤的生长，其生长和转移十分迅速。

（2）近距离放射治疗

近距离放射治疗，也称为内照射，是放疗的另一种方式。放射性种子或粒子会放置到乳腺组织的恶性肿瘤旁边。常用于进行过 BCS 治疗的患者，在肿瘤部位增加照射量，照射到整个乳房，也可以只对肿瘤部位进行照射。具体的治疗方法取决于肿瘤的大小、位置及其他因素是否会对患者进行近距离放疗有限制。

近距离放射治疗有不同的类型：

组织间插植：在这种方法中，会放几个小的空心导管到癌症被切除的周围区域，并留置几天。放射性颗粒每天通过导管插入一段时间，然后移除。这种方法最近使用减少了。

腔内短距离放射治疗：这是最常见的方式，给乳腺癌患者进行短距离放射治疗，也被认为是加速部分乳腺照射的一种形式。将一个小的装置放置于进行 BCS 后留下的空间，一直留在原处，直到治疗完成。

有几种不同的装置可供选择：MammoSite®, SAVI®, Axxent®, and Contura®。他

们都可作为小导管插入乳房。导管在乳房内的末端扩张，使之在整个治疗过程中保持在正确的地方。导管的另一端伸出乳房。治疗时将一个或多个辐射源（通常是粒子）通过导管入到装置中，停留一段时间，然后移除。治疗1天2次，连续5天在门诊进行。最后一次治疗后，移除导管及装置。

早期研究证明腔内近距离放射治疗作为BCS后唯一的放疗，有很好的治疗效果，但并未直接比较过这项技术与常规的全乳外照射之间差异。最近有研究比较了BCS手术后，腔内近距离放射治疗和全乳放疗的疗效。结果发现，接受近距离放疗的女性癌症复发的概率比全乳放疗高了2倍。然而，整体风险仍然偏低，需要再次乳房切除术的占近距离放疗组妇女的4%左右，占全乳房放疗组中只有2%。这项研究提出了疑问：与全乳放疗相比，是否只要照射癌变周围部分就会降低癌症复发的可能。还需要更多的研究比较这两种方式，来决定是否应该使用近距离放射治疗，而不是全乳放疗。

腔内近距离治疗也有不良反应：发红、淤伤、乳房疼痛、感染、乳房部位的脂肪组织的分解。全乳放疗过程中，肋骨的可能会出现劳损甚至骨折等情况。

4. 化疗

化疗疗法是通过静脉注射或口服注入抗癌药物。抗癌药物会通过血液到达身体内癌细胞的位置。化疗是周期性进行的，每段治疗后都会有一个恢复期。治疗通常持续数月。

（1）化疗时间选择

手术后（辅助化疗）：辅助治疗是给予那些手术后没有癌症迹象的患者的一种治疗。手术可以切除所有肉眼可见的癌症，但辅助治疗是用来杀死被手术遗留下的肉眼无法看到的癌细胞。保乳手术或乳房切除手术后的辅助治疗可以帮助降低乳腺癌复发的风险。放疗、化疗和激素治疗都可以作为辅助治疗。

即使早期癌症，癌细胞也可能会突破最先的乳房部位，通过血液传播到身体其他部位。这些细胞不会引起任何病症，也不在影像学检查上显示，体格检查也难以发现。但是，如果让它们继续生长，新的肿瘤会在身体其他地方生长。因此辅助化疗的目的是杀死那些未被发现的从乳房扩散到别处的癌细胞。

在手术前化疗（新辅助化疗）：手术前的化疗被称为新辅助治疗。通常情况下，新辅助疗法与辅助治疗使用相同的化疗方法，区别只是一个在手术前，一个在手术后。

对于患者的生存率而言，术前或术后接受化疗没有什么区别。新辅助化疗的主要好处是，它可以缩小体积大的恶性肿瘤，使它们足够小，可以用较为简便的手术切除。新辅助化疗的另一个优点是医生可以看到化疗药物对癌症治疗的效果。如果肿瘤在使用第一组的药物情况下不缩小，医生会使用其他的化疗药物。有些乳腺恶性肿瘤在确诊时已经太大，错过了手术切除的最好时间。这些癌症被称为局部晚期癌症，会先使用化疗缩小他们，然后用手术切除。

晚期乳腺癌： 在晚期乳腺癌被确诊或初步治疗后，化疗也可以作为癌细胞已经扩散到女性的乳房和腋下区域的主要治疗方法。治疗的时间长短取决于肿瘤缩小与否、缩小情况和患者对治疗的承受能力。

（2）化疗方法

在大多数情况下（特别是辅助治疗和新辅助治疗），使用一种以上的药物联合化疗最有效。目前使用多药联合进行治疗，但还不清楚哪种组合是最好的。临床研究会持续比较目前被认为是最有效的治疗方法和一些可能有更好效果的疗法。

一些最常用的药物组合有：

◇ CMF: cyclophosphamide（Cytoxan®，环磷酰胺），methotrexate（氨甲蝶呤），5-fluorouracil（5 - 氟尿嘧啶，5 - FU）

◇ CAF（或 FAC）: cyclophosphamide（环磷酰胺），doxorubicin（多柔比星，Adriamycin®，阿霉素）和 5-fluorouracil（5 - 氟尿嘧啶）

◇ AC: doxorubicin 多柔比星（Adriamycin，阿霉素）和 cyclophosphamide（环磷酰胺）

◇ EC：epirubicin（表柔比星，Ellence®）和 cyclophosphamide（环磷酰胺）

◇ TAC: docetaxel（多西他赛，Ellence 泰索帝®），doxorubicin（多柔比星，阿霉素）和 cyclophosphamide（环磷酰胺）

◇ AC → T: doxorubicin（ 多 柔 比 星，Adriamycin 阿 霉 素 ） 和 cyclophosphamide（环磷酰胺紫杉醇，Taxol® 泰素®）或 docetaxel（多西他赛，Taxotere 泰索帝）。HER2/neu 蛋白阳性肿瘤可在给予 paclitaxel（紫杉醇）或 docetaxel（多西紫杉醇）时一同给予 Trastuzumab（曲妥珠单抗，Herceptin 赫赛汀）。

◇ A → CMF：doxorubicin（Adriamycin，多柔比星，阿霉素），其次是 CMF

◇ CEF （FEC）: cyclophosphamide（环磷酰胺），epirubicin（阿霉素），5-fluorouraci（5- 氟尿嘧啶）（后面可跟 docetaxel 多西紫杉醇）

◇ TC：docetaxel（Taxotere，多西他赛，泰索帝）和 cyclophosphamide（环磷酰胺）

◇ TCH：docetaxel（多西紫杉醇），carboplatin（卡铂）和 trastuzumab（Herceptin，曲妥珠单抗，赫赛汀）是 HER2/neu 蛋白阳性肿瘤的治疗药物。

其他用于治疗乳腺癌的药物包括 cisplatin（顺铂），vinorelbine（长春瑞滨，Navelbine®，诺维本），capecitabine（卡培他滨，Xeloda® 希罗达），liposomal（doxorubicin，多比柔星，Doxil®），gemcitabine（吉西他滨，Gemzar®，健择），mitoxantrone（米托蒽醌），ixabepilone（伊沙匹隆，Ixempra®），albumin-bound paclitaxel 白蛋白结合型紫衫醇（Abraxane®）和 eribulin（艾立布林，Halaven®）。靶向治疗的药物（trastuzumab，曲妥珠单抗和 lapatinib（Tykerb®，拉帕替尼可以与化疗药物一起用于 *HER2/neu* 阳性肿瘤。

医生会周期性地给患者进行化疗，每段治疗结束后，会有段休息时间来减少药物对身体的影响。化疗在每个周期的第一天就开始，但具体安排还是取决于所使用的药物。例如有些药物，只在周期的第一天使用化疗。化疗可能每 14 天，或每周进行化疗。在每个周期结束时，安排下一个周期化疗。周期至多 2 周或 3 周，但它会根据特定的药物或药物组合而不同。有些药物会比较频繁地使用。辅助化疗和新辅助化疗时长往往是 3~6 个月，这取决于所使用的药物。治疗晚期乳腺癌，化疗时间可能会更长，主要取决于它的效果如何和患者出现的不良反应。

剂量密集型化疗：医生们发现有些周期性化疗药物更密集地使用，可以降低癌症复发机会，并提高一些女性的存活概率。同样常规的化疗（如 AC → T）一般是每 3 周进行一次，但剂量密集型化疗每 2 周一次。

提高白细胞计数的生长因子药物，会在化疗后使用，在下一个周期前以确保白细胞计数恢复到正常。这种方法可以用于新辅助和辅助治疗，它可能会导致更多的不良反应，而且进行方式更复杂，所以它并不适合每一个人。

（3）不良反应

化疗药物会攻击那些分裂迅速的细胞，从而杀灭癌细胞。但身体的其他细胞，如骨髓、口腔、肠道和毛囊里的细胞也会快速分裂。这些细胞也受化疗的影响，以至于可能导致不良反应。化疗的不良反应和药物的种类、用药剂量、用药时间长短有关。

一些常见的暂时性不良反应包括：

✧ 脱发

✧ 口腔溃疡

✧ 食欲缺乏

✧ 恶心和呕吐

✧ 血细胞计数低

化疗可以影响骨髓中的造血细胞，这可能会导致：

✧ 增加感染的机会（因为白细胞计数低）

◇ 容易淤伤或出血（因为血小板计数低）

◇ 疲劳（红细胞计数低等原因）

不良反应通常是短暂的，治疗结束后症状会缓解。重要的是当出现不良反应时要告诉医生，医生会有相应的对症治疗措施。

月经改变：对于年轻的女性，月经周期的变化是一种常见的化疗不良反应。可能会发生过早绝经和不孕，这种不良反应可能是永久性的。某些化疗药物比其他药物更容易导致这些情况。对于年龄较大的女性来说，化疗更容易引起她不孕或绝经。

发生这种情况时，骨质流失和骨质疏松症的危险性也增加。有药物可以治疗或有助于防止骨质流失。即使月经在化疗过程中停止，女性仍有怀孕的机会。在怀孕期间接受化疗，可能导致婴儿出生缺陷并且干扰治疗。因此，对性生活活跃和在治疗前绝经的女性来说，与医生讨论避孕问题很重要。

完成化疗的患者可以放心地怀孕，但在治疗期间怀孕并不十分可取。如果孕妇发现患上乳腺癌时，还是可以通过化疗治疗肿瘤。某些化疗药物可在怀孕后半年使用。

神经毒性：治疗乳腺癌的一些药物，包括 taxanes 紫杉烷类（docetaxel 多西他赛和 paclitaxel 紫杉醇），platinum agents 铂类（carboplatin 卡铂, cisplatin 顺铂），vinorelbine（长春瑞滨），erubulin（艾立布林），ixabepilone（伊沙匹隆）等可损害脑神经和脊神经。有时会导致麻木、疼痛、烧灼或刺痛感，对冷或热敏感，或无力（主要是手和脚）。大多数情况下，停止治疗后症状会消失，但有些人可能会持续很长时间。

心脏损害：Doxorubicin（阿霉素）、epirubicin（表柔比星）和其他一些药物可能会导致永久性心脏损害（称为心肌病）。其发生风险取决于药物的使用剂量。长时间或大剂量地使用，更容易引起心脏损害。医生会密切留意这种不良反应的发生。大多数医生在使用上述药物前，会进行像 MUG 或超声心动图检查（检查患者的心脏功能）。他们还会仔细地控制剂量，注意心脏情况，并可能重复心脏检查来监测心脏功能。如果心脏功能开始衰退，化疗将被终止。尽管如此，一些患者的心脏损害需要一定的时间才能发现。患者开始可能不会表现出心脏功能不佳的迹象，直到治疗停止几个月或几年后才出现。如果同时使用靶向治疗药物 trastuzumab（曲妥珠单抗）会更导致引起心脏损害，所以医生联合用药时应更加谨慎。

手足综合征：某些化疗药物如 capecitabine（卡培他滨）和 liposomal doxorubicin（多柔比星脂质体），会刺激手掌和脚底，即所谓手足综合征。早期症状包括麻木、刺痛和发红。如果情况严重，会引起手和脚肿胀不适，甚至疼痛。皮肤可能出现水疱，脱皮，甚至溃疡。对此还没有具体的治疗方法。停药或减少剂量后，这些症状会逐渐好转。最好的防止办法是早期出现症状时及时告诉医生，以便医生调整药物的剂量。静脉输注药物 5-FU 后几天也可能发生手足综合征。

神志改变：许多接受化疗的女性其意识功能会略有下降。可能有注意力和记忆力下降的问题，并可能会持续很长的时间。虽然许多女性认为这与化疗有关，但一部分没有接受化疗的女性也有这种情况。尽管如此，大多数女性治疗结束后的状态都很好。

白血病发生可能性：很少会有化疗药物可以对骨髓造成永久损害，但患某些疾病的风险增加，即骨髓增生异常综合征，甚至诱发急性髓细胞性白血病危及生命。这种情况通常在治疗后 10 年内发生。对大多数女性来说，化疗预防肿瘤复发或延长生命的好处远远超过其带来严重而罕见的并发症。

感觉不适或疲倦：许多女性觉得化疗后身体状态不如以前。这通常是由于病痛残留或身体一些功能的略微丧失，只会在接受过化疗的女性中体现。这种现象可能持续几年。但也可以有所改善，所以重要的是要让医生或护士知道这个情况。可通过运动、小睡、节约体力来缓解疲劳感。如果有睡眠问题，抑郁问题，咨询医生和（或）使用药物会有所帮助。

5. 内分泌治疗

内分泌治疗是另一种形式的全身性治疗，也是最经常使用的辅助治疗，帮助减少手术后肿瘤复发的风险，它也可以用于新辅助治疗。也可用于治疗复发或已经扩散的肿瘤。

女性的卵巢直到更年期前都是雌激素的主要来源。绝经后体内的脂肪组织也会产生少量雌激素，肾上腺产生的一种激素也会转变为雌激素。对于那些具有雌激素受体（ER 阳性）和（或）孕激素受体（PR 阳性）的肿瘤患者，雌激素能促进 2/3 的乳腺肿瘤增长。

因此，阻断雌激素的作用或降低雌激素水平的可以治疗激素受体阳性的乳腺癌。激素治疗对 ER、PR 均为阴性患者不起作用。

Tamoxifen（三苯氧胺）和 toremifene（托瑞米芬，®Fareston）：这些抗雌激素药物会暂时阻断雌激素受体与乳腺癌细胞的结合，防止雌激素作用癌细胞。患者需每天服药。

对于激素受体阳性的患者，手术后服用 tamoxifen（他莫昔芬）5 年可使复发率减少一半左右，并延长了患者生命。最近的一项研究显示，服用 10 年他莫昔芬，患者会更加获益。他莫昔芬可以用于治疗转移性乳腺癌，也可以减少女性患乳腺癌的高风险。

托瑞米芬与他莫昔芬作用相同，但不能经常使用，并且只能用于转移性乳腺癌患者。这些药物最常见的不良反应包括疲劳、潮热、阴道干燥或产生分泌物和情绪波动。

对于那些癌细胞已经扩散到骨骼的患者，他们的肌肉和骨骼可能会有一个"肿瘤耀斑"伴有疼痛或肿胀。这种情况通常会迅速消退，但极少数情况下，患者会出现难以控制的高钙血症。如果发生这种情况，治疗可能需要停止一段时间。

罕见的更严重的不良反应也可能发生。绝经后的妇女使用这些药物会加大患子宫癌的风险（子宫内膜癌和子宫肉瘤）。发现任何不正常的阴道出血（这些现象是癌症的常见症状）应立即告诉医生。大多数子宫出血不是因为肿瘤，但仍需要及时关注。

另一个严重的不良反应是腿部形成血凝块（称为深静脉血栓形成，DVT）。有时血栓会脱落，阻塞肺动脉（肺栓塞，PE）。如果患者发现下肢（小腿）有疼痛、发红或肿胀的情况，并伴有呼吸短促、胸痛，应马上打电话给医生或护士，因为这些症状可能就是 DVT 或 PE。他莫昔芬的使用与绝经后妇女的中风会有所关联，所以如果患者有严重头痛、神志不清，或说话困难或移动困难，请及时告诉医生。这些药物也可能会增加心脏病发作的风险，但具体情况还不明确。根据女性的绝经状态，他莫昔芬对骨有不同影响。绝经前的妇女使用他莫昔芬可以导致骨质变薄，但对绝经后的妇女，它有助于骨健康。

托瑞米芬对骨骼的影响尚不清楚。几乎对于所有的激素受体阳性的乳腺癌女性，服用这些药物的好处远大于风险。

芳香化酶抑制剂（AIS）：有三种能够在绝经后阻止雌激素生产的药物已被批准用于治疗早期和晚期乳腺癌：letrozole（来曲唑，Femara$^®$），anastrozole（阿那曲唑，Arimidex$^®$）和 exemestane（依西美坦）。

对于绝经后的妇女，药物会抑制芳香化酶阻止脂肪产生少量雌激素。他们不会使绝经前女性的卵巢提前终止产生雌激素，所以药物只对那些卵巢失去功能的女性有效，如绝经后的妇女。患者要每日服药。

目前看来，这类药物和其他用来治疗乳腺癌的药物一样有效。几项研究已经将这类药与他莫昔芬比较过。研究表明，无论是单独使用还是在他莫昔芬后使用这类药，都比单独使用他莫昔芬 5 年更好地减少癌症复发的风险。

常用用药方法：

（1）使用他莫昔芬长达 2~3 年，再换用芳香化酶抑制剂（AI），共治疗 5 年。

（2）使用他莫昔芬 5 年，再使用 AI 5 年。

（3）使用 AI 治疗 5 年。

对绝经后的激素受体阳性患者，大多数医生建议辅助治疗时一起使用 AI 治疗。但没有足够的证据说明联合辅助治疗使用是否会比单独使用他莫昔芬，然后使用 AI 有效。我们也不知道，使用 5 年以上是否会比在 5 年内停止使用更有效。现在正在做的研究应该有助于回答这些问题。

比起他莫昔芬，AI 严重不良反应比较少见。它不会导致子宫癌，极少引起血栓，但它可以导致肌肉疼痛及关节僵硬和（或）疼痛。关节疼痛和关节炎引起的疼痛类似。换用另一种 AI 药物治疗，这种不良反应可能有所改善，但会迫使一些女性停止药物治疗。如果发生这种情况，大多数医生会建议换用他莫昔芬进行 5 年的内分泌治疗。

由于 AI 会阻止绝经后的女性产生雌激素，使得骨质变薄，有时会导致骨质疏松甚至骨折。许多使用 AI 治疗的女性还同时使用别的药物治疗，以加强他们的骨质，如 bisphosphonates（双磷酸盐类药物）或 denosumab（狄诺塞麦）。

卵巢切除：绝经前妇女切除卵巢或去除卵巢功能，阻断雌激素的主要来源，能使得女性有效绝经。这也可能使其他一些内分泌治疗有更好的效果。常用于治疗转移性乳腺癌。

永久性的手术切除卵巢称为卵巢去势手术。更多的时候可使用促黄体激素释放激素（LHRH）类似物，如 goserelin（Zoladex®，戈舍瑞林，诺雷德®）或 leuprolide（Lupron®，醋酸亮丙瑞林，醋酸亮丙瑞林®）来让卵巢失去功能。这类药物能中断让卵巢产生雌激素的信号。它们也可以作为绝经前女性的内分泌治疗，单独使用或与他莫昔芬一起使用均可。

对于绝经前的女性，LHRH 类似物也可以与 AI 一起使用。化疗药物也抑制绝经前女性的卵巢，使之不产生雌激素。有的女性卵巢功能会在治疗后的几个月或几年后恢复正常，但有些女性的卵巢抑制是永久性的。

虽然化疗治疗乳腺癌有益，但也可能使患者不孕不育。这些治疗均可造成女性有更年期症状：潮热、盗汗、阴道干燥和情绪波动。

Fulvestrant（氟维司群，Faslodex®）：氟维司群是作用于雌激素受体的药物，并不阻止雌激素生成，这种药物会暂时消除雌激素的作用。在使用他莫昔芬的无效时，这种药物可能有用。每月注射 1 次。主要不良反应是：潮热、轻度恶心和疲劳。它是目前唯一被 FDA 批准用于绝经后晚期乳腺癌患者在他莫昔芬或托瑞米芬治疗无效时使用的药物。

Megestrol acetate（醋酸甲地孕酮）：醋酸甲地孕酮是一种孕激素类药物，用于治疗晚期乳腺癌的一种激素，当患者对其他内分泌治疗没有效时，可用这一药物。它的主要不良反应是体重增加，它有时也用在日渐消瘦的晚期癌症患者上。这是一种老药，使用并不频繁。

其他控制激素的方法：在尝试过其他内分泌治疗晚期乳腺癌无效后可使用雄激素。它有时有效，但会导致出现男性化的特征如体毛增加和声音低沉。在其他药物无效时可尝试给予高剂量的雌激素。主要的风险是可能会造成严重的血栓（如 DVTs 和 PE）。患者也有恶心的不良反应。

6. 靶向治疗

研究人员已经了解到细胞的基因突变会导致癌症的发生，并能够开发新的药物，专门针对这些变化来治疗癌症。这些靶向治疗药物的作用机制与常规化疗药物不同。靶向治疗往往有不同的不良反应，严重的不良反应较少，它们最常与化疗药物一起使用。

（1）以 HER2/neu 蛋白为靶点的药物

Trastuzumab（曲妥珠单抗，Herceptin，赫赛汀）：曲妥珠单抗是一种人造的单克隆抗体。大约有 1/5 的乳腺癌患者其癌细胞表面的 HER2/neu 蛋白超出正常量（即 HER2 阳性乳腺癌），这类乳腺癌往往生长更迅速，且更容易转移。曲妥珠单抗可以作用 HER2/neu 蛋白以达到抗肿瘤的目的。

使用曲妥珠单抗可以刺激免疫系统更有效地抗肿瘤从而减缓肿瘤生长。曲妥珠单抗需通过静脉滴注，通常每周 1 次，或者每 3 周 1 次大剂量静脉滴注。最佳的用药间隔时长还不清楚。曲妥珠单抗联合化疗经常用作辅助治疗，以减少 HER2 阳性乳腺癌复发风险。

曲妥珠单抗需使用 1 年，最开始曲妥珠单抗会和化疗一起使用，之后再单独使用。也可以从术前的新辅助治疗开始使用。虽然这种药物通常会使用一年，但有研究正在尝试发现曲妥珠单抗最有效的使用时间。

曲妥珠单抗也可以用于化疗后复发的 HER2 阳性晚期乳腺癌或是化疗过程中肿瘤持续增长的 HER2 阳性乳腺癌。曲妥珠单抗联合化疗治疗效果优于单纯化疗。如果曲妥珠单抗联合化疗治疗情况仍持续恶化，通常会继续使用曲妥珠单抗，但是会改变化疗方案。

与化疗药物相比，曲妥珠单抗治疗的不良反应相对较轻。这些不良反应不常见，包括发热、畏寒、乏力、恶心、呕吐、咳嗽、腹泻和头痛等。这些不良反应一般轻微，且常在在首次使用后出现。较严重的潜在不良反应是心脏损伤，可能会导致充血性心力衰竭。对于大多数（但不是全部）的女性，这种影响只是暂时的，当药物停止后会有所改善。

当曲妥珠单抗与某些化疗药物一起使用时，如多柔比星和阿霉素（Ellence），心脏损伤的风险更高。因此，使用曲妥珠单抗治疗期间，会定期检查患者的心脏功能。

充血性心力衰竭的主要症状是气短、下肢水肿和严重疲劳。患者出现这些症状后，应马上打电话给他们的医生。还在怀孕的妇女不宜使用曲妥珠单抗，因为它可能会损害胎儿，甚至导致死胎。女性在治疗过程中需要有效避孕。

Pertuzumab（帕妥珠单抗，Perjeta™）：像曲妥珠单抗一样，帕妥珠单抗也是一种单克隆抗体，作用于 HER2/neu 蛋白。它与曲妥珠单抗不同的是，会以蛋白的不同部分为靶点。这种药物被用于治疗晚期乳腺癌。

有研究证明多西他赛（泰索帝）联合帕妥珠单抗治疗晚期乳腺癌 6 个月左右时能够使肿瘤缩小或停止生长，比单独使用多西紫杉醇或帕妥珠单抗效果要好。此药通常每 3 周静脉滴注 1 次。

帕妥珠单抗和多西他赛联合使用时，常见的不良反应包括腹泻、脱发、恶心、乏力、皮疹和白细胞计数减低（有时伴发热情况）。而单独使用多西紫杉醇或帕妥珠单抗时，会出现脱发、恶心、疲劳。帕妥珠单抗会对胎儿造成伤害，甚至病死，因此禁止在怀孕妇女中使用。有可能怀孕的女性在治疗过程中需要有效避孕。

虽然到目前为止还没有证据说明会影响心脏功能，但还不能排除这个可能性，心脏功能不佳的患者不宜使用。使用帕妥珠单抗治疗过程中，医生会每隔几个月检查患者的心脏功能。

Lapatinib（拉帕替尼，Tykerb）：拉帕替尼是另一种以 HER2 蛋白为靶点的药物。HER2 阳性的晚期乳腺癌患者在接受化疗和曲妥珠单抗的治疗后没有效果时，可使用这种药物。它也作为 HER2 阳性乳腺癌患者的辅助治疗。

化疗药物卡培他滨（希罗达），往往会联合拉帕替尼治疗转移性乳腺癌。它也可以和来曲唑（Femara）一起治疗 HER2 阳性激素受体阳性的晚期乳腺癌患者。

一项研究发现，拉帕替尼联合曲妥珠单抗治疗比单独使用它们更加有助于延长晚期乳腺癌患者的生命。这种药物最常见的不良反应包括腹泻、恶心、呕吐、皮疹和手足综合征。

腹泻是一种常见的不良反应，也可以是最严重的，所以医护人员及时了解到患者排便习惯的改变非常重要。拉帕替尼的使用在极少数情况下可能会导致肝脏或心脏功能下降，虽然这些症状可能会在治疗后消失。

（2）Everolimus（Affinitor®，依维莫司，Affinitor®）：

依维莫司是一种以 mTOR 蛋白为靶点的靶向治疗药物，mTOR 蛋白可以控制细胞生长和分裂。依维莫司可以通过抑制 mTOR 蛋白来阻止癌细胞生长。

依维莫司也可能通过抑制新血管的生长阻止肿瘤生长。在治疗乳腺癌时，可以提高内分泌治疗药物的疗效。依维莫司是一种片剂，每天服用一次。最近这种药物被批准用于绝经期的患晚期、激素受体阳性、HER-2 阴性的乳腺癌患者的治疗。

如果患者服用来曲唑或阿那曲唑无法抑制住肿瘤时，可使用依维莫司。研究证明对于那些绝经后的、激素受体阳性 HER2 阴性乳腺癌的患者，在服用来曲唑或阿那曲唑无效时，依维莫司与依西美坦联合使用比单独使用依西美坦能更有效的抑制肿瘤生长。此药常见的不良反应包括口腔溃疡、腹泻、恶心、疲劳、虚弱或疲倦、血细胞数低，气短、咳嗽。依维莫司还会升高血脂（胆固醇和三酰甘油）和血糖，所以在使用这种药物时，医生会定期检查血脂和血糖。该药物会增加严重感染的风险，所以医生会密切注意感染情况。

（3）Bevacizumab（Avastin®，贝伐单抗，Avastin®）

肿瘤生长需要新血管的生成，抗血管生成药物可以起到抗肿瘤的效果，科学家们也正在研究治疗乳腺癌的抗血管生成药物。贝伐单抗是一种单克隆抗体，适用于转移性乳腺癌患者。血管内皮生长因子是一种有助于肿瘤形成新血管的蛋白质，贝伐单抗则是以此为作用靶点。

贝伐单抗常与化疗联用通过静脉滴注进入体内。不常导致不良反应，但也有可能出现很严重的不良反应包括出血、肠穿孔（需行手术治疗）、伤口愈合缓慢。比较常见的不良反应包括疲劳、血压高、血栓、白细胞计数低、头痛、口舌生疮、食欲缺乏、腹泻。血压高是很常见的情况，所以它是非常重要的一项指标，在治疗过程中，医生会关注血压变化。

2008 年美国 FDA 首次批准贝伐单抗可用于治疗转移性乳腺癌。虽然贝伐单抗在短时间内让一些患者癌细胞生长速度减缓，但它并没能延长患者的生命。那些接受贝伐单抗治疗的患者也出现了较严重的不良反应。

FDA 后来认为这种药物在治疗转移性乳腺癌时，所带来的风险会大于可能有的疗效。因此，2011 年 11 月 18 日，FDA 撤销贝伐单抗可以用于治疗乳腺癌的"指示"。但这并不意味着这种药物将不可用，因为美国 FDA 批准将它用于治疗其他一些肿瘤。只是制造贝伐单抗的公司不能以治疗乳房癌的名义推销此药，正在服用的患者在继续使用贝伐单抗之前，应该与医生讨论这种治疗。

7.Bisphosphonates（双磷酸盐）治疗

双磷酸盐是用来帮助强化骨骼，减少骨折和骨疼痛的药物，因为转移性乳腺癌的患者常有严重的骨质损害。这类药物包括 pamidronate（帕米膦酸，Aredia®）

和 zoledronic acid（唑来磷酸，Zometa®）。通过静脉滴注注入人体。

双磷酸盐类药物也有助于改善芳香化酶抑制剂或化疗带来的骨质变薄（骨质疏松症）的更年期提前现象。有许多药物，包括一些口服的双磷酸盐类药物，能够改善骨质，不光只针对于癌症扩散引起的骨损伤。

双磷酸盐类药物有不良反应，包括流感样症状和骨骼疼痛，还会导致肾功能损害，因此，肾功能不好的患者可能无法使用这些药物治疗癌扩散。

虽然双磷酸盐的不良反应不多，但腭骨或颌骨处的骨头坏死会是非常麻烦的不良反应。在使用双膦酸盐进行治疗肿瘤时，拔牙会引起腭骨或颌骨处的骨头坏死。主要是由于伤口不愈合的开放性溃疡，它可以导致腭骨的感染或牙损伤。医生会先停止使用双磷酸盐，在不知道为什么出现这种情况或不知道如何治疗时，会使用牙线保持良好的口腔卫生，还有刷牙、确保义齿佩戴正确、并定期检查牙齿来预防这种情况的发生。大多数医生建议，患者在接受牙科医生检查和处理后，才开始服用双磷酸盐疗法。

8.Denosumab（狄诺塞麦）

denosumab（Xgeva®, Prolia®）名为狄诺塞麦的一种较新的药物，有助于减少乳腺癌骨转移的风险。它和双磷酸盐的作用机制不同。在已经发生骨转移的患者中，狄诺塞麦似乎比起唑来磷酸（Zometa）更有助于预防骨折的发生。甚至在双磷酸盐类药物无效后，它仍可以帮助改善骨质。研究正在证明，早期乳腺癌患者使用狄诺塞麦是否有助于防止病情进展。骨转移患者每4周1次，皮下注射。

不良反应包括血液中的钙磷含量降低以及腭骨坏死。这种药物似乎不影响肾脏，所以对于有肾脏问题的患者也可以使用。狄诺塞麦也可用于正在使用芳香酶抑制剂的乳腺癌患者以强化骨骼。基于这种目的的使用量较少，每6个月1次。

9. 临床试验

自从患者被确诊为癌症后，可能不得不作出很多决定。最重要的决定之一是选择最适合自己的治疗方案。在美国，有临床试验。临床试验是被仔细控制的学习型研究，被研究者是他们的患者志愿者。他们仔细研究来寻找有希望的新治疗方法或手术。如果患者想参加临床试验，先咨询医生所在的诊所或医院是否在进行临床试验。

10. 补充和替代疗法

身患癌症时，患者很想听到一些其他治疗癌症及缓解症状的方法，这些方法是医生没有提到过的。朋友和家人们通过互联网看到网站上发布的各种方法，这些方法中有些可能对患者有帮助，比如维生素、草药、特殊饮食、针灸、按摩等。

补充疗法指的是和常规医疗一起使用的治疗方法，而替代疗法可用来代替医生正规治疗的治疗。

补充疗法包括：通过冥想来减轻压力，运用针灸帮助缓解疼痛，饮用薄荷茶来减轻恶心感等。这些辅助治疗方法通常不是用来治疗癌症的，但可以让患者感觉更好。有一些补充疗法已经知道是确实有用的，有一些方法的功效还没有经过检测，有些则已经被证明是没有用的，甚至还有些方法被发现是对人有害的。

替代疗法可能会用来治疗癌症，但还没有临床试验证明这些疗法是安全和有效的。这些方法中一些可能会造成危害，甚至威胁到生命，但在大多数情况下，最大的危害是，患者可能失去得到正规医疗治疗的机会，延误或中断正规治疗，给癌细胞生长提高了时间，治疗效果降低。

如何去治疗或控制癌症，这永远是患者要作出的决定。如果患者想使用非常规的治疗，请先了解所有可以使用的治疗方法，然后就这些方法和医生交谈。有了较多的信息和医生的支持，就可以安全使用这些方法，同时避免那些可能有的伤害。

11. 根据分期选择治疗方案

（1）非浸润性乳腺癌（0期）的治疗方法

0期包括小叶原位癌（LCIS）和导管原位癌（DCIS），疗法不同。

小叶原位癌（LCIS）：这不是一个真正的癌症或癌症前期。对大多数患小叶原位癌的女性而言，不建议使用直接或积极治疗。但是，小叶原位癌会加大以后发展成为浸润性癌的风险。

密切的定期检查非常重要，每年进行乳房X线检查以及临床乳房检查。密切随访检查两侧乳房，对单侧乳房小叶原位癌的女性是很重要的，因为会增加对侧乳房发生乳房癌的风险。

虽然目前对于患上小叶原位癌的女性，除了乳房X线检查，还没有足够的证据来推荐常规使用磁共振成像（MRI）来检查，所以这些患者需要与医生讨论每年进行MRI检查的利弊。

小叶原位癌的患者也可能会考虑服用他莫昔芬或雷洛昔芬来预防乳腺癌的发生或参加预防乳腺癌的临床试验。患者也可以与医生讨论其他可能的预防方法，如达到最佳的体重或开始运动锻炼计划。

有一些小叶原位癌的患者会选择单纯的双侧乳房切除术（切除乳房，但不切除腋窝淋巴结），以减少他们患乳腺癌的风险，尤其是那些还有乳腺癌家族史的患者。根据患者的意愿，可以考虑立即或延迟乳房重建手术。

导管原位癌：在大多数情况下，导管原位癌的患者可以选择保乳手术（BCS）和单纯乳房切除术。BCS后进行放疗。并不总是需要切除淋巴结来进行前哨淋巴结活检。

当医生认为导管原位癌患者可能有浸润性癌变时，便会进行活检。DCIS部分带有浸润性癌变的可能性随着肿瘤大小、核级上升而增大。

许多医生进行完手术切除后，会进行活检检查。这是因为如果切除的组织上发现有浸润性癌变的成分，医生就不会再做前哨淋巴结活检而是做一个完整的腋窝淋巴结清扫。

对同一乳房而言，BCS手术后接受放疗可以降低原位癌或浸润性癌的复发机会。BCS不配合放疗不是一个标准的治疗方法，但对于某些妇女只有小面积的低级别DCIS，在手术切除后留下足够阴性切缘的情况下可以不做放疗。但大多数患者BCS后需要放疗。DCIS的区域非常大，或是乳房多处有DCIS，或BCS不能够完全移除导管原位癌（即BCS的标本和再切除标本中或附近手术切缘上有癌细胞），都需要进行放疗。

患者完成乳房切除术后，可立即或延迟进行乳房重建。如果DCIS是雌激素受体阳性，手术后使用他莫昔芬治疗5年可以降低对侧乳房发生原位癌或浸润性癌的风险。

（2）浸润性乳腺癌

对早期浸润性乳腺癌来说，如果肿瘤足够小，既可选择保乳手术（BCS），也可以选择乳房切除术。如果肿瘤过大，只能选择乳房切除术，除非手术前化疗可以使肿瘤缩小到能通过BCS切除。在这两种情况下，会切除一个或多个腋窝淋巴结来做病理检查了解癌变情况。所有进行BCS和乳房切除术的患者，都需要进行放疗。肿瘤大于1cm的患者通常会推荐手术后行辅助全身治疗，有时小于1cm的肿瘤也需要做。

Ⅰ期

肿瘤小，还没有转移到淋巴结（N0）中或小部分癌细胞转移到前哨淋巴结（N1mi）。

局部治疗：第一阶段的治疗可以使用BCS（乳房肿瘤切除术，部分乳房切除术）或乳房切除术。还需要前哨淋巴结活检或腋窝淋巴结清扫术对淋巴结进行评估。可以在切除术后立即或延迟做乳房重建术。BCS后会接受放疗。如有以下情况，患者可以考虑BCS后不做放疗：

◇ 患者年龄在 70 岁或以上。

◇ 肿瘤最大径只有 2cm 或更小且已被完全切除的情况下。

◇ 激素受体阳性并接受内分泌治疗。

◇ 切除的淋巴结中没有发现癌变。

有些妇女不符合这些标准，但擅自决定不接受放疗，有研究表明，不接受放疗会加大肿瘤复发概率。

辅助全身治疗：不管肿瘤多小，对于所有激素受体阳性（ER 阳性或 PR 阳性）的乳腺癌患者，大多数医生会考虑使用辅助内分泌治疗（如三苯氧胺、芳香化酶抑制剂，或其他用药）的利弊。肿瘤最大径大于 0.5cm 患者更可能从中受益。

如果肿瘤最大径小于 1cm，通常不需要辅助化疗。有些医生也可能会建议那些肿瘤最大径小于 1cm，但是伴有一些复发高危因素（激素受体阴性，HER-2 阳性，基因排列上有很多像 Oncotype DX 的基因）的患者行辅助化疗。

肿瘤较大的患者通常建议行辅助化疗。对于 HER2 阳性的患者，通常建议使用曲妥珠单抗（赫赛汀）辅助治疗。

II 期

此期肿瘤较大和（或）已转移到附近几个淋巴结。

局部治疗：对于 II 期乳腺癌的治疗，可采用外科手术和放疗，与治疗 I 期相似。除了 II 期乳腺癌外，如果肿瘤较大（最大径超过 5cm）或已转移到一些淋巴结中，需对胸壁进行放射治疗，甚至可考虑乳房切除术。

辅助全身治疗：对于 II 期乳腺癌患者，建议辅助全身治疗。有内分泌治疗、化疗、曲妥珠单抗或这些治疗的联用，这取决于患者的年龄、激素受体状态和 HER2/neu 状态。

新辅助治疗：对于那些愿意接受 BCS 治疗，但医生认为肿瘤过大，会影响治疗效果的患者，可推荐使用术前新辅助化疗和（或）曲妥珠单抗来缩小肿瘤。如果使用新辅助治疗后肿瘤缩到足够小，可以进行 BCS 切除肿块后，再接受放疗。

手术后也会接受辅助治疗。如果肿瘤没有缩小到能够进行 BCS，那么需要进行乳房切除术。手术后辅助治疗很可能会用不同的药物，因为肿瘤可能对第一组用药没有反应。手术后可使用放疗。在手术之前或之后进行化疗，不会影响女性的生存概率。

III 期

III 期乳腺癌肿瘤大（最大径大于 5cm），或侵犯到附近组织中如乳房的皮肤或下方的肌肉，或癌细胞已经转移到许多淋巴结。

III 期乳腺癌局部治疗与 II 期乳腺癌基本一样。那些小的还没有侵入附近组织的肿瘤可以通过 BCS 切除，术后行放疗。否则，需要行乳房切除术，之后可行乳房重建术。前哨淋巴结活检对一些患者来说是一种选择，但大部分患者需要进行腋窝淋巴结清扫。

手术后通常会有辅助全身化疗和（或）内分泌治疗和（或）曲妥珠单抗的使用。乳房切除后往往建议接受放疗。通常情况下，III期乳腺癌治疗包括新辅助化疗（术前化疗），使肿瘤缩小，然后进行 BCS 切除。否则，直接进行乳房切除术，一般还包括腋窝淋巴结清扫。对有些患者，乳房切除后可以立即进行乳房重建，但有的也会推迟到放疗结束后。

所有激素受体阳性乳腺癌患者，会建议行辅助化疗和内分泌治疗。有些炎性乳腺癌也属于III期，会行新辅助化疗，有时也会行放疗。其次会进行乳房切除术和腋窝淋巴结清扫，再是术后辅助化疗，如果 HER2 阳性需用曲妥珠单抗，如果在手术前没有进行放疗可选择放疗，激素受体阳性要选择内分泌治疗。

I 期至III期乳腺癌的辅助药物治疗

根据肿瘤的大小、是否转移到淋巴结和其他预后影响因素，会建议使用辅助药物治疗。辅助治疗包括：化疗、曲妥珠单抗（赫赛汀）、激素治疗或联合治疗。

内分泌治疗：对激素受体阴性的患者，内分泌治疗可能不太起效。对所有激素受体阳性的浸润性乳腺癌，不管肿瘤的大小或淋巴结转移的数目，常会使用内分泌治疗。

对于那些绝经前的激素受体阳性的患者，可以接受他莫昔芬治疗，阻止卵巢产生雌激素。

有些医生开给患者促黄体激素释放激素（LHRH）类似物，使卵巢暂时停止运作。另一个办法是手术切除卵巢。不过在已切除肿瘤的情况下，还不确定切除卵巢或抑制卵巢功能是否会增加他莫昔芬的疗效。如果女性绝经后 5 年之内开始使用他莫昔芬（无论是自然绝经还是卵巢被切除），她可能是从他莫昔芬换成芳香酶抑制剂。有时女性会在使用他莫昔芬时或接受化疗后出现月经停止。但是这并不意味着女性真的到了绝经期。医生可以通过某些激素检测确定女性的生理状态。这是很重要的，因为芳香酶抑制剂只对绝经后的妇女有效。

停止月经后，或者在更年期，激素受体阳性患者一般会行内分泌治疗，使用芳香酶抑制剂（通常为 5 年），或是他莫昔芬 2~5 年之后再使用芳香化酶抑制剂 3~5 年。

对于那些不能使用芳香酶抑制剂的女性，会替代使用他莫昔芬 5 年。如果要接受化疗，内分泌治疗通常在化疗结束后才开始。

化疗：通常建议所有浸润性乳腺癌且激素受体阴性的患者行化疗。激素受体阳性的乳腺癌患者还会从化疗和内分泌治疗中额外受益，这根据患者肿瘤的分期和特点。

辅助化疗可以降低肿瘤复发风险，但它并不会完全消除癌症发生的可能。决定使用化疗之前，重要的是要了解自己的肿瘤复发的概率，辅助治疗会减少多少复发风险。患者可以和医生讨论其他健康问题和个人想法，根据肿瘤分期，哪些药物治疗方案最适合自己。

在化疗的章节中列出了标准的化疗方案。化疗时长通常为 6 个月。在某些情况下，也可以使用剂量密集化疗。

曲妥珠单抗（赫赛汀）：HER2 阳性乳腺癌患者通常需要用曲妥珠单抗，与化疗一起作为治疗的一部分。常见的化疗方案是使用多柔比星（阿霉素）和环磷酰胺（约 3 个月或剂量密集化疗 2 个月），之后使用紫杉醇和曲妥珠单抗。使用紫杉醇约 3 个月（剂量密集化疗 2 个月），使用曲妥珠单抗 1 年。

医生担心的是使用曲妥珠单抗后，阿霉素可能导致心脏损害，所以在治疗过程中医生会密切关注心脏功能与超声心动图或 MUGA 扫描（多门核素血管造影术）。

医生也正在寻找不包含阿霉素的有效的化疗组合来尽量减轻对心脏的影响。如 TCH 方案。使用多西他赛（泰索帝）和卡铂每 3 周一次并每周配合使用曲妥珠单抗（赫赛汀），这样进行 6 周。其次，每 3 周使用一次曲妥珠单抗共 1 年。

基因检测：有些医生可能会检测新的基因型，以帮助决定是否给患有 I 期或 II 期乳腺癌患者进行辅助化疗。检测包括 Oncotype DX 和 MammaPrint，这些检测都是检查乳腺癌组织。检查人员会查看几个基因对于肿瘤的影响，以帮助预测其治疗后复发的风险。该检测不能帮助判断内分泌治疗或化疗是否适合某个患者。但检查可以帮助医生知道辅助治疗对患者病情的改善情况。

IV 期

该期肿瘤已经转移到身体的其他部位，最常转移到骨、肝脏和肺。随着肿瘤的进展，它可能会转移到大脑，也可以影响其他任何器官甚至眼睛。

虽然手术和（或）放疗在某些情况下可能是有用的，但全身性治疗才是最主要的治疗方法。这取决于许多因素，包括内分泌治疗、化疗、靶向治疗或联合治疗。

治疗可以缩小肿瘤、改善症状，帮助患者延长生命，但它不能治肿瘤。曲妥珠单抗在首次化疗中使用，可以帮助 HER2 阳性 IV 期乳腺癌患者活得更久。帕妥珠单抗配合化疗和曲妥珠单抗治疗可能更有帮助。曲妥珠单抗也可以与内分泌治疗的药物来曲唑一起用于治疗。目前尚不清楚，曲妥珠单抗或帕妥珠单抗的治疗应持续多久。

乳腺癌所有的全身治疗，如激素治疗、化疗和靶向治疗药物都可能有不良反应。放疗和（或）手术，也可用在以下某些情况：

✧ 乳腺肿瘤引起乳房或胸部开放性伤口

✧ 一定部位内出现少数的肿瘤转移情况

✧ 为了防止骨折

✧ 当肿瘤转移部位压迫脊髓

✧ 为治疗阻塞性肝损害

✧ 为减轻疼痛或其他症状

✧ 当肿瘤转移到大脑

医生建议局部治疗时，要了解治疗目标是什么，是为了能够治疗肿瘤，或者预防或治疗一些症状。在某些情况下，局部化疗可能有用，即药物被直接送到局部治疗区域（如脑脊液或肝脏）。

治疗能否缓解症状取决于癌细胞是否已经转移。骨转移的疼痛可以用体外化疗和（或）双磷酸盐类药物如帕米磷酸（Aredia）或唑来磷酸（择泰）。对所有骨转移的乳腺癌患者，大多数医生会推荐双磷酸盐类药物或狄诺塞麦与钙和维生素D一起使用。

晚期乳腺癌：晚期乳腺癌的治疗往往主要是先缩小肿瘤或减缓其增长（通常需要几年的时间），但一段时间后，对肿瘤的生长抑制不再起作用。治疗取决于几个因素包括以前的治疗、肿瘤发生的位置、患者的年龄、健康状况和是否愿意继续治疗。

对于正在接受内分泌治疗的激素受体阳性的乳腺癌，使用另一种内分泌治疗药物有时会更有效。使用来曲唑（Femara）或阿那曲唑（瑞宁得）的同时，再使用维莫司（Affinitor）与依西美坦可能是一种选择。

如果内分泌治疗效果不好，接下来要行化疗。如果肿瘤对某个化疗方案不再有效果，可能尝试另一种方案。许多不同的药物组合都可用于治疗乳腺癌。然而，每次治疗过程中肿瘤的一点生长都意味着之后的治疗效果将逐渐减退。

HER-2阳性乳腺癌对曲妥珠单抗无效后，使用拉帕替尼后可能有效，同样作用于HER2蛋白。这类药，如曲妥珠单抗，常与化疗药物卡培他滨（希罗达）一起使用，也可以与其他化疗药物一起使用，甚至单独使用（不包括化疗）。

（3）复发

复发可发生在原来部位，同一乳房或在乳房切除术瘢痕处，也可以在远处部位。在极少数情况下，乳腺癌会在区域淋巴结复发。对侧乳房发现的肿瘤不称为复发，而是新的肿瘤发生了，需要针对它进行治疗。

原处复发：原处复发的乳腺癌治疗方法选择取决于初始治疗方法。如果患者进行过保乳手术，那么针对原处复发的乳腺癌会进行乳房切除术。如果初始治疗采用的是乳房切除术，切除位置附近的复发肿瘤应尽可能切除。如果前次手术后没有做过放疗，需术后再行放疗。不能在同一部位进行两次放疗。内分泌治疗、曲妥珠单抗、化疗或它们的联合治疗可以在手术和（或）放疗后使用。

区域淋巴结复发：当乳腺癌在区域淋巴结复发，如腋窝下或锁骨周围淋巴结，可选择切除淋巴结。然后再对这个部位行放疗。局部治疗后也可以考虑继续全身治疗如化疗或激素治疗。

远处复发：在一般情况下，复发多发生在骨、肺和脑等器官，治疗方法和Ⅳ期乳腺癌的疗法基本一样。唯一的区别是以前的治疗可能影响现在的治疗方法的选择。

（4）怀孕期间治疗

每 3 000 名孕妇中会有一位被诊断为乳腺癌。在一般情况下，治疗建议取决于怀孕时长。在怀孕期间行放疗会使婴儿出生缺陷的风险增加，所以不建议乳腺癌患者孕期接受放疗。BCS 是一种治疗乳腺癌的方法，保乳手术（BCS）需要接受放疗，此时放疗可以延迟直到胎儿娩出后进行。

乳房切除术和淋巴结切除术对母亲和胎儿是安全的。很长一段时间里，人们认为化疗对胎儿的发育有影响，但现在研究发现，在第二和第三个孕期（第 4 至第 9 个月时），使用某些化疗药物不会增加婴儿出生缺陷的风险。由于担心可能损害胎儿，化疗在第一孕期（怀孕前 3 个月）对母婴的影响还没有研究。

内分泌治疗和靶向治疗都会影响胎儿，应等到患者生育完成后再开始这两种治疗。许多化疗和内分泌治疗药物能进入母乳，所以在哺乳期通常不建议使用化疗、内分泌治疗或靶向治疗。

九、咨询医生时准备的问题

你在面对医生时，应该问哪些问题呢？

当你面对癌症和癌症治疗时，需要诚实地与医生公开讨论，询问任何问题，不管这个问题看起来多微不足道，都应该放松心态。这些问题包括：

✧ 我是什么类型的乳腺癌？这将如何影响我的治疗方案和预后情况？

✧ 我的癌症是否已经扩散到淋巴结或内脏

✧ 我的癌症属哪一期，它是如何影响我的治疗方案和预后的？

✧ 是否还有其他的检查需要做，才能决定用什么方式治疗？

◇ 我应该考虑基因检测吗？

◇ 什么治疗方法是否适合我？有什么建议吗？为什么呢？

◇ 治疗的风险和不良反应是什么？

◇ 如何有效地进行乳房重建手术，当我需要或想要进行时？

◇ 马上做，或等待，或直到后来再进行治疗有什么利弊？

◇ 我的乳房的外观和感觉在治疗后会变成什么样？我的乳房还会有正常触感吗？

◇ 治疗持续多久？涉及什么？在哪个部位进行手术？

◇ 我该做好什么治疗准备呢？

◇ 我需要输血吗？

◇ 应该遵循一个特殊的饮食习惯或改变其他生活方式吗？

◇ 如果使用现在讨论的治疗方案，癌症复发的概率是多大？如果出现复发情况，我们该做什么？

◇ 由于治疗，我的月经是否会停止？

◇ 请问在治疗后，我是否还能生育？

◇ 治疗后，我需要什么类型的后续治疗？

除了这些问题之外，也请记住，一定要记下一些自己的问题。例如，患者可能还需要了解更多关于康复时间的信息，这样可以安排工作日程，或者可能想知道有没有别的治疗方案可以选择等。收集自己的医疗记录、病理报告和放射报告的复印件可能对之后希望尝试别的治疗方法或有疑虑时有所帮助。

十、治疗后的康复

对于一些乳腺癌患者，治疗会清除或消灭癌细胞。完成治疗后，患者可能既紧张又兴奋。一方面治疗终于结束了，可以长舒一口气；另一方面发现很难彻底放松，因为担心癌症会复发，这对于得过癌症的人来说是一个普遍关心的问题。

患者可能需要一段时间才能减少担心，但有一点可以肯定的是，许多癌症的治愈者已经学会接受这种不确定性，并且过上全新的生活。对于另一些人来说，癌症可能永远不会彻底消失，他们会接受定期的化疗、放疗或其他治疗，试图抑制癌症生长。学会接受癌症不会消失这个事实，可能对某些患者来说非常困难。

1. 后续治疗

当治疗结束以后，医生仍会告诉患者需要回访。因此，回访十分重要。在随访期间，医生会问到患者可能有的任何问题，会进行体检、血液检查、放射性碘扫描等来复查，看是否还有癌细胞存在，并观察治疗是否存在不良反应。治疗后，大多数人可以恢复得很好，但是后续护理能延长生存。这是非常重要的。

几乎所有抗肿瘤治疗都有不良反应。有些人可能会持续几周到几个月，而有的人的不良反应会伴随余生。在随访的时候，患者可以跟医生谈谈有关的任何改变或患者发现的问题或疑虑。

刚开始随在治疗后的每3~6个月进行。没有发现复发迹象时，随访时间可延长，与医生见面次数减少。5年后，基本上保持每年一次。如果有进行过保乳手术，在手术和放疗结束后约6个月会进行乳房X线检查，之后每年一次。

进行过乳房切除术的女性应针对剩余的乳房组织继续每年一次乳房X线检查。如果患者正在服用他莫昔芬或托瑞米芬，需每年进行一次盆腔检查，因为这些药物会增加患者患子宫癌的风险，尤其是绝经后的妇女风险最高。

有任何不正常的阴道出血、绝经后阴道出血、经期出现出血点、在经期同时有出血点和出血、月经周期改变，一定要马上告诉医生，虽然这并不一定是一种癌变的征象，但它也可能是子宫癌出现的一个迹象。

如果患者正在服用芳香化酶抑制剂，或者是绝经前服用他莫昔芬或托瑞米芬，医生需要进行骨密度检查监视骨骼健康。

还有其他检查如血液肿瘤标志物检测、肝功能检测、CTS、骨扫描和胸部X线检查等，这不是后续治疗的常规检查。这些检查并不会使进行过乳腺癌治疗的女性活得更长。但如果有症状或体检结果表明，癌症已经复发，将进行这些检查。这些检查和其他检查可以一起用来评估新的治疗方法。

如果症状、检查或体检表明肿瘤已经复发，可能会做X线、CT扫描、PET扫描、MRI扫描、骨扫描和（或）活检等检查。

医生可能也测量血中肿瘤标志物水平如CA15-3、CA27-29或CEA。如果复发后癌细胞已经扩散到骨或其他器官如肝脏，患者血液中这些物质浓度会上升，不是所有复发的女性的肿瘤标志物都会升高，所以检测并不总是有用。

医生也用这些监测治疗的效果。如果癌症真的复发了，治疗方法将取决于肿瘤的位置、之前接受过什么治疗。这可能意味着要进行外科手术、放疗、内分泌治疗、化疗、靶向治疗或联合治疗。

2. 乳腺癌治疗后的淋巴水肿

淋巴水肿是因为液体积聚导致手臂肿胀，可发生于乳腺癌治疗后的任何时间。无论是否进行腋窝淋巴结放疗都会有淋巴水肿的风险，因为正常的淋巴液引流被改变了。

治疗乳腺癌同一侧的手臂或手的紧张感可能是淋巴水肿最早出现的症状之一。任何手臂或手上的水肿、紧张或损伤应及时报告给医生或护士。目前，还没有什么好办法来预测水肿的出现。它可以发生在手术后或几个月甚至几年后。

淋巴水肿的出现可能伴随着患者的一生。加强护理，可以避免或控制淋巴水肿。

胳膊或手的损伤或感染会增加淋巴水肿发生的可能，也有可能加重现有的淋巴水肿情况，因此要有预防措施来保护胳膊和手。大多数医生会建议患者避免抽血，或测量手臂上端的淋巴结手术处的血压。

3. 乳腺癌治疗后的生活质量

接受乳腺癌治疗的女性可以放心，大量的研究已经表明，一旦治疗完成后，治疗留下的手术瘢痕，以及整体的生活质量，可以恢复到正常水平。

然而曾接受过化疗的女性，可能会发现某些身体功能略有下降。一些研究表明，大约 4 个乳腺癌幸存者中会有 1 个是年轻人，他们会因为乳腺癌的压力和治疗出现很多问题，尤其在处理情感和社交方面，有些人会感到孤独。对于一些女性来说，化疗也可能导致更年期提前，患者感到非常心烦，还可能有性生活困难。

4. 乳腺癌对情感的影响

治疗结束时，有的患者会发现自己已经克服了许多不同类型的情绪，这是个普遍现象。在治疗过程中，患者要做的事情很多，因此只需要关心该如何度过每一天。现在，治疗结束了，很多问题就摆在患者的面前了。

患者常常思考病死以及即将病死，或者会更在意癌症对家人、朋友和事业的影响。患者往往对自己周围的人际关系有一个新的看法。也会担心一些意外的问题。比如，当患者感觉越来越好，去看医生的次数越来越少，患者有更多属于自己的时间了，这些变化会使某些患者感到忧虑。

几乎每个得过癌症的人都可以得到某些支持，并从中获益。需要有安慰我们的人，给我们力量。这些支持有多种来源：家庭、朋友、癌症患者俱乐部、癌症支持机构、教会或精神机构、网上支持团队等。选择哪些最适合患者自己的，取决于每个患者的具体情况和个性。有些人在癌症俱乐部或某些教育机构会有安全感，也有些人觉得在非正式场合如教堂感觉会更好，还有些人觉得在与闺蜜或其他支持人员在一起时更轻松。不管给患者力量和安慰的来源是什么，一定要有一个这样的地方和人群，让人们能够释放内心的压力，感觉到轻松。

对抗癌症的旅程会让人感到很孤独。患者的朋友和家人可能会觉得伤心，如果患者不想让他们一起担忧，那么就让所有你觉得会有帮助的人来帮患者走过这段日子。

5.乳腺癌治疗后的身体形象

除了要应对癌症及其治疗可能带来的心理压力，许多乳腺癌患者也发现因为治疗改变了自己的外观。有些变化可能是短期的如脱发。但即使是短期的变化，也可能对一些女性的自信产生深远的影响。有些方法可用来帮助女性应对脱发问题包括假发、帽子、围巾和其他配饰。另外，有些女性会把秃顶作为标识自己是乳腺癌幸存者的一种方法。

其他乳腺癌的治疗可能带来持久的影响，如，乳房部分或全部切除术后的乳房外观，有些妇女可能会选择乳房重建手术来解决，而另一些可能会保持这种乳房外观。

6.乳房和胸罩与乳房重建的比较

乳房切除术（保乳手术）后，患者可能会考虑乳房重建或改造。这通常是在术前讨论的。有关重建的类型，以及将于何时完成取决于每位患者的医疗状况和个人喜好。

乳房重建手术主要使用生理盐水或硅胶植入物和使用自身其他部位组织填充。

做过乳房切除术的女性，也可以用乳腺假体（form）来替代乳房重建术，这是个不错的选择。乳房重建术需要好几个步骤来完成，有些女性并不愿意进一步手术。

如果患者计划使用乳房假体，如果乳房切除术后根据情况可以植入一个永久性的乳房假体，医生会告知患者何时可以进行手术。这些假体用能模仿乳房运动、感觉和组织重量的材料制作而成。适当重量的假体能够保持身体平衡，保持了乳房的正常形态和胸罩的正常佩戴，防止胸罩向上滑。

最初的时候，患者可能会觉得这些假体太重了，但之后便会觉得佩戴自然。乳房假体的价格差别很大，但价格高的假体并不一定是最适合的。需要花时间来选购一个佩戴舒适的美观的假体，并且在胸罩和衣服下也能呈现自然的外观。

在手术前，患者应该穿着适合佩戴假体的胸罩，就是那个平时一直佩戴的胸罩。其大小可能需要也可能不需要调整。在愈合过程中，如果有压痛的感觉，可以扩大罩杯，增加胸罩的周长，让它不会把胸部绑得太紧。通过撤掉一侧或两侧肩带的胸罩垫肩来减轻重型乳房对肩带的压力。

如果患者决定在胸罩的口袋中放置假体，可以适当调节常戴的胸罩。也有特殊的适合乳房切除术后佩戴的胸罩，这种胸罩里面已缝好了口袋。如果乳房假体导致皮肤刺激性，建议使用胸罩口袋。如果胸罩有钢丝圈，也可以穿，但在穿之前一定要与医生确定清楚。

有的人穿睡衣时可能也佩戴假体，所以假体一定要比普通的佩戴起来更舒适。

7. 乳腺癌后的性生活

对于患上乳腺癌的女性，性生活往往是非常令人担忧的问题。有几个因素可能会使患者出现性生活问题的概率大大提高。

身体功能改变（如手术后的变化），可能让女性觉得身体不舒服。有些乳腺癌的治疗如化疗，可能改变一个女性的激素水平，并对女性的性兴趣和 / 或响应方面可能产生负面影响。

20 多岁或 30 多岁的乳腺癌患者会遇到更多问题，因为这一时期正是选择伴侣和孕育小孩的时候。有些建议感觉和正视自己的身体变化，寻求他人的支持，最好是在手术前进行，这些会帮助女性逐渐接受自己的身体变化。在手术后尽快与伴侣恢复亲密关系并公开沟通感情，寻求帮助，沟通对新形象的想法。

（1）手术和放射治疗对性关系的影响

在性方面，最常见的不良反应是女性对自身吸引力的不自信。在我们的文化观念里，常认为乳房是美丽和女性特征的基本组成部分。如果乳房已被切除，女性对伴侣是否会接受她及发现她的性愉悦产生质疑。乳房和乳头也是许多女性性快感的来源。在我们的性文化中，触摸乳房是常见的前戏的一部分。对于很多女性来说，刺激乳腺会增加性兴奋的可能。

乳腺癌的治疗，可能会干扰爱抚乳房的乐趣。手术切除后，整个乳房已经不再存在了。有些妇女仍然喜欢抚摸手术瘢痕周围。有些人不喜欢那些地方被触碰，甚至有可能不再喜欢剩余乳房和乳头被触摸。有些进行过乳房切除的女性，可能会对性敏感部位不自信，因为在那些部位的手术瘢痕非常明显。

乳房手术或放射治疗，从身体功能角度上来说，不会降低女人的性欲望，也不会降低女性阴道润滑或正常生殖情感，或达到性高潮的可能性。最近研究表明，患者在手术后 1 年内，多数早期乳腺癌患者能很好地调节情绪和性满意度。研究证明，患病女性的性生活质量与从未患过癌症的女性相比大致相同。

少数女性在乳腺癌根治术后，胸口和肩膀有慢性疼痛的状况。在性交过程中，用枕头支持一下那些疼痛部位和避免胸部或手臂的负重可能对性生活有所帮助。

如果女性进行过保乳手术、放射治疗，乳房可能会伤痕累累，也可能变成完全不同的形状或大小。在放射治疗期间，乳房皮肤也可能会变得红肿。治疗后，乳房会稍微变软，乳房和乳头的感觉应该能恢复正常。

（2）乳房重建的性影响

乳房重建会重塑乳房形状，但它不能恢复正常的乳房感觉。乳头的感觉神经贯穿深层的乳房组织，在手术过程中会被切断。重建的乳房已经感受不到触摸乳头的快感。重建乳房的乳头感觉不灵敏。随着时间的推移，重建乳房上的皮肤将恢复一定的敏感性，但可能不会再有乳房切除术之前的那种快感。乳房重建往往使女性对自己的身体更自信，让她们觉得自己更有吸引力。

（3）对伴侣的影响

夫妻之间关系非常重要，因为癌症的确诊可能会使患者和伴侣都变得非常沮丧。患者会担心治疗后，尤其是手术后，如何通过肢体和感情表达出爱意。在某些情况下，乳腺癌夫妇可以培养出更多感情。如果伴侣参与治疗决策，并陪伴女性一起进行手术和其他治疗，会使得两人的关系更加亲密。

8. 怀孕后发现乳腺癌

因为乳腺癌的发生与雌激素有紧密联系，接受过乳腺癌治疗的女性，因孕期会出现大量激素而可能加大乳腺癌复发的风险。

研究已经证明，怀孕并不会加大成功治愈后的乳腺癌复发概率，但还是有医生建议患者在治愈后的 2 年内不要尝试孕育新生命。因为孕期的高激素水平可能会导致癌症在治愈后不久就复发，影响了女性考虑怀孕的决定。

但是关于在治愈后 2 年内不要怀孕的建议还没有得到足够的科学证明，有些早期怀孕的女性并没有出现任何异样。同样的，化疗和内分泌治疗药物也会影响胎儿的正常发育，所以在治疗全部完成后再怀孕才是安全的选择。

女性最好还是与医生讨论一下乳腺癌复发的风险。

9. 乳腺癌的绝经后激素治疗

很多女性会选择或被建议使用绝经后激素疗法（PHT）也称为激素替代疗法（HRT），来帮助缓解更年期状况。

不幸的是，很多女性在乳腺癌治疗后会出现更年期症状。原因可能是绝经后的妇女停止 PHT 疗法，或是绝经前的妇女接受过化疗或卵巢切除。Tamoxifen（他莫昔芬）和 aromatase（芳香酶抑制剂）也会导致更年期症状例如潮红。

过去，医生会使用 PHT 来缓解乳腺癌治疗不良反应，因为早期的研究表明这样不会带患者带来伤害。但是最近临床试验（HABITS 研究）发现比起那些没用过 PHT 的女性，接受过乳腺癌治疗的患者再使用 PHT 会有新肿瘤或肿瘤复发的高危风险。这就是为什么很多医生觉得之前做过乳腺癌治疗的患者，再使用 PHT 是非常不明智的。女性可能要和医生讨论使用什么 PHT 的替代物来缓解更年期症状。有些医生会建议使用 phytoestrogens（植物雌激素），它比 PHT 中使用的雌激素更加安全。

虽然，多吃大豆类食物对乳腺癌幸存者有益，但是还没有足够的证据来证明 phytoestrogens（植物雌激素）替代物是安全的。不含激素成分的药物可能对治疗后潮红更加有效，包括抗抑郁药物 venlafaxine（文拉法辛，Effexor®）、降血压药物 clonidine（可乐定）和神经性药物 gabapentin（加巴喷丁，Neurontin®）。针刺对治疗潮红也好像有些帮助。对于那些服用他莫昔芬的女性来说，一定要注意一些抗抑郁的药物如 SSTIs，可能会与他莫昔芬产生反应，使其疗效降低。

10. 看新医生

在患者进行癌症的诊断和治疗以后，有时会找另外的医生继续看病。而这个新医生不了解患者以前的病史，此时就需要给新医生提供有关病情诊断和治疗的详细情形。在治疗的同时更容易收集这些资料。因此，请保存以下资料：

- ◇ 活检或手术病理报告
- ◇ 手术记录
- ◇ 放疗小结
- ◇ 出院小结
- ◇ 化疗或靶向治疗的药物名称、剂量明细表，以及服用时间表
- ◇ X 线和其他影像学检查（这些可以放在 CD 或 DVD 里）

医生会需要这些资料的复印件用来做记录，但要始终保管好自己的资料的复印件。如果患者曾进行过全身系统性的治疗（内分泌疗法、化疗或靶向治疗），需准备一份自己的用药记录，包括药品名，剂量以及使用时间等信息。新的医生可能需要这些信息记录，但是确保患者身边一直有一份这样的记录。

11. 癌症治疗后生活方式的改变

患者不能改变患癌症一事实，但可以改变以后的生活方式，选择有助于保持健康和良好状态的生活方式。这是以一种全新的方式看待自己的人生的时候了。也许患者正在考虑怎样在很长的一段时间里改善自己的健康，有些人甚至在癌症治疗期间已经开始考虑了。详见"什么是癌症"。

十一、最新研究进展

1. 乳腺癌的成因

研究继续发现，生活方式和习惯会改变乳腺癌的发生风险。最近的研究在寻找运动、体重的改变和饮食与患乳腺癌风险的关系。

关于 *BRCA*1 和 *BRCA*2 基因突变检测的研究正在加快进程。科学家也正在探索基因变异对患乳腺癌风险的影响有多大。每个基因的突变对患病概率都有一定的影响（10%~20%），但是当它们同时出现突变时，可能有很大的影响。

生活环境中造成乳腺癌的潜在因素，近年来也得到了更多的重视。虽然很多关于这方面的研究仍处于早期阶段，但确实是一个研究较多的领域。

2. 化学预防

也有人研究芬维 A 胺、维 A 酸（维 A 酸药物与维生素 A）如何减少患乳腺癌的风险。一个小型研究结果表明，这种药物降低患乳腺癌风险的作用不亚于他莫昔芬。其他药物也正在参与降低患乳腺癌风险的研究。

3. 新的实验室检查

（1）基因表达的研究

医生不能准确地预测哪些女性有较高的患癌症及癌症复发的风险，这就是为什么除了极小肿瘤的患者外，几乎每一个女性手术后都要接受某种辅助治疗。研究人员已经从许多方面着手研究乳腺癌，要尽量更好地挑选出对患者受益最多的辅助治疗。

（2）循环肿瘤细胞

研究人员发现，在许多患有乳腺癌的女性中，细胞会脱离肿瘤进入血液中。这些循环肿瘤细胞可以被灵敏的实验室检查检验到。虽然研究乳腺癌病情都会使用这些检查，但尚不清楚如何用这些检查帮助到乳腺癌患者。

4. 新的影像学检查

几个新的影像学检查方法正被用来排除那些可能是乳腺癌发生的异常情况。

（1）放射性核素显像（分子乳腺成像）

放射性核素显像，是将少量的放射性追踪剂 technetium sestamibi（司他比锝）注入静脉进行造影的方法。特殊的照相技术能记录那些附着追踪剂的乳腺癌细胞的踪迹。这种技术是否会有助于发现乳腺癌尚在研究中。有些放射科医生认为它可能有助于排除那些由定期乳房 X 线检查发现的可疑部位，但它的确切作用尚不清楚。目前的研究目的是改进技术，评估其在特定情况下的使用效果，比如能够给年轻妇女乳房的致密组织更清晰的成像。一些早期的研究已经表明，它可能和更昂贵的磁共振成像（MRI）扫描结果几乎一样准确。然而，这个检查不会取代常规的乳房 X 线照射筛查。

（2）断层摄影技术（3D 乳房 X 线照相术）

这个技术是以数字乳房 X 线照片为基本的，乳房会被挤压一次，一台发出很多低剂量 X 线的机器，会在乳房上方移动，拍摄的图像可以被组合成一个三维的画面。尽管比标准的二维乳房 X 线检查辐射量更大，但它可以让医生更清楚地看到有问题的部位，降低患者需做更多的影像学检查的概率。

5. 治疗

（1）Oncoplastic 手术

保乳手术（乳房肿瘤切除术或部分乳房切除术）往往可以用于早期乳腺癌患者。但是它可能会使一些女女性的乳房的大小和（或）形状改变。肿瘤较大时，不能采用这种方式，需要用手术切除来代替。一些医生为了解决这个问题，会结合肿瘤外科和整形外科技术，称为 Oncoplastic 手术。在初次手术的时候，通常要涉及重塑乳房，这也意味着可能需要在对侧乳房上也进行手术，使两侧乳房更对称。这种方法还很新，并非所有的医生都赞成这么做。

（2）乳房重建手术

选择乳腺癌保乳治疗的女性数量一直在稳步增加，但也有一些女性，因为医疗或个人原因，选择乳房切除术。他们中有些人也会选择重建手术恢复乳房的外观。微血管手术技术的进步（重新连接血管）已经使得游离皮瓣手术变为乳房重建的一个选项。

最近的研究发现，虽然植入物会导致一些不良反应（如硬块或坚硬的瘢痕组织形成），但进行过植入手术的女性与不做这种手术的女性相比，其免疫系统发病的概率不会有太大差异。同样的，还没有研究科学地证明隆胸会增加乳腺癌复发或形成新的癌症的风险。

（3）放射治疗

在进行了保乳手术后还需要化疗的女性，可选择其他更方便的化疗方式，而不是标准的每日放射治疗，持续几周完成。一些新的技术，如大分割放疗或加速部分乳腺照射的放疗可能更有效。

（4）新的化疗药物

晚期乳腺癌往往难以治疗，因此研究人员一直在寻找新的药物。针对由 *BRCA* 基因突变引起的癌症已经开发出一种药物。这一类药物被称为 PARP 抑制剂，他们已经在临床试验中表现出疗效，如治疗已经转移的乳腺癌、卵巢癌和前列腺癌，并且不会与其他治疗相冲突。

（5）靶向治疗

靶向治疗是一组新药，专门针对因为基因突变而导致癌症的细胞。

以 *HER*2 为靶点的药物：是最近被 FDA 批准的一种新药，能够对那些癌细胞中有大量 HER2 蛋白质的患者有很好的疗效。这种药，以前称为 ADO- 单抗 emtansine（™ Kadcyla）TDM-1。它是由与曲妥珠单抗（赫赛汀）类似的单克隆抗体组成的，这种类似的单克隆抗体会附着在被称为 DM-1 的一种化疗药物上。这种类型的药物被称为抗体药物共轭，该抗体有导向作用，引导化疗药物直接进入癌细胞。比起之前接受过单抗和紫杉烷类（紫杉醇或多西紫杉醇）治疗的晚期乳腺癌女性，adotrastuzumab emtansine 与卡培他滨（希罗达）和拉帕替尼（商品名 Tykerb)的联合治疗可使肿瘤更加缩小，患者生存时间更长。此药采用静脉注射，每 3 周一次。常见的不良反应包括疲劳、恶心、肌肉和骨骼疼痛、血小板计数低、头痛和便秘。这个药物也可以导致更严重的不良反应，如严重的过敏反应、肝功能损害、心脏损害和肺部问题。像其他用于治疗乳腺癌的靶向药物一样，这种药物在怀孕期间也是不安全的。

抗血管生成药物：癌症要生长，必须有血管生长来滋养癌细胞，称为血管生成。在乳腺癌标本中研究血管生成，有助于了解预后结果。一些研究发现，有许多新的小的血管包围的乳腺癌预后会更差，但还需要有更多的实验来证明这一点。贝伐单抗（Avastin）是一种抗血管生成药物。虽然贝伐单抗被证明对于癌症的治疗不是非常有帮助，但这种方法在乳腺癌治疗中仍然可能被证明是有用的。其他几种抗血管生成药物正在接受临床测试。

其他靶向药物：依维莫司（Afinitor）是一种靶向治疗药物，可能有助于内分泌治疗药物更好的抗肿瘤。它被批准和依西美坦（阿诺）一起治疗激素受体阳性并绝经后的晚期乳腺癌患者。它联合其他内分泌治疗药物治疗早期乳腺癌的疗法正在研究中。一项研究显示，比起手术前单独使用来曲唑，来曲唑联合依维莫司能更好地缩小乳腺肿瘤。它和他莫昔芬一起更适合治疗激素受体阳性的晚期乳腺癌。在最近几年，其他靶向的针对乳腺癌的新药物已被确定。

（6）双磷酸盐

双磷酸盐类药物可用于加强骨质和减少转移性乳腺癌带来的骨折风险。主要药物有帕米磷酸（Aredia）和唑来磷酸（Zometa）。

一些研究表明，唑来磷酸可增加其他全身治疗、内分泌治疗和化疗等的疗效。一项研究表明唑来磷酸与化疗联合使用比单用化疗治疗效果好，肿瘤可明显缩小。其他还有一些研究着眼于唑来磷酸与其他辅助治疗（如化疗或内分泌治疗）联合使用的效果。到目前为止，结果还不明确。有的研究表明，这种方法有助于降低癌症复发的风险，但其他研究没有证明这点。最近有数据表明，这些药物可能会增加年轻女性乳腺癌复发的风险。需要更多的数据来证明双磷酸盐类药物是否应该成为早期乳腺癌标准治疗的一部分。

（7）狄诺塞麦

狄诺塞麦（Prolia），也用于帮助加强骨质和减少转移性乳腺癌带来的骨折风险。目前正在研究它是否可以帮助辅助治疗有更好的疗效。

（8）维生素D

最近的一项研究发现，早期乳腺癌的女性缺乏维生素D更容易出现其他部位肿瘤复发，并且预后差。需要更多的研究来证实这一发现，目前尚不清楚补充维生素D是否会有所帮助。

参考文献

1 Abeloff MD, Wolff AC, Weber BL, et al. Cancer of the Breast. In： Abeloff MD, Armitage JO, Lichter AS, et al, eds. Clinical Oncology. 4th ed. Philadelphia, Pa： Elsevier, 2008： 1875–1943.

2 Anderson GL, Limacher M, Assaf AR, et al. Effects of conjugated equine estrogen in postmenopausal women with hysterectomy： the Women's Health Initiative randomized controlled trial. JAMA. 2004, Apr 14;291(14)： 1701 1 1712.

3 Anderson GL, Clebowski RT, Aragaki AK, et al. Conjugated equine oestrogen and breast cancer incidenceand mortality in postmenopausal women with hysterectomy： extended follow-up of the Women's Health Initiative randomised placebo-controlled trial. Lancet ncol. 2012, May;13(5)： 476-486. Epub 2012 Mar 7.

4 Avis N, Crawford S, Manuel J, et al. Quality of life among younger women with breast cancer. J Clin Oncol. 2005, 23： 3322–3330.

5 Azim HA Jr, Santoro L, Pavlidis N, Gelber S, Kroman N, Azim H, Peccatori FA. Safety of pregnancy following breast cancer diagnosis： a meta-analysis of 14 studies. Eur J Cancer. 2011, Jan;47(1)： 74-83. Epub 2010 Oct 11.

6 Bachelot T, Bourgier C, Cropet C, et al. Randomized Phase II Trial of Everolimus in Combination With Tamoxifen in Patients With Hormone Receptor-Positive, Human

Epidermal Growth Factor Receptor 2-Negative Metastatic Breast Cancer With Prior Exposure to Aromatase Inhibitors: A GINECO Study. J Clin Oncol. 2012, Aug 1;30(22): 2718-2724. Epub 2012 May 7.

7　Baselga J, Campone M, Piccart M, et al. Everolimus in postmenopausal hormonereceptor-positive advanced breast cancer. N Engl J Med. 2012, Feb 9;366(6): 520-529. Epub 2011 Dec 7.

8　Baselga J, Cortés J, Kim SB, et al. Pertuzumab plus trastuzumab plus docetaxel for metastatic breast cancer. N Engl J Med. 2012, Jan 12;366(2): 109-119. Epub 2011 Dec 7.

9　Baselga J, Semiglazov V, van Dam P, et al. Phase II randomized study of neoadjuvant everolimus plus letrozole compared with placebo plus letrozole in patients with estrogen receptor-positive breast cancer. J Clin Oncol. 2009, Jun 1;27(16): 2630-2637. Epub 2009 Apr 20.

10　Beral V, Million Women Study Collaborators. Breast cancer and hormone-replacement therapy in the Million Women Study. Lancet. 2003, 362: 419–427.

11　Blackwell KL, Burstein HJ, Storniolo AM, et al. Randomized study of Lapatinib alone or in combination with trastuzumab in women with ErbB2-positive, trastuzumab-refractory metastatic breast cancer. J Clin Oncol. 2010, Mar 1;28(7): 1124-1130. Epub 2010 Feb 1.

12　Brenton JD, Carey LA, Ahmed AA, et al. Molecular classification and molecular forecasting of breast cancer: Ready for clinical application ? J Clin Oncol. 2005, 23: 7350–7360.

13　Briot K, Tubiana-Hulin M, Bastit L, et al. Effect of a switch of aromatase inhibitors on musculoskeletal symptoms in postmenopausal women with hormone-receptor-positive breast cancer: the ATOLL (articular tolerance of letrozole) study. Breast Cancer Res Treat. 2010, Feb;120(1): 127-34. Epub 2009 Dec 25.

14　Burstein HJ, Harris JR, Morrow M. Malignant tumors of the breast. In: DeVita VT, Lawrence TS, Rosenberg SA, eds. DeVita, Hellman, and Rosenberg's Cancer: Principles and Practice of Oncology. 9th ed. Philadelphia, Pa: Lippincott Williams & Wilkins; 2011, 1401–1456.

15　Burstein HJ, Sun Y, Dirix LY, et al. Neratinib, an irreversible ErbB receptor tyrosine kinase inhibitor, in patients with advanced ErbB2-positive breast cancer. J Clin Oncol. 2010, Mar 10;28(8): 1301-1307. Epub 2010 Feb 8.

16　Chen LC, Weiss NS, Newcomb P, et al. Hormone replacement therapy in relation to breast cancer. JAMA. 2002, 287: 734–741.

17　Chung AP, Sacchini V. Nipple-sparing mastectomy: where are we now ? Surg Oncol. 2008, Dec;17(4): 261-266.

18　Clarke M, Collins R, Darby S, et al. Effects of chemotherapy and hormonal therapy for

19   early breast cancer on recurrence and 15-year survival：an overview of the randomised

20   trials. Lancet. 2005, 365：1687–1717.

21   Coleman RE, Winter MC, Cameron D, et al; AZURE (BIG01/04) Investigators. The effects
      of adding zoledronic acid to neoadjuvant chemotherapy on tumour response：exploratory
      evidence for direct anti-tumour activity in breast cancer. Br J Cancer. 2010, Mar 30;102(7)：
      1099-1105. Epub 2010 Mar 16.

22   Coleman RE, Marshall H, Cameron D, et al. Breast Cancer Adjuvant Therapy with
      Zoledronic Acid. N Engl J Med. 2011, Oct 13;365(15)：1396-1405. Epub 2011 Sep 25.

23   Collaborative Group on Hormonal Factors in Breast Cancer. Familial breast cancer：
      collaborative reanalysis of individual data from 52 epidemiological studies including 58,209
      women with breast cancer and 101,986 women without the disease. Lancet 2001, 358：
      1389-1399.

24   Collaborative Group on Hormonal Factors in Breast Cancer. Breast cancer and
      breastfeeding：collaborative reanalysis of individual data from 47 epidemiological studies
      in 30 countries, including 50302 women with breast cancer and 96973 women without the
      disease. Lancet. 2002, Jul 20;360(9328)：187-195.

25   Darbre PD, Aljarrah A, Miller WR, et al. Concentrations of parabens in human breast
      tumours. J Appl Toxicol. 2004, 24：5–13.

26   Davies C, Pan H, Godwin J, et al. Long-term effects of continuing adjuvant tamoxifen to
      10 years versus stopping at 5 years after diagnosis of oestrogen receptor-positive breast
      cancer：ATLAS, a randomised trial. Lancet. Epub ahead of print. 2012, Dec 5.

27   Dillon DA, Guidi AJ, Schnitt SJ. Pathology of invasive breast cancer. In：Harris JR,
      Lippman ME, Morrow M, Osborne CK, eds. Diseases of the Breast. 4th ed. Philadelphia,
      Pa：Lippincott-Williams & Wilkins; 2010, 374-407.

28   Dorval M, Guay S, Mondor M, et al. Couples who get closer after breast cancer：Frequency
      and predictors in a prospective investigation. J Clin Oncol. 2005, 23：3588– 3596.

29   Early Breast Cancer Trialists' Collaborative Group. Effects of radiotherapy and of differences
      in the extent of surgery for early breast cancer on local recurrence and 15- year survival：
      An overview of the randomised trials. Lancet. 2005, 366：2087–2106.

30   Fisher B, Costantino JP, Wickerham DL, et al. Tamoxifen for the prevention of breast
      cancer：current status of the National Surgical Adjuvant Breast and Bowel Project P-1
      study. J Natl Cancer Inst. 2005, 97：1652–1662.

31   Fizazi K, Lipton A, Mariette X, et al. Randomized phase II trial of denosumab in patients
      with bone metastases from prostate cancer, breast cancer, or other neoplasms after
      intravenous bisphosphonates. J Clin Oncol. 2009, Apr 1;27(10)：1564–1571. Epub 2009 Feb

23.

32　Fong PC, Boss DS, Yap TA, et al. Inhibition of poly(ADP-ribose) polymerase in tumors from BRCA mutation carriers. N Engl J Med. 2009, Jul 9;361(2)：123–134. Epub 2009 Jun 24.

33　Gärtner R, Jensen MB, Nielsen J, Ewertz M, Kroman N, Kehlet H. Prevalence of and factors associated with persistent pain following breast cancer surgery. JAMA. 2009, Nov 11;302(18)：1985-1992.

34　Giuliano AE, Hunt KK, Ballman KV, et al. Axillary Dissection vs No Axillary Dissection in Women With Invasive Breast Cancer and Sentinel Node Metastasis. JAMA. 2011, 305(6)：569-575.

35　Giusti RM, Iwamoto K, Hatch EE. Diethylstilbestrol revisited：a review of the long-term health effects. Ann Intern Med. 1995, May 15;122(10)：778-788.

36　Gnant M, Mlineritsch B, Luschin-Ebengreuth G, et al; Austrian Breast and Colorectal Cancer Study Group (ABCSG). Adjuvant endocrine therapy plus zoledronic acid in premenopausal women with early-stage breast cancer：5-year follow-up of the ABCSG-12 bone-mineral density substudy. Lancet Oncol. 2008, Sep;9(9)：840–849. Epub 2008 Aug 19.

37　Goodwin PJ, Ennis M, Pritchard KI, et al. Prognostic Effects of 25-Hydroxyvitamin D Levels in Early Breast Cancer. J Clin Oncol. 2009, May 18.

38　Goss PE, Ingle JN, Alés-Martínez JE, et al. Exemestane for breast-cancer prevention in postmenopausal women. N Engl J Med. 2011, 364(25)：2381-2391.

39　Heiss G, Wallace R, Anderson GL, et al, WHI Investigators. Health risks and benefits 3 years after stopping randomized treatment with estrogen and progestin. JAMA. 2008, 299：1036-1045.

40　Helvie MA. Imaging analysis：mammography. In：Harris JR, Lippman ME, Morrow M, Osborne CK, eds. Diseases of the Breast. 4th ed. Philadelphia, Pa：Lippincott-Williams & Wilkins; 2010, 116-130.

41　Holmberg L, Anderson H. HABITS (hormonal replacement therapy after breast cancer --is it safe？), a randomised comparison：trial stopped. Lancet. 2004, 363：453–455.

42　Holmes MD, Chen WY, Feskanich D, et al. Physical activity and survival after breast cancer diagnosis. JAMA. 2005, 293：2479–2486.

43　Hoover RN, Hyer M, Pfeiffer RM, et al. Adverse health outcomes in women exposed in utero to diethylstilbestrol. New Engl J Med. 2011, 365：1304-1314.

44　Houssami N, Hayes DF. Review of preoperative magnetic resonance imaging (MRI) in breast cancer：should MRI be performed on all women with newly diagnosed, early stage breast cancer？CA Cancer J Clin. 2009, Sep-Oct;59(5)：290-302. Epub 2009 Aug 13.

45　Kabat GC, Cross AJ, Park Y, et al. Meat intake and meat preparation in relation to risk of postmenopausal breast cancer in the NIH-AARP diet and health study. Int J Cancer. 2009, May 15;124(10)：2430-2435.

46 Kabat GC, Kim M, Adams-Campbell LL, et al; WHI Investigators. Longitudinal study of serum carotenoid, retinol, and tocopherol concentrations in relation to breast cancer risk among postmenopausal women. Am J Clin Nutr. 2009, Jul;90(1)：162-169.

47 Kushi LH, Doyle C, McCullough M, et al. American Cancer Society guidelines on nutrition and physical activity for cancer prevention：Reducing the risk of cancer with healthy food choices and physical activity. CA Cancer J Clin. 2012, 62：30-67.

48 Lawenda BD, Mondry TE, Johnstone PA. Lymphedema：a primer on the identification and management of a chronic condition in oncologic treatment. CA Cancer J Clin. 2009, Jan-Feb; 59(1)：8–24.

49 Li CI, Beaber EF, Chen Tang MT, Porter PL, Daling JR, Malone KE. Effect of Depo-Medroxyprogesterone Acetate on Breast Cancer Risk among Women 20 to 44 Years of Age. Cancer Res. 2012, Apr 15;72(8)：2028-2035. Epub 2012 Feb 27.

50 Marshall h, Gregory W, Bell R, et al. Adjuvant therapy with zoledronic acid (AZUREBIG 01/04)：The influence of menopausal status and age on treatment effects. J Clin Oncol. 2012, 30(suppl; abstr 502)

51 McCloskey E, Paterson A, Kanis J, et al. Effect of oral clodronate on bone mass, bone turnover and subsequent metastases in women with primary breast cancer. Eur J Cancer. 2010, Feb;46(3)：558-565. Epub 2009 Dec 22.

52 McTiernan A, Kooperberg C, White E, et al. Recreational physical activity and the risk of breast cancer in postmenopausal women：the Women's Health Initiative Cohort Study. JAMA. 2003, 290：1331–1336.

53 Mirick DK, Davis S, Thomas DB. Antiperspirant use and the risk of breast cancer. J Natl Cancer Inst. 2002, 94：1578–1580.

54 Nattinger A. Variation in the choice of breast-conserving surgery or mastectomy：Patient or physician decision making？ J Clin Oncol. 2005, 23：5429–5431.

55 Olsson HL, Ingvar C, Bladstrom A. Hormone replacement therapy containing progestins and given continuously increases breast carcinoma risk in Sweden. Cancer. 2003, 97：1387–1392.

56 Patil R, Clifton GT, Holmes JP, et al. Clinical and immunologic responses of HLA-A3+ breast cancer patients vaccinated with the HER2/neu-derived peptide vaccine, E75, in a phase I/II clinical trial. J Am Coll Surg. 2010, Feb;210(2)：140-147. Epub 2009 Dec 22.

57 Pisano ED, Gatsonis C, Hendrick E, et al. Diagnostic performance of digital versus film mammography for breast-cancer screening. N Eng J Med. 2005, 353：1773–1783.

58   Rakha EA, Reis-Filho JS, Ellis IO. Basal-like breast cancer： a critical review. J Clin Oncol. 2008, 26： 2568–2581.

59   Rebbeck TR, Lynch HT, Neuhausen SL, et al. Prophylactic oophorectomy in carriers of BRCA1 or BRCA2 mutations. N Engl J Med. 2002, 346： 1616–1622.

60   Ross J, Hatzis C, Symmans F, et al. Commercialized multigene predictors of clinical outcome for breast cancer. Oncologist. 2008, 13： 477–493.

61   Rossouw JE, Anderson GL, Prentice RL, et al. Risks and benefits of estrogen plus progestin in healthy postmenopausal women： principal results From the Women's Health Initiative randomized controlled trial. JAMA. 2002, Jul 17;288(3)： 321-333.

62   Sala M, Comas M, Macià F, Martinez J, Casamitjana M, Castells X. Implementation of digital mammography in a population-based breast cancer screening program： effect of screening round on recall rate and cancer detection. Radiology. 2009, Jul;252(1)： 31-39.

63   Santen RJ, Mansel R. Benign breast disorders. N Engl J Med. 2005, 353： 275-285.

64   Saslow D, Boetes C, Burke W, et al for the American Cancer Society Breast Cancer

65   Schnitt SJ, Collins LC. Pathology of benign breast disorders. In： Harris JR, Lippman ME, Morrow M, Osborne CK, eds. Diseases of the Breast. 4th ed. Philadelphia, Pa： Lippincott Williams & Wilkins; 2010, 69-85.

66   Simpson PT, Reis-Filho JS, Lakhani SR. Lobular Carcinoma In Situ： Biology and Pathology. In： Harris JR, Lippman ME, Morrow M, Osborne CK, eds. Diseases of the Breast. 4th ed. Philadelphia, Pa： Lippincott Williams & Wilkins. 2010, 333-340.

67   Skegg DC, Noonan EA, Paul C, Spears GF, Meirik O, Thomas DB. Depot medroxyprogesterone acetate and breast cancer. A pooled analysis of the World Health Organization and New Zealand studies. JAMA. 1995, Mar 8;273(10)： 799-804.

68   Smith RA, Saslow D, Sawyer KA, et al. American Cancer Society guidelines for breast cancer screening： update 2003. CA Cancer J Clin. 2003, May-Jun;53(3)： 141-169.

69   Stopeck AT, Lipton A, Body JJ, et al. Denosumab Compared With Zoledronic Acid for the Treatment of Bone Metastases in Patients With Advanced Breast Cancer： A Randomized, Double-Blind Study. J Clin Oncol. 2010, Dec 10;28(35)： 5132-5139. Epub 2010 Nov 8.

70   Thompson D, Easton D, and The Breast Cancer Linkage Consortium. Cancer incidence in BRCA1 mutation carriers. J Natl Cancer Inst. 2002, 94： 1358–1365.

71   US Preventive Task Force. Genetic risk assessment and BRCA mutation testing for breast and ovarian cancer susceptibility： Recommendation statement. Ann Intern Med. 2005, 143： 355–361.

72   Vadivelu N, Schreck M, Lopez J, et al. Pain after mastectomy and breast reconstruction. Am Surg. 2008, 74： 285–296.

73　Verma S, Miles D, Gianni L, et al. Trastuzumab emtansine for HER2-positive advanced breast cancer. N Engl J Med. 2012, Nov 8;367(19)：1783-91. Epub 2012 Oct 1.

74　Vilholm OJ, Cold S, Rasmussen L, Sindrup SH. The postmastectomy pain syndrome：An epidemiological study on the prevalence of chronic pain after surgery for breast cancer. Br J Cancer. 2008, 99：604–610.

75　Vogel VG, Costantino JP, Wickerham DL, et al. Effects of tamoxifen vs raloxifene on the risk of developing invasive breast cancer and other disease outcomes：the NSABP Study of Tamoxifen and Raloxifene (STAR) P-2 trial. JAMA. 2006, 295：2727–2741.

76　Vogel VG, Costantino JP, Wickerham DL, et al. Update of theNational Surgical Adjuvant Breast and Bowel Project Study of Tamoxifen and Raloxifene (STAR) P-2 Trial：Preventing breast cancer. Cancer Prev Res (PhilaPa). 2010, Jun;3(6)：696-706. Epub 2010 Apr 19.

77　Walker EM, Rodriguez AI, Kohn B, et al. Acupuncture versus venlafaxine for the management of vasomotor symptoms in patients with hormone receptor-positive breast cancer：a randomized controlled trial. J Clin Oncol. 2010, Feb 1;28(4)：634-640.

78　Whelan T, MacKenzie R, Julian J, et al. Randomized trial of breast irradiation schedules after lumpectomy for women with lymph node-negative breast cancer. J Natl Cancer Inst. 2002, 94：1143–1150.

79　Winer EP, Carey LA, Dowsett M, Tripathy D. Beyond anatomic staging：Is it time to take a leap into the molecular era？ American Society of Clinical Oncology Educational Book. Alexandria, Va：American Society of Clinical Oncology; 2005.

第十八章　宫颈癌

一、宫颈癌简介

子宫颈位于子宫的下部。胎儿生长在子宫体，位于子宫的上部。子宫颈连接子宫与阴道（产道）。邻近子宫体的宫颈部分被称为宫颈管。邻近阴道的部分称为宫颈。覆盖宫颈的细胞有两类: 宫颈（exocervix）的鳞状细胞和宫颈管的腺细胞。两类细胞交界的部分称为转化区。大多数宫颈癌开始发生于转化区。

大多数宫颈癌开始于宫颈细胞。这些细胞不是突变形成癌细胞，相反，正常的子宫颈细胞首先发展为癌前病变，然后逐步发展变化，成为癌细胞。用来描述这种癌前变化的医学术语有宫颈上皮内瘤样病变（CIN）、鳞状上皮内病变（SIL）和不典型增生。这些变化可以通过巴氏试验检查出，并可进行预防性治疗。

在显微镜下对子宫颈癌和子宫颈癌前病变进行分类，主要有两类子宫颈癌:鳞状细胞癌和腺癌。80%~90% 的子宫颈癌是鳞状细胞癌，其发生来源于覆盖宫颈的鳞状上皮细胞。在显微镜下，这种类型的癌细胞与鳞状细胞类似。鳞状细胞癌最常见的开始部位是宫颈与宫颈管连接的转化区。

其他的宫颈癌大部分是腺癌。在过去的 20~30 年内，宫颈腺癌似乎已变得越来越普遍。宫颈腺癌从宫颈管分泌黏液的腺细胞发生。子宫颈癌包含鳞状细胞癌和腺癌，被称为腺鳞癌或混合癌，并不常见。

虽然子宫颈癌从细胞癌前变化（前癌症）来的，只有部分有癌前病变子宫颈的女性会发展成为癌症，子宫颈癌前病变发展成癌可以持续数年时间，但它也可能发生在不到一年的时间。对于大多数女性来说，癌前病变细胞不做任何处理就会消失。尽管如此，但有些妇女的癌前病变会变成真正的侵入性癌症。治疗所有的癌前病变能预防出现几乎所有真正的癌症。癌变前期变化和特定类型的治疗将在"子宫颈癌和癌前病变的诊断和治疗"中介绍。

基于显微镜下观察子宫颈抹片，对癌前病变进行分类。

虽然几乎所有的子宫颈癌都是鳞状细胞癌和腺癌，其他类型的癌症也有极少部分会发生在子宫颈，这些其他类型包括如黑素瘤、肉瘤和淋巴瘤等，它们更常发生于身体的其他部位。

因此，本文仅讨论常见的宫颈癌的类型，不进一步讨论这些少见的类型。

二、基本统计数据

据美国癌症协会的最新预测，2013 年美国宫颈癌的数据：

◇ 新发病例约 12 340 例。

◇ 约有 4 030 女性死于宫颈癌

有研究人员估计，非侵入性宫颈癌即原位癌发生概率高，是浸润性宫颈癌的 4 倍。

宫颈癌曾经是美国女性最常见的癌症病死原因之一。在 1955~1992 年，子宫颈癌的病死率下降了近 70%。这种变化的主要原因是越来越多地使用子宫颈抹片检查。这种筛查可以发现宫颈的癌前病变，也可以发现宫颈癌的早期癌症，在其最可治愈的阶段被发现。最近几年宫颈癌的病死率一直保持稳定。

宫颈癌往往发生在中年女性。大多数情况下，女性被发现宫颈癌时的年龄超过 50 岁，很少有 20 岁以下的女性。因为年龄关系，许多老年妇女并没有意识到患上子宫颈癌的风险仍然存在。超过 20% 的宫颈癌病例被发现时患者年龄达 65 岁以上，但这当中很少是在 65 岁以前进行定期筛查宫颈癌癌前病变的女性。

在美国，西班牙裔女性患子宫颈癌的概率最大，其次是非裔美国人、亚裔和太平洋岛民和白种人。美洲印第安人和阿拉斯加当地人患宫颈癌的风险最低。

三、危险因素、产生原因和预防

1. 危险因素

危险因素会影响一个人患某种疾病的概率，如患癌概率。不同的癌有不同的危险因素，举个例子，长期暴露在强烈的阳光下是患皮肤癌的危险因素。

然而危险因素不会告诉我们一切，有一个危险因素，甚至几个危险因素，并不意味着会得某种病。几个危险因素会增加你患宫颈癌的机会。女性如果没有任何这些风险因素，很少发展为宫颈癌。

虽然这些风险因素增加女性患上子宫颈癌的概率，但很多女性也并没有发生宫颈癌。女性即使发生宫颈癌或癌前病变，可以肯定地说，它可能不是由一个特定的风险因素导致的。在考虑有关风险因素,把重点放在那些可以改变或避免（如吸烟或人乳头状瘤病毒感染）的因素上，而不是那些患者不能控制的因素（如患者的年龄和家族史）。虽然它是重要的风险因素，因为更重要的是，那些定期进行子宫颈抹片检查的女性可以早期发现宫颈癌。

宫颈癌的危险因素包括：

（1）人类乳头状瘤病毒感染

这是最重要的危险因素,子宫颈癌是由人类乳头状瘤病毒感染（HPV）引起。HPV 是一组超过 150 个的相关病毒，其中的一些会导致细胞的异常生长称为乳头状瘤，通常被称为疣。

HPV 可感染皮肤表面的细胞和生殖器、肛门、口腔和喉的黏膜，但不侵犯血液或内部脏器如心或肺。HPV 的传染方式之一是皮肤接触，在皮肤接触过程中可以从一个人传染给另一个人。另一种传播方式是性传播，包括阴道和肛门性交，甚至口交都可以传播 HPV。

不同类型的 HPV 导致人体不同部位生成疣。常发生在手和脚，也会发生在嘴唇或舌头。

有些类型的 HPV 可以导致男性和女性的生殖器官和肛门周围出现疣。这些疣有的勉强可见，而有些则有好几厘米宽，被称为生殖器疣或尖锐湿疣。大多数情况下尖锐湿疣造成由 HPV6 和 HPV11 导致。他们被称为低风险的 HPV，因为它们很少与癌症有关。

有些类型的 HPV 被称为高风险类，因为它们与癌症密切相关，包括女性的子宫颈癌、外阴癌、阴道癌和男性的阴茎癌，男性和女性的肛门癌、口腔癌和喉癌。高风险的 HPV 类型：HPV16、HPV18、HPV31、HPV33 和 HPV45 等。有可能感染高风险的 HPV 后不出现任何一种癌前病变和癌症的明显发展迹象。

医生认为，女性发生癌颈癌一定与感染 HPV 有关，这可能意味着感染的高风险类型，大约有 2/3 的子宫颈癌是由 HPV16 和 HPV18 引起的。

HPV 感染很常见，大多数人机体可以清除感染。但有时感染继续存在，成为慢性感染。尤其是当它是由某些高风险的 HPV 类感染时，最终可能导致癌症如宫颈癌。

子宫颈抹片检查可以观察由 HPV 感染引起的宫颈细胞的变化。其他检查是通过寻找细胞中的 HPV 基因（DNA）来判断是否有感染。有些女性将 HPV 检查与子宫颈抹片检查一起作为筛查的部分内容。当一个女性子宫颈抹片检查结果有点异常时，根据 HPV 测试结果可以决定下一步的计划。如果结果显示是高危型 HPV，意味着她将需要阴道镜进行全面检查。

虽然目前还没有办法治疗 HPV 感染，但有办法治疗疣和人乳头状瘤病毒导致的异常细胞的生长。

（2）吸烟

当人们抽烟时，他们和周围的人接触到许多致癌化学物质。这些有害物质通过肺被吸收进入血液，除影响肺部外，还影响肺部以外的器官。吸烟的妇女患宫颈癌约是不吸烟者的两倍。吸烟的妇女宫颈黏液中被发现有烟草的代谢产物。研究人员认为，这些物质破坏宫颈细胞的 DNA，导致子宫颈癌。吸烟还会使免疫系统抗 HPV 感染的效果减弱。

（3）免疫抑制

人类免疫缺陷病毒（HIV）是导致艾滋病的病毒，破坏人体的免疫系统，导致女性感染 HPV 风险较高。这或许可以解释为什么女性艾滋病患者增加患子宫颈癌的风险。免疫系统是人体内很重要的摧毁癌细胞减缓其生长和扩散的系统。女性携带艾滋病病毒，宫颈癌前病变发展为浸润性癌的速度比正常要快。另一群宫颈癌的危险性增加的女性是接受抑制免疫反应药物治疗的女性，比如那些正在接受治疗自身免疫病（免疫系统攻击自身细胞）和器官移植的女性。

（4）衣原体感染

衣原体是一种比较常见的生殖系统感染的微生物，可以通过性接触传播。衣原体感染可引起盆腔炎，导致不孕。一些研究已经表明，其血液中测试结果表明过去或现在有衣原体感染的女性有更高的罹患子宫颈癌的概率。事实上，感染衣原体的女性往往没有症状，她们可能自己也不知道被感染，除非在检查盆腔的过程中进行了衣原体检查。

（5）饮食

饮食结构中水果和蔬菜不足的女性，患子宫颈癌风险增加。超重更容易患腺癌。

（6）口服避孕药（避孕药）

有证据表明，服用口服避孕药长时间，患宫颈癌风险增加。有研究表明，宫颈癌的危险性上升随女性服用避孕药的时间有关。在一项研究中，妇女服用避孕药超过 5 年患子宫颈癌的风险增加 1 倍，停止服用避孕药 10 年后，患癌风险跟正常人一样。

美国癌症协会认为，女性和医生应该讨论是否服用口服避孕药。女性有多个性伴侣时应该使用避孕套，以降低她的性传播疾病的风险，无论她采用什么其他的避孕方式。

（7）宫内节育器的使用

最近的一项研究发现，曾经使用过宫内节育器（IUD）的女性患子宫颈癌的风险较低。即使只使用了宫内节育器不到一年的女性，取出宫内节育器后，其保护作用仍存在。

使用子宫内避孕器，也可能会降低子宫内膜癌的风险。然而，宫内节育器的放置有一定的风险。

（8）多个足月妊娠

有 3 个或更多的足月妊娠的女性增加患子宫颈癌风险。没有人真正知道原因。有一种说法是这些妇女有过无保护的性交怀孕，所以她们有可能更多地接触到人乳头状瘤病毒。第二种说法是怀孕期间激素的变化可能使女性更容易受到 HPV 感染或癌症生长。还有一种说法是孕妇的免疫系统较弱，HPV 感染后导致癌细胞生长。

（9）第一次足月妊娠的年龄

17 岁第一次足月妊娠的妇女相比 25 岁以后第一次足月妊娠的妇女，患宫颈癌的概率多 2 倍。

（10）贫穷

贫困也是子宫颈癌的危险因素之一。许多低收入妇女不能获得足够的医疗服务，包括子宫颈抹片检查。意味着他们无法获得子宫颈癌前病变的筛查或治疗。

（11）己烯雌酚（DES）

DES 是一种激素类药物，是 1940~1971 年用于防止女性流产的常用药物。在怀孕期间使用 DES 的女性比一般女性患透明细胞腺癌的风险增加。这是一种无 DES 暴露的女性的极其罕见的癌症类型。每 1000 名妇女的母亲怀孕期间使用 DES 后，大约有 1 名女性的孩子会患子宫颈癌，意即约有 99.9% 的"DES 的女儿"不会发生这些癌症。

DES 相关的透明细胞腺癌多见于宫颈，阴道少见。似乎风险最大的妇女是在其母亲在怀孕第 16 周时服用该药。他们被诊断 DES 相关透明细胞腺癌的平均年龄是 19 岁。

现在由于 FDA 在 1971 年已经禁止在怀孕期间使用 DES，即使最年轻的 DES 女儿也在 35 岁以上，已经超过最高年龄风险。不过，目前并不知道女性会保持这种风险多久，有没有年龄界限。

DES 的女儿也可能增加患鳞状细胞癌及与 HPV 相关的癌前病变的风险。

（12）子宫颈癌的家族史

宫颈癌可能会在一些家庭中集聚。如果患者的母亲或姐妹有宫颈癌，与无家族史的人相比，该女性患宫颈癌的概率会高出 2 ~ 3 倍。有些研究人员怀疑，这种家族遗传倾向是由某些情况下遗传引起的，这些女性比别人抵御 HPV 感染的能力弱。

其他情况下，如果一个女性其家庭成员中有人已经确诊患有癌症，那么可能增加非遗传危险因素中的一个或多个。

2. 产生原因

近年来，研究人员已经逐步了解宫颈细胞是如何发展为癌细胞的机制。此外，还确定了几个增加宫颈癌的危险因素。正常宫颈细胞发生癌变的某些 DNA 变化。由于 DNA 发生突变，使致癌基因启动，或者使抑癌基因关闭，就会引发癌症。

HPV 导致 E6 和 E7 两种蛋白表达增加，这两种蛋白会关闭一些肿瘤的抑制基因。意味着允许宫颈黏膜细胞增长过大，增加基因变化，在某些情况下导致癌症的发生。

但人乳头状瘤病毒并不能完全解释是什么原因导致了子宫颈癌。大部分感染 HPV 妇女没有患宫颈癌，其他危险因素如吸烟和 HIV 感染，使感染 HPV 的女性更容易患上宫颈癌。

3. 宫颈癌可以预防吗？

由于子宫颈癌最常见的形式是起于癌前病变，有两种方法来预防这种疾病的发展。第一种方式是发现癌前病变，在它们转变成真正的癌症前进行治疗；第二个是预防癌前病变。

（1）发现癌前病变

预防宫颈癌的最好的行之有效的方法是通过筛查找到癌前病变，癌前病变可变成浸润性癌。两种方法可用于筛查：子宫颈抹片检查（巴氏涂片）和人乳头状瘤病毒（HPV）检查。如果癌前病变被发现，在它真正变成子宫颈癌前进行治疗。大多数被发现患有侵袭性宫颈癌的女性没有进行定期子宫颈抹片检查。

美国癌症协会建议的早期检测的指导原则：

◇ 所有妇女应该在 21 岁开始进行宫颈癌筛查。21~29 岁的女性，应每 3 年进行一次子宫颈抹片检查。HPV 检测不用于筛查这个年龄组的女性，虽然它可被用来作为不正常的子宫颈抹片检查后的检查。

◇ 30 岁开始，筛查的首选方式是结合子宫颈抹片检查和 HPV 检查，每 5 年一次，这就是所谓的联合测试，直到 65 岁。

◇ 另一种合理地选择检查是 30~65 岁的女性，每 3 年进行一次子宫颈抹片检查。

◇ 宫颈癌的危险性高的女性，一是抑制免疫系统（例如免受艾滋病病毒感染，器官移植，或长期使用类固醇）的女性，二是在子宫内曾暴露于 DES 环境的女性，可能需要筛查频率增加，根据她们的医疗保健团队的建议进行。

◇ 曾在过去 10 年的定期筛查的年龄 65 岁以上的妇女，只要他们在过去的

20年里没有任何严重的宫颈癌的癌前病变（如 CIN2 或 CIN3），应停止筛查。女性有 CIN2 或 CIN3 的历史继续进行至少 20 年的筛查，在发现有异常细胞以后。

　　◇ 曾做过全子宫切除术（切除子宫和子宫颈）的女性停止筛查（如子宫颈抹片检查和 HPV 检测），除非做子宫切除术前有癌前病变或癌症。曾做过宫切除术但没有切除宫颈的手术，即超宫颈的子宫切除术的女性，应继续宫颈癌筛查，根据上面的指南进行。

　　◇ 任何年龄的妇女不应该用任何方法每年进行筛查。

　　◇ 已经接种 HPV 疫苗的女性仍应该遵循上述指南进行筛查。

　　有女性认为一旦他们停止生儿育女，就可以停止宫颈癌的筛查。这种想法是不正确的。应该继续遵循美国癌症协会的指导方针进行筛查。

　　虽然并不提倡每年筛查，但如果女性有异常筛查结果，就需要在 6 个月或 1 年后续做抹片检查。

　　美国癌症协会的指导方针有助于及早发现子宫颈癌，但并不适用于那些被诊断出患有宫颈癌或艾滋病病毒感染的女性。这些女性应该根据他们的医生建议进行后续检查。

　　虽然子宫颈抹片检查已经比其他任何筛查检查都能成功地预防癌症，但仍然并不完美。巴氏试验的局限性之一就是，它需要人工测试，因此准确分析成千上万个样品而没有差错是不容易的。工程师、科学家和医生正在共同努力改善这种检查，因为即使在最好的实验室检查样品也可能漏掉部分异常病例，根据美国癌症协会的指南建议不经常做此检查，因此对某些人来说，也是不好。

　　准确检查子宫颈抹片

　　为了让你的子宫颈抹片检查，尽可能准确，可以做如下准备：

　　◇ 尽量不要在你的月经期安排检查，最佳的检查时间是月经停止后至少5天。

　　◇ 测试前 48 小时不要冲洗。

　　◇ 测试前 48 小时不要有性交。

　　◇ 测试前 48 小时不要冲洗或使用卫生棉条、节育泡沫或其他阴道药膏、保湿剂或润滑剂。

　　妇科检查与子宫颈抹片检查

　　很多人混淆妇科检查和子宫颈抹片检查。盆腔检查是例行妇女的健康保健检查的一部分。在妇科检查过程中，医生主要检查外阴、阴道、宫颈和内生殖器官包括子宫颈、子宫和卵巢，并可以进行性病检查。

　　同时也经常做子宫颈抹片检查，但是在妇科检查过程中可以没有子宫颈抹片检查。没有子宫颈抹片检查的妇科检查不利于发现子宫颈细胞的异常或早期阶段的宫颈癌。

子宫颈抹片检查往往在妇科检查开始时做，首先放置阴道窥器，然后医生用一个刮取宫颈细胞的专用仪器轻轻一刮或刷取。妇科检查可帮助发现其他类型的癌症和生殖问题，但重要的是子宫颈抹片检查用来及早发现宫颈癌或癌前病变。

如何做了宫颈抹片检查

细胞学检查用以检查细胞的结构和功能，指的是通过在显微镜下观察的细胞来诊断癌症和癌前病变。子宫颈抹片检查（巴氏涂片）是一个用于观察子宫颈的细胞的检查。

在阴道里放置阴道窥器。阴道窥器是一个金属或塑料制成的仪器，用于使阴道保持打开状态，医生可以清楚地看到子宫颈。接着用一个小抹刀轻轻刮下细胞和黏液的样本从最接近阴道宫颈的表面，用一个小刷子或棉签插入到宫颈开口处从宫颈管即最接近子宫颈的内侧部分采取细胞样本。细胞样本送到实验室，在显微镜下检查细胞形态。有两种方法：

常规细胞学：该检查直接将样本涂敷到显微镜载玻片上，然后将其送到实验室。宫颈细胞的样本以这种方式处理至少有 50 年了。该方法效果很好，相对便宜。但有个缺点是细胞涂的时候易滑动，导致细胞堆积，在显微镜下很难看到底部的细胞。此外，酵母细胞或细菌感染或炎症时，白细胞增多，黏液增多，可能遮盖宫颈细胞。第三，如果不对细胞片进行防腐处理，细胞很快就干，所以有时很难发现细胞有问题。如果由于各种问题不能看到宫颈细胞，测试精确度较差，并且可能需要重复。

液基细胞学：将子宫颈细胞样品放入一个特殊的防腐液中，而不是直接放在玻片上。含有细胞和液体的样本一起送到实验室。工作人员使用特殊的仪器将细胞和液体在玻片上滑动，然后在显微镜下观察细胞结构。这种方法被称为基于液体的细胞学检查，或基于液体的巴氏试验。液体也有助于消除一些黏液、细菌、酵母和样品中的脓细胞。它还能更均匀地分散到宫颈细胞到玻片上，保持细胞不会干而导致变形。细胞保持液态还可进行 HPV 检查。使用液基细胞学检查，降低重复做子宫颈抹片检查的机会。但它不比常规的巴氏发现更多的癌前病变。液基细胞学检查也更容易找到不是癌前细胞的变化，需要进一步检查，因此会导致增加不必要的检查。此方法也比常规的子宫颈抹片检查价格高。

另一种方式提高子宫颈抹片检查效果的方法是通过计算机识别玻片上的异常细胞。FDA 已经批准了一种读子宫颈抹片检查的仪器，不用医生来阅片，并由常规的技术专家重新检查子宫颈抹片检查结果。该仪器可识别任何异常的结果，然后由医生或技师进行审查。

虽然希望使用计算机化的工具也会发现异常细胞，技术专家有时也会漏掉，到目前为止，没有找到一个真正自动化的检查工具。自动化检查的同时也增加了宫颈细胞学检查成本。

现在，早期检测子宫颈癌的最好办法是让所有的女性都根据美国癌症协会的指南进行检查。不幸的是，大多数有子宫颈癌的风险的女性测试的频率不够或者不是所有都参加筛查。

子宫颈抹片检查结果报告

描述巴氏试验结果最广泛使用的系统是 Bethesda 系统（TBS）。现在常用 2001 年的版本。包括三类：

◇ 负上皮内病变或恶性病变

◇ 上皮细胞异常

◇ 其他恶性肿瘤

负上皮内病变或恶性病变是第一类，指没有癌症的迹象和癌前病变，均未发现其他显著异常。此类标本完全正常。其他可能发现宫颈癌无关的如酵母感染的迹象、疱疹、阴道毛滴虫等。标本某些情况下可能会出现反应性细胞的变化，这是宫颈细胞响应感染或其他刺激的方式。

上皮细胞异常属于第二类表现为上皮细胞的异常，也就是说，在子宫颈或阴道壁层的细胞变化显示可能有癌症或癌前状态。该类分为鳞状细胞异常和腺细胞异常。鳞状细胞上皮细胞的异常被称为非典型鳞状上皮细胞（ASC），此类包括非典型鳞状细胞（ASC-US）和高级鳞状上皮内病变（ASC-H）。

ASC-US 是在细胞看上去异常时使用的一个术语，但它是不可能告诉医生，在显微镜下的异常细胞是因为感染和刺激引起，还是一个癌前病变。大部分情况下，细胞显示为 ASC-US 时，需要做更多的检查确定是否是癌前病变。

如果子宫颈抹片检查结果标记为 ASC-H，这意味着怀疑高级 SIL。

这两种类型的 ASC 的子宫颈抹片检查结果，意味着需要更多的检查。

鳞状上皮内病变（SILS）：这些异常分为低级 SIL（LSIL）和高级 SIL（HSIL）。在 LSIL 中，细胞轻度异常，而在 HSIL，细胞高度异常。HSILs 不像 LSILs，不经治疗会消失，HSILs 如果不治疗更有可能最终发展成癌症。治疗可以治愈大多数 SILs 和预防发展成为真正的癌症。

鳞状细胞癌：这个结果意味着，该女性很可能存在一个侵入性的鳞状细胞癌。需要做进一步的检查进行确诊，制订治疗计划。

Bethesda 系统还介绍了腺细胞的上皮细胞异常。

腺癌：腺细胞癌的报告为腺癌。在某些情况下，病理学家检查细胞时会建议腺癌开始于宫颈管、子宫内膜或身体其他部位。

非典型腺细胞：当腺细胞看起来并不正常，但又不允许明确诊断是否有癌变，它们被称为非典型腺细胞。如果宫颈细胞学检查结果显示非典型腺细胞，患者应该申请更多检查。

HPV DNA 检测

患子宫颈癌的最重要的危险因素是 HPV 感染。现在，医生通过寻找在宫颈癌细胞中的 DNA，找到导致宫颈癌（高危型）的 HPV 类型。该检查与巴氏检查的收集样品过程相仿，在某些情况下甚至可以使用同一样品。HPVDNA 检查在 2 个不同的情况下使用。

（1）HPV DNA 检测可用于筛查 30 岁及 30 岁以上妇女的子宫颈抹片检查子宫颈癌（见美国癌症协会的筛查指南）。它不取代子宫颈抹片检查。20 多岁有活跃性生活的女性（比老年妇女）即使有 HPV 感染也会自行消失。对于这些年轻的女性来说，该检查的结果不显著，反而更让人迷茫。基于这个原因，不建议将 HPVDNA 检测作为 30 岁以下女性的筛查检查。

（2）HPV DNA 检查也可用于女性子宫颈抹片检查有轻度异常结果（ASC-US），以寻找他们是否可能需要更多的检查或治疗。

后续检查：

如果你有子宫颈抹片检查结果异常，还需要作其他测试以找出是否确实存在癌症或癌前病变，并决定治疗方法。如果你的子宫颈抹片检查结果正常，但 HPV 呈阳性，需要进行以下 2 个检查：

在一年内重复测试（子宫颈抹片检查和 HPV 检测）和测试 HPV16 或 HPV18，通常在实验室中用以上样品。如果检查结果阳性，即怀疑有问题，会建议阴道镜检查。如果测试结果阴性，继续检查 1 年。

（2）预防癌前病变

避免接触到 HPV

由于 HPV 是子宫颈癌及癌前病变的主要原因，避免接触到 HPV 可以帮助你预防这种疾病。HPV 从一个人传播到另一个人需要身体皮肤接触到受感染的地区。虽然 HPV 可以在性交传播（包括阴道性交、肛交和口交），也可以在没有性发生的情况下感染。所有这一切都需要皮肤对皮肤的接触到 HPV 感染部位。该病毒可以通过生殖器对生殖器接触传播（无性交）。甚至可能通过手 - 生殖器传播。

另外，HPV 感染似乎可以从身体的一部分传播到另一部分。这意味着感染可能在子宫颈开始，然后传播到阴道和外阴。

很难不被感染 HPV，因此可以预防生殖 HPV 感染。可能用不容许别人接触到你的肛门或生殖器部位，但即使如此，感染可能还有其他的尚不清楚方式。

在女性中，HPV 感染主要发生在年轻女性，不太多见于 30 岁以上的女性，原因不清。某些类型的性行为会增加妇女感染生殖器 HPV 的风险，如早期有性生活和有多个性伴侣。有许多性伴侣的女性更容易感染 HPV，但有的女性只有一个性伴侣也会被感染。如果她的性伴侣有一个有许多性伙伴，或者她的性伴侣未进行包皮环切术。

直到你年纪大了可以避免 HPV 感染。它还有助于限制性伴侣的数量，并避免与那些拥有了很多其他性伴侣的人有性生活。虽然该病毒最常见于男性和女性之间传播，但 HPV 感染与宫颈癌也会发生于那些只与其他女人做爱的女性。

HPV 并不总是引起疣或其他症状，甚至有人感染 HPV 多年可能没有任何症状。有人有病毒并传播病毒，但并不知道。

人乳头状瘤病毒 HPV 和男性

对于男性来说，生殖器 HPV 感染的风险主要影响因素是割礼和性伴侣的数量。

那些割礼即包皮环切的男性感染 HPV 机会低，没有受过割礼的男性更可能感染 HPV，并把它传给他们的性伴侣。原因不明。可能是包皮环切术后，龟头上的皮肤有变化，使其更耐 HPV 感染。另一种理论是包皮环切更容易感染 HPV。尽管如此，包皮环切术并不完全防止 HPV 感染，这些人仍然可以感染 HPV，并传给他们的性伴侣。HPV 感染的风险也与有许多性伴侣密切相关。

避孕套和 HPV

避孕套可以避免部分 HPV 感染。男性使用安全套的人感染 HPV 较少，也较少传递给他们的女性伴侣。一项研究发现，每次正确使用避孕套的男性可以降低女性感染 HPV 的比率约 70%。避孕套不能完全避免 HPV 感染的原因之一是他们不能涵盖所有可能的 HPV 感染的身体部位，如生殖器或肛门部位的皮肤。不过，避孕套仍能提供些避免 HPV 感染，也可防止传播艾滋病病毒和其他性病。避孕套（当用于男性伴侣时）似乎可以使 HPV 感染和子宫颈癌前病变消失更快。

不要吸烟

不吸烟是减少子宫颈癌前病变和癌风险的又一重要途径。

接种疫苗

目前美国已开发出可以保护妇女免受 HPV 感染的疫苗。到目前为止，已有疫苗防止 HPV 类型有 6、11、16 和 18（Gardasil ®）和专门针对 16 和 18 型（Cervarix®）进行了研究。美国 FDA 批准 Cervarix® 2009 年在美国开始使用，Gardasil 自 2006 年开始应用。Gardasil® 还被证实可用于预防肛门、阴道和外阴癌和癌前病变以及预防肛门和生殖器疣。两种疫苗需要注射 3 次超过 6 个月。不良反应通常很轻，最常见不良反应是短期在注射部位疼痛、发红和肿胀，极少数情况下，注射疫苗后年轻女性出现短暂晕厥。Cervarix 被核准用于 10~25 年的女孩和年轻妇女，而 Gardasil 批准用于 9~26 岁的男性和女性。

在临床试验中，两种疫苗可预防人乳头瘤病毒 16 型和 18 型引起的宫颈癌和癌前病变。Gardasil 也防止 HPV 类型导致的肛门、阴道和外阴癌以及由 HPV 6 和 11 型引起的生殖器疣。Cervarix 一定程度上防止感染和癌症除 HPV 16 和 18 的高危类型的 HPV。

Gardasil 和 Cervarix 只能预防 HPV 感染，不能治疗已经存在的感染。这就是为什么人乳头状瘤病毒疫苗要在人成为感染 HPV（如通过性行为）前应用最有效。

2009 年，美国联邦免疫实践咨询委员会（ACIP）公布女孩和年轻妇女进行 HPV 疫苗接种的最新建议。它建议作为 11~12 岁女孩常规接种疫苗，完整进行一个系列 3 次注射，9 岁的孩子是否注射 HPV 疫苗由医生决定。ACIP 还建议 13~26 岁尚未接种疫苗的女性进行疫苗接种。两种疫苗可以用于预防宫颈癌和癌前病变。然而，ACIP 建议使用 Gardasil 预防生殖器疣以及宫颈癌和癌前病变。

严重过敏的人慎用这些疫苗。对严重乳胶过敏的女性不用 Cervarix 疫苗，对酵母严重过敏的女性不用 Gardasil。

据美国癌症协会的指南建议，HPV 疫苗常规应用于年龄在 11~12 岁甚至年龄仅 9 岁的女孩由医生决定。该协会还建议 18 岁女性补种疫苗。

协会独立调查小组建议，没有足够的证据，证明所有 19~26 岁的妇女需要补种疫苗。美国癌症协会建议，19~26 岁的女性在决定接种疫苗前应与他们的卫生保健人员讨论 HPV 暴露的风险和接种疫苗后获得的好处。美国癌症协会的指南没有关注中老年妇女和男性使用的疫苗。

在美国，这两种类型的子宫颈癌疫苗昂贵，全系列需要 375 美元，不包括医生的费用或注射成本。18 岁以下的儿童疫苗接种的费用由政府支付。

重要的是要意识到，疫苗即使能完全抵御所有致癌类型的 HPV，仍需要进行常规的宫颈癌筛查。

四、早期检测

通过定期检查与子宫颈抹片检查，子宫颈癌通常可以早期发现（可结合 HPV 测试）。由于子宫颈抹片检查在美国很普及，浸润前病变（癌前病变）的子宫颈比浸润性癌更普遍。警惕宫颈癌的症状和体征也可以帮助避免不必要的延误诊断。

早期发现大大提高了癌症成功治疗的机会，预防任何宫颈细胞的癌前变化。

1. 发现宫颈癌及癌前筛查的重要性

那些妇女不能得到常规的子宫颈癌筛查的国家，宫颈癌更为常见。事实上，子宫颈癌是许多发展中国家妇女癌症病死的主要原因。这些病例往往在后期才诊断出来，而不以癌前病变或早期癌症而诊断。

不是所有的美国妇女都能用上宫颈癌筛查的好处。在美国，有一半患子宫颈癌的妇女从来没有筛查过。另外被发现 10% 的女性在过去 5 年里没有进行筛查。老年妇女，特别是那些没有医疗保险、近期移民的妇女不太可能定期进行宫颈癌检查。

2. 宫颈癌筛查的财政支持

在美国，现在有一项国家女性乳腺癌和宫颈癌早期检测项目（NBCCEDP），旨在帮助医疗服务不足的乳腺癌和子宫颈癌筛查使用。该项目提供给那些没有医疗保险的妇女免费或以非常低的成本进行乳腺癌和宫颈癌早期筛查。如果需要的话，它还可能为进一步的检查和治疗增加费用。NBCCEDP 试图在医疗服务不足的社区，主要涵盖老年妇女、没有医疗保险的女性、少数民族和种族女性。每个州都有自己的方案，国家疾病控制和预防中心（CDC）提供配套资金，并支持每个州计划。

五、诊断

1. 症状

很不幸，早期子宫颈癌和前癌症的妇女通常没有任何症状，直到癌症侵入和生长到附近的组织才会出现症状，最常见的症状包括：

◇ 异常阴道出血，如阴道性交后出血，绝经期出血和周期间出现点滴出血，月经期间出血时间延长或较平日血量多。冲洗阴道后出血或妇科检查后出血。

◇ 阴道分泌物增多，阴道分泌物中可能包含一些血液，也可能出现在月经期之间，或者发生在绝经期后。

◇ 性交时疼痛。

这些症状和体征，也可由宫颈癌以外的疾病引起。例如，感染可引起疼痛或出血。不过，如果患者有任何这些迹象或其他可疑症状，就应该马上看医生，忽略症状可能让癌症的进展到晚期，降低有效的治疗机会。

更好的是，不要等到症状出现，就定期进行子宫颈抹片检查和妇科检查。

患者的主治医生常可以治疗癌症，并且常用阴道镜活检来诊断癌症和癌前病变。如果诊断为浸润性癌，医生应该会将患者转给妇科肿瘤专家。

2. 病史和体检

首先，医生会询问患者的完整的个人和家族史。包括子宫颈癌的危险因素和症状的相关信息。医生会做一个完整的体检，有助于评估总体健康状况。医生会做一个妇科检查和子宫颈抹片检查，并检查淋巴结是否有癌细胞扩散。

子宫颈抹片检查是筛查检查，不是诊断检查。一个异常的巴氏检查结果可能意味着更多的检查，有时也包括观察是否是癌症或癌前病变。检查包括阴道镜检查（活检）和宫颈管刮术。如果活检显示了癌前病变，医生会在癌前病变转变成癌前采取措施进行治疗。

3. 阴道镜检查

如果有症状表明患者可能患有癌症，或子宫颈抹片检查显示有异常细胞，患者需要阴道镜检查。你躺在检查台上作妇科检查，放置阴道窥器，帮助医生观察子宫颈。医生会用阴道镜检查宫颈。阴道镜用于医生清楚仔细地观察宫颈表面。医生将给予弱醋酸溶液到子宫颈，更容易看到宫颈的任何异常区域。

阴道镜检查本身不会导致任何不适，跟其他任何窥器检查一样。它有没有不良反应，安全有效，即使怀孕了也可以做。月经期最好不要做子宫颈抹片检查。如果宫颈上有异常区域，取样进行活检。活检是唯一诊断异常区域是否是癌的方法。虽然阴道镜检查过程不痛，但宫颈活检可引起有些女性不适、抽筋甚至痛苦。

4. 宫颈活检

活检有几种类型，用于诊断子宫颈癌和癌前病变。如果活检可以完全切除所有的异常组织，它可能是治疗需要。

（1）阴道镜下活检

这类活检是在进行宫颈阴道镜检查时发现异常区域，用活检钳取宫颈表面一小部分异常区域。活检过程中可能引起轻微的痉挛，之后有短暂的疼痛和一些轻微的出血。有时在宫颈活检前进行局部麻醉。

（2）宫颈管刮术

有时异常区域位于转化区，阴道镜看不到，此时需要将宫颈管刮（一个狭窄的器械称为刮匙）插入到宫颈管最接近子宫宫颈的部分，用刮匙刮掉管壁的样本，送检。术后，患者可能感觉轻微的痉挛疼痛和一些轻微的出血。

（3）锥形活组织检查

也被称为锥形切除术，医生将从宫颈组织切除一个圆锥形的组织。锥体由外侧宫颈构成，圆锥体的点或顶点是宫颈管。由于转化区是宫颈和宫颈管之间的边界区域，常多发癌前病变和癌症，因此锥标本中有转化区。锥形活组织检查也可以用来作为一种手术彻底切除许多癌前病变和非常早期的癌症。锥形活组织检查不会影响大多数妇女怀孕，但如果大量组织被切除，妇女过早分娩风险高。

有2种方法通常用于锥切活检：电环切除术（LEEP 也被称为转化区大环切除 LLETZ）和冷刀锥切活检。

电环切除术（LEEP，LLETZ ）

该方法切除组织用的是加热的细金属丝作为手术刀。患者局麻，手术过程只需约 10 分钟。手术中和手术后可能会感觉痉挛，几周时间里有轻度至中度出血。

冷刀锥切术：该方法使用手术刀或激光。患者全麻或硬膜外麻醉。手术后有一些痉挛和出血，可能持续几周。

活检报告：

Bethesda 系统用于子宫颈抹片检查结果报告。癌前期变化被称为宫颈上皮内瘤样病变（CIN），而不是鳞状上皮内病变（SIL）。CIN 分级为 1~3，根据镜下外观到异常的宫颈组织的多少判断。CIN1，没有看到太多的异常组织，并且被认为是最不严重的宫颈的癌前病变；CIN2，观察到组织异常；CIN3 的组织异常程度最高，是最严重的癌前病变。有时长期不典型增生也用 CIN 表示。CIN1 为轻度发育不良是一样的，CIN2 表示中度不典型增生，CIN3 包括重度不典型增生以及原位癌。

报告癌（鳞状细胞癌和腺癌）的术语与子宫颈抹片检查和活检相同。

如果活检显示有宫颈癌存在，医生可能会作其他的检查看癌细胞的扩散程度。下面描述的检查不是每个患者都必须做的，医生根据体检和活检的结果选择做。

5. 膀胱镜，直肠镜检查

常用于肿瘤较大的女性。早期癌症不需要做此检查。

膀胱镜检查时，医生用内镜检查患者的膀胱和尿道，观察是否有癌症转移到这些区域，并取活检。膀胱镜检查可在局部麻醉下完成，有些患者需要全麻。

直肠镜检查是用内镜直接检查直肠。医生会做妇科检查，以查看癌症是否突破子宫颈扩散。

6.影像学检查

（1）胸片

判断肺部是否有癌症的转移。除非癌症到了很晚期的状态，一般不做。即使结果正常，也不排除肺部有转移。

（2）计算机断层扫描（CT）

CT扫描帮助告诉如果患者的癌细胞已经扩散到腹腔和盆腔淋巴结，也可以查看癌是否扩散到肝、肺和身体其他部位。

CT扫描有时被用来精确地引导活检针进入的怀疑区域进行穿刺活检称为CT引导下穿刺活检。

（3）磁共振成像（MRI）扫描

用于查看盆腔肿瘤，也用于查找癌细胞是否扩散到大脑或脊髓。

（4）静脉尿路造影

静脉尿路造影（又称静脉肾盂造影或IVP）将染料注入血液，观察染料从肾脏和输尿管排出到膀胱的过程。用于泌尿道的异常变化可能由子宫颈癌扩散而来。如盆腔淋巴结肿大可压迫或阻塞输尿管。静脉肾盂造影目前很少用于宫颈癌患者。因为可以用CT或MRI扫描。

（5）正电子发射断层扫描（PET）

该检测有助于发现小的癌细胞集合，用于医生认为癌细胞可能已经扩散，但不知道扩散到了哪里。PET扫描很少用于早期宫颈癌患者，但可用于转移性癌症。

7.子宫颈抹片检查结果异常

如果你的子宫颈抹片检查结果异常，医生可能会建议重复测试检查子宫颈抹片检查和（或）HPV检测、阴道镜检查或电环切除术（LEEP或LLETZ）。

（1）非典型鳞状上皮细胞

子宫颈抹片结果表明非典型鳞状上皮细胞（ASC-US）或非典型鳞状细胞，不能排除高级鳞状上皮内病变（ASC-H）。

对于ASC-US，医生建议12个月内重复抹片检查。另一种选择是增加HPVDNA检查，根据结果决定是否做阴道镜检查。如果HPV检查结果阳性，选择阴道镜检查。如果没有检测到HPV，医生会建议3年内每年做子宫颈抹片检查和HPV检查。

对于ASC-H，怀疑高级SIL，推荐阴道镜。

（2）鳞状上皮内病变（SILS）

异常分为低级 SIL（LSIL）和高级 SIL（HSIL）。

对于 LSIL，进行 HPV 检查。如果 HPV 检测呈阴性，即病毒没有检测到，一年内重复子宫颈抹片检查和 HPV 检测。如果 HPV 检测呈阳性，推荐阴道镜检查。如果 HPV 检查没有做，女性年满 25 岁，推荐阴道镜。不满 25 岁，一年内重复子宫颈抹片检查。LSIL 的孕妇推荐阴道镜检查。

对于 HSIL，女性年满 25 岁，推荐阴道镜和电环切除术活检。不满 25 岁的女性推荐阴道镜检查

（3）非典型腺细胞，原位腺癌

如果子宫颈抹片结果显示为非典型腺细胞或腺癌，但报告说，不正常的细胞似乎并没有从子宫内膜（子宫内膜），推荐阴道镜活检中的宫颈管刮术。医生也可能同时做子宫内膜活检（这在阴道镜同时做）。

如果子宫内膜细胞在显微镜下看起来非典型腺或腺癌细胞，专家建议宫颈管刮术同时作子宫内膜活检，但阴道镜检查没有必要。

六、分期

发现癌细胞已经扩散多远的过程被称为分期。根据检查和诊断的结果来确定肿瘤的大小、肿瘤有多深，是否已经侵入宫颈内和周围的组织、是否扩散到淋巴结或远处器官（转移）。这是一个重要的过程，因为癌症的分期选择正确的治疗方案的关键因素。

癌症的分期不随时间改变，即使癌症继续发展，仍只沿用在发现癌症时的分期。

目前用于宫颈癌的分期系统有两个：国际妇产科联合会 FIGO 分期系统和美国癌症联合会 AJCC 的 TNM 分期系统。两者十分相似。妇科和妇科肿瘤学家使用 FIGO 系统。本文介绍 AJCC 系统。AJCC 系统分类的基础上的 3 个因素：

（1）子宫颈癌的肿瘤（T）

（2）癌症是否已经扩散到淋巴结（N）

（3）已经蔓延到远处器官（M）

FIGO 系统使用相同的信息。然后对系统进行分类，分为四期。临床分期是根据医生通过体检和其他一些检查，如膀胱镜和直肠镜检查等对疾病的判断程度，但没有手术的结果。手术完成后，有可能超过医生的预期判断，但这些新增加的信息可能会改变治疗计划，但不会改变患者的分期。

1.AJCC 的 TNM 分期系统

（1）T 类

Tis：原发肿瘤在宫颈表面发现，没有到达深层组织（这部分在 FIGO 系统不描述）。

T1：肿瘤深入到深层的宫颈组织。肿瘤可以侵入子宫体，但没有到达子宫外。

T1a：肿瘤很少，只在显微镜下可见。

T1a1：肿瘤小于 3mm（深）× 7mm（宽）

T1a2：肿瘤在 3-5mm（深）× 小于 7mm（宽）

T1b：肉眼可见肿瘤，该期包括只能在镜下看见，但侵入宫颈组织深度超过 5mm 或者长度大于 7mm。

T1b1：肿瘤可见，不大于 4cm

T1b2：肿瘤可见，大于 4cm

T2：肿瘤已经超越子宫颈和子宫，但还没有蔓延到骨盆壁或阴道的下部。癌症可能已经成长为上阴道的一部分。

T2a：肿瘤没有扩散到子宫颈旁边。

T2a1：肿瘤可见，不大于 4cm

T2a2：肿瘤可见，大于 4cm

T2b：肿瘤扩散到子宫颈旁边。

T3：肿瘤扩散到阴道下部或骨盆壁，可阻塞输尿管。

T3a：肿瘤扩散到阴道的下 1/3，但没有侵犯骨盆壁。

T3b：肿瘤扩散到骨盆壁，和（或）阻塞输尿管。

T4：癌细胞已经扩散到膀胱或直肠，或者是生长出盆腔。

（2）N 类

NX：局部淋巴结无法评估。N0：没有扩散到附近淋巴结。N1：肿瘤已扩散到附近淋巴结。

（3）M 类

M0：没有扩散到远处淋巴结或其他器官。M1：存在远处转移，包括扩散到远处器官（肺和肝）、淋巴结（颈部、胸部）和（或）腹膜。

（4）分期和 FIGO 分期

T，N 和 M 分组确定之后，这些信息就被组合起来用于确定Ⅰ，Ⅱ，Ⅲ，Ⅳ整体分期。FIGO 的分期与 AJCC 类似，FIGO 没有 0 期。

0 期：（Tis，N0，M0）：癌细胞仅在宫颈表面上的细胞，没有侵犯宫颈深层

组织。这一阶段也被称为原位癌（CIS），这是宫颈上皮内瘤 3 级（CIN3）。FIGO
系统没有 0 期。

Ⅰ期: T1，N0，M0: 在此阶段中，癌细胞已经长入宫颈，但它生长在子宫外。
癌细胞还没有扩散到附近的淋巴结（N0）或遥远的地方（M0）。

Ⅰ A 期: T1a，N0，M0

Ⅰ A1: T1a1，N0，M0

Ⅰ A2: T1a2，N0，M0

Ⅰ B 期: T1b，N0，M0

Ⅰ B1: T1b1，N0，M0

Ⅰ B2: T1b2，N0，M0

Ⅱ 期: T2，N0，M0

Ⅱ A 期: T2a，N0，M0

Ⅱ A1: T2a1，N0，M0

Ⅱ A2: T2a2，N0，M0

Ⅱ B 期: T2b，N0，M0

Ⅲ 期: T3，N0，M0

Ⅲ A: T3a，N0，M0

Ⅲ B: T3b，N0，M0 或者 T1~T3，N1，M0

Ⅳ 期:

Ⅳ A: T4，N0，M0

Ⅳ B: 任何 T，任何 N，M1

七、存活率统计

5 年生存率，是在癌症确诊后，至少生存 5 年的患者所占的百分比。当然，
很多人生存时间比 5 年长很多，还有很多被治愈的，另外，这些被观察生存率的
人，还有些人死于癌症以外的原因。要获得 5 年生存率，医生必须至少在 5 年前
开始观察接受治疗的患者。由于治疗手段会不断改善，对于现在被确诊为宫颈癌
的患者，预后可能会更好。存活率通常是基于以前对很大数量患者的统计得出的，
但它无法预测任何一个单独个体会发生什么。许多其他因素会影响一个人的预后，
比如癌症的分期，接受的治疗，患者的年龄和整体健康状况等。

下面的存活率统计是根据诊断癌症时的分期，即使以后癌症进展了，也不改
变其分期，可以用于修改治疗方案。这些数据来自国家癌症资料库，依据 2000

年和 2002 年间首次被确诊的患者数据。

分期的 5 年生存率：

0 期：93%；Ⅰ期：93%；ⅠA 期：80%；ⅠB：80%

ⅡA 期：63%；ⅡB 期：58%；ⅢA 期：35%

ⅢB 期：32%；ⅣA 期：16%；ⅣB 期：15

八、治疗方法

1. 常规治疗信息

子宫颈癌治疗方法的选择取决于疾病的分期。该癌症分期描述了肿瘤的大小、浸润深度和是否转移。根据宫颈癌分期，患者的癌症治疗团队将和患者一起讨论治疗方案。花时间思考可能的选择很重要。在选择治疗方案时，要考虑的最重要的因素之一是癌症的分期，其他因素还包括患者的整体健康状况和患者的喜好。可能影响选择的还有患者的年龄、健康、个人情况。宫颈癌会影响患者的性生活和患者的生育能力。在作出处理决定前也应该加以考虑。根据患者的癌症类型和阶段，患者可能需要不止一种类型的治疗。患者的癌症治疗小组的医生可能包括：妇科医生、妇科肿瘤医生、放射肿瘤学家、医疗肿瘤学家。

在美国的健康管理团队可能还有其他专家包括护士、心理学家、社会工作者、康复专家和其他健康专业人士。

治疗子宫颈癌的常见类型有：

♦ 手术

♦ 放疗

♦ 化疗

通常用组合治疗。

依据上面我们提到的那些考虑因素，这些治疗可能会联合在一起使用。在考虑治疗方案时，如果有可能，多听听其他意见往往是个不错的主意，它会提供更多信息，并能对所选择的治疗方案更加充满信心。讨论治疗方案非常重要，包括治疗的目的和可能出现的不良反应。

2. 手术

（1）冷冻治疗

用液氮冷却的金属探针直接放置在子宫颈，冻结异常细胞，使之停止生长。

冷冻后，有几周时间可能会有较多的褐色分泌物。冷冻治疗用于治疗 0 期宫颈癌，不用于治疗浸润性癌。

（2）激光手术

将聚焦的激光束直接通过阴道烧掉异常细胞，可以取出小片组织进行活检。激光手术用来治疗宫颈癌前病变（0 期），不用于治疗浸润性癌。

（3）宫颈锥切术

从子宫颈切除锥形组织。方法是激光刀（冷刀锥切术）和电环切除术。锥形活组织检查可用于诊断或放疗前。它也是唯一用于想保持生育能力而患有早期 ⅠA1 癌症的妇女的治疗。活检后，在显微镜下检查取出的组织（圆锥体）。如果锥形的边缘（外边缘）含有癌（或前癌）细胞，将需要进一步处理，以确保所有的癌症被切除。

（4）子宫切除术

手术切除子宫（子宫体和子宫颈），但不包括子宫旁组织及宫骶韧带的结构。阴道和盆腔淋巴结不会被切除。卵巢和输卵管通常是留在原处，除非有其他的理由需要将它们切除。

在腹部进行外科手术切口切除子宫的方法是腹式子宫切除术。通过阴道切除子宫称为阴道子宫切除术。用腹腔镜手术摘除子宫，称为腹腔镜子宫切除术。在某些情况下，用腹腔镜专用仪器帮助外科医生进行更好地操控，即机器人辅助手术。

所有手术的麻醉方式是全麻或硬膜外麻醉。恢复时间和住院时间来说，腹腔镜或阴道子宫切除术比腹式子宫切除术短。腹腔镜或阴道子宫切除术，住院 1~2 天，2~3 周恢复期；腹式子宫切除术住院 3~5 天，完全恢复需要 4~6 周。任何子宫切除术都会导致绝育。并发症少见，可能有出血过多、伤口感染、损伤泌尿系统或肠道系统。

子宫切除术用于治疗 ⅠA1 期宫颈癌，也可以用来为治疗锥形活组织检查发现边缘处有肿瘤细胞的 0 期癌症（原位癌）。子宫切除术也被用来治疗一些非癌性疾病，最常见的疾病是平滑肌瘤，这是一种子宫的良性肿瘤，通常称为子宫肌瘤。

子宫切除术不会改变一个女性性快感的感受能力。一个女性达到性高潮时并不需要子宫或子宫颈。阴蒂和阴道周围的黏膜仍然像以前那样敏感。

3. 放疗

放射治疗利用高能量辐射来杀死癌细胞。外照射疗法是集中来自于体外的辐射对准癌肿，很像进行 X 线检测，但辐射要更强，治疗过程本身是无痛的。宫颈癌的放疗一般持续 6~7 周才算完成。宫颈癌放疗同时常使用低剂量的化疗药物顺铂。

另一种类型的放疗方法近距离放射治疗，也称为内放疗。在用于子宫切除术后的宫颈癌妇女时，将放射性物质放在圆筒中置于阴道内。治疗保留子宫的女性时，将放射性物质放在一个小的金属管（纵形管）置入子宫，另外还有一个小的圆形金属管（球管）置于靠近宫颈的位置，称为纵形和卵形治疗。

有些癌症的治疗采用将放射性物质置于针里直接插入肿瘤中。这种近距离放射治疗在治疗宫颈癌中不常用。

近距离放射治疗有两种类型：低剂量率和高剂量率。低剂量率近距离治疗在短短几天内完成。在此期间，患者待在医院里，病床上带有仪器，用以发射放射性物质。高剂量率近距离放射治疗在门诊治疗，治疗方法是将放射性物质插入身体内几分钟，然后拔除。高剂量率治疗的优点是患者不必在医院呆很长时间。

放射治疗的不良反应可能包括：疲劳、胃不舒服、腹泻、恶心和呕吐等。辐射到盆腔还会刺激膀胱，引起患者不适，导致放射性膀胱炎。盆腔的辐射还会导致绝经过早。放射线穿过皮肤，常导致皮肤损伤变化，如轻度的皮肤改变（类似晒伤）、脱皮甚至水泡，还可能导致曝光区域的感染。因此，放疗时要注意保护皮肤。

放疗还可能影响外阴和阴道，使他们敏感和疼痛，有时引起分泌物增多。内外照射治疗都很常见。

放疗也会影响到卵巢，导致月经改变，甚至更年期提前。

放疗也可导致低血细胞计数，红细胞数量减少，导致贫血，使患者感到疲倦；白细胞数量减少，增加了严重感染的风险。一般血细胞计数在放疗停止后数周恢复正常。如果放疗的同时给予化疗，不良反应会更严重。

在阴道进行放疗可能会导致瘢痕组织形成。瘢痕组织使阴道狭窄甚至缩短，导致性交疼痛。为防止出现这些问题，女性可以通过一周几次拉伸阴道壁进行预防。虽然这可以通过每周性交 3~4 次实现，但大多数妇女发现，在治疗过程中很难做到这一点。另一种方法是通过使用阴道扩张器来拉伸阴道壁。在盆腔放疗期间，没有女性使用阴道扩张器来拉伸阴道壁，但她应该在治疗结束后 2 ~ 4 周开始拉伸。因为放疗的不良反应需要很长的时间才能看到，医生建议无限期地使用扩张器。

阴道干涩和性交疼痛是放疗的长期不良反应。阴道雌激素可以帮助改善阴道干涩的症状和改变阴道内壁，尤其针对放疗影响到骨盆，损伤了卵巢而导致更年期提前。

放疗影响到骨盆也可能会使骨疏松，导致骨折。最常见的是髋骨骨折，可能出现在放疗 2~4 年后。

治疗淋巴结的放疗还可引起腿部淋巴液回流问题，导致严重的腿部肿胀，称为淋巴水肿。

如果发现有这些不良反应，可以与你的癌症治疗团队讨论。

重要的是要知道，吸烟会增加放疗的不良反应，因此如果你吸烟，就应该戒烟。

4. 化疗

化疗通过静脉或经口给予的抗癌药物，这些药物进入血液，到达身体的各个地方。化疗呈周期性治疗。

化疗用于以下几种情况。

化疗作为主要治疗方法的一部分：子宫颈癌的某些分期，可选择化疗和放疗同时进行治疗，称为同步放化疗。一种方法是每周放疗的同时使用同一剂量的化疗药物顺铂，放疗前 4 小时静脉注射。另一种方法是顺铂与 5- 氟尿嘧啶（5-FU）在放疗期间，每 4 周用一次。其他化疗药物组合也常使用。

有时，也会在化疗（无放疗）之前和（或）放化疗后使用。

治疗子宫颈癌治疗后复发或扩散：化疗可能用于治疗癌症已扩散到其他器官和组织，也可以用于癌症放化疗后复发。

常用的化疗药物有：

◇ Cisplatin（顺铂）

◇ Carboplatin（卡铂）

◇ Paclitaxel（Taxol®，紫杉醇，泰素）

◇ Topotecan（托泊替康）

◇ Gemcitabine（Gemzar®，吉西他滨，健择）

这些常组合使用。

有些药物也常使用，如 docetaxel（Taxotere®，多西他赛）、ifosfamide（异环磷酰胺，Ifex®）、5-fluorouracil（氟尿嘧啶，5-FU）、irinotecan（Camptosar®，伊立替康）和 mitomycin（丝裂霉素）等。

化疗药物对抗癌细胞的作用机制是攻击那些正在快速分裂的细胞。身体其他细胞如骨髓里面、口腔黏膜、肠以及毛囊的细胞，也在进行快速分裂，因此，这些细胞也容易受化疗的影响，从而产生不良反应。化疗的毒不良反应取决于药物的种类和剂量，以及使用时间的长短。化疗常见的不良反应包括：脱发、口腔溃疡、食欲不振、恶心和呕吐、低血细胞计数。

化疗往往会影响骨髓的造血细胞，这可能会导致低血细胞计数，并且感染机会增加（由于白细胞减少）、容易淤伤或出血（由于血小板减少）、疲劳或呼吸短促（由于红细胞减少）。

当放疗和化疗同时进行时，化疗的不良反应往往更严重。通常可以采用一些方法来预防或减轻它们，例如，服用药物有助于预防或减轻恶心和呕吐。和患者的医护团队咨询有关你的化疗药物可能引起的不良反应。一旦治疗停止，大部分不良反应会消失。

月经改变：那些没有切除子宫作为治疗方法的年轻女性，一种常见的化疗不良反应是月经周期的改变。绝经期过早到来（不再有月经周期）和不育（不能够怀孕）可能会发生，有可能是永久性的。某些化疗药物不良反应比其他药物多。接受化疗的老年女性，更有可能发生不育或者绝经，同时还增加了骨质流失和骨质疏松的风险。有药物可以治疗或预防骨质流失。

即使由于化疗导致月经已经停止，你仍然有可能怀孕。怀孕初期接受化疗很可能导致孩子的出生缺陷和治疗干预。因此，重要的是，处于生育期的女性在治疗前和准备备孕前，应该与医生讨论避孕。已经完成化疗治疗的患者可以生育，但在治疗期间怀孕并不安全。

神经病变：治疗子宫颈癌的部分化疗药物如紫杉醇和顺铂，可能损伤外周神经系统，称为外周神经病变。可能会导致疼痛、烧灼感或刺痛的感觉、对冷热的敏感以及无力等症状（主要是手和脚），大多数情况下，一旦治疗停止症状就会消失，但也可能持续很长时间。

化疗还有一个不良反应，会导致骨髓增生异常综合征和急性髓细胞性白血病，通常在治疗 10 年发生。但治疗的好处远超过这一严重但罕见的并发症的风险。

应该告知你的医疗团队，化疗中出现任何不良反应，以便得到及时治疗，有时，可能需要减少化疗药物的剂量，或延迟乃至停止治疗，以防不良反应持续恶化。

5. 临床试验

被确诊为癌症后，你可能不得不做出很多决定。最重要的决定之一是选择最适合自己的治疗方案。在美国，临床试验是被仔细控制的学习型研究，被研究者是患者志愿者。他们仔细研究来寻找有希望的新治疗方法或手术。如果你想参加临床试验，先咨询你的医生所在的诊所或医院是否正在进行临床试验。

6. 补充和替代疗法

身患癌症时，患者很想听到一些治疗癌症及缓解症状的方法，这些方法是医生没有提到过的。朋友和家人们通过互联网组成群体，在网站上发布各种方法，这些方法中有些可能对患者有帮助，比如维生素、草药、特殊饮食、针刺、按摩等。

补充疗法指的是和常规医疗一起使用的治疗方法，而替代疗法可用来代替医生的治疗。

补充疗法包括：通过冥想来减轻压力，运用针灸帮助缓解疼痛，饮用薄荷茶来减轻恶心感等，这些辅助治疗方法通常不是用来治疗癌症的，但可以帮助患者感觉更好。有一些补充疗法已经知道确实有用，有一些方法的功效还没有经过测试，有些则已经被证明没有用，甚至还有些方法被发现对人有害。

替代疗法可能会用来治疗癌症，但这些疗法还没有经过临床试验证明是安全和有效的。这些方法中一些可能会造成危险，甚至威胁到生命，但在大多数情况下，最大的危险是，你可能失去得到正规医疗帮助的机会，延误或中断正规治疗，会给癌细胞提供生长时间，使治疗产生效果的可能性降低。

如何去治疗或控制癌症，这永远是患者要做出的决定。如果想使用非常规的治疗，了解所有可以使用的方法，然后就这些方法和医生交谈。有了较多的信息和医疗团队的支持，你也许可以安全使用这些方法来获得帮助，同时避免那些可能有的伤害。

7. 治疗

（1）癌前病变和巴氏实验异常的治疗

如果阴道镜检查结果异常，需要治疗。阴道镜上能看到的异常区域通常可通过电环切除术（LEEP 或 LLETZ）或冷刀锥切术切除。其他治疗方法有冷冻或激光手术破坏异常细胞。

需要随访检查，以确保不再发生癌症。如果出现问题，可重复治疗。

（2）分期治疗

子宫颈癌的分期是决定治疗方法的最重要的因素，其他因素包括癌症在宫颈的确切位置、癌症的类型（鳞癌或腺癌）、年龄、整体健康状况以及患者是否希望保持生育能力。

0 期

虽然 AJCC 分期系统把原位癌（CIS）看做是癌症的最早形式，但医生往往把它看作是一个癌前病变。这是因为在 CIS 的癌细胞仅限于宫颈的表层细胞，还没有侵犯到深层的细胞。

原位鳞状细胞癌的治疗选择跟其他癌前病变，如发育不良或宫颈上皮内瘤变一样，选择冷冻治疗、激光手术、环形电切术（LEEP/LEETZ）、冷刀锥切术等。

原位腺癌的治疗通常选择子宫切除术。如果该女性患者希望保持生育能力，锥形活组织检查可能是一种选择。锥样缘必须没有发现癌细胞，并且患者需要密切关注。患者完成生育后，建议子宫切除术。

原位鳞状细胞癌的治疗，在其他治疗后复发的情况下，也可选择简单的子宫切除术。所有的原位癌病例经过适当的治疗，都可以被治愈。然而，癌前病变可以在子宫颈或阴道复发，所以医生进行密切随访很重要，包括后期定期进行子宫颈抹片检查，某些情况下用阴道镜检查。

Ⅰ A 期

Ⅰ A1 有三种选择：

1）如果患者仍然希望能够生孩子，那么选择先做锥形活检切除癌症，然后密切观察注意癌症复发。

2）如果锥切不能切除所有的癌，或已完成生育，选择子宫切除术。

3）如果癌细胞已经侵入血管或淋巴管，需要完全的并进行盆腔淋巴结清扫的子宫切除术。对于那些仍然希望可以生孩子的女性，选择根治性宫颈切除术来代替全子宫切除术。

Ⅰ A2 有三种选择：

1）根治性子宫切除术并盆腔淋巴结清扫

2）近距离放疗合并或者不合并外照射治疗，对盆腔进行照射

3）如果患者仍然想要可以生孩子，可以选择做根治性宫颈切除术合并盆腔淋巴结清扫。

如果手术中发现了任何盆腔淋巴结有癌症转移，沿主动脉的淋巴结可能会被切除。切除的任何组织都将送检，在显微镜下观察是否癌症已经扩散进一步超过预期。如果癌细胞已经扩散到子宫旁组织或任何淋巴结，通常建议放疗。常同时给予化疗与放疗。如果病理报告显示肿瘤切缘阳性，意味着可能已经留下癌细胞，通常建议盆腔放疗（同时顺铂化疗）。医生可能会建议近距离放射治疗。

Ⅰ B 期

Ⅰ B1 有三种选择：

1）标准的治疗是一个根治性子宫切除术，切除盆腔淋巴结。一些腹主动脉旁淋巴结也将被切除，在镜下观察是否有癌细胞扩散。如果在切除组织的边缘发现癌细胞，或在淋巴结中发现癌细胞，术后，给予淋巴结放疗，或者化疗。

2）第二个治疗方法是放疗和外照射辐射放疗。

3）根治性切除术切除盆腔和腹主动脉旁淋巴结可适用于希望再生育孩子的女性。

Ⅰ B2 有三种选择：

1）标准的疗法是化疗药物顺铂和骨盆近距离放疗联合治疗。

2）另一种选择是根治性子宫切除术合并盆腔淋巴结及腹主动脉旁淋巴结清扫。如果在切除的淋巴结发现癌细胞，或在切除组织的边缘发现有癌细胞，术后选择放疗，可能合并化疗。

3）有些医生建议子宫切除术紧接着放疗合并化疗。

ⅡA 期：该阶段的治疗取决于肿瘤的大小。

1）首选治疗方法是放疗和外放射治疗。最常建议用于肿瘤大于 4 厘米的情况。顺铂的化疗与放疗同时进行。

2）有些专家建议切除子宫后放疗。

3）癌症小于 4 厘米，可选择根治性子宫切除术合并盆腔淋巴结和腹主动脉旁淋巴结清扫。如果手术切除组织的边缘或淋巴结显示有癌细胞，术后放疗盆腔同时给化疗。常用近距离放疗。

ⅡB 期

常规使用内照射和外照射联合放疗。该放疗的同时给予化疗药物顺铂。有时其他化疗药物也可以与顺铂同时使用。

Ⅲ期和Ⅳ A 期

推荐治疗方法是内照射和外照射联合放疗。该放疗的同时给予化疗药物顺铂。

肿瘤已扩散到淋巴结，特别是腹部上部的淋巴结，这通常是癌细胞已经扩散到身体的其他地区的一个标志。专家建议放疗前检查淋巴结是否有癌转移。要做到这一点，一种方法是手术，另外一种方式是 CT 或 MRI 扫描淋巴结的大小。淋巴结比平常大怀疑有癌细胞侵犯，可活检这些肿大的淋巴结，观察淋巴结中是否有癌细胞。在腹部的上部淋巴结（腹主动脉旁淋巴结）如果有癌变，医生会做其他检查，查看癌细胞是否已经扩散到身体的其他部位。

Ⅳ B 期

在这个阶段的癌细胞已经扩散到骨盆外，侵犯身体的其他部位。ⅠVB 期子宫颈癌通常不考虑治愈。治疗方法包括放疗以缓解癌症的症状，癌症已经扩散到子宫颈附近区域或远处器官（肺或骨）。也常推荐化疗。大多数标准方案是使用一种铂化合物（如顺铂或卡铂）以及与另一种药物如 paclitaxel（Taxol，紫杉醇），gemcitabine（Gemzar，吉西他滨）和 topotecan（托泊替康）。临床试验正在测试其他组合的化疗药物以及其他的实验性治疗。

（3）癌症复发

治疗后癌症再次出现称为复发。可以是局部复发（在原处或邻近原处）或远处复发（扩散到其他器官，如肺或骨）。

如果仅在骨盆癌症复发，广泛的盆腔脏器切除术是一种选择。该操作可能会成功地治疗 40%~50% 的患者。有时放疗或化疗可用于姑息治疗。

在远处部位的复发，化疗或放疗可用于缓解特定症状。如果选择化疗，患者应该明白化疗的目标和局限性。有时化疗可以提高患者的生活质量，有时能缩小癌肿。15%~25% 的患者对化疗有初步反应。

新的治疗方法，可能有利于远处复发的宫颈癌患者，患者可以选择参加临床试验。

（4）怀孕期的宫颈癌

少数孕妇被发现患有子宫颈癌。如果癌症处于非常早期，如ⅠA期，那么大多数医生认为它是安全的，可继续妊娠至足月。分娩几周后，推荐子宫切除术或锥形活组织检查（锥形活检适用于ⅠA1期）。

如果癌症是ⅠB期或更高，那么患者和医生必须决定是否继续妊娠。如果放弃妊娠，选择根治性子宫切除术和（或）放疗。如果决定继续妊娠，婴儿一旦能在子宫外生存就应该尽快行剖腹产手术。更高分期的癌症应立即治疗。

九、咨询医生时准备的问题

坦诚公开地与自己的癌症治疗团队讨论非常重要，他们愿意回答患者的所有问题，不管这个问题看起来多微不足道。例如，可以考虑问如下问题：

- ◇ 我得的是哪种宫颈癌？
- ◇ 你认为我的癌细胞已经扩散了吗？
- ◇ 我的癌症处于什么阶段，这意味着什么？
- ◇ 我有哪些治疗选择？
- ◇ 你有什么建议，为什么？
- ◇ 你建议的治疗有什么风险或不良反应？
- ◇ 治疗后，我还能要孩子吗？
- ◇ 治疗前我应该做些什么准备工作？
- ◇ 如果癌症复发，我们怎么办？
- ◇ 我需要特别饮食吗？
- ◇ 基于你的判断，我的预后怎么样？
- ◇ 我要告诉我的家人、丈夫和孩子什么？
- ◇ 每年有多少宫颈癌患者？
- ◇ 治疗以后，我还需要怎样的后续护理？

◇ 有没有我需要考虑的临床试验?

除了这些问题样本外,记得写下一些自己的问题。例如,患者可能想知道要花多长时间才能康复,这样好计划自己的工作日程。或者患者可能想问有没有第二选择方案,或关于你有资格参加的临床试验等。

十、治疗后的康复

对于一些癌症患者,治疗可能会清除或消灭癌细胞。完成治疗后,患者可能既紧张又兴奋。一方面治疗终于结束了,可以长舒一口气;另一方面发现很难彻底放松,因为担心癌症会复发,这对于得过癌症的人来说是一个普遍关心的问题。

患者可能需要一段时间才能减少担心,但有一点可以肯定的是,许多癌症的治愈者已经学会接受这种不确定性,并且过上全新的生活。对于另一些人来说,癌症可能永远不会完全消失,他们会接受定期的化疗、放疗或其他治疗,试图抑制癌症生长。学会接受癌症不会消失这个事实,可能对某些患者来说非常困难。

1. 后续护理

当治疗结束以后,医生仍会告诉患者需要回访。回访十分重要,在随访期间,医生会问到患者可能有的任何问题,会进行体检、常规盆腔检查和子宫颈抹片检查,实验室化验检查或影像学检查来查找癌症或治疗的不良反应的迹象。几乎任何一种癌症治疗方法都有不良反应,有些不良反应会持续几周到几个月,但有些可能不会消失。因此,患者需要及时和医生沟通,发现任何病情变化和存在的问题,以及任何疑问或担忧。

这些检查是为了给医生查看癌症是否有复发,或者有没有新发另一种癌症。如另一种与人乳头瘤病毒有关的癌症,或者由治疗引起的癌症。

2. 新医生

在患者进行癌症的诊断和治疗以后,有时会找另外的医生继续看病。而这个新医生不了解患者以前的病史,此时就需要给新医生提供有关病情诊断和治疗的详细情形。在治疗的同时收集这些资料更容易些。因此,请保存以下资料:

◇ 活检或手术病理报告

◇ 手术报告

◇ 放疗治疗摘要

◇ 出院小结

◇ 化疗或靶向治疗的药物名称、剂量明细表，以及服用时间表

◇ X线和其他影像学检查（这些可以放在 CD 或 DVD 里）

医生会需要这些资料的复印件用来做记录，但始终要保管好自己的资料的复印件。

3.癌症治疗后生活方式的改变

患者不能改变生过癌症的事实，但能改变自己的生活方式。

具体内容详见"什么是癌症"。

十一、最新研究进展

1.前哨淋巴结活检

宫颈癌手术可能会切除盆腔淋巴结以检查癌症是否扩散。代替切除许多淋巴结的新技术是前哨淋巴结活检。前哨淋巴结活检的目标只是一些最有可能包含癌细胞的淋巴结。一种含有放射性示踪剂的蓝色染料被注入癌和允许排入淋巴结。然后，在手术过程中，因为淋巴结中含有放射性蓝色染料而可以识别并切除。这些淋巴结最可能包含癌症，如果癌细胞扩散。如果这些淋巴结不包含癌细胞，其他淋巴结不需要被切除。切除较少的淋巴结可能降低发生后面问题的风险。

2.HPV 疫苗

和宫颈癌相关类型的 HPV 疫苗正在研制。目前可用的疫苗类型是 HPV 类 16 和 18，所以，接种这些疫苗的女性接触到这些病毒不会被感染。其他类型的疫苗也在开发中，以防止感染某些其他导致癌症的 HPV 类型。

一些试验性疫苗也正在研究已经确定感染 HPV 的妇女，帮助他们的免疫系统破坏病毒，在发展成癌症以前治愈感染。还有一些疫苗是为了帮助那些患有晚期宫颈癌复发或转移的女性。这些疫苗试图产生免疫反应，对抗病毒使宫颈癌细胞生长异常部分组织（E6 和 E7 蛋白）。人们希望这种免疫反应能杀死癌细胞或者阻止癌细胞生长。

3.靶向治疗

研究人员已经了解到更多有关的导致癌症的细胞中的基因变化，他们开发新

的药物专门针对这些变化，即靶向药物。

Pazopanib 是一类靶向药物，阻止癌细胞某些生长因子生长，用于晚期宫颈癌患者，延长寿命。

Bevacizumab（Avastin®，贝伐单抗）是一种靶向治疗药物，有助于阻止癌肿形成新的血管。它已被单独使用，和化疗一起治疗晚期宫颈癌。它也被研究用于早期癌症治疗。

4. 过高热

一些研究表明，热疗辐射可能有助于延缓癌症复发，延长患者寿命。热疗是提高了肿瘤区域的温度，最经常使用的方法是将射频天线置于患者周围。

5. 癌前病变的药物治疗

标准治疗宫颈的癌前病变（如宫颈上皮内瘤变，CIN）的方法是冷冻治疗、激光治疗和宫颈锥切术。最近的研究，用药物代替这些疗法已经取得了一些可喜的成果。

在一项研究中，CIN2 或 CIN3 患者使用一种 diindolylmethane（DIM，二吲哚甲烷）药物 12 周，结果表明，某些妇女的 CIN 完全消失。

在另一项研究中，应用一种抗病毒的药物 cidofovir 西多福韦治疗 CIN 的子宫颈癌，有超过一半的接受治疗的妇女的 CIN 完全消失。在成为一个标准的治疗前，这还需要更多的研究。

另一种抗病毒的药物 imiquimod（咪喹莫特）在治疗宫颈癌前病变时也显示出可喜的成果。

参考文献

1　Adam E, Kaufman RH, Adler-Storthz K, et al. A prospective study of association of herpes simplex virus and human papillomavirus infection with cervical neoplasia in women exposed to diethylstilbestrol in utero. Int J Cancer. 1985, 35(1)：19-26.

2　American Cancer Society. Cancer Facts and Figures 2013. Atlanta, Ga：American Cancer Society; 2013.

3　American Cancer Society. Cancer Prevention and Early Detection Facts and Figures 2010. Atlanta, Ga：American Cancer Society; 2010.

4　American Joint Committee on Cancer. Cervix Uteri. In：AJCC Cancer Staging Manual. 7th ed. New York, NY：Springer; 2010, 395-402.

5　Arbyn M, Kyrgiou M, Simoens C, et al. Perinatal mortality and other severe adverse pregnancy outcomes associated with treatment of cervical intraepithelial neoplasia: metaanalysis. BMJ. 2008, 337: a1284.

6　Ault KA, Future II study group. Effect of prophylactic human papillomavirus L1 virus-likeparticle vaccine on risk of cervical intraepithelial neoplasia grade 2, grade 3, and adenocarcinoma in situ: a combined analysis of four randomised clinical trials. Lancet. 2007, 369(9576): 1861-1868.

7　Castellsagué X, Bosch FX, Muñoz N, et al. Male circumcision, penile human papilloma virus infection, and cervical cancer in female partners. N Engl J Med. 2002, 346(15): 1105-1112.

8　Castellsagué X, Díaz M, Vaccarella S, et al. Intrauterine device use, cervical infection with human papillomavirus, and risk of cervical cancer: a pooled analysis of 26 epidemiological studies. Lancet Oncol. 2011, 12(11): 1023-1031.

9　Centers for Disease Control and Prevention (CDC). FDA licensure of bivalent human papillomavirus vaccine (HPV2, Cervarix) for use in females and updated HPV vaccination recommendations from the Advisory Committee on Immunization Practices (ACIP). MMWR. 2010;59(20): 626-629. Erratum in: MMWR. 2010, 59(36): 1184.

10　Del Priore G, Gudipudi DK, Montemarano N, et al. Oral diindolylmethane (DIM): pilot evaluation of a nonsurgical treatment for cervical dysplasia. Gynecol Oncol. 2010, 116(3): 464-467. Epub 2009 Nov 24.

11　Eifel PJ, Berek JS, Markman, M. Cancer of the cervix, vagina, and vulva. In: DeVita VT, Hellman S, Rosenberg SA, eds. Cancer: Principles and Practice of Oncology 8th ed. Philadelphia, Pa: Lippincott Williams & Wilkins; 2008, 1496-1543.

12　Ghosh C, Baker JA, Moysich KB, et al. Dietary intakes of selected nutrients and food groups and risk of cervical cancer. Nutr Cancer. 2008, 60(3): 331-341.

13　Gray RH, Serwadda D, Kong X, et al. Male circumcision decreases acquisition and increases clearance of high-risk human papillomavirus in HIV-negative men: a randomized trial in Rakai, Uganda. J Infect Dis. 2010, 201 (10) : 1455 - 1462.

14　Grimm C, Polterauer S, Natter C, et al. Treatment of cervical intraepithelial neoplasia with topical imiquimod: a randomized controlled trial. Obstet Gynecol. 2012, 120(1): 152-159.

15　Hatch EE, Herbst AL, Hoover RN, et al. Incidence of squamous neoplasia of the cervix and vagina in women exposed prenatally to diethylstilbestrol (United States). Cancer Causes Control. 2001, 12(9): 837-845.

16　Hernandez BY, Wilkens LR, Zhu X, et al. Transmission of human papillomavirus in heterosexual couples. Emerg Infect Dis. 2008, 14(6): 888-894.

17　International Collaboration of Epidemiological Studies of Cervical Cancer. Cervical cancer and reproductive factors: Collaborative reanalysis of individual data on 16,563 women with cervical carcinoma and 33,542 women without cervical carcinoma from 25 epidemiological studies. Int J Cancer. 2006, 119: 1108-1124.

18　International Collaboration of Epidemiological Studies of Cervical Cancer. Appleby P, Beral V, Berrington de González A, et al. Cervical cancer and hormonal contraceptives: collaborative reanalysis of individual data for 16,573 women with cervical cancer and 35,509 women without cervical cancer from 24 epidemiological studies. Lancet. 2007, 370(9599): 1609-1621.

19　Jhingran A, Eifel PJ, Wharton JT, et al. Neoplasms of the cervix. In: Kufe DW, Pollock RE, Weichselbaum RR, Bast RC, Gansler TS, Holland JF, Frei E. Cancer Medicine 6. Hamilton, Ontario: BC Decker; 2003, 1779-1808.

20　Jhingran A, Russel AH, Seiden MV, et al. Cancers of the cervix, vagina and vulva. In: Abeloff MD, Armitage JO, Lichter AS, et al. Clinical Oncology. 4th ed. Philadelphia, Pa; Elsevier; 2008, 1745-1765.

21　Kataja V, Syrjänen S, Yliskoski M, et al. Risk factors associated with cervical human papillomavirus infections: a case-control study. Am J Epidemiol. 1993, 138(9): 735-745.

22　Kosary CL. Cancer of the uterine cervix. In: Ries LAG, Young JL, Keel GE, Eisner MP, Lin YD, Horner M-J (editors). SEER Survival Monograph: Cancer Survival Among Adults: U.S. SEER Program, 1988-2001, Patient and Tumor Characteristics. National Cancer Institute, SEER Program, NIH Pub. No. 07-6215, Bethesda, MD, 2007.

23　Kreimer AR, González P, Katki HA, et al. Efficacy of a bivalent HPV 16/18 vaccine against anal HPV 16/18 infection among young women: a nested analysis within the Costa Rica Vaccine Trial. Lancet Oncol. 2011, 12(9): 862-870.

24　Kyrgiou M, Koliopoulos G, Martin-Hirsch P, et al. Obstetric outcomes after conservative treatment for intraepithelial or early invasive cervical lesions: systematic review and metaanalysis. Lancet. 2006, 367(9509): 489-498.

25　Lacey JV Jr, Swanson CA, Brinton LA, et al. Obesity as a potential risk factor for adenocarcinomas and squamous cell carcinomas of the uterine cervix. Cancer. 2003, 98(4): 814-821.

26　Lécuru F, Mathevet P, Querleu D, et al. Bilateral negative sentinel nodes accurately predict absence of lymph node metastasis in early cervical cancer: results of the SENTICOL study. J Clin Oncol. 2011, 29(13): 1686-1691.

27　Lu B, Wu Y, Nielson CM, et al. Factors associated with acquisition and clearance of human papillomavirus infection in a cohort of US men: a prospective study. J Infect Dis. 2009, 199(3): 362-371.

28　Lutgens L, van der Zee J, Pijls-Johannesma M, et al. Combined use of hyperthermia and radiation therapy for treating locally advanced cervix carcinoma. Cochrane Database Syst Rev. 2010, 3：CD006377

29　Marrazzo JM, Koutsky LA, Stine KL, et al. Genital human papillomavirus infection in women who have sex with women. J Infect Dis. 1998, 178(6)：1604-1609. PubMed PMID：9815211.

30　Massad LS, Einstein MH, Huh WK, et al. 2012 Updated Consensus Guidelines for the Management of Abnormal Cervical Cancer Screening Tests and Cancer Precursors. Journal of Lower Genital Tract Disease. 2013, 17(5)：S1-S27.

31　Monk BJ, Sill MW, Burger RA, et al. Phase II trial of bevacizumab in the treatment of persistent or recurrent squamous cell carcinoma of the cervix：a gynecologic oncology group study. J Clin Oncol. 2009, 27(7)：1069-1074. Epub 2009 Jan 12.

32　Monk BJ, Mas Lopez L, Zarba JJ, et al. Phase II, open-label study of pazopanib or lapatinib monotherapy compared with pazopanib plus lapatinib combination therapy in patients with advanced and recurrent cervical cancer. J Clin Oncol. 2010, 28(22)：3562-3569. Epub 2010 Jul 6.

33　NCCN Practice Guidelines in Oncology. Cervical Cancer Version 2.2013. Accessed at www. nccn.org on January 23, 2013.

34　Nielson CM, Harris RB, Flores R, et al. Multiple-type human papillomavirus infection in male anogenital sites：prevalence and associated factors. Cancer Epidemiol Biomarkers Prev. 2009, 18(4)：1077-1083. Epub 2009 Mar 24.

35　Paavonen J, Naud P, Salmerón J, et al. Efficacy of human papillomavirus (HPV)-16/18 AS04-adjuvanted vaccine against cervical infection and precancer caused by oncogenic HPV types (PATRICIA)：final analysis of a double-blind, randomised study in young women. Lancet. 2009, 374(9686)：301-314.

36　PDQ database. Cervical cancer. Bethesda, Md：National Cancer Institute; 8/22/2011. Accessed at www.cancer.gov/cancertopics/pdq/treatment/cervical/healthprofessional on December 12, 2011.

37　Plummer M, Herrero R, Franceschi S, et al; IARC Multi-centre Cervical Cancer Study Group. Smoking and cervical cancer：pooled analysis of the IARC multi-centric case-control study. Cancer Causes Control. 2003, 14(9)：805-814.

38　Ronco G, Cuzick J, Pierotti P, et al. Accuracy of liquid based versus conventional cytology：overall results of new technologies for cervical cancer screening：randomised controlled trial. BMJ. 2007, 335(7609)：28. Epub 2007 May 21.

39　Rose PG, Ali S, Watkins E, et al. Long-term follow-up of a randomized trial comparing concurrent single agent cisplatin, cisplatin-based combination chemotherapy, or hydroxyurea during pelvic irradiation for locally advanced cervical cancer: a Gynecologic Oncology Group Study. J Clin Oncol. 2007, 25(19): 2804-2810.

40　Saslow D, Solomon D, Lawson H, et al. American Cancer Society, American Society for Colposcopy and Cervical Pathology, and American Society for Clinical Pathology Screening Guidelines for the Prevention and Early Detection of Cervical Cancer. CA Cancer J Clin. 2012, 62(3): 147-172. Epub 2012 Mar 14.

41　Saslow D, Castle PE, Cox JT, et al. American Cancer Society guideline for human papillomavirus (HPV) vaccine use to prevent cervical cancer and its precursors. CA Cancer J Clin. 2007, 57: 7-28.

42　Schiffman M, Castle PE, Jeronimo J, Rodriguez AC, Wacholder S. Human papillomavirus and cervical cancer. Lancet. 2007, 370(9590): 890-907.

43　Schover LR. Sexuality and Fertility After Cancer. New York: Wiley; 1997.

44　Sellors JW, Mahony JB, Kaczorowski J, et al. Prevalence and predictors of human papillomavirus infection in women in Ontario, Canada. Survey of HPV in Ontario Women (SHOW) Group. CMAJ. 2000, 163(5): 503-508.

45　Shepherd JH, Spencer C, Herod J, Ind TEJ. Radical vaginal trachelectomy as a fertilitysparing procedure in women with early-stage cervical cancer--cumulative pregnancy rate in a series of 123 women. BJOG. 2006, 113: 719-723.

46　Tobian AA, Serwadda D, Quinn TC, et al. Male circumcision for the prevention of HSV-2 and HPV infections and syphilis. N Engl J Med. 2009, 360(13): 1298-1309.

47　Tokudome S, Suzuki S, Ichikawa H, et al. Condom use promotes regression of cervical intraepithelial neoplasia and clearance of human papillomavirus: a randomized clinical trial. Int J Cancer. 2004, 112(1): 164.

48　Troisi R, Hatch EE, Titus-Ernstoff L, et al. Cancer risk in women prenatally exposed to diethylstilbestrol. Int J Cancer. 2007, 121(2): 356-360.

49　Waggoner SE. Cervical cancer. Lancet. 2003, 361: 2217-2225.

50　Wheeler CM, Castellsagué X, Garland SM, et al. Cross-protective efficacy of HPV-16/18 AS04-adjuvanted vaccine against cervical infection and precancer caused by non-vaccine oncogenic HPV types: 4-year end-of-study analysis of the randomised, double-blind PATRICIA trial. Lancet Oncol. 2012, 13(1): 100-110.

51　Winer RL, Hughes JP, Feng Q, et al. Condom use and the risk of genital human papillomavirus infection in young women. N Engl J Med. 2006, 354(25): 2645-2654.

52　Winer RL, Lee SK, Hughes JP, et al. Genital human papillomavirus infection: incidence and risk factors in a cohort of female university students. Am J Epidemiol. 2003, 157(3): 218-226. Erratum in: Am J Epidemiol. 2003, 157(9): 858.

53 Wright TC Jr, Massad LS, Dunton CJ, et al; 2006 American Society for Colposcopy and Cervical Pathology-sponsored Consensus Conference. 2006 consensus guidelines for the management of women with abnormal cervical cancer screening tests. Am J Obstet Gynecol. 2007, 197(4): 346-355.

54 Van Pachterbeke C, Bucclla D, Rozenberg S, et al. Topical treatment of CIN 2+ by cidofovir: results of a phase II, double-blind, prospective, placebo-controlled study. Gynecol Oncol. 2009, 115(1): 69-74.

第十九章　甲状腺癌

一、甲状腺癌简介

1. 正常甲状腺组织

甲状腺位于颈部前方，咽喉与气管的表面，甲状软骨的下方。大多数人的甲状腺不能触及。甲状腺分为左右两侧叶和连接两侧叶的峡部。与女性相比，由于男性喉头的位置较低，甲状软骨向前方突出，所以甲状腺的位置较低。甲状腺的重量存在个体差异，成人为 25 克左右。

甲状腺主要有两种细胞：

◇ **滤泡细胞**：从血液中摄取碘生成甲状腺素，调节人体新陈代谢。甲状腺功能亢进会导致心跳加快，睡眠障碍，神经过敏，饥饿，体重减轻，感觉潮热。甲状腺功能不足也称甲低，会导致心率下降，感觉疲劳，体重增加。甲状腺素的分泌受脑垂体分泌促甲状腺素 TSH 调节甲状腺分泌。

◇ **C 细胞（也称为滤泡旁细胞）**：其作用是生成降钙素。降钙素的生理作用是帮助机体利用钙。另外，甲状腺中还有少量的细胞是免疫细胞（淋巴细胞）和支持细胞（间质细胞）。不同的癌症起源于不同的细胞。这种不同十分重要，直接影响到癌症的严重程度。

甲状腺中有多种类型的增生和肿瘤。有些肿瘤是非癌性，大多数肿瘤为恶性肿瘤（癌），即他们会侵犯附近组织和侵犯身体的其他部位。

2. 良性甲状腺肥大及结节

患者或者医生有时会看到甲状腺大小和形状的改变。

甲状腺的异常增大的医学术语是甲状腺肿大。有些甲状腺肿大是弥漫性，意味着整个腺体较大。有些甲状腺肿大是结节，意思是腺体里有一个或多个结节（肿块）。甲状腺可能因为有很多原因会增大，大多数都不是癌症。弥漫性和结节性甲状腺肿通常是由某些激素失衡引起的。比如，饮食中不能获得足够的碘可以导致激素水平的变化，导致甲状腺肿大。

甲状腺中的肿块称为甲状腺结节。多数甲状腺结节是良性的，约有 1/20 是癌。有时这些结节产生过多的甲状腺素，使甲状腺功能亢进。

甲状腺结节可发生于任何年龄，最常出现在老年人中。由医生检查，可发现少于 1/10 的成人有甲状腺结节。但当用超声检查甲状腺时，会发现更多的人有结节，因为它们太小了，所以摸不到。

大多数结节是囊肿中充满了流体或存储着甲状腺素，称为胶质。

固体结节中有少量的液体或胶质。固体结节比那些充满液体的结节更有可能是癌性的。然而，固体结节不是癌症。某些类型的固体结节，如增生性结节和腺瘤，有多种细胞，但这些细胞不是癌细胞。

良性甲状腺结节有时可以不处理，只要他们不增长或者不引起症状。其他的结节可能需要某种形式的治疗。

3. 恶性肿瘤（癌症）甲状腺肿瘤

（1）分化型甲状腺癌

大多数甲状腺癌是分化型癌症。在显微镜下，这些癌症细胞很像正常甲状腺组织。这些癌细胞从甲状腺滤泡细胞发展而来。

乳头状癌：约 4/5 的甲状腺癌是乳头状癌，也称为乳头状癌或乳头状腺癌。乳头状癌往往生长得很慢，通常由一叶甲状腺发展而来。但即使他们只是缓慢生长，乳头状癌也常扩散到颈部的淋巴结。尽管如此，这些癌症往往可以成功治疗，很少致命。

乳头状癌有几种亚型。滤泡子类型（也称为混合乳头状卵泡变形）最常见。尽早发现乳头状癌和滤泡子类型，其治疗方法相同，预后均良好。其他亚型的乳头状癌（柱状，高细胞和弥漫性硬化性）则不太常见，而且往往生长和传播速度更快。

滤泡状癌：也称为滤泡癌或滤泡性腺癌，是次常见类型。约占甲状腺癌的 1/10。在饮食中缺碘的国家和地区的人中更常见。通常此类癌症不扩散到淋巴结，但他们会转移到其他部位，如肺或骨骼。滤泡状癌的预后不如乳头状癌，但大多数情况下预后良好。

Hürthle 细胞癌：也称嗜酸性细胞癌，实际上是滤泡状癌的变形。它约占甲状腺癌的 3%。这种类型的癌症很难发现，其治疗和预后可能不如典型的滤泡状癌那么好。原因是它对放射性碘不敏感，放射性碘常用来治疗和寻找转移的分化型甲状腺癌。

（2）其他类型的甲状腺癌

这些类型的甲状腺癌不如分化型常见。

甲状腺髓样癌：甲状腺髓样癌（MTC）约占甲状腺癌的 4%。它由 C 细胞发展而来。有时这种癌症可以转移到淋巴结、肺或肝，甚至在转移之前发现甲状腺结节。髓样甲状腺癌通常会生成降钙素和癌胚抗原（CEA）进入血液。血液测试可以检测到这些物质。因为 MTC 不吸收放射性碘（用于治疗及找到转移的分化型甲状腺癌），预后不如分化型甲状腺癌。分为两类：

◇ 散发性 MTC，约占 4/5，不遗传。多数发生在老年人，并只影响一个甲状腺叶。

◇ 家族性 MTC，遗传，可出现在每一个家庭的每一代。这些癌症往往发生在儿童期或成年早期，早期转移。癌症通常侵犯甲状腺的两叶。

未分化癌：未分化癌是一种罕见的甲状腺癌，占所有甲状腺癌的 2% 左右。它从现有的乳头状或滤泡性癌发展而来。这种癌症被称为未分化癌，因为在显微镜下观察癌症细胞看起来不像正常甲状腺细胞。这种癌症往往迅速转移到脖子和身体的其他部位，很难治疗。

甲状腺淋巴瘤：甲状腺淋巴瘤很少见。淋巴瘤是淋巴细胞免疫系统的主要细胞的癌症。大多数淋巴细胞在淋巴结中。

甲状腺肉瘤：发生于甲状腺的支持细胞的罕见癌症。他们经常转移，很难治愈。

（3）甲状旁腺癌

甲状旁腺是隐藏在甲状腺周围的 4 个微小腺体，是一种内分泌腺。甲状旁腺调节人体的钙水平。甲状旁腺癌症是非常罕见的，每年在美国发生可能少于 100 例。

甲状旁腺癌往往是因为它们会导致高血钙水平，使人疲倦、虚弱而且昏昏欲睡。它还可以因为小便多而造成脱水。其他症状包括骨痛、骨折、肾结石、抑郁和便秘。

大甲状旁腺癌也可能形成结节，在甲状腺附近可找到。治疗的唯一方法是通过外科手术切除它。不幸的是，相对甲状腺癌而言，甲状旁腺癌很难治愈。

二、主要统计数据

2013 年美国癌症协会估计甲状腺癌的例数是：

◇ 大约 60 220 例新甲状腺癌（其中妇女 45 310 人，男性 14 910 人）。

◇ 大约 1 850 例甲状腺癌（其中妇女 1 040 人和男性 810）人因甲状腺癌病死。

比其他大多数成人癌症，甲状腺癌通常会在相对年轻时被诊断出来。在近 2/3 的病例发病年龄小于 55 岁。大约 2% 的甲状腺癌发生在儿童和青少年。近年来被诊断患有甲状腺癌逐年上升，现在是 1990 年的 2 倍以上。这可能是由于近年来使用甲状腺超声，可以检测到以前不可能发现的小的甲状腺结节。甲状腺癌病死率很多年来一直比较稳定，与大多数其他癌症相比仍然很低。

三、产生的原因、危险因素和预防

1. 危险因素

（1）性别和年龄

原因不明甲状腺癌症（如甲状腺的几乎所有疾病）女性发病率是男性的 3 倍。甲状腺癌可以发生在任何年龄，但女性（最常发生在 40 多岁或 50 岁）高于男性（常发生在 60 岁或 70 岁）。

（2）低碘

甲状腺滤泡癌症更常发生在碘缺乏地区。如果该患者暴露于放射性低碘饮食，可能还会增加患乳头状癌的风险。

（3）辐射

暴露于辐射是甲状腺癌的风险因素。辐射的来源包括某些医学治疗和从电厂事故或核武器释放的放射性微尘。

在童年有过头部或颈部放射治疗是患甲状腺癌的危险因素。风险取决于给予辐射量的多少和当时孩子的年龄。一般情况下，剂量较大和越年轻受到辐射，风险越大。1960 年之前我们会用低剂量放射线治疗像患粉刺、真菌感染的头皮（癣），或肿大的扁桃体腺的儿童，但现在不会。这些人成年后被发现有甲状腺癌的风险较高。在童年时用放疗治疗的癌症，如恶性淋巴瘤、肾母细胞瘤和神经母细胞瘤也会增加成年后患甲状腺癌的风险。因为放疗导致的甲状腺癌并不比其他甲状腺癌症更严重。

影像学检查如 X 线片和 CT 扫描也会使孩子接触到辐射，但由于剂量较低，所以不能确定会不会增加甲状腺癌（或其他癌症）的风险，因为有可能很小。但若要增加安全规避风险，所以除非有必要，儿童不应进行这些检查。当实在必要时，也应用可以提供清晰的照片的最低剂量的辐射。

多项研究已指出儿童甲状腺癌的风险增加是由于从核武器或电厂事故释放的放射性物质导致。例如，1986 年切尔诺贝利核电厂事故现场附近的人中，患甲状腺癌的儿童的数量比正常的儿童多了好多倍。参与清理事故和那些住在工厂附近的成年人中患甲状腺癌的人也很多。在他们的饮食中碘含量较多的儿童似乎风险较低。但一个成年人暴露于辐射下，患甲状腺癌的风险较小。

（4）遗传性和家族史

有多个遗传性因素已经证实与不同类型的甲状腺癌有关。尽管如此，大多数人患甲状腺癌并没有遗传或伴有家族史。

甲状腺髓样肿瘤

约 1/3 的甲状腺髓样癌（MTC）由遗传某个异常的基因而致。这些案例称为家族性甲状腺髓样癌（FMTC）。FMTC 可以单独出现，也可伴随其他肿瘤出现。

FMTC 和其他内分泌腺的肿瘤一起被称为多内分泌腺瘤 2 型（MEN2）。包括两个亚型：MEN 2a 和 MEN2b，都与 RET 基因突变（缺陷）有关。

1）MEN2a 型，MTC 伴随嗜铬细胞瘤（肾上腺素的肿瘤）和甲状旁腺肿瘤出现。

2）MEN2b 型，MTC 与嗜铬细胞瘤（肾上腺素的肿瘤）和舌头上的神经组织的良性增生有关。此亚型比 MEN2a 型少见。

有 MTC 家族史的人，癌症往往发生在儿童期或成年早期，并早期扩散。

（5）其他甲状腺癌

较高的甲状腺癌发生罕见遗传条件人群中。

家族性腺瘤性息肉病（FAP）：患此综合征的人生成许多结肠息肉和患结肠癌的风险非常高。他们患其他癌症包括乳头状甲状腺癌的风险增加。Gardner 综合征是 FAP 的亚型，患者会患某些良性肿瘤。Gardner 综合征和 FAP 是由于 APC 基因的缺陷造成的。

Cowden 病：患此综合征的人有甲状腺癌、子宫内膜癌和乳房癌的风险增加。甲状腺癌的类型往往是乳头状或滤泡型。此综合征是由于 PTEN 基因缺陷引起的。

Carney complex, type I：此综合征的人可能会导致一些良性肿瘤和激素问题。他们患乳头状和滤泡性甲状腺癌的风险增加。此综合征是由于 PRKAR1A 基因缺陷引起的。

2. 产生原因

目前已经知道有些甲状腺癌与遗传基因有关，但大多数甲状腺癌与遗传基因无关。

科学家们已经发现，个体 DNA（脱氧核糖核酸）的某些变化可能会导致正常细胞癌变。DNA 携带遗传指令，作为构建细胞内其他的化合物，使我们看起来很像我们的父母，就是因为为是他们把自己 DNA 的一部分复制传递到我们。然而，DNA 影响我们的远远不止是外形，它还可能影响我们患上某些疾病的风险，包括某些癌症。

带有遗传信息的 DNA 片段称为基因。基因携带有遗传信息，能够编码一条氨基酸肽链蛋白质以及决定细胞所有功能的分子。还有一些基因虽然也是 DNA 分子上的一个特定区段，但它并不作为蛋白质合成的模板，而是对其他基因的表达起调节或辨认的作用，控制细胞生长和分裂的指令。促进细胞分裂的基因叫致癌基因，减慢细胞分裂或在合适的时间促使细胞病死的，叫抑癌基因。由于 DNA 发生突变，使致癌基因激活，或者使抑癌基因失活，就会引发癌症。

人们遗传的基因有两个，一个来自父亲，另一个来自母亲。我们可以从父母一方或双方继承损坏的 DNA。不过，大多数癌症，不造成遗传基因的变化。在某些情况下，基因会在一个人的生命过程中发生突变，他们可能会因为外部环境的改变如辐射而使细胞中的 DNA 受损，也可能只有内部因素而没有外部原因造成的细胞发生随机突变。

（1）甲状腺乳头状癌

在甲状腺乳头状癌已找到了多个 DNA 突变的位点。许多这类癌症都有 RET 基因的特定部分的变化。突变的 RET 基因的位点，称为 PTC 癌基因，在 10%~30% 的乳头状甲状腺癌的人出现，而且与大部分儿童和辐射照射所患的癌症有关。RET 的这种突变通常会伴随人的一生，非遗传而来，仅在肿瘤细胞中找到，不会遗传给患者的孩子。

很多的乳头状甲状腺癌有一个突变的 BRAF 基因。BRAF 突变不常见于儿童和暴露于辐射原因而患甲状腺癌的患者。BRAF 基因改变型癌症生长速度快而且快速扩散到身体的其他部位。

BRAF 和 RET/PTC 的基因变化被认为是促进细胞生长和分裂。在乳头状癌患者同时存在 RET/PTC 与 BRAF 基因突变是极其罕见的。现在有些医生建议进行甲状腺穿刺活检时取样进行这些基因突变的测试，可以帮助诊断癌症，也可能会影响患者的预后。

其他基因 NTRK1 基因和 MET 基因的变化也和乳头状甲状腺癌有关。

（2）甲状腺滤泡状癌

RAS 癌基因的后天突变可能会导致部分滤泡性甲状腺癌。

（3）甲状腺未分化癌

甲状腺未分化癌往往有 *TP*53 抑癌基因和 *CTNNB*1 原癌基因的变化。

（4）甲状腺髓样癌

甲状腺髓样癌（MTC）的患者与乳头状癌患者的 RET 基因位点不同。

几乎所有的遗传性 MTC 患者和 1/10 的散发性 MTC 患者的 RET 基因发生了突变。散发型 MTC 的多数患者仅在其肿瘤细胞中发现有基因突变。家族性 MTC 和 MEN2 型患者从父亲那里遗传了 *RET* 基因的突变。在遗传突变的 RET 的人中，

通常一个 *RET* 基因正常，另外一个变异。这些突变发生在患者的身体的每一个细胞，可通过检测血液细胞的 DNA 检测到。

每一个人都有 2 个 *RET* 基因，会将其中一个遗传给孩子（儿童的另外一个 *RET* 基因来自另一位家长），有家族性 MTC 的人将突变基因遗传给孩子的概率是 1/2（或 50%）。

3. 甲状腺癌可以预防吗

大多数的人患甲状腺癌无已知的危险因素，所以大多数情况下，它是不可能预防的。

辐射照射，尤其是在童年时代，是一个已知的甲状腺癌危险因素。因此，医生不再使用辐射治疗不太严重的疾病。影像学检查如 X 线和 CT 扫描表明儿童会受到影响，但剂量较低，并不确定成为引起甲状腺癌（或其他癌症）的风险。因此，除非不得已，儿童尽可能不做这些检查。即使要做，也使用最小的剂量。

血液测试可以检测家族性甲状腺髓样癌（MTC）患者的基因突变。大多数家族性病例的 MTC 可以预防，或者通过切除甲状腺进行早期治疗。一旦发现一个家庭中有这种疾病，余下的家庭成员可以进行突变基因测试。

儿童通过切除携带异常基因的甲状腺，可防止癌症带来的致命后果。

四、早期检测

可以早期发现很多例甲状腺癌。事实上，现在大多数甲状腺癌比过去发现得更早，治愈率更高。

当患者注意到脖子上的肿块或结节时，医生很容易发现早期的甲状腺癌。因此，如果患者注意到自己有异常，如脖子上有肿块，应该马上看医生。体检也能发现部分甲状腺癌。

有的医生建议一年两次检查脖子，摸起来并有没有任何增生或肿块的感觉。

有时也会有其他的健康问题如颈动脉（其中通过的脖子，供应血液给大脑传递）缩小或肿大，或者甲状旁腺的亢进而进行 B 超检查，也会发现早期的甲状腺癌。

血液测试或甲状腺超声可以发现甲状腺的变化，但这些测试不推荐作为筛查甲状腺癌的测试，除非这个人有潜在的风险，如甲状腺癌的家族史。

甲状腺髓样癌（MTC）家族史的人和多内分泌腺瘤 2 型（MEN2），患甲状腺癌的风险高。大部分医生建议这些人年轻时检测基因，看他们是否携带有与 MTC 有关的基因突变。那些可能有风险但不做基因测试的人，也可通过血液检查帮助发现 MTC 的早期阶段，此时它仍可被治愈。高风险人群也可进行甲状腺超声检查。

五、诊断

根据患者的症状和体检、影像学及血液检查结果可以诊断甲状腺癌。

1. 症状

症状是早期诊断大多数甲状腺癌的最佳方法。

◇ 颈部有肿块，有时迅速增长

◇ 颈部有隆起

◇ 颈部前面有疼痛，有时会表现为耳朵痛

◇ 声音嘶哑或者其他声音改变，不减退

◇ 吞咽困难

◇ 呼吸困难

◇ 不断咳嗽，但不是因为感冒引起的。

如果患者有以上这些症状，或者语音变化，需马上去看医生。许多症状也是非癌性改变和其他脖子区的癌症的表现。最常见的是甲状腺结节，一般是良性。看医生可以发现疾病，并进行必要的治疗。

2. 病史和体征

如果患者有任何疑似甲状腺癌的症状，医生都会询问完整的病史。如果家人患有甲状腺癌（特别是髓甲状腺癌）或嗜铬细胞瘤，你患甲状腺癌的风险较高。医生会检查你是否有甲状腺癌的症状，还会注意触摸甲状腺的大小和质地以及脖子上任何肿大的淋巴结。

3. 活检

确诊需要进行甲状腺的活检，活检即是在甲状腺可疑区域取样，并在显微镜下观察细胞的形态。如果患者的颈部有可疑的肿块，除活检外，医生可能会同时进行其他检查，如血液检查、超声检查或放射性碘扫描，以更好地诊断是否患有甲状腺癌。

如果医生认为需要活检，诊断甲状腺肿块或结节是否癌性的最简单方法是进行甲状腺结节细针穿刺（FNA）。这类活检通常在医生办公室或诊所里即可进行。

活检前对颈部周围的皮肤进行局部麻醉，大多数情况下根本不需要麻醉。医生将薄的空心针穿刺到甲状腺中，吸出结节里的细胞和液体，在不同的区域取样，重复2~3次。样本送实验室，在显微镜观察细胞是癌变还是良性。

除了有出血问题的患者，活检部位出血是非常罕见的。如果患者有出血的问题或者服用某些药物，如阿司匹林或血液稀释剂，可能影响到出血，一定要告诉医生。

此活检取样一般在大到足以感受到的甲状腺结节上进行穿刺。这意味着甲状腺结节直径至少大于1厘米。活检过程中，医生会经常使用超声进行定位，确保从正确的区域获取样本。对小结节来说，十分有用。FNA活检也可以用于脖子上肿大的淋巴结取样，来观察他们是否含有癌细胞。

如果取样没有取到足够的细胞，需要重复做FNA活检。大多数FNA活检显示甲状腺结节是良性的。很少出现活检结果为良性而癌细胞存在的情况。20例FNA活检病例中明确诊断癌症的只有约1个。

有时第一次测试结果显示"可疑"或"不确定"，即FNA结果显示不确定结节是良性或恶性。这时，医生可进行测试RET/PTC或BRAF基因是否有突变。其结果可明确诊断甲状腺癌，也能确定癌症的最佳治疗方案。

如果FNA活检后诊断依然不明确，可能要求取更多的样本，特别是医生怀疑结节有可能是癌性的时候。此时可能要使用较大的针取样或者实施"开放"活检术——切除结节或者叶切除术（切除甲状腺的一半）的活检方式。在全麻下在手术室里完成手术活检和叶切除术。叶切除术也是早期癌症的主要治疗方法，一般许多患癌的甲状腺的其余部分也需要切除。

4. 影像学检查

（1）超声

超声检查可以确定甲状腺结节是固态的，还是充盈着液体。固体的结节更有可能是癌症。超声还可以用于检查甲状腺结节的数量和大小。超声有时可以根据结节的外观来判断是否是癌症，但不准确。

超声还可能引导活检穿刺到太小而感觉不到的甲状腺结节中获取样品。即使结节足够大能感觉到，大部分医生也愿意使用超声引导穿刺针。超声还可帮助诊断甲状腺癌是否已经扩散到附近的淋巴结。许多甲状腺专家建议所有患者都进行甲状腺结节超声检查。

（2）放射性碘扫描

放射性碘扫描用于诊断甲状腺癌。还用于诊断分化型（乳头状、滤泡性或Hürthle细胞）甲状腺癌是否已经转移。因为甲状腺髓样癌细胞不吸收碘，因此不可用放射性碘扫描检查。

检查时，将少量的放射性碘（^{131}I）口服或者注入静脉，几小时以后，甲状腺吸收了碘，用特殊的照相机显示放射性碘的位置。

放射性碘扫描还可以计算甲状腺中放射性碘的量。比周围组织的放射性物质少的甲状腺的异常区域称为冷结节，多的称为热结节。热结节通常不是癌，但冷结节可能是良性或癌症。因为良性和癌性结节可以显示为冷结节，因此，该检查本身不能诊断甲状腺癌。

甲状腺癌手术后进行全身性放射性碘扫描，有助于发现癌症是否扩散到全身。如果手术已经切除了整个的甲状腺，那么该扫描就会变得更敏感，因为更多的放射性碘会由剩下的甲状腺癌细胞吸收。

患者的血液中含有高浓度的促甲状腺激素（TSH）水平，放射性碘扫描效果好。甲状腺已被切除的患者，在测试前几周停止服用甲状腺素药，可以增加 TSH 水平。因为甲状腺激素水平降低，会促使垂体释放更多的 TSH，反过来又刺激甲状腺癌症细胞吸收放射性碘。这个故意的甲状腺功能减退症的缺点是它会产生一些症状如疲倦、抑郁、体重增加、嗜睡、便秘、肌肉酸痛和甲状腺素浓度降低。另一种方式提高扫描前的 TSH 水平是注射一种促甲状腺激素（Thyrogen ®），不需要预先控制甲状腺素的量。

因为任何已经在身体里的碘都会影响检查结果，因此，在检查前不要摄取含碘量的食品和药品。

放射性碘也可用于治疗甲状腺癌，只是剂量很高。

（3）胸部 X 线

检查甲状腺癌（尤其是滤泡性甲状腺癌）是否已经侵犯到胸部。

（4）计算机断层扫描（CT）

CT 扫描帮助确定甲状腺癌的位置和大小以及他们是否已经扩散到附近器官。虽然超声是最常用的检查，但 CT 扫描可用于发现甲状腺癌是否扩散到远处的器官如肺。CT 扫描还可用于精确指导癌症扩散区域的活检，即 CT 引导下的穿刺活检。

使用 CT 扫描分化型的甲状腺癌时，因 CT 造影剂中含碘，会干扰放射性碘扫描的结果。出于这个原因，很多医生更喜欢磁共振扫描而不是 CT 扫描。

（5）磁共振成像（MRI）扫描

磁共振成像扫描可用于发现甲状腺的癌症或癌症是否扩散到附近或远处的器官。超声仍然是甲状腺检查的第一选择。磁共振成像可以提供非常详细的甲状腺等软组织图像，对脑和脊髓的成像也很好。

（6）正电子发射断层扫描（Positron emission tomography PET）

该检查对检查甲状腺癌是否使用放射性碘十分有用。PET 扫描可能诊断癌细胞是否已扩散。

5. 血液检查

（1）促甲状腺激素（TSH 或促甲状腺激素）

促甲状腺激素（TSH）测试可用于检查甲状腺的整体活动。TSH 由垂体分泌，甲状腺素不足时，TSH 水平高。可以利用此信息来选择影像学检查（超声或放射性碘扫描）。通常甲状腺癌的 TSH 水平正常。

（2）T3 和 T4（甲状腺素）

由甲状腺分泌的主要激素。测量这些激素水平用来了解甲状腺的功能。甲状腺癌的 T3 和 T4 水平通常是正常的。

（3）甲状腺球蛋白

甲状腺球蛋白是由甲状腺分泌的蛋白质。测量血液中的甲状腺球蛋白水平不能用于诊断甲状腺癌，但可用于观察治疗后的治疗效果。

治疗甲状腺癌的常用方法是甲状腺大部切除术，然后使用放射性碘杀死剩余的甲状腺癌细胞。治疗几周后，血液中的甲状腺球蛋白应该非常低。如果该蛋白没有降低，可能意味着身体里仍有甲状腺肿瘤细胞。如果该蛋白水平降低后又上升，可能意味着癌症复发。

（4）降钙素

降钙素是一种激素，有助于控制身体使用钙。它是由甲状腺中的C细胞分泌的，C 细胞可以发展成为甲状腺髓样癌（MTC）。如果怀疑是 MTC 或者有这种疾病的家族史，降钙素水平的血液测试可以帮助发现 MTC。此测试还用于发现 MTC 治疗后是否复发。因为降钙素可以影响血钙水平，也可以测血钙水平。

（5）癌胚抗原（CEA）

MTC 的患者血液中癌胚抗原（CEA）蛋白质水平高。因此，进行癌胚抗原测试有时可以发现 MTC。

（6）其他血液化验

手术前可能要检查血液细胞计数，凝血因子，肝、肾功能等指标。

6. 其他检查

声带检查（喉镜检查）

甲状腺肿瘤有时会影响声带。手术治疗甲状腺癌，医生常用喉镜检查声带，看声带是否正常移动。

六、分期

分期可以告诉医生癌症的扩散程度。分期会显示癌症是否已经扩散，扩散范围有多大，帮助选择癌症的治疗方法和治疗前景。

AJCC 分期系统是美国癌症体系联合委员会（AJCC）的分期系统。

它从 3 个因素来确定分期，分期为代表肿瘤特征的缩写字母 T、N、M。

◇ T 代表肿瘤（tumor）的特点，包括肿瘤的大小，在骨上是否有一个以上的病位等。

◇ N 代表是否扩散到淋巴结（lymph nodes）。

◇ M 代表是否转移（metastasis）到远处器官。

结合肿瘤、淋巴结、转移和等级等信息，进行分期编组，然后以从 I ~ IV 的罗马数字表示。

（1）T 期甲状腺癌 （甲状腺分化癌）

TX：原发性肿瘤不能评估。

T0：没有原发肿瘤。

T1：肿瘤 2 厘米或更小，甲状腺外无生长。

T1a：肿瘤小于 1 厘米或更小，甲状腺外无生长。

T1b：肿瘤大于 1 厘米小于 2 厘米，甲状腺外无生长。

T2：肿瘤大于 2 厘米小于 4 厘米，甲状腺外无生长。

T3：肿瘤大于 4 厘米，甲状腺外刚刚开始生长。

T4a：无论肿瘤大小，甲状腺外广泛生长，侵犯如喉、气管、食管或喉神经等器官。

T4b：无论肿瘤大小，侵犯到脊柱及附近大血管。

（2）甲状腺未分化癌 T 期

所有甲状腺未分化癌都考虑为 T4 类肿瘤。

T4a：肿瘤仍在甲状腺内。

T4b：肿瘤已在甲状腺以外。

（3）甲状腺癌 N 期

NX：附近淋巴结不能评估。

N0：癌症未扩散到附近的淋巴结。

N1：癌症已经扩散到附近的淋巴结。

N1a：癌症已经扩散到周围的淋巴结（气管前、气管旁和喉前淋巴结）和甲状腺淋巴结。

N1b：癌症已经扩散到颈部淋巴结、咽后淋巴结、胸部上方的淋巴结。

（4）甲状腺癌 M 类

M0：无远处转移。

M1：癌症已经扩散到身体远处淋巴结、内脏器官、骨骼等的其他部位。

（5）TNM 分期分组

进行 T、N、M 分期以后，就确定了癌症的级别，将这些信息组合起来表述一个整体的阶段称为分期分组。使用 AJCC 系统确定癌症的分期分组，共有以下分组数字，它包含 T、N、M 分期和相应等级数。不同于大多数其他癌症的是，甲状腺癌可分期，还包括癌症亚型和患者的年龄的方式。

乳头状或滤泡（分化型）甲状腺癌，年龄 45 岁以下。

年轻人死于（乳头状或滤泡性）甲状腺癌的可能性较低。对癌症 TNM 分期分组考虑到这个事实。因此，包括所有发病年龄小于 45 年的患者 I 期癌症和 II 期未转移到远处器官的癌症：

I 期：T，N，M0

II 期：T，N，M1

乳头状或滤泡（分化型）甲状腺癌，年龄 45 岁以上

I 期：T1，N0，M0

II 期：T2，N0，M0

III 期：T2，N0，M0

T3，N0，M0

T3，N1a，M0

I VA 期：T4a，N，M0

T1 到 T3，N1b，M0

IV B 期：T4b，N，M0

IV C 期：T，N，M1

甲状腺髓样癌

甲状腺髓样癌的分期不考虑年龄因素。

I 期：T1，N0，M0

II 期：T2，N0，M0

T3，N0，M0

III 期：T3，N1a，M0

Ⅳ A 期：T4a，N，M0

T3，N1b，M0，T1

Ⅳ B 期：T4b，N，M0

Ⅳ C 期：T，N，M1

甲状腺未分化癌

所有甲状腺未分化癌的预后不好，属于Ⅳ期。

Ⅳ A 期：T4a，N，M0

Ⅳ B 期：T4b，N，M0

Ⅳ C 期：T，N，M1

（6）癌症复发

不属于实际的 TNM 系统分期。治疗后再复发的癌症称为复发性癌症。如果甲状腺癌重新生长在颈部，或者身体的其他器官如淋巴结、肺或骨头。医生可能会考虑一个分期，由于癌细胞已经扩散，因此，不是作为原始的正式分期。癌症复发不改变原来的正式分期。

七、存活率统计

存活率是医生用来作为判断患者预后的一个标准。有些癌症患者可能想知道，患有相同疾病的人的存活率是多少。

5 年生存率是指在癌症确诊后，至少生存 5 年的患者所占的百分比。有很多人生存时间比 5 年更长，还有许多被治愈的。

5 年相对存活率是指，观察到的存活率和没有癌症的人的预期值相比较，因为有些人会死于其他原因。这是一个观察癌症对生存影响的更好的指标。

为了获得 5 年生存率，医生必须至少在 5 年前开始观察接受治疗的患者，不断改进治疗方案，从而使被确诊患有癌症的患者有更好的生存前景。

存活率通常是基于以前大量患者的统计成果，但它无法预测某个单个个体的预后。许多因素都可能影响患者的预后，如癌症的类型和等级、患者的年龄、癌肿的位置和大小以及治疗方法等。对于某个患者来说，你的医生熟悉你的具体情况。

甲状腺乳头状癌 5 年相对生存率（数据来源：美国患者：1998~1999 年）

Ⅰ期：接近 100%　Ⅱ期：接近 100%　Ⅲ期：93%　Ⅳ期：51%

甲状腺滤泡状癌 5 年相对生存率（数据来源：美国患者：1998~1999 年）

Ⅰ期：接近 100%　Ⅱ期：接近 100%　Ⅲ期：71%　Ⅳ期：50%

甲状腺髓样癌的 5 年相对生存率（基于 1985~1991 年间数据）

Ⅰ期：接近 100%　　Ⅱ期：接近 98%　　Ⅲ期：81%　　Ⅳ期：28%

甲状腺未分化癌

该类癌都认为是Ⅳ期，5 年相对存活率约是 7%（基于 1985~1991 年数据）。

八、治疗方法

根据甲状腺癌的分类和分期，可能需要多种治疗方法。因此，涉及的医生可能有：外科医生、内分泌科医生、放射肿瘤学家、医疗肿瘤专家。

还可能涉及其中的包括执业护士、心理学家、社工、康复专家和其他卫生专业人员。

在选择治疗方案时，要考虑的因素很多，包括癌症的分类、分期、健康状况等。甲状腺癌的治疗选项主要有：

　　◇　手术

　　◇　放射性碘治疗

　　◇　甲状腺激素疗法

　　◇　外照射放疗

　　◇　化疗

　　◇　靶向治疗

最好的治疗方法往往使用两种或更多的方法相结合。

大多数甲状腺癌可以治好，特别是那些没有扩散到身体远处器官的癌症。如果不能治愈癌症，那么治疗的目的就是尽可能多的杀死癌细胞，防止癌细胞种植、扩散和尽可能地拖延复发的时间。有时治疗目的只是为了缓解或减轻症状，如疼痛、呼吸和吞咽问题。

有些甲状腺癌的治疗方法可能会影响患者以后生儿育女的能力，在决定治疗之前，要与医生做良好的沟通。

1. 手术治疗

手术几乎是治疗所有甲状腺癌的主要方法，除了一些甲状腺未分化癌。如果甲状腺癌的诊断是通过细针穿刺（FNA）活检得出的结果，通常建议外科手术切除全部或部分剩余甲状腺。

（1）叶切除术

此手术常用于肿瘤很小未超出甲状腺的分化型乳头状或滤泡性甲状腺癌。如果 FNA 活检结果没有提供明确的诊断时，也用来诊断甲状腺癌。

具体操作步骤是：外科医生切开颈部前方，暴露甲状腺。将有癌症的叶一并切除，通常一起切掉甲状腺峡部（左、右叶之间的腺体）。

这种手术的好处是，有些患者可能不需要服用甲状腺激素片，因为它保留腺体的后部。但是保留的这部分甲状腺可能会干扰一些检查，如放射性碘扫描和甲状腺球蛋白血液检查用于检测癌症是否复发。

（2）甲状腺切除术

甲状腺手术是外科手术切除甲状腺。跟叶切除术一样，切口位于颈部前方做切口，约 10 厘米长。

甲状腺切除术是最常见的甲状腺癌手术。整个甲状腺被切除，称为甲状腺全切除术。医生有时可能不能切除整个甲状腺，但几乎切除了所有的腺体，称为近全甲状腺切除术。如果仅切除了大部分的腺体，称为甲状腺次全切除。

在甲状腺切除术后（可能继续进行放射性碘疗法），患者需要每日补充甲状腺素（左旋甲状腺素）片。但其优点是医生可以使用放射性碘扫描和甲状腺球蛋白血液测试监控癌症的复发。

（3）淋巴结清除

癌症如果已经扩散到邻近颈部的淋巴结，将在切除甲状腺的同时切除这些淋巴结。对甲状腺髓样癌和未分化癌尤其重要。

如果是乳头状或滤泡性癌，只有 1 个或 2 个肿大的淋巴结被认为有癌细胞生成，切掉大的淋巴结，保留小的淋巴结，用放射性碘进行治疗。

清除较多的甲状腺周围的淋巴结称为中央隔间颈淋巴清扫术。切除颈部所有淋巴结称为改良根治性颈清扫术。

（4）风险和手术并发症的不良反应

一般来说，由经验丰富的甲状腺外科医生主持手术不太可能发生并发症。甲状腺手术的患者很多在手术后一天内就离开了医院。

甲状腺手术的潜在并发症包括：

✧ 临时或永久性声音嘶哑或失声：原因可能是在手术过程中使用的呼吸管损伤了喉部或气管；也可能是因为手术过程中损伤了喉部（或声带）的神经。医生在手术前应检查患者的声带。

✧ 损伤甲状旁腺（甲状腺附近调节血钙水平的小腺体）。后果是导致低血钙水平，造成肌肉痉挛、麻木和刺痛的感觉。

✧ 大量出血或血凝块的形成，在颈部形成血肿。

✧ 伤口感染

手术后,颈部前方会形成较大的瘢痕。随着时间的推移,将会变得不那么明显。

如果甲状腺的大部分被切除,手术后将每日补充甲状腺激素替代药。所有甲状腺或者次全切的患者都需要日常补充甲状腺素药物。

2. 放射性碘治疗

甲状腺几乎吸收了人体所有的碘。将放射性碘(RAI)也称为 ^{131}I,利用液体或胶囊形式口服进入人体后,将集中在甲状腺细胞。放射性碘将杀死甲状腺细胞和其他甲状腺细胞(包括癌症细胞),对人体的其他部位影响小(这里使用的辐射剂量要比扫描时的剂量大)。

该方法可用于治疗消融(销毁)任何手术未能切除的癌细胞,也适用于治疗那些已经扩散到淋巴结和身体的其他部位组织的甲状腺癌。

放射性碘疗法可提高已转移到颈部或身体的其他部位的乳头状或滤泡性甲状腺癌患者的存活率。这种治疗方法是某些癌症治疗的标准疗法。但 RAI 疗法对那些肿瘤很小未转移的,可以完全切除甲状腺的癌症患者的效果并不太清楚。与你的医生讨论你的风险和好处来确定治疗方法。放射性碘疗法能用于治疗未分化癌和甲状腺髓样癌,因为癌细胞对碘没有反应。

患者的血液中含有高浓度的促甲状腺激素(TSH)水平,放射性碘扫描效果好。甲状腺已被切除的患者,在测试前几周停止服用甲状腺素药,可以增加 TSH 水平。因为甲状腺激素水平降低,会促使垂体释放更多的 TSH,反过来又刺激甲状腺癌症细胞吸收放射性碘。这个故意的甲状腺功能减退症的缺点是它会产生一些症状如疲倦、抑郁、体重增加、嗜睡、便秘、肌肉酸痛和甲状腺素浓度降低。另一种方式提高扫描前的 TSH 水平是注射一种促甲状腺激素(Thyrogen®),不需要预先控制甲状腺素的量。

进行 RAI 放射性治疗后,身体会在放射线下暴露一段时间。根据放射性碘用的剂量,患者可能需要留在医院治疗,有几天住在特别隔离房间里,防止其他人暴露在辐射中。有些人可能不需要住院治疗。允许回家治疗后,医生会告诉患者如何保护其他人免受辐射照射,持续多长时间。患者需要了解接受这些预防措施的说明。RAI 治疗的短期不良反应可能包括:

(1)颈部压痛和肿胀

(2)恶心和呕吐

(3)唾液腺的压痛和肿胀

(4)嘴干

(5)口味改变

嚼口香糖或吸硬糖可能帮助解决唾液腺的问题。

放射性碘治疗也导致一些人眼泪的生成减少，造成干眼。如果患者需要戴隐形眼镜，要询问医生可以坚持戴多久。

男性接受大剂量的 RAI 治疗，可能会导致精子数减少，极少数的人可能不育。放射性碘也可能影响到女性的卵巢，有些妇女可能在进行 1 年的治疗后，出现月经不规律。很多医生建议妇女在接受治疗后的 6 个月至 1 年时间内避免怀孕。没有观察受到放射性碘治疗的父母所生的子女的情况。

接受 RAI 治疗的男性和女性将来生白血病的风险略有增加，但医生不同意这个说法，因为大样本的研究发现这是个极为罕见的并发症。有研究认为白血病的风险可能不会显著提高。

3. 甲状腺激素治疗

每日服用甲状腺激素称为甲状腺激素疗法。目的有两个：

维持身体的正常代谢（补充手术后缺乏的甲状腺激素），阻止剩余癌症细胞的生长（降低 TSH 水平）。

甲状腺手术后，机体不再合成甲状腺激素，因此，患者必须采取甲状腺激素片（左旋甲状腺素）以补充天然激素的缺乏。

甲状腺激素补充还可以阻止甲状腺癌的复发。正常甲状腺功能受脑垂体分泌的激素促甲状腺素（TSH）的调节。TSH 促进甲状腺和可能的甲状腺肿瘤细胞的生长。反之，血液中甲状腺素的量反馈调节 TSH 的水平。如果甲状腺素水平较低，垂体分泌更多的 TSH。如果甲状腺素水平较高，不需要过量 TSH，垂体的分泌量就少。医生给予高于正常剂量的甲状腺素，控制 TSH 水平。减慢剩余的癌细胞的生长，降低某些甲状腺癌症（特别是高危癌症）复发的机会。

高水平的甲状腺素似乎有几个短期的不良反应如快速或不规则的心跳。长期来看，高剂量的甲状腺素可导致骨质疏松。因此，大剂量的甲状腺素的使用使分化型甲状腺癌复发的风险高。

4. 外照射放疗

一般情况下，外照射放疗不用于因碘摄取而导致的甲状腺癌（就是大多数甲状腺癌症，其常用的方法是放射性碘治疗）。外照射放疗常用于治疗甲状腺髓样癌和甲状腺未分化癌。

如果癌症不摄取碘，而且已经侵犯到甲状腺外，外照射放疗有助于治疗癌症或减少癌症复发的机会。如果癌症不响应放射性碘治疗，外照射放疗也可用于治疗颈部复发或远处转移产生疼痛或其他症状。

外照射治疗的方法通常是每周 5 天，持续数周。

这种治疗方法的主要缺点是放疗也会损伤肿瘤组织附近的健康组织。有些患者皮肤出现类似晒伤，但随时间推移，会慢慢消失。还可能出现吞咽困难、口干、声音嘶哑和疲劳等潜在不良反应。

5. 化疗

化疗是指用口服或者注射的方法使抗肿瘤药物进入机体。化疗是全身治疗，这意味着该药物进入血液，在整个身体里循环以达到破坏癌细胞的目的。化疗很少用于甲状腺癌。可结合外照射治疗甲状腺未分化癌，也用于不再响应其他治疗的其他甲状腺晚期癌症。

化疗能杀死癌细胞，但也会伤害某些正常细胞，因此要特别注意避免或减少不良反应。化疗的不良反应和药物的种类、服用剂量、服药时间长短有关。

一些常见的暂时性不良反应包括：

✧ 恶心和呕吐

✧ 食欲缺乏

✧ 脱发

✧ 口腔溃疡

如果化疗时患者有任何不良反应，一定要及时告诉医生。医生通过使用某些方法进行预防和控制。

6. 靶向治疗

研究人员已开始制订针对具体个体的癌变细胞的新型药物。与标准化疗药物相比，靶向治疗药物攻击迅速，单向攻击癌细胞，这些药物可以攻击肿瘤细胞上的一个或多个特定目标。

（1）甲状腺髓样癌的靶向药物

已经找出针对性的药物治疗甲状腺髓样癌（MTC）。甲状腺激素治疗（包括放射性碘治疗）效果不好。

Vandetanib（Caprelsa®）是一种靶向药物，一次一片，一天一次。晚期 MTC 患者使用 vandetanib 后，癌症停止生长约 6 个月，虽然不能清除癌症，但可以帮助人们活的时间更长。Vandetanib 常见的不良反应包括腹泻、皮疹、恶心、血压高、头痛、疲劳、食欲下降和腹部疼痛。它也可以导致心律紊乱和感染，但比较少见，更严重的也可能导致病死。

Cabozantinib（Cometriq™）是另一种靶向治疗药物，一次一片，一天一次。MTC 患者使用 cabozantinib 后，成功阻止癌症生长约 7 个月。不过没有证据显示它可以帮助患者活得更长。常见的不良反应包括腹泻、便秘、腹部疼痛、口腔溃疡、食欲下降、恶心、体重下降、疲劳、血压高、头发脱色和手足综合征（手足红肿、疼痛和肿胀）。这种药物也会导致严重的不良反应，如严重的出血和肠道穿孔等，但很少见。

其他靶向治疗药物也是针对 MTC。其中，sorafenib（索拉非尼，Nexavar®）和 sunitinib（苏尼替尼，索坦®）等一些已经用于治疗其他类型的癌症。

（2）乳头状或滤泡性甲状腺癌的靶向药物

幸运的是，这些癌症中的大部分可以有效地运用外科手术和放射性碘进行治疗，所以较少需要靶向药物进行治疗。但对于常规治疗无效的癌症，靶向药物主要有：sorafenib（索拉非尼）、sunitinib（苏尼替尼）、Votrient®（帕唑帕尼）和 vandetanib，可能有一定的效果。

7. 补充和替代疗法

身患癌症时，患者很想听到一些医生没有提到过的治疗癌症及缓解症状的方法。朋友和家人们通过互联网组成群体，在网站上发布各种方法，这些方法中有些可能对患者有帮助，比如维生素、草药、特殊饮食、针刺、按摩等。

补充疗法指的是和常规医疗一起使用的治疗方法，而替代疗法可用来代替医生的治疗。

补充疗法包括：通过冥想来减轻压力，运用针灸帮助缓解疼痛，饮用薄荷茶来减轻恶心感等，这些辅助治疗方法通常不是用来治疗癌症的，但可以帮助患者感觉更好。有一些补充疗法已经知道确实有用，有一些方法的功效还没有经过测试，有些则已经被证明没有用，甚至还有些方法被发现对人有害。

替代疗法可能会用来治疗癌症，但这些疗法还没有经过临床试验证明是安全和有效的。这些方法中一些可能会造成危险，甚至威胁到生命。但在大多数情况下，最大的危险是，患者可能失去得到正规医疗帮助的机会，延误或中断正规治疗，会给癌细胞提供生长时间，使治疗产生效果的可能性降低。

如何去治疗或控制癌症，这永远是患者要作出的决定。如果患者想使用非常规的治疗，请先了解所有你可以使用的治疗方法，然后就这些方法和自己的医生交谈。有了较多的信息和医生的支持，患者可以安全使用这些方法，同时避免那些可能有的伤害。

8. 分类分期选择治疗方法

医生会根据癌症的分类和分期及患者的整体健康来选择合适的治疗方案。本节讨论典型的甲状腺癌的分类分期的治疗方案选择，但针对个人情况不同，医生会有不同的建议。此时，要仔细询问医生的选择。

（1）乳头状癌

Ⅰ期和Ⅱ期：

选择手术治疗。最常见的手术方式是甲状腺切除术，也有人选择叶切除术（切除受影响一侧甲状腺）。甲状腺切除术后再进行放射性碘治疗，有时比单纯手术治疗的治愈率要高。如果癌症复发，仍可用放射性碘治疗。

甲状腺切除术后的患者需要长期日常补充甲状腺素片（左旋甲状腺素）。如果计划实施放射性碘治疗，甲状腺素治疗可以延到完成治疗以后（通常在手术后约6周）。

有的医生建议手术的方式为中央隔间颈淋巴清扫术（手术切除甲状腺旁淋巴结）和甲状腺切除术。虽然此手术方式目前被证明可以改善癌症存活率，但它可能会降低癌症在颈部复发的风险。因为是切除了淋巴结，并送活检，在显微镜下观察癌细胞，因此这种手术方式也更容易准确地给癌症分期。

Ⅲ期和Ⅳ期：

手术方式选择甲状腺切除术（甲状腺近全切或者全切）和附近淋巴结清扫。有的医生建议手术的方式是中央隔间颈淋巴清扫术（手术切除甲状腺旁淋巴结）和甲状腺切除术。虽然此手术方式目前被证明可以改善癌症存活率，但它可能会降低癌症在颈部复发的风险。因为是切除了淋巴结，并送活检，在显微镜下观察癌细胞，因此这种手术方式也更容易准确地给癌症分期。如果癌症已经扩散到其他颈部淋巴结，往往选择的手术方式是改良根治性颈清扫术（颈部淋巴结更广泛地切除）。

放射性碘疗法常用于手术后清除剩下的甲状腺组织，并试图杀死在颈部及其他部位可能存在的癌细胞。

远处转移的癌症如果对放射性碘不响应时，选择外照射放疗、靶向治疗或化疗。

甲状腺激素治疗也会使用，一般在放射性碘治疗后使用。

复发癌：

复发癌的治疗主要取决于癌症复发的位置，虽然其他因素也很重要。血液检查或者影像学检查如放射性碘扫描可以发现癌症是否复发。

癌症出现的位置如果是可切除的，选择手术。癌症是用放射性碘扫描发现的，单独选择放射性碘治疗，或者与手术同时使用。癌症不能被放射性碘扫描所显示，而是通过其他成像 MRI 或 PET 扫描检查发现的，选择外照射放疗。癌细胞已扩散到人体的其他器官，放射性碘治疗和其他治疗方法效果都不好时，可以试试靶向治疗或化疗。

（2）卵泡癌和 Hürthle 细胞癌

Ⅰ 期到Ⅳ期：

此类癌症的治疗方法，大部分医生的建议是甲状腺近全切和全切除术。叶切除术针对极早期的癌症患者。甲状腺切除术使用后放射性碘治疗更有效。

乳头状癌的治疗过程中，淋巴结通常被切除并送检。癌症如果已经扩散到淋巴结，选择做中央隔室或改良根治性颈清扫术。因为甲状腺切除后，患者还需要进行甲状腺激素治疗。放射性碘扫描通常用来观察手术后放射性碘聚集区，扫描时如果显示癌细胞侵犯了周围的淋巴结和远处的器官，可以选择放射性碘治疗。对于不聚集碘的癌症，选择外照射放疗，防止复发。远端转移的癌症如果他们不响应放射性碘治疗时选择外照射放疗、靶向治疗或化疗。

复发癌：

治疗方法选择同乳头状癌复发癌。

（3）甲状腺髓样癌

大多数医生建议诊断出患有甲状腺髓样癌（MTC）的患者进行检测 MEN 2 综合征，患者通常可能找到其他肿瘤如嗜铬细胞瘤和甲状旁腺肿瘤等。嗜铬细胞瘤的筛查是特别重要的，因为如果不知道这个肿瘤的存在，麻醉和手术将极其危险。外科医生和麻醉医师提前知道患者还患有这种癌肿，可以预先处理并保证手术的安全。

Ⅰ 期和Ⅱ期：

选择甲状腺全切除术是治疗 MTC Ⅰ 期和Ⅱ期的主要手术方式。周围淋巴结通常一并清扫（中央隔间颈淋巴清扫术或改良根治性颈清扫术）。由于甲状腺被切除，手术后需要甲状腺激素治疗。甲状腺激素疗法只是为了提供足够的激素来保持患者的健康，但并不降低癌症复发的风险。因为 MTC 细胞不聚集放射性碘，因此，放射性碘对 MTC 没有治疗作用。尽管如此，有些医生还会给一定剂量的放射性碘，目的是破坏任何剩余的正常甲状腺组织。如果 MTC 细胞在甲状腺里或者周围，可能也会影响到它们。

Ⅲ期和Ⅳ期：

通常在进行 MEN 2 综合征和嗜铬细胞瘤筛查之后，选择手术。手术方式的选择同Ⅰ期和Ⅱ期。然后给予甲状腺激素治疗。当肿瘤广泛和侵入附近组织或无法完全切除时，选择外照射放疗可以减少颈部复发的机会。那些已经扩散到远处器官的癌症，可选择手术、放疗。如果这些方法的疗果不好，可尝试使用靶向药物治疗如 vandetanib（Caprelsa）、cabozantinib（Cometriq）或其他针对性的药物。也可以选择化疗。

复发癌：

如果癌症再次复发，选择外科手术、放疗、靶向治疗（如 vandetanib 或 cabozantinib）和化疗。

甲状腺髓样癌的基因检测

如果患者被查出患有 MTC，即使是家族中第一个患这种疾病者，也应该向医生进行有关遗传咨询和测试。基因测试可以看到 RET 基因、MEN2 综合征和家族性 MTC 的基因突变。如果发现患者有这些突变之一，与之有重要关系的人和家庭成员（儿童、兄弟和姐妹）均应进行基因测试。因为几乎所有携带这种基因的儿童和成人在一段时间后都会发展成为 MTC 患者。大多数医生认为测试结果显示 RET 基因突变的人应该将甲状腺切除，防止发生 MTC。儿童也应该切除甲状腺，因为 MTC 遗传基因会影响儿童。甲状腺全切除术可以预防 RET 突变的癌症。当然，这意味着将需要终生服用甲状腺激素。

（4）未分化癌

手术不能用于治疗未分化癌，因为它在确认时往往已经是普遍转移。局限于甲状腺的未分化癌很少见，一般都侵犯到整个甲状腺和周围淋巴结。手术的目的是尽可能多的切除颈部的癌组织，理想情况下保留未患癌组织。

由于未分化癌的转移很快，治疗往往很困难甚至是不可能的，考虑外照射放疗单独使用或与化疗相结合：

尝试缩小肿瘤，增加手术切除肿瘤的机会。

手术后，控制颈部的复发。

当肿瘤太大或者普遍发生时，癌症导致（或可能会最终导致）呼吸困难，可以用手术绕过肿瘤在气管上进行气管切开术，允许患者呼吸舒适些。如果癌症已经扩散到远处器官，可考虑选择化疗，癌症如果不太普遍时，也可考虑放疗。

九、咨询医生时准备的问题

患者在面对医生时，应该问哪些问题呢？

当患者面对癌症和癌症治疗时，需要诚实地与医生公开讨论，询问任何问题，不管这个问题看起来多微不足道，都应该放松心态。这些问题包括：

◇ 我得的是哪种甲状腺癌癌?

◇ 我的癌症扩散超出甲状腺吗?

◇ 我的癌症处于什么阶段,我这种情况意味着什么?

◇ 我的癌症已经扩散了吗?

◇ 治疗前我要做哪些测试?

◇ 我的甲状腺癌遗传吗? 我的家人需要检查吗?

◇ 我需要看哪些医生?

◇ 你有治疗这种癌症的经验吗?

◇ 我需要做手术吗? 还是其他治疗方法吗?

◇ 治疗前要做什么准备?

◇ 您建议的治疗有什么风险或不良反应?

◇ 我还能回到以前的生活状态? 我需要终生服用甲状腺素吗?

◇ 这些治疗会影响我生育能力吗? 我还能怀孕吗?

◇ 治疗后癌症会复发吗?

◇ 如果治疗停止,癌症会复发吗?

◇ 后续的治疗将是什么?

除了这些问题之外,也请记住,一定要记下一些自己的问题。例如,患者可能还需要了解更多关于康复时间的信息,这样可以安排工作日程,或者可能想知道有没有别的治疗方案可以选择等。

十、治疗后的康复

对于一些癌症患者,治疗可能会清除或消灭癌细胞。完成治疗后,患者可能既紧张又兴奋。一方面治疗终于结束了,可以长舒一口气;另一方面发现很难彻底放松,因为担心癌症会复发,这对于得过癌症的人来说是一个普遍关心的问题。

患者可能需要一段时间才能减少担心,但有一点可以肯定的是,许多癌症的治愈者已经学会接受这种不确定性,并且过上全新的生活。对于另一些人来说,癌症可能永远不会完全消失,他们会接受定期的化疗、放疗或其他治疗,试图抑制癌症生长。学会接受癌症不会消失这个事实,可能对某些患者来说非常困难。

1. 后续治疗

当治疗结束以后,医生仍会告诉患者需要回访。因此,回访十分重要。在随访期间,医生会问到患者可能有的任何问题,会进行体检、血液检查、放射性碘扫描等来复查是否还有癌细胞存在，并观察治疗是否存在不良反应。治疗后，大多数人可以恢复得很好，但是后续护理会延长生存寿命。这是非常重要的。因为大多数甲状腺癌生长缓慢，复发会在初步治疗的 10~20 年后。

乳头状或滤泡性癌：乳头状或滤泡性癌一般选择甲状腺完全切除术，医生可能会进行至少一个放射性碘扫描的治疗，尤其是在患者复发的风险高的时候。一般会在手术后的 6~12 个月以后。如果不进行放射性碘治疗，一般不需要进一步扫描，除非患者出现症状或有其他异常的检查结果。

血中的 TSH 水平和甲状腺球蛋白水平需要检查。甲状腺球蛋白是甲状腺组织分泌的，因此，甲状腺切除术后，血液中的甲状腺球蛋白非常低。如果甲状腺球蛋白水平开始上升，它可能是标志着癌症复发了。需要做进一步的测试，如放射性碘扫描，也可进行 PET 扫描和其他影像学检查。那些低风险、小的乳头状癌，只切除了一叶甲状腺的患者，医生会根据情况进行体检、甲状腺超声检查和定期检查胸部 X 线片。如果癌症复发，继续治疗。

甲状腺髓样癌：甲状腺髓样癌的患者，医生将检查血液中的降钙素和癌胚抗原（CEA）。如果这些指标开始上升，而且影像学检查如超声、CT 或 MRI 扫描发现癌症复发。如果检查结果癌复发了，就需继续治疗。

每类甲状腺癌的治疗的不良反应会持续几个月。有些像甲状腺激素药需要终身服用。

2. 看新医生

在患者进行癌症的诊断和治疗以后，有时会找另外的医生继续看病。而这个新医生不了解患者以前的病史，此时就需要给新医生提供有关病情诊断和治疗的详细情形。在治疗的同时收集这些资料更容易些。因此，请保存以下资料：

◇ 活检或手术病理报告

◇ 手术报告

◇ 放疗治疗摘要

◇ 出院小结

◇ 化疗或靶向治疗的药物名称、剂量明细表，以及服用时间表

◇X 线和其他影像学检查（这些可以放在 CD 或 DVD 里）

医生会需要这些资料的复印件用来做记录，但始终要保管好自己的资料的复印件。

3. 癌症治疗后生活方式的改变

患者不能改变得过癌症这一事实，但患者可以改变自己以后的生活方式，选择有助于保持健康和良好的生活方式。这是以一种全新的方式看待自己的人生的时候了，也许患者正在考虑怎样在很长的一段时间里改善自己的健康，有些人甚至在癌症治疗期间已经开始考虑了。详细内容见：什么是癌症——选择健康的生活方式，吃得更好，休息和运动、情绪健康和停止治疗。

十一、最新研究进展

1. 基因

家族性甲状腺髓样癌的遗传发现，切除携带异常 RET 基因家庭成员的甲状腺可以预防癌症。了解导致散发性甲状腺癌的异常基因可能会是最好的治疗方法。事实上，有关这些基因突变的治疗方法正在进行中。

2. 治疗方法

目前已经可以成功治疗大多数甲状腺癌。但晚期癌症仍然难以治疗，尤其是那些不响应放射性碘（RAI）治疗的癌症。研究人员正在寻找新的方法来治疗甲状腺癌，有效而且不良反应少。

（1）外科手术

大多数甲状腺癌最有效的治疗方法是手术。外科手术由有经验的外科医生完成时没有什么不良反应。有些人不希望在脖子上留下甲状腺手术的瘢痕。现在通过鼻内镜手术，外科医生通过鼻腔对甲状腺进行手术，而不在颈部切口。甚至现在最新的方法是外科医生坐在电脑前控制机器人手臂在患者手臂下进行切口手术，脖子上无瘢痕。

（2）放射性碘疗法

医生正在寻找更好的方法，寻找哪些癌症可能在手术后复发。针对这些癌症患者可以在手术后进行放射性碘治疗（RAI）。

最近的研究表明，手术后 3 个月甲状腺球蛋白水平非常低的患者，即使没有复发的风险，也需要进行放射性碘治疗。研究人员也正在寻找方法，使 RAI 的治疗能更有效。有些甲状腺癌的细胞含有 BRAF 基因。因此，对 RAI 不响应。研究人员正在研究是否可以使用目标 BRAF 通路的新药物，使这类甲状腺癌症细胞有可能响应放射性碘。如果这类药物有用，人们就拥有了先进的针对不响应 RAI 治疗的癌症的新方法了。

（3）化疗

一些研究正在测试化疗药物如 paclitaxel（紫杉醇，Taxol®）和其他药物，作为联合化疗和放疗治疗甲状腺未分化癌的方法。

（4）靶向治疗

甲状腺癌对化疗不响应时使用靶向治疗。与标准化疗药物相比，这些靶向药物通过攻击分裂的细胞（包括癌细胞），不同的是这些药物是攻击肿瘤细胞上的特定目标。靶向药物可能在某些情况下存在着不同及较不严重的不良反应。

酪氨酸激酶抑制剂：一类称为酪氨酸激酶抑制剂（TKIs）的靶向药物可帮助治疗含有基因 BRAF 和 RET/PTC 突变的甲状腺肿瘤细胞。还有药物会影响肿瘤血管生长。很多乳头状甲状腺癌细胞都有 BRAF 基因，药物的靶细胞与 BRAF 基因发生作用。现在正在研究 vemurafenib（Zelboraf®）、dabrafenib 和 selumetinib，药物对基因变化的甲状腺癌的作用。

临床试验显示甲状腺癌的早期结果，酪氨酸激酶抑制剂 TKIs 药物包括：sorafenib（Nexavar®）、sunitinib（Sutent®）、pazopanib（Votrient®）、cabozantinib（Cometriq）、motesanib（AMG 706）、axitinib（Inlyta®）和 vandetanib（Caprelsa®）。

索拉非尼（Nexavar®）、苏尼替尼（索坦®）、帕唑帕尼（Votrient®）、cabozantinib（Cometriq）、莫替沙尼（AMG 706）、axitinib（Inlyta®）和 vandetanib（Caprelsa®）。在临床试验中，Vandetanib 和 cabozantinib 这两种靶向药物联合应用有助于治疗甲状腺髓样癌（MTC）。现在批准用来治疗 MTC 的晚期。

抗血管生成药物：肿瘤在不断生长的过程，需要的血液供应量增多，以获得足够的营养。肿瘤会生成新的血管，这个过程被称为血管生成过程。抗血管生成药物通过干扰这些新血管的生成而阻止肿瘤生长。

TKIs 类药物如 axitinib、motesanib（莫替沙尼）、sunitinib（苏尼替尼）、sorafenib（索拉非尼）、pazopanib（帕唑帕尼）和 cabozantinib 都具有抗血管生成的作用。正在研究的针对甲状腺癌使用其他抗血管生成药物有：bevacizumab（Avastin®）、lenalidomide（Revlimid®）和 lenvatinib。

十二、其他资讯和参考

患者在得知自己身患癌症时，这意味着给患者自己和家属将带来许多变化。患者可能有很多问题，比如：

◇ 我的病能治愈吗？

◇ 什么是最佳的治疗方案？

　　◇ 治疗会很痛苦吗?

　　◇ 治疗要多长时间?

　　◇ 我必须要留在医院吗?

　　◇ 要花多少钱?

只要得到一些答案,就可以帮助患者感觉更踏实,对眼前少些担忧。

我们希望能对患者各种有关癌症和癌症治疗的问题提供答案,尽可能地帮助患者应对癌症,也希望做那些致力于服务的人。

参考文献

1　Ain K, Lee C, Holbrook K, et al. Lenalidomide in distantly metastatic, rapidly progressive and radioiodine unresponsive thyroid carcinomas: Preliminary results. J Clin Oncol. 2008, 26 (May 20 suppl). Abstract 6027.

2　American Cancer Society. Cancer Facts & Figures 2012. Atlanta, Ga: American Cancer Society; 2012.

3　American Cancer Society. Cancer Facts & Figures 2013. Atlanta, Ga: American Cancer Society; 2013.

4　American Joint Committee on Cancer. Thyroid. In: AJCC Cancer Staging Manual. 7th ed. New York, NY: Springer; 2010, 87-92.

5　American Thyroid Association Guidelines Task Force, Kloos RT, Eng C, Evans DB, et al. Medullary thyroid cancer: Management guidelines of the American Thyroid Association. Thyroid. 2009, 19: 565-612.

6　American Thyroid Association (ATA) Guidelines Taskforce on Thyroid Nodules and differentiated Thyroid Cancer. Revised American Thyroid Association management guidelines for patients with thyroid nodules and differentiated thyroid cancer. Thyroid. 2009, 19: 1167-1214.

7　Bible KC, Suman VJ, Molina JR, et al. Efficacy of pazopanib in progressive, radioiodinerefractory, metastatic differentiated thyroid cancers: Results of a phase 2 consortium study. Lancet Oncol. 2010, 11: 962-972.

8　Carling T, Udelsman R. Thyroid tumors. In: DeVita VT, Hellman S, Rosenberg SA, eds. DeVita, Hellman, and Rosenberg's Cancer: Principles and Practice of Oncology. 9th ed. Philadelphia, Pa: Lippincott Williams & Wilkins; 2011.

9　Carr LL, Mankoff DA, Goulart BH, et al. Phase II study of daily sunitinib in FDG-PETpositive, iodine-refractory differentiated thyroid cancer and metastatic medullary carcinoma of the thyroid with functional imaging correlation. Clin Cancer Res. 2010, 16:

5260-5268.

10 Cohen E, Rosen L, Vokes E et al. Axitinib is an active treatment for all histologic subtypes of advanced thyroid cancer: Results from a phase II study. J Clin Oncol. 2008, 26: 4708-4713.

11 Fagin JA. Challenging dogma in thyroid cancer molecular genetics — role of RET/PTC and BRAF in tumor initiation. J Clin Endocrinol Metab. 2004;89: 4280-4284.

12 Gupta-AbramsonV, Troxel A, Nellore A, et al. Phase II trial of sorafenib in advanced thyroid cancer. J Clin Oncol. 2008, 26: 4714-4719.

13 Howlader N, Noone AM, Krapcho M, Neyman N, Aminou R, Waldron W, Altekruse SF, Kosary CL, Ruhl J, Tatalovich Z, Cho H, Mariotto A, Eisner MP, Lewis DR, Chen HS, Feuer EJ, Cronin KA (eds). SEER Cancer Statistics Review, 1975-2009, National Cancer Institute. Bethesda, MD, http: //seer.cancer.gov/csr/1975_2009/, based on November 2011 SEER data submission, posted to the SEER web site, April 2012.

14 Kloos RT, Ringel MD, Knopp MV, et al. Phase II trial of sorafenib in metastatic thyroid cancer. J Clin Oncol. 2009, 27: 1675-1684.

15 Kurzrock R, Sherman SI, Ball DW, et al. Activity of XL184 (cabozantinib), an oral tyrosine kinase inhibitor, in patients with medullary thyroid cancer. J Clin Oncol. 2011, 29: 2660-2666.

16 Lal G, D' Orosio T, McDougall R, Wiegel RJ. Cancer of the endocrine system. In: Abeloff MD, Armitage JO, Niederhuber JE, Kastan MB, McKenna WG, eds. Abeloff's Clinical Oncology. 4th ed. Philadelphia, Pa: Elsevier; 2008, 1271-1305.

17 Sherman SI, Wirth LJ, Droz J-P, et al. Motesanib diphosphate in progressive differentiated thyroid cancer. N Engl J Med. 2008, 359: 31-42

18 Schlumberger MJ, Elisei R, Bastholt L, et al. Phase II study of safety and efficacy of motesanib in patients with progressive or symptomatic, advanced or metastatic medullary thyroid cancer. J Clin Oncol. 2009, 27: 3794-3801.

19 Vaisman A, Orlov S, Yip J, et al. Application of post-surgical stimulated thyroglobulin for radioiodine remnant ablation selection in low-risk papillary thyroid carcinoma. Head Neck. 2010, 32: 689-698.